Guide AP
Auxiliaire de puériculture

Chez le même éditeur

Guide AS (aide-soignant). Modules 1 à 8, par J. Gassier, E. Peruzza, K Le Neurès, 2009, 624 pages.

Mémo-Fiches AP, par J. Gassier et A. Isufi, 2010, 328 pages.

Mémo-Fiches AS, par J. Gassier et E. Peruzza, 2010, 272 pages.

Fiches de soins pour l'auxiliaire de puériculture, par J. Gassier et A. Isufi, 2009, 208 pages.

Mises en situation professionnelle AP, par J. Gassier et M. Bénazet, 2009, 120 pages.

Mises en situation professionnelle AS par J. Gassier et C. Cordon, 2009, 144 pages.

Contrôle continu du DEAP, par J. Gassier et M. Bénazet, 2009, 200 pages.

Mémo-Fiches DEAVS, par J. Gassier, 2010, 288 pages.

Mémo-Fiches Aides à domicile et Assistants de vie aux familles, par J. Gassier, 2009, 256 pages.

Mémo-Fiches de secourisme, par J. Gassier et A.-M. de Koninck, 2009, 96 pages.

Prévention des risques liés à l'activité physique, par J. Gassier et A.-M. de Koninck, 2009, 112 pages.

Le Guide de la puéricultrice, par J. Gassier et C. de Saint-Sauveur, 2008, 1192 pages.

Guide de la petite enfance, par J. Gassier 2009, 432 pages.

DEAVS, par J. Gassier et C. Cordon, 2008, 448 pages.

DEAMP, par J. Gassier, C. Cordon et B. Boyanov, 2009, 352 pages.

100 activités et jeux, pour les 0 à 6 ans, de J. Gassier et E. Allègre (à paraître octobre 2010).

Annales corrigées. CAP petite enfance, par J. Gassier, A. Cornier et G. Moussy –Binet, 2009, 224 pages

- ***Collection « Prépa Santé »***

Annales corrigées. Concours moniteur-éducateur, par J. Gassier, M.-H. Bru et O. Perche, 2006, 160 pages.

Annales corrigées. Concours ATSEM, par J. Gassier 2009, 112 pages.

Entrainement. Actualité sanitaire et sociale. Concours IFSI, par J. Gassier, M.-H. Bru et O. Perche, 2009, 208 pages.

Guide AP
Auxiliaire de puériculture

Modules 1 à 8

J. GASSIER
Professeur de sciences et techniques médico-sociales

2e édition

ELSEVIER
MASSON

DANGER

LE PHOTOCOPILLAGE TUE LE LIVRE

Ce logo a pour objet d'alerter le lecteur sur la menace que représente pour l'avenir de l'écrit, tout particulièrement dans le domaine universitaire, le développement massif du « photocopillage ».

Cette pratique qui s'est généralisée, notamment dans les établissements d'enseignement, provoque une baisse brutale des achats de livres, au point que la possibilité même pour les auteurs de créer des œuvres nouvelles et de les faire éditer correctement est aujourd'hui menacée.

Nous rappelons donc que la reproduction et la vente sans autorisation, ainsi que le recel, sont passibles de poursuites.

Les demandes d'autorisation de photocopier doivent être adressées à l'éditeur ou au Centre français d'exploitaion du droit de copie :

20, rue des Grands-Augustins, 750006 Paris. Tél. : 01 44 07 47 70

ISBN : 978-2-294-71105-3

ELSEVIER MASSON SAS – 62, rue Camille-Desmoulins – 92442 Issy-les Moulineaux Cedex

Préface

Ce guide s'inscrit dans le nouveau référentiel de formation des auxiliaires de puériculture. Il présente les **savoirs théoriques – procéduraux et pratiques** que l'auxiliaire de puériculture met en œuvre au quotidien dans les soins aux enfants.

Soucieux d'apporter un outil de travail clair et actualisé aux élèves auxiliaires de puériculture et à leurs formateurs, l'auteur l'a structuré sur le même plan que les modules de formation. Ces modules se déclinent en fonction de *8 compétences* que doit maîtriser l'auxiliaire de puériculture.

L'acquisition de toutes ces compétences permet à l'auxiliaire de puériculture de réaliser pleinement son rôle de *collaboratrice active* dans les soins aux enfants, avec et sous la responsabilité de la puéricultrice.

Ce nouveau référentiel vise à développer, chez l'auxiliaire de puériculture, la capacité d'analyse d'une situation. Celle-ci sera évaluée de 3 façons :
– en stage, lors de la mise en situation professionnelle présentant l'étude des besoins fondamentaux des enfants ;
– sous forme d'argumentation d'un cas clinique, lors d'une situation relationnelle ;
– par la production d'un document de transmission d'informations, réalisé à partir d'un cas clinique.

Pour permettre une meilleure compréhension des objectifs de soins, des *fiches techniques* offrent une vision synoptique de la prise en charge de l'enfant. Le soin est appréhendé ici non seulement dans la chronologie de son protocole, mais selon des critères essentiels qui sont signalés par les sigles H, S, C et R (à savoir : *hygiène, sécurité, confort et respect de l'enfant*). Ainsi sont soulignés les règles de qualité du soin et son aspect humain, car, au quotidien, l'auxiliaire de puériculture doit faire preuve de cette attention à l'autre qui lui permet de trouver le geste adéquat et la parole adaptée au besoin.

Par ailleurs les nombreux encadrés qui soulignent le rôle de l'auxiliaire de puériculture (« *Rôle de l'AP* ») et les *études de cas* qui émaillent le texte, devraient permettre de mieux comprendre et intégrer le *rôle* et les *missions* de l'auxiliaire de puériculture, au travers de situations concrètes, conformément aux objectifs de la formation.

Comme on le sait, dans les années à venir, l'instauration des pôles d'activité clinique assurera une meilleure fluidité de la prise en charge des enfants malades, tout en préservant la qualité et la sécurité des soins, et l'auxiliaire de puériculture, comme les autres professionnels de santé, s'inscrira dans ce nouveau paysage hospitalier. Il était donc primordial de définir ses *compétences* au sein de l'équipe de soins.

Clair et synthétique, ce guide respecte donc l'esprit du référentiel de formation défini par l'arrêté du *16 janvier 2006* modifié[1] relatif au DEAP. Il vise à développer les *compétences* « *cœur de métier* » de la fonction auxiliaire de puériculture. Il est élaboré sur la base de méthodes pédagogiques qui s'appuient sur l'analyse du vécu et qui font constamment appel à l'observation, à l'analyse, à la réflexion et à la créativité des futurs professionnels de la petite enfance.

Excellent outil de travail, il reste donc le guide de référence qu'il a été lors de ses éditions précédentes.

Christine LEMEUX
Conseillère pédagogique (2003-2007)
Direction générale de la Santé.
Ministère de la Santé et des Sports.

1. Modifié par l'arrêté du 30 novembre 2009.

Remerciements

L'auteur remercie pour leur précieuse collaboration.

- **Evelyne ALLÈGRE,** psychothérapeute pour enfants, formatrice de professionnels de santé, Paris
- **Aline AMRAM,** cadre supérieur de santé, formatrice, IFAP, Marseille
- **Catherine BEAUDET,** cadre supérieur de santé, service de pédiatrie, centre hospitalier, Argenteuil
- **Muriel BÉNAZET,** puéricultrice, responsable de formation, IFAP, Béziers
- **Jocelyne BENLOLO,** cadre supérieur de santé, expert en hygiène, formatrice en Gréta, Paris
- **Bruno BOYANOV,** médecin, formateur en ergonomie, responsable de formation « auxiliaire de vie sociale », association Phénix, Paris
- **Catherine CASTEIGT,** puéricultrice, psychothérapeute, formatrice, service de la petite enfance du conseil général des hauts-de-Seine
- **Adeline CATHERINEAU,** puéricultrice, service de cardiologie, hôpital Necker, Paris
- **Sylvie CHAUVIN,** expert en hygiène, cadre supérieur, CLIN, hôpital Armand-Trousseau, Paris
- **Aurélie CHAVAND,** pédopsychiatre, Toulouse
- **Chantal DAELMAN,** diététicienne en chef, hôpital Robert-Debré, Paris
- **Pascale DALLE,** responsable de formation des laboratoires médicaux Anios
- **Clémence DAYAN,** psychologue du centre de la petite enfance, CEFIA-KELNER, Paris
- **Isabelle DEBIAIS,** formatrice auxiliaires de puériculture, Gréta, Lognes
- **Élisabeth FOURNIER**, avocate, Toulon
- **Christian GASSIER,** médecin biologiste, Albi
- **Jean Girardet,** professeur, chef du service de gastro-entérologie et de nutrition pédiatrique, hôpital Armand-Trousseau, Paris
- **Saty GUNGADIN,** éducatrice de jeunes enfants, directrice de la halte-garderie de l'association CEFIA-KELLNER, Paris
- **Karine Hillion,** sage-femme, cadre supérieur, service de maternité, hôpital Saint-Vincent-de-Paul, Paris
- **Annie ISUFI**, puéricultrice, formatrice auxiliaires de puériculture, IFAP de la CFR, Marseille
- **Danièle JOLY,** cadre puéricultrice, service de chirurgie pédiatrique du professeur Hélardot, hôpital Armand-Trousseau, Paris
- **Isabelle LE GUINCHE,** expert en hygiène, cadre supérieur du CLIN, hôpital Necker, Paris
- **Emmanuelle MACE,** puéricultrice, formatrice auxiliaires de puériculture, IFAP de la CFR, Marseille

– **Nicole MACERA,** cadre puéricultrice, formatrice auxiliaires de puériculture, IFAP, Marseille
– **Catherine OULNICK,** assistante de direction, CNAF, Paris
– **Francis PERREAUX,** pédiatre, chef de service des urgences pédiatriques, hôpital Antoine-Béclère, Clamart
– **Jean-Tristan RICHARD**, directeur-adjoint du CAMPS, Institut de puériculture, Paris
– **Valérie SOUYRI**, cadre de santé, service hématologie, hôpital Robert-Debré, Paris

Jacqueline Gassier remercie chaleureusement les services de pédiatrie, d'orthopédie et de chirurgie de l'hôpital Trousseau de Paris et la crèche départementale du Kremlin-Bicêtre d'avoir permis à **Bruno Boyanov** de réaliser les nombreuses photos qui illustrent cet ouvrage ; et plus particulièrement :
– **Barbara Lescure**, chargée de la communication à l'hôpital Trousseau
– **les professeurs Girardet, Filipe et Hélardot** (chefs de service) et **Mmes Larepe, Bourgeois et Jolly** (cadres de santé)
– **Pascale Gaborit**, directrice de la crèche départementale Gide du Kremlin-Bicêtre et **Lucie Lauhon**, directrice de la crèche départementale Lacroix du Kremlin-Bicêtre
– les nombreuses *auxiliaires de puériculture* et les *enfants* (qui ont accepté d'être photographiés) ainsi que les *parents des enfants* (qui ont si gentiment donné leur accord).

Sommaire

Module 1

Module 2

Module 3

Module 4

Module 5

AFGSU

Attestation de formation aux gestes et soins d'urgence 554

Introduction

La définition du métier

L'auxiliaire de puériculture (AP)[2] exerce son métier sous la responsabilité de l'infirmier[3] ou de la puéricultrice. En collaboration avec lui (elle), il (elle) réalise des activités d'éveil et d'éducation pour préserver la vie, le bien-être et l'autonomie de l'enfant. L'AP participe à l'accueil et à l'intégration sociale d'enfants en situation de handicap, atteints de maladies chroniques, ou en situation de risque d'exclusion. Son rôle s'inscrit dans une approche globale de l'enfant et prend en compte la dimension relationnelle des soins, ainsi que la communication avec la famille, dans le cadre du soutien à la parentalité.

Le référentiel de formation

– Le référentiel de formation à la profession d'auxiliaire de puériculture décrit, de façon organisée, les *savoir-faire* et les *connaissances associées* qui doivent être acquis au cours de la formation conduisant au diplôme. Il est élaboré à partir des référentiels d'activités du métier et du référentiel des compétences exigées pour le diplôme d'État (DEAP).

– Le référentiel de formation comprend *huit modules d'enseignement* (*cf.* tableau ci-après) en institut de formation et des stages cliniques, dont le contenu est défini à partir des huit unités de compétences du diplôme. Chaque compétence est constituée d'un ensemble de savoir-faire et de connaissances mobilisés pour réaliser des activités et comporte un niveau d'exigence identifié.

– Le référentiel de formation précise pour chaque module : les *objectifs* de formation, les *savoirs associés* (théoriques, procéduraux et pratiques) et leurs modalités d'acquisition en institut de formation et en stages, ainsi que les critères et les *modalités d'évaluation* et de validation.

• Les *objectifs de formation* décrivent les *savoir-faire* de chacune des compétences du référentiel de certification du diplôme. Ils correspondent à l'exigence minimum requise en formation pour délivrer le diplôme en vue de l'exercice des activités du métier d'auxiliaire de puériculture. Ils sont centrés sur un apprentissage professionnel qui correspond au « cœur » du métier.

• *Les critères d'évaluation de la compétence* permettent d'assurer la maîtrise de l'apprentissage professionnel. Ils sont établis en fonction des objectifs de formation. Les indicateurs, modalités et outils d'évaluation et de validation sont élaborés par les instituts de formation en fonction des objectifs pédagogiques fixés.

Le contenu de la formation

L'ensemble de la formation comprend 41 semaines (soit 1435 h) d'enseignement théorique et clinique, réparties comme suit :

– enseignement en institut de formation : 17 semaines (soit 595 h) ;

– enseignement en stage clinique : 24 semaines (soit 840 h).

Tableau – Les 8 modules de formation et les stages cliniques.

Modules	Contenu	Durée de la formation	
		Cours	Stages
1	Accompagnement de l'enfant dans les activités d'éveil et de la vie quotidienne	5 semaines (175 h)	6 semaines
2	État clinique de la personne (à tout âge de la vie)	2 semaines (70 h)	4 semaines
3	Soins à l'enfant	4 semaines (140 h)	6 semaines
4	Ergonomie	1 semaine (35 h)	2 semaines
5	Relation-communication	2 semaines (70 h)	4 semaines
6	Hygiène hospitalière	1 semaine (35 h)	2 semaines
7	Transmission des informations	1 semaine (35 h)	Pas de stage
8	Organisation du travail	1 semaine (35 h)	Pas de stage
	Total :	17 semaines (595 h)	24 semaines

2. Durant la lecture de cet ouvrage, lire indifféremment il ou elle chaque fois qu'il s'agit de l'auxiliaire de puériculture ou AP.
3. Durant la lecture de cet ouvrage, lire infirmier(ère) chaque fois que sera écrit infirmier.

Les objectifs pédagogiques

Les objectifs pédagogiques des instituts de formation ont plusieurs visées.

*a. **La progression de l'élève et la personnalisation du parcours professionnel***

– Les instituts de formation sont responsables de la progression de l'élève dans le cadre du projet pédagogique. Cette progression professionnelle peut se poursuivre dans un processus de formation tout au long de la vie et notamment contribuer à des évolutions dans le choix des métiers.

– Le découpage en modules de formation, centrés autour de l'acquisition de compétences, incite à l'aménagement de parcours professionnels personnalisés.

– Un suivi pédagogique permet à l'élève de mesurer sa progression. L'équipe pédagogique met à la disposition de l'élève des ressources et des moyens qui le guident dans son apprentissage.

*b. **Le développement des capacités d'initiative et d'anticipation***

Les objectifs pédagogiques sont déclinés au sein des instituts de formation dans un projet pédagogique qui tient compte du contexte et des ressources de l'institut de formation. Les modalités de formation et les méthodes pédagogiques s'attachent à développer, chez la personne en formation, des capacités d'initiative et d'anticipation visant à un exercice professionnel responsable.

Les caractéristiques de la formation

– L'enseignement en institut de formation et les stages cliniques sont organisés sur la base de 35 h par semaine. La participation à l'ensemble des enseignements est obligatoire.

– L'enseignement en institut de formation comprend des cours, des travaux dirigés, des travaux de groupes et des séances d'apprentissages pratiques et gestuels.

– Les stages cliniques sont organisés par les instituts de formation en collaboration avec les structures d'accueil. Ils constituent un temps d'apprentissage privilégié de la pratique professionnelle. Ils s'effectuent dans des secteurs d'activités hospitaliers ou extra-hospitaliers.

– Durant la formation, les élèves bénéficient de congés :

- 3 semaines pour les élèves débutant une scolarité en septembre ;
- 7 semaines pour les élèves débutant une scolarité en janvier.

Accompagnement d'un enfant dans les activités d'éveil et de la vie quotidienne

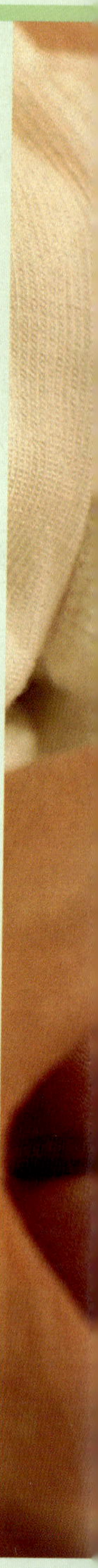

Compétences et objectifs de formation

- **Compétence**

  Accompagner un enfant dans les activités d'éveil et de la vie quotidienne et les parents dans leur rôle éducatif.

- **Objectifs de formation**

  Être capable de :

  – *identifier* les manifestations liées aux *besoins essentiels de l'enfant* en fonction de son âge, sa culture, ses habitudes de vie ;

  – *repérer les capacités psychomotrices et psycho-affectives* de l'enfant ainsi que son degré d'autonomie en lien avec son niveau de développement et ses potentialités ;

  – *apporter son aide* pour les soins en l'adaptant aux besoins et aux capacités de l'enfant et en respectant les règles d'HSCR ;

  – proposer et *adapter des activités d'éveil et des jeux* pour favoriser le développement et l'autonomie de l'enfant et faciliter sa sociabilisation ;

  – repérer les *réactions de l'enfant* avec sa famille et aider, accompagner et conforter les parents dans leur *rôle éducatif*.

Module 1

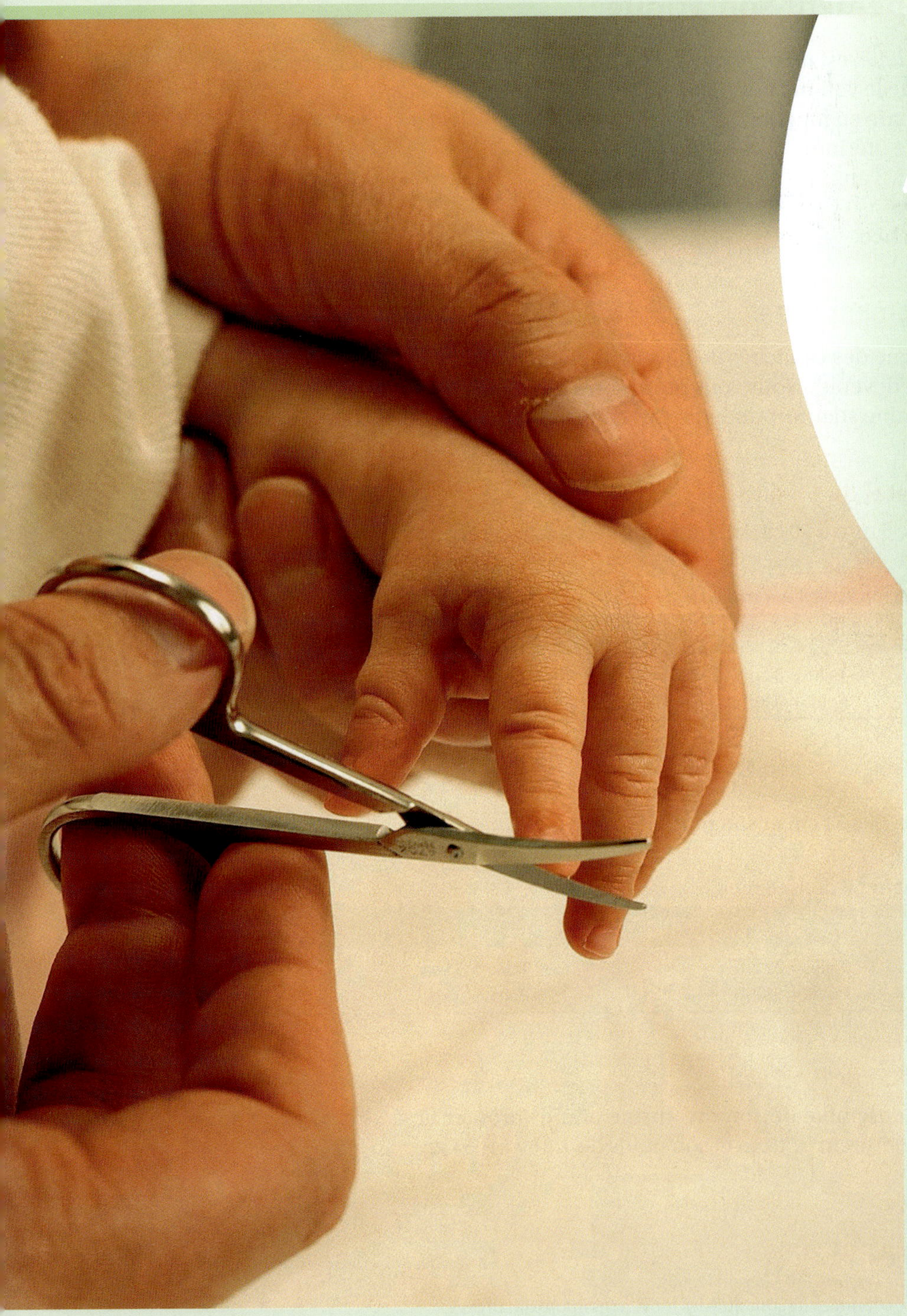

Photononstop

1 Les différents aspects du développement (de l'enfance à l'adolescence)

1 | Le développement somatique

- *Le développement somatique*[1] est un phénomène global, car il concerne autant la croissance pondérale et staturale que le volume des organes
- *La vitesse de croissance* varie en fonction de l'âge. Elle est :
  - très rapide durant la vie utérine ;
  - rapide de la naissance à 3 ans ;
  - plus lente de 4 à 10 ans ;
  - puis rapide à l'adolescence.

A Le développement fœtal

La vie intra-utérine témoigne des capacités de développement de l'enfant en gestation et des potentialités de l'enfant en devenir[2]. Nous vous proposons, dans les tableaux ci-après, l'évolution du fœtus dans le domaine staturo-pondéral[3] (les caractéristiques de son évolution seront étudiées dans le Module 3).

a. Le développement fœtal de 1 à 4 mois

La taille du fœtus évolue de 5 mm à 10 cm et son poids de 1 g à 45 ou 50 g.

Tableau 1.1 Développement fœtal de 1 à 4 mois.

1 mois	2 mois	3 mois
Taille = 5 mm Poids = 1 g	Taille = 3 cm Poids = 10 g	Taille = 10 cm Poids = 45 g

b. Le développement fœtal de 4 à 6 mois

La taille du fœtus évolue de 15 à 31 cm et son poids de 200 g à 1 kg.

Tableau 1.2 Développement fœtal de 4 à 6 mois.

4 mois	5 mois	6 mois
Taille = 15 cm Poids = 200 g	Taille = 25 cm Poids = 500 g	Taille = 31 cm Poids = 1 kg

c. Le développement fœtal de 7 à 9 mois

Le futur bébé parachève l'ensemble de son organisme afin d'affronter la vie extérieure à sa naissance. Sa taille évolue de 40 cm à 50 cm et son poids de 1,8 kg à 3,5 kg.

1. Par étymologie, soma signifie corps.
2. A. de Broca, *Le Développement de l'enfant*, Éd. Masson (2000).
3. Des variations sont possibles (ces données ne sont que des moyennes approximatives).

Tableau 1.3 Développement fœtal de 7 à 9 mois.

7 mois	8 mois	9 mois
Taille = 40 cm Poids = 1,8 kg	Taille = 45 cm Poids = 2,5 kg	Taille = 50 cm Poids = 3,5 kg

B Le développement de l'enfance à l'adolescence

a. L'évolution morphologique

On constate que les proportions du corps sont différentes selon l'âge : la hauteur de la tête du fœtus et de celle du nouveau-né correspond au quart de la longueur de son corps, alors que celle de l'adulte correspond au 1/8 (*cf.* Fig. 1.1).

Fig. 1.1 **Évolution des proportions du corps, du 1er mois fœtal à l'âge adulte.**

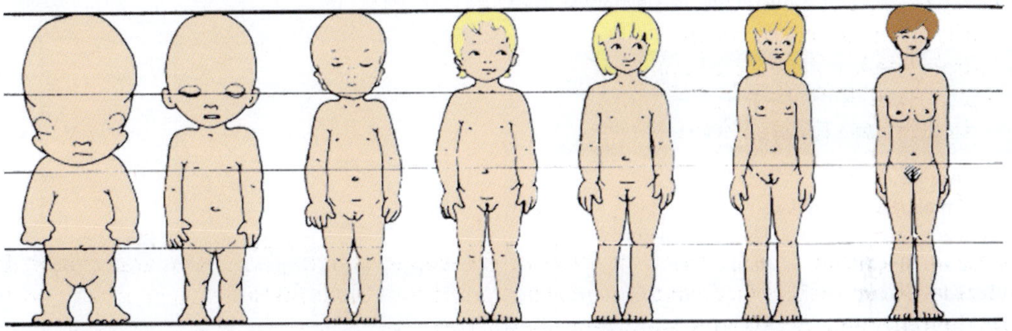

b. Les facteurs de croissance

On distingue des facteurs extrinsèques liés à l'environnement et des facteurs intrinsèques spécifiques à l'individu.

Facteurs intrinsèques

Il y a deux types de facteurs intrinsèques :

- *les facteurs génétiques*, les poids et taille de chacun des deux parents doivent être pris en considération pour évaluer la croissance de l'enfant ;
- *les facteurs hormonaux*, différentes hormones agissent sur la croissance ; citons plus particulièrement l'hormone somatotrope (appelée hormone de croissance), sécrétée par l'hypophyse durant la phase de sommeil lent (d'où l'importance du respect du sommeil de l'enfant).

Facteurs extrinsèques

Les facteurs extrinsèques sont nombreux et variés. Citons-en quelques-uns.

- *L'équilibre nutritionnel* : l'alimentation doit être équilibrée en qualité et en quantité afin de répondre aux besoins de l'enfant.
- *L'hygiène de vie*, en particulier :
  – la qualité de l'environnement (ensoleillement, absence de pollution, de bruit, espaces verts...) ;
  – le rythme de vie de l'enfant (sommeil, activités physiques, loisirs...).
- *Les conditions psycho-affectives satisfaisantes* : tous les psychologues de la petite enfance ont démontré le retentissement des carences affectives sur la croissance de l'enfant et à l'inverse l'importance de l'affectif dans le développement harmonieux de l'enfant (amour maternel, harmonie familiale[4], bonne intégration scolaire et sociale, copains...).
- *Une surveillance médicale régulière et les vaccinations* participent à l'évolution harmonieuse de la croissance par la prévention des pathologies.

4. Le psychologue W. Scott a dit : « L'amour maternel est la vitamine psychologique de croissance ».

c. L'évolution de la taille

La taille est la hauteur du corps, du sommet de la tête aux talons. La mesure se fait à l'aide d'une toise.

Gain statural

La surveillance se fait une fois par mois en moyenne chez le jeune nourrisson puis au rythme des consultations en PMI.

- Normes de la naissance à 4 ans : la taille de l'enfant croît de façon spectaculaire durant cette période, elle double en l'espace de quatre années, alors qu'elle ne progressera que de 60 à 80 cm (environ) durant les seize années suivantes.

Fig. 1.2 **Périmètre crânien et courbe de taille de 0 à 3 ans. (M. Sempé, *carnet de santé*)**

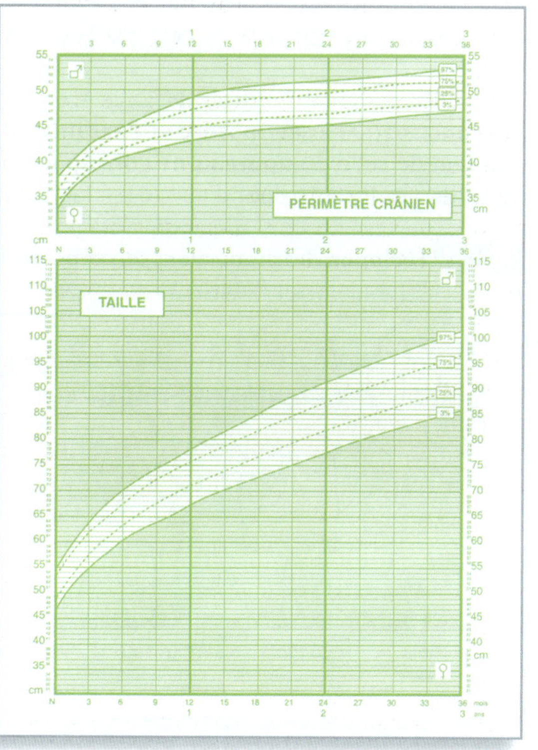

Tableau 1.4 Gain statural de la naissance à 4 ans.

Moyennes de taille[a]	Repères d'après la TN (Taille de naissance)
Nouveau-né : 50 cm Vers 6 mois : 65 à 66 cm Vers 1 an : 73 à 75 cm Vers 2 ans : 85 cm Vers 3 ans : 93 cm Vers 4 ans : 1 mètre	TN + 25 (environ moitié TN) TN × 2

a. Il s'agit de moyennes statistiques ; les variations individuelles sont fréquentes, chaque enfant ayant son rythme propre.

- Normes entre 5 ans et 12 ans : l'enfant grandit de 5 à 6 cm par an environ.

Tableau 1.5 Gain statural de 5 ans à 12 ans.

	Taille	
Âge de référence	***Filles***	***Garçons***
Vers 5/6 ans	1,08 m	1,10 m
Vers 7/8 ans	1,24 m	1,24 m
Vers 9/10 ans	1,34 m	1,35 m
Vers 12 ans	1,46 m	1,44 m

Exercice pratique

- Calculez la taille (théorique) de Madja, âgée de 1 an, sachant qu'elle mesurait à sa naissance 54 cm.
- Réponse : selon le calcul, TN + (moitié de sa taille) = 54 + 27 = 81. Madja mesurera donc 80 à 81 cm.

Rôle de l'AP

Si l'aspect dynamique de la croissance de l'enfant s'évalue à l'occasion d'un examen médical, le rôle de l'AP consiste à :

– apprécier l'évolution harmonieuse des courbes ;
– alerter la puéricultrice si une anomalie est observée (transmissions écrites et orales).

d. L'évolution du poids

La surveillance de la croissance en poids de l'enfant constitue un des aspects de l'appréciation de son état de santé. Elle repose, de façon indissociable, sur les courbes de croissance, véritable indicateur de la qualité du développement somatique de l'enfant.

Les grilles des mesures de croissance proposées dans le carnet de santé de l'enfant, et tenues à jour, constituent un outil fiable d'évaluation (*cf.* Fig. 1.3).

Il est important de s'intéresser davantage à *la régularité de la courbe* qu'au poids effectif de l'enfant, surtout dans la première enfance, ceci pour deux raisons :

- l'alimentation précoce des nouveau-nés réduit la perte de poids physiologique après la naissance ;
- la vitesse de croissance pondérale est étroitement liée à la qualité et à la quantité de lait ingéré.

Fig. 1.3 Courbe de poids de 0 à 3 ans. (M. Sempé, carnet de santé)

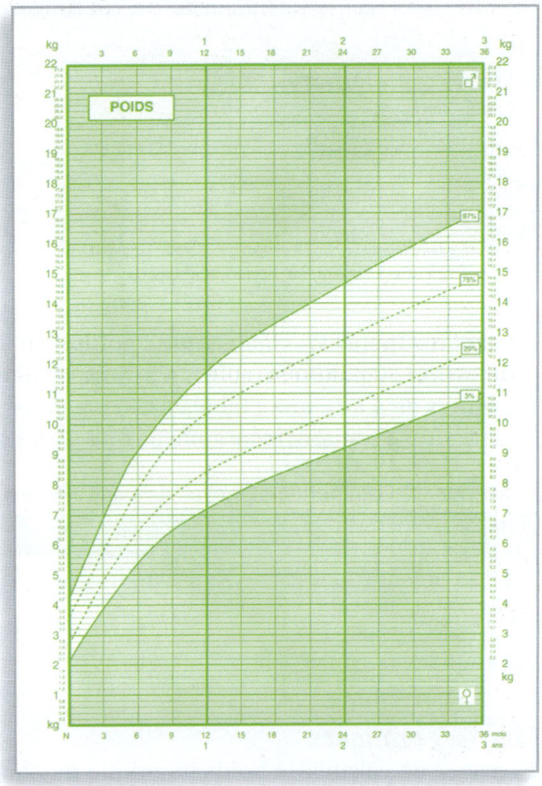

Gain pondéral

La surveillance du poids se fait tous les jours à la maternité, puis au rythme des consultations médicales de l'enfant. Il existe des chiffres repères permettant une évaluation rapide du gain pondéral, en référence au poids de naissance de l'enfant. Leur valeur indicative est cependant approximative, le suivi de la courbe pondérale de l'enfant reste la règle.

- **Normes de la naissance à 4 ans** (Tableau 1.6) : à la naissance, l'enfant pèse en moyenne 3,250 kg. Dans les trois jours après la naissance se produit une chute de poids physiologique[5].

Tableau 1.6 Progression du poids de 0 à 4 ans.

La colonne A permet de calculer le poids d'un bébé très précisément à partir du poids de naissance.
La colonne B indique le poids approximatif à partir des points de repère.
La colonne C indique le gain pondéral mensuel (à titre indicatif).

	A		B	C
Âge de l'enfant	*Prise de poids journalière*	*Points de repère*	*Poids (approximatif)*	*Gain pondéral mensuel*
Naissance	Perte de poids[a] et reprise de poids	PN (poids de naissance)	3,250 kg	
1 mois 2 mois 3 mois	25 g/jour		4,700 kg	750 g
4 mois 5 mois 6 mois	20 g/jour	PN x 2	6,500 kg	600 g
7 mois **8** mois 9 mois	15 g/jour		**8** kg	450 g

5. Cette chute de poids est due à la perte du méconium (1res selles). Elle peut atteindre le $1/10^{e}$ du poids de naissance (ex. : si le nouveau-né pèse 3 kg à la naissance, il peut perdre 300 g et pèsera 2,700 kg au 4e jour). Notons qu'actuellement, la chute de poids tend à se réduire car l'enfant est nourri précocément.

	A		B	C
Âge de l'enfant	*Prise de poids journalière*	*Points de repère*	*Poids (approximatif)*	*Gain pondéral mensuel*
10 mois 11 mois 12 mois	10 g/jour	PN x 3	10 kg	300 g
2 ans	8 g/jour	PN x 4	13 kg	250 g
3 ans	6 g/jour		14,500 kg à 15 kg	180 g
4 ans	5 g/jour	PN x 5	17 kg	150 g

a. Le bébé peut perdre le 1/10e de son poids.

L'enfant récupère généralement son poids de naissance vers le 7e ou 10e jour de vie. Ensuite, la progression du poids est rapide. À 5 mois, l'enfant a doublé son poids de naissance.

- **Normes de 4 à 10 ans** (Tableau 1.7) : la croissance pondérale se ralentit progressivement à partir de 4 à 5 ans, et reste lente jusqu'à 10 à 12 ans.

Tableau 1.7 Gain pondéral moyen de 4 ans à 10 ans.

Âge de référence	Mensuel	Annuel
De 4 à 5 ans	170 g	1,700 kg
De 5 à 7 ans	125 g	1,500 kg
De 8 à 10 ans	115 g	1,400 kg

Exercices pratiques

1er exercice : calculer le poids théorique de Sloana, âgée de 2 mois et pesant à la naissance 3,250 kg.

Périodes	Calculs	Gain de poids	Donc	Le poids est de
De 0 à 10 jours	Perte de poids physiologique	0	À 10 jours	3,250 kg
De 10 jours à 1 mois	25 g × 20 jours	500 g	À 1 mois	3,750 kg
De 1 mois à 2 mois	25 g × 30 jours	750 g	À 2 mois	4,500 kg

2e exercice : calculer le poids théorique de Jules âgé de 7 mois pesant à la naissance 3 kg.
Partir du poids de 5 mois (PN x 2) = 6 kg et faire le calcul suivant :

- de 5 à 6 mois : 20 g x 30 jours = 600 g donc à 6 mois = 6,600 kg ;
- de 6 à 7 mois : 15 g x 30 jours = 450 g donc à 7 mois = 7,050 kg.

Lorsque l'enfant pèse 3 kg à la naissance, il est aisé de retenir qu'à 6 mois, il peut peser 6,600 kg et mesurer 66 cm, et qu'à 8 mois, il peut peser 8 kg.

Rôle de l'AP

L'AP veillera à :

a) Rédiger la courbe de poids régulièrement : l'AP doit respecter les habitudes du service. La surveillance est quotidienne à la maternité.
b) Surveiller le poids régulièrement : l'AP doit savoir que le poids est très sensible aux facteurs extérieurs occasionnels et à l'alimentation de l'enfant. Les chiffres pris isolément ou les variations quotidiennes ne sont pas, à eux seuls, significatifs. Ex. : un enfant peut être en bonne santé et ne pas prendre le poids moyen. Il est donc important de savoir évaluer l'allure générale de la courbe de poids de l'enfant qui doit être régulière et harmonieuse (c'est-à-dire sans cassures).
c) Signaler toute anomalie à la puéricultrice (transmissions orales et écrites).

d) Respecter certains critères de sécurité : ils sont déterminants pour la validité des chiffres, surtout chez le très jeune enfant. Pour la pesée du nouveau-né et du nourrisson, l'AP doit :
- vérifier le moment habituel de la journée où la pesée s'effectue, afin d'éviter un écart physiologique de poids en rapport avec l'activité digestive (absorption d'un repas, élimination de selles) ;
- peser l'enfant toujours dans la même tenue : nu ou torse nu, port d'une couche ou d'un slip ;
- utiliser la même balance, car il existe des variations entre les balances, allant de quelques grammes à plusieurs centaines de grammes ;
- assurer un rythme de pesées régulier ;
- créer un environnement rassurant : présence (si possible) d'une personne que l'enfant connaît bien (mère, AP référente) ;
- ne jamais laisser l'enfant seul sur la balance (risque de chute).

e) Utiliser un matériel adapté à l'âge de l'enfant :
- un pèse bébé avant l'âge de la marche ;
- un pèse-personne après.

f) Connaître la technique de pesée (*cf.* Paramètres vitaux, Module 2).

e. L'évolution de la dentition

Les deux temps d'apparition des dents

Chez le jeune enfant, l'apparition des dents se déroule en deux temps :
- *de 6 mois à 30 mois*, la dentition provisoire se met en place. Elle est composée de 20 dents appelées les dents de lait ;
- *à partir de 7 ans*, la dentition définitive se met en place. Elle se termine avec l'apparition des 4 dents de sagesse à l'âge adulte. Elle comprend alors 32 dents.

Les chiffres du tableau 1.8 sont donnés à titre indicatif. Il faut savoir que chaque enfant a son propre rythme d'apparition et de chute dentaire.

Tableau 1.8 Les dents moyennes de référence.

Dentition provisoire

Schéma	Total	Dents	Nombre de dents	Apparition des dents (approximative)	Chute et remplacement
		Incisives médianes inférieures	2	Vers 6 mois	6 ans
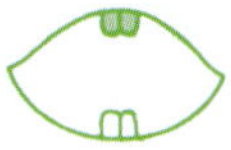		Incisives médianes supérieures	2	8 mois	6 ans 1/2
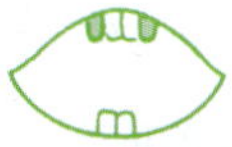		Incisives latérales supérieures	2	10 mois	7 ans
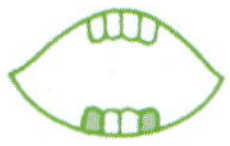	1 an = 8 dents environ	Incisives latérales inférieures	2	12 mois	7 ans 1/2
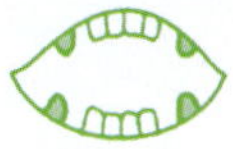		Premières molaires inférieures et supérieures	2 + 2	12 à 18 mois	12 ans
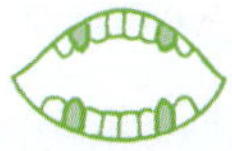	2 ans = 16 dents environ	Canines inférieures et supérieures	2 + 2	18 à 24 mois	11 ans
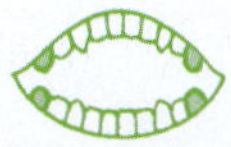	3 ans = 20 dents environ	Deuxièmes molaires inférieures et supérieures	2 + 2	24 à 30 mois	13 ans

Dentition définitive

Adolescent = 28 dents	Apparition de 8 molaires entre 6 et 13 ans
Adulte = 32 dents	Apparition de 4 dents de sagesse à partir de 18 ans

Les troubles dus à la dentition

Parmi les plus fréquents, citons les troubles :

- locaux : hypersalivation, joues et gencives rouges, douleur donnant envie de mordre, de sucer... ;
- du comportement : enfant grognon, agité, prostré.

Il faut toutefois éviter de rendre la poussée dentaire responsable de tous les maux de l'enfant.

Rôle de l'AP

En structure d'accueil, l'AP veillera à :

- prévenir les caries dentaires :
- apprendre à l'enfant le brossage des dents,
- lui en expliquer l'intérêt (avec des mots simples),
- rappeler aux parents les conseils d'hygiène dentaire dès le jeune âge ;
- signaler les troubles dentaires à la puéricultrice : toute douleur doit être prise en considération rapidement afin d'être soulagée (faire les transmissions écrites et orales).

Exercice pratique

- *Question* : calculez le nombre de dents théorique de Sofiane, 3 ans.
- *Réponse* : sachant qu'à 2 ans l'enfant à 16 dents (environ) et que 4 dents sont apparues entre 2 et 3 ans (les canines), Sofiane aura 16 + 4 = 20 dents (environ).

f. L'évolution des périmètres crânien et thoracique

Le périmètre crânien (PC)

Le périmètre crânien correspond au tour de la tête (*cf.* Fig. 1.4). Sa mensuration indique la croissance du cerveau et permet de dépister la survenue d'anomalies graves :

- une augmentation importante du PC peut traduire une hydrocéphalie ;
- un arrêt de croissance du PC peut traduire une microcéphalie.

La mensuration se fait au ruban métrique. La règle générale de calcul jusqu'à l'âge de 1 an est la suivante :

$$\frac{PC = \text{Taille} + 10\,\text{cm}}{2}$$

Le périmètre thoracique (Pth)

Le Pth correspond au tour du thorax. Il est mesuré au ruban métrique (*cf.* Fig. 1.4).

Tableau 1.9 Moyennes de référence des périmètres crânien et thoracique.

- Jusqu'à 6 mois, le PC est supérieur au Pth
- Vers 6 mois, le PC est égal au Pth
- À partir de 9 mois, le PC est inférieur au Pth

Exemples	PC	PTh
Naissance	35 cm	33 cm
6 à 7 mois	43 cm	43 cm
1 an	46 cm	47 cm

Fig. 1.4 La mesure du PC et du PTh.

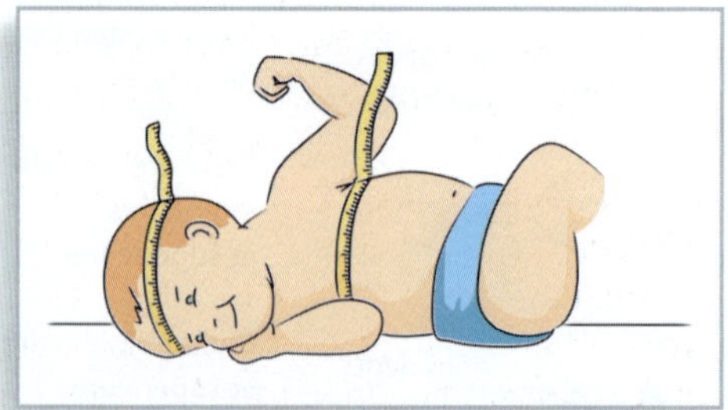

Le segment supérieur (ss)

- Il mesure la distance entre le sommet de la tête et les ischions (*cf.* Fig. 1.4).
- Il a tendance à se substituer à la mesure du PTh car il est plus significatif.
- Il est de 34 cm pour une taille de 50 cm.

Rôle de l'AP

L'auxiliaire de puériculture doit être capable de :
- effectuer les différents gestes techniques : pesée et mensuration ;
- noter les résultats obtenus dans le carnet de santé ou le dossier médical de l'enfant ;
- réaliser une courbe de croissance ;
- évaluer les résultats obtenus (gain ou perte de poids) ;
- reconnaître et signaler les différentes anomalies rencontrées.

Exercices pratiques

- *Question* : calculez le PC d'Olivia âgée de 1 an qui mesurait à sa naissance 52 cm.
- *Réponse* : on utilise la règle de calcul suivante :

$$\frac{\text{Taille}}{2} + 10\,\text{cm} ; \text{donc } \frac{52}{2} = 26 + 10 = 36$$

Le PC d'Olivia sera de 36 cm.

2 | Le développement psychomoteur, affectif, social et cognitif de l'enfant

La motricité (mouvements du corps et des membres), l'activité sensorielle et le langage, sont les composantes fondamentales de l'apprentissage des conduites sociales.

A Les caractéristiques du développement psychomoteur

Le développement psychomoteur concerne l'ensemble des progrès accomplis par l'enfant tant sur le plan *moteur* que sur le plan psychique.

a. Les facteurs de développement

Le développement psychomoteur dépend de plusieurs facteurs.

Facteur intrinsèque : la maturation cérébrale

La maturation cérébrale est indispensable à la progression du développement dans un ordre donné, étape par étape (*cf.* Axes du développement ci-après).

Facteur extrinsèque : l'entourage humain

Le développement de l'enfant dépend aussi de la qualité des échanges affectifs avec ses proches. Faute d'affection, l'enfant dépérit, son développement s'arrête. La qualité de « l'interaction mère-nouveau-né » a une grande influence sur le cours du développement.

- *L'entourage humain peut influencer* le rythme du développement de l'enfant (le freiner ou le stimuler). Cependant, malgré la qualité de l'environnement, chaque enfant a un *rythme* de développement qui lui est *propre* :
  - il ne faudra donc jamais faire de comparaison entre des enfants du même âge ;
  - les âges qui sont indiqués dans nos tableaux de développement doivent être considérés comme des points de repère, ils sont donnés à titre indicatif.
- *Les stimulations offertes à l'enfant* sont aussi à prendre en compte : l'enfant vit par le jeu. Grâce à lui, il s'éveille au monde. Découvrir, expérimenter, créer, toucher sont des actes fondamentaux pour l'enfant. L'adulte est là pour le stimuler, le féliciter autant dans les essais (même infructueux) que dans les réussites. Les stimulations offertes à l'enfant ont aussi un rôle important à jouer dans le cours de son développement.

b. Le rythme du développement

Les stades du développement

Le développement de l'enfant se fait par *stades* (ou étapes) se succédant toujours dans le même ordre, indépendamment de l'environnement humain. Un stade de développement est l'ensemble des compétences d'un enfant à un âge donné. C'est aussi la préparation des compétences de l'âge suivant. Par exemple, l'enfant marche d'abord à quatre pattes, puis se met debout et marche seul. Et l'enfant attrape d'abord un objet involontairement et globalement, puis acquiert la préhension volontaire et précise.

Rôle de l'AP

L'étude du développement psychomoteur vise à aider l'auxiliaire de puériculture à :
- guider ses observations de l'enfant ;
- adapter ses actions aux besoins de chaque enfant ;
- « accompagner » l'enfant dans son éveil à la vie.

Les paliers du développement

Le développement de l'enfant ne suit pas une ligne ascendante continue, mais il se fait par *paliers* successifs, de durée variable selon les enfants. Il s'agit de périodes où le développement semble être stationnaire. En fait, le palier sert de tremplin pour acquérir une nouvelle capacité motrice (*cf.* Fig. 1.5).

Fig. 1.5a. Le rythme du développement psychomoteur de l'enfant.

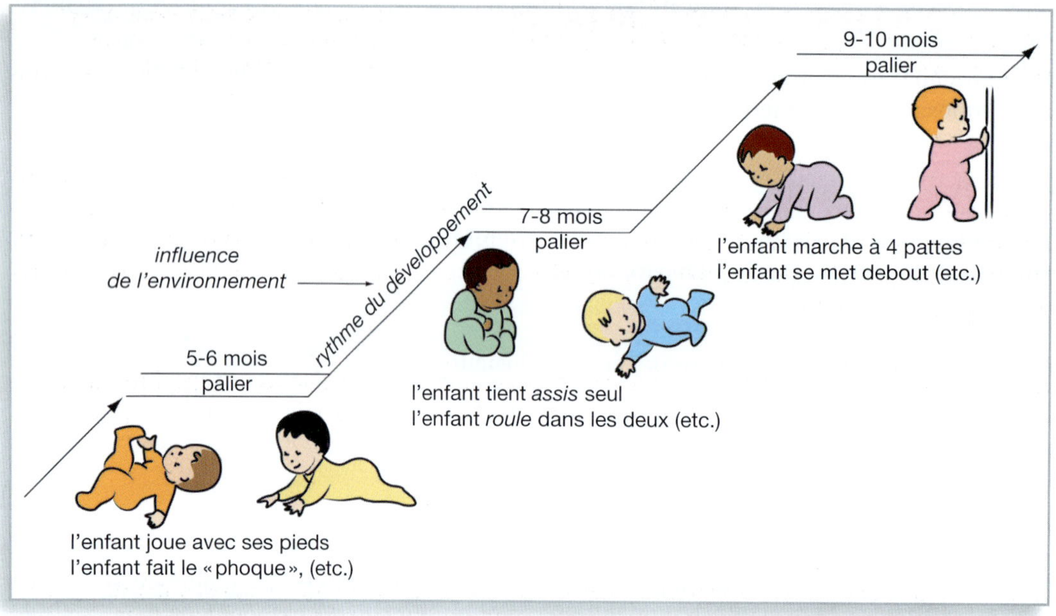

Fig. 1.5b. Le développement de l'enfant se fait par paliers successifs.

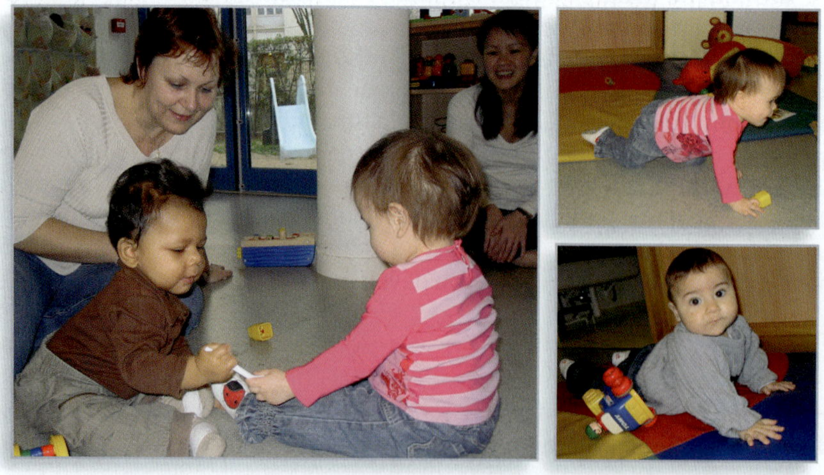

c. Les axes du développement (*cf.* Fig. 1.6)

Le développement de la motricité est lié au contrôle musculaire. Celui-ci se fait toujours dans le même ordre :

- de la tête aux pieds ;
- du centre du corps à la périphérie.

Cette évolution explique que l'enfant peut soulever sa tête avant de parvenir à s'asseoir et qu'il contrôle ses bras, puis sa main, puis ses doigts.

Fig. 1.6 **Axes du développement du contrôle musculaire.**

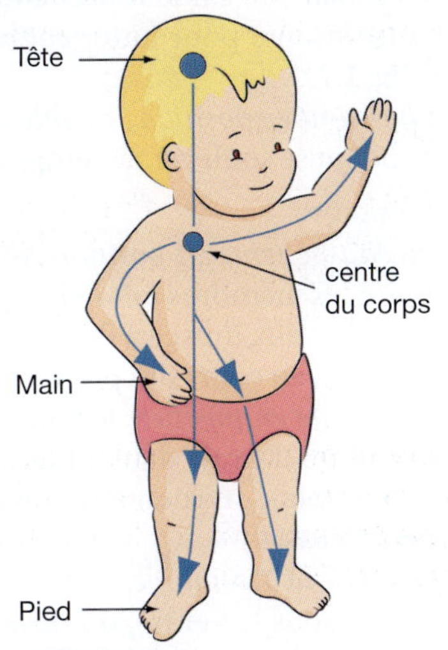

Le développement de la motricité se fait toujours dans le même ordre : de la tête aux pieds et du centre du corps vers la périphérie.

d. Les périodes sensibles

Au cours du développement, il existe des périodes sensibles où l'enfant est prêt pour acquérir de nouvelles compétences. Il faut donc profiter de ces périodes pour lui donner la possibilité d'apprendre, soit par l'expérience, soit par l'enseignement.

Il a été démontré que, pour être fructueux, un apprentissage ne doit être ni trop précoce, ni trop tardif, mais se rapprocher le plus possible de la « période sensible » qui est une période féconde. Avant ou après, l'apprentissage est plus laborieux, voire impossible.

Exemple d'apprentissage précoce

Lors de l'expérience du psychologue américain Gesell, deux vrais jumeaux ont tous les deux été entraînés à « monter les escaliers », mais à des âges différents. L'expérience a démontré que le jumeau entraîné au moment de la « période sensible » a acquis très facilement et rapidement cette performance, tandis que son frère, entraîné avant la période sensible, a monté l'escalier un peu plus jeune mais au prix d'efforts et de contraintes inutiles.

Exemple d'apprentissage tardif

À la suite de cette expérience et de leurs observations, les spécialistes ont pu dire que si un apprentissage est trop tardif, l'enfant risque d'être inapte à acquérir la compétence souhaitée.

B Les premières semaines de vie

a. Le développement psychomoteur

Quelles sont les aptitudes psychomotrices d'un bébé à la naissance, et après 4 à 6 semaines ? Si nous examinons attentivement son comportement, nous constatons qu'il a fait des progrès considérables :

- la tonicité musculaire est meilleure, les muscles le maintiennent mieux, le bébé est donc moins fragile, moins mou qu'à sa naissance ;
- il respire d'une façon plus régulière ;
- il tête mieux, il avale mieux, donc régurgite moins ;
- il a moins de signes nerveux apparents : tels que les hoquets, sursauts, tremblements, éternuements.

Toutefois, la motricité est encore brutale, les mouvements des bras et des jambes sont toujours contrôlés par les *réflexes archaïques*.

Les postures

C'est l'état d'hypertonie des membres et d'hypotonie de la tête et du tronc qui prédomine de la naissance à la fin du 1er mois.

Le tronc

Nouveau-né tenu en position assise : on observe une cyphose globale du dos (absence de contrôle des muscles vertébraux et lombaires).

La tête

- *Nouveau-né tenu ou tiré en position assise* : la tête est ballante car la musculature de la nuque est insuffisante pour lutter contre la pesanteur (*cf.* Fig. 1.7).
- *Nouveau-né en position ventrale* : le menton peut cependant se soulever de temps en temps.

Fig. 1.7 **La tête du nouveau-né est ballante : il faut la soutenir.**

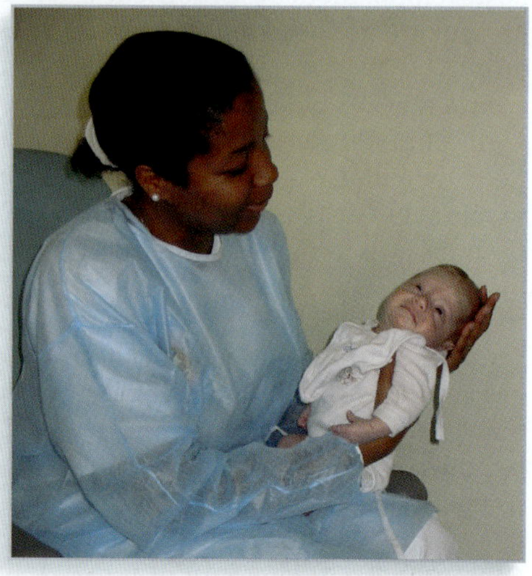

Les membres

- *Nouveau-né tenu en position assise* : il ne peut étendre les membres inférieurs car l'hypertonie prédomine aux muscles fléchisseurs, elle ira en s'atténuant au cours des premiers mois.
- *Nouveau-né en position ventrale* : il retrouve la position qu'il avait dans l'utérus maternel ou position fœtale : flexion des membres inférieurs et supérieurs.
- *À partir de la* 3e *semaine*, les genoux ne sont plus ramenés sous le ventre, on observe une extension intermittente des hanches et des mouvements de reptation (ramper).

La préhension

Le réflexe d'agrippement (*grasping*) se maintient. L'enfant serre très fort un doigt introduit dans sa main. Vers la 3e semaine, il peut ouvrir ses mains.

Le langage

Le bébé émet des sons gutturaux (vagissements) à caractère émotionnel. Les pleurs ont aussi valeur de communication. C'est pourquoi le bébé cesse de pleurer lorsque sa mère ou son père le prend dans ses bras ou lui parle.

b. Le développement sensoriel

L'audition

- Le nouveau-né perçoit les bruits mais n'écoute pas. Il est très sensible à *l'intensité des sons* : la musique douce semble le calmer, la voix de sa mère le rassure, par contre les bruits forts l'excitent et le perturbent.
- Le nourrisson de 3 semaines se calme lorsqu'il entend de la musique douce, sauf avant la tétée lorsqu'il a faim... Il entend très bien mais ne peut encore localiser le bruit.

La vision

- Les premiers jours, les yeux sont fermés (le sommeil occupe une grande partie du temps). Le nouveau-né peut *fixer* un point lumineux, mais il ne voit qu'une image assez floue du monde environnant. Il fixe attentivement le visage de sa mère ou un gros objet placé près de lui (on peut parfois observer un certain « strabisme » car la coordination des muscles oculaires est imparfaite).
- Dès la 3e semaine, le bébé peut fixer un objet sur la ligne médiane et il est capable de le suivre jusqu'à 90°. La lumière l'attire, il peut diriger son regard vers une fenêtre ou vers un mur blanc éclairé par le soleil (un excès de lumière ou de couleurs l'excite).

Fig. 1.8 **La dyade mère-enfant.**

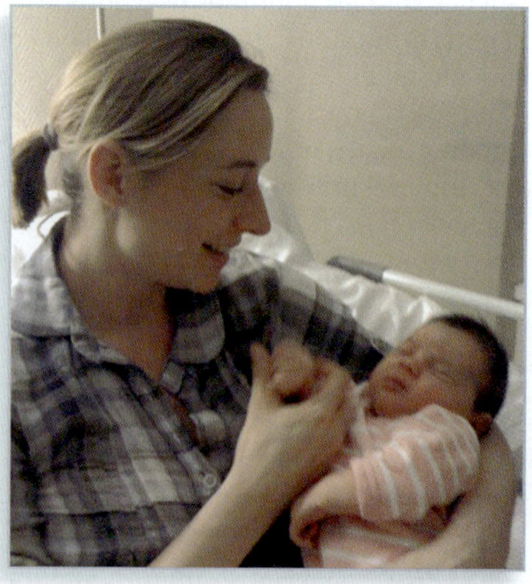

- Le nouveau-né est capable d'apprécier les distances[6]. Cependant il ne voit pas les couleurs (du fait de l'absence de pigmentation sur les cônes de la rétine)[7].[8]

Le sourire

Le sourire du nouveau-né est un sourire réflexe, non discriminatif. Il peut cependant être provoqué par l'adulte, lorsque celui-ci regarde le bébé en face.

MÉMO

A) LA NOTION DE « PRÉOCCUPATION MATERNELLE PRIMAIRE »[a]

Les soins maternels, habituellement donnés par la mère, nécessitent une identification de la mère au nouveau-né, c'est-à-dire une capacité d'empathie très particulière lui permettant de savoir ce dont son bébé a besoin. Cette sensibilité accrue est observée dès la grossesse et dure quelques semaines après la naissance.
Ex. : la mère est sans cesse en éveil (pleure-t-il ?) ; au moindre signal, elle va voir, elle anticipe tous ses besoins, elle évalue sans cesse la qualité des soins, le confort de l'environnement, elle a un sommeil léger et répond avant même que son enfant réclame.

B) LES INTERACTIONS OU LA NOTION DE DYADE[b]

Dans le même ordre d'idée, on parle de la dyade mère-enfant (*cf.* Fig. 1.8) ou « d'accordage affectif ». Il s'agit d'une série d'échanges entre la mère et l'enfant qui s'influencent réciproquement (de manière circulaire). Cette communication nécessite un climat affectif positif et influence favorablement le développement du nourrisson. Il y a « *un enchaînement d'affects liés au plaisir qui procurent une forte satisfaction aux deux partenaires* ».

a. D. N. Winnicott, *La préoccupation maternelle primaire*, « De la pédiatrie à la psychanalyse », Éd. Payot.
b. D. Stern, *Le monde interpersonnel du nourrisson*, PUF.

MÉMO

C La première année

Au cours de la première année, les acquisitions de l'enfant évoluent parallèlement sur les plans moteur, affectif, social et cognitif. La motricité fine (préhension manuelle) et la motricité globale (gestes, postures...) évoluent considérablement. L'enfant va manipuler les objets et passer rapidement de la position allongée à la position assise, puis debout.

Rôle de l'AP

L'AP peut observer les interactions mère-enfant :

- l'interaction comportementale, qui repose sur une qualité d'échanges observable (ajustement postural, échanges de regards lors des repas, des changes...) ;
- l'interaction affective, qui se traduit par l'harmonie et le plaisir des échanges (ex. : lors des tétées, des changes, du bain..., la mère reproduite les voyelles émises par le bébé « a, eu, o... », lui parle beaucoup (mots doux), le touche, le regarde chaleureusement...).
- L'AP signalera lors des transmissions à la puéricultrice tout trouble significatif à ce niveau-là.

L'AP doit signaler aux parents que :

- il est important de parler souvent au bébé ; s'il ne comprend pas, il perçoit la charge affective du langage, ce qui, pour lui, est le meilleur stimulant pour son développement ;
- les mouvements de reptation donnent au bébé (en position ventrale) une mobilité qui l'expose à un risque de chute, en particulier lorsqu'il se trouve sur la table à langer ; l'AP doit le faire observer à la maman lors des soins à la maternité afin d'éviter tout accident.

---

6. On sait aujourd'hui que, dès sa naissance, le bébé a une perception tridimensionnelle de l'espace, donc il perçoit les distances. Ex. : si on tient un bébé en position verticale, lorsqu'on approche de lui un gros objet mobile, il se défend en reculant sa tête, et, souvent, en interposant ses mains entre l'objet et son visage (P. Bouhelier, *Quotidien du médecin*, 4 juin 2008).
7. La mise à disposition d'objets aux couleurs variées stimulerait la rétine, en favorisant la mise en place des connexions neuronales.
8. Ce n'est pas le visage tel qu'on l'imagine qui provoque le sourire du nouveau-né, mais une forme (Gestalt) en mouvement. En effet, le sourire du bébé peut être provoqué à la vue d'un masque en carton, présenté de face (image stylisée d'un visage constituée de 2 à 6 points). Cette réponse du bébé n'est pas obtenue lorsque le masque est présenté de profil (R. Spitz).

a. L'évolution de la préhension manuelle

L'évolution de la préhension manuelle (motricité fine) passe par plusieurs stades (*cf.* Tableau 1.10) :

Tableau 1.10 Évolution de la préhension manuelle (motricité fine).

1er-2e mois Le 1er mois, on observe le *grasping* (acte réflexe d'agrippement) Le 2e mois, le *grasping* devient plus discret, les mains sont souvent ouvertes.	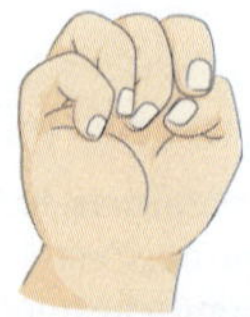
3e-4e mois C'est la « **préhension au contact** » : préhension involontaire au contact d'un objet placé dans la main.	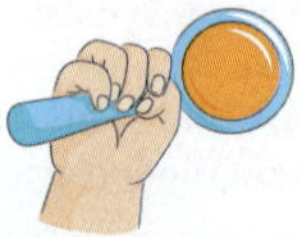
5e-6e mois La « **préhension volontaire** » apparaît. Elle est palmaire et imprécise.	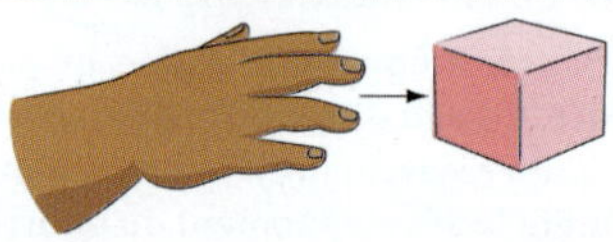
7e-8e mois La « **préhension en pinces** » apparaît : c'est la préhension en « **pince inférieure** » (l'objet est saisi entre le pouce et le petit doigt). L'enfant acquiert le « **relâchement volontaire** » de l'objet : c'est un relâchement global et imprécis.	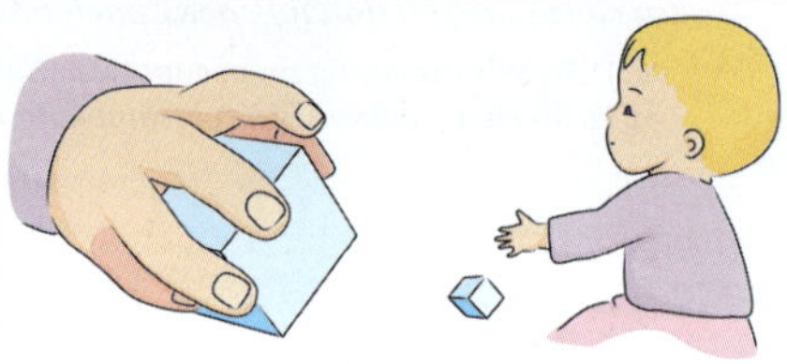
9e-10e mois L'enfant acquiert la préhension en « **pince supérieure** » : l'objet est saisi entre le pouce et l'index. C'est le début de « **l'indépendance manuelle** ».	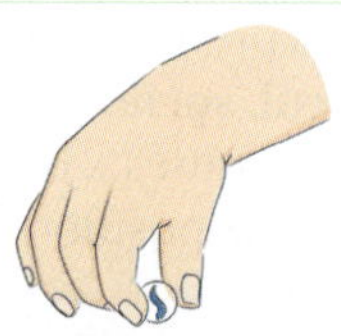
15e-18e mois L'enfant acquiert le « **relâchement fin et précis** ». Ex. : il peut introduire des pastilles dans le goulot d'une bouteille. Il a le sens du « contenant » et du « contenu ».	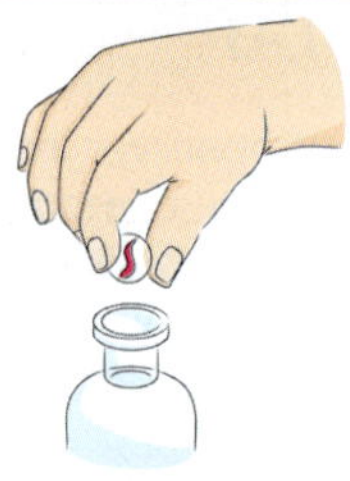
2 à 3 ans L'enfant peut **tout manipuler** avec une grande précision. Ex. : il tient bien sa cuillère, il sait se laver le visage seul…	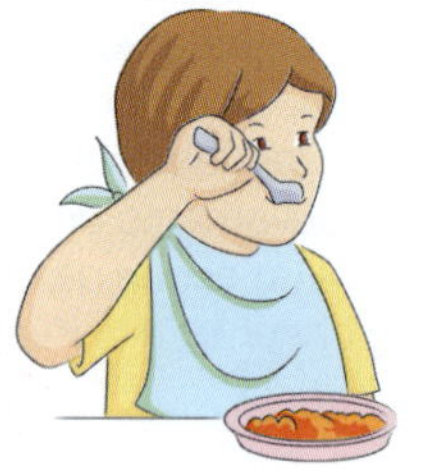

b. L'évolution de la vision

L'évolution de la vision passe par plusieurs stades (*cf.* Tableau 1.11).

Tableau 1.11 Évolution de la vision chez l'enfant.

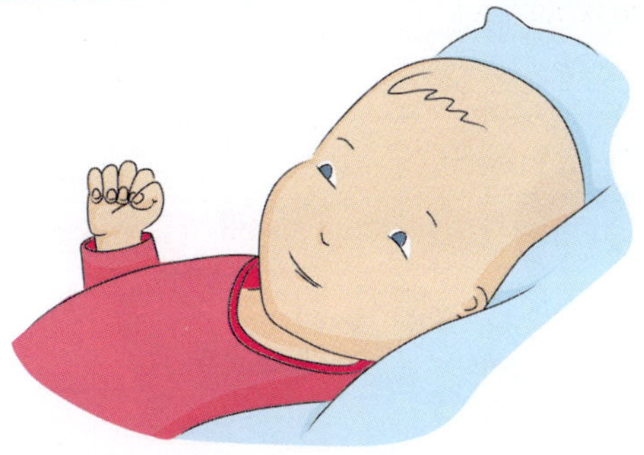	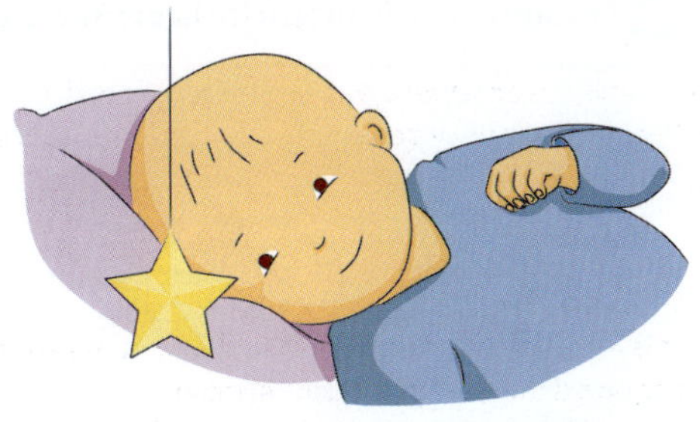
À la naissance, le nouveau-né **fixe attentivement** le visage de l'adulte placé face à lui.	*Vers 1 mois*, le nourrisson peut **suivre des yeux** un objet proche de lui, de grosse taille, qui se déplace sur une ligne médiane jusqu'à un **angle de 90°**. Il fixe, converge et accommode.
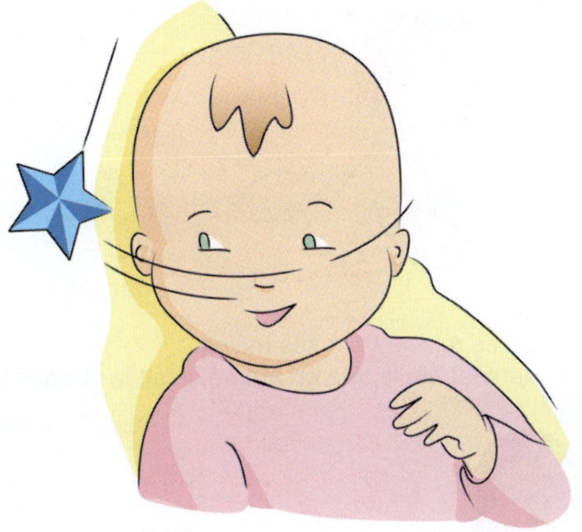	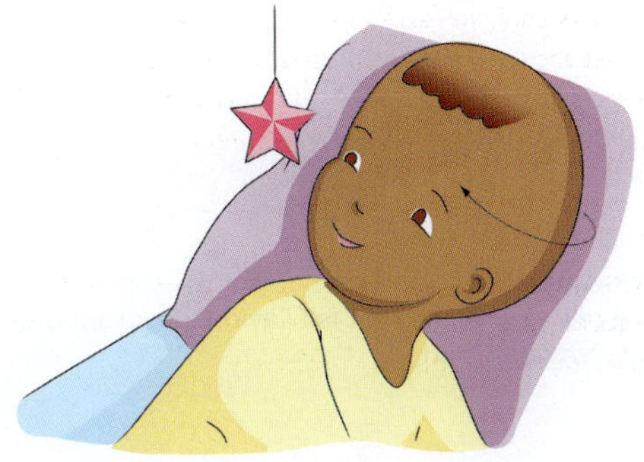
Vers 2 mois, le nourrisson **peut suivre des yeux** un objet proche de lui, de grosse taille, qui se déplace sur une ligne médiane d'un côté à l'autre du lit (**angle de 180°**).	*Vers 3 mois*, le nourrisson peut **tourner la tête** pour suivre des yeux un objet en mouvement.
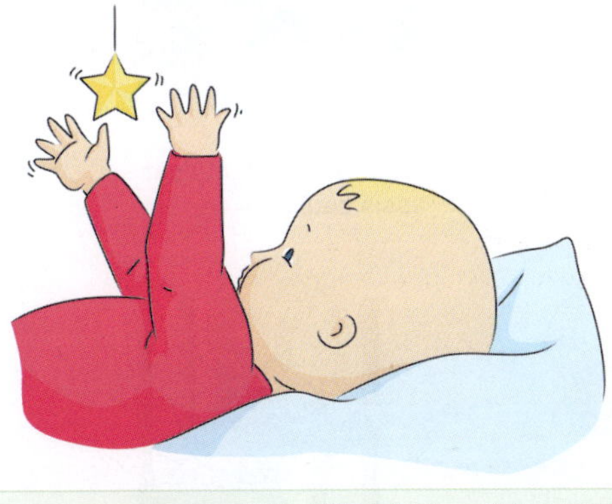	
Le bébé de 3 mois est captivé par ses petites mains ! (c'est l'âge du *regard de la main* : 1re étape de découverte de son corps !). *Vers 4 mois*, l'enfant a une **capacité visuelle identique à l'adulte**.	

c. L'évolution de la motricité

Les différentes étapes de l'évolution motrice de l'enfant, au cours de la première année, sont présentées dans les tableaux sous forme de « bande dessinée » (*cf.* Fig. 1.9). Les illustrations montrent bien la façon dont un comportement en entraîne un autre d'un mois sur l'autre.

Fig. 1.9 **Évolution de la motricité la première année.**

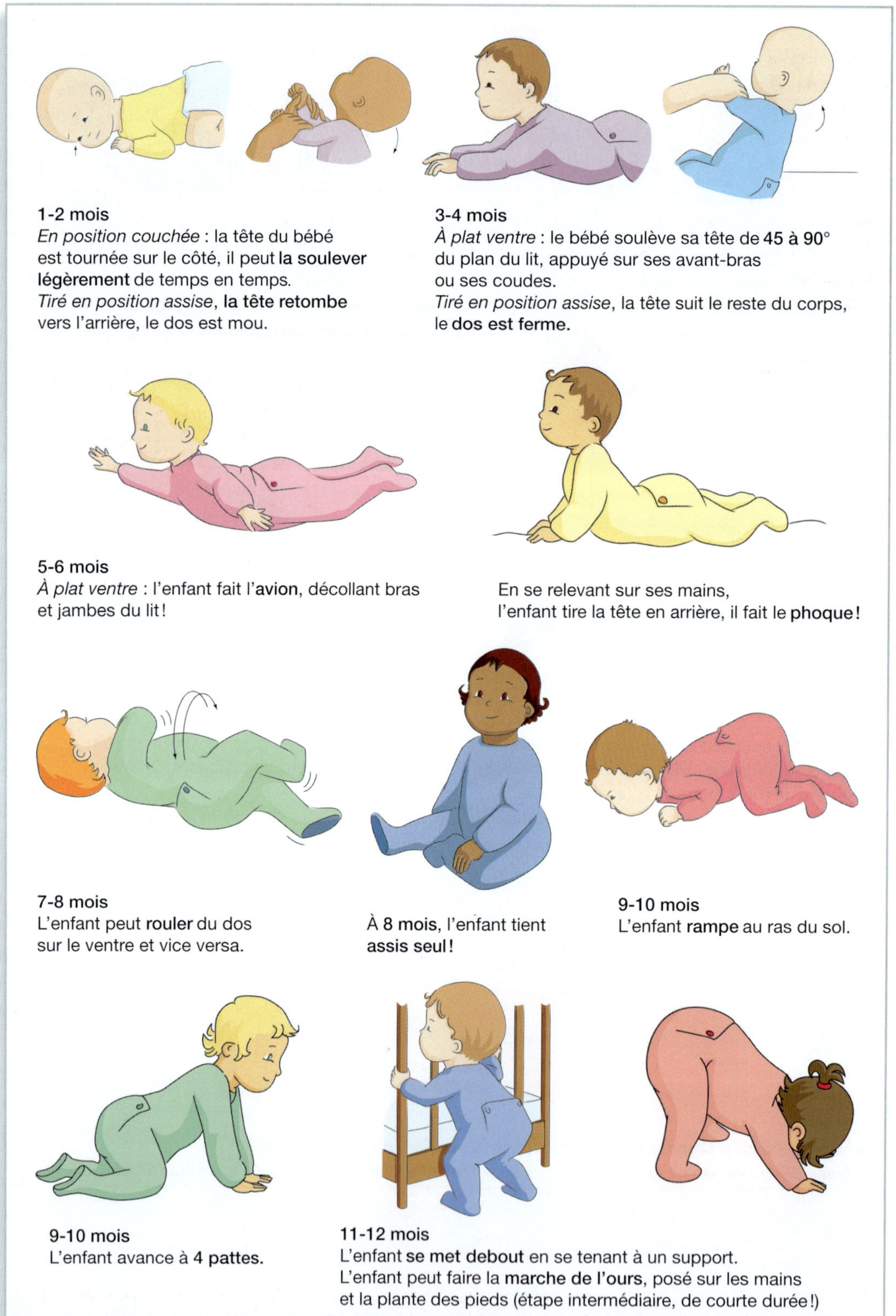
1-2 mois
En position couchée : la tête du bébé est tournée sur le côté, il peut **la soulever légèrement** de temps en temps.
Tiré en position assise, **la tête retombe** vers l'arrière, le dos est mou.
3-4 mois
À plat ventre : le bébé soulève sa tête de **45 à 90°** du plan du lit, appuyé sur ses avant-bras ou ses coudes.
Tiré en position assise, la tête suit le reste du corps, le **dos est ferme.**
5-6 mois
À plat ventre : l'enfant fait l'**avion**, décollant bras et jambes du lit !
En se relevant sur ses mains, l'enfant tire la tête en arrière, il fait le **phoque** !
7-8 mois
L'enfant peut **rouler** du dos sur le ventre et vice versa.
À **8 mois**, l'enfant tient **assis seul** !
9-10 mois
L'enfant **rampe** au ras du sol.
9-10 mois
L'enfant avance à **4 pattes.**
11-12 mois
L'enfant **se met debout** en se tenant à un support.
L'enfant peut faire la **marche de l'ours**, posé sur les mains et la plante des pieds (étape intermédiaire, de courte durée !)

MÉMO

Les étapes de l'évolution respectent les données des psychologues de la petite enfance. Toutefois, rappelons que les âges indiqués ne représentent qu'une moyenne statistique, chaque enfant ayant son propre rythme de développement, qu'il faut prendre en compte.

MÉMO

d. Évolution du développement psychoaffectif

Les deux stades (selon Wallon)[9]

Le développement psychoaffectif de l'enfant de la naissance à 12 mois évolue en deux stades.

- *Le stade impulsif* (de la naissance à 3 à 4 mois) : ce stade est marqué par la symbiose. L'enfant passe d'une symbiose physiologique (en particulier avec sa mère) à une symbiose affective avec son entourage, à partir de 3 mois (début du stade émotionnel).
- *Le stade émotionnel* (de 3 à 4 mois à 12 mois) : ce stade est marqué par des réactions émotionnelles expressives. Gestes, attitudes, postures mimiques, constituent un langage non verbal entre l'enfant et son entourage. Le passage des réactions impulsives des premiers jours de la vie en moyens d'échanges affectifs s'effectue au cours de ce stade : l'enfant connaît des frustrations (la faim et l'attente) qui provoquent une tension. Étant incapable de se suffire à lui-même, l'enfant doit agir sur son entourage pour lui signaler ses besoins et obtenir satisfaction. Il utilise comme moyens expressifs, les cris, les gestes, qui deviennent alors de véritables « signes d'appel ».

Pour Wallon, l'expression émotive est la première forme de socialisation. Les comportements innés de communication sociale ne prennent sens que si l'entourage sait les décoder et leur donner une réponse adaptée. C'est en fonction du nombre et de la nature des réponses apportées, que l'enfant va progressivement développer son système de communication.

Caractéristiques de l'évolution du développement

Nous allons étudier les principales caractéristiques du développement affectif dans les 2 tableaux récapitulatifs 1.12 et 1.13. Pour chaque étape du développement, nous verrons le rôle de l'adulte auprès de l'enfant et tout particulièrement le rôle de l'AP. Il est présenté dans la colonne de droite des tableaux.

9. Henri Wallon (1879-1962) est un psychologue français. Il est aussi médecin. Il a étudié le développement affectif et social de l'enfant. Parmi son œuvre, on retient *L'Évolution psychologique de l'enfant*, Armand Colin, 1985.

Tableau 1.12 Développement affectif et social de l'enfant du 1er au 4e mois.

Développement affectif et social de l'enfant	Rôle de l'AP
1er et 2e mois	L'AP veillera à :
a) L'enfant cherche une « protection » : – il a besoin d'affection et de sécurité (*cf.* Mémo) ; – il a besoin de régularité. **b) L'enfant est réceptif à la voix et à la présence de l'adulte qui s'occupe de lui :** – il s'apaise, lorsqu'on lui parle ; – ou lorsqu'on le prend dans ses bras.	**a) Apporter affection et sécurité à l'enfant par :** – la parole et les contacts corporels, il est conseillé de : • le toucher, le caresser…, • le prendre dans ses bras, • le porter (*Holding*), *cf.* Mémo (page 24) ; – la régularité de personne et de soins (cette régularité donne à l'enfant ses premiers repères) ; – la disponibilité de la personne qui s'occupe de lui.
3e et 4e mois	
L'enfant s'ouvre au monde. C'est l'âge de la « première socialisation ». **a) L'enfant s'intéresse à son environnement (chambre, objets, jouets…) : il explore tout du regard…** **b) Il sourit à l'adulte :** c'est le « 1er sourire social ». Ce sourire est : – intentionnel : il est voulu et correspond à une situation précise ; – discriminatif : il s'adresse à quelqu'un en particulier. **c) L'enfant utilise le « langage du corps »** pour se faire comprendre. Ses cris et ses gestes sont devenus des « signes d'appel » dirigés vers son entourage pour exprimer ses besoins et obtenir satisfaction (pendant les 1ers mois, ses mouvements sans but traduisaient seulement le « bien-être » ou le « mal-être »).	**b) Offrir un environnement stimulant :** – lui parler souvent ; – lui proposer des jouets (mobiles, bouliers) ; – le garder près du centre des activités. **c) Faire régner une ambiance apaisante :** – mettre une musique douce ; – éviter les cris dans l'entourage immédiat ; – ménager des temps de repos ; – respecter son sommeil. **d) Répondre de façon adaptée à ses besoins :** – apprendre à « décoder » les signes d'appel de l'enfant et y répondre opportunément (langage, regard, présence) ; – ne pas laisser pleurer un bébé sans chercher la cause des pleurs.

Tableau 1.13 Développement affectif et social de l'enfant de 5 à 12 mois.

Développement affectif et social de l'enfant	Rôle de l'AP
5e et 6e mois	L'AP doit :
– C'est **l'âge de la préhension volontaire**, d'où : • l'intérêt pour la manipulation des objets ; • l'exploration tactile de « l'autre »… – C'est **l'âge de l'introduction de l'alimentation diversifiée.**	– proposer des jouets variés à l'enfant ; – permettre aux enfants de se toucher entre eux… ; – faire accepter l'alimentation diversifiée.
7e et 8e mois	L'AP doit :
C'est l'âge de : **a) L'angoisse du 8e mois :** – l'enfant différencie sa mère des personnes étrangères ; – face à un visage étranger : il pleure, crie, se cache les yeux ; – au moment où sa mère le quitte, il ressent un sentiment d'abandon et pleure…. **b) Nouvelles expressions émotionnelles :** – c'est une période où l'enfant est très vulnérable sur le plan affectif ; – il rit aux éclats (pour exprimer sa joie), il verse de grosses larmes (quand il est triste), il crie, s'agite (pour protester).	**a) Conseiller aux parents de :** – apaiser les craintes de l'enfant ; – le sécuriser le plus possible en évitant : • les modes de garde successifs, • les changements de domicile. **b) Laisser l'enfant disposer à son gré de « l'objet transitionnel »** qu'il a choisi. **c) Savoir sécuriser l'enfant** : lui permettre de décharger ses émotions, lui offrir une présence attentive et affectueuse, mettre des mots sur son chagrin (« tu pleures parce que…. »).

Développement affectif et social de l'enfant	Rôle de l'AP
9ᵉ-10ᵉ mois/11ᵉ-12ᵉ mois	L'AP doit : – accepter la vitalité de l'enfant, être tolérant ; – prévenir tous les risques d'accident ; – savoir fixer certaines limites ; – trouver des jeux adaptés, ex. : jouer au « coucou le voilà » (ce jeu de « cache-cache » permet de prendre conscience de l'absence-présence) ; – éviter les déplacements fréquents de mobilier, d'objets… (surtout dans la chambre de l'enfant) ; – installer des miroirs dans l'environnement et jouer avec l'enfant devant le miroir.
a) L'enfant découvre « à 4 pattes » le monde environnant et se heurte aux premiers interdits de l'adulte. Il comprend la signification du « Non ». **b) L'enfant aime « jeter » les objets** loin de lui et demande à ce qu'on les lui ramasse. C'est sa façon d'apprendre à maîtriser les absences-présences de sa mère. **c) L'enfant remarque tous les détails** de l'environnement et apprécie de retrouver les objets familiers au même endroit (points de repère sécurisants). **d) L'enfant est fasciné par son « image »** dans le miroir (qui lui permet la connaissance progressive de l'unité de son corps).	

Fig. 1.10 **L'enfant s'ouvre au monde.**

a. Olivia (8 mois) : l'enfant tient assis
b. Milan (10 mois) : l'enfant marche à 4 pattes
c. Djibril (12 mois) : l'enfant apprécie de retrouver ses objets familiers au même endroit

a | b / c

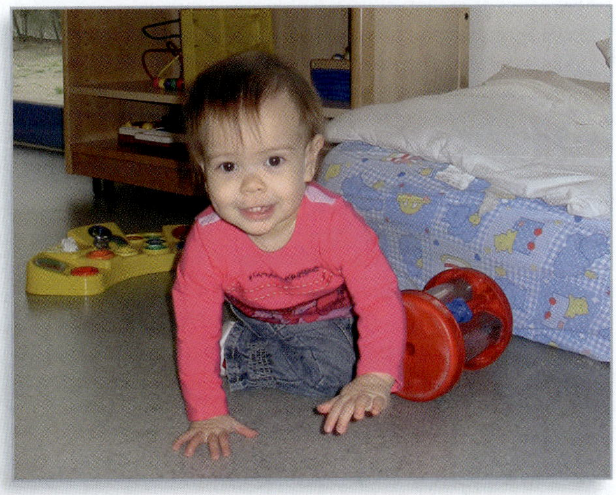

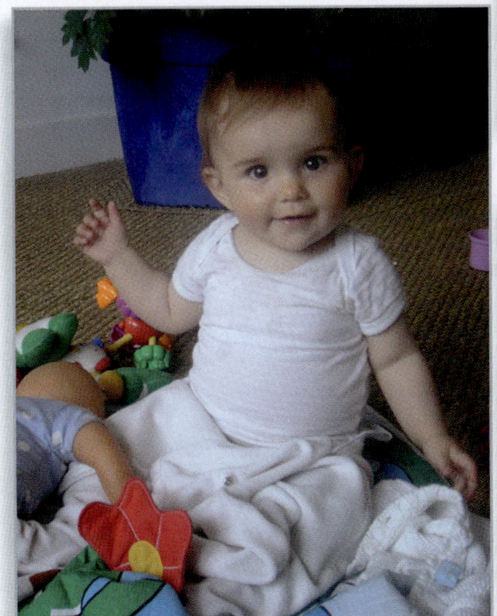

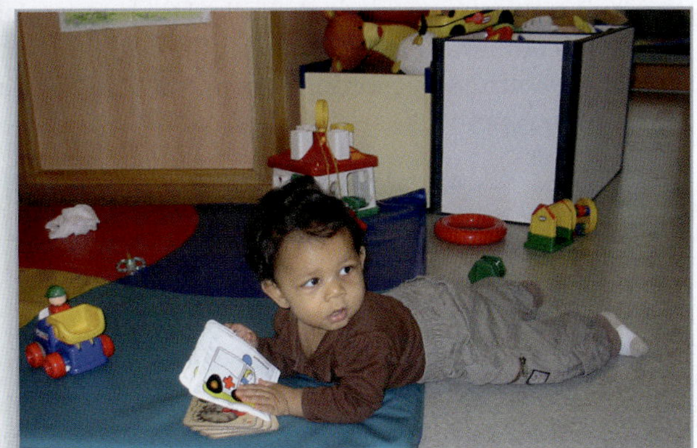

e. L'évolution du langage la première année

Depuis le premier cri de l'enfant, toutes les productions vocales peuvent être assimilées au langage. Qu'il s'agisse d'émission de voyelles ou de consonnes, de sons gutturaux et de jeux sonores des lèvres, ce sont les prémisses du processus global de l'apparition des mots. Ainsi des vagissements de la naissance aux doubles syllabes des 12 mois en passant par les vocalises et les lallations, l'enfant a fait des progrès considérables dans le domaine du langage.

Nous vous donnons les caractéristiques de l'évolution du langage selon l'âge dans le tableau 1.14 ci-après. Dans ce domaine, comme dans les autres, l'adulte, et tout particulièrement le professionnel de la petite enfance, a un rôle important à jouer.

Tableau 1.14 L'évolution du langage la première année.

Âges	Rôle de l'AP
Le 1er mois L'enfant émet des *vagissements* (sons gutturaux, rauques).	L'AP doit : – parler souvent au nourrisson ; – parler calmement, lentement, en regardant l'enfant ; celui-ci perçoit bien la charge affective du langage ; – répéter les voyelles émises par le bébé en chantant ; – jouer avec le bébé au moyen de « jeux vocaux ».
De 2 à 4 mois – L'enfant *vocalise* : les sons utilisés sont très variés et riches en voyelles (ex. : e, eu, a). – Il fait des *jeux vocaux* : c'est le *gazouillis*. Tous les bébés du monde gazouillent de la même manière !	
De 5 à 8 mois – Les sons utilisés s'enrichissent en consonnes (ex. : R...ree, G...ree, K...ree, P... ou, B...). – C'est l'âge des *lallations (ou babillages)*, chaîne de syllabes dont l'enfant varie l'intensité : il roucoule. Les lallations sont influencées par ce que l'enfant entend. L'enfant sourd ne babille pas. Le babillage est différent selon la nationalité.	L'AP doit : – respecter les jeux vocaux de l'enfant ; – jouer avec lui à « échanger des sons » ; – proposer à l'enfant des sources sonores de qualité (musique douce, grelots, piano, xylophone...).
De 9 à 10 mois L'enfant utilise d'abord les « *monosyllabes* » : petit jargon non significatif (ex. : MA, PA, DA...).	L'AP doit : – parler au bébé lentement, en le regardant ; – associer les mots aux gestes ; – nommer les différentes parties du corps ; – parler sur un ton calme et expressif, avec une tonalité normale ; – éviter d'utiliser le langage bébé.
De 11 à 12 mois – L'enfant utilise les « *doubles syllabes* » (MA-PA) ou les « *triples syllabes* » (DA-DA-DA), (PA-PA-PA), ces sons ne sont pas significatifs et sont répétés à la suite. – L'enfant comprend tout ce qu'on lui dit.	

f. Le développement cognitif la première année

De la naissance à la fin de la première année, le cerveau de l'enfant se développe beaucoup plus qu'à toute autre période de la vie. Dès les premières semaines, le bébé met en œuvre des stratégies complexes (*cf.* la situation ci-après) qui sont les prémisses du développement intellectuel. Le nourrisson coordonne ses mouvements afin de réaliser ses objectifs et de résoudre les nombreux problèmes de son âge.

Situation

Les prémisses du développement cognitif : le bébé fait des découvertes (par hasard !)[a]

Attrapant d'abord par hasard le hochet qui se trouve à sa portée dans le berceau, **Jules (5 mois)** l'explore avec sa bouche, le secoue dans toutes les directions jusqu'à ce que le hochet rencontre le bord du berceau qu'il s'amuse alors à frapper, le hochet atteignant ainsi un nouvel objet et produisant de nouveaux bruits...

Ainsi l'enfant découvre, dans un enchaînement de répétitions d'actions et de leurs effets, le fonctionnement du monde qui l'entoure.

Ainsi évolue progressivement l'intelligence grâce aux rapports de cause à effet.

a. D'après J. Piaget, *La naissance de l'intelligence chez l'enfant*, PUF.

MÉMO

LA NOTION DU SENTIMENT DE SÉCURITÉ ET LA CAPACITÉ D'ÊTRE SEUL

- **La « sécurité » par le *holding*[a]**

Les psychologues disent que le *holding* c'est la façon dont le nourrisson est porté physiquement et psychiquement par la mère (ou l'entourage humain) qui favorise le *sentiment d'exister* du bébé et sa *sécurité*. L'enveloppe corporelle que forment les bras de l'adulte qui porte le bébé, le protège de la sensation de « partir en morceaux ».

- **La capacité « d'être seul »[a]**

Pouvoir rester seul en présence de quelqu'un d'autre, c'est faire l'expérience d'une *solitude positive* et apaisante. Par exemple, un enfant de 8 à 9 mois peut manipuler un très long moment son hochet, allongé tranquillement sur un tapis, sachant que sa mère (ou son substitut), est tout près de lui. Il est concentré et rassuré par sa présence, alors qu'elle n'intervient pas, même pour un temps limité. Elle offre à l'enfant une *sécurité psychologique* car celui-ci a intégré que l'adulte peut répondre à ses besoins et à ses appels. Ceci favorise le début d'indépendance de l'enfant envers sa mère (ou son substitut).

- **Les notions d'attachement et de séparation[a]**

Ces notions sont détaillées dans le chapitre 7, « La parentalité » (conformément au référentiel).

a. D. Winnicott, « La capacité d'être seul », *in De la pédiatrie à la psychanalyse*, Éd. Payot.

MÉMO

D La deuxième année

Au cours de la deuxième année, l'acquisition de la marche permet à l'enfant d'accéder à un nouvel espace lui offrant une multitude de nouvelles expériences. La parole donne accès aux activités symboliques. « *Ces acquisitions sensori-motrices, en augmentant les possibilités de communication de l'enfant, contribuent à la prise de conscience de soi* » (H. Wallon).

a. Le développement de la motricité

Les différentes étapes de l'évolution motrice de l'enfant au cours de la deuxième année, sont présentées sous forme de bande dessinée (*cf.* Fig. 1.11). Les illustrations montrent bien la façon dont un comportement en entraîne un autre d'un mois sur l'autre.

Fig. 1.11 Développement de la motricité (2e année).

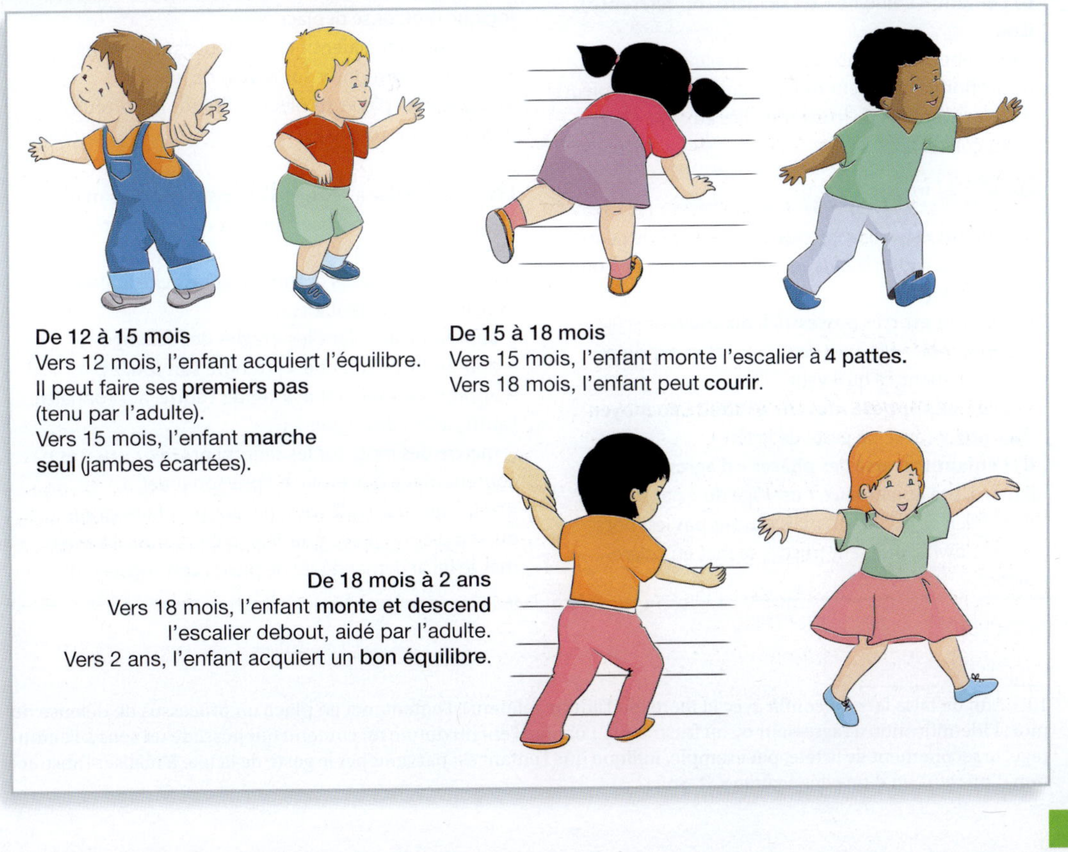
De 12 à 15 mois
Vers 12 mois, l'enfant acquiert l'équilibre.
Il peut faire ses premiers pas
(tenu par l'adulte).
Vers 15 mois, l'enfant marche
seul (jambes écartées).
De 15 à 18 mois
Vers 15 mois, l'enfant monte l'escalier à 4 pattes.
Vers 18 mois, l'enfant peut courir.
De 18 mois à 2 ans
Vers 18 mois, l'enfant monte et descend
l'escalier debout, aidé par l'adulte.
Vers 2 ans, l'enfant acquiert un bon équilibre.

MÉMO

LES TRANCHES D'ÂGE

Le découpage par tranches d'âge respecte les moyennes de référence, données par les psychologues de la petite enfance ; toutefois il ne s'agit que de moyennes statistiques, il ne faut jamais oublier que chaque enfant a son propre rythme de développement qu'il convient de respecter.

MÉMO

b. Le développement affectif et social

Vers la fin de la 1re année, l'enfant multiplie ses activités et s'éloigne du regard de sa mère. Cette *prise d'autonomie* de l'enfant génère des dangers et ainsi la mise en place d'interdits parentaux.

- *L'opposition à l'adulte* : l'enfant est pris dans un conflit entre son attachement affectif à sa mère et la crainte de lui déplaire et de la perdre s'il transgresse ces interdits C'est une *période d'opposition avec l'adulte.* Il faut trouver des compromis. Il vérifie la fiabilité de l'adulte en testant si les interdits, les limites sont toujours présents.
- *L'interdit* : l'enfant peut être aussi observé en train de reproduire les gestes de l'adulte, cela montre qu'il est en train d'acquérir la *notion d'interdit* (ex. : l'enfant lève son index et fait non de la tête). Le « non » est le premier concept abstrait que l'enfant comprend et utilise[10].
- *L'agressivité* : l'enfant traverse des *phases d'agressivité* que l'adulte devra gérer au mieux, surtout en structure d'accueil de l'enfant.

Le tableau 1.15 reprend les principales acquisitions lors du développement affectif et social.

Tableau 1.15 Développement affectif, social et du langage, de 1 à 2 ans.

1. Développement affectif et social	Rôle de l'AP
De 12 à 18 mois **C'est l'âge de la marche : l'enfant acquiert plus d'autonomie.** a) **L'enfant « va vers les choses »** : il explore et découvre son environnement. b) **L'enfant « s'éloigne » de sa mère (ou référente)**, d'où : – des sentiments ambivalents entre le désir d'autonomie et la peur d'être abandonné (d'où pleurs) ; – des sentiments de frustration liés aux interdits (d'où colères).	**L'AP doit veiller à favoriser l'autonomie de l'enfant**, elle doit : – lui offrir un espace *suffisamment protégé pour limiter les interdits.* Par exemple, lui proposer des jeux sur un tapis de sol ; – maintenir un lien par la voix et le regard lorsque l'enfant se déplace ; – aider l'enfant à identifier ses nouveaux besoins. Ex. : « Tu veux monter sur le vélo de Jules. Tu n'y arrives pas et tu pleures. Prends le porteur, il est aussi sur roulettes... ».
De 18 à 24 mois a) **L'enfant est « égocentrique »** : il se croit le centre du monde, il joue le plus souvent « seul » et ne connaît pas l'échange. b) **L'enfant est très possessif, il dit souvent** : « C'est à moi ! » vis-à-vis de ses jouets et exprime très clairement ce qu'il veut. c) **L'enfant s'oppose souvent à l'adulte au moyen du « non »** (avec un geste de la tête). d) **L'enfant traverse des phases « d'agressivité »** : il mord, tire les cheveux, c'est l'âge du « pas beau ! ». Il sait bien ce qu'il veut, mais n'ayant pas les mots pour le dwire, il se sent frustré, se met en colère, pleure...	**L'AP doit veiller à réduire l'agressivité** qui se manifeste chez les enfants, *particulièrement en collectivité,* elle doit pour cela : – organiser de petits groupes (l'agressivité augmente avec le nombre d'enfants) ; – apprendre à l'enfant les « règles de l'échange » ; – apprendre à l'enfant à « attendre son tour » ; – apprendre à l'enfant à accepter l'autre, à reconnaître l'autre, à s'en distinguer... ; – mettre des mots sur les sentiments (ex. : « tu n'es pas content parce que Pierre t'a pris ton jouet. », « tu lui fais mal, il pleure, il ne faut plus faire ça », ou « tu pleures parce que Marco t'a mordu, il t'a fait mal, je lui ai demandé de ne plus recommencer »).

10. « Afin de faire face au conflit avec la mère (ou l'adulte référent), l'enfant met en place un processus de défense du moi : l'identification à l'agresseur ou au frustrateur. Lorsque l'enfant donne un contenu qui possède un sens à l'entourage, le secouement de la tête, par exemple, indique que l'enfant est parvenu par le geste de la tête à réaliser l'abstraction d'un refus ou d'une dénégation ». R. Spitz.

2. Le langage	Rôle de l'AP
a) À partir de 1 an, l'enfant utilise le « mot-phrase » : c'est un mot significatif qui résume toute une phrase. Ce mot est utilisé pour des usages différents. C'est l'intonation de l'enfant qui permet à l'adulte de décoder le sens (ex. : le mot papa peut évoquer un appel à l'aide ou un désir de le voir, ou un bonjour…). **b) De 15 à 24 mois, l'enfant utilise le « langage global significatif » :** c'est l'association de deux mots : papa pati, bébé bobo. Ce langage correspond à des situations précises pour lui : – à **15** mois, il peut dire **5** mots ; – à **18** mois, il peut dire **8** mots[a] ; il les déforme souvent.	**L'AP doit aider l'enfant à développer son langage,** elle doit : – nommer les objets ; – verbaliser les actions ; – ne pas être trop exigeante ; – montrer à l'enfant qu'on le comprend ; – traduire le « mot-phrase » par une phrase correcte (éviter le langage « bébé ») ; – ne pas se moquer de sa façon de parler (même si parfois c'est comique !). Ex. : – Tu appelles ton papa : « tu veux lui dire au revoir car il s'en va ? », ou « tu veux qu'il vienne jouer avec toi ? ». – Tu dis « papa pati » : « tu veux dire que ton papa va partir, viens, on va lui dire au revoir. »
a. Tests de Brunet-Lézine.	

Fig. 1.12 L'enfant explore les limites et apprend les interdits.

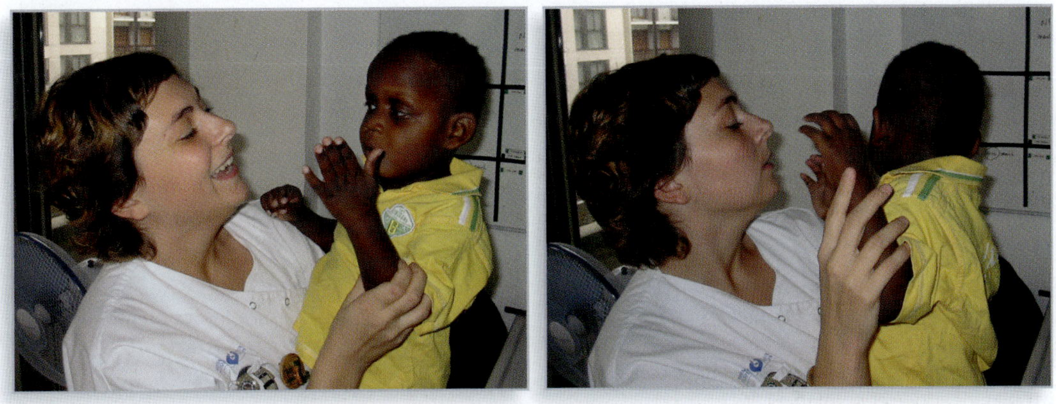

c. Le développement de 0 à 2 ans : l'intelligence sensori-motrice

Jean Piaget[11] estime que le développement cognitif de l'enfant apparaît comme une succession de trois grandes constructions :

- *l'intelligence sensori-motrice* : de 0 à 2 ans (dont les caractéristiques sont résumées dans le tableau 1.16 ci-après) ;
- *l'intelligence opératoire concrète* : de 2 ans à 11-12 ans (*cf.* tableau 1.16) ;
- l'intelligence opératoire formelle : de 11-12 ans à 16 ans.

L'intelligence sensori-motrice caractérise la période s'étendant de 0 à 2 ans. C'est une intelligence sans pensée. Elle est uniquement pratique et se développe grâce à des expériences concrètes.

Tableau 1.16 Développement cognitif de 0 à 2 ans.

L'intelligence sensori-motrice	Situations
Au 1er mois	
Actions réflexes : ex. : la succion est une conduite innée, l'enfant sait téter sans apprendre à téter.	**Sloane** (*7 jours*) tète goulûment le sein. Si on le lui retire, elle le recherche avec avidité.

11. J. Piaget, *Psychologie de l'enfant*, PUF.

L'intelligence sensori-motrice	Situations
De 2 à 8 mois	
Actions découvertes par hasard : c'est en manipulant un objet que l'enfant apprend à le connaître. **a) 2 à 4 mois : actions sur le corps** (ex. : la main) : – 1er temps : l'enfant découvre par hasard que la succion du pouce lui donne un résultat intéressant (plaisir oral). Le but n'est pas prémédité ; – 2e temps : l'enfant cherche à renouveler ce plaisir. Il agit par « *coordination main-bouche* ». **b) 5 à 8 mois : actions sur les objets :** – 1er temps : l'enfant découvre par hasard que son action sur un objet produit un résultat intéressant. Le but n'est donc pas prémédité ; – 2e temps : l'enfant veut retrouver ce résultat. Il agit par « *coordination vision-préhension* ».	**Zhora** (*2 mois*) trouve par hasard son pouce et le met dans sa bouche. Elle le tète et a du plaisir. Elle va répéter ce mouvement pour avoir à nouveau du plaisir. **Clara** (*5 mois*) est dans son berceau. Elle voit un cordon qui pend et par hasard tire dessus, ce qui fait bouger un objet. Le résultat lui plaît. Elle va répéter souvent ce mouvement pour avoir à nouveau le plaisir de voir bouger l'objet.
De 8 à 12 mois	
a) Actions intentionnelles : à ce stade, l'enfant ne découvre plus un résultat par hasard : – l'enfant fait des expériences nombreuses sur les objets, par « tâtonnements » successifs ; – l'enfant invente et expérimente de nouveaux modes d'action pour atteindre le but. Le but est prémédité avant l'action. **b) Début de la permanence de l'objet :** – avant 8 mois, l'objet n'existe plus pour l'enfant lorsqu'il a disparu de sa vue ; il l'oublie ; – après 8 mois, l'objet continue à exister lorsqu'il a disparu ; l'enfant le recherche.	**Jules** (*12 mois*) convoite du regard sa timbale. Il tend la main, ne peut s'en emparer. Après plusieurs tentatives malheureuses, il agrippe la nappe et tire la timbale à lui…
De 12 mois à 2 ans	
Perfectionnement de l'intelligence sensori-motrice : – l'enfant est de plus en plus capable (grâce à la représentation) de tenir compte des déplacements prévisibles de l'objet. Il conçoit l'objet identique et permanent ; – la notion de temps, d'espace, de relation de cause à effet, s'acquiert au cours de ce stade.	**Josepha** (*14 mois*) a vu sa mère cacher son ours sous un foulard. Pour le retrouver (but prémédité), elle va soulever le foulard (moyen d'action) qui le cache. Elle récupère ainsi son ours.

E La troisième année

Au début de la 3e année, l'enfant a une vie sociale très enrichie par ses nouvelles acquisitions motrices. Ainsi il va demander de plus en plus à l'adulte de partager les activités de la vie quotidienne (mettre le couvert, desservir à table…). Il est souvent autorisé à faire « seul », ce qui renforce son autonomie.

a. Le développement de la motricité

Au cours de la 3e année, l'enfant atteint l'*apogée de la motricité*. Il peut monter et descendre l'escalier seul (posant ses deux pieds sur chaque marche, comme l'adulte). Il peut grimper, sauter, enjamber les obstacles et même danser !

b. Le développement affectif et social

L'enfant de 2 à 3 ans commence à bien se différencier des autres et à prendre position par rapport à eux. Dans ses relations avec autrui, il est tantôt acteur, tantôt spectateur.
Cette prise de « conscience de soi » se traduit par la crise d'opposition et de négativisme, dite *crise de la personnalité* : l'enfant s'oppose sans cesse à l'autre, lui dit « non », s'entête, n'obéit pas et refuse d'être aidé : il veut tout faire seul. Il affirme par là sa personnalité naissante, la

différence entre lui et l'autre, l'accession à son « je ». L'adulte devra aider l'enfant à s'affirmer, en favorisant sa sociabilité, son ouverture à autrui.
Le récapitulatif du développement affectif et social est présenté dans le tableau 1.17 ci-après.

Tableau 1.17 Développement affectif, social et du langage, de 2 à 3 ans.

Développement affectif et social	Rôle de l'AP
1. La construction de la personnalité	
Au cours de la 3e année, l'enfant fait une crise de personnalité qui se traduit par : **a) La construction du « moi » et le négativisme :** – l'enfant se sent distinct d'autrui. Cette prise de conscience atteint son apogée à 3 ans, avec l'utilisation du « moi » et du « je » ; – l'affirmation de soi se manifeste par l'opposition à l'autre. C'est l'âge du « non » (*crise de négativisme*). L'enfant « s'oppose » pour se « poser » ! **b) Le développement de l'autonomie** : l'enfant veut « faire seul ! », il est capable de se laver, de s'habiller, de manger seul, il acquiert la propreté.	L'AP doit : **a) Pour aider l'enfant à s'affirmer :** – ne pas lui créer de contraintes inutiles, provoquant le « non » ; – lui expliquer les règles de vie en collectivité ; – favoriser la convivialité, l'inciter à tenir compte de l'existence de l'autre, à partager ses jouets... ; – ne pas engager de lutte avec l'enfant à propos du « non », il suffit souvent de détourner son attention ; – reconnaître l'enfant comme une personne : • lui demander son avis, • lui expliquer les interdits...
2. De l'égocentrisme à l'ouverture aux autres	
a) Relations avec les copains : l'enfant joue avec ses semblables, il établit de bonnes relations avec eux, il leur offre ses jouets, il apprécie les jeux collectifs... **b) Relations avec l'adulte** : dans la quête d'identité, après la phase d'opposition, l'enfant cherche l'approbation de l'adulte. Il veut plaire (« maman regarde ! »). 3 ans est l'âge de la grâce et de la convivialité.	**b) Pour développer la sociabilité de l'enfant :** – lui proposer des jeux collectifs, des jeux d'interactions où l'enfant a besoin de l'autre dans un but précis ; – favoriser les échanges verbaux, les premières relations de copinage (on joue avec, on fait avec, on échange avec...) ; – le valoriser, le féliciter de ses activités ; – le regarder avec un regard bienveillant, le stimuler, l'encourager...
3. Le langage	
a) De 2 à 3 ans, c'est l'explosion du vocabulaire : progressivement, l'enfant connaît plus de mots, il utilise le « verbe » et fait des phrases explicites (ex. : « poupée Lily couchée »). **b) À 3 ans, il maîtrise le langage** : le vocabulaire est riche, concret et les phrases sont grammaticalement correctes (ex. : « la poupée de Lily est couchée »).	**c) Pour aider l'enfant à développer son langage :** – lui raconter des histoires ; – lire avec lui des livres d'images ; – faire commenter des photos, des diapositives ; – répondre à ses « questions » ; – tolérer ses erreurs de langage.

c. Le développement cognitif de 2 à 4 ans : l'intelligence opératoire concrète[12]

Selon Piaget, à partir de 2 ans, l'enfant construit ses premières *images mentales* : il n'agit plus par tâtonnements successifs, mais il réfléchit pour trouver la solution dans sa tête, puis il agit. C'est le stade de la « *compréhension soudaine* » et des véritables conduites intentionnelles.

Situation

Alexia (20 mois) veut prendre un petit objet dans une boîte d'allumettes entrouverte. Elle réfléchit, examine la boîte pour trouver la solution : elle glisse (soudainement) son index, ouvre la boîte et récupère l'objet.

12. J. Piaget, *Psychologie de l'enfant* (Stade de l'intelligence opératoire concrète), PUF.

L'intelligence opératoire concrète se manifeste par la fonction symbolique et l'imagination.

La fonction symbolique

Piaget appelle fonction symbolique la capacité d'évoquer des objets ou des situations non perçues actuellement en se servant de signes ou de symboles.

MÉMO

L'ENFANT QUI JOUE À LA DÎNETTE MANIPULE DES « SIGNES » (PIAGET).

Ainsi un légo, dans la main de l'enfant, peut symboliser un morceau de gâteau. Dans ce jeu, l'enfant est conscient de la réalité : un légo est un légo. Mais, grâce à la fonction symbolique, il peut en user autrement, pour les besoins du jeu. Le légo est un signifiant, le morceau de gâteau (imaginaire) est le signifié.
Au cours de la deuxième année, la fonction symbolique se manifeste par différents moyens (notamment l'imitation différée, le jeu, le dessin).

MÉMO

L'imagination

La pensée de l'enfant durant cette période est encore intuitive et égocentrique. Il ne peut se décentrer de son propre point de vue et mettre ses différentes perceptions successives en rapport les unes avec les autres. Sa pensée se caractérise par certains traits de raisonnement : l'animisme et le réalisme[13]. Le tableau 1.18 présente le développement cognitif de 2 à 4 ans.

Tableau 1.18 Développement cognitif de 2 à 4 ans.

L'intelligence opératoire concrète	Études de situation
L'intelligence opératoire concrète est une intelligence qui s'appuie sur une pensée concrète. L'enfant, grâce à des représentations mentales, peut évoquer des situations réelles passées. La pensée a une fonction symbolique mais ne se réduit pas à elle.	**Zoé** (2 ans) sait que sa mère est arrivée car elle voit le panier à provisions sur la table de la cuisine.
a) La fonction symbolique	
Elle se manifeste par : – *l'imitation différée*, c'est l'imitation sans la présence du modèle imité (auparavant, l'enfant reproduisait simplement ce qu'il voyait faire devant lui). L'imitation est plus ou moins conforme au modèle ; – *le jeu symbolique* (ou jeu de fiction), c'est la transformation du réel selon les besoins de l'enfant ; – *le langage imagé*, c'est un moyen d'évoquer les événements que l'on ne voit pas. Il permet à la pensée de se dégager de l'action ; – *le dessin ou « l'image graphique »* est une forme intermédiaire entre le jeu symbolique et l'image mentale.	**Rania** (3 ans) se plaît à pétrir la pâte pour faire une tarte. Elle a mis le tablier et pris un rouleau à pâtisserie… Elle reproduit les gestes qu'elle a vu faire par sa mère la veille… **Nicolas** (3 ans 1/2) joue « à l'école ». Il mime les gestes de Marc (l'instituteur). **Natacha** (3 ans) raconte à sa mère les vacances passées au bord de mer chez sa mamie… avec gestes à l'appui !
b) L'évolution de l'imagination	
Elle est liée à la fonction symbolique. C'est l'âge de : – *l'animisme* : c'est la croyance que les choses sont vivantes et douées d'intention : l'enfant qui se cogne contre une table accuse « la méchante table de lui avoir fait du mal ». C'est l'âge du compagnon fictif ; – *le réalisme* : c'est la matérialisation des contenus de la conscience. L'enfant croit par exemple que ses rêves peuvent sortir de sa tête et venir se poser sur l'oreiller quand il dort.	**Théo** (3 ans) parle à « Toto »..; que personne ne voit. Il l'emmène en promenade avec lui, lui fait ses confidences. **Alexia** (3 ans1/2) bat la table à laquelle elle s'est heurtée et lui dit « méchante ! ». **Clara** (3 ans) dit qu'elle a vu la souris blanche prendre ses petites dents sous l'oreiller pendant la nuit.

13. Théories de J. Piaget

L'intelligence opératoire concrète	Études de situation
c) L'évolution du dessin	**Charlie** (3 ans) dessine un bonhomme têtard (représentation globale du corps humain). Exemple : 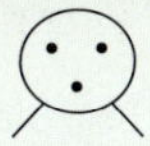
À partir de 3 ans, l'enfant peut dessiner un bonhomme têtard.	

F L'enfant de 3 à 6 ans

a. Le développement affectif et social[14]

Selon H. Wallon, l'enfant de cet âge traverse le stade du « *personnalisme* ». Au cours de ce stade, l'enfant devient capable de se situer par rapport aux autres. Il parvient à prendre « conscience de soi ». Cette prise de conscience de soi se construit à partir de la conscience que l'on a de l'autre : l'enfant devient sensible au regard de l'autre, ce qui entraîne d'abord une gêne, une intimidation (dite *réaction de prestance*) et une recherche *d'affirmation* de soi et *d'opposition* à l'autre. L'enfant veut se mesurer à autrui, vaincre, ou dépasser l'autre, ce qui entraîne de nombreux comportements d'agressivité, que l'adulte (en collectivité d'enfants plus particulièrement) doit savoir habilement gérer, orientant l'enfant vers des activités de jeux de rôles, ou de jeu travail, qu'il affectionne tout particulièrement vers l'âge de 5 à 6 ans (*cf.* situations ci-après). Le tableau 1.19 présente des étapes du développement affectif et social.

Situation

Luc (5 ans), Flavie (6 ans), Loana (5 ans et demi) jouent au papa et à la maman. On distribue les rôles : « Luc, tu es le papa : tu vas t'asseoir là-bas, tu prends le vieux cartable et puis Loana, t'es la mamie : tu viens en visite, mets la robe grise. Moi, je suis la maman, je fais la tarte. Non! tu ne dois pas encore rentrer, va dehors, on n'a pas commencé!... ».

C'est l'âge où l'enfant aime les *jeux de rôles réglementés* : chacun doit bien jouer le rôle qui lui est assigné, sans tricher, sans se dérober. Les jeux de rôles sont des jeux symboliques copiés sur la vie des adultes; on retrouve les comportements du stade antérieur, mais ils deviennent :

- *plus collectifs* : les enfants jouent à plusieurs;
- *plus réglementés* (les enfants s'imposent eux-mêmes des règles);
- *plus sophistiqués*;
- les déguisements y sont de plus en plus associés.

Les jeux de rôles aident l'enfant à s'affirmer, à se valoriser, à imiter l'adulte. Ils scellent la « camaraderie » infantile, celui qui est exclu du groupe le vit très mal.

Situation

Jules (4 ans) et Romain (5 ans) jouent dans le jardin de la villa de Romain. Leur rentrée à l'école a permis cette camaraderie nouvelle qui les ravit! Romain assemble avec patience des morceaux de bois pour faire une « maison » (il transpire), Jules l'aide tant bien que mal. Il lui demande « d'aller chercher les pièces qui manquent »... Il crie lorsqu'il n'apporte pas ce qu'il faut!.... Ils n'abandonnent l'ouvrage que terminé.

À cet âge, le jeu est non seulement un plaisir, mais il devient « utilitaire » : c'est le *jeu-travail*. Il suppose une certaine maturité, il fait appel à une patience plus longue, une volonté plus affirmée. *L'affirmation de soi* se manifeste dans ce jeu : un enfant a tendance à se valoriser au moyen du jeu, il domine en donnant des ordres au camarade.

Il y a, dans ce jeu, une ébauche de *collaboration*. Cependant, Romain « utilise » Jules (ce dernier est un *moyen* pour faire avancer plus vite la maison). Cette attitude n'enlève rien au *plaisir* d'être ensemble! Parfois les *disputes* éclatent lorsqu'il s'agit d'inverser les rôles. Au travers de ce jeu, l'enfant développe son *imagination*, sa *créativité*, sa *dextérité*.

14. Théories de J. Piaget.

Tableau 1.19 Développement affectif et social de 3 à 6 ans.

Évolution des relations familiales et sociales	Rôle de l'adulte
1. Le rôle de l'affectivité	
a) Période sensible L'enfant est au stade de « l'expérience affective » (H. Wallon), il a besoin d'aimer et d'être aimé de ses parents et des autres, d'être rassuré sur lui-même, écouté… **b) Période vulnérable** L'enfant peut être timide, jaloux… Il traverse une période de crainte, d'insécurité affective… Il est très *vulnérable*. Les modes d'expression et de communication dans le groupe ont été particulièrement étudiés par H. Montagner (*cf.* Module Communication).	L'adulte et le professionnel de la petite enfance (dont l'AP) doivent : – assurer l'enfant de son affection, son estime, son respect ; – lui offrir un rythme vie équilibrée ; – dialoguer avec l'enfant, l'écouter, le valoriser, savoir lui imposer aussi des limites ; – repérer ses difficultés sociales et scolaires et surtout les prévenir.
2. Le développement social	
a) L'adaptation individuelle à l'école maternelle : l'enfant fait connaissance avec un nouveau « niveau social ». L'adaptation à l'école peut poser quelques problèmes… **b) L'insertion dans un groupe d'enfants :** à partir de 3 ans, le groupe est nécessaire au développement de la personnalité de l'enfant : – il aime se « *mesurer* » *à autrui*, le petit copain va être : • un modèle (on l'imite), • un moyen (on veut l'utiliser), • un obstacle (on veut l'éliminer) ; – il aime « *dépasser* » l'autre et ainsi « *se valoriser* » au moyen de jeu ou du travail scolaire (c'est *l'émulation*) ; – il devient « *persévérant* » dans ses jeux et veut terminer ce qu'il a commencé (il aime les jeux utilitaires) ; – il aime « *se défouler* » dans des jeux agressifs (qui le libèrent de ses tensions, de ses conflits intérieurs…) ; – il aime les « *jeux de rôles* », qui sont des : • jeux collectifs (on y joue à plusieurs), • jeux réglementés, chacun doit bien remplir le rôle qui lui est donné, souvent l'enfant se déguise…	L'adulte doit déceler les troubles d'adaptation scolaire (éventuels), les signaler (ou y remédier). De plus, il doit veiller à l'insertion de l'enfant dans le groupe social, il doit : – *proposer à l'enfant divers jeux* : • des jeux collectifs avec des règles qui favorisent la socialisation, • des exercices rythmés qui favorisent la perception du corps, • des activités manuelles qui favorisent l'habileté et l'expression créative, • des jeux utilitaires (ou jeux-travail), avec un but posé au départ, – *canaliser l'agressivité* dans des activités sportives et accepter la décharge agressive dans les jeux ; – *réduire les groupes d'enfants* à 4 ou 5 partenaires pour limiter les conflits ; – *prêter attention aux « jeux de rôles »* qui traduisent les préoccupations et les besoins affectifs de l'enfant.

b. Le développement cognitif de 3 à 6 ans

Entre 3 et 6 ans, la pensée intuitive apparaît, c'est une pensée prélogique. L'enfant acquiert parallèlement les notions de base élémentaires, qui vont lui donner une première approche de la distance, de l'orientation, de la direction et du temps (*cf.* Tableau 1.20).

Tableau 1.20 Développement cognitif de 3 à 6 ans.

Évolution	Situations
1. La pensée intuitive apparaît : c'est une pensée prélogique	
a) L'enfant est au stade de l'intuition, qui précède celui de la logique. **b) L'enfant parle bien.** Son vocabulaire est riche, donc sa pensée devient plus claire et lui permet une communication plus facile ; il cherche à comprendre la réalité et pose beaucoup de questions.	Ex. : Chloé (4 ans) remplit 2 verres de dimension égale, du même nombre de perles. Mais à la vue du résultat, son intuition lui fait dire qu'il y a plus de perles dans le vase A que dans le B. 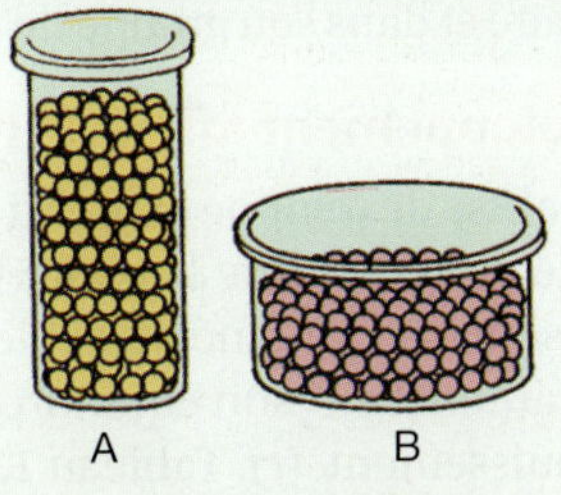
c) L'enfant commence à distinguer le réel de l'imaginaire. Il utilise des mots tels que « pour de rire ! » mais il a encore peur lors du récit d'un conte. Il fabule toujours beaucoup et le « compagnon imaginaire » lui tient souvent compagnie…	**Fanny** (4 ans) raconte à sa maman qu'elle a vu des vaches roses dans le pré de la ferme (…) que les vaches étaient gardées par des cow-boys (…) puis elle ajoute devant l'air ahuri de sa mère : « c'est pour de rire ! ».
2. Les notions de base élémentaires sont acquises par l'enfant	
L'enfant acquiert 3 notions de base. **a) La notion d'espace proche :** l'enfant maîtrise l'espace proche grâce à l'action de son corps. Il est incapable de maîtriser l'espace lointain. Il a la notion de : – la distance : *loin-près* ; – l'orientation : *devant-derrière* ; – la direction : *droite-gauche* ; mais il est incapable de comprendre qu'il est à la fois à Paris et en France. **b) La notion de temps proche** : les premiers repères s'établissent ; il a la notion de : – *demain-hier* (vers 3/5 ans) ; – *matin et après-midi* (vers 6 ans). Les points de repère dans le temps sont peu nombreux, cependant cette notion de temps intéresse l'enfant. **c) La notion de nombre réduit** : la plupart des enfants de 5 ans savent compter jusqu'à 20.	**Paolo** (5 ans) joue avec Jack (6 ans) : « Viens *près* de moi, on joue au train… Mets le wagon derrière la locomotive. Tourne à *droite*… Non, *à gauche*… Tuff ! Tuff ! **Lara** (6 ans) pose souvent des questions à sa mamie : « *Quand* c'est que je retourne chez toi ? C'est *demain* dimanche ? » « C'est ce *matin* que maman vient me chercher ? »…

G De 6 ans à l'adolescence (grande enfance)

Ce stade de développement est appelé stade de la «*personnalité polyvalente*»[15].
Au cours de cette période, l'action et la curiosité de l'enfant se déplacent de sa propre personne vers l'extérieur. La personnalité évolue vers une autonomie croissante. L'enfant va pouvoir multiplier ses expériences sociales dans la communauté scolaire et dans son groupe de copains.

Fig. 1.13 **Le sport passionne le jeune enfant.**

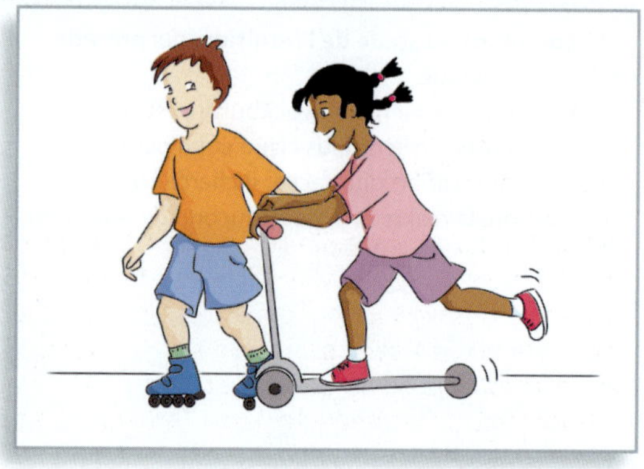

a. Le développement affectif et social

La vie sociale se développe et prend une place importante dans la vie de l'enfant. La famille y joue aussi un rôle non négligeable, en favorisant son autonomie, son équilibre affectif et son épanouissement. (*cf.* Tableau 1.21).

Tableau 1.21 Développement affectif et social de 6 à 12 ans.

Aspects de la vie affective et sociale	Rôle de l'adulte (et de l'AP)
6 ans est «l'âge de l'écolier», 7 ans est «l'âge de raison». À cet âge, l'enfant est inséré obligatoirement dans deux groupes, familial et social, qui sont complémentaires. **a) Le groupe familial** (d'abord) : la famille sécurise l'enfant et joue un rôle fondamental dans son équilibre et son évolution. Elle doit l'aider à épanouir sa personnalité, à prendre confiance en lui…	L'adulte doit : – soutenir l'enfant de son estime et de son respect; – valoriser l'enfant et éviter les humiliations (ne pas faire de comparaison entre enfants); – donner à l'enfant des responsabilités au sein du groupe familial ou social. Ex. : bricolage, jardinage, soins à un animal domestique, courses…;
b) Le groupe social : la vie sociale de l'enfant est intense, c'est l'âge des camarades. L'enfant est capable de tenir compte du désir de l'autre. – *L'école* L'enfant éprouve des sentiments collectifs : • un esprit de «corps social» se développe : on fait corps contre un professeur, contre un nouveau venu… On fait preuve d'intolérance contre les défavorisés, les timides…; • on observe des groupes d'enfants entraînés par un «*meneur*» qui a ses vassaux et ses rivaux; des sympathies et des antipathies voient le jour, des disputes éclatent! Mais la vie de groupe est indispensable à l'enfant.	– parler souvent avec l'enfant; – être à l'écoute de ses problèmes; – observer son comportement, ses mimiques (langage non verbal); – favoriser l'intégration de l'enfant dans le groupe; – dépister les «*exclus*» et les intégrer; – veiller à ce que l'enfant s'adapte bien à une nouvelle structure; – dépister «*l'hyposcolarisation*» (l'inadapté scolaire souffre, il faut s'employer à chercher la cause de ses troubles);
– *Les clubs sportifs* L'enfant forme son caractère au contact de réunions de groupes (tels que clubs sportifs, scouts). Les exercices sportif codifié fortifient le corps et l'esprit, développent *l'émulation* et la *coopération* (qui sont la loi de cet âge). – *Les compétitions* L'enfant aime les jeux avec des règles, mais il les préfère plus «actifs», plus «compétitifs».	– surveiller les jeux de l'enfant; – gérer l'agressivité; – prévenir la violence; – favoriser la sociabilité, l'ouverture à l'autre, la tolérance…;
– *La rue* La famille et l'école ne sont pas seules à assurer l'éducation de l'écolier. Le monde de la rue a son influence. C'est une école ouverte sur les tentations, la violence, la liberté, mais aussi sur le sang-froid, la prudence, l'observation, le jugement…	– «apprendre la rue» aux écoliers; – surveiller les enfants des quartiers sensibles et les groupes scolaires «chauds» (la délinquance doit être prévenue «tôt»); – trouver des occupations extrascolaires pour les jeunes (sports, clubs…);
– *Les mass-media* (télévision-vidéo, internet, radio, DVD…). Ce sont les moyens modernes de diffusion de la pensée, auxquels les jeunes sont très sensibles.	– veiller à ce que les *mass-média* ne nuisent pas à l'équilibre physique et mental de l'enfant.

15. H. Wallon, *Évolution psychologique de l'enfant*, Armand Colin; *Origines du caractère chez l'enfant*, PUF.

C'est l'âge où la vie sociale de l'enfant est intense. À cet âge-là, l'acceptation par le groupe procure à l'enfant une satisfaction importante. Pour justifier les amitiés, les enfants parlent de personnalité, de traits de caractère (il est marrant, il est débrouillard, il ne triche pas...). À cet âge, on préfère, en général, les amis du même sexe.

Les jeux de rôles compétitifs

Situation

Max, Lucas et Marcello (10, 11 et 12 ans) jouent au flic avec leur groupe de copains dans la cour de l'immeuble. Ils ont vu un film à la TV hier soir et ils endossent les rôles de personnages fictifs (le flic et les truands). Une règle du jeu est imposée par l'un d'entre eux (Max).
Max tire au sort pour savoir qui sera le « flic », c'est Lucas qui est désigné. Les autres enfants sont les truands. Lucas se lance à la poursuite du groupe, dès qu'il touche un de ses camarades, celui-ci devient flic. Lucas a touché Max. Celui-ci va, à son tour, traquer la bande (jusqu'à ce que tous soient éliminés). Au cours de ce jeu, les jeunes provoquent le « flic » de toutes les façons !

Ce type de jeu répond à différents besoins de l'enfant à cet âge, besoins de :

- courir, se dépenser après l'école ;
- décharger une agressivité latente ;
- se faire « peur » (le « flic » est symbolique !) ;
- avoir des contacts (on se touche lorsqu'on s'attrape...).

Grâce à ce jeu, l'enfant :

- se valorise, il faut gagner, ne pas être attrapé ; ce jeu aide l'enfant à avoir confiance en lui, à faire mieux. C'est une émulation collective ;
- participe au « sentiment collectif » du groupe qui se défend (c'est symbolique) ;
- développe son esprit d'observation, son éveil intellectuel, sa rapidité psycho-gestuelle...

D'autres jeux du même style existent et répondent aux mêmes besoins de l'enfant.

Fig. 1.14 L'enfant de 10-12 ans apprécie les sports collectifs.

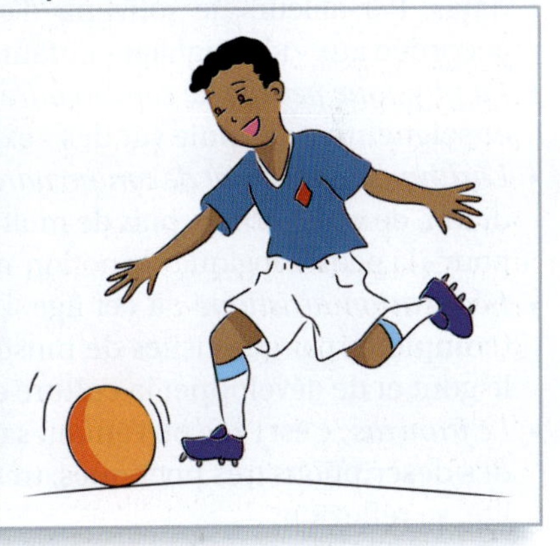

L'enfant exclu du groupe

Situation

Yann (8 ans), Franck (9 ans) et Fanny (10 ans) jouent ensemble. Pascal, un copain d'école, arrive à leur insu et souhaite s'associer à leur jeu. « Oh le petit rouquin ! », disent les enfants. « Mais c'est Rourou qui est là ! ». Pascal se sent mal à l'aise... Il repart aussitôt. Il n'est pas pressé de rentrer chez lui et s'assoit sur un muret près de chez lui. Il reste seul...

L'enfant de 6 à 12 ans aime beaucoup les jeux de groupe avec des consignes précises. Ces jeux renforcent la « camaraderie » des enfants. Ceux qui en sont « exclus » le vivent très mal.
Les enfants peuvent, en effet, être « très durs » avec un camarade plus faible ou défavorisé. Ils l'agressent, se moquent de lui en faisant ressortir ses défauts. Cela peut être très préjudiciable à son épanouissement. De plus, l'enfant exclu ne trouve pas toujours auprès des parents le soutien et la compréhension dont il a besoin.

b. Le développement cognitif et apports scolaires

À cette période, l'évolution intellectuelle fait un grand pas en avant. L'âge de raison est aussi l'âge du savoir.

La pensée logique apparaît (7 ans, l'âge de raison)

L'esprit critique et la mémoire se développent.

- *L'enfant dissocie nettement le réel de l'imaginaire :* le goût du merveilleux disparaît au profit du « goût pour l'aventure » (on imite les héros) ; il aime beaucoup les films qui « font peur », mais il n'est pas dupe de la fiction et maîtrise ses peurs.
- *L'enfant comprend les notions abstraites :*
  – espace lointain, temps lointain ;
  – cause à effet, nombre (> 20).

Cet « acquis notionnel » va être exploité dans l'enseignement scolaire.

Les apports scolaires (7 ans, l'âge du savoir)

- *La géographie permet de développer la connaissance de l'espace lointain.* L'enseignement de la géographie est celui qui se prête le mieux aux méthodes actives d'observation et d'enquête, très indiquées à cet âge. « Apprendre en agissant » reste la méthode d'enseignement la plus indiquée.
- *L'histoire permet de développer la connaissance du temps lointain.* L'enfant a une idée plus précise du passé et du présent ; cependant, jusqu'à l'adolescence, la chronologie des évènements est difficile à assimiler et l'écolier préfère toujours les « histoires de l'histoire » aux dates. Par ailleurs, le souvenir d'événements vécus se déforme vite, d'où la faible valeur accordée aux « témoignages enfantins »…
- *La physique permet de comprendre les rapports de cause à effet* entre deux phénomènes. Cet enseignement s'appuie sur des « expériences » qui plaisent, en général, à l'enfant.
- *L'arithmétique permet de comprendre la notion de nombre.* L'enfant s'exerce aux opérations d'addition, de soustraction, puis de multiplication et division dans un second temps. Le nombre est pour « la pensée logique » la notion-mère, fondamentale, qui commande toutes les autres.
- *L'éducation artistique :* à cet âge, l'enfant est très sensible au « beau ». Les cours de dessin (complétés par des visites de musées, ou d'expositions d'œuvres d'art) permettent d'affiner le goût et de développer la culture artistique.
- *Le français :* c'est l'âge où l'enfant sait lire, où il est capable de faire une rédaction. Il peut faire des descriptions très poétiques, très colorées. Cet enseignement permet d'affiner sa sensibilité, sa réflexion.

Rôle de l'adulte (professionnels et parents)

Le système scolaire (avec son classement, ses redoublements), les réflexions des professeurs et des parents valorisant la réussite, sont à la fois un facteur stimulant et une source d'anxiété pour l'enfant.

Il est important de :

- respecter suffisamment l'enfant pour comprendre ses difficultés et lui pardonner ses échecs ;
- stimuler l'enfant, sans jamais faire usage de menaces ni de punitions à son égard ;
- savoir équilibrer travail scolaire et jeux de plein air indispensables à la santé de l'enfant.

H L'adolescence

L'adolescence est une période transitoire entre la grande enfance et l'âge adulte. Elle se caractérise par des transformations importantes, d'ordre à la fois psychique, psychologique, intellectuel et social. Elle débute vers l'âge de 12 ans environ chez la fille et de 14 ans chez le garçon. Elle s'achève aux alentours de 18 à 20 ans.

a. Les transformations physiques et physiologiques

Le *processus pubertaire* constitue l'événement fondamental de cette période : la puberté se caractérise par une mise en route de l'activité ovarienne chez la fille, et testiculaire chez le garçon. Celle-ci est sous la dépendance de la glande hypophyse (située dans le cerveau). La puberté est marquée par :

- *chez la fille le développement* des seins et l'apparition du cycle menstruel ;
- *chez le garçon le développement* de la pilosité, des organes génitaux, et la modification de la voix.

b. Les transformations intellectuelles

L'adolescence se caractérise par le développement des capacités intellectuelles, qui donnent la possibilité de raisonner dans *l'abstrait*. L'adolescent prend goût aux discussions interminables, aux raisonnements dans l'absolu. Ce bouillonnement intellectuel s'accompagne de périodes de « rêveries ». C'est l'âge des « conduites imaginaires[16] » qui servent d'échappatoire au réel.

c. Les transformations psychologiques

Les changements du corps s'accompagnent chez l'adolescent d'un travail psychologique important.

L'image du corps

L'adolescent doit s'adapter aux transformations rapides qui s'opèrent sur son corps. Il doit s'habituer à cette nouvelle « image » de lui-même (qui suscite souvent des propos ironiques de l'entourage…).

Il doit apprendre à s'aimer dans ce « nouveau corps ». D'où l'intérêt qu'il se porte à lui-même et les heures qu'il passe devant la glace.

Les pulsions sexuelles

L'adolescent doit résister aux pulsions sexuelles qui l'envahissent et doit, en même temps, les accepter comme faisant partie de lui-même. Devant la difficulté de cette tâche, il se réfugie souvent dans « *l'intellectualisme* » (qui nie les besoins du corps) ou « *l'ascétisme* » (qui punit ce corps aux désirs incontrôlés).

Le détachement des parents

L'adolescent doit apprendre à devenir autonome. La séparation des parents s'accompagne souvent de comportements contradictoires où le besoin de revendiquer son *indépendance* alterne avec une quête *d'amour* et de *protection* déconcertant les parents.

La recherche d'identité

L'adolescence est une période durant laquelle s'édifie la personnalité. Les jeunes gens rejettent les « *images parentales* » et cherchent leur propre identité. Pour cela, il faut trouver de nouveaux modèles auxquels ils pourront s'identifier.

Pour affirmer leur personnalité, ils s'opposeront constamment à l'entourage familial (jusqu'à faire des « fugues » !).

d. La vie sociale de l'adolescent

Plusieurs milieux jouent un rôle important dans la vie sociale de l'adolescent.

La famille

Les parents acceptent parfois difficilement les changements de leur enfant et les modifications de ses besoins.

- Ils doivent lui donner plus d'autonomie, sans toutefois le laisser faire n'importe quoi.
- Ils doivent veiller à ne pas rompre le *dialogue* avec le jeune, et ce, malgré les conflits qui les opposent continuellement.

L'école

L'école n'échappe pas au regard critique de l'adolescent. Les problèmes de l'enseignement, de la discipline, la difficulté de trouver des débouchés, créent un climat de contestation et de découragement parfois, et sont souvent source d'angoisse.

---

16. Maurice Debesse, *Les Étapes de l'éducation*, PUF, 1992.

Situation

Michel (14 ans), classe de 4e, CES à Paris[a] : « Le prof de français dit toujours que si j'ai de mauvais résultats, c'est à cause de la télé, que je la regarde trop, que ça m'abrutit. J'la regarde oui, mais je décroche souvent (...) y'a pas que la télé. Des fois je « trip » à mort, je fais pas attention, ça accroche pas... Je te dis pas, mais c'est la galère. Il faudrait qu'on ait presque tous nos après-midi de libre pour les devoirs, le sport, s'amuser avec les copains, faire ce qu'on veut. Ça craint !... Ou tu perds l'habitude de travailler ou tu perds celle de t'amuser. »

a. Propos recueillis par la revue *L'enfant d'abord*, n° 621.

Le groupe de jeunes

L'adolescent aime faire partie d'un « groupe » de jeunes. Cette appartenance satisfait son besoin d'identification et d'expression. Au sein d'un groupe, s'élaborent de nouvelles *normes* culturelles (tenues vestimentaires, comportements, langage, intérêts divers ...). Le groupe peut avoir sur lui un impact positif ou négatif.

e. La vie sexuelle de l'adolescent

Les relations sexuelles

La découverte de la vie sexuelle est souvent génératrice d'angoisse chez l'adolescent. Il a besoin d'être rassuré sur sa capacité d'aimer et d'être aimé, ainsi que son « savoir-faire » sexuel.

La contraception

Les adolescents utilisent peu les moyens modernes de contraception. Parmi les raisons, citons : l'imprévisibilité des rapports sexuels, l'envie de prendre des risques, le désir de prouver sa fertilité.

Par ailleurs, la peur du sida ne semble pas développer chez les jeunes l'usage du *préservatif*, et il faut le regretter. Une meilleure information reste à faire dans ce domaine.

La procréation

Pour l'adolescente, désirer un enfant, c'est le plus souvent vouloir *posséder* quelque chose à soi, quelqu'un que l'on puisse aimer, qui permette de réparer les manques affectifs subis dans l'enfance ;

f. Les facteurs de risque

« *Le passage à l'acte* » permet à l'adolescent de s'affirmer et de transgresser le monde des adultes. Tout peut arriver, il est capable de « faire n'importe quoi » ! La vigilance des parents et des professionnels doit être particulièrement soutenue pour anticiper le pire et apprécier les facteurs de risque.

La toxicomanie

Les statistiques sur la toxicomanie révèlent que l'adolescent utilise aussi bien des drogues licites (alcool, tabac, médicaments) que des drogues illicites (stupéfiants). L'augmentation de la consommation chez les adolescents est inquiétante.

Le suicide des jeunes

Soudaine, spontanée, la tentative de suicide chez le jeune est difficile à prévoir. Néanmoins, tous les spécialistes sont unanimes : il existe un certain nombre de symptômes qui constituent des « signaux d'alarme » (*cf.* Rôle de l'adulte ci-après).

Rôle de l'adulte (professionnels et parents)

«Être à l'écoute»

Chez les 15 à 24 ans, le suicide est la deuxième cause de mortalité, après les accidents de la circulation. Chaque année, 40000 jeunes tentent de mettre fin à leurs jours. La prévention consiste à prendre en compte tous les signaux d'alarme cités ci-après et à consulter un médecin généraliste dans les meilleurs délais.
Une écoute attentive de troubles encore diffus et anodins pourrait aider l'adolescent à verbaliser ses difficultés. D'autant que l'on sait aujourd'hui que si le message exprimé lors du premier passage à l'acte n'a pas été suffisamment perçu ni traité, les récidives sont promptes et graves.

Connaître les signaux d'alarme

Les *troubles du comportement*, l'*isolement relationnel*, le *don d'objets* (auxquels le jeune est particulièrement attaché), ou encore la *tenue de propos* plus ou moins explicites (y compris dans les devoirs de français), sont autant de signes sous-jacents. De même, les *fugues* ou encore des *conduites alimentaires pathologiques* (du type anorexie ou boulimie), les *troubles du sommeil* (caractérisés par l'insomnie ou le réveil matinal précoce), dissimulent bien souvent un malaise profond qu'il conviendrait d'identifier lors d'une consultation chez le médecin généraliste.

I Les stades de développement psycho-affectif de la naissance à l'adolescence (selon Freud)

Par stade de développement, il faut entendre les étapes au cours desquelles l'enfant accède à des compétences de plus en plus élaborées sur les plans affectif, cognitif et social.
Freud[17] a dominé le champ des études sur le développement psychologique de l'enfant et a influencé, par ses théories, aussi bien les chercheurs que les professionnels de terrain. Freud a traité surtout le développement affectif, de la naissance à l'adolescence.
À l'origine du développement affectif, une énergie de caractère somatique donne naissance à une énergie psychique : la *pulsion*. Cette énergie est de caractère sexuel : la *libido*. Le développement psychologique de l'enfant s'organise autour de plusieurs stades décrits par Freud et complétés par Lacan[18] qui leur a ajouté le «stade du miroir» (6 à 18 mois).

a. Le stade oral (de la naissance à 1 an)

MÉMO

Au cours de ce stade :
- **le plaisir sexuel est lié à l'excitation de la zone buccale par la succion ;**
- **l'objet de la pulsion sexuelle est le sein maternel ;**
- **le but de la pulsion sexuelle est double ;**
  il vise :
  - **la recherche du plaisir auto-érotique,**
  - **l'incorporation.**

MÉMO

Cette période se divise en deux sous-stades caractérisés par deux activités libidinales différentes : la succion et la morsure.

17. Sigmund Freud (1856-1939) est un médecin autrichien, fondateur de la psychanalyse. Il s'est particulièrement intéressé aux troubles du comportement chez l'adulte et s'est préoccupé de l'enfant dès qu'il a découvert que certains troubles du comportement ont pour origine un traumatisme psychique subi dans le jeune âge.
18. Jacques Lacan (1901-1981) est un médecin psychiatre français. Il a fondé, avec notamment Françoise Dolto, une école psychanalytique : l'École freudienne de Paris.

Stade oral passif (de 0 à 6 mois)

La succion est un réflexe archaïque ayant une fonction alimentaire ; la satisfaction que procure l'ingestion d'aliments (besoin physiologique) s'accompagne d'un plaisir de nature sexuelle (besoin psychologique). Une liaison se crée entre la succion et le plaisir. Progressivement la succion se dégage de la fonction alimentaire et s'oriente vers la recherche du plaisir pour lui-même. Le nourrisson tète « à vide » ses lèvres, son pouce…
Cette activité est *auto-érotique*, c'est-à-dire que le nourrisson trouve l'objet de plaisir sur son propre corps.

Stade oral actif (de 6 mois à 1 an)

Avec l'apparition des dents, et éventuellement du sevrage, la succion se complète d'une activité de morsure.
La *morsure* est l'extériorisation de pulsions agressives. Combinée avec la pulsion de la phase précédente, elle donne les premières manifestations de l'ambivalence : amour et haine pour le même objet (le sein).

b. Le stade anal (de 1 à 3 ans)

MÉMO

LE STADE ANAL

Au cours de ce stade :
- **le plaisir sexuel est lié à l'excitation de la zone anale ;**
- **l'objet de la pulsion est représenté par le « boudin fécal » ;**
- **la relation d'objet est marquée de significations liées à la fonction de défécation (rétention-expulsion) et à la valeur symbolique des selles ;**
- **le but de la pulsion sexuelle est double :**
- **un plaisir auto-érotique,**
- **une dimension objectale : un moyen de pression sur l'entourage.**

MÉMO

Au cours de ce stade, la zone érogène est excitée directement par le « boudin fécal », considéré par l'enfant comme une partie de lui-même qu'il peut à volonté conserver à l'intérieur de son corps ou expulser à l'extérieur. Il devient alors une « monnaie d'échange » pouvant être utilisée dans la relation avec l'adulte. L'enfant a désormais le moyen de manifester son amour, ou, au contraire, son hostilité, son opposition.
Ce stade est marqué par l'ambivalence puisque d'une part l'objet fécal peut être expulsé ou conservé et que d'autre part il peut prendre la valeur d'un « bon » ou d'un « mauvais » objet, suivant que l'enfant l'utilise comme cadeau ou comme arme dans sa relation à ses parents.

c. Le stade phallique (vers 3 à 5 ans)

MÉMO

LE STADE PHALLIQUE

Au cours de ce stade :
- **le plaisir sexuel est lié à l'excitation de la zone génitale ;**
- **le but de la pulsion sexuelle est un plaisir auto-érotique ;**
- **l'enfant traverse la phase œdipienne ;**
- **l'objet de la pulsion est le pénis (pour la fille comme pour le garçon).**

MÉMO

La découverte de la différence anatomique des sexes

Au cours de ce stade, la primauté du pénis est instaurée dans l'organisation libidinale infantile. Il y a alors un masculin mais pas de féminin.

La masturbation

L'excitation des organes génitaux chez la fillette comme chez le garçon, au cours de la toilette ou de la miction, a toujours une valeur érotique. Notons que la pratique masturbatoire, réprimée par les parents, et les fantasmes érotiques qui s'y rattachent, sont refoulés dans l'inconscient.

d. Le complexe d'Œdipe

Au cours de cette période, l'enfant traverse la phase œdipienne, l'objet de la pulsion est le partenaire privilégié du couple parental. La résolution du complexe d'Œdipe joue un rôle fondamental dans la structuration de la personnalité et dans l'orientation du désir humain.

e. La période de latence (3-5 ans à la puberté)

Au cours de ce stade, l'enfant est comme frappé par une sorte d'amnésie à l'égard des événements liés à sa sexualité infantile. Ce stade se caractérise aussi par le phénomène de la sublimation. La sublimation est le processus par lequel l'énergie libidinale est investie dans des activités artistiques et intellectuelles.

f. L'adolescence (à partir de la puberté)

L'adolescence commence avec les manifestations physiologiques de la puberté qui réactivent les pulsions sexuelles. Les zones érogènes sont plus limitées. La sexualité de l'enfant de cet âge n'est plus diffuse mais localisée.

L'objet vers lequel est orienté le désir est un partenaire autre que les parents.

Ce stade parachève le développement psycho-sexuel de l'enfant. Il inaugure la sexualité adulte.

2 La santé

1 | Définition et objectifs de la santé

La santé publique est à la collectivité ce que la médecine est à l'individu, elle a pour but de maintenir ou de restaurer la santé des populations. Pour cela, elle définit des objectifs et s'appuie sur des moyens afin d'élaborer une « politique de santé » cohérente.

A Définition

L'OMS définit la santé comme « *un état de complet bien-être physique, mental et social* » et pas seulement comme l'absence de maladie ou de handicap.

B Objectifs

L'OMS définit les objectifs de santé publique par les propositions suivantes :

- *ajouter de la vie aux années*, en donnant aux individus les moyens d'un bien-être physique et psychique ;
- *ajouter de la santé à la vie*, en diminuant la morbidité et l'incapacité ;
- *ajouter des années à la vie*, en luttant contre la mort prématurée, donc en allongeant l'espérance de vie.

2 | La politique de santé et les mesures de prévention

La mise en place d'une politique de santé publique nécessite une planification. Elle est établie d'après une démarche de santé publique.

A Les trois échelons de la prévention

La prévention et la promotion de la santé sont les axes principaux de la politique de santé.
La prévention a pour but d'éviter ou de réduire le nombre et la gravité des maladies ou accidents. La promotion de la santé élargit la notion de prévention en faisant appel à l'éducation.
On détermine trois échelons de prévention.

a. La prévention primaire

Elle s'exerce **avant** l'apparition de la maladie. Elle fait appel à des mesures de :

- *prévention individuelle* : hygiène corporelle, activités physiques et sportives... ;
- *prévention collective* : distribution d'eau potable, élimination des déchets, hygiène de l'habitat et surtout vaccinations (*cf.* Chapitre 3 de ce module).

b. La prévention secondaire

Elle s'exerce **dès** le diagnostic de la maladie et tente de limiter son développement, grâce au dépistage précoce et au traitement adapté.

c. La prévention tertiaire

Elle s'exerce **après** la maladie, vise à diminuer les incapacités et à éviter les récidives. De plus, certaines mesures visent à favoriser la rééducation et la réinsertion socioprofessionnelle de l'individu.

B Les mesures de la prévention

Une action de prévention nécessite la mise en place de mesures collectives et individuelles. Citons ci-après les principales mesures de prévention.

a. Les mesures de dépistage

Le dépistage permet de diagnostiquer très tôt une maladie pour la traiter le plus rapidement possible et le plus efficacement possible. Le dépistage peut s'adresser à une population spécifique, connue pour être particulièrement à risque.

Exemples

- Le dépistage systématique du *cancer du sein* (par une mammographie) chez toutes les femmes de 50 à 74 ans, tous les deux ans.
- Le dépistage systématique de la *phénylcétonurie* (anomalie du système digestif) chez le nouveau-né.
- Le dépistage d'*anomalies fœtales* (par une ou plusieurs échographies) au cours de la grossesse.

b. Les examens de santé

Les examens, organisés par le ministère de la Santé, ont la plupart du temps un caractère obligatoire. Ils visent :

- soit le dépistage dans une population sélectionnée, ex. : les examens de la médecine du travail ;
- soit la prévention systématique, ex. : les examens prénataux de toute femme enceinte et l'examen postnatal.

c. Les mesures légales de prévention

Sur le plan collectif, les autorités ont pris des mesures obligatoires pour protéger la population de risques bien identifiés. Citons par exemple :

- les vaccinations obligatoires (*cf.* Chapitre 3 de ce module) ;
- la déclaration obligatoire de certaines maladies contagieuses ;
- les mesures de sécurité routière (vitesse limitée, port de casque…).

C Les actions de l'éducation pour la santé

Les actions d'éducation pour la santé utilisent les moyens de grande diffusion pour sensibiliser la population la plus large possible. C'est le cas des campagnes contre l'alcoolisme.

Exemples

« Un verre ça va, deux verres, bonjour les dégâts ! »
ou « tu t'es vu quand t'as bu »
ou les actions « coup de poing » comme le « téléthon » ou le « sidaction » qui sont vues par des millions de téléspectateurs.

L'éducation pour la santé peut aussi être dirigée vers des groupes particuliers en fonction de risques spécifiques. Parmi ces actions éducatives, il faut souligner l'éducation pour la santé auprès :

- des *enfants scolarisés* : sur les problèmes dentaires, alimentaires, les accidents domestiques… ;
- des *femmes enceintes* : sur les risques de prématurité[19], les risques de cancer génitaux… ;
- des *adolescents* : sur les toxicomanies, le sida et les IST, les suicides… ;
- des *professionnels* : sur les accidents et les maladies professionnelles…

19. Risque d'alcoolisation fœto-maternelle.

D Les moyens d'éducation à la santé

Les moyens utilisés pour éduquer les populations sont nombreux, citons :

- *les actions médiatiques* : TV, vidéo, radio… ;
- *les messages écrits* : articles de journaux, documents, tracts, affiches, timbres-poste ;
- *les enseignements scolaires* : nombre d'informations sur la santé font partie des programmes scolaires, car on constate qu'en matière de santé, plus l'éducation est précoce, plus elle est efficace ;
- *les structures d'action éducative* : les comités d'éducation pour la santé, répartis en comités départementaux et régionaux, les organismes de protection sociale, CNAM, CRAM[20], les organismes privés tels que : Croix-Rouge, APF[21]…

3 | La lutte contre les risques sanitaires

Afin de trouver des solutions aux problèmes de santé publique liés à certaines maladies et addictions, en raison de leur coût humain et social, le gouvernement est amené à prendre des mesures spécifiques de prophylaxie. Ce sont les programmes d'actions prioritaires.

A La lutte contre les conduites addictives (alcool, tabac, drogues)

Une conduite addictive peut se définir comme une dépendance de l'individu vis-à-vis d'une substance. La santé publique tente de lutter contre les trois grandes addictions que sont l'alcool, le tabac et la drogue.

a. La lutte contre l'alcoolisme

Si la consommation d'alcool n'a cessé de baisser chez les adultes, on constate une dangereuse augmentation chez les adolescents. De plus, l'alcoolisation fœto-maternelle pose un grand problème de santé publique, avec un risque de prématurité et des troubles chez l'enfant à naître.

Caractéristiques de l'alcoolisme

On distingue deux types d'alcoolisme.

- *L'alcoolisme aigu* est une consommation excessive mais occasionnelle d'alcool. Elle entraîne un état d'ivresse, mais sans risque à plus long terme.
- *L'alcoolisme chronique* est caractérisé par une consommation importante et régulière d'alcool. Cette alcoolisation crée peu à peu un état de dépendance vis-à-vis du produit. À ce stade de dépendance et d'accoutumance, tout arrêt brusque du toxique entraîne une « crise de manque ». L'individu est alors considéré comme toxicomane.

Conséquences sur l'individu

- *Sur le plan individuel*, la perturbation du caractère, l'agressivité, la perte du contrôle de soi, la perte d'attention (maladresse occasionnant des accidents de la route ou professionnels)…
- *Sur le plan social*, les conséquences de l'alcoolisme en France sont innombrables puisqu'il est directement mis en cause dans l'absentéisme professionnel, les hospitalisations, les crimes et délits, les drames familiaux.

Mesures de prévention

- **La prévention primaire** : elle a pour objectif de limiter la consommation d'alcool et de protéger les mineurs. Ex. :
  - interdire les boissons alcoolisées dans les entreprises ;
  - dépister l'alcoolémie des conducteurs (confiscation immédiate du permis de conduire si le taux d'alcool est supérieur au taux légal : 0,5 g/L) ;
  - interdire la vente d'alcool dans les stations-service (entre 22 h et 6 h) ;
  - interdire « toute publicité » pour des produits alcoolisés à la télévision, dans les stades ;
  - interdire aux mineurs d'accéder seuls à un débit de boissons ;

20. CNAM : Caisse nationale d'assurance maladie, CRAM : Caisse régionale d'assurance maladie.
21. APF : Association des paralysés de France ; ARC : Association de recherche contre le cancer ; AFM : Association française contre la myopathie ; AIDES : Association de lutte contre le sida.

– ne pas servir de boisson alcoolisée à un mineur ;
– interdire tout débit de boisson à proximité d'un établissement accueillant des mineurs ;
– interdire l'introduction des boissons alcoolisées dans les établissements scolaires.

- **La prévention secondaire** : la lutte contre l'alcoolisme et ses conséquences nécessite de :
  – *dépister les alcooliques* : le dépistage peut se faire au moyen de tests cliniques et biologiques à l'occasion de consultations ;
  – *traiter les malades* : le traitement des buveurs dépendants comporte deux étapes, que sont la cure (dite de désintoxication) avec hospitalisation, et la post-cure qui s'effectue dans les foyers spécialisés.
- **La prévention tertiaire** : la lutte contre les rechutes, toujours possibles, la reconstruction d'une image positive de soi, la réinsertion professionnelle, sont des étapes difficiles pour l'alcoolique abstinent. Dans ce parcours, les associations d'anciens buveurs jouent un rôle essentiel par le soutien qu'elles procurent à l'individu et à sa famille (ex. : les alcooliques anonymes).

b. L'alcoolisation fœto-maternelle[22]

La consommation excessive d'alcool au cours de la grossesse a des conséquences néfastes sur le cours de la grossesse ainsi que sur le développement de l'enfant. La principale complication de l'alcoolisme pendant la grossesse est le « *syndrome d'alcoolisme fœtal* ».

Les symptômes chez l'enfant

La consommation d'alcool au cours de la grossesse entraîne une embryofœtopathie toxique associant :

- *un retard de croissance intra-utérin*, sévère, souvent sans rattrapage ultérieur ;
- *des malformations viscérales* (cardiaques, rénales, squelettiques, neurologiques...) ;
- *un retard du développement psychomoteur* avec instabilité ;

L'alcool se révèle souvent être, par ailleurs, une substance tératogène[23].

Les malformations sont souvent observables dès la naissance, mais peuvent également apparaître à long terme.

Le seuil d'alcoolisation

Le seuil précis de consommation d'alcool à partir duquel le fœtus est exposé au risque de syndrome d'alcoolisme fœtal n'est pas encore connu avec précision. Nombre d'études suggèrent malgré tout qu'à partir de 3 verres d'alcool par jour, l'ingestion d'alcool est nocive.

Le traitement, la prévention

Les femmes alcooliques présentent souvent des symptômes physiques et psychiques d'intoxication ou de dépendance plus marqués que ceux des hommes. Elles tendent ainsi à consulter plus tôt que les hommes. Elles ont plus souvent recours aux structures non alcoologiques, comme les consultations de psychiatrie ou de médecine générale. Les prises en charge individuelles et un traitement de la dépendance apparaissent plus indiquées.

c. La lutte contre le tabagisme

Conséquences sur l'individu

Le tabagisme peut être incriminé dans un nombre non négligeable de pathologies touchant divers appareils :

- *appareil circulatoire* :
  – le CO entraîne une hypoxie[24] et une ischémie[25] en particulier des coronaires,
  – la nicotine entraîne une tachycardie ;
- *appareil digestif* :
  – la nicotine favorise les ulcères gastriques,
  – les goudrons favorisent les cancers ;

22. *Alcoolisme et psychiatrie* (données actuelles), Professeur Adès, Éd. Masson, 2003.
Conduites alcooliques : aspects cliniques. *Encycl Méd Chir*, Professeur Adès, Éd. Elsevier, 1996.
23. Tératogène : qui tue le fœtus.
24. Hypoxie : baisse d'oxygène.
25. Ischémie : arrêt ou insuffisance de l'apport de sang dans un tissu ou dans un organe.

- *appareil respiratoire* :
  - les goudrons sont responsables de 95 % des cancers bronchiques,
  - les substances irritantes favorisent les infections chroniques et aggravent l'asthme ;
- *appareil urinaire* : les goudrons favorisent les cancers de la vessie.

Prévention

La lutte contre le tabagisme met en place des mesures préventives réglementaires (loi Évin)[26], il s'agit de :

- *respecter l'interdiction de fumer dans les lieux publics* : gares, aéroports, restaurants, bars, établissements scolaires et sanitaires, ainsi que tous les moyens de transport ;
- *lutter contre la publicité en faveur du tabac* : tous les paquets de tabac doivent porter la composition, la teneur en nicotine et des mentions en grosses lettres (ex. : « Fumer tue ») ;
- *augmenter le prix du tabac* : les augmentations successives du prix du tabac ont pour but de décourager l'achat de cigarettes en particulier chez les jeunes ;
- *créer des centres anti-tabac* qui fournissent une aide médicamenteuse et psychologique permettant de surmonter les difficultés du sevrage.

d. La lutte contre l'usage de drogues

Le terme de drogue est réservé aux toxiques illicites, qu'ils soient naturels ou synthétiques. L'utilisation thérapeutique de certains (comme la morphine) ne peut se faire que sur prescription médicale. Les produits utilisés le plus souvent sont les barbituriques, les amphétamines, la cocaïne, les opiacés, les hallucinogènes, le cannabis.

On retrouve des points communs chez les toxicomanes. Il s'agit de personnalités fragiles, confrontées à un milieu familial problématique, ou à des traumatismes affectifs ou sociaux.

Conséquences sur l'individu

Les conséquences des toxicomanies peuvent être diverses :

- troubles psychiatriques conduisant au suicide ;
- accidents, agressions... ;
- infections virales (HIV, hépatite B)...

Prévention

La prévention des toxicomanies nécessite des mesures internationales pour contrôler et limiter la production de stupéfiants ainsi que leur circulation.

En France, une distinction est faite entre utilisateur et trafiquant.

- Pour inciter les toxicomanes à se faire traiter, ils bénéficient de l'anonymat et de la gratuité des soins s'ils se présentent spontanément aux autorités sanitaires. En cas de refus de traitement, le toxicomane est soumis à l'autorité judiciaire pour usage illicite de stupéfiants.
- La répression s'attaque à ceux qui incitent à consommer de la drogue et aux individus qui « blanchissent » l'argent issu du trafic de drogue.

L'information du public est assurée par la MILDT et de nombreuses associations nationales ou locales.

Rôle de l'AP au sein de l'équipe pluridisciplinaire

Comme collaboratrice de la puéricultrice, aussi bien à l'hôpital que dans une structure dispensant des soins ambulatoires, l'AP peut être confrontée à une patiente alcoolique ou toxicomane, qui souhaite interrompre sa dépendance. Des capacités d'écoute seront nécessaires pour accueillir la demande d'aide. L'AP devra :

- éviter de culpabiliser ou de juger la patiente et l'amener à dialoguer ;
- rappeler les risques encourus (en particulier pour l'enfant à naître) ;
- souligner les effets positifs d'un sevrage (drogue, alcool ou tabac) ;
- proposer des compensations attrayantes (pratiquer un sport...) ;
- sensibiliser le conjoint, voire l'entourage et soutenir la personne ;
- l'orienter vers une assistante sociale ou une structure spécialisée.

26. La loi Évin a été renforcée et généralisée en 2008 à l'ensemble des établissements publics (bars, cafés, restaurants).

B La lutte contre le sida, les MCV, le cancer

Les maladies cardiovasculaires représentent environ le tiers de la mortalité générale. Le tableau 1.22 récapitule les facteurs de risque et les mesures de prévention primaire, secondaire et tertiaire contre ces 3 pathologies.

Tableau 1.22 La lutte contre le sida, les MCV et le cancer.

Pathologies	Mesures de prévention		
	Primaire	Secondaire	Tertiaire
Le sida Origine infectieuse (VIH)	– préservatifs – information[a] – dépistage sur les dons de sang, d'organes	dépistage lors des : – examens médicaux (prénuptiaux, prénataux) – hospitalisations	déclaration obligatoire de la maladie[b] et obligation de traitement[b]
Les MCV Facteurs de risque liés à : – hypertension – hypercholestérolémie – tabagisme, alcoolisme	information[a] sur les règles d'hygiène de vie relatives aux facteurs de risque	dépistage lors des examens : – médicaux prénataux – de la médecine du travail (bilan de santé annuel)	– traitement recommandé – rééducation en vue d'une réinsertion
Le cancer Facteurs de risque liés aux : – habitudes de vie – tabagisme, alcoolisme – pollution, soleil, – radioactivité...	information[a] sur les règles d'hygiène de vie relatives aux facteurs de risque	dépistage lors des examens : – médicaux prénataux – de la médecine du travail (bilan de santé annuel)	traitement et surveillance obligatoire des risques de récidive (examens biologiques[b])

a. L'information se fait sous forme de « campagnes » organisées par le ministère de la Santé par les médias (TV, radios, affiches...).
b. Code de la santé publique (article L122-124).

C La lutte contre les accidents[27]

Quel que soit le type d'accident (de la route, domestiques ou du travail), le facteur humain est primordial. La prévention comprend donc des mesures réglementaires destinées à protéger les individus, parfois contre eux-mêmes, et des mesures éducatives pour apprendre à se protéger soi-même et à protéger les autres.

a. Les accidents de la route

C'est dans ce domaine que la réglementation est la plus stricte, le non-respect de celle-ci entraîne systématiquement des sanctions qui ont porté leurs fruits ces dernières années. Les mesures de prévention exigent :

- le port obligatoire de casque pour les cyclomotoristes ;
- le port obligatoire de la ceinture de sécurité à l'avant et à l'arrière des véhicules ;
- les dispositifs de sécurité pour les bébés ;
- la limitation des vitesses : 50 km/h en ville et 90 km/h sur route, 110 à 130 km/h sur autoroute ;
- la limitation de l'alcoolémie tolérée à 0,5 g/L ;
- le contrôle médical de certaines catégories de conducteurs ;
- l'instauration du permis à points : toute infraction au code de la route entraîne le retrait de points proportionnellement à la gravité de l'infraction.

Un autre aspect de la prévention est la rapidité et la qualité des soins d'urgence en cas d'accident. Cette mission est assurée par le Samu et les Smur reliés à un numéro spécial d'appel, le 15.

b. Les accidents domestiques

Ces accidents touchent essentiellement les enfants. S'il est pratiquement impossible de modifier le comportement des enfants, il est en revanche possible de sensibiliser les parents sur l'intérêt de la surveillance et sur les précautions élémentaires.

27. Source : Institut de veille sanitaire.

D La lutte contre l'obésité

Chaque année, le nombre d'adolescents et d'enfants obèses est en augmentation. On dénombre aujourd'hui environ 6 millions d'obèses en France, soit près de 10 % de la population totale. Il existe 2 types de disparités :
- *selon l'âge* : 16 % des 6-15 ans présentent un excès pondéral, et parmi eux 4 % sont obèses (ce qui représente une augmentation inquiétante) ;
- *selon les régions* : 16 % de la population générale est obèse en Alsace et dans le Nord-Pas-de-Calais contre seulement 8 % en Provence-Alpes-Côte d'Azur.

Les mesures de prévention doivent être mises en place dès le plus jeune âge.

4 | Les plans contre les risques biologiques (NRBC)[28]

Depuis le 11 septembre 2001[29], il y a eu une réelle prise en compte de la médecine de catastrophe. Cette médecine de catastrophe doit permettre de répondre aux risques naturels technologiques et sociologiques (avec notamment les attentats). Elle va mettre en œuvre divers plans de lutte très structurés et opérationnels.
- Le *risque naturel* présente peu de risques médicaux, il s'agit plutôt d'une crise sanitaire (ex. : les inondations).
- Le *risque technologique* peut être :
  - un accident industriel (ex. : une explosion chimique ou nucléaire) ;
  - un accident lié au trafic (camions renversés...).
- Le *risque sociologique* implique de prévoir les attentats (ex. : les grands rassemblements où le terrorisme peut se manifester).

A Les différents plans

La médecine de catastrophe est donc une médecine d'urgence et une médecine de masse. Elle exige des exercices de préparation. Il existe plusieurs plans catastrophe.

a. Le plan Biotox

Il est déclenché en cas de risque biologique (colis suspect, eau polluée). Il met à disposition des matériels pour les réanimations, des antibiotiques, des antidotes chimiques, des vaccins....

b. Le plan Piratox[30]

Ce plan prévoit :
- la mise en place d'une UMDPH (Unité mobile de décontamination pré-hospitalière) en cas d'accident/attentat chimique ;
- les secours et les soins médicaux assurés par le Samu au niveau du Poste de secours avancé (et de l'UMDPH en cas de déclenchement du plan Piratox)[31].

La décontamination est réalisée avant les soins puis les patients sont traités dans le PMA.

28. NRBC : Nucléaire, Radio-activité, Biologie, Chimique.
29. Date des attentats à New York.
30. Circulaire du 26/04/2002.
31. Dans ce cas-là, il y aurait mise en place d'un Centre médical d'évacuation (CME) et d'un Poste médical avancé (PMA) composé de 2 alvéoles : 1 unité de réanimation (UA) et 1 unité d'infirmerie (UR).

c. Le plan Piratome

Il est relatif à l'organisation des soins médicaux en cas d'accident nucléaire ou radiologique. Il s'agit d'une organisation nationale qui est déclinée au niveau départemental[32].

d. Le plan blanc

Il est déclenché en cas d'afflux de victimes[33].

B Le plan blanc

Il est mis en œuvre par les établissements de santé pour faire face aux conséquences d'un accident nucléaire, biologique ou chimique (ou NRBC).

a. Le déclenchement du plan blanc

Il peut être déclenché par le directeur ou le responsable de l'établissement qui en avise la DDASS. Il comprend :
- *la cellule de crise* : c'est un véritable organe de commandement, elle est mobilisable 24 h/24 ;
- *les participants* : les chefs d'établissement et du personnel.

b. L'implication du Samu

Le rôle du Samu est capital.
- Il va, dans un 1er temps, réceptionner les appels et analyser la situation grâce à une grille d'évaluation : est-ce qu'il s'agit d'un risque NRBC : oui ou non ?

> MÉMO
>
> **Tout événement survenant dans un établissement recevant du public est considéré comme un acte de terrorisme jusqu'à preuve du contraire.**
>
> MÉMO

- Dans un 2nd temps, le Samu va évaluer la situation (détection du toxique et diagnostic) et mettre en place la chaîne médicale des secours.

5 | Le système de santé français (SSF)

Un système de santé regroupe tous les moyens humains, financiers et les équipements qui permettent de réaliser une politique de santé.

A Organisation administrative du système de santé

En France, les compétences en matière de santé sont partagées entre l'État et les collectivités territoriales (régions, départements, communes).

a. Au niveau de l'État : le ministère de la Santé

L'État a pour principale fonction de définir la politique de santé du pays. Il assure aussi des fonctions particulières dans le domaine sanitaire et social.

b. Au niveau de la région : la DRASS

La France métropolitaine compte 22 DRASS placées sous l'autorité des préfets de région.

32. Il a été créé par la circulaire du 2 mai 2002 qui replace chaque hôpital au sein de la zone de défense.
33. La circulaire du 3 mai 2002 définit son organisation.

c. Au niveau du département : la DDASS et la DVS

La décentralisation a entraîné une répartition des services et des compétences entre la Direction départementale des affaires sanitaires et sociales (DDASS) et les services du conseil général DVS (Direction de la vie sociale).

d. Au niveau de la commune : la municipalité

- Le maire est responsable de la santé publique de sa commune. À ce titre, il est chargé d'assurer l'application des règles d'hygiène publique (lutte contre l'épidémie, surveillance des eaux potables et des piscines...).
- Le Centre communal d'action sociale (CCAS) assure la majeure partie des actions sociales de la commune. Ex. : pour les personnes âgées (services de repas, soins à domicile), et pour les enfants (crèches, haltes garderies...).

B Organisation sanitaire et sociale du système de santé

a. Les établissements sanitaires et sociaux

Ils sont classés en fonction de leur statut public ou privé.

- Les établissements de santé publics, comme les CHR et les CHU, importants dans les grandes villes, et les hôpitaux locaux (autrefois appelés « hôpitaux ruraux »).
- Les établissements de santé privés.

b. Les services de secours et soins d'urgence

Les principaux services d'urgence sont :

- les services d'aide médicale urgente (les SAMU) ;
- les services mobiles d'urgence et de réanimation (les SMUR). Ils interviennent sur les lieux mêmes de l'accident.

3 La politique sociale, familiale et les modes d'accueil de l'enfant

1 | La protection maternelle et infantile (PMI)

La protection maternelle et infantile, ou PMI, est l'ensemble des mesures visant à protéger et à promouvoir la santé de la mère et de l'enfant de 0 à 6 ans.

A L'organisation de la PMI

a. Les missions de la PMI

Les services de PMI ont un rôle :

- d'éducation à la santé des parents notamment lors des consultations (prénatales et postnatales) ;
- de prévention et de protection des jeunes enfants de 0 à 6 ans notamment (grâce au suivi médical lié aux consultations de nourrissons) ;
- de contrôle des structures d'accueil de la petite enfance (crèches, haltes garderies…) ;
- d'agrément et de suivi des assistantes maternelles.

b. Les moyens d'action de la PMI

Pour accomplir ses missions, la PMI doit mettre en place différents moyens d'action.
Ces actions sont faites par des professionnels au service de la famille : médecins, sages-femmes, puéricultrices, psychologues, assistantes sociales, conseillers conjugaux, auxiliaires de puériculture, éducateurs de jeunes enfants, éducateurs spécialisés…
Ces actions s'exercent dans les centres de PMI, de planification familiale, à domicile ou dans les structures d'accueil.

c. Les modes d'intervention de la PMI dans le département

Dans le département, la PMI propose plusieurs types de consultations (*cf.* Tableau 1.23).

Les consultations de planning familial

Elles permettent aux parents de maîtriser leur procréation et donc d'avoir leurs enfants au meilleur moment et dans les meilleures conditions. Ces consultations comprennent :

- la lutte contre la stérilité ;
- le conseil génétique et éventuellement des conseils sur l'interruption volontaire de grossesse (IVG).

Des consultations pour la future mère et la mère

Le suivi de la grossesse permet le dépistage et le traitement précoce de toutes les anomalies qui pourraient nuire à l'enfant à naître ou à sa mère. Les différents examens médicaux, effectués en centres de PMI, sont :

- les 7 examens prénatals (environ un par mois) ;
- l'examen post-natal (dans les 8 semaines après l'accouchement).

Des consultations pour l'enfant

Ces examens visent à protéger l'enfant du début de sa vie jusqu'à 6 ans. Ils sont au nombre de 20 au minimum (*cf.* Examens médicaux de l'enfant) et s'effectuent en centres de PMI.

Tableau 1.23 Modes d'intervention de la PMI dans le département.

Pour les parents et futurs parents	Pour les enfants de moins de 6 ans
1) Consultations autour de la naissance a) *Dans les centres de PMI ou les hôpitaux* : – consultations de planning familial – consultations prénatales – consultations postnatales b) *Dans les hôpitaux* : – consultations de conseil génétique – consultations de lutte contre la stérilité – centres d'insémination artificielle **2) Centres maternels** pour les mères en difficulté **3) Visites à domicile pré et postnatales** – surveillance des grossesses à risque (par des sages-femmes de PMI) – surveillance des familles en difficulté (par des puéricultrices, assistantes sociales…)	**1) Consultations d'enfants** – 20 examens médicaux obligatoires – 3 certificats de santé (8 jours, 9 mois, 24 mois) **2) Bilan de santé à l'école maternelle** pour les enfants de 3-4 ans[a] **3) Contrôle des établissements et services d'accueil de l'enfant**[b] – crèches – haltes-garderies, pouponnières – assistantes maternelles de PMI, et de l'ASE **4) Visites à domicile des puéricultrices** pour les nouveau-nés **5) Protection de l'enfance en danger** moral ou physique **6) Centre d'action médico-sociale précoce** (CAMSP)

a. Pour l'enfant de 5-6 ans, un nouveau bilan de santé est fait par la médecine de santé scolaire à l'école. Toutefois, jusqu'à l'âge de 6 ans, les bilans de santé peuvent se faire au service de PMI.
b. Accueil régulier ou occasionnel.

d. La structure administrative de la PMI

En France, la protection sanitaire, sociale et maternelle de la mère et de l'enfant s'organise à différents niveaux : national (la DGS[34]), régional (la DRASS[35]), départemental (la DDASS[36] ou l'ASE[37]) et communal (la CCAS[38]).
Les objectifs généraux de la PMI sont élaborés à l'échelon national par le ministère des Affaires sociales (par exemple lors de la diffusion de textes de lois à objectifs sanitaires et sociaux). Le département doit suivre les objectifs nationaux.

B Les examens médicaux de l'enfant

La surveillance médicale de l'enfant se fait essentiellement grâce aux examens médicaux dont le rythme a été fixé par des textes officiels.

a. Le but et le contenu des examens médicaux

Les examens médicaux de l'enfant peuvent être effectués dans un centre de PMI ou chez un médecin traitant.
- *Leur but* est la prévention des maladies et le dépistage précoce des déficiences qui pourraient entraver le développement.
- *La surveillance* porte sur la croissance et le développement psychomoteur et psycho-affectif, l'alimentation, les vaccinations, l'hygiène de vie, etc.

Ils sont effectués :
- dans un centre de PMI (gratuits) ;
- chez le médecin de famille (remboursés à 100 %).

Le compte rendu de l'examen est consigné sur le carnet de santé. Certains donnent droit à un « certificat de santé ».

34. DGS : Direction générale de la santé.
35. DRASS : Direction régionale des affaires sanitaires et sociales.
36. DDASS : Direction départementale des affaires sanitaires et sociales.
37. ASE : Aide sociale à l'enfance.
38. CCAS : Centre communal d'action sociale.

b. Le calendrier des examens médicaux

Ces 20 examens préventifs sont échelonnés de la naissance à 6 ans (*cf.* Tableau 1.24).

Tableau 1.24 Les 20 examens médicaux de l'enfant de 0 à 6 ans.

Échéances	Certificats de santé
1re année = 9 examens	
– Avant le 8e *jour* →	1er certificat de santé
– 1er mois	
– 2e mois	
– 3e mois	
– 4e mois	
– 5e mois	
– 6e mois	
– 9e *mois* →	2e certificat de santé
– 12e mois	
2e année = 3 examens	
– 16e mois	
– 20e mois	
– 24e *mois* →	3e certificat de santé
3e à 6e année = 2 examens par an	

c. Les certificats de santé

Les certificats de santé (au nombre de 3) sont des imprimés insérés dans le carnet de santé de l'enfant. Chaque certificat doit être envoyé au médecin départemental de la PMI pour permettre des statistiques de santé.

Les certificats de santé permettent de :
- identifier des situations à risque ;
- dépister le handicap et de le traiter précocement ;
- suivre à domicile certains enfants dont l'état de santé est préoccupant ;
- établir des statistiques de santé.

d. Le bilan de santé des enfants scolarisés en école maternelle

Les réglements prévoient une surveillance médicale 2 fois par an pour les enfants de 2 à 6 ans. Depuis la loi du 5 mars 2007 (réformant la protection de l'enfance), le service de PMI est dans l'obligation de procéder au bilan de santé systématique des enfants de 3 à 4 ans (renforcement de la loi du 18/12/1989). Le bilan de santé se déroule à l'école maternelle en moyenne section, en collaboration avec l'Éducation nationale et en présence des parents.

Il comporte :
- un dépistage des troubles visuels, auditifs et du langage ;
- l'évaluation du développement psycho-moteur, psycho-affectif et de la socialisation ;
- un examen clinique et dentaire ;
- l'évaluation de la courbe staturo-pondérale et de la courbe d'IMC ;
- la vérification des vaccinations.

Le médecin retranscrit le résultat dans le carnet de santé de l'enfant et l'orientation (si besoin) vers des spécialistes.

e. Le carnet de santé

Le carnet de santé est un document remis aux parents par l'officier d'État civil au moment de la déclaration de naissance. Il joue un rôle capital dans le suivi médical de l'enfant. C'est un « passeport de santé ». Il indique :
- l'état de santé de la famille (antécédents, fratrie) ;
- les conditions de l'accouchement ;

- les courbes de poids, de taille, de corpulence et la dentition ;
- les résultats des examens médicaux ;
- les radiographies ;
- les vaccinations (il tient lieu de carnet de vaccinations) ;
- le mode d'alimentation ;
- les vitamines, la dose de fluor ;
- les hospitalisations subies ;
- le mode de garde de l'enfant ;
- ses conditions de vie...

Il renferme quelques conseils pratiques d'hygiène et de prévention pour les parents ou les personnes qui ont la charge de l'enfant et/ou de l'adolescent. C'est donc un document très précieux que les parents doivent préserver et présenter au médecin à chaque consultation.
Le carnet de santé insiste sur le dépistage de troubles sensoriels à : 9 mois, 2 ans, 3-4 ans, 5-6 ans, 10-12 ans, 14-16 ans.

Fig. 1.15 Le carnet de santé est un « passeport de santé » qui joue un rôle capital dans le suivi médical de l'enfant.

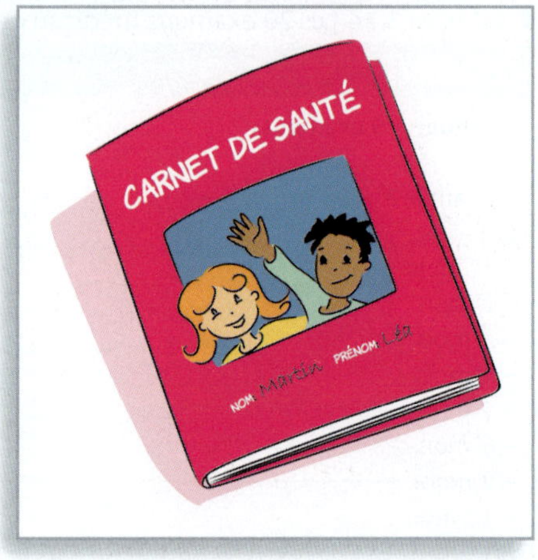

f. Le calendrier des vaccinations

Le calendrier des vaccinations fait l'objet d'une étude détaillée (*cf.* Tableau 1.25). Certaines vaccinations sont légalement obligatoires, d'autres sont conseillées.

Tableau 1.25 Le calendrier des vaccinations.

b	Vaccinations contre	Obligatoire ou conseillée	Type de vaccin	Âge de la vaccination	Nombre d'injections	Rappels
1 2 3 4	Diphtérie (D) Tétanos (T) Poliomyélite (Polio) Coqueluche (Coq)	Obligatoire avant 18 mois Conseillée	DT polio (DTP) DT Coq-Polio (DTCP)	Vers : – 2 mois – 3 mois – 4 mois	3 injections à 1 mois d'intervalle	1er rappel vers 16-18 mois
5	Méningite à Hib	Conseillée	Hib	Idem	3 injections à 1 mois d'intervalle (associée au DTCP)	1 seul rappel vers 16-18 mois (associé au DTCP)
6	Hépatite B	Conseillée	Hep B	Idem	2 doses	1 rappel 6 à 8 mois après la 2e dose
7	Pneumocoque[c]	Conseillée	PN7	Idem	Idem	–
	Tuberculose	Conseillée[d]	BCG	Possible dès le 1er mois	1 seule inoculation	Pas de rappel
	Rougeole Rubéole Oreillons	Conseillée	Vaccin trivalent	À partir de 12 mois	1 injection	Rappel vers 2 ans

a. Source : carnet santé 2009.
b. Les numéros de cette colonne indiquent les 7 vaccins qui, associés, constituent le vaccin dit *heptavalent*.
c. *Le vaccin pneumococcique* est recommandé pour les enfants exposés à un risque infectieux.
d. *La vaccination BCG* précoce est toutefois recommandée aux enfants vivant dans un milieu à risque.

g. Les consultations de PMI : des lieux d'accueil

La loi prévoit, nous l'avons vu, de nombreux examens médicaux pour l'enfant. Ces examens sont gratuits dans le cadre des consultations de PMI. Celles-ci deviennent de plus en plus des lieux d'accueil où les mères peuvent dialoguer avec le personnel médical et paramédical. Elles posent des questions et reçoivent des conseils adaptés à leurs besoins.

h. Les visites à domicile d'une puéricultrice

Une puéricultrice de la PMI peut rendre visite au domicile de l'enfant présentant certains problèmes d'ordre social ou médical. Elle adresse à la famille une lettre lui annonçant sa visite. Les parents ont la possibilité de la refuser.

> *Situation*
>
> **Marie-Jeanne (20 ans)** a accouché d'une petite Sonia, mais elle est seule pour l'élever et les conseils de la puéricultrice à domicile lui sont précieux. Elle lui apprend à donner le bain, le biberon, lui indique les intérêts du suivi médical de l'enfant, des vaccinations et aujourd'hui, elles ont parcouru ensemble le carnet de santé de Sonia. Marie-Jeanne a posé beaucoup de questions à la puéricultrice.

2 | L'aide sociale à l'enfance (ASE)

L'aide sociale à l'enfance est un organisme financé par le département. Elle permet de préserver l'épanouissement de l'enfant au sein de sa famille. De ce fait, elle remédie aux difficultés familiales.
Elle sera donc un partenaire privilégié pour les professionnels de terrain (PMI, service social, écoles...) pour des décisions à prendre lors de situations familiales difficiles.

A Objectifs et missions de l'ASE

L'objectif premier de l'ASE est de préserver l'unité familiale. Elle va donc :
- aider les familles afin de prévenir le délaissement de l'enfant (aide matérielle et financière) ;
- responsabiliser les familles dans l'éducation et l'entretien de l'enfant (action éducative) ;
- assurer l'épanouissement de l'enfant dans sa famille ou, si besoin, dans une famille d'accueil ;
- veiller à l'intérêt des enfants susceptibles d'être adoptés (l'ASE instruit les dossiers en vue d'une adoption).

Il existe différentes catégories d'enfants protégés par l'ASE. Pour chacun, l'ASE étudie :
- les aides financières ou éducatives pour la famille afin d'éviter le placement ;
- le mode de placement le plus approprié (si celui-ci s'avère nécessaire) ;
- la surveillance de l'enfant dans le cadre du placement choisi pour lui (famille d'accueil, internat...) ;
- l'entretien de l'enfant.

B Services et personnels de L'ASE

Pour exercer ces différentes charges, l'ASE dispose de moyens dans chaque département.

a. Un service administratif et technique

Il comprend :
- un personnel administratif, chargé de la gestion du service ;
- un personnel technique de terrain tel que : assistantes sociales, éducateurs spécialisés, psychologues et puéricultrices qui visitent les familles et les placements et assurent éventuellement l'AED (Action éducative à domicile).

b. Des établissements d'accueil

- **Des foyers d'enfance**

Ce sont des établissements rattachés à l'ASE qui peuvent recevoir immédiatement tout enfant (> 3 ans) dans le besoin.
- **Une pouponnière départementale**

C'est un établissement accueillant des enfants (< 3 ans), dont les parents n'ont pas la garde.

c. Des placements familiaux

Les familles d'accueil qui dépendent de l'ASE ont une mission délicate. Elles doivent élever l'enfant avec toute l'affection nécessaire à son épanouissement, sans toutefois se « l'approprier ».

C Catégories d'enfants protégés par l'ASE

- *Soit l'enfant est maintenu dans sa famille* : un soutien est apporté aux parents par une travailleuse familiale, un éducateur spécialisé ou une puéricultrice. L'ASE verse une allocation mensuelle pour l'éducation et l'entretien de l'enfant (prévention du délaissement), et mène une action éducative auprès des parents pour améliorer les conditions de vie de l'enfant (AEAD).
- *Soit l'enfant est placé hors du foyer familial* (*cf.* Tableau 1.26, ex. : enfant accueilli provisoirement ou pupille de l'État). Le placement doit être le mieux adapté à l'enfant : il peut être confié à l'autre parent, à un membre de la famille, à un service spécialisé ou au service de l'ASE. Il faut savoir que :
  – le juge des enfants désigne la personne responsable de l'enfant. Elle sera chargée de veiller à son éducation et à son développement ;
  – l'action doit être menée en vue du retour de l'enfant au sein de sa famille ; dans la majorité des cas, cet enfant a une famille qui a des droits de visite ou d'hébergement (sur décision du juge des enfants).

Tableau 1.26 Enfants placés hors du foyer familial et protégés par l'ASE.

Catégories d'enfants	Situation familiale	Rôle de l'ASE
a) Enfant accueilli provisoirement	Enfant ne pouvant plus être momentanément gardé par sa famille, déficiente sur le plan moral et/ou éducatif mais qui garde ses droits	Place l'enfant dans un établissement ou dans une famille d'accueil, et mène une action éducative auprès des parents pour les préparer au retour de l'enfant
b) Pupille de l'État	Enfant reconnu abandonné	Exerce la tutelle de l'enfant et le confie à une famille d'accueil, à un foyer de l'enfant, ou à une famille en vue d'adoption

3 | Le statut juridique de l'enfant : la Convention des droits de l'enfant

L'enfant n'a pas de capacité juridique, ce sont ses parents et la société qui doivent défendre ses droits, donc son statut.
L'Organisation des Nations Unies (ONU) a signé la Convention internationale des droits de l'enfant. En adoptant ce texte, les États s'obligent mutuellement au respect des droits de l'enfant qui n'a pas atteint sa majorité.

A Les dix principes de la Convention des droits de l'enfant[39]

1. L'enfant doit jouir de tous les droits énoncés dans la présente déclaration. Ces droits doivent être reconnus à tous les enfants *sans discrimination* qui serait fondée sur la race, la couleur, le sexe, la langue, la religion ou toute autre discrimination.
2. L'enfant doit se voir accorder des facilités par l'effet de la loi afin d'être en mesure de se *développer* d'une façon saine et normale.
3. L'enfant a droit, dès sa naissance, à un *nom* et à une *nationalité*.
4. L'enfant doit bénéficier de la *Sécurité sociale*, d'une *alimentation*, d'un *logement*, de *loisirs* et de soins médicaux adéquats.

39. La Convention des droits de l'enfant a été signée en 1989. Ici, elle n'est pas présentée dans son intégralité. Toutefois, les extraits sélectionnés donnent une idée des 10 principes essentiels de cette convention (les points clés sont en *italiques*).

5. L'enfant *désavantagé* (physiquement, mentalement ou socialement) doit recevoir le traitement, l'éducation et les soins spéciaux que nécessite son état ou sa situation.
6. L'enfant a besoin *d'amour* et de *compréhension*. Il doit grandir sous la sauvegarde de ses parents dans une atmosphère de sécurité morale et matérielle. Les pouvoirs publics ont le devoir de prendre soin des enfants en difficulté. Il est souhaitable que soient accordées des allocations de l'État pour l'entretien des enfants des familles nombreuses.
7. L'enfant a droit à une *éducation gratuite et obligatoire* qui contribue à sa culture et lui permet de développer ses facultés, son jugement et son sens des responsabilités.
8. L'enfant doit, en toutes circonstances, être parmi les premiers à recevoir *protection et secours.*
9. L'enfant doit être *protégé* contre toute forme de négligence, de cruauté et d'exploitation. Il ne doit pas être soumis à la traite, il ne doit pas être admis à l'emploi avant d'avoir atteint un âge minimum, ni être astreint à prendre un emploi qui nuise à sa santé.
10. L'enfant doit être *protégé* contre les pratiques qui peuvent pousser à toute forme de discrimination.

4 | Le statut juridique de la famille

La famille désigne les gens « liés par le sang », qu'ils vivent ou non ensemble.

A Les modèles familiaux

- La *famille nucléaire* (ou restreinte) est composée des parents (père et mère) et des enfants non mariés ou non indépendants économiquement.
- La *famille monoparentale* est formée d'un adulte avec un ou des enfants de moins de 25 ans. Le plus souvent, le parent est la mère.
- La *famille recomposée* regroupe l'un des parents, son nouveau conjoint et les enfants nés d'une première union. L'augmentation du nombre de séparations est à l'origine de ce type de famille.

B Les fonctions familiales

La famille assure diverses fonctions, dont voici 5 essentielles :

- la fonction de *reproduction* : c'est une des fonctions essentielles de la famille. Elle permet d'assurer sa descendance ;
- la fonction de *socialisation* : la famille reste le lieu privilégié de la diffusion du langage et de la culture. Elle va préparer l'enfant à s'intégrer à la société, même si aujourd'hui crèches et écoles prennent souvent le relais des parents ;
- la fonction de *protection* (loger, nourrir les enfants) : notons que la famille est aidée par des systèmes d'assurance et d'assistance (Sécurité sociale, aide sociale) ;
- le soutien *psychologique* : la famille reste un lieu de solidarité privilégié ;
- la fonction de *transmission* du patrimoine familial : c'est au sein de la famille que se transmettent les biens familiaux (maison, meubles) qui constituent le patrimoine familial.

C Les prestations familiales (Loi sur la famille)

La politique familiale touche directement ou indirectement tous les secteurs de la vie sociale et économique (natalité, modes de garde, logement, équipement, construction, éducation, loisirs, impôts…), ce qui explique l'existence de nombreuses prestations (elles seront détaillées page 59).

D Le mariage

Le mariage est un acte juridique passé devant un officier d'État civil (le maire). Il requiert le consentement d'un homme et d'une femme. Il oblige les époux à la cohabitation, la fidélité, l'assistance et le secours. La coutume veut que la femme utilise le nom de son mari mais elle peut y adjoindre son nom (depuis la loi du 4 mars 2000).

E Le divorce[40]

Le mariage étant un acte juridique, seul un autre acte juridique peut y mettre fin. Il existe 4 formes de divorces.

a. Le divorce par consentement mutuel (requête conjointe)

La demande est formée par une requête unique des deux époux, sans énonciation des motifs à l'origine de la demande. Dès le départ, le dossier doit contenir la « convention » qui règle les conséquences du divorce (liquidation des biens, garde des enfants…), signée des demandeurs.

b. Le divorce sur acceptation du principe de la rupture (dit « divorce accepté »)

La requête est présentée par l'un ou l'autre des époux ou conjointement sans énonciation des motifs de la demande. Les époux sont convoqués avec leurs avocats à l'audience du tribunal pour une tentative de conciliation (pour « acceptation du principe de la rupture »). Lors de cette audience, les conséquences du divorce sont évoquées et doivent être acceptées par les deux parties. L'acceptation est irrévocable.

c. Le divorce pour altération définitive du lien conjugal

La requête est présentée par l'un ou l'autre des époux, sans énonciation des motifs de la demande. Ici les parties n'ont pas accepté le principe de la rupture. Il y a donc jugement. Si le juge constate la séparation des époux depuis plus de deux ans, il prononce le divorce[41].

d. Le divorce pour faute

La requête est présentée par l'un des époux. Dans un premier temps, il y a une audience de « tentative de conciliation ». Dans un second temps, les parties n'ayant pas accepté le principe de la rupture, il y a une assignation en divorce pour « faute » et le jugement est prononcé.

F La filiation

a. Établissement de la filiation[42]

La filiation est un lien de parenté établi par un acte d'État civil. Depuis le 1er juillet 2006, il n'y a plus de distinction entre les filiations *légitime* (enfant né de parents mariés) et *naturelle* (enfant né de parents non mariés).

La filiation est désormais établie de la manière suivante :

- la mère n'a pas à procéder à la reconnaissance de son enfant, même si elle n'est pas mariée ; la filiation maternelle est simplement établie par la désignation de la mère dans l'acte de naissance de l'enfant ;
- la présomption de paternité du mari établit automatiquement la filiation ;
- les pères non mariés doivent toujours procéder à une démarche de reconnaissance pour que la filiation soit établie.

b. La filiation inconnue ou non établie

C'est la filiation d'un enfant naturel non reconnu. En l'absence de filiation maternelle ou paternelle établie, la femme du père ou le mari de la mère (selon le cas) peut conférer, par substitution, son propre nom de famille à l'enfant par une déclaration conjointe. Il peut également être conféré à l'enfant les noms accolés des deux époux.

c. La filiation adoptive

Il s'agit de la filiation d'un enfant *adopté par des parents adoptifs*. Elle est établie par une décision de justice. Cette adoption peut être plénière, ou simple :

- dans le cas de *l'adoption plénière*, l'enfant prend le nom de l'adoptant (si l'adoptant est marié, le tribunal peut autoriser que le nom de famille du conjoint soit donné à l'enfant). En cas

40. Loi du 12 mai 2004.
41. Sinon, il faut trouver un motif (une faute). *Cf.* 4e cas : divorce pour faute.
42. Loi du 1er juillet 2006.

d'adoption par deux époux, le nom de famille conféré à l'enfant est choisi par eux : soit le nom du père, soit le nom de la mère, soit leurs deux noms accolés ;
- dans le cas *d'une adoption simple*, l'enfant ajoute le nom de l'adoptant (père ou mère) à son nom d'origine. Il peut aussi porter le seul nom de ses parents adoptifs.

MÉMO

LE LIVRET DE FAMILLE

Un nouveau livret de famille vient concrétiser la réforme de la filiation. Depuis le 1er juillet 2006, en effet, un modèle unique de livret de famille s'est substitué aux différents modèles existants. Ainsi, lorsque les parents se marient après la naissance d'un ou plusieurs enfants, un extrait de l'acte de mariage est porté sur leur livret sans qu'il soit nécessaire de leur en délivrer un nouveau.

MÉMO

G L'autorité parentale

« L'autorité parentale est un ensemble de droits et de devoirs ayant pour finalité l'intérêt de l'enfant, jusqu'à sa majorité ou son émancipation ». L'autorité parentale entraîne des droits et des devoirs, aussi bien pour les parents que pour l'enfant.

a. Droits et devoirs des parents

Les parents doivent :
- protéger l'enfant dans sa sécurité, sa santé, sa moralité ;
- assurer son éducation et favoriser son développement dans le respect de sa personne.

b. Droits et devoirs de l'enfant

- L'enfant doit rester sous l'autorité parentale jusqu'à *sa majorité ou son émancipation*, et, de ce fait, ne peut quitter le domicile familial.
- L'enfant a le droit d'entretenir des *relations personnelles avec ses ascendants* (grands-parents, oncles, tantes...) et même des tiers : parents ou amis (ex. : parrain, marraine...).
- L'enfant doit être *associé aux décisions* qui le concernent, selon son âge et son degré de maturité.

c. Exercice de l'autorité parentale[43]

L'exercice de l'autorité parentale peut prendre des formes différentes selon la filiation.
- Lorsque la filiation est légalement établie ou que les père et mère ont reconnu leur enfant dans l'année de sa naissance, les père et mère exercent en commun l'autorité parentale et assurent ensemble les droits et les devoirs qui s'y rattachent.
- Lorsque la filiation n'est établie qu'à l'égard de *l'un* des parents, celui-ci exerce seul l'autorité parentale.
- Lorsque la filiation est établie à l'égard de l'un des deux parents plus d'un an après la naissance de l'enfant (dont la filiation est déjà établie à l'égard de l'autre parent), celui-ci reste *seul* investi de l'autorité parentale. Toutefois l'autorité parentale pourra être *exercée en commun* s'ils en font la demande (déclaration conjointe devant le TGI).

d. Exercice de l'autorité parentale dans le cas de la filiation adoptive

- L'autorité parentale peut être détenue conjointement ou unilatéralement (selon le cas).
- Les parents adoptifs ont les mêmes droits et les mêmes devoirs envers l'enfant adopté qu'envers l'enfant dont la filiation est légalement établie (enfant légitime) et les enfants adoptés ont les mêmes droits et les mêmes devoirs que les autres enfants envers leurs parents adoptifs.
- En cas d'adoption simple, l'autorité parentale est exercée par la famille adoptive, mais l'enfant garde des liens avec sa famille biologique (devenu adulte, il a notamment une obligation alimentaire vis-à-vis de sa famille biologique).

43. Loi du 1/7/2006.

e. Exercice de l'autorité parentale pour les parents séparés

- La séparation des parents n'a pas d'incidence sur les règles d'exercice de l'autorité parentale ; elle laisse subsister les droits et les devoirs des parents à l'égard de l'enfant.
- L'autorité parentale peut être exercée soit *conjointement* (par les deux parents) soit *unilatéralement* (par l'un des deux).
- Si l'exercice de l'autorité parentale est confié à l'un des deux parents, le juge décide de la résidence principale de l'enfant mineur[44].

f. Délégation de l'exercice de l'autorité parentale

- La délégation, totale ou partielle, de l'autorité parentale, résulte toujours d'un jugement rendu par le juge aux affaires familiales.
- Les père et mère (ensemble ou séparément) peuvent déléguer l'exercice de l'autorité parentale à un tiers (proche digne de confiance), à un établissement agréé, ou à l'aide sociale à l'enfance, lorsque les circonstances l'exigent.
- Le tiers, l'établissement agréé ou l'aide sociale à l'enfance peuvent également se faire déléguer l'exercice de l'autorité parentale, en cas de désintérêt manifeste des parents à l'égard de l'enfant ou en cas d'impossibilité pour eux d'exercer correctement l'autorité parentale.

g. Privation de l'exercice de l'autorité parentale

- Est privé de l'exercice de l'autorité parentale, le père ou la mère qui est hors d'état de manifester sa volonté, en raison de son incapacité, de son absence ou de toute autre cause sérieuse.
- Si l'un des père et mère se trouve privé de l'exercice de l'autorité parentale, ou si l'un des deux décède, l'autre exerce seul cette autorité.
- Le juge aux affaires familiales peut, à titre exceptionnel, et si l'intérêt de l'enfant l'exige (notamment en cas de privation d'exercice d'autorité parentale) décider de confier l'enfant à un tiers (choisi de préférence dans sa parenté).

5 | Les prestations familiales

Les prestations familiales consistent en versements « d'allocations » attribuées aux familles dans le but de contribuer à l'entretien des enfants dont elles ont la charge.
C'est la caisse d'allocations familiales du lieu de résidence de la famille qui verse les allocations.

A Les bénéficiaires

Peut bénéficier des prestations familiales, toute personne résidant en France[45] et ayant la charge effective et permanente d'un ou plusieurs enfants (sans obligation de lien familial).
Lorsque les prestations familiales ne sont pas utilisées dans l'intérêt des enfants (par exemple lorsqu'on constate des conditions d'hygiène ou de logement défectueuses), le juge des enfants désigne un « tuteur aux prestations familiales » qui percevra les prestations à la place des parents.

B Le classement des prestations

Il existe en France de nombreuses prestations familiales ayant chacune des visées très spécifiques. Elles peuvent être classées en 3 catégories :
- *les prestations générales d'entretien*, ex. : les allocations familiales (AF), le complément familial (CF), l'allocation de soutien familial (ASF) ;
- *les prestations liées à la naissance et la garde du jeune enfant*, ex. : la PAJE (prestation accueil du jeune enfant) ;
- *les prestations à affectation spéciale* ; ex. : l'allocation d'éducation pour l'enfant handicapé, les aides au logement, l'allocation de rentrée scolaire.

44. Le juge auditionne l'enfant au sujet du choix de la résidence (il tient compte de l'âge de l'enfant et de sa maturité). Il peut ordonner une résidence en alternance avant de statuer définitivement (art. 373-2-9).
45. Les étrangers possédant un titre de séjour en bénéficient également.

Pour bénéficier des prestations familiales, les bénéficiaires doivent remplir certaines conditions et effectuer diverses formalités auprès de la CAF afin d'obtenir le versement de celles-ci (*cf.* Tableau 1.27).

Tableau 1.27 Les différentes prestations familiales[a].

Rôle des prestations	Conditions d'attribution
Allocations familiales (Af) : allocations visant à diminuer les dépenses d'entretien de l'enfant	– Avoir au moins 2 enfants à charge (c'est-à-dire : tous les enfants jusqu'à 20 ans) – Sans conditions de ressources
Complément familial (Cf) : aide financière aux familles à revenus modestes	– Ménages ou personnes seules ayant au moins trois enfants à charge, tous âgés de plus de 3 ans et de moins de 21 ans – Ressources modestes
Allocation de soutien familial (Asf) : aide financière aux parents seuls	– Être seul pour élever un enfant de moins de 20 ans – Ressources modestes
Allocation d'éducation à l'enfant handicapé (Aeeh) : compensation des frais qu'entraîne un enfant handicapé	– Avoir un enfant handicapé < 20 ans sans possibilité d'internat – Pas de conditions de ressources
Allocation de rentrée scolaire (Ars) : pour alléger les frais de « rentrée scolaire » de l'enfant	– Avoir un enfant d'âge scolaire – Avoir des ressources modestes
Les aides au logement (Apl, Alf, Als) : pour alléger les frais de location (ou d'emprunt)	– Avoir des ressources modestes
Prestation accueil du jeune enfant (Paje) : – pour la naissance de l'enfant – pour alléger les frais de garde de l'enfant – pour faciliter une cessation d'activité pour le parent qui souhaite garder son enfant	1) *La prime de naissance*[b] – avoir un 1er enfant 2) *L'allocation de base*[c] – avoir un 1er enfant 3) *Le complément libre choix d'activité* – avoir un 1er enfant – avoir cessé ou réduit son activité professionnelle 4) *Le complément libre choix mode de garde*[d] – faire garder son enfant < 6 ans par une AMA[e]

a. Caisse nationale des allocations familiales, 32 avenue de la Sibelle, 75014 Paris. Tel : 01.45.65.52.52.
b. Prime versée (sous conditions de ressources) vers le 7e mois de grossesse.
c. Versements mensuels (sous conditions de ressources) de la naissance de l'enfant jusqu'à 3 ans.
d. Justifier d'une activité professionnelle.
e. AMA : assistance maternelle agréée.

6 | L'action sociale en faveur des familles

A La planification familiale

La planification familiale est l'ensemble des mesures qui permettent aux couples de choisir librement d'avoir ou de ne pas avoir d'enfant. Elle englobe la contraception, la lutte contre la stérilité et l'IVG.

a. Les méthodes de contraception

La contraception est l'ensemble des méthodes permettant une infécondité volontaire, temporaire et réversible (*cf.* Fig. 1.16). Elle permet au couple d'avoir des relations sexuelles sans la hantise d'une grossesse non désirée.

Fig. 1.16 La contraception (exemple de moyens contraceptifs).

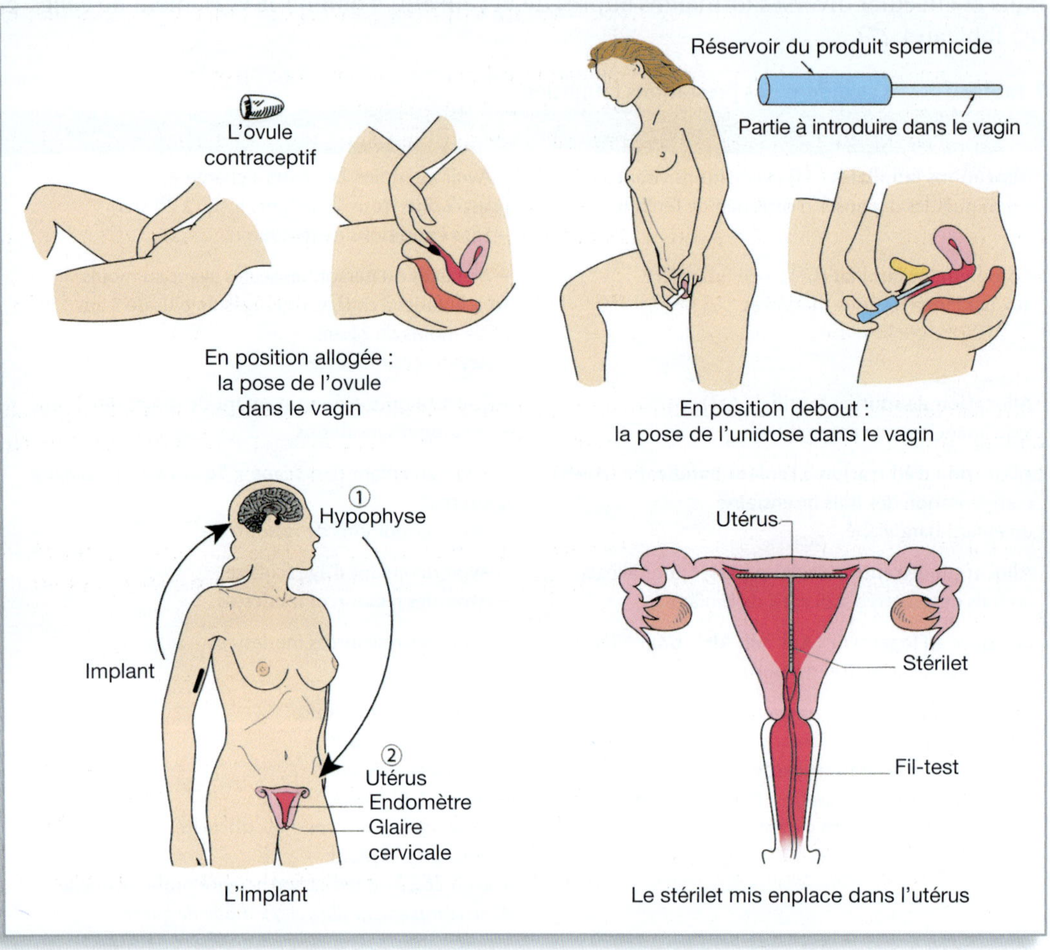

La contraception naturelle

Basée sur l'abstinence de rapports sexuels pendant la période de fécondité (du 9e au 15e jour du cycle), elle s'appuie sur différentes méthodes (en particulier celle des températures). Elles sont peu fiables car la durée du cycle et la date de l'ovulation peuvent être très variables.

La contraception mécanique

On peut citer trois grandes formes de contraception mécanique.

- *Le préservatif masculin*, associé à un spermicide : c'est la seule méthode qui a prouvé son efficacité contre les infections sexuellement transmissibles.
- *La cape cervicale et le diaphragme* sont des membranes qui, placées au fond du vagin, empêchent le sperme de pénétrer dans le col de l'utérus.
- *Le stérilet* (dispositif intra-utérin ou DIU) est un petit objet en forme de T, placé par le médecin au fond de l'utérus. Il s'oppose à l'implantation de l'embryon.

La contraception chimique vaginale

Il y a deux formes de contraception chimique vaginale.

- *L'anneau vaginal* : placé au fond du vagin, il diffuse une association d'œstrogènes et de progestérone à faible dose.
- *Les spermicides* : produits introduits au fond du vagin et appliqués sur le col de l'utérus, ils sont destinés à inactiver les spermatozoïdes.

La contraception hormonale

- *Principe d'action* : elle utilise des hormones de synthèse (œstrogènes et/ou progestatifs) et agit à plusieurs niveaux :
  - sur l'hypophyse : elle empêche la sécrétion d'hormones hypophysaires ;
  - sur la muqueuse utérine : elle empêche la fixation de l'œuf ;
  - sur le col utérin : elle limite le passage des spermatozoïdes.
- *Formes commerciales*. Citons pour exemples :
  - la pilule contraceptive : sa forme et son dosage varient ;
  - l'implant contraceptif : inséré sous la peau, il libère le principe actif progestatif pendant une longue durée ;
  - le patch : collé sur la peau (bras, ventre, fesse), il délivre une association d'œstrogènes et de progestérone.

La contraception progestative d'urgence

Non considérée comme une méthode contraceptive régulière, elle permet, en cas d'urgence, d'éviter une grossesse. Citons deux formes (délivrées sur prescription médicale) : la pilule du lendemain et le *RU 486* (cette pilule provoque un avortement spontané).

La stérilisation à visée contraceptive

Elle consiste à ligaturer les trompes (chez la femme) ou à sectionner les canaux déférents (chez l'homme). C'est une méthode irréversible qui ne peut être pratiquée que sur des personnes majeures, après mûre réflexion (délai de 4 mois).

Rôle de l'AP

L'AP doit comprendre l'approche psychologique de la contraception chez la femme. La pratique d'une contraception moderne et efficace est encore loin d'être généralisée. Ce phénomène s'explique en partie par l'existence de nombreuses résistances conscientes et inconscientes. Certaines résistances sont liées aux caractéristiques de la méthode.
Exemple : *pour la pilule*, la raison principale est la contrainte de la prise quotidienne d'un médicament.

b. La lutte contre la stérilité

L'infertilité est l'absence de fécondation après deux années de rapports réguliers, sans utilisation de moyens contraceptifs. La stérilité est l'incapacité *définitive* à concevoir. Elle concerne 3 à 4 % des couples, et constitue un véritable drame psychologique.
La lutte contre la stérilité implique la connaissance des causes de stérilité et la possibilité d'instaurer un traitement.

c. L'interruption volontaire de grossesse (IVG)

En France, l'interruption volontaire de grossesse (IVG) est légalement possible depuis 1975 (loi Veil modifiée en juillet 2000 par la loi Aubry). Elle ne peut toutefois être pratiquée que sous certaines conditions et selon une certaine procédure.

Conditions à remplir

L'IVG doit être pratiquée par un médecin, avant la fin de la 12e semaine de gestation (ou 14 semaines d'aménorrhée).

Procédure à suivre

Différentes formalités doivent obligatoirement être effectuées. Elles répondent à des préoccupations médicales, psychologiques, administratives (*cf.* Tableau 1.28).

Les deux types d'IVG

- L'IVG médicamenteuse : valable pour les grossesses très jeunes (jusqu'au 42e jour d'aménorrhée pour être efficace).
- L'IVG chirurgicale : par aspiration sous anesthésie générale ou locale.

Tableau 1.28 Procédure pour une IVG.

La demande d'IVG par la femme enceinte se fait au cours d'une visite médicale	
1. La visite médicale comprend : – l'information de la femme – la remise du « dossier guide » – la remise d'une « attestation médicale »	Lors de cette visite, le médecin sollicité pour pratiquer l'IVG doit : a. informer la femme enceinte des risques encourus ; b. lui indiquer s'il accepte ou non de pratiquer cette intervention (s'il refuse, il doit adresser la femme à un confrère) ; c. lui remettre un « dossier-guide » comportant : – l'énumération des aides dont elle peut bénéficier, – la liste des centres de planification familiale et des centres où sont pratiquées les IVG ; d. établir « une attestation médicale » précisant qu'il a informé la femme enceinte des risques encourus et qu'il a remis le « dossier-guide ».
2. L'entretien pour réflexion (facultatif)	À la suite de la visite médicale, la femme qui le souhaite peut poursuivre sa démarche et consulter un centre de conseil ou d'éducation familiale ou un service social en vue d'un entretien.

MÉMO

L'IVG POUR LES MINEURS

Depuis juillet 2004, une jeune femme mineure peut bénéficier d'une IVG sans le consentement parental si elle est accompagnée d'une personne majeure de son choix (procédure anonyme et gratuite).

MÉMO

B La Sécurité sociale

La loi rend *obligatoire* l'affiliation à la Sécurité sociale de tout travailleur résidant sur le territoire. Seul le régime général sera étudié ici.

De nombreux évènements menacent la sécurité économique des personnes, entraînant une diminution des revenus et/ou une augmentation des dépenses. Ce sont des risques sociaux (accident, maladie, vieillesse, décès).

En France, la protection sociale relève de deux mécanismes.

- *Le système de Sécurité sociale* : il repose sur le paiement de cotisations proportionnelles au revenu et partagées entre les salariés et les employeurs. Ce système est obligatoire.
- *Le système de solidarité* : il repose sur le principe de la réciprocité. Chacun finance selon ses moyens et bénéficie de l'aide selon ses besoins. La solidarité est représentée par :
  - *la couverture maladie universelle* (CMU) ;
  - *l'aide sociale* gérée par le service public et financée par l'impôt ;
  - *la mutualité* organisée à partir d'adhésions individuelles et volontaires.

a. L'organisation administrative

Le régime général de la Sécurité sociale se compose de trois branches.

- *La branche maladie* qui comprend :
  - l'assurance maladie, maternité, invalidité, décès ;
  - l'assurance accidents du travail et maladies professionnelles.
- *La branche vieillesse* qui comprend :
  - l'assurance vieillesse ;
  - l'assurance veuvage.
- *La branche famille* qui comprend :
  - les allocations familiales ;
  - les prestations familiales.

b. Les formalités d'adhésion

Pour bénéficier des prestations de Sécurité sociale, les individus doivent accomplir des formalités d'immatriculation et d'affiliation.

- *L'immatriculation de la Sécurité sociale* : dans les 48 h de l'embauche, tout employeur doit déclarer son salarié à la Sécurité sociale qui attribue à ce dernier un n° d'identification de 15 chiffres dit *n° d'immatriculation* qui lui donne la qualité d'assuré social (*cf.* Tableau 1.29).

- *L'affiliation de la Sécurité sociale* : la Sécurité sociale rattache l'assuré à la CPAM de son domicile : c'est l'affiliation. La CPAM lui envoie ensuite une carte d'assuré social justifiant de ses droits aux prestations.

Situation

Noémie G. est née le 1er décembre 2003 à Marseille (13). Son n° de Sécurité sociale sera : 2.03.12.13.055.277.72

Le numéro a 15 chiffres au total, dont 5 premiers correspondant à la personne, expliqués dans le tableau ci-dessous.

Tableau 1.29 Exemple d'immatriculation (pour Noémie).

1 ou 2	03	12	13	055	277	72
Sexe : 1 pour les hommes 2 pour les femmes	Année de naissance	Mois de naissance	Département de naissance	Commune de naissance	N° Insee	Chiffre clé

c. Les bénéficiaires de la Sécurité sociale

Sont dites bénéficiaires les personnes qui peuvent percevoir les prestations de Sécurité sociale. Il s'agit de :

- *l'assuré* s'il remplit certaines conditions ;
- *ses ayant droits*, c'est-à-dire les personnes à la charge de l'assuré, notamment :
  – le conjoint non salarié,
  – les enfants de moins de 16 ans ou entre 16 et 20 ans (étudiants ou handicapés).

d. La couverture maladie universelle (CMU)

La CMU, créée en janvier 2000, garantit la prise en charge des soins à certaines catégories de personnes. Elle est accordée aux :

- personnes résidant en France depuis plus de 3 mois, en situation régulière et dont les ressources sont inférieures aux plafonds prévus par la loi ;
- allocataires du RSA ;
- bénéficiaires de l'aide médicale gratuite.

La CMU prend en charge :

- la part non remboursée par la Sécurité sociale pour les consultations médicales, les examens médicaux, les soins dentaires, les médicaments, les hospitalisations ;
- le forfait journalier hospitalier ;
- tout ou partie (sous conditions de prix et de qualité) des prothèses dentaires et appareils pour enfants, des lunettes, des appareils auditifs.

Les bénéficiaires de la CMU n'ont pas à faire l'avance des frais liés aux soins, ils ont le « tiers payant ».

e. Les prestations de l'assurance maladie

L'assurance maladie verse les prestations concernant la maladie, la maternité, l'invalidité, le décès, les accidents et maladies professionnelles. Ces prestations sont de deux sortes : en nature et en espèces (*cf.* Tableau 1.30).

Tableau 1.30 Les prestations de l'assurance maladie.

Prestations en nature Assuré + ayant(s)-droit			Prestations en espèces Assuré			
Soins maladie	Soins maternité	Soins accidents du travail	Indemnités journalières	Pension invalidité	Capital décès	Rente accident du travail

Les prestations en nature

Elles représentent le remboursement total ou partiel des dépenses de soins. Elles sont dues à tous les bénéficiaires. Elles sont calculées à partir de trois éléments :

- la nature de l'acte ;
- le tarif de base de l'acte ;
- le taux de participation du bénéficiaire.

La part des soins restant à la charge du bénéficiaire est appelée *ticket modérateur*.
Les personnes victimes d'un accident du travail ou de maladie professionnelle ont la gratuité complète des soins.

Les prestations en espèces

Elles représentent un revenu de remplacement en cas d'arrêt de travail de l'assuré et sont versées sous la forme d'indemnités journalières à partir du 4e jour d'arrêt de travail.

C L'assurance maternité

L'assurance maternité est une *aide financière* qui permet de couvrir les dépenses occasionnées par la grossesse et la maternité. Elle comprend des prestations en nature et en espèces.
L'assurance maternité a un but *préventif*, car son versement est subordonné à la surveillance médicale de la future mère (examens prénatals et postnatal). Pour bénéficier de l'assurance maternité, il faut :

- être salariée (donc assurée sociale) ;
- être conjointe d'un salarié (donc ayant droit) ou la concubine déclarée ;
- subir les examens médicaux (prénatals et post-natal, *cf.* ci-après).

a. Les examens médicaux (prénatals et post-natal[46])

Pour bénéficier de l'assurance maternité, la femme enceinte doit subir les examens prénatals obligatoires et fournir à la Sécurité sociale les attestations contenues dans le carnet de maternité, aux dates établies. La législation en vigueur porte actuellement à 7 le nombre des examens prénatals. Ils sont tous remboursés à 100 % par la Sécurité sociale et peuvent se pratiquer dans un centre de PMI ou toute autre structure de soins (clinique privée, médecin libéral...) (*cf.* Tableau 1.31).

- *Le 1er examen médical* doit être subi avant la fin du 3e mois de grossesse, c'est-à-dire avant la 14e semaine d'aménorrhée (absence de règles). Le médecin établit la « déclaration de grossesse » sur le 1er feuillet du carnet de maternité.
- *Du 4e au 9e mois*, la femme enceinte doit passer, chaque mois, un examen médical.
- *L'examen post-natal* est effectué par un médecin, obligatoirement au cours des 8 semaines qui suivent l'accouchement.

Tableau 1.31 Calendrier récapitulatif des examens médicaux de la mère.

Examens	Formalités	Versements
1. Examens prénatals **1er examen prénatal** au cours des 14 premières semaines de grossesse	Envoyer à la Sécurité sociale le 1er feuillet du carnet de maternité (déclaration de grossesse)	Remboursement à 100 % des examens médicaux
6 autres examens prénatals : du 4e au 9e mois, 1 examen par mois	– Les autres feuillets du carnet de maternité (avec les étiquettes nominatives) – L'arrêt de travail (congé de maternité)	Versement des indemnités journalières[a]
2. Examen post-natal Au cours des 8 semaines suivant l'accouchement	Le feuillet du carnet de maternité (avec les étiquettes nominatives)	Versement des indemnités journalières[a]

a. Les indemnités journalières remplacent le salaire de la femme durant son congé maternité.

46. Examens prénatals ou examens prénataux : les deux termes sont utilisés dans les textes officiels.

b. Les prestations obtenues

Grâce à l'assurance maternité, les femmes perçoivent différentes prestations (*cf.* Tableau 1.32) :

- *les prestations en nature* aident les futures mères à couvrir les frais de la grossesse et de l'accouchement;
- *les prestations en espèces* compensent l'absence de salaire et ne sont dues qu'à la femme qui occupe un emploi, sous certaines conditions. Elle doit justifier de 200 h de travail dans les 3 mois précédant le début présumé de la grossesse.

Tableau 1.32 Les prestations de l'assurance maternité et les conditions d'attribution (récapitulatif).

Différentes prestations	Prestations en nature (couverture des frais)	Prestations en espèces (indemnités de salaire)
Conditions d'attribution	La femme (assurée ou ayant droit) doit : – se soumettre aux examens pré et postnatals obligatoires – faire passer les examens médicaux obligatoires à son enfant	La femme (salariée) doit : – justifier de 200 h de travail dans les 3 mois précédant le début présumé de la grossesse – être immatriculée depuis au moins 10 mois à la date prévue de l'accouchement
Prestations obtenues	Remboursement à 100 % par la Sécurité sociale, des frais engagés par l'assuré 1. *Pendant la grossesse*, dès la 24e semaine, frais des : – examens prénatals – pharmaceutiques – séances de préparation à l'accouchement – échographies, monitoring, amnioscopie… 2. À *l'accouchement*, frais de : – transport en ambulance – l'accouchement – l'hospitalisation 3. *Après l'accouchement*, frais de : – l'examen postnatal – examens médicaux pour l'enfant – séances de kinésithérapeute post-partum	Versement d'une indemnité journalière destinée à remplacer le salaire pendant le congé de maternité. 1. *Durée du versement* : – 1er ou 2e enfant : • 6 semaines avant l'accouchement • 10 semaines après l'accouchement • 12 semaines : si jumeaux – 3e enfant et plus : • 8 semaines avant • 18 semaines après (si jumeaux + 2 semaines) 2. *Montant du versement* – 84 % du salaire (environ)
	Carnet de maternité	
Formalités (Sécurité sociale)	*Avant la 14e semaine*, envoyer à la Sécurité sociale l'attestation médicale du 1er examen prénatal (déclaration de grossesse : 1er feuillet du carnet de maternité)	Envoyer l'attestation médicale du congé de maternité : – à l'employeur – à la Sécurité sociale

c. Le congé de paternité

Depuis la loi de 2002, un père salarié peut bénéficier en plus des 3 jours de congé pour la naissance ou l'adoption de son enfant, de 11 jours consécutifs (ou 18 jours en cas de naissances ou d'adoptions multiples).
Ce congé de paternité doit être pris dans les 4 mois suivant la naissance. Il est rémunéré par l'assurance maternité.

D L'aide aux parents en difficulté

a. Le centre maternel

L'aide aux parents en difficulté représente une tâche importante de l'aide sociale à l'enfance. Le centre maternel s'efforce de répondre aux différents besoins des femmes enceintes isolées ou des femmes assurant seules la charge d'un jeune enfant. De ce fait, il concourt à la protection de la maternité et de l'enfance (*cf.* Tableau 1.33).

Le centre maternel est un établissement public (dépendant de l'ASE) ou privé (souvent associatif). Une aile, ou un étage, accueille la femme enceinte et la prépare à l'accouchement ; un autre étage (et une partie du bâtiment) accueille la mère et l'enfant jusqu'aux 3 ans de celui-ci (cette limite d'âge n'a rien de systématique).

Tableau 1.33 Le centre maternel.

Définition	Personnel
Le centre maternel accueille les femmes enceintes vers le 4e mois de grossesse. Elles peuvent y séjourner jusqu'aux 3 ans révolus de l'enfant	– Le centre maternel comprend en son sein une équipe de professionnels : • du personnel à plein temps : puéricultrice, éducateurs, infirmières, auxiliaires de puériculture... • du personnel vacataire : médecins, psychologues, assistantes sociales... • du personnel de service : cuisiniers, femmes de services – Un règlement intérieur précise les règles inhérentes à l'établissement (entrées, sorties, visites...)
Rôle	
– Le centre maternel offre aux femmes en difficulté : • une aide matérielle nécessaire à leur survie et à celle de leur enfant • une aide psychologique et éducative – Objectif : prévenir l'abandon de l'enfant	
Organisation	**Financement**
– Le centre maternel offre aux femmes des chambres individuelles – Le centre maternel offre, pour les enfants, une crèche au sein de l'établissement (celle-ci permet aux mamans de travailler durant la journée et de récupérer l'enfant le soir)	Une participation financière est demandée aux femmes. Celle-ci provient le plus souvent du fruit de leur travail ou des allocations qu'elles reçoivent **NB** : certains centres maternels s'adressent plus particulièrement aux mineures.

b. L'allocation de soutien familial (ASF)

C'est une allocation versée par la CAF mensuellement aux personnes qui élèvent seules un enfant de moins de 20 ans.
Elle permet d'alléger les frais liés à l'entretien de l'enfant. Elle est soumise à condition de ressources.

c. L'aide familiale parentale au titre de la PMI

Elle permet l'intervention d'une auxiliaire de vie sociale (AVS) ou d'une assistante de vie aux familles (AVF) auprès de toute femme enceinte, dont l'état de santé le nécessite (aide dans les tâches au quotidien, lorsque certains critères font peser un risque sur la poursuite de la grossesse).

7 | Les modes d'accueil de l'enfant

Nous observons ici l'accueil non-permanent de l'enfant.

A Les missions des établissements

Ces établissements ont pour mission[47] :

- de veiller à la sécurité et au bien-être des enfants qui leur sont confiés, ainsi qu'à leur développement ;
- de concourir à l'intégration sociale de certains enfants ayant un handicap ou atteints d'une maladie chronique ;
- d'apporter une aide aux parents afin que ceux-ci puissent concilier leur vie professionnelle et leur vie familiale.

B Les types d'établissements et de services

Il existe deux grands types d'établissements d'accueil de l'enfant.

47. Article 180-1, décret du 1er août 2000.

- Les établissements assurant *l'accueil collectif* non permanent d'enfants ;
- les services assurant *l'accueil familial* non permanent d'enfants au domicile d'assistantes maternelles.

Cet accueil peut être régulier, le cas échéant à temps partiel ou occasionnel. Les services d'accueil collectif gérés par les parents sont appelés « établissements à gestion parentale » (ex. : crèches parentales).

L'autorisation d'ouverture doit être sollicitée auprès du président du Conseil général du département dans lequel est implanté l'établissement[48].

C L'organisation, les capacités d'accueil[49]

Tableau 1.34 Établissements et services d'accueil non-permanent des enfants de moins de 6 ans (décret du 1er août 2000).

	Caractéristiques	Encadrement et effectifs	Responsabilités
1. Établissement d'accueil collectif			
Crèche collective[a]	*Accueil régulier* d'enfants de moins de 6 ans durant le travail de leurs parents : • 60 places maximum • fermeture annuelle, d'un mois (variable)	– *Encadrement* : • des auxiliaires de puériculture • des éducateurs (> 40 enfants) – *Effectif* : une personne pour : • 5 enfants qui ne marchent pas • 8 enfants qui marchent[b]	– Un médecin – Ou une puéricultrice ou un éducateur de jeunes enfants[c] – Avec le concours (selon les capacités d'accueil) d'un(e) adjoint(e)
Crèche parentale[a]	*Accueil régulier*, à la journée, d'enfants de moins de 3 ans : • établissement à gestion parentale • 20 places maximum	– *Encadrement* : assuré par les parents sous le contrôle de : • un auxiliaire de puériculture • un éducateur de jeunes enfants – *Effectif* : idem	– Une puéricultrice – Ou un éducateur de jeunes enfants[c]
Halte garderie[a]	*Accueil ponctuel* pendant la journée d'enfants âgés de moins de 6 ans	– *Encadrement* assuré par : • des auxiliaires de puériculture • un éducateur de jeunes enfants – *Effectif* : idem	– Une puéricultrice – Ou un éducateur de jeunes enfants – Ou une infirmière
2. Services d'accueil familial			
Crèche familiale	*Accueil régulier*, à la journée, d'1 à 4 enfants de moins de 3 ans chez des « assistantes maternelles » agréées[d]	*Encadrement* assuré par l'assistante maternelle (sous la responsabilité de la puéricultrice, d'un médecin et de l'équipe pluridisciplinaire)	– Une puéricultrice (directrice de la crèche familiale) – Un médecin de PMI – Une équipe pluridisciplinaire[e]
Assistante maternelle (agréée)	– *Accueil régulier*, à la journée et à domicile, d'1 à 4 enfants de moins de 6 ans L'assistante maternelle est employée par les parents	*Encadrement* assuré par l'assistante maternelle (sous la surveillance d'une puéricultrice, d'un médecin et de l'équipe pluridisciplinaire)	– Une puéricultrice (attachée à la PMI) – Un médecin de PMI – Une équipe pluridisciplinaire[d]

a. Nous reprenons les anciennes appellations (crèche, halte-garderie) afin de faciliter la compréhension du texte et parce qu'elles sont toujours utilisées par le grand public.
b. Les effectifs sont les mêmes pour tous les établissements d'accueil collectif d'enfants de moins de 3 ans (art. R. 180-21). Toutefois, pour les crèches parentales, il est tenu compte de la participation des parents pour l'application du ratio défini à l'article précédent.
c. Un éducateur de jeunes enfants peut également diriger un établissement d'accueil collectif si le nombre d'enfants de l'établissement est inférieur ou égal à 40. La puéricultrice ou l'éducateur doivent justifier de 5 années d'expérience professionnelle auprès d'enfants de moins de 3 ans.
d. 4 enfants depuis la loi du 08/12/2008.
e. L'équipe pluridisciplinaire comprend des professionnels qualifiés dans les domaines psychologique, social, sanitaire, éducatif et culturel (décret du 1er août 2000).

48. Article 180-2, décret du 1er août 2000.
49. Article 180-7, décret du 1er août 2000.

MÉMO

AUTRES MODES D'ACCUEIL

- **Dans les *établissements d'accueil collectif*, il faut mentionner la « *multi-structure* », qui fait à la fois fonction de crèche et de halte-garderie et qui a le même encadrement que la crèche. Elle pallie le temps partiel des parents.**
- **Dans les *services d'accueil familial*, il ne faut pas oublier le rôle de plus en plus important des *assistants familiaux*. Elles peuvent être employées par l'ASE ou par une association en contrat avec le département.**

MÉMO

D L'agrément et le statut de l'assistante maternelle agréée

a. Les conditions d'agrément de l'assistante maternelle

- L'agrément est donné par la PMI. Pour l'obtenir, l'assistante maternelle doit :
  - faire une demande à la circonscription sociale ;
  - remplir un « dossier administratif » ;
  - passer une visite médicale (ainsi que les membres de sa famille) ;
  - avoir un logement salubre ;
  - avoir des qualités morales et intellectuelles.
- L'agrément des assistantes maternelles est renouvelé tous les 5 ans. Il peut être modifié avant ce délai, à la demande de l'intéressé ou si les conditions d'accueil ne présentent plus les mêmes garanties.
- L'agrément est fixé de 1 à 4 enfants (de moins de 6 ans) simultanément (depuis la loi du 08/12/2008).

b. Le statut de l'assistante maternelle

Les assistantes maternelles ont un « statut professionnel » reconnu :
- le salaire est calculé selon le SMIC (par jour et par enfant à charge ; il est annualisé depuis le 01/01/2005) ;
- à ce salaire, s'ajoutent des indemnités d'entretien et de congés payés ;
- si l'assistante est indépendante, elle est payée par les parents ;
- si elle dépend de la crèche familiale, elle est payée par la crèche, sinon par la famille utilisatrice ;
- un contrat de travail est établi entre l'employée et l'employeur.

c. La formation

Une formation minimale est obligatoire. Elle est fixée à 120 h (60 h avant le 1er acceuil + 60 h dans les deux premières années suivant l'agrément). Pour les AF, assistantes familiales (ASE), cette formation est fixée à 240 h (dont 60 h avant le 1er accueil). Le département assure le financement de cette formation.

E Le personnel des établissements d'accueil[50]

a. La direction des établissements

La direction d'un établissement ou d'un service d'accueil pour jeunes enfants peut être confiée à une personne titulaire du diplôme :
- de *puéricultrice*, justifiant de 5 ans d'expérience professionnelle auprès d'enfants de moins de 3 ans ;
- d'éducateur de jeunes enfants justifiant de 5 ans d'expérience professionnelle si l'établissement a une capacité d'accueil inférieure à 40 places.

50. Article 180-15 à 22, décret du 1er août 2000.

b. Le personnel d'encadrement

Les personnels chargés de l'encadrement des enfants doivent être titulaires du diplôme d'État d'éducateur de jeunes enfants ou du diplôme professionnel d'auxiliaire de puériculture, ou d'une autre qualification prévue par l'article 3[51].

Dans les établissements d'accueil collectif, la proportion des professionnels diplômés doit être au moins égale à la moitié de l'effectif du personnel.

Les effectifs des personnels présents dans les établissements d'accueil collectif pour jeunes enfants sont réglementés.

MÉMO

L'EFFECTIF DU PERSONNEL

L'effectif du personnel est d'un professionnel :
- **pour cinq enfants qui ne marchent pas ;**
- **pour huit enfants qui marchent.**

MÉMO

51. CAP petite enfance, CAP travailleur familial, BEP carrières sanitaires et sociales, Brevet d'État d'animateur (petite enfance), DEAVS (Diplôme d'état d'auxiliaire de vie sociale)...

4 Les principes éducatifs, la psychopédagogie, les activités et jeux

1 | Les principes éducatifs

Les principes éducatifs donnés par l'adulte (professionnel ou non) ont pour but d'aider l'enfant à grandir harmonieusement sur les chemins de l'autonomie et de l'indépendance.

A L'accès à l'autonomie

L'autonomie est la capacité à agir par soi-même. L'accès à l'autonomie se fait en 3 phases chez l'enfant : l'attachement, la séparation et la maîtrise.

a. L'attachement (chez le nourrisson)

L'autonomie de l'enfant a pour origine l'attachement et la construction du lien affectif. L'attachement est la base du lien affectif. Il n'est pas instantané. Sa construction commence avant l'arrivée de l'enfant. Elle est amplifiée par les échographies pendant la grossesse, puis, à l'arrivée de l'enfant, une adaptation réciproque parents-enfant va se mettre en place[52]. L'attachement se construit donc progressivement.

Rôle de l'adulte (parent ou professionnel)

Une relation affective entre parents et enfant est constituée par des paroles et des sourires. Quand les parents sont gratifiés par un sourire, ils doivent gratifier leur enfant qui les gratifie à son tour et ainsi de suite. Chaque jour, l'attachement s'enrichit.

b. La séparation (vers 14-15 mois)

- Vers 14 mois, dès que l'enfant marche, il peut commencer à accéder à l'autonomie en mettant de l'espace entre lui et ses parents. La séparation permettra à l'enfant de nouer des relations avec d'autres adultes.
- Vers l'âge de 3 ans, la séparation passe par l'acquisition du « *Je* », du « *Moi* » qui permet à l'enfant de dire « je suis », « je veux » et progressivement, il passe de l'hétéronomie (*on me donne des règles pour agir*) à l'autonomie (*je me donne mes règles pour agir*).

Rôle de l'adulte (parent ou professionnel)

Certains parents ou professionnels ont souvent une attitude trop protectrice vis-à-vis de l'enfant. Cette attitude empêche le développement de l'autonomie. L'enfant y répond par la provocation (la provocation crée une distance dont l'enfant a besoin pour « se détacher de sa mère » s'il est trop dépendant d'elle) et il cherche à *affirmer son moi* en refusant ce qu'on lui impose (ex. : « ne fais pas ça, viens ici ! » Il le fera quand même et cherchera à le faire par provocation).

52. Les psychologues parlent « d'accordage affectif ».

c. La maîtrise (vers 18 à 21 mois)

Vers 18 mois, lorsque l'enfant commence à maîtriser les activités motrices, il cherche à les perfectionner et il s'entraîne sans cesse (il monte et descend plusieurs fois du canapé, veut monter l'escalier seul…).

Rôle de l'adulte (parent ou professionnel)

L'adulte peut jouer le rôle de *frein* ou le rôle de *moteur* face à l'enfant qui fait des efforts pour atteindre la *maîtrise*. Il veillera à ne pas submerger l'enfant *d'interdits* massifs mais au contraire guidera ses pas, encouragera ses efforts et le félicitera dans ses réussites tout en assurant sa sécurité.

B L'accès à l'indépendance

On est indépendant lorsqu'on n'est pas soumis à quelqu'un. L'enfant acquiert l'indépendance grâce à l'acquisition de l'autonomie et donc de la maîtrise qui va lui procurer la liberté.
L'accès à l'indépendance est tributaire de 2 forces « antagonistes » : l'enfant ressent le désir de grandir et, en même temps, ressent la peur de grandir qui le pousse à rester petit.
L'enfant qui dit « Je veux faire seul ! » (qui peut le faire, qui y prend visiblement du plaisir) éprouve un sentiment de liberté qui stimule l'indépendance.

a. Le conflit

Le conflit provient d'un sentiment de frustration que l'on éprouve lorsque quelqu'un nous demande de faire quelque chose que l'on ne peut pas faire ou que l'on ne veut pas faire.
Le conflit n'est jamais souhaitable dans les rapports parents-enfants, mais parfois il joue un rôle positif car il permet la *séparation*, indispensable à l'accès à l'indépendance. Le conflit permet de créer une *distance* avec l'autre qui nous gouverne !

Exemples

- *Vers 2 ans* : l'enfant commence à se montrer opposant, il a acquis le « non » et l'utilise pour s'affirmer vis-à-vis des adultes, mais aussi pour chercher les limites. Il veut comprendre ce qu'il peut ou ne peut pas faire. C'est l'adulte qui doit lui donner ces repères en posant les interdits.
- *Chez le jeune enfant* : les conflits peuvent s'engager sur le terrain de la nourriture (il dit souvent « je n'aime pas ça ! je n'en veux pas ! »), du sommeil (« je ne veux pas aller au lit ! »), de la propreté (« je ne veux pas me laver les dents »)…
- *Chez l'adolescent* : les conflits peuvent aussi s'engager sur les mêmes terrains. Le jeune peut refuser de se nourrir ou manger avec excès (d'où risque d'anorexie ou de boulimie), il peut mépriser le sommeil et rentrer tard…

b. La négociation

La négociation est basée sur la discussion en vue d'aboutir à un accord.
La négociation entre adultes et enfant est indispensable ; elle témoigne du respect. L'enfant (ou le jeune) est une personne, il a son point de vue, ses raisons, qu'il faut tenter de comprendre, qu'il faut prendre en compte.
Le crédit de confiance accordé par les parents à l'enfant, avec garantie d'un retour, est un élément qui permet à l'enfant d'acquérir plus facilement son *autonomie* et de construire son *indépendance* dans une liberté harmonieuse.

Rôle de l'adulte (parent ou professionnel)

L'enfant a des désirs et des droits et le parent aussi. D'où les conflits d'intérêts où il faudra négocier. Un adulte responsable (parent ou professionnel) doit créer une hiérarchie claire et explicite de droits et de devoirs, mettre des limites, des points de repère, indispensables à l'enfant (ou au jeune) pour « se structurer ».

C La socialisation

« La socialisation est un processus progressif par lequel l'enfant, au cours de son développement, assimile les comportements, valeurs, normes, coutumes, conventions et modes de pensées propres à l'environnement socioculturel dans lequel il évolue. »
La socialisation est l'*aptitude à vivre en société*. L'enfant va donc apprendre les règles de base qui vont lui permettre de se socialiser. La socialisation s'inscrit dans le processus de maturation générale de l'enfant. Elle se réalise par étapes au travers des différents groupes socioculturels d'appartenance.

a. Chez le nourrisson → « le groupe familial »

Le jeune enfant vit d'abord au sein de sa famille. D'abord réduite aux parents et à la fratrie, elle s'ouvre rapidement aux ascendants (grands-pères et grands-mères). La famille va, par le moyen des permissions et des interdits, inculquer au jeune enfant les premières « *normes culturelles* » du groupe auquel il appartient. Ce seront ses premières valeurs.

b. Chez l'enfant → « le groupe scolaire »

La scolarisation complètera le processus de socialisation par l'apport de *règles collectives*. Ce sont des règles communes au groupe. Elles doivent être comprises et acceptées par tous les enfants.

c. Chez l'adolescent → « le groupe social »

Le processus de socialisation s'achève à l'adolescence, ce qui implique de quitter la famille, de se reconnaître adulte à son tour et membre du groupe social d'appartenance. Certains jeunes se fondent facilement dans leur groupe, d'autres le contestent, s'opposant à leur famille ou à leurs éducateurs, dont ils refusent les normes. C'est également une source de conflits que l'adulte doit gérer habilement.

D La sur et sous-stimulation

Notre système social fonctionne sur la base de la compétition, dont l'école est le maillon essentiel ; ceux qui y réussissent ont plus de chance que les autres de réussir socialement. La plupart des débats en matière d'éducation tournent autour de la question de la stimulation.
Si nul ne songe sérieusement à discuter l'utilité d'une certaine dose de stimulation pour le développement de l'enfant, en revanche on assiste souvent à des affrontements d'opinion entre les partisans d'une éducation « traditionnelle » fondée essentiellement sur une stimulation *directe*, et les partisans d'une éducation qui préconise plutôt de prendre appui sur le désir d'apprendre de l'enfant pour ne le stimuler qu'*indirectement*, par un environnement suffisamment riche et adapté à ses besoins.
Nous allons donc voir la nécessité des stimulations, les périodes (dites « sensibles ») favorables à la stimulation, et ensuite nous verrons quelles formes peut prendre la stimulation (directe ou indirecte) et quels sont les risques d'une sur ou sous-stimulation de l'enfant.

a. La nécessite des stimulations

On sait qu'il faut un minimum d'environnement social et relationnel favorable pour que se développent toutes les potentialités humaines d'un jeune enfant. Un exemple le démontre : c'est le cas de « Victor de l'Aveyron ».[53]

53. *Cf.* L. Malson, *Les Enfants sauvages, mythe et réalité*, Gallimard (10/18), et le film de F. TRUFFAUT : *L'Enfant sauvage*.

Situation

Victor avait été élevé par une louve dans la montagne, et, quand il fut recueilli (vers l'âge de 6 ans) par un instituteur, Victor marchait à quatre pattes et ne parlait pas ! L'instituteur le stimula par des exercices intensifs et une pédagogie adaptée. Malgré ses efforts, Victor ne put jamais rattraper le retard. Il ne put jamais marcher avec aisance et parlait avec difficulté.

Cet exemple démontre que l'enfant développe des compétences adaptées au milieu social dans lequel il évolue (ici Victor s'était adapté au monde animal) et que l'enfant développe des compétences en fonction des stimulations qu'il reçoit de l'extérieur. Le cas des enfants sauvages (en montrant que certaines acquisitions, si elles n'ont pas été faites en temps et en heure, ne pourront plus être totalement maîtrisées par la suite) apporte des arguments à la cause de la stimulation des jeunes enfants ; stimulations qui, pour se révéler optimales, doivent s'adapter à certaines périodes dites « sensibles », du développement.

b. L'adaptation aux périodes sensibles

Les périodes sensibles sont des périodes où l'enfant se montre particulièrement disponible pour acquérir de nouvelles compétences et où il peut les maîtriser rapidement.

Ces périodes correspondent à des phases précises du développement psychomoteur, donc à la maturation cérébrale de l'enfant. On a même constaté que, durant ces périodes, l'activité de l'enfant renforce la maturation cérébrale. Ce processus s'étale surtout sur les 10 premières années.

Situation

Le docteur N. Wright relate l'expérience suivante (faite aux USA en 1990). Deux vrais jumeaux, Bob et Jack, ont tous deux été entraînés à « monter les escaliers », mais à des âges différents.

L'expérience a démontré que le jumeau entraîné au moment de la « période sensible » a acquis facilement et rapidement cette performance, tandis que son frère, entraîné *avant* la période sensible, a monté l'escalier un peu plus jeune mais au prix d'efforts et de contraintes inutiles.

Rôle de l'adulte (parent ou professionnel)

L'adulte doit comprendre que, pour être fructueux, un apprentissage ne doit être ni trop précoce, ni trop tardif, mais se rapprocher le plus possible de la *période sensible*, qui est une période féconde.

c. L'analyse des différentes formes de stimulations

Les stimulations se présentent sous différentes formes.

Les stimulations directes

On distingue les stimulations sur le mode « consigne » et celles sur le mode « affectif ». Certaines sont délivrées sur un mode positif, d'autres sur un mode négatif.

- **Les stimulations « consignes » :**
  - *aspect positif* : il s'agit de consignes, d'ordres ou de conseils ou encore d'encouragements : « Fais ceci », « Vas-y », « Essaie encore »... Elles présentent l'intérêt de se formuler sur un mode positif, ce qui leur donne un côté constructif dans l'esprit de l'enfant, mais on doit noter qu'elles induisent un état de *dépendance* à l'adulte ;
  - *aspect négatif* : il s'agit essentiellement des interdits : « Ne fais pas ceci », « Non ! », « C'est défendu »... Outre la relation de dépendance, on doit souligner que des consignes délivrées sur ce mode sont perçues par l'enfant globalement, c'est-à-dire qu'il incorpore en partie pour lui-même la tonalité négative de la consigne (« Puisqu'on me dit toujours non,

n'est-ce pas que je suis moi-même négatif, mauvais ? »). Cependant les interdits sont indispensables pour protéger la sécurité vitale de l'enfant et sont structurants, en ce sens qu'ils délimitent de façon sécurisante l'espace dans lequel l'enfant peut agir.

- **Les stimulations « affectives » :**
  - *aspect positif* : ce sont toutes les interactions entre l'enfant et l'adulte, placées sur le terrain de l'affectivité : « C'est bien mon chéri ! », « Tu es un amour », « Fais-moi plaisir », ou même le gros câlin ou le baiser qui viennent récompenser une réussite. Si elles sont fondées comme les précédentes sur une relation de dépendance (affective cette fois), elles correspondent à la pensée globale des jeunes enfants, qui font volontiers l'amalgame : « Ce que je fais est bien – Je suis bien – On m'aime » et réciproquement. Toutefois si ce type d'amalgame peut se comprendre au niveau de la vie familiale, il se conçoit mal dans le cadre professionnel ;
  - *aspect négatif* : c'est tout le registre allant de la dépréciation de l'enfant au chantage affectif : « Tu es vilain » (voire « pas beau »). « Si tu fais ça, je ne t'aime plus » ou plus glacial encore, à la troisième personne « Maman » ou « Tata ne t'aime plus ». Dépendance, mauvaise image de soi, anxiété existentielle de perte d'amour, inutile de multiplier les arguments pour proscrire ce type de discours, au moins dans le domaine professionnel.

Les stimulations semi-directes

En allant vers des stimulations de plus en plus indirectes, on distingue tout ce qui constitue les méthodes démonstratives et d'autre part tout ce qui relève de l'imitation.

- *Les méthodes démonstratives* : elles sont utilisées chaque fois que l'on montre à l'enfant comment s'y prendre pour telle ou telle tâche. Le message délivré est : « Fais comme je fais ». La relation de dépendance est ici atténuée par le fait que l'enfant, lorsqu'il aura maîtrisé l'action en question, deviendra en quelque sorte l'égal de l'adulte. Ici l'élève peut un jour espérer égaler le maître.
- *L'imitation* : plus spontanément encore, souvent sans même que l'adulte en ait l'intention, l'enfant prend modèle sur lui, avec le vif désir de se valoriser en « étant comme... » et en « faisant comme... ». L'imitation est un des plus puissants ressorts de l'activité entre 2 et 6 ans. Les jeunes enfants s'emploient à imiter les traits positifs et négatifs du comportement des adultes qu'ils admirent, et des petits copains.

Rôle de l'adulte (parent ou professionnel)

L'adulte doit avoir conscience de l'effet stimulant, dans le sens positif du terme, de la présence auprès des enfants de professionnels à la personnalité riche et équilibrée. Cette imitation ne joue son rôle pleinement positif que si elle est spontanée et volontaire ; le fait d'inciter les uns à imiter les autres leur renvoie au passage leur infériorité, et le fait d'ériger ces confrontations en compétition (ce qui est totalement étranger à la mentalité du jeune enfant) ne peut donner que des résultats négatifs (en tous cas pour tous ceux qui ne sont pas vainqueurs).

Les stimulations indirectes

Il s'agit de tout ce qui, dans *l'environnement* de l'enfant, déclenche son intérêt et sert de support aux expériences qu'il veut tenter. C'est l'élément fondamental pour qui veut pratiquer les *méthodes actives* : il s'agit de proposer aux enfants un espace, un mobilier, un matériel, adaptés à leurs besoins du moment, à leurs centres d'intérêt, en veillant à ôter tout danger potentiel.

- *Aspect positif* : cela permet des expériences structurantes, l'enfant agit librement, il ne connaît pas les échecs répétitifs, l'adulte stimule l'enfant indirectement en le laissant maître de ses choix, en favorisant son *autonomie*.
- *Aspect négatif* : peut-on parler encore de stimulation ? Il s'agit là d'une forme très indirecte et certains s'y refusent. Le reproche fait à ce type de méthode pédagogique est que l'enfant peut ne pas explorer toutes les possibilités qui lui sont offertes, et négliger certains apprentissages.

Rôle de l'adulte

L'AP devra réfléchir au choix d'une stimulation indirecte et à ses intérêts. Notons que beaucoup de professionnels de la petite enfance la privilégient aux autres, s'appuyant sur la citation de Jean Piaget : « Un enfant a infiniment plus à gagner à faire pendant trois jours une expérience qu'il fait lui-même, plutôt que de passer un quart d'heure à voir un adulte la lui montrer[a] ».
L'AP doit savoir que stimuler correctement un jeune enfant, c'est :

- lui imposer autant d'activités qu'il peut en effectuer, et aussi difficiles qu'il peut les réussir, mais pas plus ;
- préférer la stimulation par l'environnement, donc la stimulation indirecte à la stimulation directe, dans une perspective d'autonomie de l'enfant ;
- intervenir auprès de l'enfant uniquement lorsque c'est nécessaire et sur un mode positif. Réserver le négatif au minimum vital

a. J. Piaget, *Psychologie et Pédagogie*, Éd. Denoël, Paris, 1969.

2 | La psychopédagogie

A Les principaux courants pédagogiques

La psychologie de l'enfant a conduit à l'étude de tout ce qui va influencer le comportement et l'éveil de l'enfant. Le jouet y participe activement et devient « *objet d'expériences* »[54] pour les psychologues de la petite enfance.
Le jeu a une importance si grande dans la vie de l'enfant que de grandes écoles de psychologie ont étudié ce phénomène. Voici les deux plus connues.

a. La psychologie du développement

Selon les psychologues de cette école, le jouet favorise le développement moteur, sensoriel, intellectuel et social de l'enfant. Cette école est représentée par Henri Wallon, Arnold Gesell et Jean Piaget, elle repose sur l'observation de l'évolution de l'enfant et insiste sur la contribution du jouet à son développement (le jouet est considéré comme « objet d'expérience »).

b. La psychanalyse

Pour les psychanalystes, qui s'intéressent surtout au comportement émotionnel de l'enfant, le jouet est l'instrument qui aide l'enfant à surmonter ses angoisses, à projeter ses fantasmes et à communiquer avec l'adulte. Cette théorie est représentée par Anna Freud, Mélanie Klein et Donald Winnicott.

B Le choix des jouets

Les parents savent que le jouet contribue à l'épanouissement de l'enfant, mais bien peu en ont conscience au moment du choix du jouet ! Il faut pourtant savoir choisir un jouet. Donné trop tard il déçoit, donné trop tôt il décourage.

a. Les deux grandes périodes

Les jouets sont les accessoires des jeux. Ils favorisent l'éveil et l'épanouissement de l'enfant. L'adulte doit savoir que l'aspect éducatif des jouets est secondaire. Il doit éviter de faire « jouer utile », ce qui fausserait le sens profond du jeu, et veiller à ce que les jouets pour enfants répondent bien à leurs besoins.
Pour le choix des jouets, on peut considérer 2 grandes périodes dans la vie de l'enfant : avant et après la marche.

54. J. Piaget et B. Inhelder, *La psychologie de l'enfant*, Éd. PUF. Que sais-je ? Paris.

Jouets avant la marche

Avant 15 mois (âge présumé de la marche), l'enfant a besoin de manipuler, d'attraper, de marcher à 4 pattes. Les jouets doivent être surtout des « objets à jouer ». Leur origine, leur forme, sont rudimentaires. Le rôle du jouet à cette période de la vie sera plus particulièrement, de :

- *stimuler les sens* : c'est l'âge où l'enfant s'éveille au monde par l'intermédiaire de tous ses sens. Les stimulations seront :
  - visuelles : d'où le choix d'objets colorés ;
  - auditives : d'où le choix d'objets sonores ;
  - tactiles : d'où le choix de matériaux divers.
- *développer la motricité fine (préhension)* : la préhension se développe grâce à la manipulation des jouets. Par ailleurs, les jouets doivent répondre au besoin de succion.

Pour répondre à ces deux besoins (manipulation et succion), les jouets seront simples, lavables, solides, conformes aux normes de sécurité.

Jouets après la marche

Dès que l'enfant a acquis la marche, il se décentre de lui-même et s'ouvre sur le monde. Le jouet représente la première conquête de l'enfant. Il va s'efforcer de le maîtriser, le jouet est source d'éveil et aussi un moyen pour l'enfant de se socialiser. À cet âge, les jouets développent davantage :

- *la motricité globale* : c'est-à-dire la coordination des mouvements, l'équilibre, la force musculaire, l'habileté ;
- *l'intelligence* : l'enfant prend conscience des rapports de cause à effet ;
- *la socialisation* : les jouets sont des moyens d'échanges qui aident l'enfant à se situer par rapport aux autres, à accepter les règles ;
- *la créativité* : l'enfant a besoin de s'exprimer, de laisser libre cours à son imagination et à sa fantaisie.

b. La polyvalence des jouets

Le choix des jouets n'est pas limité à deux périodes, ni à la fonction du jouet, car les jouets qui développent la motricité développent aussi l'intelligence et beaucoup participent à la socialisation avant l'âge de la marche.

Exemple

Les cubes développent :

- l'intelligence ;
- la préhension ;
- le toucher ;
- la créativité et la socialisation (à 9 mois, l'enfant tend le cube à l'adulte qui le lui propose à nouveau).

De plus, l'enfant peut garder une préférence pour un certain type de jeux, même s'il ne correspond plus à sa tranche d'âge.

c. La classification des jouets

Tenter de classifier les jouets est arbitraire. Cependant, il est possible de répertorier les jouets en fonction du développement psychomoteur de l'enfant ; l'âge est donné à titre purement indicatif (*cf.* Tableau 1.35).

Tableau 1.35 Choix des jouets.

Développement psychomoteur	Choix des jouets	Illustrations
1. Vers 3 mois à 6 mois L'enfant aime : • voir (les couleurs, le mouvement) • écouter • toucher • sucer	– Mobiles (au plafond au berceau) – Mobiles musicaux – Bouliers – Hochets…	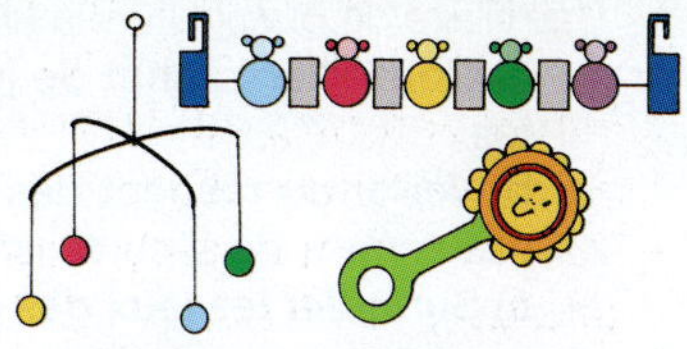
2. Vers 6 mois à 15 mois – L'enfant maîtrise : • la préhension volontaire • le relâchement volontaire • la position assise – C'est l'âge : • des dents • de la crise d'angoisse (8e mois)	– Tableaux des découvertes – Portiques, tableaux d'éveil… – Cubes… – Clefs, anneaux en plastique… – Animaux en caoutchouc… – Colliers à dentition – Ours en peluche, poupées…	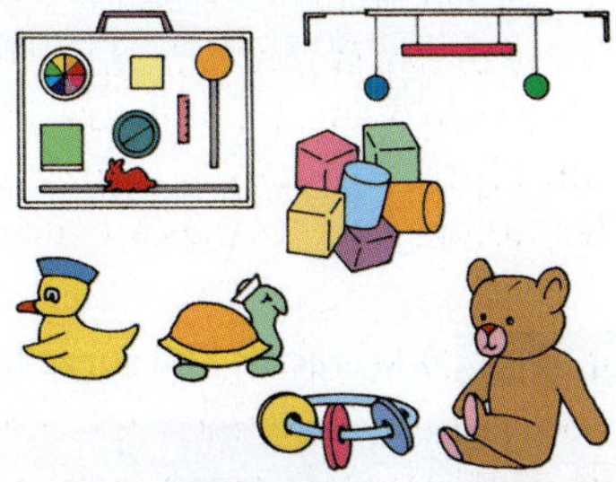
3. Vers 2 ans – L'enfant aime introduire, retirer, superposer, juxtaposer – La préhension et le relâchement sont fins et précis – L'enfant aime déplacer les objets : • lancer • pousser • tirer • traîner – L'enfant aime les activités créatives : • peinture • modelage • musique • lecture	– Pyramides d'anneaux – Gobelets et cubes gigognes – Trieurs de forme – Puzzles… – Ballons, balles – Petits trains – Autos, camions (à chevaucher) – Jeux à tirer – Jouets porteurs… – Peintures – Pâtes à modeler – Disques pour enfants – Livres pour enfant	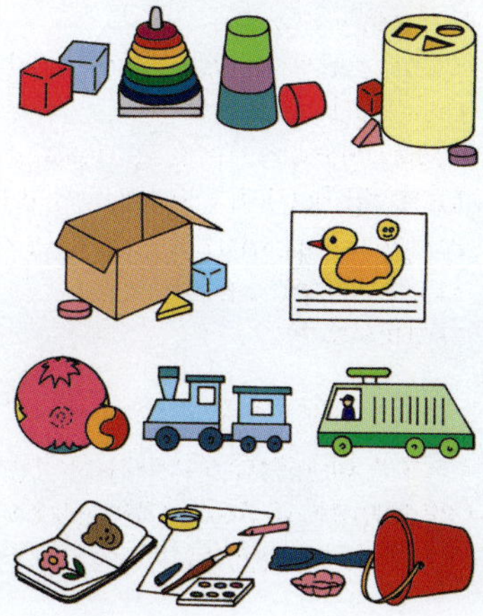
4. Vers 3 ans – L'enfant aime se concentrer, réfléchir, inventer… – L'enfant aime mimer des situations – L'enfant a besoin de se dépenser physiquement – L'enfant apprécie les activités de groupe – L'enfant apprécie les jeux vidéos	*Jeux éducatifs* : – jeux de construction (cubes, lego…) – Lottino – perles à enfiler… *Jeux symboliques* : – ours, poupées, dînettes – marionnettes – panoplies, déguisements… *Jeux moteurs* : – échelles – balançoires – toboggans – tourniquets, manèges… *Jeux collectifs* : – danse, rondes… – Consoles de jeux – Jeux interactifs	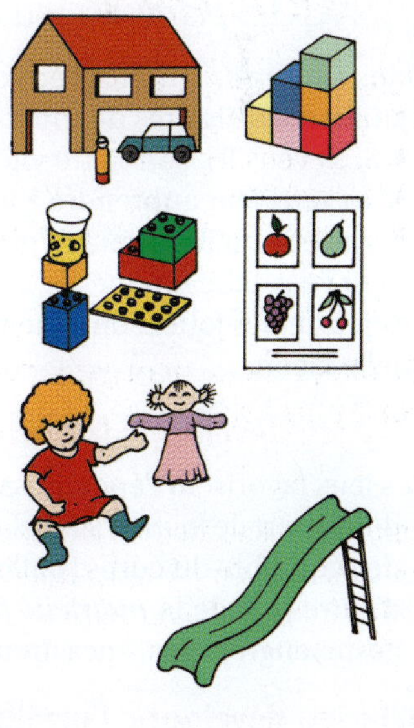

Rôle de l'AP

L'auxiliaire de puériculture a un rôle important à remplir en collectivité d'enfants. Elle doit :

- **a) Conseiller l'achat de jouets ayant des critères de qualité (Afnor),** *cf.* pages suivantes.
- **b) Veiller au respect des normes de sécurité (NF)** : les emballages doivent mentionner ces normes de sécurité (*cf.* pages suivantes) ;
- **c) Surveiller les jeux des enfants** : les statistiques montrent que la majorité des accidents proviennent d'un défaut de surveillance. Il faut éviter de laisser les petits s'amuser avec les jouets de leurs aînés et apprendre aux grands à ne rien laisser traîner.

Ex. : Fluvio (13 mois) s'est emparé du sac de billes de David. Il l'a renversé, a éparpillé les billes, puis les a portées à sa bouche pour mieux en apprécier la consistance… David s'en est aperçu et a récupéré ses billes tout en grondant Fluvio !

Fig. 1.17 À la crèche, l'AP surveille attentivement les jeux de l'enfant au toboggan.

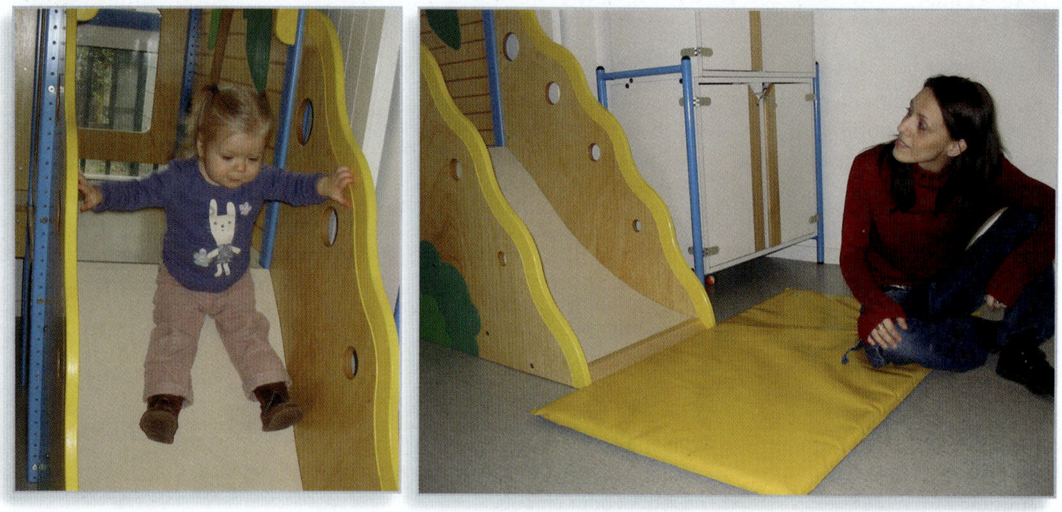

C La place du jeu dans le développement de l'enfant

Dans *Graine de crapule*, l'éducateur François Deligny donne, à ceux qui s'occupent d'enfants, d'utiles conseils tirés de son expérience personnelle :

- « Si tu veux les connaître vite… fais-les jouer ;
- si tu veux leur apprendre à vivre… fais-les jouer ;
- si tu veux qu'ils prennent goût au travail… fais-les jouer ;
- si tu veux faire ton métier… fais-les jouer - jouer - jouer… ».

Les jeux et les jouets ont une place importante dans le développement de l'enfant. Voyons de quelle façon.

a. Le jeu développe la motricité

Les jeux favorisent l'épanouissement de la motricité :

- d'une part de *la motricité globale*, c'est-à-dire la coordination des mouvements et la maîtrise de l'équilibre du corps (ballons, jouets à traîner, à pousser…) ;
- d'autre part de la *motricité fine* : développement de l'habileté manuelle, de la précision du geste (engrenages, encastrements…).

b. Le jeu développe l'intelligence

Par le jeu, l'enfant apprend peu à peu à analyser ses mouvements, à les rendre efficaces, à préciser son action. Il apprend aussi en démontant un jouet, en rapprochant les différentes pièces, à faire une analyse des situations. Des séries de jeux permettent d'affiner cette faculté d'analyse, on les dénomme : « jeux éducatifs » (encastrements, emboîtages, puzzles, mosaïques…).

c. Le jeu développe la créativité

L'enfant a besoin de s'exprimer, de laisser libre cours à sa fantaisie, à ses dons de créativité, ce qui favorise l'essor d'une personnalité attrayante. Certains jouets, dits créatifs, font appel à l'imagination, comme c'est le cas des marionnettes ou des jeux symboliques.

d. Le jeu développe la socialisation

Le rôle des jeux symboliques

Le monde des adultes n'est pas directement accessible au jeune enfant qui se trouve souvent en situation de conflits. Pour les résoudre, les dépasser, il a besoin d'établir des liens avec des objets qui seront le support d'un *transfert affectif.* Il a également besoin d'*imiter* des gestes, de revivre des situations, de s'identifier à telle ou telle personne de son entourage. Cela va lui permettre de s'affirmer, de se situer et de mieux appréhender le monde des adultes qui, sans le support du jeu, lui resterait étranger. L'ours et la poupée sont les meilleurs supports des jeux symboliques.

L'importance de l'échange

Dans la mesure où les jouets favorisent et parfois nécessitent l'échange, ils contribuent à aider l'enfant à se situer par rapport aux adultes et à préparer son intégration sociale. Le jeune enfant joue seul. Plus tard, il aime être entouré d'autres enfants, mais il continue à jouer à côté de l'autre. Pour jouer avec l'autre, il lui faut un certain degré de maturité. Il faut accepter « les règles et les interdits »...

Le besoin de compétition qu'éprouve l'enfant est souvent indissociable des jeux collectifs. Il lui permet de s'évaluer, de s'affirmer par rapport à autrui, de se maîtriser, donc de se socialiser.

e. Les jeux sont polyvalents

Comme nous l'avons dit au chapitre précédent, les domaines des jeux sont étroitement liés les uns aux autres. Ils s'interpénètrent et se dynamisent :

- les jeux qui développent la motricité développent souvent l'éveil intellectuel ;
- la créativité est très liée à l'intelligence et à l'affectivité ;
- l'affectivité et le symbolisme ont des racines communes ;
- l'équilibre affectif débouche toujours sur une bonne sociabilité.

D Les critères de qualité et les normes de sécurité des jouets et équipements

L'AP, comme tout professionnel de santé, a un rôle important à remplir en collectivité d'enfants. Il doit connaître les critères de choix d'un jouet afin de pouvoir conseiller utilement les parents.

a. Les critères de qualité

L'AP doit conseiller des jouets conformes aux normes de qualité et de sécurité « Afnor », à savoir : « *les jouets ne doivent entraîner aucun risque de toxicité, blessure, coupure ou brûlure* ».

MÉMO

Les jouets doivent :

- **être lavables et aux couleurs indélébiles ;**
- **avoir des formes rondes, simples, douces ;**
- **être solides ;**
- **être adaptés à l'âge de l'enfant. Un jouet inoffensif peut se révéler dangereux lorsqu'il est confié à des petites mains maladroites. Les emballages doivent mentionner : « À ne pas donner aux enfants de moins de... ».**

MÉMO

b. Les normes de sécurité

Il ne faut pas confondre marque NF et marquage CE.

Le *marquage CE (communauté européenne)* est un marquage européen obligatoire pour tous les produits soumis à une ou plusieurs directives européennes. Il indique que les produits respectent les *exigences essentielles* de sécurité, de santé publique et de protection des consommateurs.

La *marque NF (normes françaises)* est une marque de certification de qualité volontaire ayant un objectif de différenciation. Elle garantit que les exigences de *qualité, sécurité, fiabilité, aptitude à l'usage*, décrites dans des normes et règlements de certification, ont été contrôlées et sont respectées.

c. Fiche technique : étude d'un jouet (ex. : le jouet porteur)

Dans une structure d'accueil pour enfants, le personnel est souvent amené à constituer un « fichier du matériel d'animation ou de jeux ». Nous allons énoncer les caractéristiques d'un jouet porteur (type camion).

Fig. 1.18 **Émile (18 mois) découvre le jouet « porteur ».**

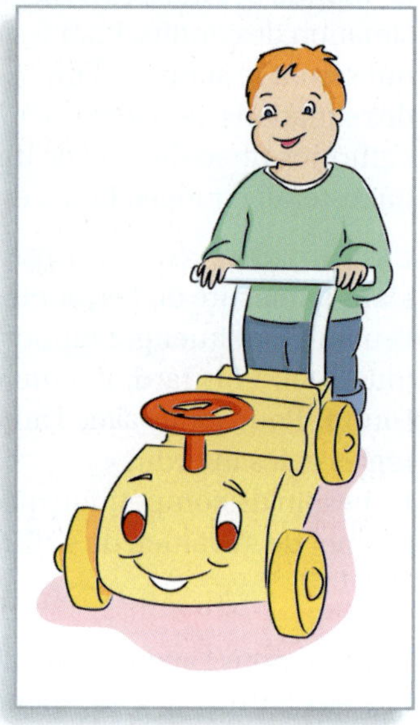

Description de l'objet (notice)

Pour décrire un objet, il faut observer le matériel et tenir compte de la notice explicative donnée par le fabricant. Il s'agit d'un jouet multifonctions, plus particulièrement destiné à transporter l'enfant mais qui peut aussi être poussé, selon les modèles :

- il est en matière plastique ;
- il a un siège et quatre roues (petites et solides) ;
- son volant est muni d'un klaxon ;
- ses couleurs sont vives ;
- il est léger et facile à transporter.

Observation du jouet en situation

Observons le matériel en « situation », c'est-à-dire quand il est utilisé par l'enfant à la crèche.

- *Dans la section des moyens* : le jouet porteur est utilisé par les enfants de 18 mois à 2 ans (qui ont tendance à le pousser, *cf.* Fig. 1.18). Très apprécié des enfants, il est souvent objet de conflit entre ceux qui le possèdent et les autres.
- *Dans la section des grands* : le jouet porteur est utilisé par les enfants de 2 à 3 ans. Il est directement investi dès que l'adulte le propose. Les enfants aiment se déplacer à grande vitesse, entrer en collision avec d'autres enfants.

Intérêt du jouet

Ce jouet répond aux normes Afnor (critères vus précédemment). Il est proposé de préférence aux enfants de 18 mois à 3 ans, en jeu libre, car il répond à un besoin de motricité de l'enfant de cet âge-là.

Lieu d'évolution du jouet

Le lieu d'évolution de ce jouet doit être spacieux et aéré. C'est le cas pour le jardin de la crèche (si une partie est dallée) ou pour les salles de la crèche (vides ou aménagées avec des parcours) et les couloirs.

Rôle de l'AP

Pour éliminer les conflits, ce jouet devrait être mis en permanence à la disposition des enfants. Le professionnel veillera à en prévoir un assez grand nombre. Il devra aussi :

- surveiller les enfants lors de l'utilisation ;
- l'entretenir régulièrement : il est lavable ;
- le ranger à l'intérieur chaque soir : il est quelque peu encombrant mais il doit être rangé au même endroit après utilisation et à l'intérieur (pour le conserver plus longtemps).

E L'animation à la crèche

Pour établir un projet d'animation, il faut définir les objectifs et prendre en compte certains critères. Le professionnel doit *préparer le projet en amont.*

a. Le projet d'animation

Un projet d'animation se prépare toujours à l'avance (si possible en équipe). Plusieurs questions doivent être résolues. On utilise la méthode du QQQOCP[55].

- Le **Qui** ? → Les enfants à qui le projet s'adresse :
  - Quel est leur nombre ?
  - Quel est leur âge ? et leur niveau de développement psychomoteur ?
- Le **Quoi** ? → Le choix de l'activité, exemple : collage - peinture - dessin - manipulation - jeux d'eau (...).
- Le **Comment** ? → Le matériel à préparer : la répartition des tâches (à savoir qui prépare le matériel et qui s'occupe des enfants si plusieurs adultes animent le projet) et le mode d'animation prévu (*cf.* ci-après).
- Le **Quand** ? → Le moment de la journée où va se dérouler l'activité et la durée de l'activité (approximative).
- Le **Où** ? → Le lieu (intérieur ou extérieur) ; par exemple, si on prévoit une activité « piscine », il faut préalablement s'assurer que la piscine sera libre ce jour-là.
- Le **Pourquoi** ? → L'intérêt de l'activité pour ces enfants.

b. Les différents modes d'animation

Il existe trois grands modes d'animation.

Le mode d'animation directif

C'est un mode d'animation où toutes les initiatives viennent de l'adulte. Dans ce cas, l'enfant est placé dans une situation de contraintes, il doit se plier aux règles. Ce mode d'animation a tendance à limiter la créativité de l'enfant et peut engendrer un sentiment de frustration. Il est peu utilisé dans les structures d'accueil du petit enfant.

Le mode d'animation non directif

C'est un mode d'animation où l'animateur n'intervient pas. Il laisse dans ce cas s'exprimer la libre créativité de l'enfant. Il laisse l'enfant jouer seul. Mais il est présent, attentif, disponible et prêt à répondre à ses demandes et à lui procurer un sentiment de sécurité. Sur le plan de l'organisation, il se limite à aménager un espace adéquat. Ce mode d'animation est souvent utilisé à la crèche.

Rôle de l'AP à la crèche

Dans une section de « petits »

Il est judicieux d'aménager l'espace en disposant, d'une manière agréable sur le sol, des objets variés qui stimulent la curiosité et l'intérêt de l'enfant. Pour que le jeune enfant puisse jouer seul, il faut :

- qu'il se sente en sécurité dans la crèche ;
- que l'adulte soit présent dans la section, prêt à répondre à ses appels ;
- que l'adulte soit attentif à son jeu ;
- que l'adulte reste assis au sol et évite les déplacements.

Le mode d'animation semi-directif

Le professionnel (éducateur ou AP) intervient pour proposer et non pour imposer. L'enfant doit pouvoir librement et réellement choisir. Il est indiqué pour les enfants qui ont des difficultés à prendre des initiatives (notamment à leur arrivée dans l'établissement ou dans le cas d'enfants timides).

55. La formule (mnémotechnique) est plus facile à mémoriser dans cet ordre-là, mais, le Pourquoi ne se place pas à la fin, mais à chaque niveau de la réflexion (pourquoi ? quand ? comment ?...).

Situations

Aujourd'hui, Aurélia (AP) a collé sur le mur de grandes feuilles de papier et sur une petite table, elle a disposé 4 gobelets contenant des feutres de différentes couleurs. Les enfants choisissent librement.

- **Max (2 ans 1/2)** et **Clara (3 ans)** prennent des feutres, se placent devant les feuilles et font de grands mouvements amples en se déplaçant de droite à gauche.
- **Jules (3 ans)** préfère colorier un coin de la feuille, puis il change d'endroit pour refaire un gribouillis. Ensuite, il change de feutre, il met sa main contre la feuille et en colorie le pourtour.
- **Clémentine (18 mois)** entre à son tour et veut se servir d'un feutre, mais elle n'arrive pas à enlever le capuchon ; elle le tend à Aurélia (AP) qui le lui enlève. Clémentine reste quelques instants, puis s'en va...

Au cours d'une activité auprès des « petits », l'AP doit disposer le matériel de manière à laisser l'enfant agir sans rien lui imposer. Dans ce cas, on peut observer différents types de comportements. Ici, l'enfant de 7 mois se lâche d'une main pour saisir l'objet qu'il convoite (Fig. 1.19).

Fig. 1.19 **L'AP est attentive au jeu de l'enfant.**

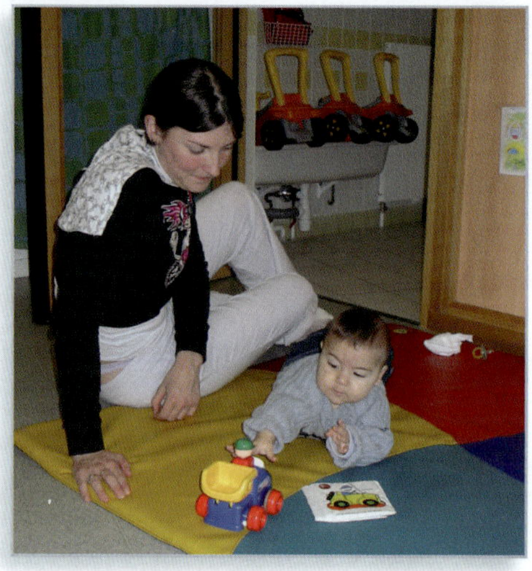

c. Les critères d'organisation des jeux

L'animateur du groupe d'enfants (AP ou éducateur) doit être attentif à différents critères.

Doser la quantité de jouets

- Avec trop de jouets, l'enfant ne sait plus où porter son attention.
- Avec peu de jouets, le jeune enfant n'exerce pas ses possibilités sensori-motrices et les conflits éclatent entre les enfants plus grands.

Aménager l'espace jeu

L'espace va évoluer en fonction de l'âge de l'enfant et de ses besoins. En collectivité, l'aire de jeu sera adaptée à la motricité.

- *L'espace jeu doit répondre à des normes de sécurité* afin de réduire les risques d'accidents et donc de laisser plus de liberté à l'enfant.
- *L'espace jeu doit être clair, aéré et propre* pour répondre aux normes d'hygiène indispensables à la collectivité.
- *L'espace jeu ne doit pas être* :
  - *trop vaste* : l'enfant se sentirait perdu ;
  - *trop exigu* : l'enfant a besoin de bouger ;
  - *trop plat* : l'enfant apprécie les reliefs, les plans inclinés, les blocs de mousse. Il aime franchir les obstacles.
- *L'espace jeu doit être aménagé avec différents « coins jeux »* ; d'une part cet agencement permet de varier les activités, d'autre part la dispersion des enfants en petits groupes a pour effet de réduire les causes d'agressivité.
- *L'espace jeu doit être gai et comprendre* : tapis multicolores au sol, mobiles au plafond, décorations sur les murs, photos...

Proposer des activités variées et libres d'accès

L'attention de l'enfant est limitée. Il faut donc lui proposer une grande variété d'activités. De plus, il se lasse vite et doit pouvoir changer d'activités quand il le souhaite.

Proposer des temps de repos (ou relaxation)

Ils sont nécessaires à certains moments de la journée, en particulier :

- après une activité où l'enfant s'est particulièrement dépensé ;
- avant le repas du midi.

Fig. 1.20 L'espace jeu est amenagé au mieux pour les activités des enfants.

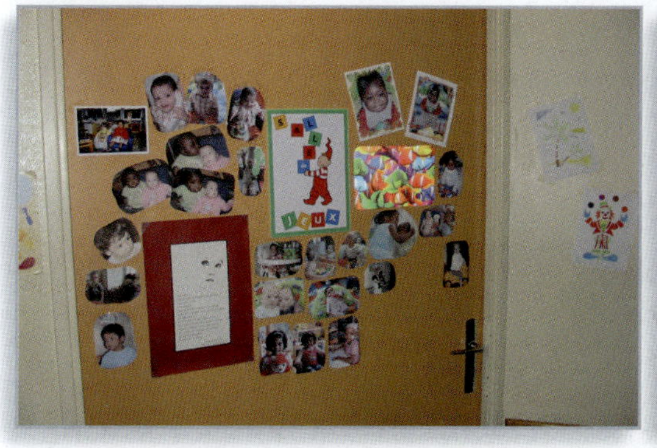

a. Section des petits : photos de famille affichées pour chaque enfant.

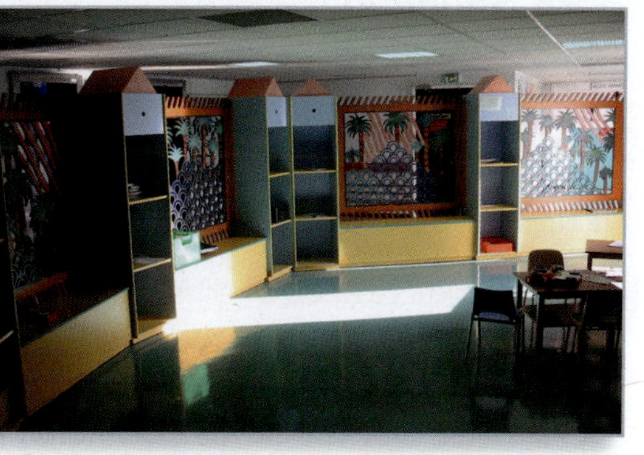

b. Section des grands : la salle d'activités avant l'arrivée des enfants.

Rôle de l'AP

L'AP, pour adapter son animation en structures d'accueil de l'enfant, doit veiller aux critères suivants.

Respecter l'autonomie de l'enfant

L'enfant apprécie de découvrir seul. Il procède par «*tâtonnements*», recommence plusieurs fois le même geste, la même action afin d'en acquérir la maîtrise parfaite.
L'AP doit respecter ce temps d'apprentissage autonome. Il évitera d'intervenir d'une façon intempestive. Il encouragera l'enfant à terminer l'action commencée.

Respecter les rythmes de l'enfant

- Planifier les temps de repos et de jeux : au cours de la journée, l'enfant a besoin de «temps-jeux», c'est-à-dire d'activités structurées, mais également de «temps-libres» où il pourra donner libre cours à son imagination, à sa créativité.
- Respecter le temps de jeu de l'enfant, c'est-à-dire ne pas interrompre brutalement le jeu de l'enfant (c'est une source de frustration).
- Savoir lui expliquer que la fin du jeu est proche, ce qui est mieux accepté par l'enfant.
- Alterner les temps-jeux organisés et les jeux libres.

Respecter le tempérament de l'enfant

- Si l'enfant a une grande vitalité, il aura besoin de jouets mobiles (tricycle, camion-porteur…).
- Si l'enfant aime jouer seul, il aura besoin de jeux calmes (dominos, puzzles, «légos»…).
- Si l'enfant s'ennuie seul, il faut l'aider à s'insérer dans un petit groupe d'enfants.

Respecter le besoin de sécurité de l'enfant

- Créer une ambiance chaleureuse et affective qui sécurise l'enfant.
- Réexpliquer souvent l'activité, être présente.
- Être attentive à son comportement individuel et en groupe.

Respecter le besoin de s'affirmer de l'enfant

- Permettre à l'enfant «d'avoir confiance en soi», lui donner le sentiment qu'il est capable de «faire seul» une expérience. Pour réussir, l'enfant a besoin de se sentir soutenu; le regard bienveillant et encourageant de l'adulte posé sur lui le gratifie.
- Ne pas marquer de préférences entre enfants.
- Ne pas valoriser les uns par rapport aux autres…
- Ne pas développer un esprit de compétition.

Respecter le besoin de participer (ou non) de l'enfant

- Ne jamais forcer un enfant à participer à une activité. La meilleure façon de favoriser la participation de l'enfant est de choisir une «activité» qu'il apprécie.
- Préparer deux activités dans un même lieu afin de permettre à l'enfant de choisir. Par exemple, dans une section de grands, l'enfant qui ne veut pas participer à l'activité peut jouer seul sur un jeu moteur ou dans un *coin «jeu»* spécialement aménagé pour lui.

Situation

- **Aurélia (AP)** propose aux enfants de son groupe une activité «manipulation avec de la pâte à modeler».
- **Yasmina** (sa collègue) est dans le coin-jeux et propose aux enfants une activité avec les poupons.
- **Nora** (éducatrice de jeunes enfants) est dans la grande salle et propose un «parcours moteur» (les briques). Chaque atelier peut accueillir 6 enfants. Les enfants circulent librement d'un lieu à l'autre. Ils apprécient ce type d'organisation.

MÉMO

LES COINS «JEUX»

Il est intéressant d'aménager des coins «jeux» divers, permettant à l'enfant de choisir à tout moment ce qu'il a envie de faire (Fig. 1.21).
Certains coins «jeux» pré-aménagés ont une fonction symbolique. Ils sont très appréciés des enfants de 2 ans ½/3 ans.
Citons les coins «jeux» de :
- **marchande;**
- **consultation médicale;**
- **cuisine, dinette, poupées;**
- **lecture, etc.**

Fig. 1.21 Le coin «jeux»

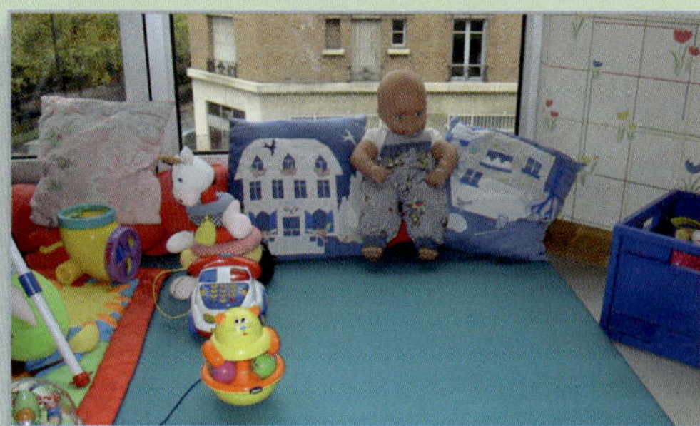

MÉMO

3 | Les activités d'éveil et les jeux

A Les activités et jeux moteurs

Les activités psychomotrices sont nombreuses. Nous avons résumé ici les plus pratiquées à la crèche.

a. Intérêts

Les activités et jeux moteurs développent :
- *la motricité globale* : équilibre, maîtrise du corps, coordination des gestes;
- *les sens* : le toucher, la vue, l'ouïe;
- *la connaissance de soi* : son corps, son schéma corporel, ses capacités motrices...;
- *la connaissance de l'autre* : par les contacts verbaux (langage) et corporels;
- *la connaissance de l'environnement* : l'espace (direction, orientation...), le matériel mis à disposition (tricycles, briques...).

Fig. 1.22 Milan (20 mois) découvre les jeux de l'escalier.

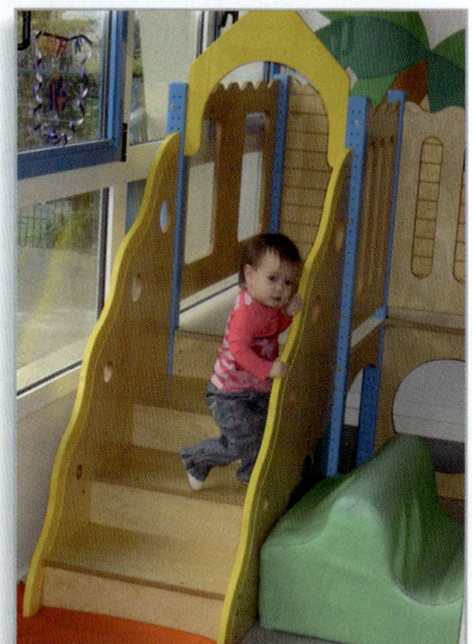

b. Les jeux avec matériel et accessoires

À la crèche, l'achat de petit et de gros matériel s'avère indispensable. La force créatrice de l'enfant saura en faire le meilleur usage. Citons à titre d'exemples :
- *le petit matériel* : petites chaises de hauteurs différentes, petites tables;
- *les accessoires de jeux moteurs :* matelas, rouleaux, bloc mousse, tunnel, cerceaux, briques, ballons, escaliers en bois... (*cf.* Fig. 1.22 et 1.23);
- *le gros matériel* : toboggan, balançoires....

Ce matériel permet de répondre au besoin d'activité des jeunes enfants en stimulant l'équilibre et la motricité : grimper, enjamber, s'accroupir, s'allonger, s'accrocher...

Fig. 1.23 Les différents exercices, avant et après l'acquisition de la marche.

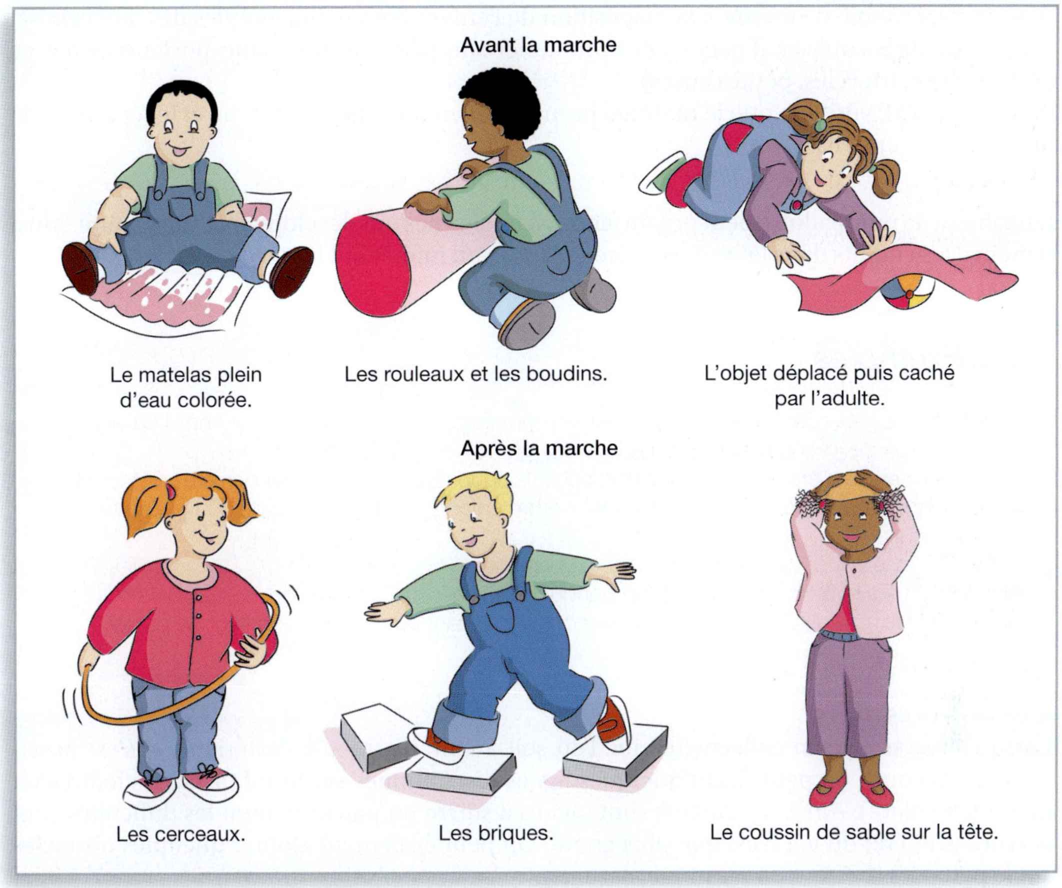
Avant la marche
Le matelas plein d'eau colorée.
Les rouleaux et les boudins.
L'objet déplacé puis caché par l'adulte.
Après la marche
Les cerceaux.
Les briques.
Le coussin de sable sur la tête.

Rôle de l'AP

L'AP peut choisir un moment d'intérêt des enfants pour le banc, pour suggérer un jeu moteur. Par exemple : il attirera l'attention du groupe vers l'enfant qui marche (ou qui saute du banc) en disant : « Mattéo marche sur le banc, regardez tous Mattéo ! » et sollicitera ensuite un enfant plus timide : « Gustave, veux-tu rejoindre Mattéo ? » en lui tendant la main et en l'aidant à monter.

Par ailleurs, il existe de très nombreux jeux moteurs[56] comme celui de « **Courir après quelqu'un** ». Il s'agit d'un petit « footing » très simple, que l'éducatrice ou l'AP peut proposer aux grands enfants, lorsqu'elle juge qu'ils ont envie de se défouler.

Situation

Jany (AP) peut commencer l'activité en signalant qu'elle « va courir ». Les enfants la regardent avec attention ; elle dit : « Je cours vers la porte », puis « Vers la fenêtre », « Venez me toucher »... et tous les enfants s'agglutinent autour d'elle. Ils aiment le contact. Ce jeu permet à l'enfant de mieux se repérer dans l'espace et crée des liens (on se touche, on se parle...). Elle pourra ajouter : « Qui m'attrape ? Qui attrape Yann ? ». Ce qui stimule les enfants et favorise la socialisation.

56. Jeux moteurs en petite section (livret de la Pédagogie préscolaire).

c. Les jeux avec des engins mobiles

Il est indispensable de mettre à la disposition de l'enfant des engins mobiles dès que celui-ci sera en âge de les utiliser. Il peut s'agir de matériel sans pédalage (ex. : auto-porteurs), ou avec pédalage (ex : tricycles, petites autos).
À la crèche, l'AP vérifiera que le matériel proposé est en bon état de marche et le répartira à la demande des enfants.

Jeux de rôles

L'auxiliaire de puériculture peut organiser des jeux simples qui développent l'imaginaire. Ainsi il motive les enfants dans leurs jeux et leur accorde un intérêt qui les valorise.

Exemples

Jany (AP) peut créer des « jeux de situation » en demandant à Alphonse d'« aller chez l'épicier acheter du café » ou de « transmettre un message à la grand-mère de Mattéo ».
Elle peut suggérer à Clara d'« aller chercher le bébé (la poupée) et de le ramener derrière son tricycle ».
L'AP peut également favoriser « les échanges » entre enfants en demandant de nouveaux rôles.
Par exemple :
« Ernest, tu es le papa, va chercher le bébé à la crèche. »
« Alphonse, tu es le fleuriste, va porter un bouquet à Clara ».
Dans ce dernier cas, il faut prévoir le matériel correspondant au rôle (ex : une fleur en papier !).

Jeux de traces au sol

Lorsqu'on se trouve en collectivité, que l'on soit à l'intérieur, ou à l'extérieur (si c'est possible dans la cour), on peut tracer quelques lignes discontinues sur le sol (avec des feutres ou du scotch coloré). Ainsi, les enfants sont invités à suivre un parcours dont les difficultés sont accrues. L'intérêt du jeu n'est que plus grand. On peut également ajouter quelques obstacles sur le parcours (briques en plastique, cartons).
Ce jeu développe le sens de l'espace, la maîtrise du geste, la discipline. La réussite valorise l'enfant et lui donne envie de recommencer.

Fig. 1.24 Le tricycle est le jouet préféré de l'enfant, dès qu'il sait pédaler.

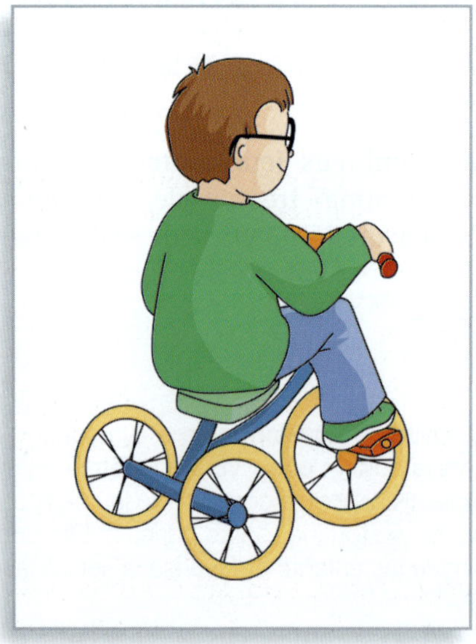

Rôle de l'AP

L'AP, avec l'éducateur, veillera à :

Planifier l'activité

Il est conseillé de prévoir l'activité (ou les jeux) à proposer aux enfants, à l'avance (même s'ils sont proposés de façon spontanée, selon les désirs et les besoins). L'AP utilisera la méthode du QQQOCP[a], vue dans le projet d'animation (au début du chapitre).

Animer l'activité et surveiller les enfants

L'AP doit animer et surveiller attentivement le jeu. Ceci accroît l'intérêt que lui portent les enfants. L'AP doit susciter le dialogue avec les enfants au travers de jeux de rôles. C'est une façon de les aider à poursuivre le jeu (lorsque l'activité ou le jeu doit respecter un protocole particulier, l'AP doit veiller à le respecter[b]).

Observer chaque enfant

Ce qui compte beaucoup, c'est le « regard » que l'AP porte sur chaque enfant : il est porteur d'intérêt, d'encouragement, de compréhension. Il relie au groupe chaque enfant qui joue isolé.
Au cours de l'observation, l'AP note beaucoup d'indices révélateurs de la personnalité de chacun (*cf.* Mémo ci-après).

a. La méthode mnémotechnique du QQQOCP (Qui? Quoi? Quand? Où? Comment? Pourquoi?) est une méthode qui doit souvent être utilisée pour les activités et jeux. C'est une tournure de pensée qui doit devenir une habitude, un réflexe pour le personnel de santé.
b. Pour plus de détails sur les protocoles, *cf.* Fiches d'activités dans l'ouvrage *CAP Petite enfance*, J. Gassier et *100 activités et jeux pour les 0-6 ans*, J. Gassier, E. Allègre, Éd. Masson.

MÉMO

L'OBSERVATION DU COMPORTEMENT DE CHAQUE ENFANT LORS DES JEUX

L'AP est le médiateur affectif et le témoin averti. Il observe le comportement de l'enfant et il doit reconnaître rapidement :

- **les enfants accapareurs (ils veulent toujours le jouet du voisin) ;**
- **les enfants peureux ou timides ou les souffre-douleur (qui se réfugient auprès des auxiliaires de puériculture) ;**
- **les enfants inadaptés à la crèche (ils sont seuls, l'air triste, sucent le pouce...) ;**
- **les enfants maladroits (qui utilisent mal le matériel ou ont des difficultés motrices. Par exemple : mauvaise coordination ou mauvaise latéralité). Certains ne savent pas tourner le guidon, d'autres ne savent pas freiner et se laissent emporter par la vitesse, quelques enfants ont des difficultés car ils n'ont pas l'âge requis pour utiliser le véhicule ;**
- **les enfants leaders (qui entraînent les autres et que l'on cherche à imiter) ;**
- **les enfants paresseux (qui abandonnent vite la partie) ;**
- **les enfants agressifs (qui détournent le véhicule de sa bonne utilisation. Par exemple : ils foncent sur les autres).**

Il y en a encore bien d'autres... Seul un regard porteur d'affection, d'intérêt, d'encouragement et de compréhension aidera l'enfant à progresser. Pour chacun il y a un mot à dire, un geste à faire.

MÉMO

B Les activités et jeux d'eau

Les possibilités d'utilisation de l'eau sont multiples; elles présentent quelques variantes en fonction du lieu où va se dérouler l'activité. Nous voyons ici l'organisation d'activités et de jeux d'eau à la crèche.

a. Le bac à eau

En collectivité, le bac à eau est largement utilisé. Outre le plaisir des jeux d'eau, cette activité est particulièrement riche de possibilités. On peut l'enrichir de matériels divers : entonnoirs, éponges, bouteilles en plastique, arrosoir, bateau, matériel de cuisine (louches, cuillères, fouets, passoires, écumoires...). Ce matériel permet de favoriser l'éveil intellectuel de l'enfant par tous les rapports de cause à effet.

Par ailleurs, cette activité favorise la socialisation : les enfants aiment échanger leur matériel. C'est le « troc » et ils se parlent, se copient, s'observent.

Rôle de l'AP

L'AP doit :
- laisser l'enfant jouer à son rythme personnel et ne pas imposer d'activité (jeu libre) ;
- s'impliquer dans le jeu et partager le plaisir de l'enfant, échanger avec l'enfant, sous forme verbale ou par le jeu ;
- encourager les initiatives, apaiser les craintes ;
- veiller à ce que les jeux des petits ne soient pas perturbés par ceux des plus grands, ou des plus vifs ;
- prévenir l'enfant de la fin de l'activité. C'est un acte de respect qui doit être systématique (pour toute activité).

b. La pataugeoire

C'est une mini-piscine où l'enfant connaît l'eau par tout son corps. Il aime y jouer avec ses copains : on se touche, on s'éclabousse. Il faut que l'adulte soit présent et surveille chaque enfant.

c. La piscine

L'activité piscine plaît généralement beaucoup à l'enfant. Elle lui offre des sensations corporelles diverses, sources de plaisir, de détente, de bien-être.

Situation

Camille (2 ans), **Enzo (18 mois)** et **Jules (3 ans)** entrent dans la piscine. Ils s'observent d'abord, puis apprivoisent l'eau petit à petit. Enfin, ils y pénètrent et provoquent de grandes éclaboussures qui les font rire aux éclats. Enzo vient malencontreusement de recevoir de l'eau dans les yeux et se met à hurler. Émeline (AP) le prend dans ses bras, le console et verbalise.

Rôle de l'AP

Même si la piscine est petite, la vigilance est de règle. L'AP doit respecter les **règles d'HSCR** (hygiène, sécurité, confort et respect de l'enfant) :
- annoncer l'activité à l'enfant ;
- veiller à la propreté de la piscine et de l'eau ;
- assurer une surveillance constante ;
- sécuriser l'enfant qui a peur de l'eau ;
- inviter l'enfant manifestant des signes de « froid » à sortir de l'eau et l'essuyer rapidement ;
- laisser l'enfant entrer et sortir de la piscine à sa guise ;
- si possible participer au bain avec les enfants.

C Les activités et jeux de langage

Professionnels de santé et parents doivent « entrer de façon ludique » dans les jeux phonatoires ou jeux de langage de l'enfant.

a. Les « sons créateurs »

Les jeux de langage peuvent favoriser (dès le plus jeune âge) la maîtrise du langage. En effet, l'enfant a beaucoup à apprendre et peut progresser rapidement sur le plan des phonèmes et des structures de la langue. Mais il est d'une extrême importance que l'adulte réponde à cette aptitude par des jeux, dans des situations ludiques bien définies.

Rôle de l'AP

Il faut savoir écouter un enfant de 2 ans parler à son chien, à ses poupées, à son ourson, et remarquer combien de fois il lui arrive d'introduire dans ces conversations de nouveaux phonèmes[a] ou de nouveaux ensembles phonétiques, les chantonnant parfois, les « utilisant » seuls ou avec d'autres phonèmes, et les intégrant progressivement à son répertoire du jour.
Ex. : « Wou, wou……. Bou, bou, chien chien, cou, cou, dou, dou, dodo… ».
L'adulte peut s'associer à ces jeux au moment opportun, lorsque l'enfant l'y invite. Il peut élargir le répertoire et proposer d'autres sons autour des objets de l'environnement (que l'enfant connaît bien) ou lors de jeux de rôles (ex. : jeux symboliques).

a. Phonèmes : éléments sonores du langage.

b. Les activités et jeux phonatoires

Si l'on veut augmenter le répertoire phonétique de l'enfant en jouant, tant en spontanéité qu'en répétition ou en imitation, on peut proposer d'autres jeux.

Exemples

- Le chien s'appelle Rourou. On peut lui faire sentir que le *r* gratte la gorge, en lui faisant toucher la vôtre et la sienne lorsque ce phonème est produit.
- En chantant « Mes petites mains… », on peut mettre un doigt sur notre narine, puis sur l'une des narines de l'enfant et l'amener à prendre conscience des conditions de production du *m*.
- En versant de l'eau (lors des jeux d'eau), on fait remarquer le glouglou de l'eau qui sort de la bouteille et on peut l'accompagner de l'onomatopée peu – *peu – peu… ou glou – glou – glou* (ce jeu peut s'associer aux jeux d'eau vus précédemment).
- Face à un miroir (et vous regardant le faire, puis vous entendant le décrire), l'enfant peut, à votre exemple, placer ses dents supérieures sur sa lèvre inférieure et « faire le chat fâché » : *fff…* ou le chien fâché : *rrr…*
- Lui apprendre, par imitation, à accompagner d'un *brrr* montant et descendant, le mouvement d'un jouet quelconque sur roues ou rails.
- Jouer « à l'abeille » qui tourne autour de sa tête, à la « mouche » qui vole en cercles devant lui : *zzz…* et se pose subitement sur son nez, son ventre, son genou.

c. Les devinettes

Dès qu'un enfant semble posséder un vocabulaire d'une centaine de mots et commence à formuler de courts ensembles ou de courtes phrases, on peut lui proposer des jeux de devinettes, car l'enfant s'y prête habituellement avec joie.

Exemples

- Demandez-lui d'aller chercher ses *sou…liers*, de vous montrer ses *che…veux*.
- Utilisez des photos ou des images surtout en séries associées, par exemple, des jouets, des vêtements, des animaux. Ex. : « *Montre-moi la ch…èvre, la r…obe, le ca…mion* ». Puis lui demander « *ça, c'est une ch… une r…, un ca…* ».

Rôle de l'AP

- Il est bon de commencer en n'utilisant que des mots à deux syllabes, dont on donne la première d'abord et, quelques secondes après, la deuxième, si l'enfant ne l'a pas fait lui-même. Il ne le fera probablement pas au début, se surprendra, puis s'amusera du jeu, et bientôt il y participera volontiers, et en profitera.
- Un peu plus tard, quelques monosyllabes pourront être introduites, mais à la condition de n'utiliser comme consonnes initiales que celles qui peuvent s'allonger en phonation : *m – l – r – s – ch – z – j*…, pour former, par exemple : *s…el, ch…at, r…oue*….

Fig. 1.25 **Maîtrise du langage vers 3 ans.**

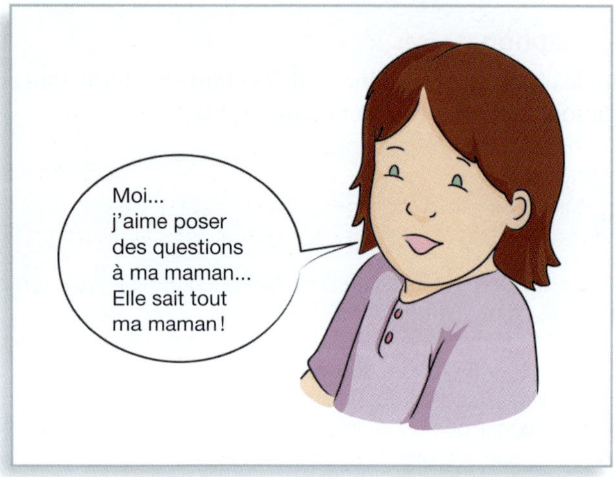
Moi... j'aime poser des questions à ma maman... Elle sait tout ma maman !

d. Les fautes de langage et de prononciation

Si l'enfant a tendance à faire des fautes de langage, l'écoute indulgente de l'adulte est primordiale : que d'adultes gâchent tout lorsqu'ils croient devoir corriger les fautes de langage d'un jeune enfant. On ne demande pas à un enfant d'épeler un mot avant qu'il ne connaisse ses lettres. Il en va de même sur le plan de la prononciation : on ne peut demander à un enfant de dire correctement les mots contenant un *r* avant qu'il ne possède parfaitement ce phonème et qu'il puisse produire un bruit laryngé, qui prend la « forme » du *r*.

Situation

Jean a trois ans et il ne prononce pas encore le *s* ; il le remplace par *t*. Il vient de dire en chantant : « j'aime bien manger la *toupe* au lait » (au lieu de soupe). Zora (AP) répète après lui « j'aime bien manger la *soupe*… ». Elle s'arrête un instant, s'assied et place Jean tout près d'elle : « Tu vois, Jean, on a dit la *soupe*. Toi, tu dis la *toupe*. Ce n'est pas tout à fait pareil. Tu vois, quand je fais *t*, ma langue vient toucher mes dents… quand je fais *s*, mes dents se touchent toutes et on ne voit pas ma langue… Tu vois ? *sssss…ssssss….sssoupe, sssoupe*. Tu vois ? Comme le beurre qui rôtit dans la poêle. » Cette méthode, tout en douceur, est souvent efficace. L'enfant apprend en jouant.

Rôle de l'AP

En collectivité, l'AP veillera à ne pas :

- *intervenir mal à propos* : l'activité doit rester ludique. Lorsque l'enfant cherche à imiter et à être compris, lui signaler son erreur risque de le refouler dans un état de frustration ;
- *interrompre l'enfant pendant qu'il parle*, pour relever l'erreur ou lui imposer la forme correcte. Cela peut provoquer un bredouillement pouvant tourner au prébégaiement ;
- *pénaliser les erreurs* : on sait que pénaliser une activité inconsciente provoque et renforce l'association activité-pénalité.

En revanche, l'AP doit faire en sorte que la correction (si elle est nécessaire) de la prononciation soit une chose agréable pour l'enfant. Les jeux de parole et de langage doivent susciter notre enthousiasme et notre plaisir pour entraîner les siens.

D Les activités et jeux de manipulation

La manipulation précède le jeu et prépare son avènement. Celle des éléments naturels (eau, sable, terre) précède souvent celle des autres éléments (pâtes à modeler, à gâteau…).

La manipulation développe tous les sens (le *toucher* en particulier), elle développe aussi :

- la *motricité fine* : préhension manuelle et globale (mouvements de tout le corps) ;
- *l'intelligence* : observation des rapports de cause à effet (par les nombreuses actions réalisées) ;
- la *créativité* : création de formes différentes ;
- la *socialisation* (jeux à plusieurs) : on observe, on compare, on imite, on s'entraide…

a. Les activités « sable » et les substituts

Le sable est une matière légère, fluide, qui file entre les doigts lorsqu'on veut la saisir. Beau à regarder, à sentir, à toucher, il suscite des expériences multiples.

Le bac à sable est un lieu où tous les enfants de la crèche aiment se retrouver. Ils sont là côte à côte, ils font et défont sans cesse des formes étranges, mystérieuses… auxquelles ils parlent, donnent des noms. Le plus souvent, les petits gênent le jeu des grands ; le sable est touché puis projeté. Quelques disputes éclatent, on entend des cris lorsqu'ils bousculent les jolis pâtés.

Caractéristiques des activités « sable »

Les activités de manipulation du sable sont nombreuses :

- le pétrissage, le malaxage, le modelage du sable : les enfants font des boulettes, des serpents, des pâtés ;
- les projections (ou pluie de sable) dans un bac plat : les enfants l'envoient et observent les formes éclaboussées du sable ;
- les transvasements…

Organisation des activités

- *Le bac à sable* : installé dans le jardin de la crèche, le bac à sable offre à l'enfant le plaisir de toucher. Avec le sable l'enfant fait des expériences très diverses : toucher, effleurer, réaliser des traces avec les doigts et en observer la rapide disparition, creuser, taper, transvaser, transporter, lancer, y enfouir des objets, ratisser…
- *Le bac à farine* : les petits enfants aiment beaucoup la farine parce qu'elle est douce au toucher. Les traces s'effacent moins vite, le modelage est plus fin, elle épouse bien les formes.

Fig. 1.26 Le bac à sable.

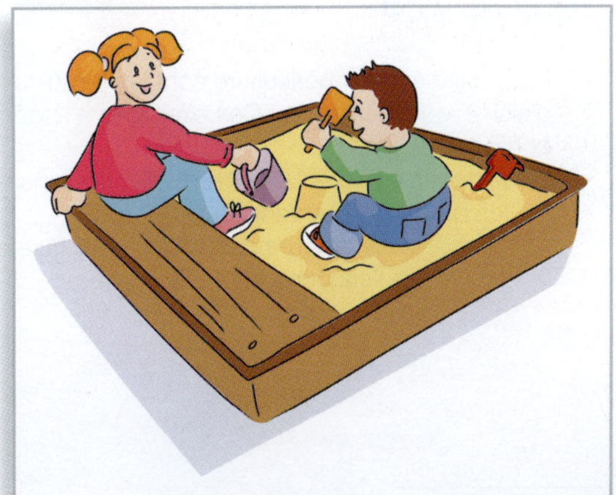

b. La manipulation d'autres éléments

Si les éléments naturels : sable, eau, terre, sont souvent exploités, et avec profit, il faut aussi introduire d'autres matériaux.

Les pâtes à modeler

Tout ce qui est « pâteux » exerce une très grande attraction sur l'enfant. Diverses pâtes peuvent être proposées. Les pâtes à modeler sont souples et ont de jolies couleurs. Elles conviennent particulièrement aux jeunes enfants, car elles sont faciles à travailler. Elles favorisent l'acte d'étaler, de caresser, de lisser, et elles conservent la forme.

Les pâtes à gâteaux

À la crèche, les enfants sont souvent amenés à préparer eux-mêmes les gâteaux d'anniversaire. On adopte souvent la recette du gâteau au yaourt qui présente l'avantage d'utiliser le pot de yaourt comme unité de mesure.

On peut leur proposer de décorer le gâteau avec des pâtes d'amande colorées. Ils portent eux-mêmes le gâteau à la cuisine pour le faire cuire et peuvent constater la transformation de la pâte à la cuisson. Le moment du goûter est une fête. Ils sont fiers d'y avoir participé activement.

Fig. 1.27 **Le gâteau au yaourt.**

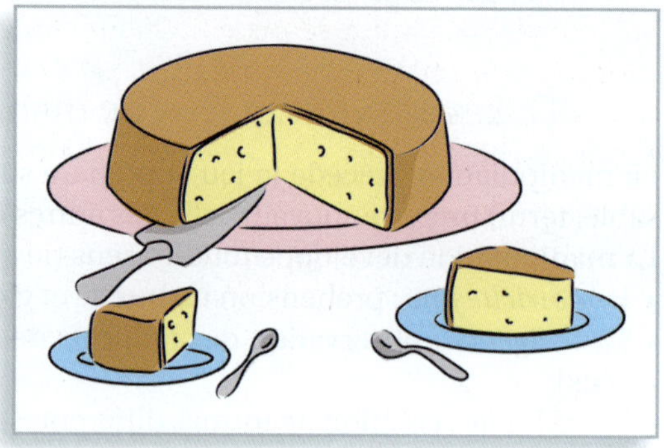

Tableau 1.36 Le gâteau au yaourt.

Ingrédients	Technique
1 yaourt 3 pots de farine 2 pots de sucre 1/2 pot d'huile 2 œufs 1/2 sachet de levure éventuellement parfum : zeste de citron ou d'orange, vanille…	– Mettre le yaourt dans un plat. – Laver les œufs, les casser, les mélanger avec le yaourt. – Ajouter successivement le sucre, la farine, l'huile, la levure, bien mélanger. – Graisser et fariner un moule et y mettre la pâte. **Cuisson** : 30 à 40 min (four moyen)

Le papier

Le papier est un matériau qui offre de multiples possibilités d'expérimentation. Il peut être chiffonné, roulé en boules, déchiré, lacéré.

On offrira aux enfants : des catalogues, des emballages de papier cadeau, des échantillons de papiers peints, du papier aluminium…[57]

Rôle de l'AP

Les auxiliaires de puériculture sont les témoins de ces œuvres éphémères qui donnent tant de plaisir à leurs bâtisseurs. Ces exercices s'accompagnent parfois de pleurs et déclenchent des conflits. L'AP doit :

- faire des commentaires bienveillants (dans le domaine de la création, il faut valoriser toutes les productions enfantines) ;
- tempérer les ardeurs destructrices et faire accepter à l'enfant brimé la démolition de son œuvre, en l'encourageant à la refaire.

57. Le papier des annuaires de téléphone est totalement interdit car l'encre qu'il contient est toxique.

E Les activités et jeux de trace écrite

Peindre ou dessiner sont des activités d'expression très importantes chez l'enfant, elles lui permettent de communiquer et présentent de nombreux intérêts.

a. Le dessin (ou activité graphique)

Le dessin ou activité graphique comprend deux éléments : le fait de laisser des traces et l'intention de représenter quelque chose.

Le dessin sur des grands tableaux (tableaux noirs et craies de couleur ou tableaux blancs et feutres)

Ces tableaux, installés verticalement au mur, permettent des mouvements très larges, ce qui est intéressant pour le jeune enfant. En effet, l'enfant de 18 mois à 2 ans utilise pour dessiner tout son bras (et non pas seulement son poignet comme l'enfant plus grand), il a besoin d'un tableau d'environ 1 m^2 environ, afin de faire des tracés suffisamment étendus. L'utilisation de l'éponge lui fournit de nouvelles perceptions et sensations.

Le dessin sur des grandes feuilles (feuilles blanches ou de couleur)

Ces feuilles peuvent être posées sur le sol. Elles permettent de faire des gribouillis à l'aide, le plus souvent, de gros feutres de couleur. Par terre, le mouvement est plus étriqué ; l'enfant doit utiliser son poignet pour diriger le mouvement. Cette activité sera donc profitable pour les enfants de 2 à 3 ans.

Le dessin sur des petites feuilles

Ces feuilles seront collées sur une table avec du papier collant. Des feutres fins seront proposés et permettront à l'enfant d'exercer sa motricité fine.

Rôle de l'AP

L'AP doit :

- respecter la créativité de l'enfant et ne pas l'inciter à représenter un objet quelconque ;
- inviter l'enfant à parler de son dessin et l'écouter en évitant de lui proposer ses propres interprétations ;
- identifier le dessin par le nom de l'enfant et la date. Il est important de dire à l'enfant qu'on écrit là son nom et pourquoi. L'enfant plus grand écrira lui-même son nom d'une façon toute personnelle qu'il faut respecter ;
- mettre le dessin dans le casier de l'enfant pour qu'il puisse l'offrir à ses parents.

b. La peinture

L'activité de peinture doit être proposée au jeune enfant dans un but de découverte et non d'apprentissage. Elle doit être et rester une activité (*cf.* Fig. 1.28).

La peinture avec « les mains » ou avec les pieds

L'enfant aime jouer avec les couleurs et couvrir de grands espaces. Différentes couleurs sont proposées à l'enfant dans des récipients plats et suffisamment larges (assiette plate ou autre…).

Le contact direct avec cette matière molle et de couleur lui permet de développer ses sensations tactiles et visuelles et de trouver une compensation à la frustration de son souhait de toucher d'autres matières.

Certains enfants n'apprécient pas le contact avec cette matière pour des raisons variées, souvent parce qu'elles « salissent » le corps.

La peinture avec « des outils »

L'utilisation d'outils variés permet à l'enfant de multiplier ses expériences. Il ne faut toutefois pas les proposer à chaque activité peinture car ils en limitent les avantages. Les pinceaux incitent l'enfant à dessiner rapidement et grossièrement plutôt qu'à peindre, et les rouleaux offrent peu de possibilités créatrices.

La peinture avec des instruments peut se réaliser sur des feuilles collées au mur ou sur des feuilles collées sur une table.

Fig. 1.28 Les jeux avec la peinture.

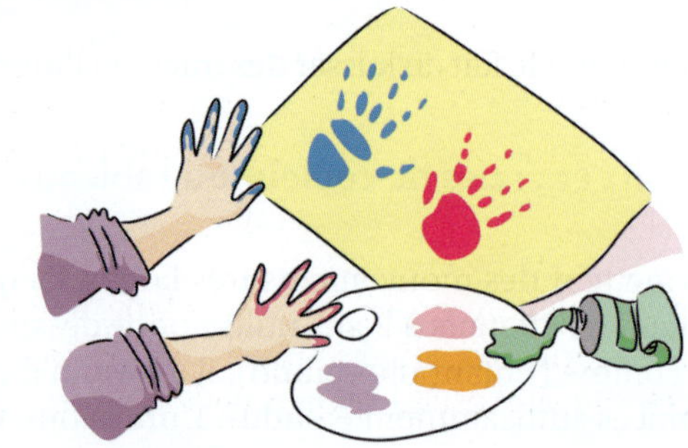
a. La peinture avec les mains.

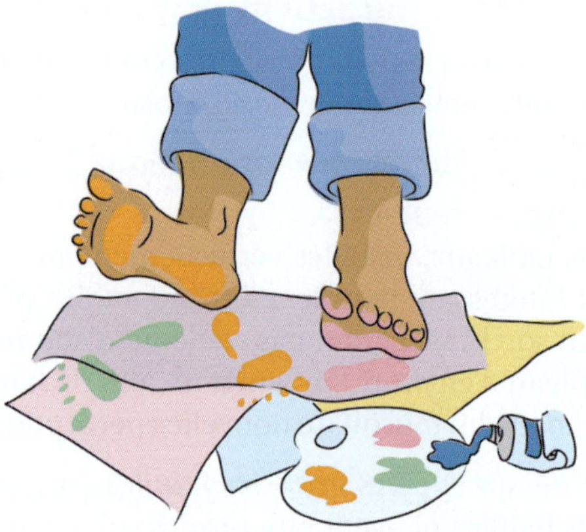
b. La peinture avec les pieds.

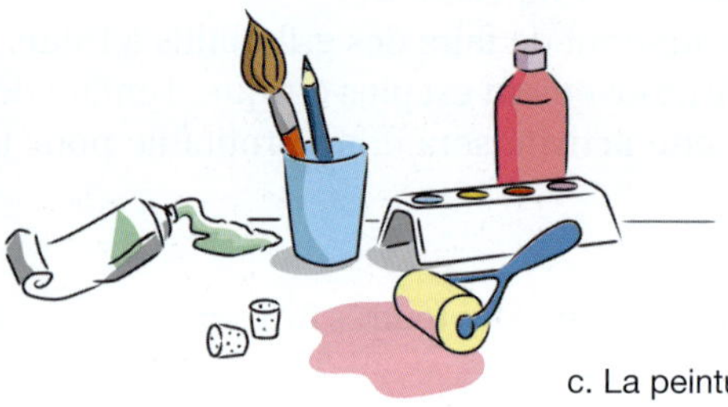
c. La peinture avec des outils.

Rôle de l'AP

L'AP doit :
- participer à l'activité et veiller à ce que la plus grande liberté soit laissée à l'enfant ;
- être à l'écoute de l'enfant, lui proposer un choix varié de couleurs et vérifier régulièrement l'état du matériel ;
- tenir les parents informés de l'activité peinture et de ses intérêts ;
- ranger les peintures identifiées dans le casier de l'enfant ou les afficher au mur (à hauteur des enfants).

F Les activités et jeux cognitifs

Sous ce terme se cachent tous les jeux que l'on donne à l'enfant pour qu'il « apprenne » et qui sont si prisés des parents. Ces jeux (appelés également « *didactiques* ou *éducatifs* ») vont du simple perfectionnement de la préhension manuelle à toutes sortes d'associations d'idées.

a. Types de jeux et intérêts

Il faut admettre que ces jeux et les jouets associés font aujourd'hui partie de l'environnement de l'enfant ; bien choisis et bien utilisés, ils peuvent être très enrichissants pour lui. Pour cela, il est préférable d'acheter un jeu d'un niveau plutôt plus bas que plus haut[58] ; l'enfant y jouera avec plus de chances de succès, ce qui augmentera l'intérêt qu'il porte au jeu.

Fig. 1.29 L'AP encourage l'enfant lors des jeux.

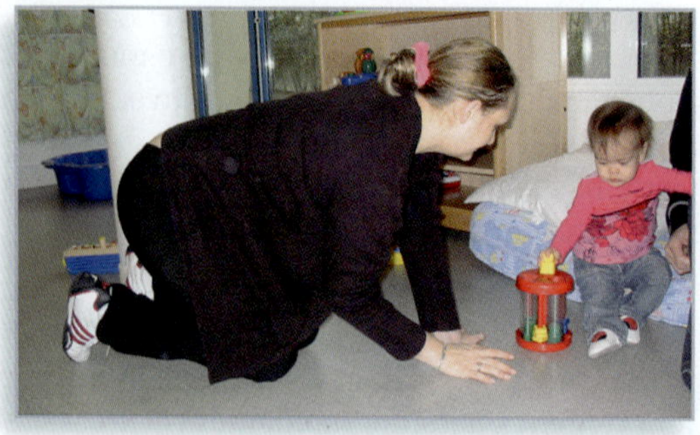

58. Afnor : Dossier « Des jouets pour vos enfants ».

Les jeux d'emboîtement

Ces jeux sont très nombreux sur le marché, ex. :

- *les jouets gigogne* : dans ce type de jeu, les gobelets et les tonneaux sont connus de tous ;
- *la « pyramide d'anneaux »*, et bien d'autres jeux du même type, sont également largement utilisés.

Les jeux d'encastrement (trieurs de forme, puzzles et mosaïques)

Ces jeux séduisent l'enfant, car ils lui permettent de faire un « *tri de formes* » pour pouvoir encastrer les divers éléments. De plus, ces formes sont très attrayantes et représentatives (couleurs, animaux, personnages familiers…). Il aime les « retrouver ».

Les jeux de construction

Ces jeux permettent à la fois l'encastrement et l'empilement. Avec ces jeux, les enfants apprennent les lois de l'équilibre et font aussi travailler leur esprit créatif. Ces jeux sont fabriqués avec divers matériaux : *la mousse* est très utilisée à la crèche où elle suscite des jeux et des emplois très divers (*cf.* Fig. 1.30).

Fig. 1.30 **Les jeux d'encastrement et de construction.**

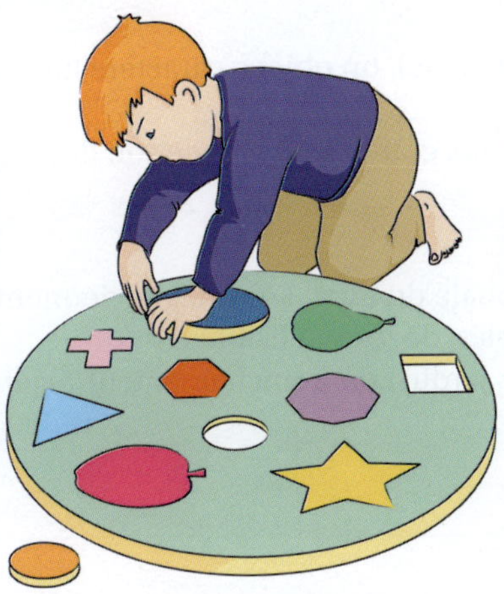

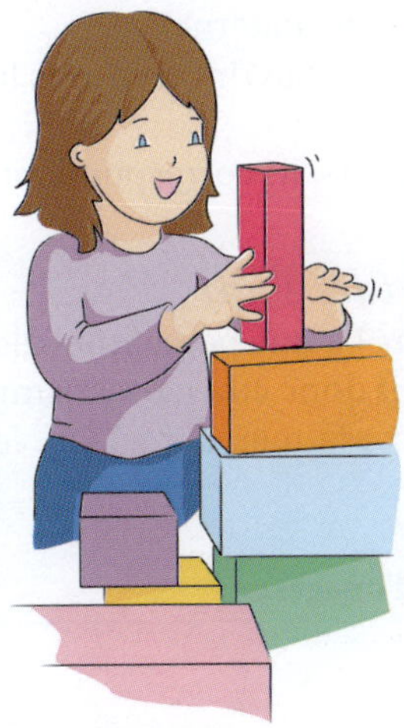

Les jeux avec la mousse :
– L'utilisation de la mousse de polyéthylène est très appréciée des jeunes enfants (2 ans ½/ 3 ans) car elle est légère, douce, colorée, malléable.
La directrice de crèche apprécie ses autres qualités : elle est résistante, silencieuse, lavable et peu onéreuse.
– Différentes possibilités de jeux s'offrent à l'enfant avec la mousse :
• la fabrication d'un fruit (une pomme par exemple) : c'est un *jeu d'encastrement ;*
• la fabrication de murs (maison), de ponts, de tables, de sièges : c'est un *jeu de construction*.

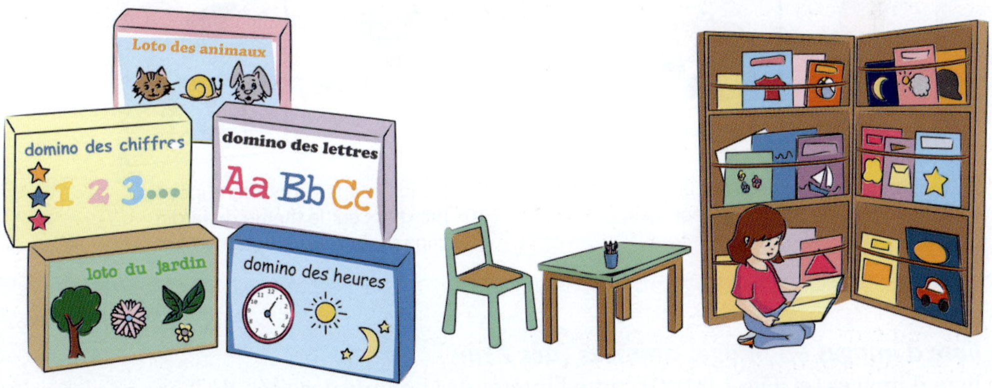

Les lotos et dominos : ils constituent un ensemble de jeux faisant appel à la logique, l'observation, la découverte du monde, l'expression orale. Nous connaissons bien :
– le loto des animaux familiers,
– le loto du jardin,
– le domino des chiffres,
– le domino des lettres,
– le domino des heures, etc.
Les dominos d'idées et dominos puzzles sont des jeux plus difficiles que les précédents et se donnent après l'âge de 3 ans.

Le « coin-livres »
On assemble 2 ou 3 panneaux bibliothèque où les livres sont retenus par de solides élastiques et peuvent être vus de face par l'enfant.

Les jeux de connaissance

Ils sont très divers et permettent à l'enfant de développer sa créativité, sa manipulation, sa mémorisation, sa logique... Citons *les lotos et dominos (cf.* Fig. 1.30).

Les jeux d'enfilage et de laçage

Ils développent la manipulation fine et la créativité de l'enfant. De plus, ils lui permettent de fabriquer un objet de parade que l'on peut « se mettre » ou « offrir »... Il faut cependant éviter de donner des perles aux enfants de moins de 2 ans et les surveiller dans leurs jeux.

Rôle de l'AP

Lors du jeu, l'adulte doit :

- parler avec l'enfant pour l'encourager et, même s'il rate son coup, le féliciter... ;
- éviter de forcer et d'imposer, ce qui détruirait l'idée de « plaisir » que l'enfant doit associer au jeu ;
- ne jamais insister pour la poursuite du jeu éducatif si l'enfant décide d'y mettre fin.

b. Les livres pour enfants

On peut associer les livres aux jeux cognitifs. La première rencontre de l'enfant et du livre a lieu dans la famille, à la crèche ou à l'école maternelle.

Pour l'enfant, le livre est un *objet* à découvrir (avec tous les sens), un objet à caractère ludique et auquel il parle.

Les livres pour enfants sont très divers, ils correspondent aux grandes phases de son développement.

L'imagier ou images inanimées (dès 1 an)

Le jeune enfant (qui ne sait pas lire) a une perception globale du livre. Les images viennent à lui comme un « tout ». Elles doivent donc être nettes, simples, de format lisible.

Il existe des imagiers à *thèmes* (ex : la mer, la maison, le jardin) ou à enchaînement *logique* (*cf.* Fig. 1.31(1)).

Fig. 1.31 **Les « imagiers » et « livres d'images ».**

1) Les imagiers

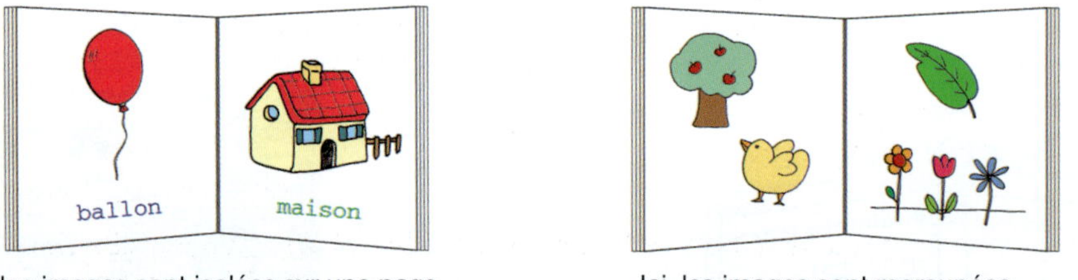

Ici, les images sont isolées sur une page, accompagnées du mot correspondant.

Ici, les images sont regroupées par deux sur le thème du jardin, sans mots d'accompagnement.

Le livre d'images ou images animées (dès 2 ans)

Le livre d'images (*cf.* Fig. 1. 31(2)) capte l'intérêt des enfants dès l'âge de 2 ans par les « situations » qu'il présente (le jeu, le repas...). La variété des images crée des expériences visuelles intéressantes pour l'enfant.

Le livre propose des petits personnages (humains ou animaux). Les images suscitent chez l'enfant un langage de plus en plus élaboré où le verbe est introduit. Images et texte ne font qu'un.

Fig. 1.31 Les imagiers et « livres d'images ».

2) Les livres d'images
Dans les exemples ci-dessus, les images sont isolées sur la page de gauche et le texte (très simple) explique la situation sur la page de droite.

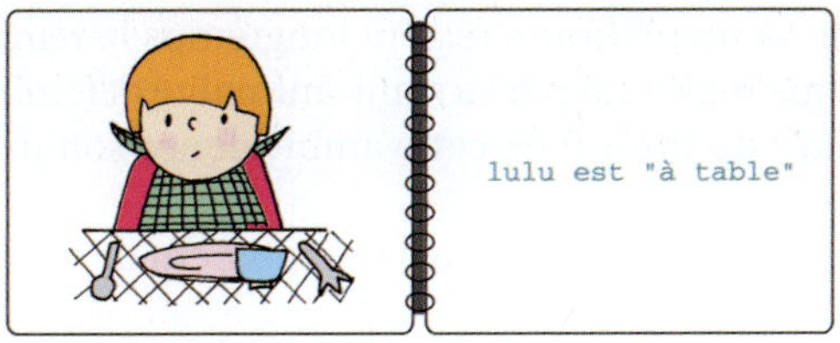

Les petits personnages humains

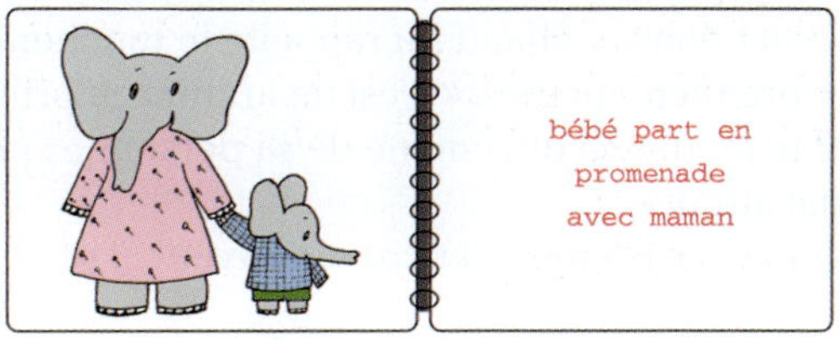

Les animaux humanisés

Les personnages humains

Ces personnages vivent leur vie. Ils sont peints dans « l'action » et permettent à l'enfant de découvrir avec eux un monde qui ressemble au sien.

Les animaux humanisés

Ce sont des personnages très prisés des petits, car ils font une large place à l'imagination, et sont très divers : ours, chien, lapin, éléphant...

Rôle de l'AP

C'est toujours l'adulte (parent ou professionnel de l'enfance) qui met pour la première fois un livre entre les mains de l'enfant. Ce moment est important et peut influencer les rapports que l'enfant aura avec le livre. Les paroles qu'il prononce et le temps qu'il accorde à l'enfant sont déterminants.

- L'adulte doit respecter le dialogue de l'enfant avec le livre : c'est un tête-à-tête dans lequel il s'investit totalement.
- L'adulte ne doit pas chercher à privilégier le livre à tout prix, à jouer au pédagogue. Le résultat serait à l'inverse de celui escompté.
- L'adulte doit laisser parler sa sensibilité, sa joie de la découverte, son enthousiasme spontané. Il se laissera émouvoir par le livre et, ainsi, transmettra à l'enfant son plaisir.
- L'AP favorisera la création d'un « coin-livre » à la crèche (*cf.* fig. 1.30).

G Les activités et jeux symboliques

Le jeu symbolique est un jeu de fiction où l'enfant laisse libre cours à son imagination. Il peut avoir pour support différents jouets, tels que : la poupée, l'ours, la marionnette...
Les coins-jeux favorisent l'expression des jeux symboliques et doivent être largement exploités à la crèche.

a. Intérêts des jeux symboliques

Le jeu symbolique est :

- *un jeu de socialisation* : en imitant les autres au travers du jeu symbolique, l'enfant se décentre de lui-même vers autrui. C'est un premier pas vers l'autonomie ;
- *un jeu de transfert* : la poupée ou l'ours devient l'enfant, tandis que l'enfant endosse le personnage de ses parents dont il adopte tous les traits de caractère (attitudes, paroles...). L'enfant souligne, parfois avec un humour certain, les attitudes parentales qui l'ont le plus marqué ;
- *un jeu de langage* : Freud a dit : « Il n'y a pas d'acquisition du langage sans jeu ! ». L'enfant manie le vocabulaire avec passion, utilisant tout son petit répertoire et y ajoutant même... l'intonation appropriée.

b. Variétés de jeux symboliques

Nous allons voir que cette activité ludique aura une « magie » différente selon l'âge de l'enfant.

L'ours

C'est le premier confident et ami du bébé, c'est une présence rassurante à ses côtés dont le contact doux et chaud lui rappelle le toucher de sa mère. L'ours restera longtemps le témoin des premières peines. « C'est un animal en principe masculin par sa semi-animalité et féminin par la tendresse qui émane de sa personne ; peut-être tire-t-il de cette ambivalence son principal attrait »[59].

L'ours reste le « jouet fétiche ». Souvent, il plait à l'enfant dès 7 à 8 mois (au moment de la crise d'angoisse).

Situation

William (3 ans) a été hospitalisé d'urgence pour une petite opération ; il se croyait abandonné par sa famille, et pleurait beaucoup. En le conduisant à l'hôpital, sa maman, dans l'affolement, avait oublié l'éternel petit compagnon : « Nounours ! » Elle le lui apporta le lendemain et William se remit à sourire. Les jours suivants, lui qui refusait avec rage les piqûres, décida d'appliquer le même traitement à son nounours pour le guérir, et se laissa traiter avec moins de réticence.

La poupée

Le choix de la poupée varie en fonction de l'âge de l'enfant (*cf.* Fig. 1.32).

- Vers 1 à 2 ans, c'est l'âge où la poupée doit être la plus rudimentaire. La poupée de chiffon remplit cette condition.
- Entre 3 et 5 ans, l'enfant aime avoir plusieurs poupées (ex. : la poupée classique et, plus tard, la poupée mannequin).

Situation

Éthel (5 ans) s'amuse très souvent avec sa poupée Maggie : elle la fait manger, la change, la couche, lui chante une berceuse, puis la réveille aussitôt pour l'amener au cirque, aux commissions, à la piscine… Éthel lui parle souvent depuis quelques temps d'un projet merveilleux : « Nous allons partir toutes les deux pour un long voyage. Nous irons sur la mer, loin, avec un gros bateau blanc ». Mais Maggie se met à pleurer (…) « Tu dois être sage, sinon tu ne viendras pas avec moi ! » rétorque Éthel. Maggie ne se calme pas pour autant. Alors la petite maman se penche sur le berceau tendrement et dit : « Oh pardon Maggie, je n'avais pas compris. Tu ne voulais pas que je ferme la porte ? Tu as peur du noir, je vais te coucher avec moi cette nuit. Tu seras heureuse ».

Grâce au jeu, les rôles sont inversés : la poupée est Éthel et Éthel est l'adulte (la mère, le père ou la maîtresse, selon les besoins du moment). En donnant le biberon, en racontant des histoires, en parlant de projets de vacances, elle s'identifie aux parents.

Le style de la poupée évolue vers plus de perfection et de précision dans le détail, l'enfant aime reconnaître les yeux, la bouche, veut la coiffer, mais on remarque que lorsque l'enfant a plusieurs poupées, c'est toujours la plus défraîchie, la plus « manipulée » qu'il préfère.

59. F. Piron, *L'Enfant et la poupée*, Éd. Nathan.

Fig. 1.32 **Les variétés de poupées.**

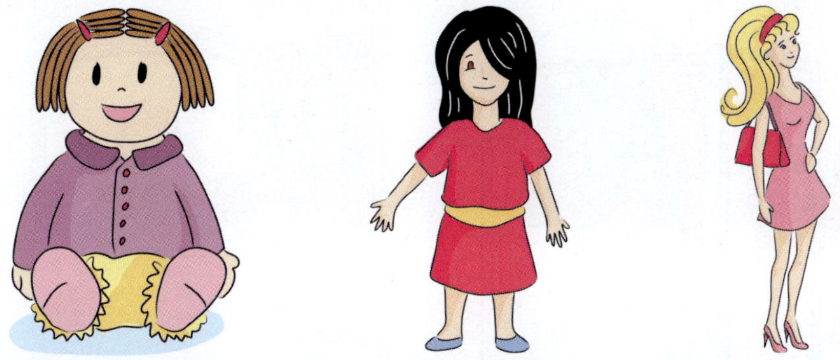

La poupée de chiffon : vers 1 à 2 ans, la poupée doit être rudimentaire (douce, molle, chaude, solide, lavable). C'est une mascotte qu'on transporte partout.

La poupée classique : vers 3 à 5 ans, la poupée devient plus sophistiquée. L'enfant aime l'habiller, la coiffer. Il faut la choisir légère et manipulable.

La poupée mannequin : après 5 ans, cette poupée attire l'enfant, car c'est un être « idéalisé » auquel il voudrait ressembler plus tard ! *Barbie* est la plus connue. L'enfant demande aussi les accessoires (tenue de tennis, ski…).

Le baigneur

Les petits garçons doivent-ils jouer à la poupée ? C'est un débat qui a entraîné de longues discussions entre ses partisans et adversaires. Il nous semble illogique, dans un siècle où l'on prône les pères heureux de s'occuper de l'enfant, de refuser à l'enfant d'apprendre son futur métier de père.

Rôle de l'AP

Ces jeux symboliques permettent de mieux connaître les enfants, ce qui leur plaît et leur déplaît, ce qui les blesse ou les fascine. L'AP doit :

- prévoir des « temps libres » dans l'organisation de la journée ;
- respecter le jeu de l'enfant en évitant les interventions importunes, n'entrer dans son jeu que s'il en manifeste le désir….

c. Les coins « jeux »

Nous placerons à part les coins-jeux bien qu'ils entrent dans la catégorie des jeux symboliques. Permettant à l'enfant de créer des situations imaginaires, ils sont très adaptés aux besoins des enfants de 2 à 3 ans. Coins très personnels, ils sont à l'échelle de l'enfant (*cf.* Fig. 1.33).

MÉMO

LE COIN « CUISINE »

C'est souvent le coin « jeux » que l'enfant préfère, car tous ses sens sont sollicités : le toucher (par les ustensiles de cuisine, les matières utilisées, les manipulations pour la préparation des plats), l'odorat (par la senteur des fruits, s'ils sont « vrais » !), la vue (par les divers bocaux sur les étagères, les fruits aux couleurs variées...) et les échanges (on fait manger la poupée).

MÉMO

Fig. 1.33 Les divers coins « jeux ».

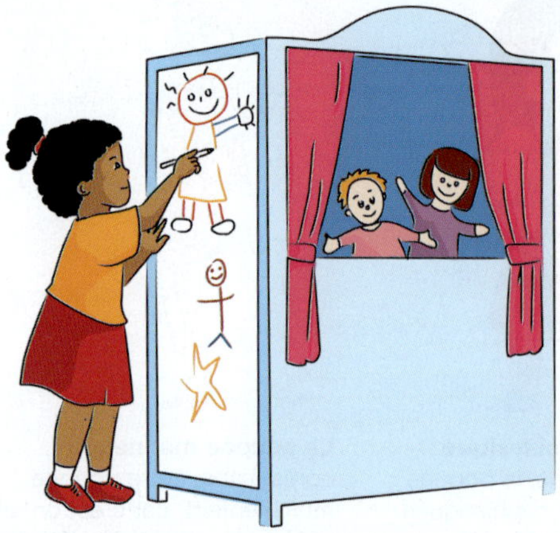

Les panneaux modulables
Ces panneaux, en bois (ou en plastique) s'assemblent et se démontent très facilement. Ils permettent des utilisations très diverses et créent des *« coins-jeux »* très appréciés des enfants. Prenons quelques exemples :
Le coin « théâtre » (marionnettes)
Le coin « dessins », « cuisine », « musique »...

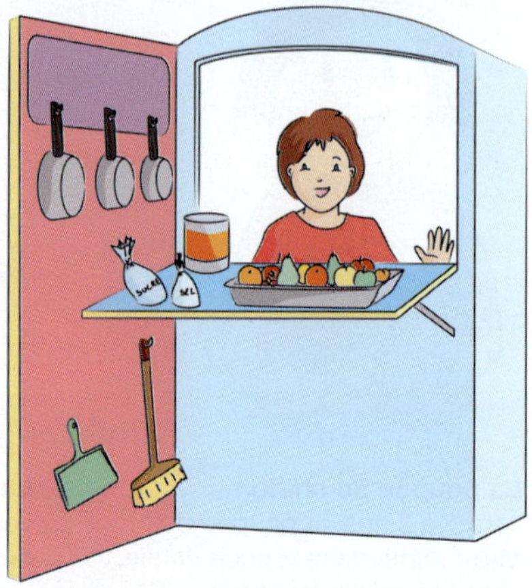

Le coin « marchande »
L'enfant apparaît derrière le comptoir pour vendre sa marchandise aux petits copains...

Les coins-jeux favorisent :
- *la communication verbale* : un enfant pose des questions, l'autre lui répond, on précise des termes (« c'est la viande, le gâteau... ») ;
- *l'apprentissage de la socialisation* : l'enfant accepte les partages des rôles au travers des jeux, il a besoin de la présence de l'autre ;
- *l'imitation des adultes* : l'enfant adopte les phrases et gestes de l'adulte. Il apprend ainsi à mieux comprendre les ordres, à mieux les accepter (la fillette dit à la poupée de bien se tenir à table, de dire merci, de ranger le matériel...).

Rôle de l'AP

L'auxiliaire de puériculture doit tout mettre en œuvre pour qu'à la crèche ces jeux puissent se vivre pleinement.
L'AP doit *écouter et observer les enfants* : très souvent, les dialogues entre l'enfant et ses jouets laissent apparaître ses préoccupations et ses troubles. L'auxiliaire doit y porter une oreille attentive et bienveillante. Elle peut le signaler à la puéricultrice. Ainsi avec discrétion, habileté, gentillesse, la puéricultrice pourra expliquer à la maman le message que l'enfant lui fait passer au travers du dialogue avec sa poupée.

MÉMO

MISE EN GARDE

Toutes les théories des psychologues confirment l'intérêt des jeux symboliques chez l'enfant, toutefois il faut mettre les professionnels en garde contre un excès d'interprétation des conduites enfantines au travers de ces jeux.

MÉMO

d. L'enfant et le « merveilleux »

C'est à partir de l'âge de 2 ans que se situe le merveilleux.
- **Le merveilleux réconforte l'enfant** car il répond à un besoin profond de sécurité. L'enfant se protège dans un monde imaginaire qui échappe aux règles de l'adulte. Il adoucit ses contacts avec la réalité. Sa confrontation avec celle-ci sera donc moins violente.

Situations

- **Zoé** n'aime pas quitter ses parents le soir pour regagner sa chambre, mais lorsque son chien en peluche va au lit avec elle, ils se racontent des histoires avant de s'endormir et tout se passe très bien…
- **Marcos** refuse le potage : si sa maman donne une cuillère à l'ours (qui répond « encore ! »), l'enfant voudra le doubler de vitesse et le terminer avant lui…

- **Le merveilleux développe la connaissance.**

Situation

Lorsque **Paolo** (3 ans) joue avec ses cubes, il ne se contente pas de les disposer en rang…, il décide que ce sera un « petit train » qui part à la campagne. Il rajoute soudain un cube sur un autre et il dit que ce sera la famille qui part avec le petit train… il fait le bruit du train : « tuf ! tuf !… »

- **Le merveilleux aide à la socialisation** : si certaines situations ont été pénibles à vivre, l'enfant va faire l'effort de les comprendre en les réadaptant. Au travers du jeu, l'enfant se sent indispensable, il ne sera plus le petit être faible, impuissant, dans un monde qui n'est pas à son échelle.

Rôle de l'AP

Au travers d'un jeu semblable, l'AP peut aider les enfants à développer leur imagination, leurs connaissances et leur langage. Elle demande aux enfants :
« Où allons-nous avec ce train ? », ils répondent : « En pique-nique ».
« Qu'allons-nous emporter pour manger ? ». « Du pain… des gâteaux »… répondent les enfants !
« Si nous emportions aussi du bois ? et des feuilles ? Nous emporterons des feuilles de marronnier, de platane… et puis aussi des odeurs… respirez très fort les odeurs des fleurs, des feuilles mortes, des arbres (« sniff ! sniff !…. ») ».
Au cours de ce pique-nique, totalement imaginaire, les enfants « *miment* » le cérémonial du repas. Un vrai pique-nique n'aurait jamais apporté de telles satisfactions.

Risque : le prolongement du merveilleux

L'enfant « se réfugie » souvent trop longtemps dans le merveilleux, parce que le monde des adultes lui fait peur. Il y a différentes causes : problèmes dans la famille, heurts avec les parents, le maître d'école, les copains (moqueries, dévalorisation…). Un jour viendra où l'enfant devra abandonner le domaine de l'enfance pour s'adapter au monde adulte : il lui faudra dépasser le merveilleux. S'il ne fait pas ce rétablissement, il risque de se fermer au monde et, psychologiquement et moralement, il ne pourra pas grandir.

Le dépassement du merveilleux

Dès l'âge de 4 ans, une première évolution se fait : l'enfant ne construit plus son monde imaginaire pour lui seul, il aime jouer à plusieurs au docteur, au papa et à la maman. Il s'adapte donc à la structure sociale progressivement. Mais le passage du rêve à la réalité reste difficile pour certains enfants.

Situation

Loana (10 ans) n'aime pas jouer avec les enfants de son âge, elle n'est heureuse que lorsqu'elle est seule, enfermée dans sa chambre avec sa poupée. Elle lui raconte sans fin les petits malheurs qui lui sont arrivés…

Il est évident qu'il faut aider davantage ces enfants-là et essayer de leur faire accepter le monde réel, même s'il est un peu décevant pour eux.

Rôle de l'adulte (parent et professionnel)

Il faut absolument éviter de développer chez l'enfant un imaginaire effrayant et trompeur.

- *Savoir préparer l'enfant au réel* tout en préservant ses qualités d'enthousiasme, de spontanéité, de fraîcheur, sans lesquelles la créativité et le charme lui feraient défaut. Chaque enfant franchit les étapes à son rythme personnel et il ne faut pas se moquer de ceux qui se cramponnent plus longtemps au monde imaginaire.
- *Savoir respecter les petits secrets des enfants* ; quand les adultes manquent de délicatesse et se moquent au grand jour d'une histoire captée par hasard, d'un petit mot qu'ils ont trouvé… ils détruisent la part de rêve qui est nécessaire à l'enfant.

H Les activités et jeux d'éveil musical

L'exploration sonore part du même principe que l'exploration des objets. Elle est toujours associée à une activité ludique.

a. La démarche de l'éveil musical

Pour faire connaître la musique à l'enfant, il n'y a pas de « méthode à effet garanti », mais différentes démarches d'éveil musical fondées sur une qualité d'échange avec l'enfant.
Participer à l'éveil musical de l'enfant, c'est l'aider à développer sa sensibilité auditive au même titre que sa sensibilité visuelle ou tactile et affiner son intérêt et son goût pour la musique.

Situation

Gaston joue avec un maracas et le tourne dans tous les sens. Il le fait rouler comme une boule sur le sol, puis le fait tourner dans ses mains comme un volant en imitant le bruit du moteur, il le secoue… Cet objet « résonne »… (c'est une grande découverte !) puis il l'abandonne.

Rôle de l'AP

L'éveil musical sera favorisé par l'adulte qui éprouve du plaisir à :

- *chanter spontanément* : l'adulte ne doit pas avoir de retenue pour chanter quand il en a envie même s'il chante faux. Son plaisir se communique à l'enfant ;
- *participer aux jeux sonores de l'enfant* : l'adulte doit partager avec l'enfant des expériences sonores au travers des jeux. Ex. : lorsque l'enfant chercher à s'exprimer par un acte sonore (vocalisation), l'adulte doit y participer ;
- *commenter les sons avec l'enfant* : l'adulte doit essayer de commenter ce qu'il entend. Ainsi il apprend à l'enfant qu'il y a des « musiques qui grimacent, qui pleurent, qui rient, qui grattent… » ;
- *associer la musique à un jeu* : pour retenir l'intérêt de l'enfant, il faut savoir « accrocher » la musique à une situation de jeu originale.

b. Les formes de l'éveil musical

Les formes de l'éveil musical sont multiples et ses contenus variés. En voici quelques-unes à titre d'exemples.

Les comptines

Les comptines sont des « jeux chantés ». Elles permettent à l'enfant de mieux connaître son corps. Par exemple : dans la comptine « Savez-vous planter des choux ? On les plante avec le pied, le doigt, la main… », l'enfant touche en chantant les différentes parties de son corps (*cf.* Tableau 1.37).

Tableau 1.37 Comptines pour enfants.

	Chanson	Gestes d'accompagnement
Comptine du jardin 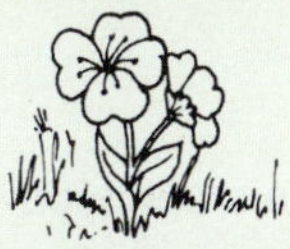	– Je fais le tour de mon jardin – Bonjour Papy, bonjour Mamy – Je descends l'escalier – Je sonne à la porte – Je m'essuie les pieds – Et j'entre	– Faire le tour de la tête – Toucher chacune des paupières – Glisser le doigt le long de l'arête du nez – Appuyer sur le nez – Frotter la lèvre – Pointer l'index vers la bouche
Comptine du fil vert 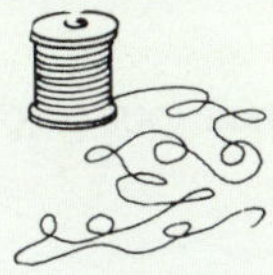	– Enroulez le fil vert – Déroulez le fil vert – Et tire, tire, tire… – Et tape, tape, tape	– Tourner les mains dans un sens – Tourner les mains dans l'autre sens – Écarter les poings fermés – Taper dans les mains

Les chansons

Citons :

- les *berceuses*, elles sont chuchotées et mélodieuses ; elles servent à endormir l'enfant ;
- les *chansons de gestes*, elles font appel au « mime » ;
- les *chansons de texte*, elles s'écoutent comme un « conte » ;
- les *chansons de jeux*, elles accompagnent certaines activités ludiques.

Les instruments musicaux

À la crèche (ou autre collectivité), un instrumentarium, riche et diversifié, peut être proposé aux enfants. Sa présence est indispensable pour permettre l'éveil musical.

Situation

Clara (2 ans) joue au train, elle fait « tuf, tuf… ». L'auxiliaire de puériculture pourra rythmer le bruit du train à l'aide d'un instrument approprié… en s'associant au jeu de l'enfant. Aussitôt, Clara s'emparera de l'instrument pour en jouer à sa guise.

Dans le choix des instruments, on doit tenir compte de certains critères de qualité et de sécurité ; le personnel doit sélectionner un matériel qui associe la qualité sonore, l'aspect esthétique, la solidité (donc la longévité) et les normes de sécurité. Tout cela orientera l'intérêt de l'enfant vers une plus grande exigence musicale.

Les disques (ou CD)

Les disques font connaître à l'enfant des musiques de tous les genres. L'auxiliaire de puériculture ne doit pas seulement tenir compte de ses goûts personnels. Elle veillera à élargir au maximum les goûts de l'enfant. Il existe deux catégories de disques (CD) : ceux que l'on écoute à différents moments de la journée (heure du repas, de la sieste…) et ceux qui rythment certaines activités, telles que les jeux moteurs…

Le coin « musique »

À la crèche, le coin « musique » doit trouver sa place au même titre que le coin-poupée ou le coin « cuisine ». L'enfant pourra y faire des découvertes musicales en toute liberté.
La musique peut s'associer à toutes les activités de l'enfant.

La musique et la peinture

L'interaction de ces deux activités peut être passionnante, car elle permet de concrétiser la matière sonore : chanter et peindre en même temps.

La musique et les jeux d'eau

- Associer des enregistrements musicaux à des jeux d'eau lors de l'activité pataugeoire, ex : bruit de l'eau de pluie, des vagues… (*cf.* Jeux d'eau, Chapitre précédent).

- Faire des improvisations sonores d'eau avec sa voix, avec des objets..., ex : glouglou, pfitt... (*cf.* Jeux de langage, Chapitre précédent).

Rôle de l'AP

À la crèche, l'AP participe à l'éveil musical de l'enfant. Pour cela, elle peut :

- toujours lier l'éveil musical au jeu : ne jamais faire de la musique une activité à but pédagogique ;
- chanter en invitant l'enfant à l'accompagner ;
- reproduire spontanément les sons émis par le jeune enfant ;
- organiser des séances « musique » en utilisant différents instruments ;
- s'assurer de la qualité du matériel proposé (l'AP doit signaler à la puéricultrice tout objet devenu vétuste, toute sonorité douteuse...) ;
- associer la musique à beaucoup d'activités (repas, sieste, changes...).

Rôle de l'AP (test)

Indiquez la (ou les) réponse(s) la (les) mieux adaptée(s) aux situations proposées ci-après.

Au cours des activités proposées aux enfants à la crèche, l'AP doit :

A. interrompre le jeu lorsque le temps prévu est écoulé ;
B. prévenir les enfants que la fin du jeu approche ;
C. alterner les activités libres et les activités structurées ;
D. obliger les enfants à participer à l'activité proposée ;
E. se déplacer d'un enfant à l'autre au cours de l'activité ;
F. rester assise sur une chaise pour observer l'activité ;
G. rester debout immobile pendant l'activité ;
H. s'associer à l'activité par une participation active ;
I. mettre beaucoup de jouets à la disposition des enfants ;
J. doser la quantité de jouets ;
K. limiter, de façon importante, le nombre de jouets ;
L. n'accorder aucune importance au nombre de jouets ;
M. choisir l'activité en fonction de la préférence des enfants ;
N. organiser une seule activité afin que les enfants y participent obligatoirement ;
O. organiser 2 ou 3 activités afin que les enfants puissent choisir celle qu'ils préfèrent ;
P. inciter les enfants à représenter un objet lors d'une activité dessin ;
Q. les laisser dessiner ce qu'ils veulent ;
R. les laisser exprimer leurs émotions lors des représentations graphiques.

Réponses

Les attitudes positives se retrouvent en B, C, E, H, J, M, O, Q, R.

5 L'environnement socioculturel de l'enfant

1 | L'histoire de l'enfance

Le changement qui a conduit à l'émergence du sentiment de l'enfance et de celui de la famille est un phénomène complexe. Il intéresse d'une part l'évolution des structures sociales et de la famille, d'autre part l'évolution de la situation de l'enfance à travers le temps[60].

A L'évolution du sentiment de l'enfance au cours des siècles

Autrefois, dès que l'enfant n'avait plus besoin des soins de sa mère ou de sa nourrice, il entrait dans la société des adultes et ne s'en distinguait plus.

a. L'évolution des relations parents-enfants

Elles se réalisent d'abord dans la famille à travers le mignotage, puis à l'extérieur de la famille par la critique de ce mignotage[61].

Le mignotage

C'est un sentiment né du plaisir éprouvé au contact avec l'enfant. Il est en étroite relation avec sa naïveté, sa gentillesse et sa drôlerie. Le jeune enfant est source d'amusement et de détente pour l'adulte. Ce sont les femmes (mères, nourrices) qui, les premières, se laisseront séduire par les jeux de l'enfant et reconnaîtront leur propre plaisir à y participer.

L'anti-mignotage

L'apparition du mignotage a provoqué un sentiment inverse chez de nombreux moralistes, tels que Montaigne (1533-1592), qui trouvèrent insupportable l'attention que l'on portait aux enfants. Au lieu d'en faire un objet d'amusement et de le choyer avec excès, ils préconisèrent d'œuvrer pour en faire un homme d'honneur et de raison.

Au fil des siècles

- *À partir du* XVI*e siècle*, à la suite de l'émergence du sentiment de la famille et de celui de l'enfance, des changements importants apparaissent dans l'attitude des parents à l'égard de leurs enfants[62]. Selon P. Ariès, l'enfant sort de son ancien anonymat, il cesse d'être considéré comme une quantité négligeable facile à remplacer. L'affection pour l'enfant se développe.
- *Au* XVII*e siècle*, la mort de l'enfant est pleurée comme la perte d'un être cher, irremplaçable.
- *Au* XVIII*e siècle*, commence l'exaltation de l'amour maternel et de l'allaitement au sein. L'aristocratie, qui avait l'habitude de confier ses enfants à des nourrices, commence à refuser de se séparer du nourrisson et, si elles n'allaitent pas elles-mêmes leur enfant, elles font venir la nourrice à domicile. Cette pratique sera courante jusqu'à la fin du XIXe siècle, époque où les progrès de l'hygiène et de l'asepsie permettront d'utiliser sans risque l'allaitement artificiel. Paradoxalement, à la fin du XVIIIe siècle, dans la bourgeoisie, les parents commencent à recourir au placement mercenaire à la campagne. Cet usage constitue peut-être une mesure de protection née de l'attention particulière accordée aux enfants[63].

---

60. P. Ariès, *L'enfant et la vie familiale sous l'Ancien Régime*, Éd. du Seuil, coll. Points, Paris.
61. A. Michel, *La sociologie de la famille*, Éd. Mouton, Paris.
62. M. Ségalen, *Sociologie de la famille*, Éd. Armand Colin, Paris, 1981.
63. Ainsi Rousseau, dans les Confessions, dit en parlant du placement chez une nourrice de ses cinq enfants : « Tout pesé, je choisis pour mes enfants le mieux ou ce que je crois l'être. J'aurais voulu avoir été élevé et nourri comme ils l'ont été. »

b. L'émergence du souci éducatif

Vers le début du *XIXe siècle*, la famille s'organise autour de l'enfant. L'enfant commence à devenir le porteur de l'imaginaire parental et se voit réduit à satisfaire les ambitions qu'ils n'ont pu réaliser. Il est chargé de réussir l'ascension sociale de la famille. Apparaît alors la nécessité de réduire le nombre des enfants pour mieux les élever. Les parents se soucient de l'éducation et confient leurs enfants à l'institution scolaire[64].

Avec l'émergence du sentiment de l'enfance mais aussi le souci éducatif, l'école devient le mode d'éducation par excellence. Ses horaires occupent toute la journée des enfants. Sa discipline engendre un « savoir-être-enfant » fait de passivité et d'obéissance. L'affection des parents pour leurs enfants s'exprime dans la reconnaissance de la chance que constitue l'éducation.

c. L'évolution du sentiment de l'enfance selon les milieux sociaux

Le sentiment de l'enfance est d'abord apparu dans le milieu familial des nobles, ensuite chez les bourgeois et les riches laboureurs. Vers la fin du XIXe siècle, il gagne les familles des autres couches sociales où se développe rapidement un intérêt sans cesse croissant pour l'enfant.

B L'apparition de la « puériculture » et de la « pédiatrie »

- *Au XVIIIe siècle* apparaissent les termes puériculture et pédiatrie :
  - la puériculture fut créée par A. Caron en 1865, qui la définissait comme « la science d'élever hygiéniquement et physiologiquement les enfants ». Pour lui, « la puériculture est à la santé ce que l'agriculture est à la fertilité du sol »[65] ;
  - c'est également à partir de cette époque que les mesures de protection de l'enfance se développent et qu'apparaît en 1872 la pédiatrie (médecine de l'enfant).
- *Au XIXe siècle*, avec le développement des sciences nouvelles, telles que la psychologie et la psychanalyse, la connaissance de l'enfance va se développer et s'approfondir progressivement.

C Le « sur-intérêt » porté à l'enfant au XXIe siècle

Les différentes découvertes en sciences humaines vont influencer l'attitude de l'adulte envers l'enfant, en particulier les méthodes éducatives.

De nos jours, les « consignes » des spécialistes de la petite enfance atteignent les parents par le biais des œuvres de vulgarisation qui se multiplient à foison[66]. L'intérêt pour l'enfant se manifeste par :

- la recherche d'une alimentation spécifique ;
- la création de vêtements adaptés à chaque âge ;
- l'apparition de nombreux jouets ;
- le développement de la littérature enfantine…

L'époque actuelle s'efforce donc de donner à l'enfant une place privilégiée dans la société, mais certains psychologues se demandent si cette protection n'est pas aliénante et si l'enfant ne perd pas en liberté ce qu'il gagne en sécurité.

Il nous semble fondamental que tous les professionnels de la petite enfance soumettent leur pratique à ce questionnement.

2 | Le groupe familial

Les notions de sociologie, donc de psychologie à caractère socioculturel, sont très utiles pour tous les professionnels de santé. Ceux-ci doivent en effet bien comprendre les impacts que peuvent avoir sur l'enfant (adulte de demain) l'influence du groupe familial, des groupes sociaux et de l'environnement culturel.

---

64. Autrefois, dès que l'enfant avait acquis la motricité, le langage, dès qu'on l'estimait capable de se passer de sa nourrice, soit environ vers 7 ans, il entrait d'emblée dans la société des adultes où, confronté à la vie, « il apprenait la vie par la vie ». P. Meyer, *L'enfant et la raison d'État*. Éd. du Seuil, coll. Points, Paris.
65. A. Caron, cité dans *Histoire illustrée de la puériculture*. P. Huard.
66. De nos jours on dénombre jusqu'à 30 revues concernant l'enfant.

Le terme de famille revêt des sens différents :
- le sociologue la définit comme **l'ensemble des personnes** unies par des liens de filiation et d'alliance, qui ne vivent pas forcement sous le même toit ;
- au sens économique, on parle de **ménage ou de groupe domestique**, c'est-à-dire l'ensemble des personnes vivant sous un même toit, qu'elles aient ou non des liens de parenté.

A La structure familiale

La famille se structure à partir de deux mécanismes :
- la *filiation* qui regroupe les éléments biologiques (conception, naissance) et les règles qui organisent les rapports entre parents et enfants ;
- *l'alliance* qui désigne l'union d'un homme et d'une femme en fonction des rites, coutumes, valeurs propres à chaque société.

Les trois générations (*cf.* Fig.1.34)

Nous voyons, ci-contre, une structure familiale constituée sur trois générations. De l'union des grands-parents sont nés deux enfants qui se sont mariés et ont eu chacun trois et deux enfants.

Fig. 1.34 Trois générations.

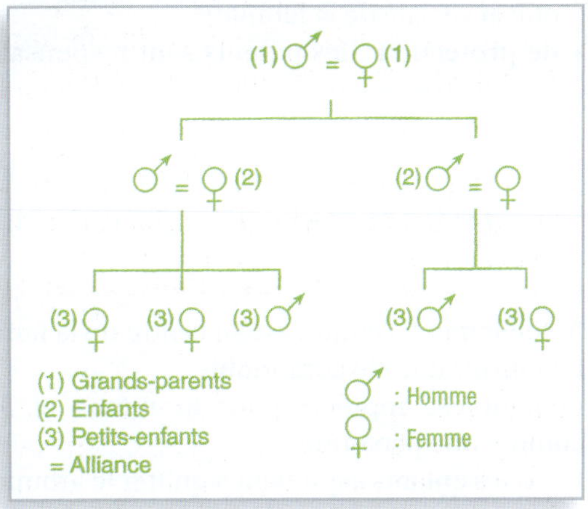

B Les modèles familiaux, les types de familles

Jadis la famille regroupait un nombre important de personnes vivant sous le même toit. Aujourd'hui les mentalités, les styles de vie et l'habitat ne permettent plus la vie en grand groupe. La famille s'est peu à peu réduite. Quels sont les différents types de familles aujourd'hui ?

a. La famille nucléaire

On appelle famille nucléaire, une famille composée des deux parents (père et mère) et des enfants non mariés (ou dépendants économiquement des parents).

b. La famille monoparentale

L'augmentation des divorces engendre un accroissement du nombre de familles monoparentales. Celle-ci est formée d'un adulte avec un ou plusieurs enfants de moins de 25 ans. L'adulte est très souvent la femme.

c. Le concubinage

La vie maritale est de plus en plus répandue car elle soulève moins de réprobation sociale qu'autrefois.

d. La famille recomposée

La famille recomposée regroupe l'un des parents, son nouveau conjoint et les enfants nés d'un premier mariage, qui vivent alors avec un beau-parent. L'augmentation du nombre de séparations et de divorces est à l'origine de ce type de famille.

e. Le pacs

C'est une nouvelle forme de structure familiale. Le pacs[67] permet à deux personnes majeures, quel que soit leur sexe, de créer un lien juridique d'aide mutuelle et matérielle (solidarité à l'égard du logement, de la propriété des biens, situation d'ayant droit pour l'assurance maladie...).

67. Depuis le 16.11.1999, date d'application de la loi, 19 000 personnes ont conclu un Pacte civil de solidarité ou pacs.

C Les fonctions de la famille

Le rôle premier de la famille est la **reproduction**, mais elle assure également les fonctions :

- **de socialisation :** elle crée ou renforce le lien social et structure l'individu pour son intégration au groupe social ;
- **de transmission des valeurs et de la culture :** normes et valeurs liées au métier, à la répartition des rôles, aux croyances religieuses, aux idéologies et aux choix politiques ;
- **de transmission du patrimoine :** elle dote les enfants en fonction de la situation économique et sociale de la famille ;
- **de protection :** les parents sont responsables de la garde et de l'entretien des enfants. La famille assure leur équilibre psychologique. Avec le chômage, les emplois précaires et l'exclusion, on redécouvre l'entraide familiale.

D L'évolution des relations familiales

a. Les relations avec les enfants et les adolescents

Actuellement, l'enfant est au centre de la famille et toute l'énergie des parents est consacrée à lui fournir une vie confortable.

L'enfant est apprécié pour lui-même et considéré comme une personne.

Jadis, les enfants aspiraient à quitter le groupe familial pour mener « leur vie ». Avec l'apparition du chômage, de l'insécurité financière, de l'allongement de la scolarité, les jeunes adultes restent plus longtemps au sein de la famille.

Il n'est pas rare de rencontrer des jeunes de 25 ans, étudiants, toujours installés chez leurs parents.

Fig. 1.35 Laurie est gardée le mercredi par ses grands-parents. Ceux-ci gardent un rôle important au sein de la famille. Ils participent au développement affectif et social de l'enfant.

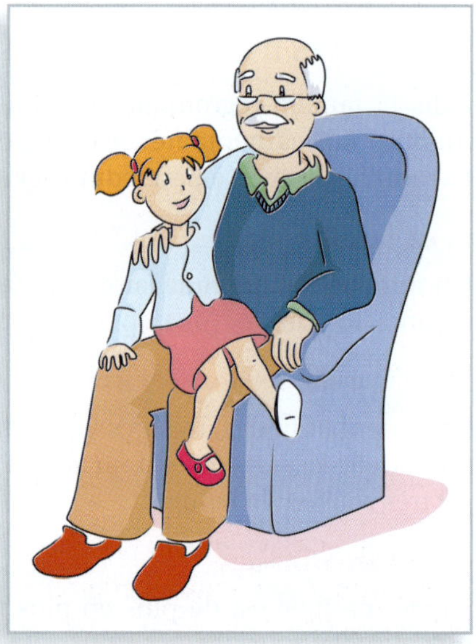

b. Les relations avec les grands-parents

Les familles ont souvent des grands-parents encore jeunes, parfois en activité professionnelle. Une femme est souvent grand-mère à 50 ans, l'homme quelques années plus tard.

Ces grands-parents gardent un rôle important. Ils fournissent souvent une aide non négligeable : prêt d'argent aux jeunes couples, garde des petits-enfants (beaucoup d'enfants passent des vacances chez leurs grands-parents). Ils transmettent un héritage familial qui permettra à l'enfant de construire ses racines. Ils sont une référence pour les jeunes car ils sont porteurs d'un passé et d'une histoire[68].

E L'influence du milieu familial sur l'individu

Dans notre société très fortement socialisée, les relations familiales tendent à se réduire, mais, face à l'agressivité du monde extérieur, la famille, cellule protectrice rassurante, est le dernier refuge de l'affectif.

a. L'origine de l'influence

Le développement du caractère, c'est-à-dire de la personnalité et de l'équilibre d'un être humain, se fait-il en fonction de « *données héréditaires* » ? Ou au contraire dépend-il du *milieu*

68. Les relations sont bien différentes lorsque la personne âgée est seule et/ou sans ressources. Le grand-parent survivant peut être une charge pour la famille, d'autant plus s'il y a cohabitation. La personne âgée se retrouve alors dans un rôle de dépendance vis-à-vis de ses enfants.

familial? Les avis sont partagés : certains spécialistes disent que l'influence de l'hérédité est primordiale, d'autres pensent que l'influence du « milieu familial » l'emporte sur l'hérédité.

Situations

- **Marie** est née chez des parents musiciens. Est-ce l'influence éducatrice qui a eu des répercussions sur elle ou plutôt une éventuelle hérédité ? Aujourd'hui, elle est devenue une musicienne reconnue.
- **Eva** a depuis son enfance la passion pour le calcul et les mathématiques. Aujourd'hui, elle est devenue professeur de maths (comme ses parents). Influence éducative ou hérédité ?

b. L'influence de la famille sur l'équilibre humain

L'enfant se construit en imitant, ou en s'opposant à ses proches. C'est dire l'importance pour l'enfant de vivre dans un milieu où il trouvera : l'amour, la fraternité, la tolérance, la compréhension, l'écoute, l'échange, la sécurité et la sérénité.
On sait que les enfants qui ont souffert de « carence affective » peuvent présenter des troubles psychologiques graves à l'âge adulte.
Toutefois, lorsque le climat familial est très perturbé, la société doit mettre à la disposition des familles un soutien psychologique. C'est en atténuant les difficultés de l'enfant au sein du groupe familial qu'on favorisera l'équilibre de l'adulte qu'il sera demain.

Situation

Sophie (20 ans) a été placée très jeune (abandonnée à l'âge de 2 ans) dans des foyers de la DDASS. Allant d'une famille à l'autre, elle n'a jamais pu établir de liens avec ses familles d'accueil et se retrouve aujourd'hui devant la psychologue de la maternité où elle vient d'accoucher : elle envisage un abandon de l'enfant qu'elle ne se sent pas apte à élever et à aimer.

c. L'influence de la famille sur le développement affectif et social

L'individu ne peut constituer une famille harmonieuse que si son propre « apprentissage familial » lui a permis un développement relationnel satisfaisant. On retrouve ici l'influence formatrice de la famille dès la petite enfance.
La psychologie moderne nous apprend que c'est par la « *nourriture affective* » que l'individu peut sortir de lui-même et s'affirmer dans sa plénitude adulte. Sinon l'individu reste « *égocentrique* ». Or le sens normal du développement humain est le recul progressif de l'égocentrisme.
L'individu doit d'abord apprendre à se détacher de sa famille (qui est, à elle seule, une cellule égocentrique, où l'énergie affective est centrée sur elle-même...) pour aller vers les autres, pour faire « *don de soi* ».
C'est au gré du développement du sens social que se mesure l'évolution psychologique d'un individu qui pourra, à son tour, recréer une famille.

Situation

Marc, 55 ans, professeur parisien, fils unique d'un couple divorcé, n'a jamais souhaité fonder une famille. Très occupé par sa profession et par l'organisation de ses loisirs, il a orienté ses passions vers les collections d'objets d'art. Le week-end, il rend visite à un vieil ami (célibataire comme lui) pour faire un bon repas et aller ensuite promener leurs chiens. Il semble ne rien regretter et pourtant il avoue quelquefois (en privé) qu'il a la nostalgie de ces grands repas familiaux, qu'il n'a jamais connus...

3 | L'environnement socioculturel

- *La culture* est l'ensemble des valeurs et des comportements intégrés par l'individu au cours du processus de socialisation[69].
- *Le milieu culturel* est constitué par l'ensemble des apports culturels dans lesquels baigne l'individu.
- *Le milieu socioculturel* comprend les facteurs sociaux et culturels (catégorie professionnelle, classe sociale).

A L'influence culturelle précoce

L'influence du « milieu culturel » sur l'enfant est considérable car il la subit d'une façon continue depuis sa naissance. Très souvent il la conservera adulte et la transmettra à son tour. On sait, par expérience, qu'un enfant adopte très tôt le comportement de son milieu socioculturel. Il s'adaptera difficilement à un « autre milieu » (s'il est très différent de celui de sa famille).
Plus l'influence socioculturelle sur l'enfant est précoce plus elle est efficace, et plus elle est tardive plus elle est difficile à transmettre.

B Les groupes d'influence

L'influence du milieu socioculturel s'effectue par les groupes « d'appartenance et de référence ». C'est un processus d'*interaction sociale* à travers lequel nous apprenons les valeurs d'un milieu et entrons dans la culture d'une société, en les intégrant à la structure même de notre personnalité, au cours de nos expériences.
Les normes, les valeurs, les modèles sont intériorisés par l'individu et intégrés à sa personnalité, et président à tout son comportement. On distingue deux grands groupes d'influence socioculturelle :

- **le groupe d'appartenance** : famille, références culturelles, rites, idéologie, ensemble de croyances, classe sociale, classe d'âge... Ce groupe n'est pas choisi par l'individu. Il lui est en quelque sorte « imposé » ;
- **le groupe de référence** : tout groupe social peut être un groupe de référence pour un individu, ex. : les parisiens pour les provinciaux, les habitants de Neuilly pour l'ensemble des parisiens, les américains pour les français, et encore, les artistes, les héros des médias... L'individu choisit généralement son groupe de référence en fonction de ses goûts et de ses aspirations propres.

C Les étapes de l'influence de l'environnement

L'influence sur l'enfant se fait tout d'abord dans le milieu familial, ensuite à l'école et dans le quartier, enfin au niveau d'autres institutions (entreprises...).

a. L'influence du milieu familial

Au niveau de la famille, l'influence s'exerce à travers des variables, notamment des variables culturelles, socio-économiques et comportementales.

Influence des variables culturelles

Tout au long de la croissance, l'individu sera influencé par les usages et les coutumes de son milieu familial : la manière de se tenir à table, d'entretenir son corps, de parler...
Chaque société a ses usages propres qu'elle impose à ses membres : en Asie, manger avec des baguettes est une coutume qui diffère de celle de l'Occident, où manger avec un couteau et une fourchette est de règle.

69. Par extension, la culture désigne tout comportement, habitude, savoir, appris par un individu biologique, transmis socialement et non par héritage génétique de l'espèce à laquelle appartient cet individu (unité en éthologie).

Influence des variables socio-économiques

Les conditions de la vie du couple parental influencent la relation mère-enfant et peuvent intervenir sur l'épanouissement du bébé. Si cette relation est vécue comme insatisfaisante, elle est susceptible d'induire de l'anxiété, de la brusquerie, de la froideur.

Influence de la variable comportementale

L'attitude des adultes peut intervenir également pour stimuler ou inhiber la créativité de l'enfant, ou son développement psychomoteur.

Situation

Syndiane est une petite fille de **24 mois**, gardée par une assistante maternelle. Celle-ci, « ne craignant pas de salir son intérieur », lui permet de circuler librement dans l'appartement et de faire de la peinture. Elle se promène souvent avec elle et elle est au contact de beaucoup de personnes. Cette petite fille semble beaucoup plus épanouie que sa voisine **Nadia** (du même âge), confiée à une assistante maternelle, chez qui elle ne peut rien toucher, qui la brime dans toutes ses formes d'expression personnelle et la sort rarement.

b. L'influence institutionnelle

Influence de la crèche

De la même façon, les équipes en crèche (AP, éducateurs...) peuvent influer sur le comportement de l'enfant, surtout lorsque le mode d'organisation de la crèche est le « *groupe de référence* », avec un suivi de l'enfant pendant trois ans.

Situations

- **Les enfants du groupe de C.**, animatrice originale, débordante de vie, sont joyeux, et s'expriment facilement, leur activité préférée est la peinture non directive.
- **Les enfants du groupe de M.**, animatrice rigide, sont « très obéissants », ils commettent peu de bêtises. L'activité dans laquelle ils excellent est la réalisation de puzzles.

Influence de l'école

Vers l'âge scolaire, l'école intervient à son tour pour apprendre à l'enfant son comportement en société. Ensuite viendra l'influence du quartier, de la bande, et de la rue...

Influence des autres institutions

L'école et le quartier, les médias, l'entreprise... sont aussi des institutions sociales qui interviennent en tant qu'agents de socialisation. Ils ont leur part d'influence sur l'individu.

D Les inégalités culturelles

Les inégalités culturelles engendrent des goûts et des activités différentes.

Situations

- **Pierre**, maçon à Montpellier n'a pas les mêmes lectures que Jean, professeur de philosophie à Perpignan.
- **Noah**, ouvrier vivant seul en banlieue parisienne, ne va pas voir les mêmes spectacles que Ben, ingénieur à Paris.

a. Les facteurs d'inégalités culturelles

On constate donc des inégalités culturelles, qui s'expliquent par :
- le milieu social et l'éducation reçue depuis l'enfance ;
- les conditions de vie et de travail difficiles ;
- le manque de curiosité et de volonté ;
- l'abrutissement médiatique ;
- l'éloignement géographique...

b. Les chances d'égalités culturelles

Il y a cependant une possibilité « *d'égalité culturelle* », offerte par l'enseignement public, gratuit et obligatoire jusqu'à 16 ans et par l'accès facilité à certaines grandes écoles pour les élèves boursiers (depuis 2008). Par ailleurs, parmi les modes de loisirs, le sport (en particulier le football) tend à opérer un certain nivellement des goûts et à rapprocher les différentes catégories sociales donnant un écho d'actualité à la belle phrase de Marcel Camus : « C'est dans les sports de ma jeunesse, et uniquement là, que j'ai rencontré la vraie *fraternité* humaine ».

E Le conformisme culturel des jeunes

Les jeunes adoptent souvent très tôt des « modes culturelles » dans le but de renforcer leur appartenance au « groupe », de s'émanciper à l'égard de leur famille et de trouver leur identité.
Ils adoptent un vocabulaire commun (source de communication)...

Situation

Un dessin, croqué par la plume alerte d'un caricaturiste, illustre bien le « conformisme culturel » des jeunes.
On y voit une bande de jeunes loups assis au bord d'un trottoir : mêmes mèches de cheveux décolorées sur l'œil, mêmes blousons de cuir, mêmes jeans « troués » et rapiécés (aux mêmes endroits !), mêmes amulettes au cou... Tous très attentifs aux propos tenus par leur « alter ego » juché sur une moto et pérorant : « Moi, les gars c'qui m'plait pas à l'armée, c'est *l'uniforme* ! ».

Le conformisme culturel est sans doute la chose la mieux partagée par les jeunes et l'esprit de discernement n'est pas facile à acquérir quand la « *vox populi* » a parlé. Dans cette société si « libérée » des jeunes, les moutons ne sont pas toujours ceux qu'on croit... Toute conformité adulte fait figure d'agneau bêlant aux yeux de ces jeunes loups !...
Les goûts vont-ils beaucoup évoluer au cours de la vie ? Force est de constater que, dans le domaine culturel, au sens large, une autre cassure s'opère en fonction du milieu social d'origine. Chaque génération adopte des goûts nouveaux en matière d'art, de vêtements, de distractions, de loisirs, de sports, d'idées (de conception de la vie, de politique, de rapports sexuels...), voire d'alimentation, en fonction de son milieu social.

F Les habitudes, les rites sociaux

Le fait de vivre dans un certain groupe social représente une somme considérable « d'habitudes intégrées ». Ces habitudes enracinées constituent en fait la « *socialisation* » de l'être. Toutes nos façons d'être, d'agir, de penser, de communiquer, laissent peu de place à la liberté. Elles constituent ce que Freud appelle le « *surmoi* ».
Sans doute y a-t-il, pour chacun de nous, une sorte de « *quotient de socialisation* ». Nous ne démissionnons pas facilement de cette société que nos *habitudes* ont si bien intégrée et qui oriente toutes nos conduites...[70]

70. Comme l'écrit Bergson : « Au moment de tomber, si d'un coup on se redresse, où est donc le ressort ?.... Une force s'affirme (...) quintessence des mille habitudes que nous avons contractées, d'obéir aux mille exigences de la vie sociale. Elle n'est ni ceci, ni cela. Si cette force parlait, alors qu'elle préfère agir, elle dirait : "Il faut parce qu'il faut !"... »

G Les religions, les rites religieux

Les religions font partie des habitudes sociales, c'est-à-dire des habitudes de pensée citées précédemment. Il est fréquent qu'un individu adopte la même religion que ses parents; il peut cependant en adopter une autre à l'âge adulte, mais au prix d'efforts soutenus.
Chaque religion inclut, en son sein, beaucoup de «*rites*» qu'il faut également intégrer et adopter.

Situation

Supposons que, par inadvertance ou manque d'informations, trompant la vigilance du gardien, vous pénétriez *chaussé* dans une mosquée, de plus au moment de la grande prière. Lorsque les personnes présentes lèveront les yeux du sol et vous apercevront, vous risquez, en fonction de leur degré d'indignation, d'être vivement réprimandé…
Explications : vous serez considéré comme un délinquant par «disculturation». Aviez-vous pour autant une intention malveillante? Certainement pas. Voilà donc là un exemple d'effort à faire pour une «adaptation culturelle».

On peut trouver d'autres exemples semblables au sein des autres religions qui ont chacune leurs *rites particuliers*. Il faut savoir qu'il y a une différence entre :
- l'effort intellectuel de connaissance et de respect des rites du groupe culturel visité (ce qui, ici, aurait évité des ennuis au touriste égaré);
- l'engagement, qui implique un effort d'intégration totale au groupe, et l'apprentissage des rites religieux, si l'on souhaite changer de religion.

4 | La parentalité

A Le passage de la conjugalité à la parentalité

Un homme, une femme, puis l'arrivée d'une troisième personne (l'enfant), et le couple devient triade; les rythmes, les repères sont modifiés. «*On ne naît pas parents, on le devient. On doit donc parler de* ***transition vers*** *la parentalité*»[71].
Le père est certes plus présent, plus participant, mais que savons-nous de son vécu, de ce que représente pour lui la paternité? Ce qu'il ressent doit être entendu et compris. La grossesse n'est pas uniquement une affaire de femme, le processus de la parentalité implique 2 personnes dans l'attente d'une 3e.

a. La réélaboration des liens et des rôles

Avant de devenir parents, le couple a tissé des liens sur la notion du «toi et moi». Or la venue de l'enfant va engager cette relation à «deux» vers une relation à «trois» (*appelée triade*).
Chaque partenaire va s'engager vers de nouveaux rôles :
- la femme doit rester une femme sexuée pour son compagnon et devenir la mère de son futur enfant;
- l'homme doit rester un homme sexué pour sa compagne et devenir le père de son futur enfant;
- ensemble, ils deviennent parents de leur enfant, père et mère de famille pour la société.

Chaque partenaire du couple aura donc 2 (voire 3) fonctions à assumer.

b. L'élaboration du processus de parentalité

Le passage de la conjugalité à la parentalité concerne donc la «réélaboration de ces liens». C'est un long processus qui engendre un travail psychique important. Le processus de la parentalité

71. Y. Gauthier. *Devenir père, devenir mère, Naissance et Parentalité.* Éd. Érès.

est à l'œuvre pendant la grossesse. Il va y avoir 9 mois bouleversants et des modifications dans la vie du couple. Notamment, les deux partenaires vont :

- **réfléchir à la signification de la parentalité** : « La naissance c'est la continuité de soi, c'est la transmission d'un patrimoine » ; l'individu devient à son tour le « maillon d'une chaîne » ; avoir un enfant c'est avoir un « héritier »[72] ;
- **revivre leur histoire personnelle** : devenir parents les ramène à leur « passé », quelle enfance ont-ils eu ? Quels étaient leurs liens avec leurs parents ? Raviver ce vécu est parfois douloureux (nous allons le voir ci-après) ;
- **être heureux ou craintifs** du « rôle de parents » qu'ils vont devoir jouer ;
- **être impatients** de connaître l'enfant qu'ils ont conçu et dont ils ont rêvé. Ils ont tendance à l'idéaliser, à l'imaginer beau et déjà plein de capacités en devenir (c'est l'enfant imaginaire idéalisé)[73] ;
- **se donner de nouvelles règles de vie** et réorganiser leur vie quotidienne ; souvent c'est la période où l'on change d'habitat en vue de la naissance.

c. Le vécu de l'homme (futur père)

L'aventure de la paternité, au même titre que celle de la maternité, est un moment de crise, franchie plus ou moins sereinement selon l'histoire de chacun.

Dans tous les cas, la grossesse de la femme ravive chez l'homme des « conflits infantiles », l'amenant à réinterroger son rapport à sa mère, à son père, à ses frères et sœurs.

La « couvade »

On appelle couvade[74] l'ensemble des troubles psychosomatiques que peut manifester un homme lors de la naissance de son enfant.

Étant donné que, dans nos sociétés, il n'y a pas de mots qui l'autorisent à « décrire son trouble », il « somatise » ou adopte des comportements aberrants.

Les « actings »

Les « *actings* » de la paternité sont des comportements pouvant aller du banal à l'aberrant, prenant fin après la naissance. Ces attitudes tournent autour de quatre pôles :

- une suractivité physique (sportive par exemple) ou intellectuelle ;
- des comportements de fuite, comme des retours au domicile de plus en plus tardifs : c'est une manière de « s'évader » d'une situation angoissante ;
- des manifestations de crainte inexpliquée ou de phobies et des modifications de l'activité sexuelle.

Situation

Sonia (enceinte de 8 mois) se plaint à son amie du comportement de Ludo, son compagnon : « Il ne semble pas se préoccuper de ma grossesse » ; « Il travaille tard le soir » ; « Il s'intéresse davantage à ses copains » ; « Il prend du poids et se plaint souvent de migraines ».

Dans tous les cas, les comportements décrits ci-dessus sont la traduction de conflits inconscients réactivés et mis en actes.

d. Le désir d'enfant chez la femme[75]

Le désir d'enfant relève chez la femme d'une dimension consciente et d'une dimension inconsciente. Comment naît le désir d'enfant ? Où prend-il ses racines ? Les arguments donnés par les femmes sont le plus souvent teintés d'ambivalence. Tantôt l'attente d'un enfant est donnée pour soi, tantôt l'attente d'un enfant est altruiste. Parfois c'est le souhait de répéter ce qui a

72. L'héritage est à la fois génétique, physiologique, psychologique et (plus tard) matériel.
73. Y. Gauthier (*opus cit*).
74. G. Delaisi de Parseval, *La Part du père*. Éd. Seuil, Paris.
75. *Guide de la puéricultrice*, J. Gassier et C. de St-Sauveur, Éd. Masson, 3e édition 2007.

été vécu avec les parents ou, au contraire, de réparer une enfance douloureuse... C'est le plus souvent un mélange de tout cela.

Situation

À la question posée à 3 femmes : **« Pourquoi désirez-vous un enfant ? »**
- Léa dit : « Je désire un enfant pour le rendre heureux » ;
- Léonie dit : « Je n'a pas été aimée par ma mère ; avec un enfant, je me sentirai entourée » ;
- Léonore dit : « Je ne veux pas vieillir seule avec mon mari, au moins je pourrai compter sur quelqu'un ».

Rôle de l'AP

Les occasions d'échange avec les femmes enceintes sont multiples pour les AP. En particulier, lors de l'accompagnement médico-socio-physiologique nécessité par la surveillance obstétricale, et lors de l'accouchement et de ses suites. Les femmes s'expriment à ces moments-là. Le personnel de santé doit manifester une écoute attentive et faire preuve de respect, de bienveillance et de neutralité. Il doit se souvenir que ce qui se joue dans le vécu de la grossesse, c'est l'élaboration des liens affectifs avec l'enfant.

B La naissance des sentiments paternel et maternel

a. Le sentiment paternel

Le sentiment paternel peut naître pendant la grossesse et se développer dès la naissance par les interactions avec le nouveau-né.

Le « tissage des premiers liens » (de la grossesse à l'accouchement)

Pour activer la naissance du sentiment paternel, on conseille vivement au futur père, de :
- *s'impliquer dans le déroulement de la grossesse* : participer aux consultations médicales, s'informer de la vie fœtale, voir les échographies, toucher le fœtus (qui répond au toucher[76]) ;
- *assister à l'accouchement* et couper le cordon ombilical ;
- *porter le nouveau-né* dès sa naissance contre lui, lui parler, le bercer ;
- *s'impliquer dans l'accueil du bébé* (c'est le début de la trilogie) ; le personnel de santé se fait discret pour respecter l'intimité de ces premiers échanges, chargés d'émotions réciproques ;
- *participer activement aux premiers soins du bébé* ;
- *assister à l'examen du pédiatre* peut être très bénéfique pour le père quant à sa reconnaissance affective de l'enfant, et mettre en valeur les potentialités du bébé l'y encourage[77].

Situation

Clara avait 6 jours. C'était une petite fille qui n'avait pas été désirée par son père. Assistant par hasard à l'examen du pédiatre, l'homme était ému devant la mise en évidence de toutes les capacités du bébé. La mère a dit plus tard, les larmes aux yeux : « Heureusement qu'il était là ce jour-là, il a maintenant complètement craqué pour elle ! ».

76. L'haptonomie est une méthode qui permet d'avoir des échanges avec le fœtus, en le touchant d'une façon adaptée.
77. Dr Edwige Antier (pédiatre), *Attendre mon enfant aujourd'hui*, Chapitre 10 : Vos premiers jours avec votre bébé. Éd. Fixot-Poche.

Rôle de l'AP

Le travail des équipes soignantes pour faire participer les pères aux soins et les tenir fidèlement au courant de la santé du bébé est fondamental. Encourager le père à bercer son enfant crée ce contact physique totalement attachant. Il est hors de question de prononcer alors des phrases négatives, par exemple quant à sa façon de tenir la tête (aucun papa n'a jamais cassé la tête de son nouveau-né, en le portant dans ses bras). Ces remarques pourraient se révéler très démobilisantes pour un homme commençant à vivre sa paternité.

L'importance des « interactions »

La naissance du bébé va susciter des émotions fortes chez l'homme qui ravivent le sentiment paternel. Ce sentiment existait déjà au cours de la grossesse à l'état latent (il était inconscient), il est ravivé à l'accouchement, à la « vue » et « au *contact* » du bébé réel.

- Le « *congé parental* » va favoriser la présence du père auprès du bébé et la relation va s'enrichir du fait d'une grande *proximité*. Le père va prendre de plus en plus conscience de ses *responsabilités* vis-à-vis du bébé, de l'importance de sa *présence*, de son rôle.
- Si la grossesse a permis à la femme « *d'habiter sa maternité* », la naissance doit permettre à l'homme « *d'habiter sa paternité* ». Pour l'homme, ce n'est pas lié à un acte physique (comme c'est le cas pour la femme), c'est de l'ordre du psychologique (du ressenti). De ce fait, les « *interactions père-nouveau-né* » vont stimuler le sentiment paternel : les 5 sens de chaque partenaire sont en éveil et se répondent (la vue, l'ouïe, le toucher, l'odorat, le goût)[78]. Le père devient père grâce à son enfant (c'est en « paternant » que l'on devient père).

Situation

Après avoir coupé le cordon ombilical de sa fille Sloane, **Romain** l'a prise dans ses bras pour la première fois ! Elle a pleuré un instant, puis (sous les caresses) elle s'est apaisée. Romain a ensuite déposé le bébé sur la poitrine de sa maman et ils lui ont parlé longuement. Il dit *s'être senti père* à cet instant. Il en était heureux et fier à la fois (nous a-t-il déclaré). Le personnel soignant et l'entourage familial jouent un grand rôle pour conforter le père dans ces moments-là. Leurs paroles peuvent libérer l'expression du *sentiment paternel*.

b. Le sentiment maternel

À la naissance du bébé, la mère fait la connaissance d'un « enfant réel ». Pendant la grossesse elle avait idéalisé cet enfant. À présent, il est là, il est **lui**, et elle doit « faire le deuil de l'enfant **imaginaire** ». Dans la plupart des cas, ce deuil se fait facilement (inconsciemment) et le sentiment maternel qui avait pris naissance au cours de la grossesse est réactivé rapidement par les interactions avec le nouveau-né.

Les « interactions mère-nouveau-né »

Généralement, la femme est en « accord affectif » avec son bébé et cette symbiose l'épanouit pleinement :

- elle apporte une *réponse immédiate* aux besoins de son bébé ;
- elle le *prend* dans ses bras, le *touche*, le *caresse*, le regarde ;
- elle sait donner un sens à ses pleurs et le nourrisson lui apporte des réponses gratifiantes. On appelle ces premiers échanges des « *interactions* ». Elles participent au développement du sentiment maternel (*cf.* Chapitre 1 de ce Module : Le nouveau-né).

78. B. Cyrulnik, *Les nourritures affectives*, Éd. O. Jacob, Paris.

La « dépression du post partum »

Au niveau émotionnel, la femme peut se sentir, après l'accouchement, un peu « flottante », parfois un peu étrangère, elle a du mal à éprouver d'emblée des sentiments pour ce nouveau venu. Elle observe son enfant avec une certaine perplexité. Puis, après une nuit pour les unes, plusieurs jours pour d'autres, « l'adoption » réciproque mère-enfant va se faire, à travers les temps d'observation et les soins prodigués au bébé. Au cours de cette période, la mère peut manifester son désarroi par des crises de larmes qui la surprennent elle-même.

Situation

Déborah dit : « Je ne comprends pas ce qui m'arrive, tout va bien, l'accouchement s'est bien passé, mon bébé est superbe, mon mari heureux et je me sens très triste. »
Les psychologues appellent cet état le « *baby-blues* » qui peut durer de quelques heures à plusieurs jours.

Ce mouvement dépressif (à ne pas banaliser, mais à ne pas dramatiser non plus) correspond à une nécessaire élaboration des « *pertes* » vécues par la mère lors de la naissance de son enfant :

- *perte de l'enfant imaginaire* rêvé durant la grossesse (l'enfant réel, aussi beau soit-il, n'est pas celui-là !) ;
- *perte de confiance en elle* pour s'occuper de ce petit « familier-étranger » ;
- *perte d'une partie d'elle-même* : souvent la femme a l'impression d'être dépossédée, vidée. Or c'est une grave erreur. Le bébé est un être à part entière, bien séparé. Tout cela fait que cette nouvelle mère n'éprouve pas encore le sentiment maternel, mais avec l'aide du père et l'aide du nourrisson (grâce aux interactions précoces), il va se manifester. « C'est le nourrisson qui la fait devenir mère »[79].

Rôle de l'AP

La qualité de l'aide qui sera alors offerte à la mère (ainsi qu'à l'enfant et au père) interviendra pour beaucoup dans la traversée de cette période sensible et dans la naissance du sentiment maternel dans toute sa plénitude.

C L'attachement, la séparation, l'individuation

Le développement psychoaffectif de l'enfant a été décrit par divers auteurs se référant à des approches essentiellement psychanalytiques dans le but de comprendre comment s'inscrivent les liens mère/enfant dans ce *processus d'attachement*. Tout d'abord : l'enfant vit dans un état fusionnel avec sa mère, puis il se différencie progressivement d'elle, pour prendre conscience qu'il est « sujet » à part entière. Ces étapes le conduisent à se séparer d'elle pour aller vers son autonomie physique et psychique.

a. L'attachement

L'attachement[80], dans son sens général, désigne le lien affectif et social développé par une personne envers une autre personne. Pour Bowlby, l'attachement résulte à la fois d'un besoin inné et d'acquisitions postnatales. Il s'installe progressivement, se développe à partir de la répétition des expériences de satisfaction et dépend de l'ensemble des soins qu'il reçoit au cours de la première enfance.

79. B. Cyrulnik, *Les nourritures affectives*, Éd. O. Jacob, Paris.
80. J. Bowlby, *Attachement et perte*, Éd. Puf, Paris.

Les manifestations de l'attachement

- *Avant 6 mois, l'attachement se manifeste par des comportements d'appels, de cris, de pleurs...* Ces « signaux » s'adressent progressivement à une figure de plus en plus distincte : celle de la mère (ou son substitut).
- *Après 6 mois, l'enfant cherche auprès de sa mère (ou de son substitut) une protection.* Ex. : l'enfant ne s'éloigne pas d'elle au-delà d'une distance qui la lui laisse accessible, car il recherche une protection (un adulte capable de le défendre contre toute agression). Ce comportement a aussi une fonction de socialisation, l'attachement se déplaçant, au cours de la vie, de la mère aux proches puis aux étrangers (les amis, les voisins, le personnel soignant...). Il est important dans la structuration de la personnalité, l'enfant acquiert une sécurité intérieure. Il est sécurisé, même s'ils sont éloignés physiquement. Un enfant « bien attaché » se détachera, se séparera plus facilement.

Les 3 schémas d'attachement

Bowlby décrit trois schémas d'attachement[80] :

- *1er schéma « l'attachement sûr »* : l'enfant a confiance, il sait que son parent est disponible et va lui répondre quand il sera en danger ;
- *2e schéma « l'attachement angoissé »* : l'enfant n'est pas certain que son parent sera disponible et lui répondra s'il fait appel à lui. L'enfant est sujet à l'angoisse de séparation, il s'accroche à sa mère, se montre angoissé pour explorer le monde. Bowlby a observé que le parent de référence (souvent la mère) présente des attitudes différentes dans des situations identiques. Ainsi, il peut être disponible dans certaines occasions et non dans d'autres, ou encore exprimer des menaces d'abandon comme moyens de discipline ;
- *3e schéma « l'attachement évitant »* : l'enfant n'a aucune confiance dans les réponses que sa mère lui fera. Il s'attend à être repoussé lorsqu'il cherche auprès d'elle réconfort ou protection. L'enfant tente alors de vivre sa vie sans soutien de la part des autres.

Situation

La notion d'attachement (J. Bowlby)

Dans la salle d'attente d'un médecin pédiatre, observons le comportement de 3 enfants de 12 à 14 mois accompagnés de leur mère.

- Léo joue calmement sur le tapis et il tente de découvrir plus loin dans la pièce, d'autres jouets. Heureux, de temps en temps, il appelle sa mère qui lui répond verbalement ou physiquement.
- Pierre reste très proche de sa mère, la regarde souvent. On le sent inquiet, incapable d'apprécier les jouets mis à sa disposition. Il a peur qu'elle quitte la pièce et ne la quitte pas du regard.
- Carlos joue dans le coin de la pièce sans se soucier de sa mère. L'enfant va même facilement vers d'autres adultes qu'il ne connaît pas. Sa mère ne semble pas se préoccuper de ce que fait son enfant. Il n'y a aucun échange entre eux (ni regard, ni paroles).

Explication

- Le cas de Léo peut se rattacher au 1er schéma de Bowlby.
- Le cas de Pierre peut se rattacher au 2e schéma de Bowlby.
- Le cas de Carlos peut se rattacher au 3e schéma de Bowlby.

b. La séparation

Lorsque les liens d'attachement de l'enfant à la figure maternelle sont clairement constitués, une séparation durable d'avec la mère entraîne chez l'enfant des réactions remarquablement décrites par Bowlby[81].

Les réactions de l'enfant à une séparation de plusieurs jours

Cette séparation déclenche une réaction en trois phases :

- **une phase de lutte active** : le bébé manifeste des pleurs, des cris et un refus de se laisser approcher. Il tente de rechercher l'objet perdu (sa mère) ;

81. J. Bowlby, *Attachement et perte*, Éd. Puf.

- **une phase de désespoir** avec un désarroi intense, un état de retrait et une diminution des pleurs. L'enfant devient inactif, ne cherche rien, ne demande rien : la tristesse et la détresse laissent place à une apparente indifférence ;
- **une phase de détachement** : l'enfant se laisse faire par l'entourage, accepte les soins de n'importe quel substitut maternel et redevient sociable. Il se comporte comme s'il s'installait dans la séparation, semblant perdre tout attachement à sa mère. Si la mère revient, l'enfant manifeste un certain désintérêt.

La signification de l'angoisse de séparation

L'angoisse de séparation est une angoisse de perte de l'objet d'amour (c'est-à-dire la mère). Elle met l'enfant en alerte face aux dangers potentiels liés à une séparation éventuelle.

c. L'individuation

Le processus d'individuation permet à l'enfant d'exister pour lui-même, séparé de l'autre.
L'individuation se fait lentement, progressivement ; l'enfant va se décentrer de sa mère, s'éloigner d'elle. La construction de *l'autonomie* y participe activement ; l'enfant acquiert la marche, le langage, il devient un « sujet actif ».

D Le soutien à la parentalité

L'accompagnement et le soutien parental passent d'une démarche de « protection », « d'aide », à la recherche d'une coopération et d'une participation des parents qui marque la reconnaissance des acteurs et l'importance de leur propre développement[82].
Dans une enquête[83], la majorité des parents disent qu'il leur appartient de transmettre des valeurs à leurs enfants ; seulement 10 % d'entre eux estiment avoir besoin de la présence de personnes autour d'eux pouvant les conseiller.
Les actions des professionnels devraient alors s'orienter vers un *accompagnement des parents* visant la découverte de leur rôle de parents, les amenant à reconsidérer leurs pratiques en matière d'éducation, à mieux identifier (pour mieux les résoudre) l'origine des conflits que suscite toujours l'éducation des enfants.
Avec la circulaire encourageant les *réseaux de soutien à la parentalité*[84], la politique familiale a pris position dans ce sens :

- en reconnaissant d'une part la famille comme le premier lieu de construction de l'enfant ;
- en finançant d'autre part les projets visant à valoriser les rôles et compétences des parents (responsabilité et autorité, confiance en soi, protection et développement de l'enfant) et à favoriser le développement d'échanges et de relations entre les parents.

Rôle de l'AP

Actuellement, de nombreux parents semblent « démissionnaires » face à leurs enfants. Ils sont tout simplement « désemparés face à une tâche qu'ils ne savent pas remplir ». Il s'agit de mettre en œuvre une **relation d'aide** qui pose comme principe fondamental la confiance en l'autre : la personne a les ressources nécessaires pour trouver les solutions à ses problèmes.
« *Soutenir la parentalité dès la naissance* » exige du professionnel de santé (donc de l'AP) un solide bagage théorique, mais aussi une faculté d'adaptation à des situations qui ne lui sont pas familières. Sans cesse, il faut qu'il concilie sa propre éducation avec celle des parents. Il doit rester à l'aise avec les familles « qui vivent et pensent autrement que lui ».
Pour conseiller les parents, l'AP doit donc respecter certains principes :

- prendre en compte leur savoir-faire et leur expérience et favoriser l'apprentissage par les parents eux-mêmes et rechercher leur adhésion au projet, aux soins ;
- faire un lien entre l'apprentissage et le problème des parents et favoriser l'échange et l'écoute ;
- stimuler l'autonomie des parents et encourager leurs initiatives ;
- réfléchir en équipe sur les causes d'échecs le cas échéant et ne pas l'attribuer aux parents eux-mêmes.

82. G. Boutin, P. Durning, *Les Interventions auprès des parents*, Éd. Dunod, Paris.
83. CREDOC, Modes de vie, n° 130.
84. Réseaux d'écoute, d'appui et d'accompagnement des parents (circulaire du 9.3.99).

5 | La maltraitance

Il faut différencier l'enfant maltraité de l'enfant en risque.

- *L'enfant maltraité* est celui qui est victime de violences physiques, de cruauté mentale, d'abus sexuels, de négligences lourdes ayant des conséquences graves sur son développement physique, psychologique et affectif.
- *L'enfant en risque* connaît des « conditions d'existence qui risquent de mettre en danger sa santé, sa sécurité, sa moralité ou son éducation ». *L'enfant en risque n'est pas maltraité* et ne le sera peut être jamais. Il s'agit « d'un enfant dont on ne respecte ni le rythme ni les besoins », que ce soit en fonction des modes de vie parentaux, de leur personnalité, ou des contraintes de la vie moderne.

A Les signes évocateurs de maltraitance et de négligence

Un seul signe ne suffit pas pour évoquer la maltraitance, c'est généralement la répétition des symptômes qui doit alerter.

a. Les signes de violences physiques

Les signes les plus fréquemment observés sont les suivants.

Les lésions de la peau

- *Les hématomes et les ecchymoses* : ces lésions sont particulièrement évocatrices lorsqu'elles siègent au niveau des mains, de la face, du cuir chevelu et du siège.
- *Les plaies* : elles sont polymorphes et permettent de suspecter l'instrument en cause.
- *Les brûlures* : citons en particulier les brûlures de cigarettes.
- *L'arrachement des cheveux* : les plaques d'alopécie sont toujours suspectes.

Les lésions viscérales

Ces lésions sont le plus souvent consécutives à un choc direct (coup de pied). Certaines localisations sont, par elles-mêmes, évocatrices de possibilité de mauvais traitements. Ce sont celles des organes fixes de l'abdomen : foie, rate, pancréas, duodénum, mésentère ; alors que les lésions accidentelles touchent plutôt des organes latéraux.

Les lésions oculaires

Elles découlent de violences répétées au niveau de l'extrémité céphalique sous forme de coups ou de secousses brutales. Elles accompagnent souvent les lésions cérébrales et consistent en hémorragies et décollement de la rétine.

Les fractures

Elles présentent certaines caractéristiques, désignées sous le nom de *syndrome de Silverman*. Elles sont multiples, d'âges différents et de localisation spécifique (touchant plus particulièrement les côtes, le nez, les membres et le rachis).

Les traumatismes crâniens

Ils sont dus à des chocs violents. Les lésions neurologiques, provoquées par un « *hématome sous-dural post-traumatique* », peuvent entraîner le décès de l'enfant.

b. Les signes de violence psychologique et de négligences lourdes

- Parmi les signes caractéristiques possibles de négligences lourdes sur le plan psychologique, citons une hypotrophie, une dénutrition sévère ; elles traduisent l'absence de soins ou de vaccinations.
- Les signes évocateurs de violence psychologique varient avec l'âge et la personnalité de chaque enfant.

Chez le jeune enfant

On peut observer :

- une conduite d'évitement (c'est-à-dire un refus de contact visuel, verbal ou physique) ;
- une absence de réaction à toute stimulation sensorielle de l'environnement ;
- une avidité affective, des troubles du sommeil, des tics, des balancements ou une dépression sévère.

Chez l'enfant plus grand

On peut observer :

- une inhibition et une passivité ou une agitation et une instabilité psychomotrice ;
- le désinvestissement scolaire.

c. Les signes de violences sexuelles

Parmi les signes caractéristiques possibles, citons les lésions génitales et les manifestations d'une IST (Infection sexuellement transmissible).

Certains signes évocateurs varient avec l'âge de l'enfant.

Chez le jeune enfant

On peut observer :

- une énurésie et une encoprésie (incontinence des urines et des selles), des vomissements et des douleurs abdominales ;
- des conduites inadaptées : exhibitionnisme, voyeurisme, dessins et vocabulaire trop sexués... ;
- des agrippements à l'adulte non impliqué ou une peur d'un adulte particulier.

Chez l'adolescent

On peut observer un besoin de se dégrader (par l'alcoolisme, la toxicomanie, des scarifications...) et des tentatives de suicides répétées...

d. Les cas particuliers

Deux cas peuvent être associés à la maltraitance. Ils sont toutefois assez rares.

Le syndrome des « enfants secoués »

Il correspond à des secousses et à des mouvements verticaux d'accélération-décélération exercés au niveau de la tête d'un petit nourrisson dont le tonus de la nuque est insuffisant, ce qui peut entraîner divers troubles et des retards psychomoteurs. Le pronostic est souvent grave (décès, séquelles neurologiques...).

Le syndrome de Münchhausen par procuration

Le terme de *syndrome de Münchhausen par procuration*[85] s'emploie dans une forme particulière de sévices à l'enfant où les symptômes sont créés par la mère de l'enfant et amènent les médecins à des explorations et des traitements inutiles.

> **Situation**
>
> **Adèle (2 ans)** est hospitalisée pour des crises convulsives (jusqu'à 17 par jour). Il s'agit de la 28e hospitalisation pour le même motif. Elle a reçu de nombreux traitements anticonvulsivants. La mère est toujours très présente au cours des hospitalisations et elle déplore que les soins et la prise en charge de l'enfant arrivent toujours trop tard, « quand la crise cesse... ». Après de nombreuses explorations et des interrogatoires de la mère et des proches, le syndrome de Münchhausen a été évoqué par les médecins.

B Les facteurs de risques et les situations favorisant la maltraitance

On avance trois types de facteurs qui concourent à une fragilisation des familles, à un dysfonctionnement des relations parents-enfants aboutissant à des mauvais traitements. On prend également en compte la dégradation de l'environnement de vie et l'isolement social.

a. Facteurs tenant à l'enfant lui-même

Certaines études semblent désigner l'enfant comme une victime potentielle du fait de ce qu'il représente. Citons l'enfant adultérin, l'enfant né d'un premier mariage, l'enfant de remplacement après un deuil, *l'enfant non désiré ou non accepté,* ou parce que la relation parent-enfant

85. Du nom du médecin allemand qui a découvert ce syndrome.

n'a pu s'établir ou a été cassée (en particulier *l'enfant prématuré ou placé dès son jeune âge*), ou l'enfant qui ne correspond pas à l'image idéalisée (ex. : *l'enfant handicapé*).
Il ne s'agit bien évidemment que d'une possibilité de risque et non pas d'une désignation.

b. Facteurs tenant aux parents de l'enfant

Les parents maltraitants ont une relation pathologique avec leur enfant qui peut être favorisée par certains facteurs (la maladie mentale, l'alcoolisme, la toxicomanie...). Ils ont fréquemment en commun une *immaturité affective, une mauvaise image de soi, une intolérance à la frustration,* dues le plus souvent à des perturbations graves vécues dans leur propre enfance. Ils ont pu eux-mêmes avoir été *victimes de sévices* physiques ou psychologiques ou avoir souffert de *carences* de soins et ils reproduisent la même situation avec leurs enfants. Notons que les conflits familiaux, dans les situations de divorce, constituent ces dernières années l'une des premières causes de maltraitance.

c. Facteurs liés à l'environnement socioculturel

Les difficultés matérielles

Il s'agit principalement des conditions de vie (insuffisance de ressources), souvent des effets du chômage. De même la pauvreté culturelle, l'isolement et le déracinement risquent d'empêcher la verbalisation des sentiments ou des émotions et amener à un passage à l'acte plus rapide. Pour autant il faut souligner que ces facteurs ne peuvent, à eux seuls, entraîner une situation de maltraitance.

Les violences institutionnelles

Elles se définissent comme étant des *violences* (ou *négligences*) *graves au sein des institutions* qui prennent le relais de la famille pour les soins ou l'éducation de l'enfant (établissements ou familles d'accueil). Il s'agit de violences liées aux interventions (ou non-interventions) d'un membre du personnel de ces établissements ou familles d'accueil.

C La prévention de la maltraitance (réglementation)

a. Signalement pour maltraitance

Quand on se trouve face à un cas de maltraitance ou de situation à risque, il convient d'en faire le compte-rendu aux personnes compétentes. C'est ce qu'on appelle le signalement.
Le *signalement* est une « information préoccupante » qui pourra être complétée par un document écrit (établi après évaluation pluridisciplinaire), faisant état de la situation de l'enfant et de la famille, et préconisant des mesures à prendre.
La nouvelle loi de protection de l'enfance a établi une cellule unique départementale des signalements.

L'obligation légale de signalement

Elle est faite à tout citoyen. Celui-ci doit signaler aux autorités administratives ou judiciaires « *les sévices ou privations infligés à des enfants de moins de 15 ans* » dont il aurait connaissance. Le Code pénal[86] prévoit à cet égard des peines de prison pour toute omission volontaire. De même, une peine est prévue pour « *quiconque s'abstient volontairement de porter assistance à une personne* ».

La levée du secret professionnel

Le secret qui lie les personnels médico-sociaux est levé quand il s'agit de sévices à mineur de moins de 15 ans. Citons la loi :

- *art. 226-13* : la révélation d'une information à caractère secret par une personne qui en est dépositaire, soit par état ou par profession, soit en raison d'une fonction ou d'une mission temporaire, est punie d'un an d'emprisonnement et d'une amende importante ;
- *art.* 226-14 : l'article 226-13 n'est pas applicable au médecin (ou personnel de santé) qui porte à la connaissance du procureur de la République les sévices qu'il a constatés dans l'exercice de sa profession et qui lui permettent de présumer que des violences ont été commises (Code pénal).

86. Article 223-6 du Code pénal.

Les deux types de signalement

Il existe deux types de signalement d'enfant en danger : le signalement par voie administrative et le signalement par voie judiciaire.

- *Le signalement par voie administrative* : il doit être fait à la cellule unique départementale par tout professionnel de santé, éducatif ou social, ou par tout témoin de faits inquiétants (tels les voisins ou la famille élargie). S'ils souhaitent garder l'anonymat, ils peuvent aussi appeler le 119.
- *Le signalement direct à l'autorité judiciaire* : il se fait lorsqu'un enfant est victime de mauvais traitements et qu'il est impossible d'évaluer la situation, ou lorsque la famille refuse toute intervention (porte fermée)[87]. Le procureur de la République apprécie la situation et une enquête de police ou de gendarmerie est engagée. Le juge des enfants est saisi dans le cadre de l'assistance éducative.

MÉMO

LE NUMÉRO DE TÉLÉPHONE POUR LE SIGNALEMENT

Numéro Vert : 119 (numéro d'appel gratuit).
Service national d'accueil téléphonique pour l'enfance maltraitée (24 h/24 h).

MÉMO

b. Mesures de protection de l'enfance en danger

Il n'y a pas de mesure de protection systématiquement applicable. Qu'il s'agisse de protection administrative ou judiciaire, les mesures seront modulables en fonction de l'état de l'enfant et des capacités de la famille à accepter l'aide proposée.
De nouvelles pratiques d'intervention offrent des solutions variées, souples et évolutives dans le temps. Elles permettent de sortir de l'alternance entre les deux seules mesures connues : le placement ou l'aide éducative en milieu ouvert (AEMO).
Toutes ces mesures de protection de l'enfance peuvent être prises indépendamment des mesures pénales prises éventuellement contre les parents (retrait de l'autorité parentale ou jugement pénal).

D Le rôle de l'auxiliaire de puériculture

L'auxiliaire de puériculture participe, au sein d'une équipe de travail, à la prévention de la maltraitance ou à la prise en charge d'enfants maltraités.

a. En service de maternité

C'est en service de maternité que le personnel soignant a un rôle majeur auprès des mamans pour favoriser les *interactions précoces* entre la mère et son bébé.

Rôle de l'AP

En maternité, l'AP doit :

- bien accueillir la maman et la respecter : bien « accueillie », la maman « accueillera » mieux son bébé et s'occupera mieux de lui. Ce « comportement d'étayage » devra se continuer tout au long du séjour en maternité ;
- observer et signaler à la puéricultrice les *comportements peu maternants* (ex. : absence de paroles ou de contact entre la mère et son nouveau-né, fuite du regard) et certaines révélations concernant l'absence de « désir d'enfant » ;
- éviter de porter un jugement négatif sur les mamans apparemment négligentes.

87. Article 226-3 du Code de l'action sociale et des familles.

b. En service de néonatologie et de pédiatrie

On sait (les études le démontrent) qu'il existe un fort pourcentage de séparations néonatales dans la population d'enfants maltraités. Blessure narcissique de mettre au monde un enfant « inachevé », *blessure de la séparation, dépossession complète des parents*, impossibilité de tisser des *liens précoces*, en sont les explications principales.
Au cours du séjour hospitalier, l'AP devra effectuer un *travail d'accompagnement*. Le retour à la maison doit aussi être soigneusement préparé.

Rôle de l'AP

En service de néonatologie, l'AP doit être capable de :
- favoriser la relation parents-enfants ;
- observer et transmettre à la puéricultrice les difficultés de certains parents à entrer en relation avec leur enfant et signaler des signes qui peuvent être révélateurs de sévices.

c. En crèche

De par sa mission la crèche participe, elle aussi, à la prévention ou au dépistage de la maltraitance. Une amélioration constante de cette structure en fait un lieu privilégié de réponses aux besoins psychosociaux et éducatifs des nourrissons.
On notera toutefois qu'un « professionnalisme excessif » de la part du personnel (c'est encore parfois le cas) ou une « appropriation » de l'éducation, peuvent renvoyer aux parents un sentiment d'incompétence.

Rôle de l'AP

En crèche, l'AP doit être capable de :
- favoriser la relation parents-enfants ;
- observer et transmettre à la puéricultrice les difficultés de certains parents ;
- indiquer des signes qui peuvent être révélateurs de sévices, ex. : absence brutale et prolongée, sans justification, d'un enfant qui venait régulièrement ou modifications importantes du comportement de l'enfant.

En revanche, l'AP doit savoir que le goût de l'aventure, du risque ou simplement des jeux sont, chez de nombreux enfants, la cause d'*ecchymoses*, d'*hématomes*, qu'il ne faut pas interpréter comme des sévices.

d. D'une manière générale

Il est important de détecter, lors d'un entretien les signes qui, dans le comportement des parents, permettent de suspecter, voire de confirmer, la maltraitance. **Mais il faut éviter les erreurs d'appréciation qui pourraient avoir des effets redoutables.** L'AP, comme tout professionnel de santé, doit suivre les règles suivantes.

Détecter et signaler les attitudes suspectes

Parmi les attitudes les plus fréquemment observées de la part des parents, on peut citer :
- les propos dévalorisants, les humiliations répétées envers l'enfant ;
- les gestes inadaptés, ou l'attitude d'indifférence, qu'ils lui manifestent ;
- les sollicitations excessives et/ou inadaptées à l'âge et aux capacités de l'enfant.

On peut constater par ailleurs lors du questionnement :
- un malaise et une absence d'explication vis-à-vis d'une lésion traumatique évidente ;
- une discordance entre les explications données et le tableau clinique constaté ;
- des incohérences dans les propos ;
- un retard dans la prise de décision de l'hospitalisation (surtout si l'enfant est très traumatisé).

Aider l'enfant à « mettre des mots » sur sa souffrance

Lors d'une révélation de sévices, le personnel de santé devrait pouvoir aider l'enfant et être efficace dans la transmission des faits. Il doit être capable de « verbaliser, noter, garder et transmettre ».

L'adulte qui a reçu des confidences de la part d'un enfant doit savoir traduire sa souffrance en la verbalisant. Il peut dire à l'enfant : «*je te crois*» ; «*je te plains*» ; « *tu n'es pas coupable*» ; «*je te remercie de m'avoir fait confiance. Je ferai tout pour t'aider*» ; «*je ferai tout pour t'aider mais je ne peux le faire seul en gardant cela pour moi*».

L'adulte doit aussi lui expliquer ce qu'il peut faire pour l'aider.

Noter et garder « traces »

Il est conseillé de noter par écrit les « mots » exacts de l'enfant au moment où il vient de les prononcer.

Si l'enfant exprime les sévices à travers un dessin, il est recommandé d'authentifier, de dater le document, de le garder en lieu sûr et de le transmettre aux services compétents.

Transmettre

La maltraitance n'est pas un problème qu'un professionnel peut résoudre seul. Il est fondamental de communiquer avec l'équipe et ses supérieurs et de ne pas confondre *information préoccupante* et *signalement*. L'information préoccupante doit être partagée avec toute l'équipe qui décidera de sa transmission à la cellule unique des signalements.

6 Le handicap

Le vécu d'un handicap (moteur, intellectuel, sensoriel) sera très variable d'un enfant à l'autre. Il dépend d'abord de l'aide psychologique de sa famille et de son aptitude à « vivre la différence » par rapport aux autres enfants de son âge.

1 | Définitions et caractéristiques des principaux handicaps

Le handicap correspond à la perte ou à l'altération d'une fonction ou d'une structure psychologique, physique ou anatomique.

A Le handicap moteur

Il correspond à une atteinte de l'appareil locomoteur, en voici quelques exemples.

a. La myopathie

Elle a comme caractéristique une déficience motrice. Une myopathie est une anomalie du fonctionnement neuromusculaire.

b. L'infirmité motrice cérébrale (IMC)

Elle désigne un état pathologique lié à des séquelles de lésions cérébrales anté-, péri- ou postnatales, non évolutives, avec une prédominance des troubles moteurs spécifiques, sans nécessairement déficit intellectuel.

c. La paralysie

C'est une diminution ou une abolition de la motricité. Elle présente de nombreuses variétés dues à sa cause. Citons :

- *la monoplégie* : paralysie d'un membre, supérieur ou inférieur ;
- *l'hémiplégie* : paralysie d'un seul côté du corps (droit ou gauche) ;
- *la paraplégie* : paralysie des membres inférieurs et du tronc.

B Le handicap sensoriel

C'est une atteinte du système auditif ou visuel. Les déficiences peuvent atteindre différents degrés. On parle de déficience légère, moyenne, sévère, profonde ou totale.

a. Les handicaps visuels

Une personne aveugle est celle qui a moins de $1/20^{e}$ d'activité visuelle. Les causes sont de natures diverses. Citons :

- une forte concentration en oxygène (accident de prématurité en incubateur) ;
- la toxoplasmose ou la rubéole pendant la grossesse.

b. Les handicaps auditifs

Parmi les maladies qui entraînent une surdité, citons :

- la méningite à méningocoque, les encéphalites ;
- la rubéole contractée pendant la grossesse.

Du dépistage précoce de la surdité dépend le développement du langage et de l'affectivité de l'enfant.

C Le handicap mental

Il correspond à une atteinte de l'intelligence. Celle-ci peut être plus ou moins sévère, aussi nous parlerons de déficience mentale légère, moyenne ou profonde. Elle peut avoir des origines différentes : génétique, atteinte neurologique, néo- ou post-natale, malformation fœtale... Certains enfants atteints d'une infirmité motrice d'origine cérébrale peuvent avoir également une déficience mentale. Exemple : l'un des aspects de la *trisomie 21* est la déficience mentale.

D Les handicaps associés

On appelle handicaps associés, les plurihandicaps et polyhandicaps. C'est l'association de plusieurs handicaps.

2 | La prévention et le dépistage du handicap

Prévenir le handicap et s'occuper d'enfants avec un handicap sont des tâches difficiles. Le personnel de santé doit recevoir une formation spécifique et doit pouvoir se recycler régulièrement, afin de mieux répondre aux besoins des familles et des enfants.

A La prévention du handicap

Différentes lois sur le handicap[88] ont fixé les grands objectifs de l'action de prévention et de dépistage.

a. Les objectifs des lois sur le handicap

L'état doit assurer 5 grands objectifs :

- la prévention et le dépistage du handicap (c'est un devoir national) ;
- l'éducation de l'enfant handicapé (en milieu ordinaire ou spécialisé) ;
- l'intégration et l'orientation professionnelle de l'enfant handicapé ;
- l'aide financière aux familles (par la création d'une allocation spéciale) ;
- la formation du personnel.

b. L'information dans les écoles

Les jeunes (dès l'âge scolaire) devraient être sensibilisés au problème du handicap. Des visites d'établissements d'enfants atteints de handicap sont proposées en évitant la confrontation de groupe à groupe (les « normaux » d'un côté, les « anormaux » de l'autre). Au contraire, ce sont les relations interpersonnelles, proches de la réalité, qui doivent être privilégiées.

c. Les rencontres

Les rencontres entre parents d'enfants valides et parents d'enfants handicapés peuvent être très utiles, mais faut-il encore choisir des parents qui ont passé la « phase difficile » d'acceptation et ont acquis assez de recul par rapport au handicap de leur enfant.

d. Le rôle des associations de parents d'enfants handicapés

Ces associations sont à l'origine de nombreuses mesures prises en faveur des enfants avec un handicap :

- elles peuvent gérer des établissements agréés et subventionnés par l'État ;
- elles sont génératrices d'actions de recherche médicale, sociale ou éducative ;
- elles négocient auprès des pouvoirs publics le lancement d'actions innovantes dans le domaine de l'intégration notamment.

---

88. Les lois de 1975, 1985, 1989, 2004.

e. La création d'établissements spécialisés

Selon la nature du handicap et le souhait des parents, l'enfant avec une déficience peut bénéficier de différentes formules d'accueil assurant l'éducation spéciale dont il a besoin. L'accueil de l'enfant dans ces structures dépend d'une décision du MDPH.

Exemples

- *L'institut médico-éducatif (IME)* : il assure une continuité d'action médico-éducative de la petite enfance à l'âge adulte.
- *L'institut médico-pédagogique (IMP)* : il prend en charge les enfants de 3 à 14 ans. Il leur propose des soins, une éducation spécialisée et une pédagogie adaptée (enseignement général et pratique).

B Le dépistage du handicap

Le dépistage se fait principalement pendant la grossesse, au cours des examens prénatals (*cf.* Tableau 1.38). Dans la colonne de droite, nous soulignons en caractères gras ce qui concerne la prévention prénatale du handicap ; le dépistage se fait aussi lors des autres examens médicaux de l'enfant (*cf.* Chapitre 3 : La PMI).

Tableau 1.38 Contenu des examens prénatals.

Examens prénatals	Nature	Contenu de l'examen	Dépistage
Le 1er examen prénatal (effectué avant la fin du 3e mois)	Entretien avec la femme enceinte		**Dépistage d'éléments perturbateurs de la grossesse :** maladie, fatigue, etc.
	Examens de laboratoire	Sang	**Dépistage des pathologies suivantes :** incompatibilité Rhésus, syphilis, rubéole, toxoplasmose
	Examen complémentaire	Échographie (12e à 13e semaine d'aménorrhée)	**Dépistage d'anomalies fœtales**
Les autres examens prénatals (4e, 5e, 6e, 7e, 8e mois)	Entretien avec la femme enceinte		**Dépistage d'éléments perturbateurs de la grossesse** (idem 1er examen)
	Examen médical général	– Contrôle de la prise de poids – Prise de la tension artérielle	**Dépistage de la toxémie gravidique[a]**
	Examen obstétrical	– Palpation de l'utérus – Auscultation du cœur du fœtus	**Dépistage des risques d'accouchement prématuré**
	Examens de laboratoire	– Sang – Urines	**Dépistage de la toxémie gravidique[a]**
	Examen complémentaire	Échographie (conseillée) aux 5e et 8e mois	**Dépistage d'anomalies de croissance et de vitalité fœtales**
Le dernier examen prénatal 9e mois (1re quinzaine)	Bilan général	Pronostic de l'accouchement	Surveillance de la vitalité fœtale et de la présentation du fœtus

a. La pesée, la prise de la tension artérielle (TA), ainsi que la recherche de l'albumine, visent à dépister la « toxémie gravidique ». Elles sont répétées à chaque consultation. La toxémie gravidique est une maladie grave caractérisée par l'association d'œdèmes, d'hypertension et d'albuminurie chez la mère, à l'origine de handicaps graves chez l'enfant.

3 | Les répercussions et l'approche psychologique du handicap

L'enfant handicapé ressent très tôt sa « différence » avec les autres enfants ; ce qui entraîne des réactions psychologiques. L'aide et le soutien précoce à l'enfant, ainsi qu'à sa famille, favorisent la prévention des troubles.

A Les réactions psychologiques générales de l'enfant handicapé

Certains enfants handicapés peuvent développer :
- *des réactions anxieuses* : elles se traduisent par un manque de confiance en soi et, dans ce cas, souvent par des attitudes de dépassement (il cherche à surmonter les épreuves, à se « surpasser ») ;
- *des réactions d'agressivité* : envers lui-même (s'automutile) ou envers les soignants, ses parents ou ses camarades ;
- *des réactions de passivité* : il se rend malade (pour ne rien faire) ou il s'allonge sur le sol, va aux toilettes, vomit... ;
- *des conduites régressives* : énurésie ou dépendance... ;
- *des besoins affectifs accrus* : qui se traduisent par un comportement puéril, une grande avidité affective (l'enfant se montrent possessifs et jaloux, a besoin de caresses...) ;
- des traits dépressifs.

B Les particularités psychologiques chez l'enfant selon le handicap

La nature du handicap, le degré de l'atteinte, les potentialités de l'enfant, ses interactions avec son environnement, vont influencer le développement de l'enfant sur le plan psychoaffectif. Toutefois, certaines particularités sont observées.

a. L'enfant handicapé moteur

- L'atteinte motrice gêne l'acquisition de certains apprentissages sensori-moteurs, du langage et du schéma corporel.
- Le handicap est source de frustrations diverses : limitation des expériences sensori-motrices, dépendance physique et morale, altération des échanges affectifs....

b. L'enfant handicapé sensoriel

L'enfant handicapé auditif a un handicap qui l'empêche de communiquer verbalement avec autrui ; or, l'enfant est d'emblée à la recherche de « communication ».

Situation

Tahar (5 ans) est accueilli par une assistante maternelle depuis sa naissance. Dès l'âge de 3 ans, il a présenté des troubles de comportement liés à son handicap : la surdité.
Tahar n'aimait pas jouer avec ses camarades, il paraissait souvent triste, et parfois faisait des colères sans motif apparent. Son assistante maternelle ne le sortait pas souvent. Elle appréhendait ses réactions à l'extérieur.

Lorsque l'environnement n'est pas suffisamment attentif à l'envie de communiquer de l'enfant, ce dernier peut se sentir exclu. La perte de l'audition entraîne, outre les troubles généraux, des difficultés de mémorisation ou des troubles de langage et de l'équilibre.

c. L'enfant handicapé visuel

On peut observer plus particulièrement :

- un *retard dans le développement psychomoteur* et plus particulièrement un décalage dans l'âge de l'acquisition de la marche ;
- *des troubles de la communication et de la relation.*

L'annonce du handicap visuel, qui peut être tardive dans certains cas (3 mois), peut avoir un grand retentissement dans l'évolution de la relation mère-enfant.

Situation

Gustave (6 ans) est un enfant non voyant, vif et intelligent. Il est placé en institut spécialisé (Institut national des jeunes aveugles, 56 bd des Invalides, 75007 Paris) et, chaque jour, des activités lui sont proposées. Parmi celles qu'il préfère : la piscine (car il aime le contact avec l'eau), la peinture avec les doigts ou les pieds (car il aime le contact avec la matière) et la musique (car il aime le rythme et la danse qui le stimulent…). Il apprend aussi la lecture en « braille » et il a de nombreux amis…

d. L'enfant handicapé mental

Les particularités de cet enfant seront plutôt des troubles de la vie relationnelle (celle-ci se réduit à une communication non verbale), une inertie ou des accès d'agitation, des comportements répétitifs, stéréotypés ou une anxiété devant tout apprentissage.

Situation

Paolo (10 ans) était un enfant triste et timide depuis sa naissance. Sa maman avait peu de temps à lui consacrer et elle se sentait démunie face au problème de son enfant : *la déficience mentale*. Depuis la rentrée, Paolo a été admis dans un institut spécialisé. Il a des amis, il fait des activités nouvelles et apprend la lecture en s'amusant. Paolo est devenu plus jovial et plus communicatif. Sa maman complète l'enseignement en lui proposant différents types d'activités (visites, promenades…).

C Les réactions de la société face à la « différence »

L'enfant atteint d'un handicap suscite un malaise chez ceux qui le regardent : la société est « gênée » à la vue d'un être diminué, car il renvoie une image qui n'est pas conforme aux critères de valeurs de la société : beauté, adresse physique, rentabilité. Celui qui regarde se sent « menacé » dans son corps (l'accident n'arrive pas qu'aux autres !). La société a une « appréhension » car elle associe souvent le handicap physique à un dérèglement mental ; de ce fait, elle perçoit la personne comme un être « menaçant » pour elle. Mais la société tend à évoluer et à reconnaître la personne handicapée. Or, plus que tout autre, l'enfant atteint d'un handicap a besoin de la reconnaissance et de l'affection d'autrui. C'est à l'école que se créent souvent les premières relations amicales entre les enfants.

Situation

Fluvio (16 ans) est atteint de cécité depuis un grave accident d'automobile. Sa volonté lui a permis de poursuivre ses études malgré ce lourd handicap. Le directeur d'école a présenté Fluvio aux autres élèves de la classe et ceux-ci se montrent particulièrement attentifs à lui. **John (17 ans)** est devenu son meilleur ami. Ils passent tous les week-ends ensemble et vont à la piscine le mercredi soir.

4 | L'intégration de l'enfant handicapé

L'intégration consiste à reconnaître la différence pour « vivre ensemble ». Il ne suffit pas de mettre un enfant handicapé au milieu d'autres, pour qu'il y ait intégration. Une intégration véritable est un processus d'adaptation réciproque de l'enfant et des professionnels du lieu d'accueil.

A L'intégration en crèche

L'intégration en crèche d'enfants avec un handicap a fait l'objet d'un rapport qui met en évidence la réussite de l'opération et montre aussi ses limites.

a. Intérêts

- L'enfant atteint d'un handicap trouve à la crèche des moyens de stimulation, d'éveil, d'échange avec autrui et de socialisation. Elle lui permet de rencontrer des adultes moins impliqués que ses parents par rapport à son handicap. Étant moins « surprotecteurs », ils lui permettent d'accéder à une plus grande autonomie.
- Les parents d'un enfant handicapé trouvent à la crèche des professionnels compétents, qui les soutiennent, leur donnent des conseils avisés. Par ailleurs, la crèche valorise leur enfant : ils le voient évoluer dans un groupe d'enfants normaux.
- Les professionnels de santé (dont l'AP) peuvent se sentir motivés de participer à l'éveil et aux apprentissages de l'enfant.

b. Limites

- Le risque de l'intégration en crèche est de faire croire aux parents à une « normalisation ». Elle les maintient dans « l'illusion » sur l'avenir de l'enfant.
- La présence d'un enfant handicapé en crèche, surtout s'il est seul, peut susciter différentes attitudes, à effets négatifs, telles que la surprotection des camarades et des adultes, des sollicitudes multiples et excessives, les rivalités, les jalousies, la régression, la culpabilité, la pitié.

Situation

Édouard (13 mois) présentait un retard de développement important avec des troubles du comportement. Après 2 ans à la crèche, il peut communiquer avec les autres enfants, mais, malgré ses acquisitions, il ne pourra pas intégrer l'école maternelle, ses parents envisagent de le mettre dans un IME.

B L'intégration en école maternelle

Les institutrices sont conscientes de l'intérêt pédagogique et social d'une telle intégration.
Les apports pédagogiques favorisent chez l'enfant handicapé certaines acquisitions intellectuelles et lui permettent d'acquérir une personnalité plus affirmée et un meilleur développement.
Toutefois, le rythme de la classe est souvent trop rapide pour lui ; l'enfant handicapé se sent « dépassé », ce qui peut le mettre en situation d'échec.

Situation

Mattéob (4 ans) est un enfant infirme moteur cérébral. Après une intégration en crèche, il est admis en maternelle. L'institutrice a proposé un « mi-temps » au début. Mattéo est bien accueilli et fait des progrès considérables. Sa maîtresse a même proposé un départ en « classe de plein air », mais sa mère a refusé…

5 | Le rôle de l'AP auprès d'enfants handicapés

L'auxiliaire de puériculture, dans le cadre de son activité professionnelle, peut être amenée à travailler auprès d'enfants porteurs de handicaps dans une structure d'accueil ordinaire (crèche, halte-garderie...) ou dans une structure spécialisée (pouponnière...). L'AP devra se questionner, le plus souvent en équipe, pour satisfaire au mieux les besoins spécifiques de ces enfants.

A Réponse aux besoins de l'enfant

a. Besoin de sécurité

L'ambiance autour de l'enfant doit être calme, gaie et sécurisante, afin de lui permettre de tenter des expériences motrices, de prendre des initiatives.

b. Besoin de relation

L'enfant a besoin de contacts corporels, verbaux, avec l'adulte et avec ses pairs. Il faut toutefois veiller à maintenir une certaine distance par rapport à une relation qui deviendrait trop fusionnelle avec un adulte référent (pas d'investissement personnel mais professionnel).

c. Besoin de faire des expériences

Il faut lui proposer des situations lui donnant « envie de faire », l'amenant à la réalisation concrète d'actes qui serviront de tremplin à de nouvelles expériences : réussir des choses simples correspond à un « exploit » pour un enfant avec un handicap.

B Rapports de l'AP avec la famille de l'enfant

Dans les rapports avec la famille, l'auxiliaire de puériculture saura :

- parler avec prudence et tact du handicap de l'enfant ;
- répondre avec simplicité aux questions des parents sur le vécu du quotidien de l'enfant (comment se sont passés les repas...) ;
- aider les parents en les écoutant attentivement, en les déculpabilisant (ils ne sont pas responsables du handicap, même s'ils le croient souvent) ;
- les aider en favorisant les contacts avec leur enfant par des paroles positives ; elle doit être capable d'entendre ce que les parents peuvent dire de leurs difficultés à se reconnaître parents de cet enfant-là.

C Techniques d'éveil pour l'enfant atteint de handicap sensoriel

Rôle de l'AP

L'AP doit proposer des techniques d'éveil très variées. Elle devra faire preuve de compréhension et de patience. Elle doit :

- *stimuler l'enfant* pour lui donner « envie de faire » ;
- *aider l'enfant à se structurer* de façon la plus cohérente possible (poser des interdits et des limites précises) ;
- *être le plus objectif possible* vis-à-vis des compétences de cet enfant en ne s'appropriant ni ses réussites ni ses échecs ;
- *éviter de « surestimer » ses compétences, mais aussi de les « sous-estimer »*, donc lui confier des tâches à sa mesure : il faut savoir le « laisser faire seul » ce dont il est capable ;
- *savoir utiliser les techniques d'éveil*. L'objectif n'est pas d'atteindre une « normalisation » de l'enfant, mais de favoriser des acquisitions motrices bénéfiques à son développement et à son autonomie.

L'auxiliaire de puériculture va, en fonction des difficultés de l'enfant, chercher des canaux de communication et des techniques d'éveil adaptés. Citons, à titre d'exemples, les techniques d'éveil auprès d'enfants atteints de handicaps sensoriels.

a. Pour l'enfant déficient visuel

L'AP doit lui apprendre à développer ses autres sens :

- *le toucher* :
  - lui décrire ce qu'il touche,
  - lui proposer des matières variées,
  - lui faire apprécier l'eau (piscine chauffée),
  - conseiller aux parents les contacts fréquents ;
- *l'ouïe* : lui faire écouter de la musique, des bruits différents ;
- *le goût* : lui faire goûter des mets différents, lui décrire les couleurs des plats ;
- *l'odorat* : lui proposer des odeurs différentes (fleurs, aliments).

Et lui parler souvent : lors des exercices d'éveil il faut « mettre en mots » les situations, car l'enfant vit dans un monde clos et noir.

b. Pour l'enfant déficient auditif

Le problème fondamental de l'enfant atteint de surdité est la difficulté d'entrer en communication avec les autres. Afin de l'empêcher d'avoir une attitude de retrait face au monde, l'AP doit :

- capter le regard de l'enfant avant de lui parler ;
- associer les gestes à la parole ;
- l'inciter à répondre.

Situation

À la crèche, pour **Jean (3 ans)** atteint de cécité, **Marta**, l'auxiliaire de puériculture, développe toutes les situations mettant en jeu l'audition. Elle lui décrit ce qu'il touche, lui propose des matières variées. Elle lui dit : « c'est dur, mou, léger, lourd, froid, chaud… », elle met en place un univers sonore (ballons avec grelots…). Certains jeux qui fonctionnent avec l'odorat sont également appréciés de Jean (c'est le cas du « loto des odeurs ! »).

7 Le soin et les règles d'HSCR

1 | Les conceptions du soin

Le personnel de santé essaie de clarifier la nature de sa pratique et de sa contribution à l'amélioration de la santé, en précisant la base théorique des soins ou « concept[89] du soin ». Celui-ci permet de mieux connaître la personne soignée, son rôle auprès de cette personne et le but de son action. Quelle que soit la nature des soins, ceux-ci doivent répondre à des critères d'HSCR[90] (que nous développerons dans le paragraphe 3).

A Définitions du soin

« Le terme de *soin* signifie porter attention à une personne, lui manifester de l'intérêt pour prendre en compte, nourrir, laver, donner ce qu'il y a de meilleur, veiller, contribuer au bien-être, assurer un traitement ou une réparation, être présent, faciliter, accueillir, écouter, laisser faire »...[91]
Les définitions du soin sont nombreuses et variées, toutefois elles se recoupent (nous avons mis en italique les aspects importants de chaque définition).

a. Définitions du dictionnaire

- Les soins sont des *moyens* par lesquels on s'efforce de rendre la *santé* à un malade (Larousse).
- Les soins sont des *actes* par lesquels on *soigne* quelqu'un ou quelque chose (Petit Robert).
- Les soins sont des *actions* par lesquelles on conserve ou on rétablit la *santé* de quelqu'un (dictionnaire de poche).

b. Définition du soin de V. Henderson[92]

Le soin consiste à *aider* l'individu au maintien ou au recouvrement de la *santé*. Le soignant doit le faire de manière à l'aider à ne plus avoir besoin de son aide, à atteindre un niveau de vie indépendant le plus tôt possible, ou bien à assumer le mieux possible un handicap.

c. Définition du soin de W. Hesbeen[93]

Le soin, c'est *l'attention* particulière portée par le soignant à une personne ou à ses proches en vue de leur venir en *aide* dans la situation qui est la leur. Il comprend tout ce que les soignants font, dans les limites de leurs compétences, pour prendre soin des personnes afin de contribuer à son bien-être, quel que soit son état.

B Les 6 dimensions des soins infirmiers

Les 6 dimensions des soins infirmiers[94] (envisagées ici dans le cadre des soins à l'enfant) sont :

- **la dimension préventive** : il s'agit d'éviter les risques connus pour la santé (ex. : par les vaccinations), la stimulation relationnelle par la satisfaction des besoins fondamentaux, la prévention des infections nosocomiales (hygiène) ;
- **la dimension de maintenance** : c'est tout ce qui permet le maintien de la vie et de la santé par la satisfaction des besoins fondamentaux (aide pour l'alimentation, pour la toilette...) ;

89. Le concept est une « représentation générale et abstraite » que l'on se fait de quelque chose (dictionnaire *Petit Robert*).
90. Hygiène, Sécurité, Confort et Respect de l'enfant (ce qui englobe l'accompagnement).
91. *La Nature des soins infirmiers*, V. Henderson, Éd. Masson.
92. *Ibid.*
93. *Prendre soin à l'hôpital. Inscrire le soin infirmier dans une perspective soignante*, W. Hesbeen, Éd. Masson, 2006.
94. Décret relatif aux actes professionnels infirmiers.

- **la dimension curative** : les traitements visent à éliminer le problème de santé, limiter les complications et les rechutes ;
- **la dimension éducative** : l'éducation pour la santé, dans le cas de l'enfant, est adressée à l'enfant. Elle permet de promouvoir sa santé ;
- **la dimension de réhabilitation** : la maladie entraîne l'arrêt des études. En équipe pluridisciplinaire, les soignants vont intervenir auprès de l'enfant dans le but de le soutenir, de l'aider à continuer à apprendre (c'est le cas de l'école à l'hôpital)[95] ;
- **la dimension palliative** : le but des soins est le confort et le soulagement apportés à l'enfant. Il s'agit de soulager la douleur, limiter les symptômes de la maladie, être à l'écoute des demandes.

C La différenciation entre « prendre soin » et « soigner »

Il faut bien différencier le sens de ces deux expressions.

a. Prendre soin

Prendre soin (lorsqu'il s'agit d'un adulte), c'est veiller sur la personne soignée dans sa globalité, l'aider à restaurer sa santé. Prendre soin, c'est « prendre en compte » ce que la personne vit, porter sur sa souffrance un regard bienveillant. C'est aussi aider la personne à identifier ce qui est bon ou néfaste pour sa santé et comment y remédier, l'aider à s'adapter à un traitement ou à une prothèse, l'aider à vivre les différentes étapes de sa vie, jusqu'au bout, jusqu'à la mort.
Prendre soin a donc deux aspects :

- un *aspect technique* : le soignant fait une toilette, aide au repas... ;
- un *aspect relationnel* : le soignant va informer, expliquer, conseiller, éduquer, mais aussi écouter, réconforter, obtenir des informations indispensables, soutenir et mettre en confiance.

En effet, quel sens peuvent avoir des gestes techniquement parfaits, aussi bien pour le soignant que pour la personne soignée, en l'absence de relation ?

b. Soigner

Soigner, c'est pour les soignants, accomplir des actes professionnels dans la *limite des compétences* de chaque membre de l'équipe. Soigner ne s'improvise pas, les soins s'inscrivent dans une démarche de soins réfléchie en équipe, ce n'est pas une simple exécution de tâches. L'AP doit posséder aussi bien des connaissances sur l'enfant soigné, sa pathologie, la surveillance clinique, qu'une maîtrise de la technique gestuelle et de la relation. « On ne soigne pas une maladie mais un enfant malade ».

Rôle de l'AP

L'AP doit avoir le désir de s'intéresser à l'humain dans sa globalité. Le soin est un moyen de traiter à la fois une maladie et une personne. Cependant, chaque situation de soin est nouvelle, chaque personne est unique et l'AP doit savoir gérer tous ces éléments ainsi que ses affects.

2 | L'accompagnement de l'enfant

Les enjeux de l'accompagnement sont multiples et concernent tout particulièrement les soignants. Qui accompagner ? Quand ? Et pourquoi ? Quel comportement adopter envers un enfant et également envers sa famille ? Quels écueils éviter ?

A Les caractéristiques de l'accompagnement

Deux notions essentielles s'imposent : la liberté et l'éthique.

95. Il s'agit de cours donnés soit par des enseignants, des bénévoles, soit par le moyen d'internet, soit en favorisant l'apport des cours par les camarades de classe.

a. La liberté

Il n'y a pas d'accompagnement bienveillant d'un enfant malade, handicapé ou en fin de vie, sans respecter un espace de **liberté**. Il s'agit pour le soignant de marcher à ses côtés en le laissant libre de choisir le rythme de ses pas. Cela suppose de ne pas se retrancher derrière une fonction ou une technique, mais de s'ouvrir à l'enfant que l'on accompagne ; de se rendre disponible, lui permettre l'expression de ses émotions.
Le soignant traitera l'enfant avec *respect*, afin de maintenir le sentiment de *dignité*.

b. L'éthique

Le terme « accompagner » impose (dans le milieu médical et paramédical) une exigence qui est celle de prendre en compte l'enfant malade en tant que « personne » sujet de pensées et d'interrogations.
C'est un thème **éthique** qui soulève une question d'ordre moral : comment respecter cet être humain, comment l'accompagner dans sa globalité ?

B Le rôle du « soignant-accompagnant » auprès de l'enfant

Le soignant accompagnant un enfant (l'AP le plus souvent) veillera à appliquer les règles suivantes.

a. Rechercher la bonne attitude

Le soignant doit rechercher quelle est l'attitude qui convient le mieux auprès de l'enfant (en tant que « patient »), celle qui lui paraît la plus appropriée[96] en fonction de la situation et des besoins. L'attitude d'écoute du soignant se manifeste par une capacité de *réceptivité* et de *partage* : c'est ce qui s'appelle, en relation d'aide, l'**écoute active**. L'écoute est à la fois non-verbale et verbale, prouvant à l'enfant et à sa famille que l'on est bien attentif à eux.

Les manifestations non-verbales de l'écoute

- *Le contact visuel* : regarder l'autre, c'est lui témoigner qu'il a de l'importance à vos yeux. Un regard bienveillant est un vrai réconfort.
- *Le langage corporel, le toucher* : le langage non-verbal est un mode fondamental de communication. Il permet au soignant de manifester son intérêt envers le patient. En pratique, le soignant veillera à s'installer face à l'enfant pour mieux capter son regard, à s'asseoir face à l'enfant (allongé) les bras non croisés. Il lui touchera affectueusement la main ou le front.
- *L'intonation de la voix* sera chaleureuse, témoignant de sa disponibilité vis-à-vis de l'enfant. Les émotions (colère, joie, tristesse) sont véhiculées aussi par la voix et l'élocution, et elles seront perçues par l'enfant.

Les manifestations verbales de l'écoute

- *La reformulation* : c'est la façon dont le soignant va redire, en d'autres termes et d'une manière plus explicite, ce que l'enfant vient d'exprimer. Ainsi le soignant est sûr de ne rien ajouter de différent, d'interprétatif dans la communication qu'il vient d'écouter (par exemple, il lui dira : « Si je t'ai bien compris »...).
- *Les questions* : elles servent à clarifier les propos de l'enfant.

b. Rechercher la bonne distance

La bonne distance dans la relation de l'accompagnant réside dans **l'empathie**. En relation d'aide, le soignant (AP ou AS) se centre sur l'enfant, comprend le message qui lui est transmis, mais perçoit aussi les émotions qui l'animent. À tout moment, le soignant reste conscient que les sentiments appartiennent à l'autre. Ex. : « Je comprends ta colère quand tu me dis que tu veux partir d'ici... que c'est injuste d'être malade »... Le soignant témoigne, par la reformulation, qu'il a bien compris le contenu et l'émotion qui anime l'enfant.

96. Le psychologue Porter distingue six attitudes de relation au patient. Les connaître permet d'analyser sa conduite d'accompagnement.

c. Faire prévaloir l'écoute et le silence

Sachons garder le silence auprès d'un enfant malade, écoutons-le, respectons son cheminement individuel. Le silence peut signifier la peur ou la souffrance qui étouffent les mots dans la gorge. L'écoute du silence demande la présence la plus intense et la plus vraie de la part du soignant.

d. Comprendre les « attitudes de défense » de l'enfant

Dans la relation « accompagnant-accompagné », chacun met en jeu ses propres mécanismes de défense ; le soignant sera attentif à reconnaître ceux de l'enfant afin de pouvoir mieux le comprendre. Il faut préciser que lorsqu'on parle de « défense », il ne s'agit pas de se défendre contre le monde extérieur. Il s'agit d'une partie du *moi* qui se défend contre une autre partie du *moi* qui pourrait l'amener à souffrir. Citons deux exemples :

- *la régression* : c'est le retour à des comportements antérieurs (l'enfant demande le maternage, réclame à nouveau le biberon) ;
- *l'agressivité envers le soignant* est un signe de souffrance devant la maladie (elle-même ressentie comme une agression insupportable)[97].

e. Analyser les difficultés de l'accompagnement

La relation avec un enfant malade (et/ou en fin de vie) est pénible à assumer. Certains « accompagnants » ont l'impression d'être « vidés » par ce travail.

Le soignant doit reconnaître ses limites car elles servent de protection, de limitation à l'investissement personnel : c'est une *mise à distance des sentiments.* Il faut pouvoir se tenir ni trop près, ni trop loin, mais à la bonne distance.

Des émotions intenses peuvent envahir le soignant telles que la tristesse, la peur, la colère générant souvent des passages à vide, des envies de tout abandonner[98]. Ce contexte peut générer un stress intense qui dépasse les limites de l'individu, et occasionner parfois un excès de fatigue tant physique que psychologique.

Quelques signes annonciateurs d'un excès de fatigue sont de fréquentes pensées envers l'enfant malade, des pleurs en fin de journée, la difficulté de concentration, l'anxiété, l'irritabilité…

C Le rôle de l'accompagnant auprès de la famille

La règle d'or pour le soignant demeure la parole et l'écoute. Cette parole fait le lien du trio : soignant-patient-famille (*cf.* Fig. 1.36). Trouver une relation équilibrée est une nécessité.

Fig. 1.36 **Trio soignant-patient-famille.**

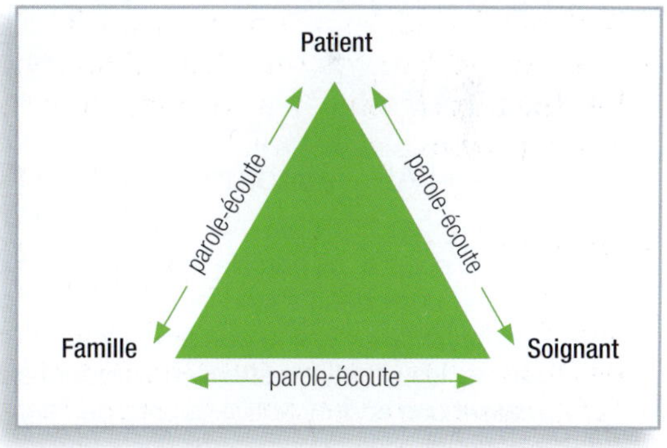

a. Savoir vivre une relation triangulaire

La puéricultrice et l'AP sont les interlocuteurs de la famille. Chacun pourra informer sur l'évolution des soins et des traitements selon un consensus d'équipe et en fonction des compétences de chacun. Ce lien relationnel est essentiel, car la famille a besoin d'informations régulières et d'explications.

> MÉMO
>
> **LA QUALITÉ DE L'ACCOMPAGNEMENT**
>
> **Pour favoriser la qualité de l'accompagnement, il est important que les soignants demandent à la famille de participer aux soins de l'enfant : effectuer la toilette, le change, participer aux activités d'éveil…**
>
> MÉMO

97. Chez la famille d'un enfant gravement malade, on constate souvent aussi un comportement agressif à l'égard du personnel de soins qu'il faut savoir interpréter comme une défense (même s'il est pénible à supporter).
98. Soins palliatifs en équipe : le rôle infirmier, V. Deymier, Institut UPSA de la douleur.

b. Éviter les confusions de rôle

- Le soignant « accompagnant » reste le soignant : il ne peut devenir le « parent » de l'enfant, même si les rapports sont très chaleureux.
- La famille reste la famille : il ne faut pas lui demander de jouer le rôle du soignant de l'enfant.

c. Protéger l'enfant malade des « excès » familiaux

À mesure que la maladie évolue, les difficultés naissent du manque de réalisme des parents de l'enfant malade. Parfois les projets sont si irréalistes que le soignant accompagnant cherche à protéger l'enfant de sa famille.
Le soignant accompagnant doit savoir jouer le rôle « tampon » et faire comprendre à l'entourage que les intérêts de l'enfant peuvent se modifier quand il est gravement malade.

Situations

- **Tania (8 ans)** commence à entrer en phase terminale de sa maladie (la leucémie). Elle est très fatiguée. Dans le déni, son père insiste pour l'emmener en week-end. **Josée** (l'AP accompagnante) transmet ses souhaits à son père. Tania préfère rester ici et recevoir la visite de son petit frère.
- **Madame Y.** dit à l'AP : « Mon fils souffre trop ! Vous ne pouvez pas le laisser dans cet état, c'est intolérable, c'est inhumain ». L'AP transmet sa demande très rapidement. Le médecin et l'IDE viendront parler à Madame Y. pour lui expliquer comment la douleur de son fils est prise en charge et lui accorderont une écoute afin que Madame Y. exprime sa souffrance.

Explications : la famille souffre souvent plus que l'enfant, et le soignant doit s'occuper d'elle en priorité. Le travail d'accompagnement consiste donc à permettre l'expression de cette souffrance pour aider la famille à supporter celle de leur proche.

d. Valoriser la fonction familiale

Souvent la famille est très angoissée devant les symptômes de la maladie de leur enfant.
Un des rôles du soignant est d'apaiser les tensions, d'expliquer certaines situations, d'aider la famille à accompagner leur enfant. Ainsi le soignant joue un rôle important. Il va aider à maintenir la famille autour de l'enfant, ce qui aidera moralement l'enfant.

Rôle de l'AP

Rôle de « l'AP - accompagnant de l'enfant »

L'AP doit :

- être à l'écoute, disponible aux besoins et aux demandes de l'enfant ;
- assurer un espace sécurisant, une ambiance apaisante ;
- permettre l'expression des émotions de l'enfant ;
- repérer les situations stressantes pour l'enfant (nuit, change…) ;
- réaliser une écoute active auprès de l'enfant ;
- transmettre les observations, les soins réalisés et les dires de l'enfant.

Rôle de « l'AP - accompagnant de la famille de l'enfant »

L'AP doit :

- être disponible pour accueillir les proches de l'enfant, répondre à leurs besoins immédiats ;
- être à l'écoute de leur souffrance, de leur demande d'aide pour traverser la maladie ou le handicap ;
- préserver l'intimité de leur rencontre avec leur enfant ;
- être capable de les diriger vers les autres membres de l'équipe en fonction de leurs attentes.

3 | Les règles d'hygiène, de sécurité, de confort et de respect de l'enfant lors des soins

A Les critères d'HSCR lors du soin

Quelle que soit la nature des soins à réaliser, il existe une logique à suivre et des critères d'hygiène, de sécurité, de confort à assurer, tout en respectant l'enfant soigné.
Nous mentionnerons systématiquement ces critères dans chaque fiche technique de soins, sous la rubrique : critères d'HSCR.
Un professionnel de santé doit, lors des soins, respecter un certain nombre de critères.

a. Assurer l'hygiène (H)

- Se laver les mains (lavage simple, voir page suivante) (*cf.* Fig. 1.37) ou utiliser la SHA (solution hydro-alcoolique).
- Mettre une surblouse (en pédiatrie).
- Désinfecter le plan de travail avant et après les soins.
- Désinfecter le coussin de change (avec un produit nettoyant-désinfectant) ou utiliser la SHA (solution hydro-alcoolique).
- Changer l'enfant (avant les soins).
- Prévoir un récipient pour regrouper :
  - le matériel propre (plateau) ;
  - le matériel souillé (haricot) ;
  - le linge souillé (sac à linge sale).
- Respecter les « circuits » (propre → sale).

b. Assurer la sécurité (S)

- Consulter le dossier de soins (prescriptions, transmissions…).
- Privilégier le matériel à usage unique.
- Préparer préalablement tout le matériel.
- Vérifier les produits :
  - dates de péremption ;
  - mode d'emploi, etc.
- Allumer le « signal lumineux de présence ».
- Ne jamais laisser l'enfant seul sur la table de change et dans la baignoire.
- Adopter un geste de sécurité de la main (pour éviter toute chute).
- Remonter les barrières du lit de l'enfant après le soin.
- Nettoyer, désinfecter, ranger le matériel.
- Faire les transmissions écrites et orales et noter :
  - la nature du soin, la date et l'heure ;
  - l'observation sur l'enfant (aspect, comportement, anomalie ou modification de l'état physique de l'enfant).

c. Assurer le confort (C)

- Changer l'enfant avant le soin (nourrisson) ou lui proposer d'aller aux toilettes (grand enfant).
- Avoir des gestes doux.
- Fermer la fenêtre avant le soin, vérifier la température du local.
- Refaire le lit, renouveler les draps, les taies d'oreiller (éviter les plis).
- Nettoyer l'enfant s'il a régurgité, aérer la pièce.
- Réinstaller l'environnement après le soin :
  - mettre à portée de main de l'enfant les objets de 1re nécessité : sonnette, jouets personnels, photos de ses proches, téléphone (selon l'âge), etc. ;
  - lui proposer une boisson (biberon d'eau) ;
  - le recoucher confortablement.

d. Assurer le respect de l'enfant (R)

- Informer l'enfant de l'heure du soin et lui expliquer le soin (selon son âge).
- Tenir compte de :
  - ses remarques, ses appréhensions ;
  - son état.
- Associer les parents au soin (si possible).
- Évaluer le degré de participation de l'enfant au soin et stimuler son autonomie.
- Lui parler au cours du soin (moduler le son de sa voix), le rassurer, le sécuriser…
- Lui proposer son (ou ses) jouet(s) favori(s) en vue, pendant et/ou après le soin.

B L'hygiène des mains

Le lavage simple des mains est la première mesure d'hygiène.
C'est un élément essentiel de la prévention de l'infection nosocomiale. Il peut être simple ou aseptique. Dans ce dernier cas, on utilise des produits spécifiques. Il peut être remplacé, au cours du soin sur le même patient, par une friction des mains avec une solution hydro-alcoolique (SHA).

a. Technique

Le lavage simple des mains se déroule en plusieurs phases (*cf.* Fig. 1.37).

b. Principales indications

Selon la circulaire de la SFHH (société française d'hygiène hospitalière) de juin 2009 sur l'hygiène des mains et l'utilisation de la SHA.
Le lavage simple des mains est un geste très fréquent ; il se pratique au minimum 4 fois :

- lors de la prise de service et de la fin de service ;
- lors des gestes de la vie courante (s'être mouché, s'être coiffé, être allé aux toilettes, avant et après les repas) ;
- après avoir manipulé du matériel souillé (drap, crachoir, ridelle…) ;
- en présence de liquides biologiques (sang, urine, salive…).

Fig. 1.37 **Lavage des mains.**

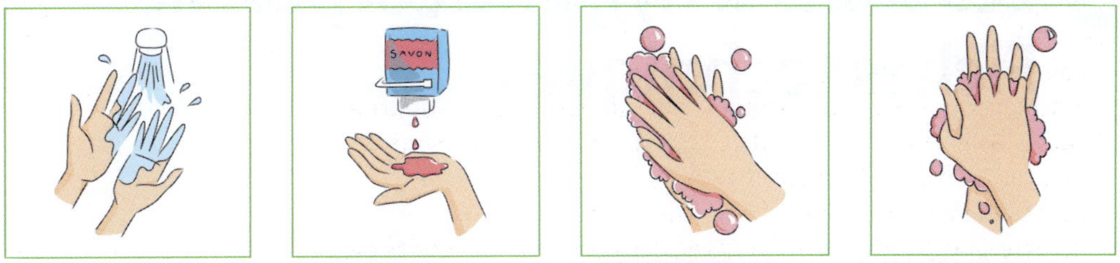

- *Phase* 1 : mouiller les mains à l'eau courante
- *Phase 2 :* verser le savon liquide au creux d'une main
- *Phase 3 :* masser les mains quelques secondes *paume contre paume*
- *Phase 4 :* insister en massant les espaces interdigitaux, le dos des mains et les poignets

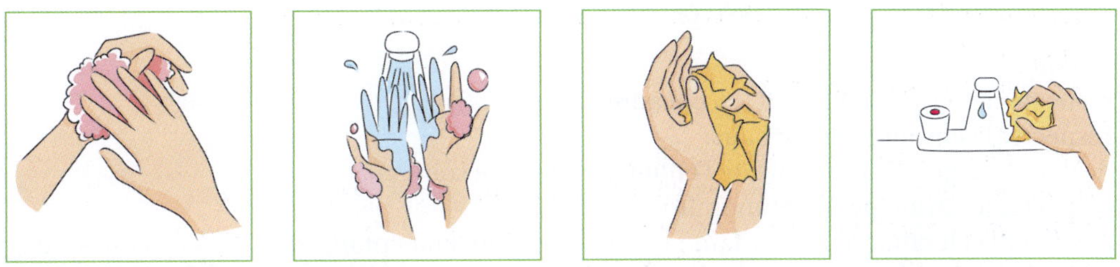

- *Phase 5 :* masser aussi le bord cubital des mains puis faire une friction circulaire des pouces
- *Phase 6 :* rincer abondamment à l'eau courante en gardant les mains vers le haut
- *Phase 7 :* sécher par tamponnement *(avec un essuie-mains à usage unique)* en gardant les mains vers le haut
- *Phase 8 :* refermer le robinet à l'aide du dernier essuie-mains utilisé

C La friction avec une solution hydro-alcoolique (SHA)

Tableau 1.39 Friction avec une solution hydro-alcoolique.

Matériel	Critères à respecter	Procédure
Flacon de SHA (petite contenance)	***Hygiène*** ***Sécurité***	La friction avec la SHA se fait sur des mains propres. Il faut : – respecter la *dose* et la *chronologie* de l'application de la SHA ; – respecter la *durée d'application* de SHA (30 secondes) ; – avoir les mains *sèches* après une application complète ; – réaliser, au *bout de cinq applications* pour un même patient, un lavage de mains simples, puis réutiliser la SHA ; – faire un lavage de mains si les mains sont exposées à des liquides biologiques (sang, urine...) ou autres salissures.

8 Les soins d'hygiène corporelle Fiches techniques

1 | Le bain du nourrisson

Le bain constitue la pratique d'hygiène la plus importante de la journée de l'enfant. C'est un moment de plaisir et de bien-être.

A Les compétences attendues de l'AP

L'AP doit :
- respecter les critères d'HSCR (*cf.* encadré ci-dessous) ;
- respecter la chronologie du bain ;
- évaluer le degré d'autonomie de l'enfant pendant ce soin ;
- respecter les principes d'ergonomie ;
- observer l'état clinique de l'enfant : communication, état cutané, douleurs (plaintes), degré de fatigue… ;
- faire apprécier le bain à l'enfant. La peur du bain, observée occasionnellement chez certains enfants, peut être prévenue. Il faut éviter :
  - la quantité d'eau trop importante (l'enfant est insécurisé),
  - la température de l'eau trop chaude ou trop froide,
  - les éclaboussures d'eau ou de savon dans les yeux,
  - le moment inopportun du bain (début d'une phase de sommeil ou de jeu).

B La démarche d'observation

L'AP doit s'informer sur :
- l'enfant (*cf.* dossier de soins, prescriptions, transmissions de l'équipe) ;
- le protocole du service pour ce soin ;
- l'existence du nécessaire de toilette appartenant à l'enfant, de son linge personnel ;
- le matériel du service à disposition ;
- la position de l'enfant pour le bain qui varie selon les acquisitions psychomotrices : position allongée, tête en appui sur l'avant- bras de l'adulte pour le tout-petit avant 8 mois, ou position assise pour le nourrisson vers 8 à 9 mois. Pour l'enfant plus grand, l'unique impératif est de *ne jamais le laisser seul au moment du bain.*

Les techniques d'hygiène sont présentées sous forme de tableau synthétique. Les critères de qualité de soins sont indiqués sous forme de lettres dans la 2e colonne du tableau.

H = Hygiène
S = Sécurité
C = Confort
R = Respect

C Fiche technique du bain

Tableau 1.40 Le bain du nourrisson[99].

Objectif du soin : assurer l'hygiène de la peau et le confort de l'enfant[a].
Indications : au nourrisson, le bain se donne généralement le matin par commodité, pour l'enfant plus grand, le bain du soir est justifié par l'hygiène (l'enfant se salit au cours de la journée) et l'effet relaxant avant la nuit.
Les contre-indications du bain sont rares. Dans ce cas, on fera une toilette sans bain.

Matériel	Critères HSCR	Procédure	Illustrations
– Savon liquide	H	– Se laver les mains (ou SHA). – Sortir le matériel. – Nettoyer la baignoire.	
– Nettoyant désinfectant + lavette	R	– Annoncer le soin à l'enfant. – Faire couler le bain.	
– Savon doux et gant de toilette[b]		**a) Déshabiller l'enfant**	
– Thermomètre de bain	R	Agir délicatement en parlant à l'enfant.	
– Sac à linge sale – Papier toilette	H	**b) Procéder à un nettoyage préalable du siège** (s'il est souillé) avec papier toilette.	
	H	**c) Savonner l'enfant dans l'ordre suivant** *(du plus propre au plus sale)* : • le pli du cou et les aisselles ; • les bras et les mains ; • le thorax, l'abdomen, le dos ; • les jambes et les pieds ; • les organes génitaux et les fesses.	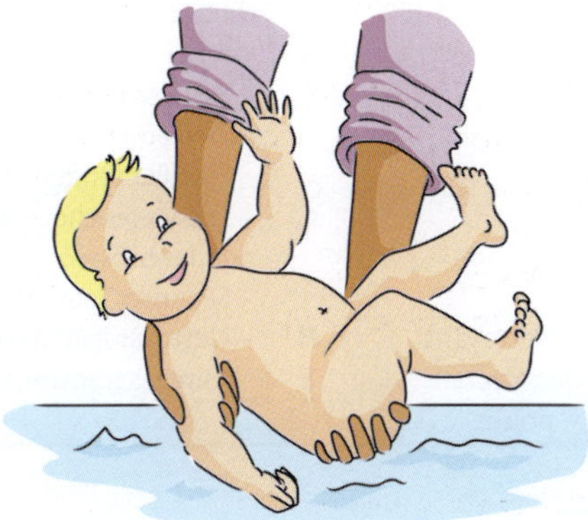
	S	– *Veiller à insister dans les plis.*	
	S	– Pour la petite fille, nettoyer délicatement les organes génitaux d'*avant vers l'arrière.*	
	S	**d) Porter l'enfant dans le bain** : *le maintenir au niveau de l'aisselle et tenir le siège de l'autre main (cf. Fig.)* très fermement (attention aux mains savonnées qui glissent).	Le geste de sécurité
	C, R	– Plonger l'enfant dans le bain très lentement et lui parler.	
	S	– Le sortir du bain lentement.	
	C, S	**e) Essuyer l'enfant en tapotant légèrement** – Insister dans les plis (aisselles, aine)	
– Drap de bain	C	– Le maintenir dans le drap de bain en vue du shampooing (*cf.* fiche suivante)	

a. Nous traitons ici le bain du nourrisson ou du jeune enfant, le bain du nouveau-né est souvent pratiqué avec du coton (et non un gant de toilette). Le bébé est savonné en totalité de la tête (il a peu de cheveux) au pied avec du savon liquide. La toilette du visage est faite avec de l'eau minérale.
b. Le gant doit être individuel, très propre, bien essoré (pour éviter de mouiller le molleton).

99. Les fiches de soins sont synthétisées. Pour plus de détails, consulter l'ouvrage *Fiches de soins pour l'AP*, Masson, 2009.

2 | Le shampoing (hors du bain)

Le nourrisson est tenu allongé contre la hanche de l'adulte (position en « berceau »). Sa tête et son dos sont soutenus par la main droite et l'avant-bras de l'adulte (*cf.* Tableau 1.41). L'enfant plus grand (en structure d'accueil) est allongé sur le coussin de change qui jouxte la baignoire.

- *Hygiène* : cette méthode a l'avantage de ne pas apporter du savon dans l'eau du bain destinée à rincer le corps de l'enfant.
- *Confort* : il n'y a pas de risque de projection de savon dans les yeux de l'enfant, ce qui provoque généralement une appréhension du bain.
- *Contact* : il y a un contact sécurisant pour l'enfant (les yeux dans les yeux, avec l'adulte qui fait le shampoing et lui parle).

Tableau 1.41 Le shampoing hors du bain.

Matériel		Procédure	Illustrations
– Shampoing doux – Vêtements propres – Sèche-cheveux	S R H	– Ouvrir le shampoing. – Annoncer le soin à l'enfant. – Mettre le shampoing (1 noisette) sur les cheveux du bébé et faire mousser en massant.	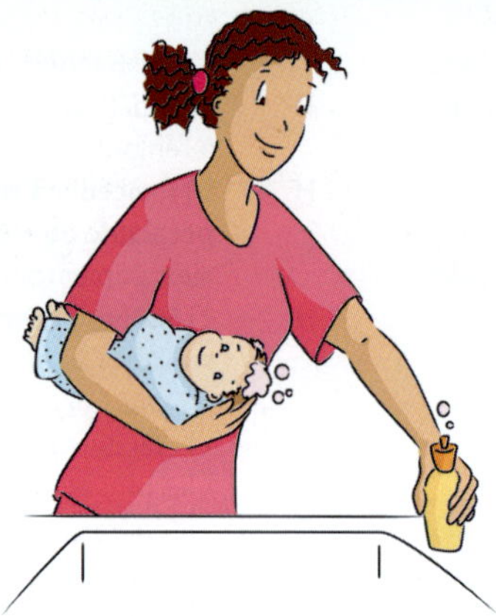
	R S C C C	– Parler à l'enfant au cours du soin. – Rincer plusieurs fois. – Essuyez les cheveux délicatement. – Habiller l'enfant. – Sécher les cheveux puis les brosser. – Sécuriser l'enfant.	
– Nettoyant-désinfectant + poubelle (sac)	H S	– Nettoyer le matériel. – Faire les transmissions.	Pour être pratiquée aisément, cette méthode « hors du bain » demande une certaine installation et n'est justifiée que pour un nourrisson (enfant de petit poids).

3 | Les soins d'hygiène et de confort associés au bain (visage, oreilles, nez, ongles, nombril)

Tableau 1.42 Les soins d'hygiène et de confort associés au bain.

Objectifs : assurer l'hygiène, le confort et l'esthétique de l'enfant.
Indication : Les soins sont quotidiens et selon les besoins.
Précautions : planifier les soins dans un ordre logique.

Matériel		Procédure	Illustrations
– Savon liquide – SHA	H R	– Se laver les mains (ou SHA). – Annoncer les soins à l'enfant.	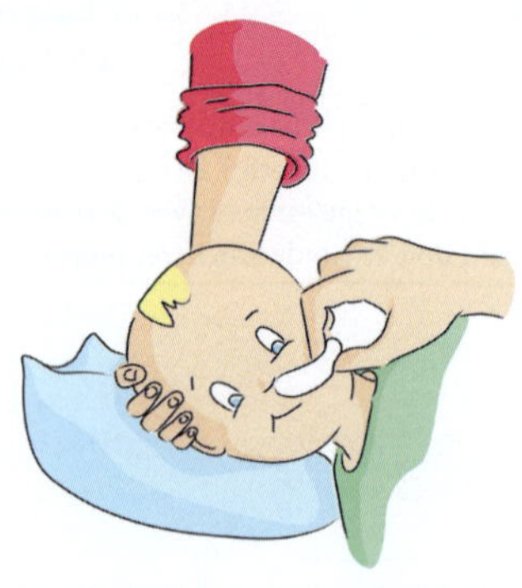
– Gant de toilette + eau courante – Ou compresse et sérum physiologique	H S	**a) La toilette du visage** – Utiliser compresses ou gant de toilette (selon l'âge de l'enfant) – Nettoyer d'abord les yeux. – Nettoyer ensuite le visage dans l'ordre suivant (du plus propre au plus sale) : - le front ; - les joues ; - le menton, la bouche ; - le nez.	
– Petite serviette de toilette	C	– Essuyer en tapotant.	

Matériel		Procédure	Illustrations
– Fusettes de coton (ou cotons-tiges)	H S	**b) Les soins des oreilles** – Nettoyer d'abord le pavillon puis le conduit auditif externe. – Changer de fusette aussi souvent que nécessaire. – Ne jamais mouiller l'intérieur de l'oreille.	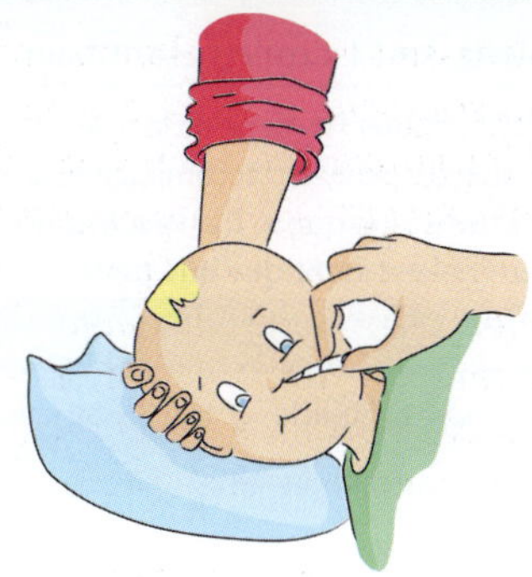
– Fusettes de coton (ou cotons-tiges) – Poubelle (ou haricot)	S S	**c) Les soins du nez** – Utiliser de préférence des fusettes (si cotons-tiges, les tenir à la base par sécurité). – Changer de fusette aussi souvent que nécessaire.	
– Ciseaux à bouts ronds	H, S H, S	**d) Les soins des ongles** – Mains et pieds : couper les ongles au carré pour éviter les ongles incarnés (hygiène). – Maintenir fermement les doigts du bébé vers les ongles (sécurité). – Ne pas couper les ongles du nouveau-né (sécurité).	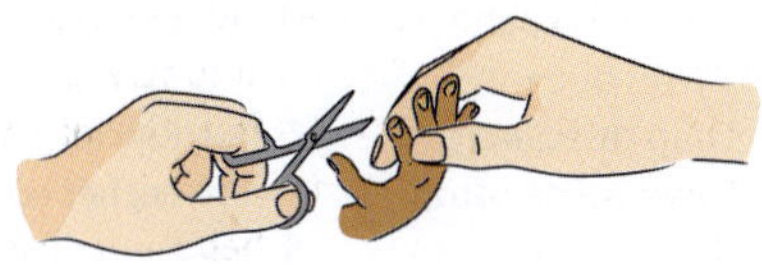
– Alcool – Cotons-tiges – Poubelle (ou haricot)	S	**e) Les soins du nombril** – Le nettoyer avec un coton-tige alcoolisé en allant de la base à l'extrémité et du centre à la périphérie (*cf.* Figure ci-contre). – Bien insister dans les replis et sécher.	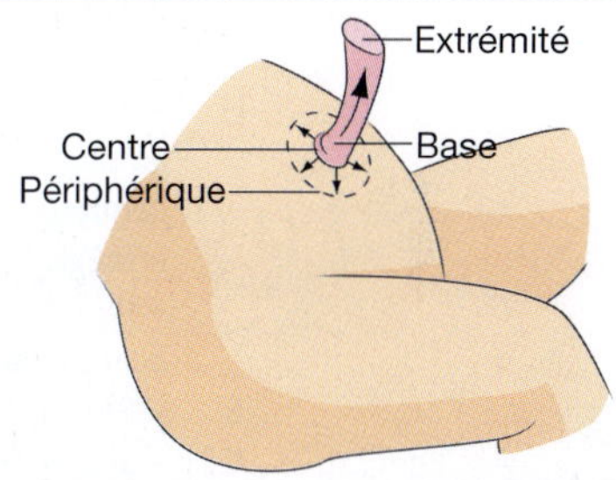
– Nettoyant-désinfectant + lavette		**f) Fin des soins** – Nettoyer, désinfecter (si besoin) le matériel et le ranger. – Se laver les mains.	

a. Laver le visage en allant de l'organe le plus fragile (les yeux) vers le plus sale (le nez). Le rinçage du gant après les soins des yeux permet d'éliminer les sécrétions qui se trouvent sur le gant (si on utilise des compresses, le problème ne se pose pas).

4 | La toilette sans bain

Tableau 1.43 La toilette sans bain.

Objectif : assurer l'hygiène de la peau et le confort de l'enfant. Il s'agit de réaliser la toilette d'un enfant sans le baigner. Cette toilette peut être accompagnée de shampoing ou non. Il faut être placé à proximité d'un point d'eau (sécurité).
Indications : lorsque le bain est impossible (pour motif de santé).
Le matériel est identique que pour la toilette avec bain.

Matériel		Procédure	Illustrations
– Eau + savon liquide – SHA	H, S R	– Se laver les mains (ou SHA) . – Annoncer le soin à l'enfant.	
– Sac à linge sale – Gant de toilette – Savon doux – Drap de bain – Chemise de coton	H C S	**1er temps : le haut du corps** – *Déshabiller l'enfant* (le haut du corps) délicatement (*cf.* Fig. a). – Nettoyer dans l'ordre : cou, aisselles, bras, mains, thorax, abdomen, dos. – Rincer (gant bien essoré). – Sécher en tapotant. – Couvrir le haut du corps avant de nettoyer le bas du corps.	**a. déshabiller l'enfant** 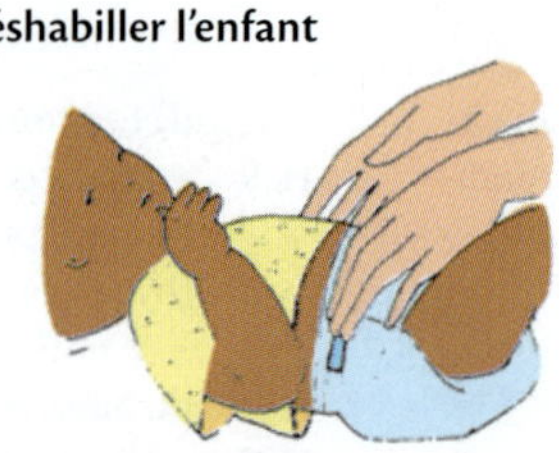
– Couche propre	H S C	**2e temps : le bas du corps** – Déshabiller le bas du corps. – Nettoyer en allant du plus propre au plus sale : jambes, organes génitaux et siège. – Pour les organes génitaux : *aller d'avant en arrière* (*cf.* Fig. b). – Rincer deux fois. – *Sécher en tapotant* (*cf.* Fig. c). – *Insister dans les plis.* – Mettre la couche à l'enfant.	**b. nettoyer le siège d'avant en arrière** 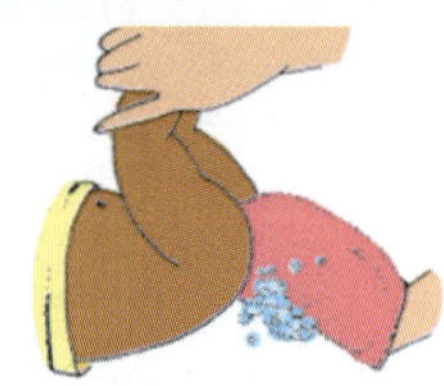 **c. sécher en tapotant** 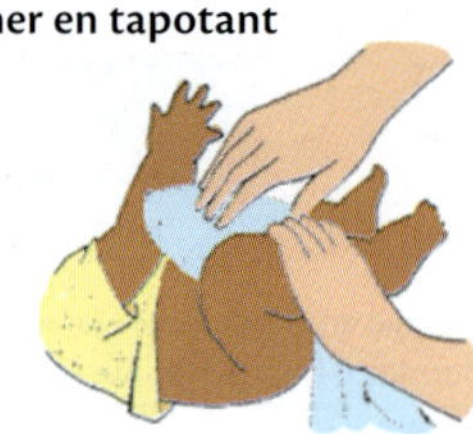
– Nettoyant-désinfectant + gants jetables – Poubelle (sac)	S S S	**3e temps : le matériel** – Nettoyer le matériel et le ranger. – Se laver les mains. – Faire les transmissions. **Autres soins associés à cette toilette** : le shampoing et les soins annexes (*cf.* pages précédentes)	

5 | L'hygiène du siège et le change des couches

Le change consiste à remplacer des couches souillées par des couches propres après avoir nettoyé soigneusement les fesses de l'enfant.

Tableau 1.44 La toilette du siège et le change des couches.

Objectifs : assurer l'hygiène de la peau et le confort de l'enfant, prévenir les érythèmes fessiers.
Indications : chaque fois que nécessaire (toutes les 3 h minimum), si possible avant les repas afin d'éviter de provoquer des régurgitations en bougeant l'enfant après le repas et de troubler l'endormissement.
Le change se fera aussi après le repas, avant le coucher et après le sommeil (nuit ou sieste).

Matériel		Procédure	Illustrations
– Eau + savon liquide – SHA	H	– Se laver les mains (ou SHA). – Nettoyer le coussin de change. – Sortir le matériel nécessaire (*cf.* Fig. a).	a. 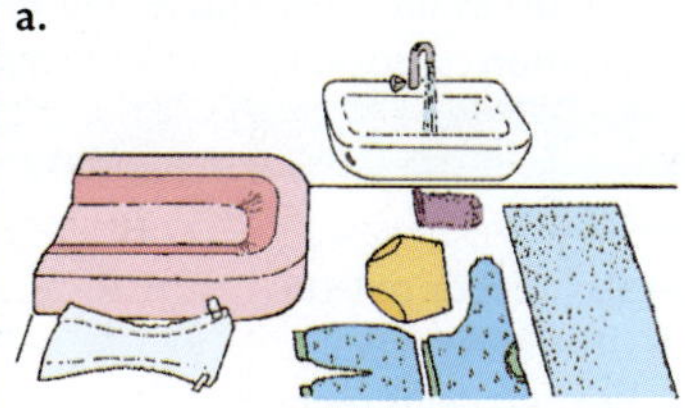
– Coussin de change – Jouet (si besoin) – Poubelle	R	– Mettre l'enfant sur le coussin de change, lui parler, le sécuriser.	
– Sac à linge sale – Papier toilette – Gant de toilette	C	**1er temps** – Essuyer le siège (si selles) avec du papier toilette. – Savonner le siège du *plus propre au plus sale* dans l'ordre suivant : les plis des cuisses, les cuisses, les organes génitaux et les fesses.	b. 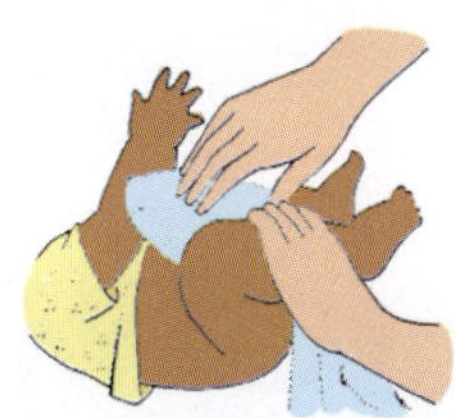
	H	*Pour la fille : nettoyer du méat à l'anus sans revenir en arrière.*	
– Serviette de bain – Couche propre	C	**2e temps** – Bien rincer (dans le même ordre). – Essuyer le siège (insister dans les plis, *cf.* Fig. b).	c. 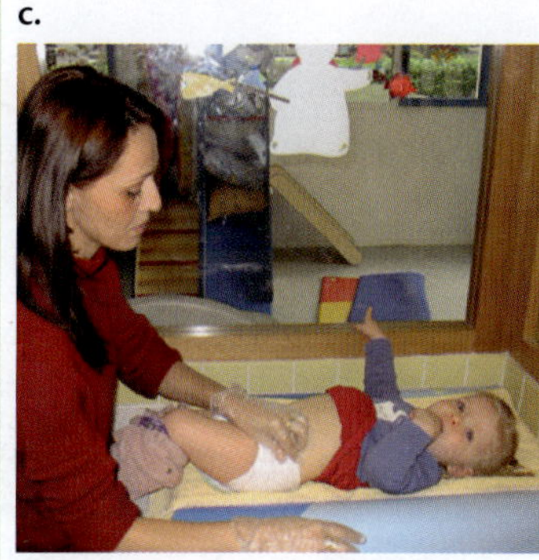
– Nettoyant-désinfectant + lavette – Savon liquide		**3e temps** – Mettre la couche propre à l'enfant (*cf.* Fig. c).	
	C	– Recoucher ou sécuriser l'enfant.	
	H	**4e temps** – Nettoyer et désinfecter le matériel. – Se laver les mains.	
	S	– Faire les transmissions.	

A Change chez l'enfant avec un érythème fessier

En cas d'érythème fessier, on pratique la toilette du siège de la même façon (parfois un savon spécifique est prescrit par le médecin, l'AP s'en informera avant le soin). Puis on glisse la couche sous le siège de l'enfant et on applique le traitement prescrit (pommade ou colorant), avec autorisation et sous le contrôle de la puéricultrice.

B Change chez l'enfant qui marche

Au moment de l'acquisition de la propreté, il est souhaitable de :

- profiter du moment du change pour proposer à l'enfant d'aller sur le pot (*cf.* Chapitre Élimination) ;

Fig. 1.38 **Le change de l'enfant en position debout, à la crèche.**

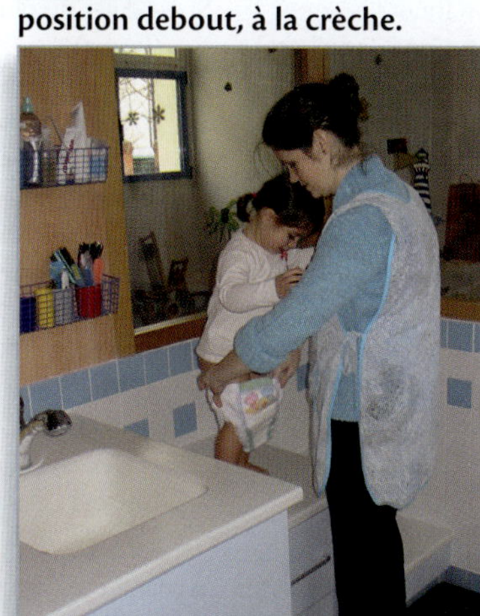

- lui demander de décider s'il désire avoir ou non une couche et respecter son souhait;
- le changer en position debout (afin de ne pas le replacer en position de « bébé »).

6 | Les soins des dents

La bonne santé des dents est indispensable pour assurer un bon état général. L'hygiène de la bouche doit être enseignée à l'enfant dès le plus jeune âge (le dentifrice sera craché dès que l'enfant saura cracher). L'entretien du matériel et le renouvellement de la brosse à dents, sont particulièrement conseillés.

Tableau 1.45 Les soins des dents.

Objectif : assurer l'hygiène, le confort buccal et la prévention des caries.
Indication : si possible après les repas.

Matériel		Procédure	Illustration
– SHA	H	– Se laver les mains (ou SHA).	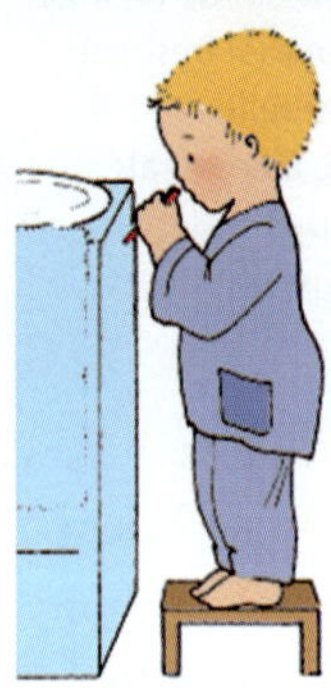
– Serviette de toilette	H, R	– Sortir le matériel et annoncer le soin à l'enfant.	
– Dentifrice (enfant)		– Protéger les vêtements.	
– Brosse à dents (enfant)	S	– Expliquer la technique à l'enfant : • nettoyer les dents du rouge (gencives) vers le blanc (dents); • faire des mouvements rotatifs pour les dents de côté.	
– Verre d'eau tiède		– Rincer la bouche plusieurs fois.	
	S	– Nettoyer et ranger le matériel.	
		– Apprendre à l'enfant à ranger le matériel (brosse tête en haut).	
	S	– Faire les transmissions.	

7 | Les soins d'hygiène et de confort associés au repas de l'enfant

Tableau 1.46 Les soins d'hygiène et de confort associés au repas de l'enfant.

Objectif : assurer l'hygiène et le confort de l'enfant.
Indications : les soins s'effectuent avant le repas (visage, mains, siège) et après le repas (mains et parfois visage).
Précautions : organiser l'ensemble de l'action (*aller du plus propre*, le visage, *au plus sale*, le siège).

Matériel		Procédure	Illustrations
– Eau courante	H	– Se laver les mains (ou SHA).	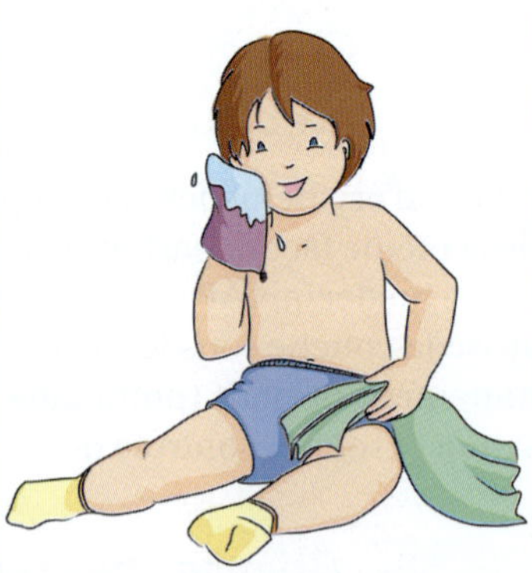
– Savon liquide	R	– Expliquer le soin à l'enfant.	
– SHA		**a) Effectuer la toilette du visage**	
– Jouet	S	– Aller du plus propre (les joues) au plus sale (le nez).	
– Gant de toilette[a] + savon (si besoin)		– Favoriser l'autonomie de l'enfant.	
– Serviettes de toilette[b]	S	**b) Laver les mains de l'enfant** Bien nettoyer dans les espaces digitaux et bien essuyer.	
– Savon liquide			
– Couche propre	H	**c) Nettoyer le siège de l'enfant et changer la couche**[c].	
		d) Conduire l'enfant à table pour prendre son repas.	
	H	**e) Après le repas, faire laver les dents à l'enfant** (*cf.* fiche précédente).	
– Nettoyant		**f) Nettoyer la table.**	
– Lavettes		Nettoyer et ranger le petit matériel.	

a. Un seul gant peut être utilisé. On le met au sale à la fin de l'action.
b. Une serviette est utilisée pour le visage + mains, une 2e serviette est réservée au siège.
c. Si l'enfant est grand, il ira au WC avant le repas, dans ce cas, il faut veiller au lavage des mains après le passage aux toilettes.

8 | Les soins d'hygiène et de confort associés au coucher

Tableau 1.47 Les soins d'hygiène et de confort associés au coucher.

Objectif : assurer les soins d'hygiène de l'enfant (visage, mains, siège) afin d'assurer une sensation de confort et de bien-être au cours du sommeil.
Indication : au moment de la sieste (à la crèche ou en halte-garderie).
Précautions : organiser l'ensemble de l'action dans le but de l'efficacité : installer le lit à sa place habituelle, vérifier la literie, prévoir doudou ou tétines, fermer ou entrebâiller les volets, mettre une musique douce (si besoin), prévoir une légère aération.

Matériel		Procédure	Illustrations
– Eau **– SHA** – Gant + savon liquide – Gant (savon facultatif)	H	– Se laver les mains ou (SHA).	
		1er temps : le visage – Laver le visage de l'enfant (*cf.* page précédente).	
	R	– Expliquer le soin à l'enfant.	a. 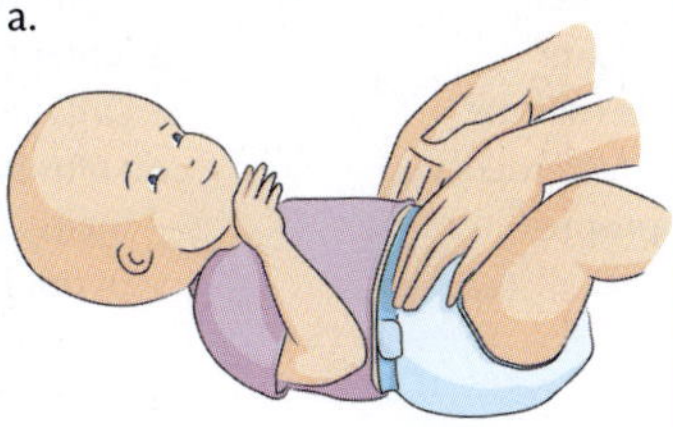
		2e temps : les mains	
	H	– Laver les mains de l'enfant.	
– Vêtements pour la sieste (souples, amples, pas trop chauds) – « Doudou » si nécessaire		**3e temps : le siège** – Faire la toilette du siège et le changer de couche ou emmener l'enfant (*cf.* Fig. a) plus grand au WC.	
	R	– Respecter la pudeur de l'enfant.	
		4e temps : l'habillage	b. 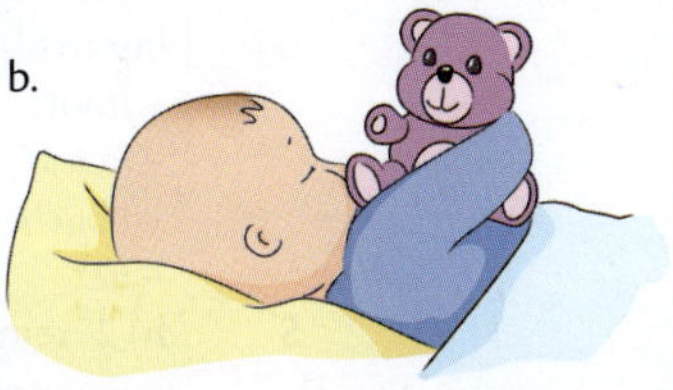
	C	– Lui mettre les vêtements adaptés à la sieste. – Accompagner l'enfant au lit.	
	R	– Donner à l'enfant son doudou (*cf.* Fig. b). – Rester près de lui jusqu'à ce qu'il trouve le sommeil.	
		5e temps : la surveillance	
	S	– Surveiller le sommeil de l'enfant – Faire transmission sur la qualité du sommeil.	

9 | Les soins d'hygiène et de confort associés au lever de l'enfant (après la sieste)

A Fiche technique des soins associés au lever de l'enfant

Tableau 1.48 Les soins d'hygiène et de confort associés au lever de l'enfant (après la sieste).

Objectif : assurer les soins d'hygiène de l'enfant (visage, mains, siège) à son lever, afin de lui assurer une sensation de confort et de bien-être et de stimuler sa vitalité.
Indication : après le sommeil de l'enfant (sieste).

Matériel	Critères HSCR	Procédure	Illustrations
– Eau – Savon liquide – Jouet – Gant de toilette[a] – Vêtements propres	H	– Se laver les mains	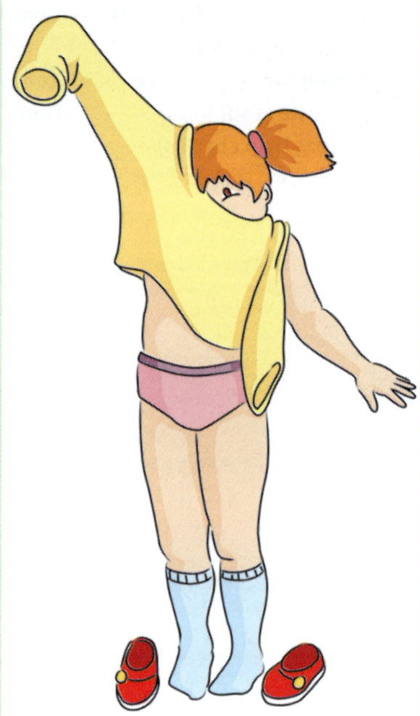
	R	– Attendre le réveil naturel de l'enfant (lui proposer un jouet)	
	R	– Expliquer le déroulement de l'action à l'enfant	
		– *Organiser l'ensemble de l'action en allant du plus propre au plus sale (siège)*	
		– Inciter l'enfant grand (> 3 ans) à agir seul pour stimuler l'autonomie (*cf.* Figure ci-contre)	
		a) 1er temps : effectuer la toilette du visage à l'eau, dans l'ordre suivant : – *yeux* : de l'angle externe vers l'angle interne (propre vers sale)[b] ; – *front* ; – *joues* ; – *bouche* ; – *nez*.	
	S	**b) 2e temps : laver les mains de l'enfant**	
	H, C	– Bien essuyer le visage et les mains	
	R	– Essuyer délicatement en tapotant	
		c) 3e temps : laver le siège de l'enfant – Bien rincer et bien essuyer dans les plis de l'aine	
	H, S	– Changer la couche	
	S	**d) 4e temps : rhabiller l'enfant** : choisir des vêtements adaptés à la situation – L'accompagner auprès de ses copains. – Introduire l'enfant habilement dans un groupe de jeux déjà constitué. – Veiller à l'intégration de l'enfant aux jeux. **e) 5e temps : entretenir le matériel** – Nettoyer et ranger le matériel.	
	S	– Faire les transmissions.	

a. Un seul gant peut être utilisé, on le met au sale à la fin de l'action.
b. Respecter le protocole du service de soins.

9 L'organisation et la sécurité de l'environnement

1 | L'organisation de l'environnement

L'organisation de l'environnement, dans le respect des règles d'hygiène, de sécurité et de confort (HSC) est primordiale pour le bien-être de l'enfant.

A L'aménagement de la chambre

- *La température idéale de la chambre* se situe aux alentours de 19 à 20 °C. Il faut se souvenir que si le jeune enfant peut souffrir de froid, il peut davantage souffrir de la chaleur, susceptible d'entraîner une déshydratation. Le chauffage central est le plus conseillé, la chaleur est uniformément répartie dans toute la pièce et la température se règle et se vérifie facilement.
- *Un éclairage doux* et tamisé est conseillé, il faut éviter l'éclairage fluorescent trop intense pour les yeux du nourrisson.
- *L'aération* de la pièce doit se faire en l'absence de l'enfant. On considère une pièce aérée dès que l'air renouvelé est perçu au fond de la pièce.
- Les *murs* et le *sol* doivent répondre à certains critères, en particulier être lavables, résistants et insonorisés.
- Il faut éviter les doubles rideaux et les tapis d'entretien difficile et qui sont de véritables « nids à poussière ».

B Le choix du lit et de la literie

a. Le lit

Le lit (*cf.* Fig. 1.59) doit être :
- d'entretien facile (lavable si possible) ;
- mobile et haut sur pied en milieu hospitalier (souci d'ergonomie pour le personnel) ;
- stable (pour éviter les chutes) ;
- adapté à l'âge et à la taille de l'enfant (pour lui procurer un sentiment de sécurité).

b. La literie

- Sont conseillés :
  - un matelas très ferme (mousse compacte ou à ressorts) ;
  - un protège-matelas (alèse en caoutchouc) ;
  - une paire de draps en coton et une couverture en rhovyl (un drap-housse suffit à équiper le lit si l'enfant porte un surpyjama).
- Sont déconseillés :
  - l'oreiller, la couette et l'édredon du fait des risques d'asphyxie ;
  - les attache-couvertures qui sont à proscrire (car elles présentent un risque de strangulation).

Rôle de l'AP

En ce qui concerne l'organisation de l'environnement, l'AP joue un rôle particulier en collectivité. Elle peut :
- participer à l'entretien du matériel utilisé pour les enfants ;
- vérifier le fonctionnement des différents appareils pour assurer une sécurité suffisante ;
- conseiller les parents pour un choix judicieux du lit et du matériel de puériculture ainsi que pour le choix de la literie (leur rappeler les éléments déconseillés par mesure de sécurité).

C L'entretien de la chambre

La chambre de l'enfant doit être tenue en parfait état de propreté pour favoriser le bien-être et la sécurité.

a. Entretien du lit et de la literie

- Le lit doit être régulièrement lavé à l'eau et au savon, bien rincé et séché.
- Les draps doivent être renouvelés tous les jours pour le nourrisson, une fois par semaine pour l'enfant plus grand, et plus, si nécessaire (*cf.* Fig. 1.39).
- Le matelas doit être protégé (si besoin) par une alèse en caoutchouc retournée tous les jours.
- L'oreiller (pour l'enfant plus grand) doit être protégé et secoué tous les jours; la couverture lavée selon les besoins et protégée d'un couvre-lit léger.

Fig. 1.39 **L'entretien du lit en service de pédiatrie.**

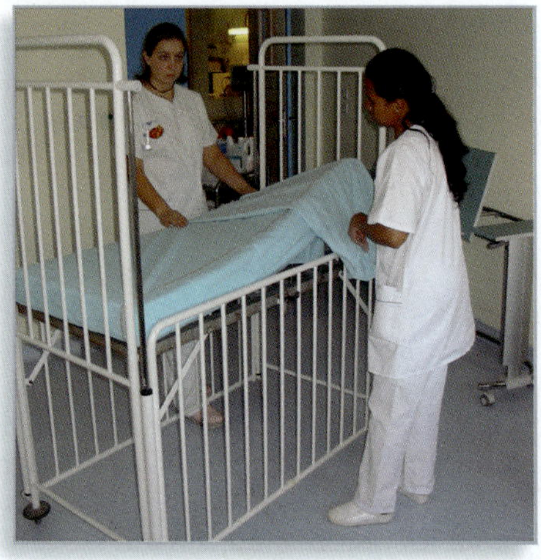

b. Entretien du sol

Il doit être lavé, tous les jours, avec de l'eau savonneuse et bien rincé. Il faut veiller à :

- ne jamais utiliser de l'eau de Javel sur un sol préalablement savonné; le mélange (lessive + Javel) dégage des gaz très toxiques;
- ne pas balayer (sauf si c'est indispensable), mais utiliser de préférence une serpillière humide pour le carrelage, ou un aspirateur;
- aérer pendant le ménage en mettant l'enfant dans une autre pièce;
- éviter de mettre des tapis (sources d'acariens)[100].

D Le choix du mobilier de la chambre selon l'âge de l'enfant

Nous proposons quelques aménagements de chambres d'enfants. Le mobilier peut être complété selon les goûts de chacun (*cf.* Fig. 1.41).

Fig. 1.40 **Un modèle de lit pour jeunes enfants (Source : photos 3 suisses).**

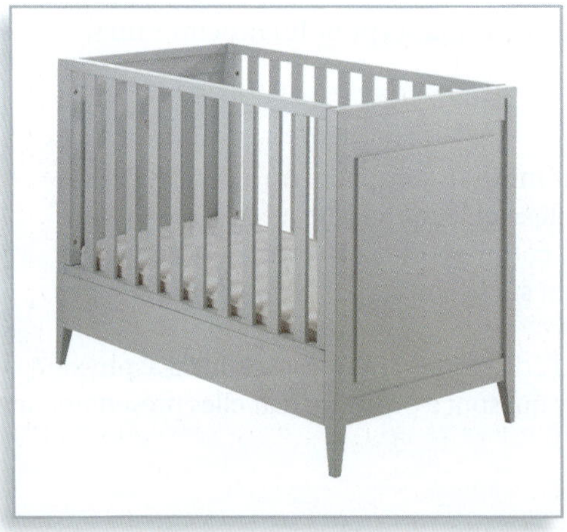

100. Les acariens sont de petits parasites présents dans la poussière et à l'origine de certaines allergies (Module 3).

Fig. 1.41 Choix du mobilier de la chambre selon l'âge de l'enfant.

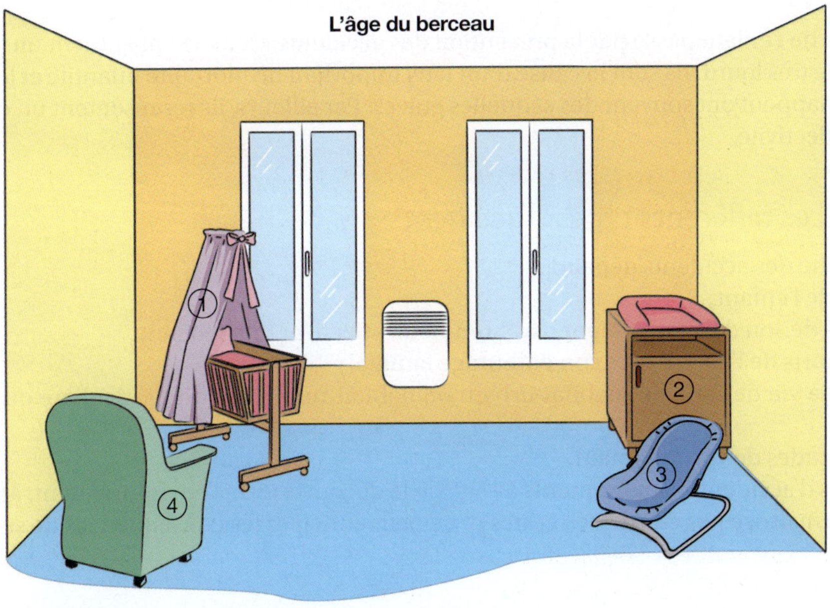

Pour le nourrisson, il y a 3 meubles importants :
- le berceau ou petit lit (1);
- la table à langer ou commode (avec un coussin de change placé au-dessus);
- le transat.

Le petit fauteuil bas (4) est utile pour la maman.

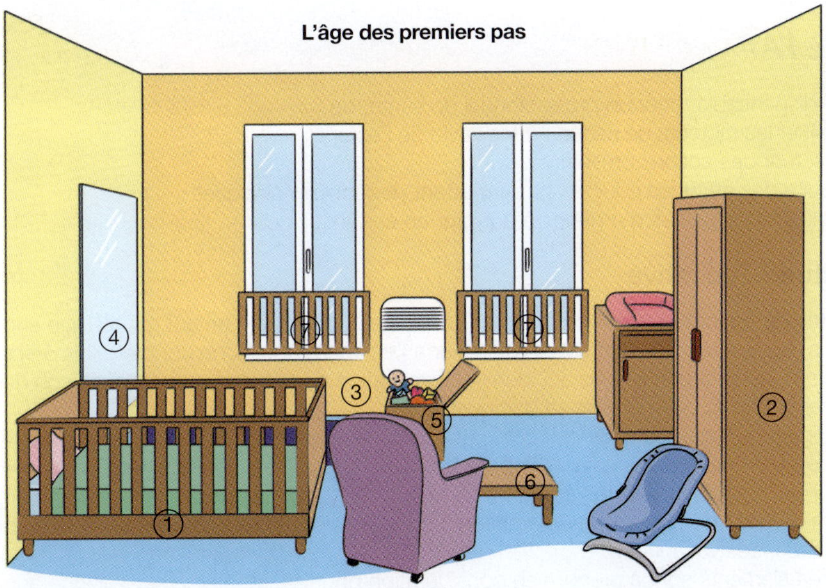

À cet âge, l'enfant aime marcher, se regarder dans la glace, ouvrir les tiroirs de la commode...

Le mobilier sera :
- un petit lit (60 x 120 cm) (1);
- une armoire-penderie (2);
- un tapis de sol en caoutchouc mousse (3);
- une glace murale (4);
- un coffre à jouets (5);
- une petite table (6);
- des protections aux fenêtres (7).

2 | La sécurité de l'environnement (prévention des accidents d'enfants)

La sécurité de l'enfant passe par la prévention des accidents. Ceux-ci constituent un problème pédiatrique très lourd. Ils sont la cause d'un taux important de mortalité infantile et les enfants qui en réchappent ont souvent des séquelles graves. Par ailleurs, ils représentent un coût élevé pour la collectivité.

A Les différents types d'accidents

La variabilité des accidents dépend :
- de l'âge de l'enfant ;
- du degré de son développement psychomoteur, affectif et intellectuel ;
- des rapports de l'enfant avec son entourage familial ;
- du lieu de vie de l'enfant : habitat urbain ou habitat rural, maison particulière ou appartement ;
- des habitudes de vie de l'enfant.

Les risques d'accidents sont fréquents à l'âge de la découverte de l'environnement, âge auquel l'enfant ne maîtrise pas encore ses gestes et ne peut anticiper les conséquences de ses actes.

B La prévention des accidents

Nous envisageons dans le tableau 1.49 un récapitulatif des différents types d'accidents de l'enfant, leurs moyens de prévention et les premiers gestes à accomplir. Toutefois, un chapitre spécial est consacré aux gestes à accomplir en cas d'urgence dans la partie AFGSU en fin d'ouvrage.

Rôle de l'AP

Il est indispensable, pour un professionnel de santé, de :
- évaluer les facteurs de risques dans la vie de l'enfant ;
- effectuer des actions préventives ;
- induire des attitudes éducatives permettant de réduire les risques ;
- connaître les gestes d'urgence à adopter en cas d'accident.

L'attitude éducative

Une attitude éducative positive consiste davantage à impliquer l'enfant, plutôt que supprimer tous les risques. L'adulte doit savoir expliquer à l'enfant, d'une façon concrète, les *précautions* et *interdits* visant à prévenir les accidents. L'explication doit être en rapport avec son degré de compréhension et doit solliciter sa participation.

Il faut également ne pas sous-estimer les facteurs favorisant les risques d'accidents, tels que la *personnalité* de certains enfants (intrépides, téméraires). Ceux-là réclament une surveillance particulière. Certaines activités (notamment sportives) permettent de canaliser leur énergie.

Les temps forts de survenue des accidents se situent en fin de matinée, en soirée, lors des week-ends, des vacances…

Tous ces éléments sont à prendre en considération pour augmenter la surveillance auprès du jeune enfant. L'AP doit en informer les parents.

Fig. 1.42 Les différents types d'accidents d'enfants.

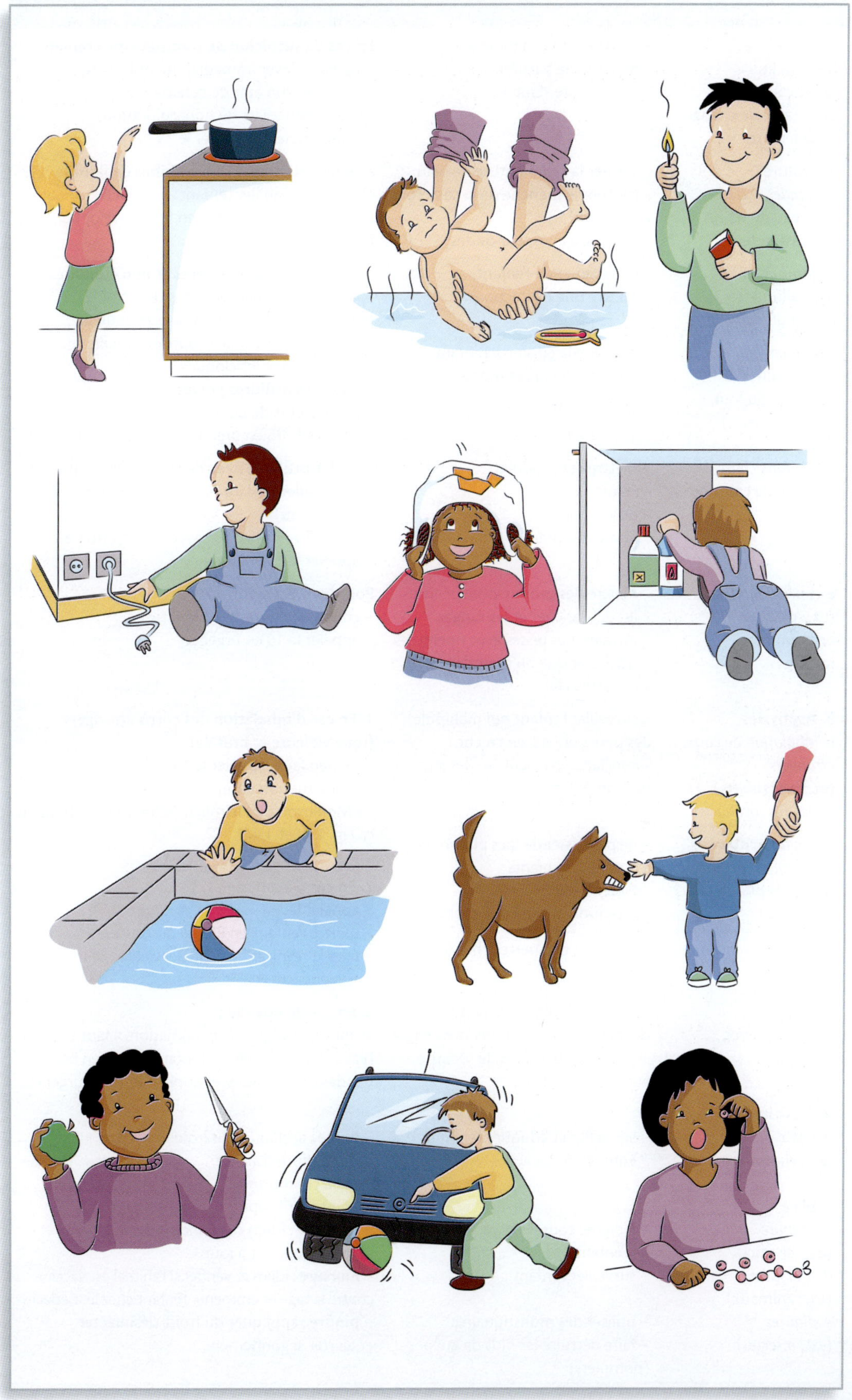

Tableau 1.49 Prévention et premiers gestes lors des accidents du jeune enfant.

Types d'accidents	Prévention	Premiers gestes à tenir en cas d'urgence[a]
1. Chutes (ex. : du lit, des escaliers, de la table de change, de la fenêtre	– mettre des lits à barreaux[b] – mettre une barrière – surveiller l'enfant +++	**En cas de suspicion de traumatisme crânien :** – ne pas relever immédiatement l'enfant – observer son état de conscience (pleurs immédiats ou non, coloration) – si inconscient : appeler le 15
2. Brûlures *a. liquides chauds* (ex. : eau du bain, des casseroles…)	– vérifier la température de l'eau – tourner le manche de la casserole vers le fond – attention au micro-ondes !	**a. Si les vêtements sont imbibés de liquide chaud** : déshabiller l'enfant **b. si les vêtements sont en feu** : envelopper l'enfant dans une couverture
b. flammes (ex. : allumettes, barbecue…)	– les éloigner de l'enfant – mettre une protection	**c. Pour les brûlures légères et peu étendues** : – immerger le membre dans l'eau froide pendant 5 min pour diminuer la douleur – recouvrir d'un linge propre et mouillé – ne pas crever les cloques **d. Pour les brûlures graves (risque d'état de choc)** : – appeler le 15 en urgence
c. contact (ex. : plaques et portes du four, fer à repasser…)	– interdire la cuisine à l'enfant – ranger le fer après usage	
d. produits chimiques (ex. : soude caustique)	– mettre ces produits en hauteur – ne pas faire de transvasement	**Pour les brûlures avec des produits chimiques :** – déshabiller l'enfant (si les vêtements ne collent pas à la peau) – rincer +++ la brûlure avec de l'eau froide – appeler le 15 en urgence
e. courant électrique (ex. : prises de courant, rallonges…)	– mettre des protections spéciales – les débrancher et les ranger – installer des prises avec opercules – n'acheter que du matériel aux normes NF	**Pour les électrocutions :** – couper le courant (disjoncter) – appeler le 15 en urgence
3. Asphyxies *a. inhalation de corps étrangers* *(ex. : petits objets : perles, riz, cacahuètes…)*	– surveiller l'enfant qui manipule des petits objets, en crèche : surveillance particulière des jeux de manipulation fine	**1. En cas d'inhalation des corps étrangers** (toux violente et brutale) – ne rien faire, appeler le 15 – si obstruction complète, pratiquer la méthode de Mofenson ou Heimlich (selon l'âge de l'enfant, *cf.* Fig. 1.43 et 1.44)
b. privation d'air ambiant *(ex. : sacs plastiques, oreillers…)*	– ne pas laisser de sacs plastique à portée des enfants – éviter les oreillers – attention aux jeux de cachette !	**2. En cas d'asphyxie :** – appeler le 15 – mettre l'enfant en PLS, le désobstruer – faire la respiration artificielle et/ou le massage cardiaque externe
c. strangulation *(ex. : bijoux)*	– éviter les chaînettes chez le jeune enfant	
d. noyade *(ex. : baignoires, piscines…)*	– surveiller l'enfant, lui mettre des brassards et lui apprendre à nager – poser des barrières de sécurité autour des piscines	**3. En cas de noyade :** avant de pratiquer la réanimation, il faut évacuer l'eau inhalée en tenant l'enfant la tête en bas pendant 5 secondes, et appeler le 15 en urgence
4. Blessures *a. bosse* *(ex. : chutes)* *b. plaie* *c. coupure* (ex. : ciseaux) *d. morsures* (ex. : animaux) *e. piqûres* *(ex. : insectes)*	– surveiller et éduquer l'enfant – équiper les locaux – éloigner tous les objets coupants de l'enfant – surveiller l'enfant – utiliser des moustiquaires – faire détruire les nids de guêpes (pompiers)	– **bosse** : appliquer du froid et mettre de la teinture d'arnica – **plaie** : comprimer la plaie 3 min, puis laver et mettre antiseptique + pansement – **coupure** : idem et vérifier si la vaccination antitétanique est à jour – **morsure** : idem et vérifier si l'animal est vacciné contre la rage et emmener l'enfant chez le médecin – **piqûre** : appliquer du froid, désinfecter et alerter si gonflement

Types d'accidents	Prévention	Premiers gestes à tenir en cas d'urgence[a]
5. Intoxications *a. produits toxiques (ex. : produits ménagers : moussant, caustique)*	– les éloigner de l'enfant (placard fermé) – ne pas transvaser de produit	**a. Ce qu'il ne faut jamais faire :** – ne jamais donner de lait ou d'eau – ne jamais faire vomir un enfant – ne jamais tenter de neutraliser un produit
b. médicaments	– les ranger dans une « armoire à pharmacie » fermée à clé – ne pas laisser traîner les médicaments	**b. Ce qu'il faut faire :** – retrouver l'emballage du produit – essayer d'évaluer la quantité ingérée – conserver un échantillon du produit ou, à défaut, les vomissements – contacter le 15 en urgence
c. plantes toxiques (ex. : champignons…)	– surveiller le jeune enfant – éduquer l'enfant plus grand	
6. Accidents de la circulation *(ex. : autos, vélos, patins, skate-board)*	– installer les jeunes enfants dans un siège-auto adapté à leur âge[b] – utiliser la ceinture de sécurité – enseigner à l'enfant les notions du code de la route – accompagner les enfants de moins de 9 ans à l'école – faire porter un casque aux jeunes cyclistes ou utilisateurs de « planches » à roulettes	– appeler le 15 et adopter les gestes d'urgence en fonction de la gravité de l'accident – adopter des DRE (dispositifs obligatoires de retenue pour enfants) à l'intérieur des voitures

a. Il s'agit ici d'un « mémo » (voir la partie AFGSU en fin d'ouvrage pour plus d'information).
b. Conforme à la réglementation (sécurité des articles de puériculture).

Fig. 1.43 Méthode de Heimlich.

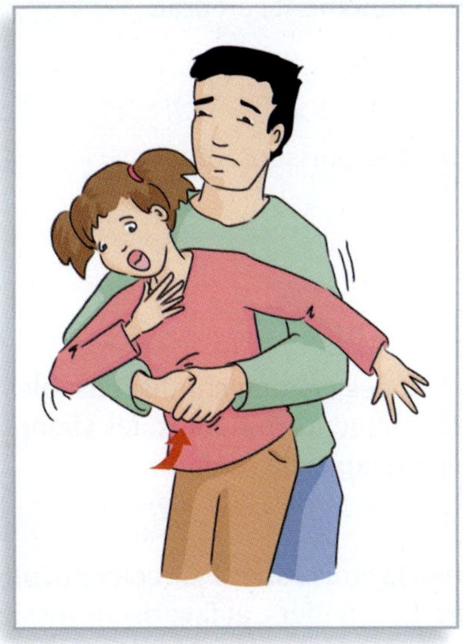

Fig. 1.44 Manœuvre de Mofenson.

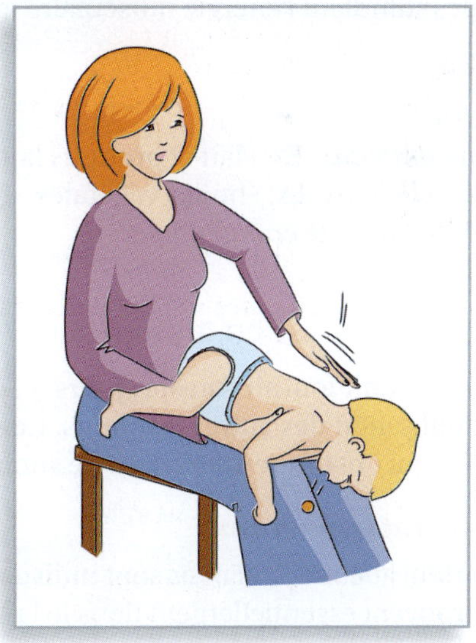

10 L'hygiène et l'équilibre alimentaires

1 | Les besoins nutritionnels

Les besoins nutritionnels sont importants car ils doivent assurer la croissance de l'enfant : plus l'enfant est jeune, plus sa croissance est rapide. À 5 mois, l'enfant double son poids de naissance ; à 1 an, il le triple.

A Les besoins en aliments énergétiques

L'alimentation doit fournir tous les jours à l'organisme divers éléments qui apportent de l'énergie : protides, glucides, lipides. Chacun fournit un certain nombre de kilocalories (kilojoules)[101].

a. Les protéines

Il y en a 2 sortes :
- *les protéines animales*. Ex. : lait et produits laitiers, viandes, poissons, œufs ;
- *les protéines végétales*. Ex. : céréales, légumineuses.

Les protéines stimulent la croissance (apport d'acides aminés).

b. Les glucides

Il y en a 2 sortes :
- *les glucides complexes*. Ex. : féculent des céréales (amidon) ;
- *les glucides simples*. Ex. : sucre du lait (lactose), sucre des fruits (fructose), sucre ordinaire (saccharose).

Les glucides stimulent l'énergie musculaire et le fonctionnement cérébral.

c. Les lipides

Il y en a 2 sortes :
- *les lipides animaux*. Ex. : lait et produits laitiers, viandes, poissons, œufs ;
- *les lipides végétaux*. Ex. : huiles végétales.

Les lipides ont un rôle énergétique.

B Les besoins en aliments non-énergétiques

L'alimentation doit fournir tous les jours à l'organisme des éléments indispensables qui permettent l'utilisation des autres éléments. Ce sont : les éléments minéraux, les vitamines, l'eau et les fibres, qui ont tous en commun de stimuler la croissance de l'enfant.

a. Les éléments minéraux

Ils n'apportent aucune Kcal mais sont indispensables à la croissance. Ex. : calcium, phosphore, fer. Ils se trouvent essentiellement dans le lait, les produits laitiers, et favorisent l'ossification.

b. Les vitamines

Elles sont essentielles à la vie. Elles aident à l'utilisation des autres aliments. Il en existe 2 sortes :
- *les liposolubles*. Ex. : vitamines A, D, E et K. Elles se trouvent surtout dans le lait et le poisson, et ont un rôle antirachitique.
- *les hydrosolubles*. Ex. : vitamines B et C. Elles se trouvent surtout dans les fruits acides et les céréales. Elles ont un rôle anti-infectieux.

101. 1 Kcal = 4,18 kJ ; 1 g de protides → + 17 kJ ; 1 g de glucides → + 17 kJ ; 1 g de lipides → + 38 kJ.

c. L'eau

L'apport d'eau est très important chez l'enfant car il perd beaucoup d'eau par évaporation. L'eau joue un rôle dans le transport des aliments et l'évacuation des déchets.

d. Les fibres

Elles se trouvent surtout dans les légumes et les fruits. Elles ont un rôle de régulation du transit.

C Les besoins de chaque groupe d'aliments (*cf.* Tableau 1.50)

Les aliments sont classés en six grands groupes. Les aliments d'un même groupe possèdent des caractéristiques communes, ce qui permet de les remplacer l'un par l'autre, et donc de varier les menus.

Cette liste n'est pas exhaustive. Nous avons volontairement simplifié le tableau pour une mémorisation plus facile.

Tableau 1.50 Les groupes d'aliments.

Différents groupes d'aliments		Principaux éléments énergétiques	Principaux éléments non énergétiques
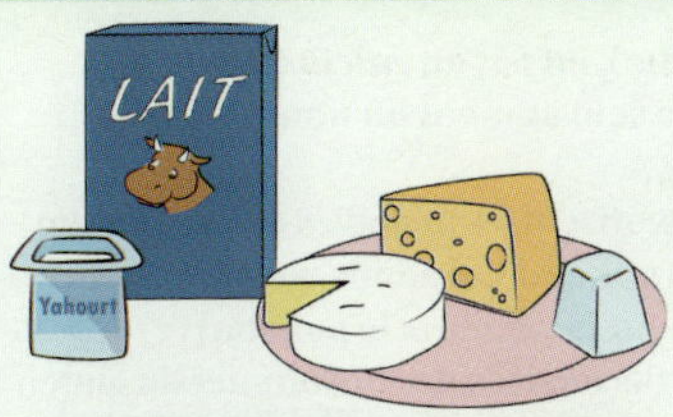	**Lait et produits laitiers**	– protéines animales – lipides animaux	– vitamines A, D – minéraux (Ca, pH)
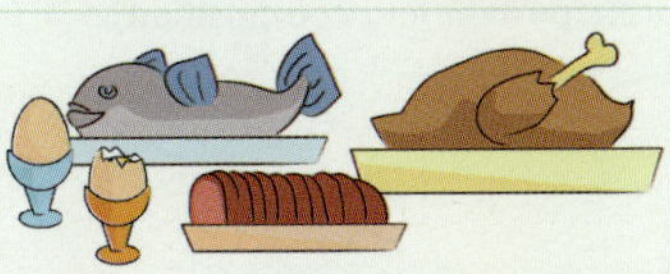	**Viande, poisson et œuf**	– protéines animales – lipides animaux	– vitamines A, D – fer
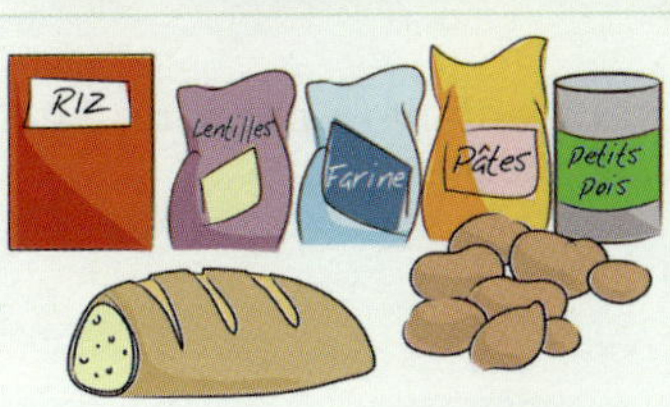	**Féculents**	– glucides complexes (amidon) – protéines végétales	– vitamine B – fibres – minéraux
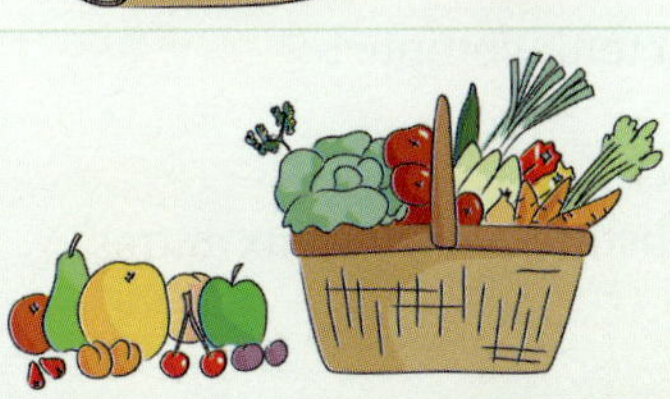	**Végétaux frais**	– glucides simples variés (fructose, glucose)	– vitamines C, A – fibres – minéraux
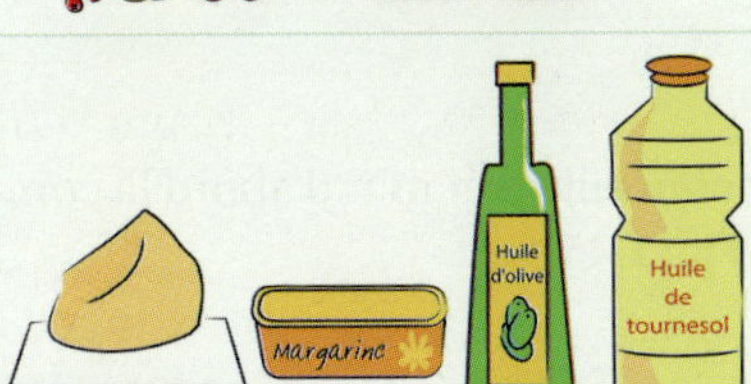	**Corps gras**	– lipides animaux – lipides végétaux	vitamines A, D, E, K

Différents groupes d'aliments		Principaux éléments énergétiques	Principaux éléments non énergétiques
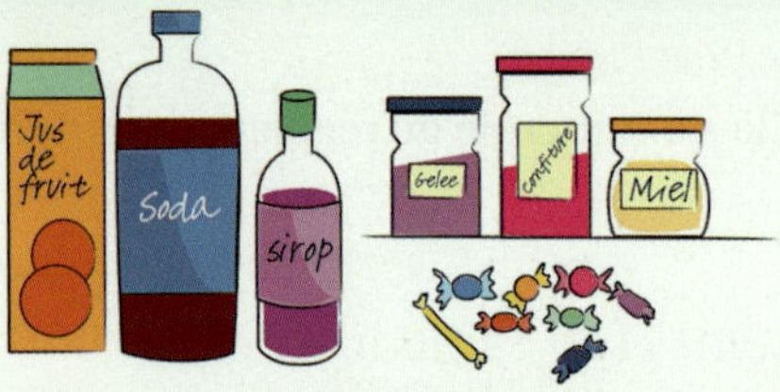	**Produits sucrés**	glucides simples	saccharose
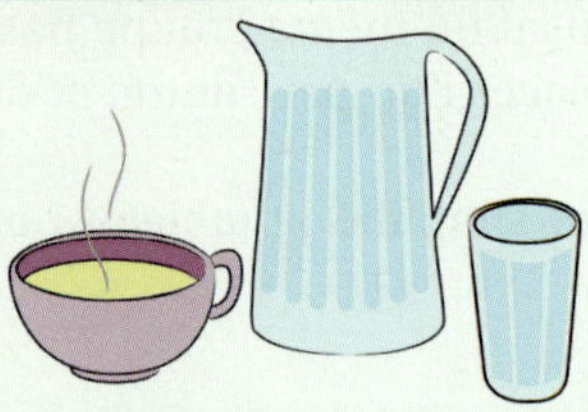	**Eau** (apport variable)	–	minéraux

MÉMO

LES GRANDS PRINCIPES À RESPECTER DANS L'ALIMENTATION DE L'ENFANT

Les nutritionnistes recommandent de :

- **prévenir les carences en *acides gras essentiels* (acide linoléique), en *fer*, en *calcium*. Il est aujourd'hui admis que le lait (maternel ou 1er âge) doit être le seul aliment du nourrisson au cours des 4 à 6 premiers mois de la vie ;**
- **prévenir les excès alimentaires en protéines, sel et sucres, qui favorisent les maladies de l'âge adulte (athérosclérose, hypertension artérielle, caries et obésité). Il est aujourd'hui admis que la diversification du régime doit être plus tardive (pas avant l'âge de 6 mois pour la viande et le poisson) ;**
- **prévenir les allergies de type alimentaire ou eczémateuse. Il est déconseillé de consommer du gluten avant l'âge de 6 mois (les aliments du commerce respectent ce principe dans leur composition).**

MÉMO

2 | L'équilibre alimentaire des repas

Élaborer des repas équilibrés, que ce soit pour un adulte ou un enfant (à partir de 2 à 3 ans) consiste à dresser la liste des menus qui composeront la « journée alimentaire ».

A Les règles générales

Pour équilibrer les menus d'une journée alimentaire, il faut tenir compte :

- de l'âge de l'enfant et de ses *besoins* alimentaires ;
- de la présence de tous les *groupes* d'aliments pour le repas ;
- de la variété des aliments d'un *même groupe* (pour les substituer les uns aux autres) ;
- de la saison et du budget.

B La composition de base des repas

Pour établir la composition des repas d'une journée, il est conseillé d'établir d'abord la composition du **repas principal**. C'est souvent celui de midi (*cf.* Fig. 1.45).

a. Le repas principal

En général, il doit comprendre :

- une *entrée* (crudités) = un apport minéral et vitaminique ;
- un *plat protidique* (VPO) ;
- un *plat d'accompagnement* (légumes cuits ou féculents) ;
- un produit laitier (fromage ou entremets) = apport calcique ;
- un *fruit* (cru de préférence) = *apport vitaminique* ;

- une *boisson* (eau) ;
- du *pain*.

b. Le repas du soir

Sa composition doit tenir compte de celle du repas de midi. Il comprend :

- un *potage de légumes* (en remplacement des crudités) ;
- un *complément protidique* : éventuellement accepté pour les enfants de plus de 7 ans qui déjeunent à la cantine (proposer par exemple, une demi-tranche de jambon, la moitié d'un œuf, une cuillère à soupe de thon). Ainsi, la ration quotidienne de protéines est répartie entre les 2 repas principaux (2/3 le midi et 1/3 le soir) ;
- un *plat d'accompagnement* : légumes cuits ou féculents (si l'enfant a eu des féculents à midi, il recevra des légumes cuits le soir) ;
- un *produit laitier* (fromage ou yaourt ou entremets) ;
- un *fruit* (cru ou cuit) ;
- du *pain* et de *l'eau*.

Fig. 1.45 Un « plateau-repas » équilibré.

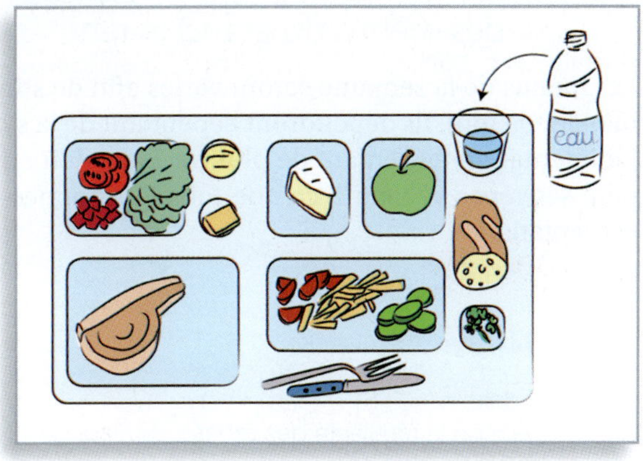

c. Le petit déjeuner

Il doit être consistant car il doit reconstituer les réserves de l'organisme après le long repos de la nuit[102]. Il comprend :

- un *produit laitier* (lait parfumé ou non, fromage, yaourt...) ;
- un *féculent* (pain, biscuit, céréales...) ;
- du *beurre cru* ;
- un *produit sucré* éventuellement (miel, confiture) ;
- un *jus de fruit frais* (pris à jeun si possible) ;
- une *boisson* (thé, chocolat ou café léger) selon les goûts.

d. Le goûter

Il doit comprendre :

- un *produit laitier* (lait, yaourt...) ;
- un *féculent* (pain, gâteau, biscuit, céréales...) ;

Si l'enfant ne prend pas de lait, ajouter :

- une *boisson* (eau) ;
- éventuellement un *jus de fruits pressés*.

C Les apports indispensables sur 24 h

L'alimentation équilibrée doit apporter en 24 h :

- 500 mL de lait UHT, demi-écrémé (ou produits laitiers) ;
- un apport protidique (VPO) ;
- 2 légumes : un légume cuit et un légume cru (vert et rouge) ;
- 2 fruits (un cru et un cuit) ;
- un féculent ;
- du beurre cru et de l'huile ;
- des produits sucrés ;
- un litre d'eau (robinet ou bouteille, faiblement minéralisée) ;
- du pain.

---

102. Le « petit déjeuner » doit apporter 20 % de protéines. Soit pour un écolier 1/4 de litre de lait (un bol) et 100 g de pain (1/4 de baguette) selon les recommandations des Nouvelles ANC.

D Les variétés d'aliments pour la composition des menus du grand enfant

Les menus de la semaine seront variés afin de stimuler l'appétit de l'enfant et lui apprendre à manger de tout. Ils dépendront cependant de la saison, du budget et des goûts de l'enfant. L'alimentation de l'enfant de plus de 7 ans doit être équilibrée sur 24 h. La personne qui prépare ses repas veillera à ce que tous les groupes d'aliments soient présents et soignera leur présentation.

Rôle de l'AP

L'AP doit :
- veiller à la régularité des repas ;
- éviter le grignotage solide (bonbons, gâteaux) ou liquide (sodas, boissons sucrées) ;
- faire boire l'enfant ;
- respecter les régimes prescrits et l'équilibre alimentaire des repas ;
- participer à l'éducation nutritionnelle auprès des parents (avec la puéricultrice).

3 | L'accompagnement de l'allaitement

A La mise au sein

a. Technique

L'AP conseille à la maman de :
- présenter le sein à l'enfant en le tenant entre l'index et le médius ;
- dégager le nez du bébé en appuyant légèrement sur le sein avec le pouce ;
- introduire dans la bouche de l'enfant non seulement le mamelon mais également l'aréole (prévention des crevasses) ;
- laisser l'enfant « chercher le sein » et éviter de lui maintenir fermement sa tête contre son sein ;
- au début de l'allaitement, présenter à chaque tétée les deux seins en alternant à chaque fois l'ordre de présentation ;
- par la suite, si le lait est abondant, un seul sein peut suffire (présentation alternée) ;
- éviter les compléments d'eau sucrée et de lait ;
- après la tétée, tenir l'enfant bien droit contre sa poitrine afin de lui permettre de faire son « rot ».

b. Observation de la tétée

L'AP doit observer attentivement le bébé au cours de la tétée. Certains critères sont à prendre en compte (*cf.* encadré ci-après).

Rôle de l'AP

Date :................................Heure :.......................Chambre n°...........

Nom de l'observatrice :...

- ❑ Le corps de l'enfant est contre la mère, face au sein
- ❑ La tête et le corps de l'enfant sont dans l'axe
- ❑ Le menton et le nez de l'enfant touchent le sein
- ❑ Les fesses de l'enfant sont soutenues
- ❑ La bouche est grande ouverte
- ❑ Le mamelon est au fond de la bouche
- ❑ La lèvre inférieure est éversée
- ❑ Les joues sont bien rondes
- ❑ On ne voit plus l'aréole au-dessus de la bouche de l'enfant
- ❑ On observe une alternance de succions vigoureuses et de déglutitions
- ❑ L'enfant se détache du sein
- ❑ Le (ou les) sein (s) sont bien vidés
- ❑ La tétée a duré......................

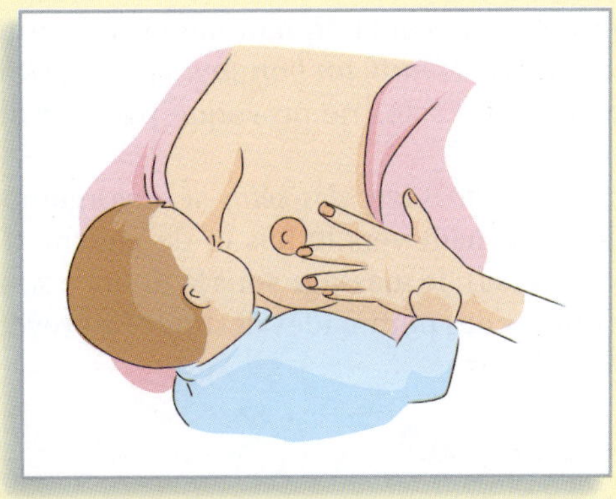

a. Document utilisé par le personnel de la maternité de l'hôpital de Colombes.

c. Positions de la maman qui allaite

Ces précautions **d'ergonomie** préviennent les douleurs lombaires.

Position allongée

La position couchée sur le côté dans le lit est la plus confortable les premiers jours après l'accouchement car la maman est fatiguée.

De plus, la position assise est parfois pénible pour les femmes qui ont subi une épisiotomie.

Fig. 1.46 Position allongée.

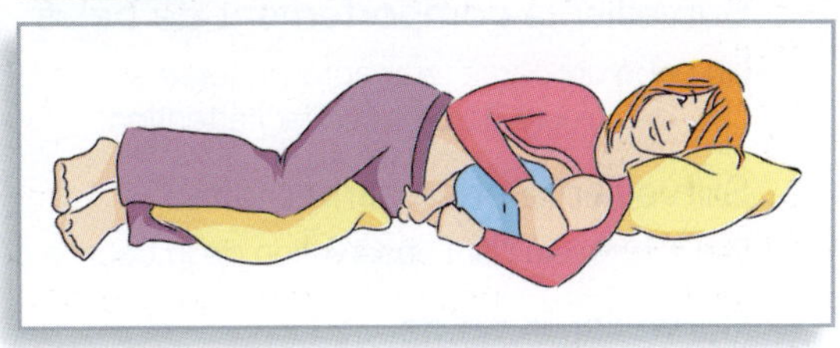

Position assise

Il existe différentes positions assises. Dans tous les cas, l'AP veillera au confort et à la sécurité.

Pour cela il est recommandé de :

- utiliser un siège bas ;
- appuyer le dos et les coudes contre un support ;
- surélever légèrement les pieds.

Fig. 1.47 Position assise.

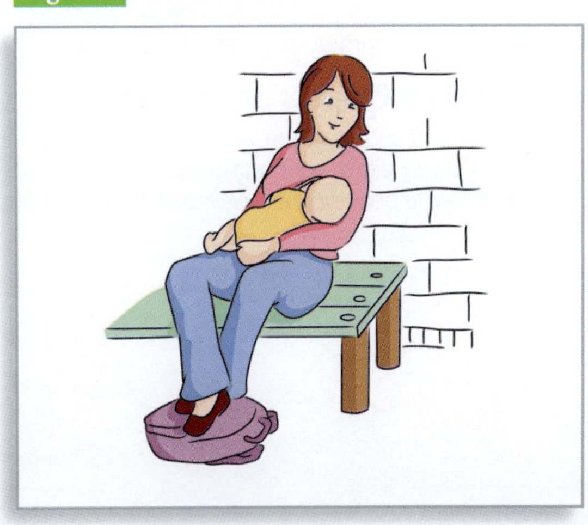

B Les soins des seins

L'AP conseillera à la maman de :

- *assurer une vidange complète des seins* à chaque tétée (prévention des engorgements) et renouveler les soins d'hygiène (prévention des crevasses et des infections) ;
- *se laver les mains avant la tétée du bébé* ;
- *nettoyer le mamelon et l'aréole* avec une compresse imbibée d'eau (minérale ou du robinet) avant et après chaque tétée (*cf.* Fig. 1.48) ;
- *sécher le mamelon après la tétée* et le maintenir au sec (en changeant fréquemment les compresses) ;
- *porter, jour et nuit, un bon soutien-gorge* (afin que le poids des seins ne provoque pas leur affaissement) ;
- faire des *massages des seins* si engorgement : en allant du haut vers le bas et de gauche à droite (vice versa) ; le massage sous la douche soulage la tension ;
- n'utiliser des pommades destinées à prévenir les crevasses que sur avis médical.

Fig. 1.48 Les soins des seins.

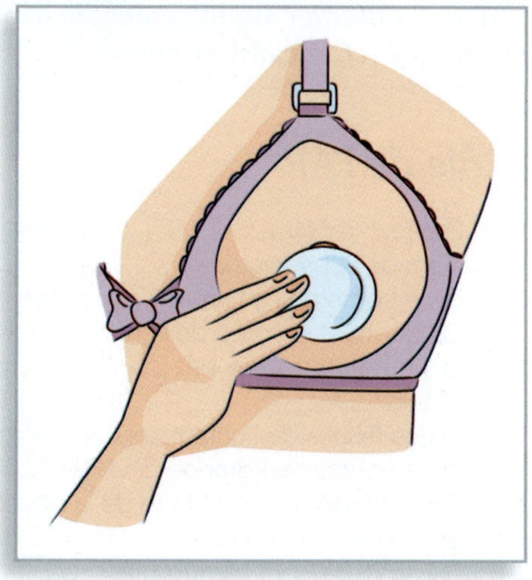

Rôle de l'AP

L'AP doit toujours être présente lors du premier biberon ou de la première tétée afin de répondre à une demande d'aide de la maman, elle doit :

Vérifier la qualité de la succion

La quantité de lait ingéré s'apprécie par l'observation du nombre de déglutitions comparé au nombre de mouvements de succion. Il ne suffit pas que le bébé tète vigoureusement, il doit encore déglutir régulièrement.

Surveiller le comportement de bébé

Un bébé qui paraît repu après la tétée est un bébé à qui l'allaitement profite. En revanche, des cris, des pleurs doivent éveiller l'attention.

Surveiller la prise alimentaire

Elle s'apprécie par l'observation de la courbe de poids, des selles.

Surveiller le poids

La pesée se fait quotidiennement, le matin au moment de la toilette. À la naissance, l'enfant pèse en moyenne 3,250 kg. Dans les 3 ou 4 jours après la naissance, se produit la « chute de poids physiologique ». La courbe de poids doit être régulièrement croissante, à raison de 25 g par jour au cours du premier trimestre.

Surveiller l'aspect des selles

- Chez l'enfant *nourri au sein*, des selles semi-liquides, fréquentes, de couleur jaune or, d'odeur aigre, sont normales ;
- Chez le bébé *nourri au lait artificiel*, selles plus fermes, marron ou verdâtres, malodorantes.

4 | Les laits et préparations infantiles

Ils sont préparés à partir du lait de vache. Leur qualité est sans cesse améliorée par les fabricants pour répondre aux besoins du jeune enfant.

A Les laits 1er âge

Il existe deux grandes catégories de préparations pour nourrissons. Leur composition pour le 1er et le 2e âge est réglementée par des arrêtés européens.
Selon l'âge de l'enfant, on distingue :

- les laits 1er âge de **0 à 4 mois** (préparations pour nourrisson) ;
- les laits 2e âge de **5 à 12 mois** (préparation de suite).

Ils ont des caractéristiques qu'il faut connaître. Ils sont enrichis en acide linoléique, en minéraux (fer en particulier), et en vitamines (dont vitamine D). Ils favorisent une bonne croissance.

Fig. 1.49 **Exemple de lait 1er âge.**

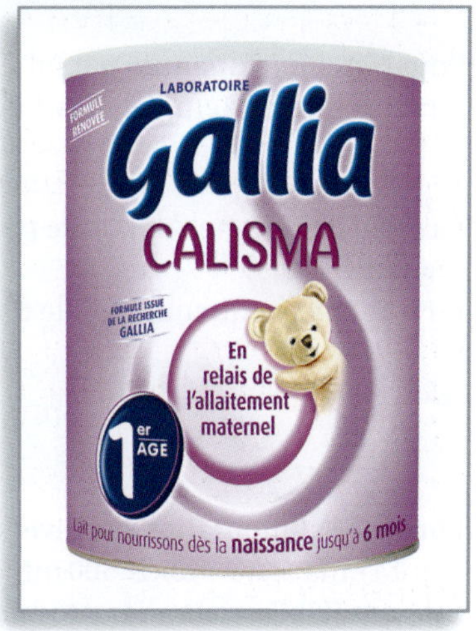

B Les laits 2e âge

Les laits 2e âge ont :

- moins de protéines ;
- moins de lipides ;
- moins de sel.

Ils sont enrichis en minéraux (fer en particulier), en acide linoléique et en vitamines (dont la vitamine D). Ils s'adaptent à l'alimentation diversifiée. Ils préviennent les risques d'obésité.

C Les laits ou préparations infantiles spécifiques

Ils sont prescrits par le médecin en fonction des problèmes particuliers de l'enfant. Exemples :

- pallier les régurgitations du nourrisson grâce à un *épaississant naturel* (caroube, amidon de maïs ou riz) rajouté au lait ;
- faciliter la digestion et prévenir les ballonnements et coliques du nourrisson grâce à des *ferments lactiques* ajoutés au lait pour l'acidifier (ajout de Bifidus actif) ;
- réalimenter un enfant après une diarrhée aiguë grâce à des *éléments énergétiques* ajoutés aux laits ;
- alimenter des nourrissons à terrain atopique (allergique) grâce à des protéines de lait partiellement hydrolysées (il s'agit de *laits hypo-allergéniques*) ;
- alimenter des nourrissons atteints d'IPLV[103] : il s'agit de *« substituts » de laits* ;
- alimenter des nouveau-nés prématurés ou de faibles poids : des *éléments nutritionnels* sont ajoutés au lait 1er âge.

D Le calcul de la ration de lait par 24 h

La ration de lait se calcule sur 24 h. Elle est fixée par le pédiatre. Le calcul est différent selon l'âge de l'enfant : avant ou après 5 mois.

103. IPLV : intolérance aux protéines de lait de vache.

a. Ration de lait < 5 mois

Généralement, on calcule la ration de lait à partir du poids en utilisant la règle d'Apert; le + ou - 100 mL est à apprécier par le pédiatre en fonction de la courbe de poids et de l'appétit de l'enfant[104].

$$\frac{\text{Poids de l'enfant (en g)}}{10} + 250\,\text{mL}(+/-\ 100\,\text{mL}) = \text{ration de lait par 24 h}$$

Pour obtenir la quantité par biberon, il suffit de diviser la ration de lait de 24 h par le nombre de repas. À titre d'exemple, vers 1 à 2 mois, le bébé prend 6 repas par 24 h 00.

b. Ration de lait > 5 mois

La règle d'Apert ne s'applique plus lorsque l'enfant atteint le poids de 6 kg (c'est en général vers l'âge de 5 mois).
En principe, la quantité totale d'un biberon ne devrait jamais dépasser :

210 mL d'eau + 7 mesurettes rases de lait

Lorsque l'alimentation est diversifiée, c'est-à-dire après l'âge de 5/6 mois, il faut toujours donner à l'enfant au moins 500 mL de lait (ou l'équivalent) par jour, pour couvrir ses besoins en calcium (2 biberons + les produits laitiers suffisent).

E Le calcul de la ration de lait par biberon

a. Situation : le biberon de Maya

Calculez la ration alimentaire par biberon de Maya, nourrisson de 1 mois, pesant 4 kg et prenant 6 repas.

Calcul de la ration journalière (selon la règle d'Apert)

$$\frac{4000\,\text{g}}{10} + 250\,\text{mL} = 650\,\text{mL/24 h}$$

Calcul de la quantité par biberon

$$\frac{650\,\text{mL}}{6} = 108\,\text{mL par biberon}$$

On arrondit toujours à la quantité supérieure : la quantité par biberon sera de 120 mL.

Calcul de la reconstitution du lait

Les laits 1er et 2e âge se reconstituent à raison de :

1 mesurette rase de lait dans 30 mL d'eau

Il est important pour la santé de l'enfant de *respecter* scrupuleusement la concentration du lait.

104. Le + ou - 100 mL a été proposé par le Professeur Lestradet pour prévenir l'obésité ou compenser une perte de poids de l'enfant (ainsi un enfant qui dépasse les normes de son poids aura - 100 mL).

Calcul de la quantité de lait en poudre par biberon

Il s'agit de diviser 120 par 30 (ce qui fait 4), donc la ration de Maya sera de : 120 mL d'eau + 4 mesurettes arasées de lait 1er âge.

5 | La diversification alimentaire

La diversification du régime est le passage d'une alimentation lactée liquide à une alimentation solide. L'apport lacté doit rester majoritaire, car le lait, source de calcium, est essentiel pour la croissance.

A Le principe de la diversification

La diversification tient compte de la maturation physiologique de l'organisme du bébé. Il faut savoir que :

- *vers 4/5 mois,* l'enfant commence à utiliser la partie antérieure de sa langue pour déglutir ;
- *vers 5/6 mois,* les sécrétions des sucs digestifs pancréatiques deviennent suffisantes et l'enfant acquiert le réflexe de la mastication.

B Les règles de la diversification

La diversification du régime exige rigueur et tact : c'est une phase aussi importante sur le plan nutritionnel que psychologique. La diversification :

- *ne sera pas trop précoce* (pas avant 5 à 6 mois) pour respecter la maturation physiologique, éviter une allergie alimentaire, un déséquilibre nutritionnel, et prévenir l'obésité ;
- *aura une progression lente* (pouvant se faire sur plusieurs mois) ;
- *sera arrêtée au moindre trouble* (diarrhée, refus...) ;
- *sera tardive chez les enfants ayant un terrain allergique.*

Fig. 1.50 **Peu à peu l'enfant renonce au plaisir du biberon pour découvrir d'autres façons de s'alimenter.**

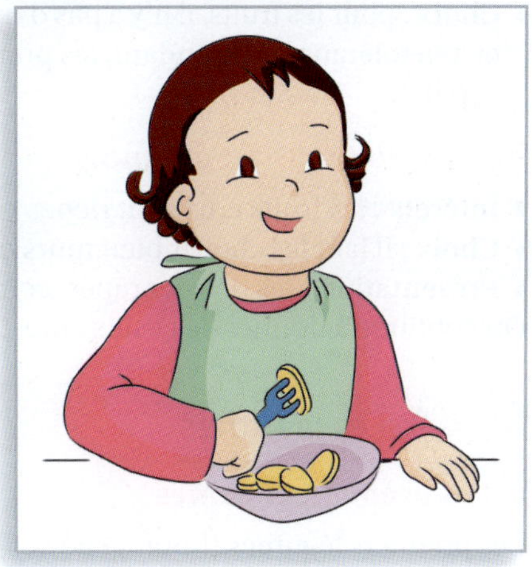

C Les étapes de la diversification

Les étapes de la diversification alimentaire suivent un ordre de progression délimité en fonction de l'âge, du poids et de la maturation organique de l'enfant et de son désir (illustrées dans le tableau 1.51).

Tableau 1.51 Les étapes de la diversification alimentaire.

Âges	Nombre repas	Étapes
De 0 à 4 mois	6 puis 5 repas	**Période d'alimentation lactée exclusive** : le lait maternel, ou à défaut le lait 1er âge, doit être le seul aliment de l'enfant.
Vers 4 à 5 mois	5 puis 4 repas	**Période d'alimentation diversifiée** *Vers l'âge de 4 à 5 mois,* l'alimentation lactée reste prépondérante, mais on peut introduire : – des légumes cuits (homogénéisés ou mixés) ; – des fruits cuits (homogénéisés ou mixés) ; – des farines (diastasées, sans gluten).
Vers 6 mois	4 repas	**Vers l'âge de 6 mois** : – un demi-litre de lait par jour est indispensable (lait 2e âge) ; – on peut introduire la viande, le poisson et progressivement tous les autres aliments.

Rôle de l'AP

L'AP doit :
- ne jamais forcer l'enfant à manger ;
- éviter les mélanges d'aliments (pour apprendre à l'enfant à distinguer les différents goûts) ;
- introduire un seul aliment à la fois (pour tester la tolérance) ;
- respecter les goûts et le rythme de l'enfant ;
- présenter les plats agréablement (s'il s'agit d'un petit pot, mettre le contenu dans une assiette décorée).

6 | L'introduction des différents aliments

A Les fruits

Les premiers aliments introduits sont les fruits et légumes homogénéisés et éventuellement les farines pour bébé.

a. Les premiers fruits (cuits)

Les fruits sont riches en minéraux. Ils élargissent le goût de l'enfant et lui font connaître des aliments de consistance nouvelle.
- **Intérêts** : à partir de 4 à 5 mois, on peut proposer des *fruits cuits* : sous forme homogénéisée (en petits pots) puis en compotes.
- **Quantités** : 1 à 2 cuillères à café au début, puis on augmente la ration progressivement.
- **Choix** : pour les fruits, il n'y a pas d'ordre préférentiel. Il faut être attentif aux goûts de l'enfant et à sa tolérance. Cependant, les premiers fruits proposés au bébé sont souvent la pomme et la poire.

b. Les fruits crus > 6 à 7 mois

- **Intérêts** : les fruits crus sont riches en vitamine C.
- **Choix** : il faut les choisir bien mûrs et veiller à les laver, les éplucher, les épépiner.
- **Présentation** : les donner râpés, écrasés ou en petits morceaux (selon la dentition).

On continue à donner des fruits cuits (pochés, au four, en compotes).

B Les légumes

a. Les premiers légumes

Les premiers légumes (homogénéisés) peuvent se donner cuits dès l'âge de 4 à 5 mois.
- **Intérêts** : les légumes apportent des éléments minéraux (magnésium, potassium), des fibres… Ils élargissent le goût de l'enfant et lui font connaître des aliments de couleur et de consistance nouvelles.
- **Présentation** : ils s'introduisent sous forme homogénéisée (facilement assimilable) ou mixée (préparation maison).
- **Quantités** : donner au début quelques cuillères à café dans le biberon, puis en dehors du biberon afin d'habituer le bébé à un nouvel aliment (avant ou après le biberon).
- **Choix** : on choisit d'abord des carottes (légumes excellents pour le transit intestinal et dont le goût sucré plaît à l'enfant), puis on propose les haricots verts, l'artichaut, le blanc de poireau, la salade, la courgette…

Il est conseillé de saler très peu les préparations de légumes cuits.

b. Les légumes cuits

- **Choix** : vers 6 mois, la pomme de terre est associée à d'autres légumes sous forme de soupe (au biberon) ou de purée (dans l'assiette) ; vers 1 an, proposer une seule variété de légumes (écrasés ou en petits morceaux selon la dentition, ex. : haricots verts ou carottes Vichy).
- **Quantité** : 150 à 180 g par repas.

c. Les légumes crus (vers 1 an)

- **Intérêts** : les légumes crus sont riches en vitamine C.
- **Choix** : à la fin de la 1re année, on peut proposer des crudités (carottes râpées, concombres, tomates sans peau, betteraves…). Elles seront assaisonnées avec de l'huile de tournesol + un filet de jus de citron + du persil (haché fin).
- **Quantité** : proposer d'abord une cuillère à café de crudités puis augmenter progressivement.

C Les farines pour bébés

- **Intérêts**

L'introduction des farines permet :
- d'augmenter l'apport énergétique (amidon) ;
- de faire connaître à l'enfant une consistance nouvelle, un goût nouveau ;
- d'épaissir la consistance et d'espacer les repas.

- **Inconvénients**
  - Elles ne sont pas systématiques et n'ont qu'un faible intérêt nutritionnel ;
  - données en trop grande quantité, les farines risquent de déséquilibrer la ration alimentaire, donner des troubles intestinaux, favoriser l'obésité.

- **Types de farines**

Il y a différents types de farines :
- les farines simples : 1 seule céréale ;
- les farines composées : plusieurs céréales (blé, orge, seigle, avoine…) ;
- les farines aux légumes, fruits ou cacao, miel, caramel, vanille ;
- les farines diastasées et sans gluten (avant six mois) ; l'absence de gluten constitue une mesure préventive contre la maladie cœliaque.

- **Introduction**

Les farines sont proposées à l'enfant en fonction de leur composition :
- farines 1er âge : de 4 à 5 mois (sans gluten)[105] ;
- farines 2e âge : 6 mois.

- **Quantités**

Au début, on donne au bébé une petite quantité de farine (ex. : 1 cuillère à café), puis on augmente petit à petit en fonction de son âge, de son appétit, de sa courbe de poids. Le dosage est fixé par le médecin.

D Les VPO (Viande - Poisson - Œuf)

a. La viande et le poisson

- **Intérêt** : ces aliments apportent des protéines animales et du fer. Ils sont indispensables à la fabrication des tissus, donc à la croissance. On les introduit vers 6 à 7 mois, au cours d'un seul des 4 repas quotidiens.
- **Présentation**
  - au début : forme homogénéisée ou mixée ;
  - ensuite : hachée ou en morceaux (selon la dentition).
- **Choix**
  - viandes maigres (bœuf, veau, poulet…) 3 fois par semaine ; au début privilégier les viandes blanches (volailles) ;
  - poissons maigres (colin, cabillau, merlan…) 2 fois par semaine ;
  - œuf : 1 fois par semaine ;
  - jambon (dégraissé, découenné) : 1 fois par semaine.

105. Les farines sans gluten peuvent être maintenues toute la première année chez un enfant à terrain allergique.

MÉMO

ÉQUIVALENCES PROTIDIQUES

50 g de viande = 50 g de poisson = 40 g de jambon = 1 œuf
= 250 mL de lait = 2 yaourts = *10 g de protéines*

MÉMO

- **Quantité/24 h**
  - à 6-7 mois : 10 g (valeur de 2 cuillères à café) ;
  - à 7-8 mois : 15-20 g ;
  - à 9-12 mois : 20-25 g ;
  - à 12-18 mois : 25-30 g ;
  - ensuite on augmente de 10 g par année d'âge jusqu'à l'âge de 7 ans.
- **Préparation** : cuire la viande à cœur et sans matières grasses (au grill).

b. L'œuf

- **Intérêts** : c'est un apport de protéines animales et de fer.
- **Présentation**
  - vers 6-7 mois : 1/4 à 1/2 jaune d'œuf dur (écrasé dans la purée) ;
  - vers 12-18 mois : œuf dur ou mollet ;
  - vers 2 ans : œuf coque.
- **Choix** : on choisit des œufs extra-frais.

Avant 1 an, il est conseillé de ne donner que le jaune de l'œuf, le blanc étant allergisant.

E Les produits laitiers

- **Intérêt** : l'intérêt majeur du lait et des produits laitiers (yaourts, fromages...) est l'apport de calcium utile pour la croissance. Il est conseillé de maintenir au moins 500 mL de lait par jour ou équivalent sous forme de produits laitiers, dès la diversification alimentaire.
- Choix **:**
  - à partir de 6-7 mois : on peut proposer du yaourt (1/2, puis 1 entier), petits-suisses, fromage blanc ;
  - à partir de 7-8 mois : on peut offrir du roquefort, crème de gruyère ;
  - à partir de 1 an : le brie ou le camembert (sans la croûte) peuvent être introduits.
- **Quantité** de fromages, si donné après le repas : 20 g (maximum).

F Le lait de vache (> 1 an)

Le lait de vache ne se donne pas tel quel avant 1 an, en raison de ses nombreux inconvénients. Par contre, après 1 an, il contient du calcium indispensable à la croissance et doit être proposé souvent à l'enfant (500 mL au moins/24 h) sous différentes formes. Citons deux présentations recommandées pour l'enfant.

a. Le lait de croissance (de 1 an à 2/3 ans)

Il est conseillé d'introduire le lait de croissance à partir de 1 an (après le lait 2e âge), car il est supplémenté en fer, acide linoléique, zinc et vitamines. Le goût vanillé permet d'éviter de le sucrer.

b. Le lait stérilisé UHT ½ écrémé (à partir de 2/3 ans)

Il peut être proposé à l'enfant vers l'âge de 2-3 ans (après le lait de croissance). La stérilisation UHT (ultra haute température : 150 °C pendant quelques secondes) est recommandée.
Il se conserve longtemps, emballage fermé, à la température ambiante (vérifier la date de péremption).

G Les féculents (pâtes, riz...)

Ces aliments sont riches en glucides complexes (amidon) et en vitamines du groupe B.

- à partir de 8 mois : les pâtes, la semoule peuvent être utilisées à raison de 20 g par jour dans le potage (sans pomme de terre) ;
- à partir de 1 an : le pain et les biscottes peuvent être introduits en quantités limitées (grignotage contrôlé) ;
- à partir de 18 mois-2 ans : le riz peut être introduit[106] ;
- à partir de 2 ans : les légumes secs sont présentés sous forme de purée, très cuits.

H Les corps gras

Ces aliments sont riches en vitamines liposolubles (A, D, E, K).

On peut les introduire vers 7-8 mois dans la ration alimentaire en petites quantités (1 cuillère à café). Ils doivent être utilisés crus, sous peine d'être indigestes :

- le beurre est ajouté dans le potage ou la purée ;
- les huiles (acides gras essentiels) s'utilisent vers 1 an pour les crudités ;
- la crème fraîche est moins riche en graisses que le beurre et son goût plaît aux enfants.

I Les aliments du commerce

Les aliments du commerce destinés aux bébés englobent les aliments homogénéisés et surgelés.

a. Aliments homogénéisés (petits pots)

Ces aliments sont réglementés (au même titre que les laits pour nourrisson). Ils peuvent être proposés aux bébés vers 4 à 5 mois (selon avis du pédiatre) car :

- l'homogénéisation entraîne un éclatement total des fibres et facilite leur digestion ;
- leur variété de présentation et de choix facilite le passage de l'alimentation lactée à l'alimentation diversifiée ;
- il s'agit d'aliments sélectionnés : les fruits et légumes sont exempts de pesticides et de nitrates et les poissons et les viandes ont une fraîcheur garantie et sont d'origine française ;
- leur qualité bactériologique est garantie (il s'agit de préparations stérilisées) ;
- les vitamines sont maintenues (ou ajoutées).

Rôle de l'AP

Pour la préparation des petits pots, l'AP doit :

- lire les étiquettes :
- date de péremption : conservation (DLC),
- composition de l'aliment (ex. : absence de gluten), mode d'emploi ;
- travailler proprement :
- se laver les mains,
- nettoyer le pot extérieurement, le passer sous l'eau[a] ;
- s'assurer du déclic à l'ouverture du pot (preuve de l'étanchéité) ;
- faire chauffer si besoin au bain-marie (après ouverture du pot). Ne faire chauffer que la quantité prévue pour le repas ;
- ne pas saler et ne pas sucrer ;
- conserver l'aliment 24 h au réfrigérateur, dans le pot refermé soigneusement (*cf.* Tableau 1.72 Préparation de petit pot de carottes)

a. Restés sur les présentoirs de commerce, les pots sont souvent poussiéreux !

106. Le riz n'est pas donné avant 18 mois car risque d'accident. Il peut être avalé de travers.

b. Aliments surgelés

En France, les aliments conservés par le froid sont commercialisés sous les appellations de produits congelés et surgelés.

- *La congélation* : ce procédé soumet l'aliment à - 30 °C pendant un temps assez long. Elle s'applique essentiellement aux grosses pièces de viandes.
- *La surgélation* : ce procédé soumet l'aliment à une température variant de - 40 °C à - 80 °C pendant un temps très court.

Ces aliments présentent de nombreux avantages, en particulier :

- maintien de la consistance, de l'aspect, du goût ;
- fraîcheur : aliment de 1re qualité ;
- valeur nutritionnelle conservée, en particulier la vitamine C[107] ;
- prêt à l'emploi ;
- hygiène du produit : au froid, la plupart des micro-organismes ne se développent plus[108].

7 | Les exemples de journées alimentaires pour enfants de 6/7 mois à 1 an

Dès 6 à 7 mois, l'enfant mange « presque » comme un grand ! Il apprécie une alimentation variée et joliment présentée, qui tient compte de ses besoins et de ses goûts. Le tableau 1.52 propose une journée alimentaire pour enfants de 6 mois à 1 an. Il est donné à titre indicatif.

Rôle de l'AP

L'AP conseillera les parents dans le domaine alimentaire. Il est essentiel de :

- vérifier la date de péremption du produit ;
- ne jamais acheter un paquet déformé (il peut avoir subi un début de décongélation) ;
- secouer le paquet afin de vérifier que le contenu bouge bien à l'intérieur (ex. : petits pois) ;
- emporter un sac isotherme pour le transport (la chaîne de froid ne devant jamais être rompue) ;
- vérifier le mode d'emploi sur la boîte : certains produits doivent être décongelés avant la cuisson (pâte à tarte), d'autres non (viande) ;
- savoir que les légumes surgelés se conservent plusieurs mois à – 18 °C dans un congélateur, 3 jours dans le compartiment à glace du réfrigérateur, 24 h à l'intérieur du réfrigérateur ;
- savoir qu'un produit « décongelé » ne doit jamais être remis dans le congélateur.

---

107. La loi impose un délai très court de 2 h (4 h maximum) entre la récolte et la surgélation.

108. Certains parasites (ex. : celui de la toxoplasmose) sont détruits par le froid. D'où l'intérêt de viandes surgelées pour l'alimentation de la femme enceinte non immunisée. Par contre, les Listéria (agents de la listériose) résistent au froid, d'où l'intérêt d'un produit sain, manipulé proprement et conservé dans un réfrigérateur propre.

Tableau 1.52 Journées alimentaires pour enfants de 6-7 mois à 1 an. Vers 6-7 mois.

Répartition des repas sur 24 h		Vers 6-7 mois	
Matin	**Repas lacté** 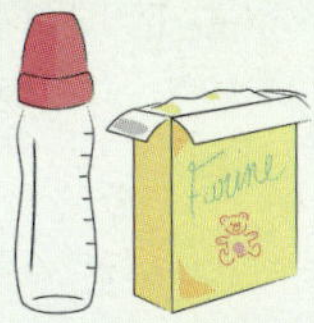	Bouillie : • Lait 2e âge • Farine bébé[a]	210 mL 7 mesurettes
10 h	**Jus de fruits** 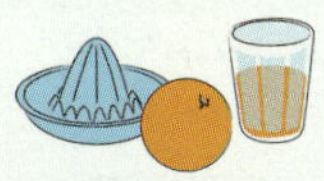	Jus d'orange[b] (dilué)	50 mL
Midi 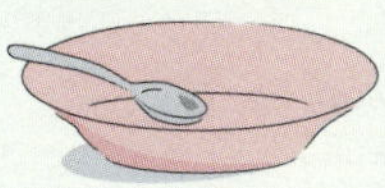 + eau 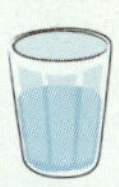	**Repas diversifié** ▸ VPO 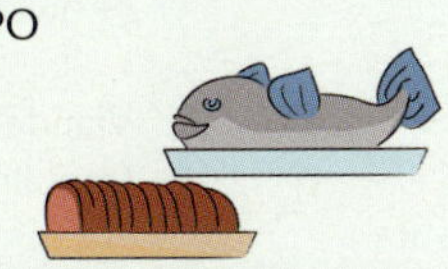 ▸ Légumes 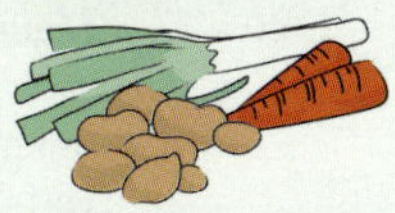	– Viande ou poisson (homogénéisé) – Soupe de légumes mixés sans pomme de terre (si donnée au biberon) ou : – Purée de légumes mixés : • 1/3 pommes de terre • 1/3 carottes • 1/3 légumes verts	10 g 150 g (valeur : une louche)
	▸ Produits laitiers[c] ou : ▸ Fruits crus ou cuits[c] 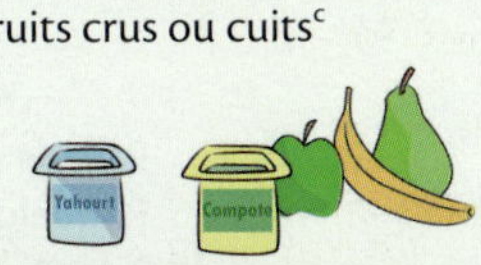	– Yaourt —	1/2 —
16 h	**Goûter lacté** 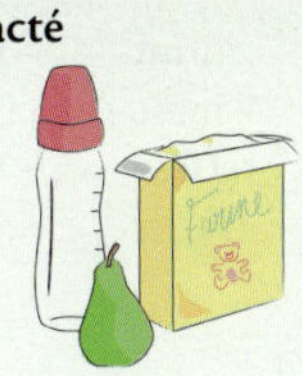	– Biberon : • Lait 2e âge – Fruit cuit : • Compote	210 mL 7 mesurettes 1/2 tasse
Soir 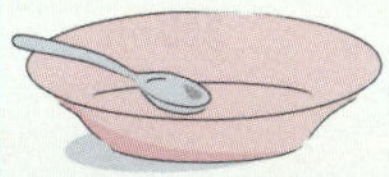 + eau 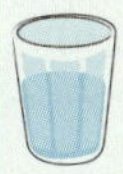	**Repas diversifié** ▸ Légumes ▸ Lait ▸ Farine bébé ▸ Produits laitiers[c] ▸ Fruits cuits[c] 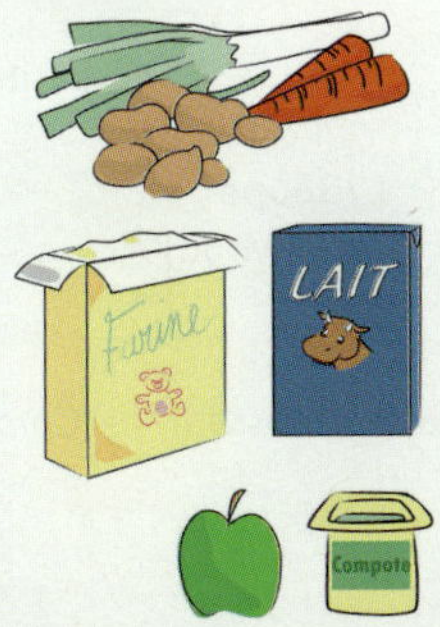	– Bouillie aux légumes : • légumes + • lait + • farine bébé[a] — – Petit pot de fruits homogénéisés	200 mL 100 g 100 mL — 1/2

a. Quantités : selon avis du pédiatre.
b. Notons que le jus de fruits frais ne convient pas à tous les enfants car très laxatif.
c. Les produits laitiers et les fruits sont à alterner pour les desserts de midi, du soir et de 16 heures (ici laitage à midi et fruits au goûter et le soir). Des choix variés sont possibles en tenant compte de l'équilibre alimentaire.

Tableau 1.52 Journées alimentaires pour enfants de 6-7 mois à 1 an. Vers 8-9 mois et vers 11-12 mois.

Répartition des repas sur 24 heures		Vers 8-9 mois		Vers 11-12 mois	
Matin	**Repas lacté** 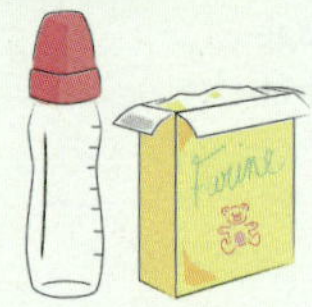	Bouillie : • Lait 2e âge • Farine bébé[1]	210 mL 7 mesu-rettes	Bouillie : • Lait de croissance • Farine bébé[1]	210 mL
10 h	**Jus de fruits** 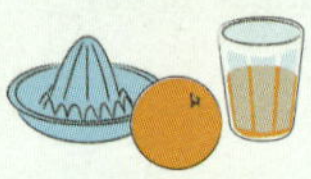	Jus d'orange (dilué)[2]	50 mL	Jus de pamplemousse[2]	50 mL
Midi 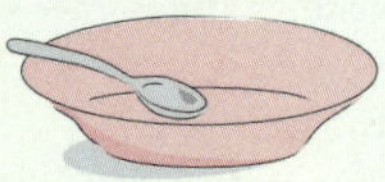 + eau 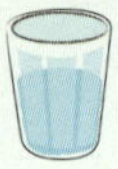	**Repas diversifié** ▸ VPO ▸ Légumes + beurre ▸ Féculents (pain) ▸ Produits laitiers[3] ▸ Fruits crus ou cuits[3] 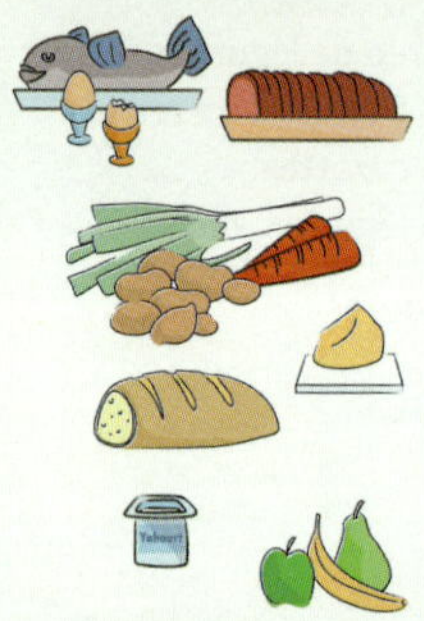	— – Viande ou poisson (mixé) ou œuf – Purée de légumes moulinés : • 1/3 pommes de terre • 1/3 carottes • 1/3 légumes verts — – Petit-suisse —	 20 g 160 à 170 g 1	Tomates écrasées (+ huile de tournesol) Viande ou poisson (mouliné) ou œuf Légumes en petits morceaux (plat unique, ex. : haricots verts) + beurre Pain de mie Roquefort + fruit cru	1 c. à soupe 25 g 180 à 200 g 1 c à café 1/2 tranche 20 g (environ) 1/2
16 h	**Goûter lacté** 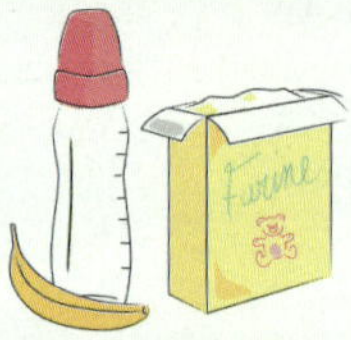	– Biberon : • Lait 2e âge – Fruit cru : • banane écrasée	210 mL 7 mesu-rettes 1/2	– Biberon : • Lait de croissance – Biscuits	 210 mL 2 à 3
Soir 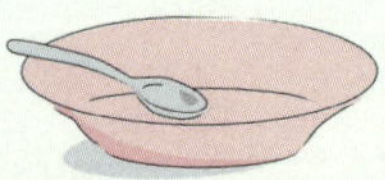 + eau 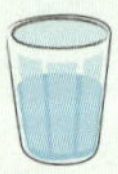	**Repas diversifié** ▸ Légumes ▸ Lait ▸ Féculents ▸ Produits laitiers[3] ▸ Fruits cuits ou crus[3] 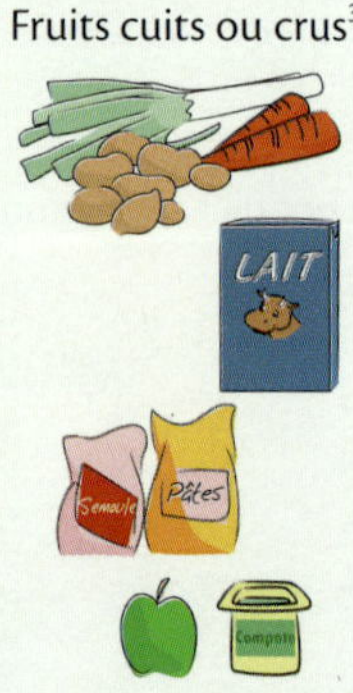	Soupe de légumes : • légumes mixés • lait + • semoule — – Compote	160 à 170 mL 1 c. à soupe (environ) — 1 tasse	– Soupe de légumes : • légumes mixés + • lait + • petites pâtes — – Compote	180 à 200 mL 1 c. à soupe (environ) — 1 tasse

1. Quantités : selon avis du pédiatre.
2. Notons que le jus de fruits frais ne convient pas à tous les enfants, car très laxatif.
3. Les produits laitiers ou les fruits sont à alterner (desserts de midi, du soir et de 16 h).

8 | Les règles d'hygiène et techniques de préparation des biberons

La préparation des biberons pour les nourrissons exige la maîtrise de techniques professionnelles qui doivent avant tout respecter l'hygiène et certaines méthodes spécifiques d'organisation du travail.

Le tableau 1.53 regroupe les principales méthodes d'hygiène et d'organisation du travail en biberonnerie.

On sait que le lait est propice au développement bactérien ; en biberonnerie, il faut donc garantir la propreté du matériel et veiller à désinfecter ou à stériliser les biberons. Il y a deux méthodes : la désinfection à froid et la stérilisation à chaud (*cf.* Tableaux 1.65 et 1.66).

A Fiche technique des règles d'hygiène en biberonnerie

Tableau 1.53 Règles d'hygiène en biberonnerie et techniques professionnelles.

Règles d'hygiène élémentaires préalables		
Avant de commencer un travail en biberonnerie, le personnel doit s'assurer du respect des trois règles élémentaires.		
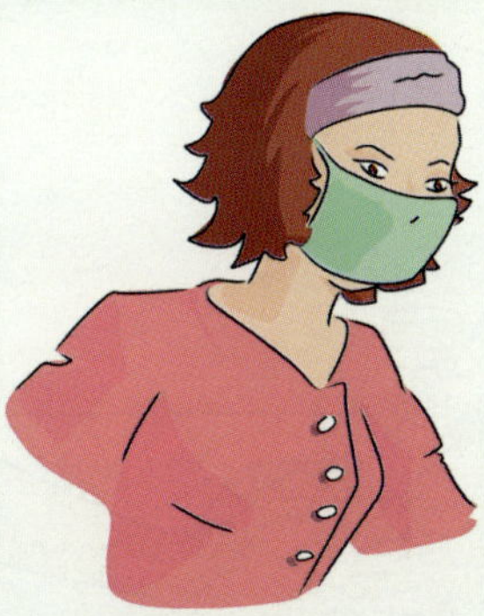	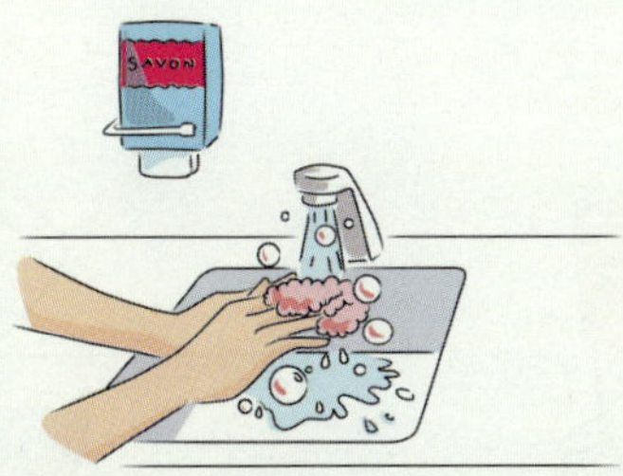	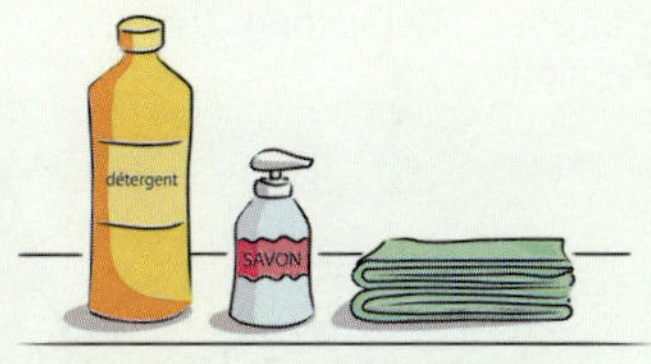
Hygiène de la tenue (en biberonnerie hospitalière). – Cheveux retenus par un bandeau ; – blouse + masque + charlotte (à usage unique).	**Hygiène des mains.** – Se laver les mains (ou SHA) ; – avoir les ongles courts et propres ; – pas de vernis ; – pas de bijoux ni de montre.	**Hygiène du plan de travail.** – Nettoyer à l'eau et au savon (ou détergent désinfectant à l'hôpital) ; – veiller à l'hygiène du petit matériel : • à la maison : matériel propre ; • à l'hôpital : matériel stérile.

B Fiche technique de l'hygiène des manipulations

Tableau 1.53 Règles d'hygiène en biberonnerie et techniques professionnelles. *(Suite)*

<table>
<tr><th colspan="6">Techniques professionnelles : hygiène et sécurité des manipulations</th></tr>
<tr><td colspan="6">Au cours des diverses étapes de la manipulation, l'AP doit respecter des règles d'hygiène et de sécurité indispensables.</td></tr>
<tr><td colspan="2">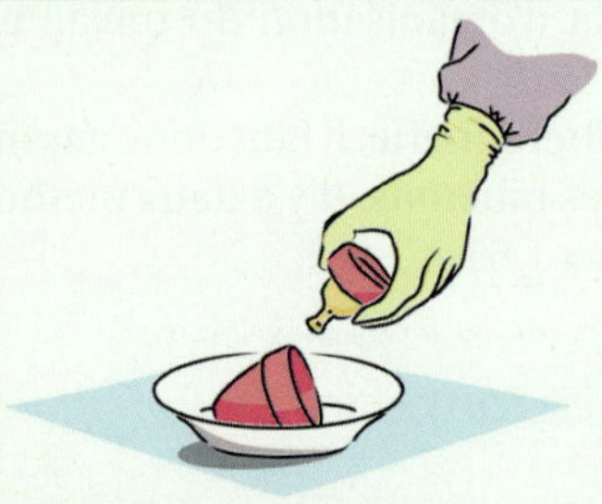</td><td colspan="2">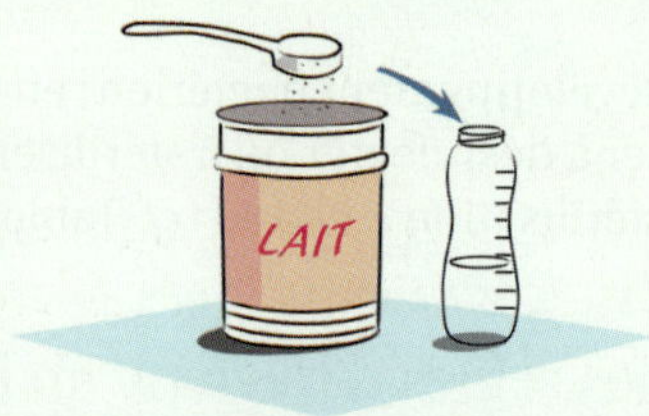</td><td colspan="2">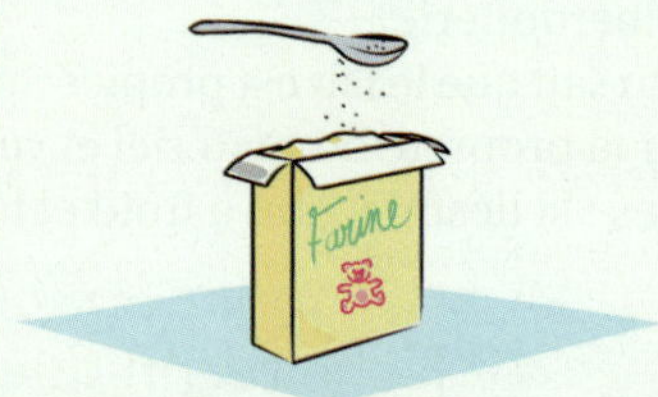</td></tr>
<tr><td colspan="2">1er temps : préparation du matériel.
– Bien se laver les mains au préalable ;
– tenir la tétine par le support plastique ;
– la recouvrir de son capuchon protecteur ;
– la poser latéralement sur l'assiette.</td><td colspan="2">2e temps : préparation des produits.
a. Vérifier les dates de péremption et d'ouverture des produits (lait, farine, eau…) ;
b. araser les mesurettes de lait contre la boîte.</td><td colspan="2">c. Araser les cuillères de farine ou secouer la cuillère (si la farine est en paillettes au-dessus de la boîte)</td></tr>
<tr><td colspan="3">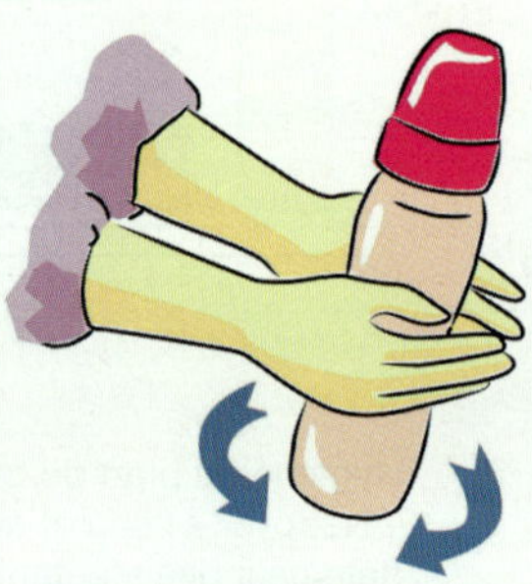</td><td colspan="3">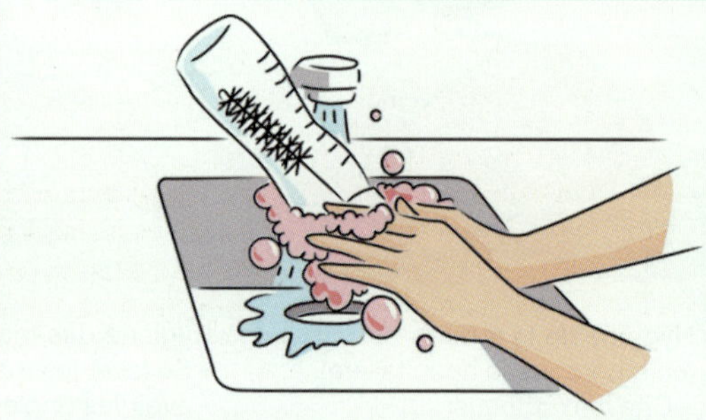</td></tr>
<tr><td colspan="3">3e temps : mélange des produits.
– Mélanger la préparation en roulant le biberon entre les mains ;
– vérifier l'écoulement de la tétine ;
– vérifier la température du liquide.</td><td colspan="3">4e temps : nettoyage des biberons et des tétines.
– Rincer immédiatement biberon et tétine à l'eau froide ;
– savonner et brosser dans l'eau chaude ;
– veiller à brosser le fond du biberon avec l'écouvillon ;
– utiliser un écouvillon spécifique pour la tétine ;
– rinçer à l'eau courante chaude +++.</td></tr>
</table>

C Fiche technique de préparation d'un biberon au lait en poudre

Tableau 1.54 Préparation d'un biberon au lait en poudre.

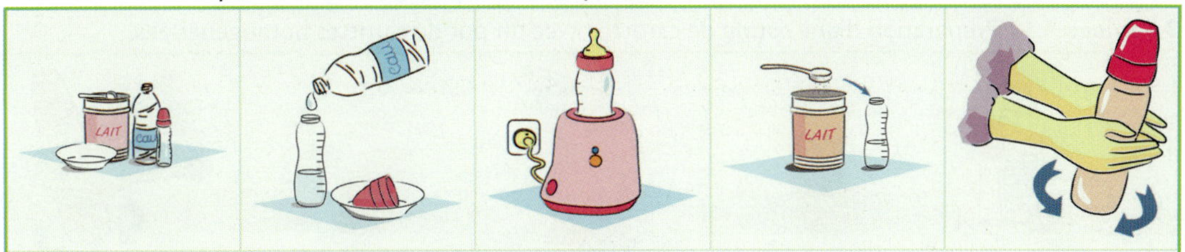

1. *Vérification des produits* : lait et eau.
– *Pour le lait en poudre* : vérifier les dates de péremption et d'ouverture de la boîte.
Le lait en poudre ne peut se conserver plus de 15 jours (à un mois maximum) après ouverture de la boîte.
– *Pour l'eau minérale ouverte* : conservation 24 h maximum au réfrigérateur.
– *Noter les dates d'ouverture de ces produits.*

D Fiche technique de préparation d'une bouillie au lait en poudre

Tableau 1.55 Préparation d'une bouillie au lait en poudre avec farine instantanée.

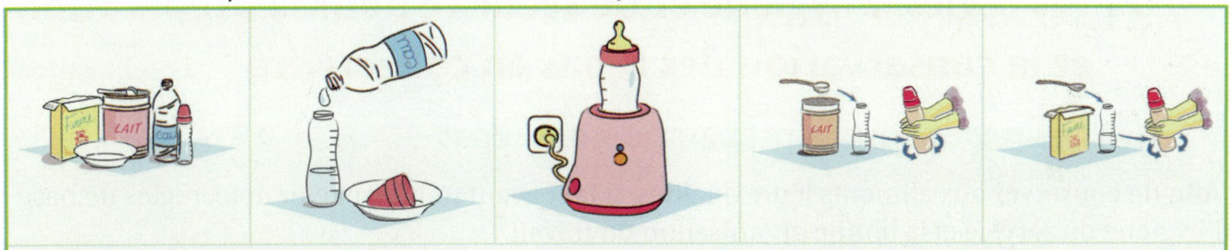

1. *Vérification des produits* : lait et eau.
– *Pour le lait en poudre* : vérifier les dates de péremption et d'ouverture de la boîte. Le lait en poudre ne peut se conserver plus de 15 jours (à un mois maximum) après ouverture de la boîte.
– *Pour l'eau minérale ouverte* : conservation 24 h maximum au réfrigérateur.
– *Noter les dates d'ouverture de ces produits.*

E Fiche technique de préparation d'une bouillie au lait de vache

Tableau 1.56 Préparation d'une bouillie au lait de vache avec farine instantanée.

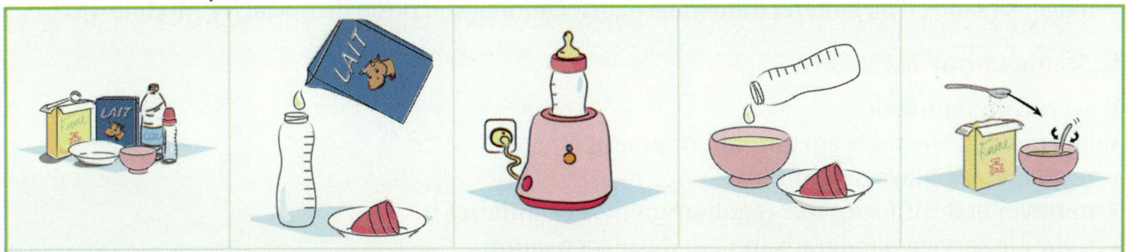

1. *Vérification des produits* (*cf.* tableaux 1.69 et 1.70).
Pour le lait de vache : conservation 24 h maximum au réfrigérateur après ouverture. Couvrir le haut de la boîte avec un papier aluminium, ou choisir de préférence un lait UHT en bouteille plastifiée, munie d'un bouchon à vis (meilleure hygiène et manipulation plus facile).

F Fiche technique de préparation d'une soupe (avec un petit pot de légumes)

Tableau 1.57 Préparation d'une soupe de carottes avec un pot de carottes homogénéisées.

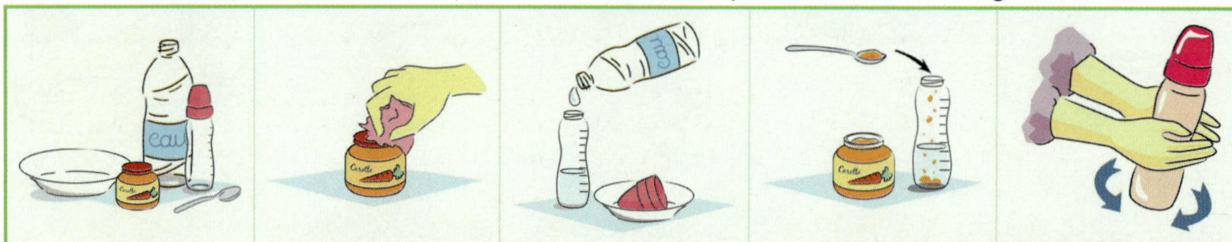

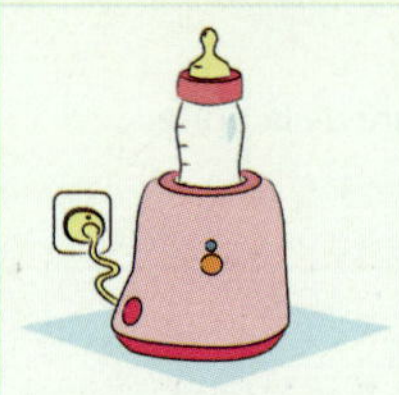

1. *Vérifier l'eau* (*cf.* tableau 1.69) et l'étiquette du *pot de carottes* : date de péremption et date éventuelle d'ouverture. Le petit pot peut se conserver 24 h au réfrigérateur après ouverture (muni de son couvercle). Il est conseillé de choisir la quantité indiquée (100 mL ici) afin d'éviter de le conserver après ouverture.

9 | Les règles d'hygiène et de sécurité pour la préparation et la conservation des repas en collectivité

A Les règles pour la préparation des repas

Afin de conserver aux aliments leurs qualités, il faut avant tout respecter deux règles de base : l'hygiène du service et la bonne organisation du travail.

a. Règles pour le personnel

Il est recommandé de :
- avoir tous ses vaccins en règle ;
- porter des vêtements propres et les cheveux attachés ;
- porter des gants à usage unique et un masque couvrant le nez et la bouche ;
- se laver régulièrement les mains ;
- ne pas fumer dans le service ;
- économiser ses gestes et adopter des *règles d'ergonomie* pour travailler efficacement sans endommager sa santé, d'où l'intérêt d'aménager correctement son poste de travail (*cf.* Module 4).

b. Règles pour les locaux

Il est recommandé de :
- laver et désinfecter le sol quotidiennement ;
- respecter le balayage humide ;
- nettoyer et désinfecter très régulièrement les sanitaires ;
- traiter le service par dératisation et désinsectisation.

c. Règles pour les équipements

Il est recommandé de :
- maintenir les équipements en parfait état de propreté ;
- ranger la vaisselle après le nettoyage ;
- désinfecter le matériel si nécessaire ;
- laver, désinfecter les chariots et les plateaux avant leur rangement ;
- évacuer les déchets dans des conteneurs hermétiques.

d. Règles des techniques professionnelles

Pour la préparation et le service des repas, il faut respecter impérativement trois règles qui garantissent l'hygiène et la sécurité des consommateurs.

La règle des « secteurs »

Il faut bien différencier et séparer le secteur souillé (légumes non épluchés, les déchets) du secteur sain (légumes épluchés).

La règle de la « marche en avant »

Il faut travailler selon une démarche logique, ex. : lavage des légumes puis taillage (ou épluchage) puis stockage.

La règle des « circuits »

Il est conseillé de :

- ne jamais croiser le circuit d'évacuation des déchets et le circuit de préparation des repas ;
- regrouper tous les déchets vers un seul point de stockage et d'évacuation.

B Les règles pour la conservation des repas

Les aliments laissés à l'air ambiant s'altèrent rapidement à cause de l'activité microbienne[109]. Le froid permet de conserver les aliments dans de bonnes conditions de salubrité. Actuellement, trois types d'appareil permettent cette conservation. Ce sont les réfrigérateurs, les conservateurs et les congélateurs. On ne doit ranger dans ces appareils que les aliments parfaitement propres.

a. Rangement des aliments au réfrigérateur

Il faut respecter le groupement des aliments par zone de froid. À cet égard, il est conseillé de lire la notice de l'appareil, car pour beaucoup d'appareils, il y a un système de refroidissement ventilé, qui permet de répartir uniformément la température dans le réfrigérateur. En règle générale, il est conseillé de placer :

- les *viandes et les poissons* frais dans la zone la plus froide ;
- les *végétaux* dans la zone humide (dans les 2 bacs situés au bas du réfrigérateur) ;
- les *produits laitiers* et les *boissons* sur le côté de l'appareil (clayettes).

Les ennemis dans le réfrigérateur sont l'air, les odeurs et les microbes. Il faut lutter contre :

- *l'air et les odeurs* : pour éviter le rancissement des aliments (contact avec l'air), il faut :
  - transvaser les aliments dans un récipient fermé en matière plastique, en verre ou dans du papier aluminium ou utiliser un film plastique,
  - emballer les aliments à forte odeur (melon, choux-fleurs, plat aillés) ;
- *les microbes* : pour prévenir les toxi-infections, il faut :
  - laver préalablement les aliments qui se mangent crus à la sortie du réfrigérateur (crudités…),
  - transvaser les aliments préemballés dans un autre récipient, ou les emballer dans un film aluminium ou plastique (conserver les dates limites d'utilisation),
  - éliminer les suremballages de certains produits vendus par lot,
  - redoubler de vigilance avec les produits carnés, le poulet et les charcuteries,
  - emballer chaque fromage et/ou les mettre dans une boîte hermétique.

---

109. L'activité microbienne se produit entre 10 et 63 °C.

Fig. 1.51 Rangement des aliments dans le réfrigérateur par zones de froid.

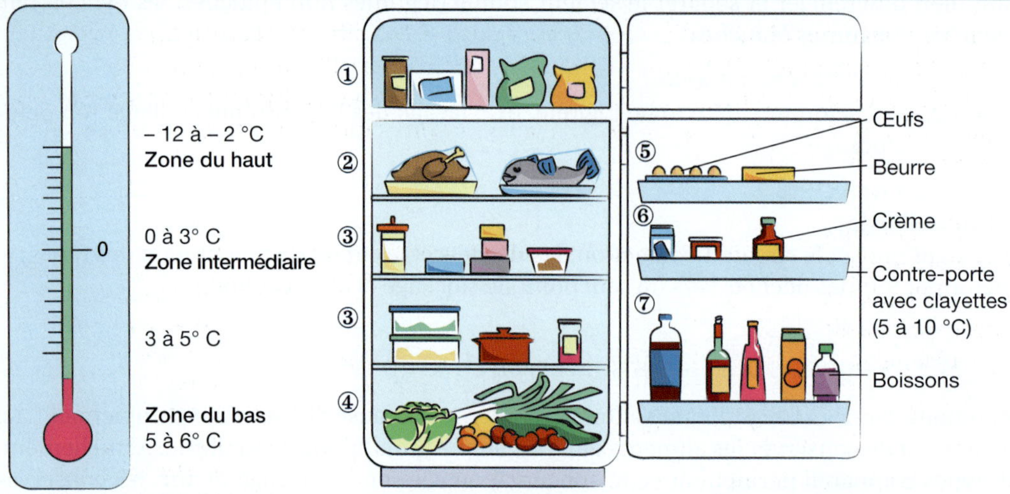

Dans le réfrigérateur
① aliments surgelés, desserts glacés
② viandes, poissons frais, volailles, plats cuisinés sous vide, salade en sachet
③ aliments cuits et restes de nourriture (protégés)
④ végétaux (fruits, légumes, fromage)

Dans la contre-porte
⑤ beurre, œufs
⑥ crème, fromages frais
⑦ boissons

b. Respecter les temps de conservation des aliments

Pour conserver les aliments dans de bonnes conditions, il faudra prendre certaines précautions (*cf.* Tableau 1.58).

Tableau 1.58 Temps et lieu de conservation des aliments.

Produits	Temps et lieu de conservation des aliments	
	Emballage fermé	**Emballage ouvert**
Produits stérilisés	**Dans un placard**	**Au réfrigérateur (avec identification de la DLC + date d'ouverture)**
Conserves appertisées	3 ans (date de péremption)	24 h (zone 4°)
Lait ou crèmes (UHT)	3 mois (date de péremption)	1 à 2 jours (zone 4°)
Produits pasteurisés	**Au réfrigérateur (voir DLC)**	
Lait – plats préparés	1 à 5 jours (date limite de consommation)	1 à 2 jours (zone 4°)
Beurre	15 jours	10 jours (zone 4°)
Produits surgelés[a]	**Au conservateur à 18 °C (voir DLC)** **Dans un freezer** à 12 °C, 3 jours maximum** **Dans un réfrigérateur 24 h**	–18° C –12°C

a. Emballage fermé ou ouvert.

Rôle de l'AP

Respect des règles d'hygiène et de sécurité (H-S)

L'AP doit impérativement respecter les règles d'hygiène et de sécurité vues précédemment et il veillera au respect des règles élémentaires, à savoir :

- ne jamais recongeler un produit décongelé ;
- utiliser tout de suite un produit décongelé ;
- toujours lire les dates limites de conservation (DLC) sur les produits ;
- bien connaître les zones de froid de son réfrigérateur et ranger les denrées selon ces zones (ex. : Fig. 1.51) ;
- vérifier quotidiennement les DLC et jeter les produits quand la date est dépassée.

10 | Le choix du matériel de biberonnerie

Le matériel destiné à l'alimentation de l'enfant est varié. Les biberons et les tétines constituent l'essentiel de ce matériel. L'AP doit les connaître pour les conseiller aux parents.
La tétine joue un rôle important. Sa fabrication respecte les règles d'hygiène et de sécurité pour l'enfant. Il en existe de très nombreux modèles. Voyons ci-après les caractéristiques d'une tétine (*cf.* Tableau 1.59).

Fig. 1.52 Le biberon est incassable et léger, il est stérilisable et passe au lave-vaisselle et au micro-ondes.

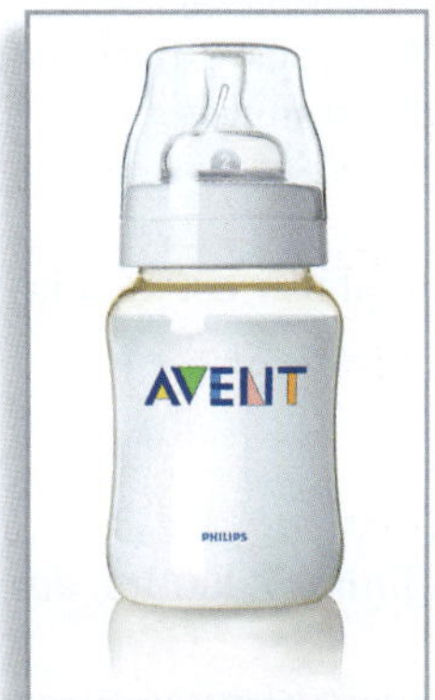

Tableau 1.59 Schéma d'une tétine.

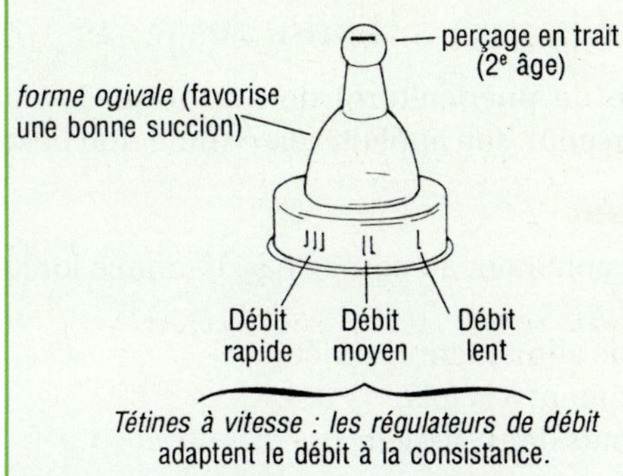

Les tétines ont une forme ogivale qui facilite la respiration lors de la tétée.
La bague (en plastique) indique les *différentes vitesses* (I à III) à adapter à l'âge et aux besoins du bébé.

(··)	– perçage à trous excentrés
(T)	– perçage en T
(|)	– perçage en trait

Rôle de l'AP

Avant de donner le biberon, il est vivement conseillé de vérifier le débit (qui dépend du perçage de la tétine). Pour savoir si le débit est correct, il faut retourner le biberon rempli à moitié : le liquide s'écoule de lui-même au goutte à goutte.

11 | Les conditions favorables à la prise des biberons et des repas

A Les conditions favorables à la prise des biberons

L'auxiliaire de puériculture veillera à ce que l'enfant prenne son biberon dans les meilleures conditions possibles. Pour cela, elle respectera les règles d'HSCR et ergonomiques. L'AP doit :
- s'installer correctement (dos et bras appuyés). Le confort et le bien-être sont essentiels. Outre la prévention du mal de dos pour le soignant, la stabilité de la position induit un sentiment de sécurité chez le bébé ;
- offrir le biberon à la température préférée par l'enfant (température ambiante ou légèrement plus chaude) ;
- observer le regard de l'enfant et y répondre avec bienveillance ;
- vérifier la vitesse et la perforation de la tétine (le débit doit être assez lent) ;
- bien installer l'enfant : dans les bras, en position semi-assise, la tête bien soutenue ;

Fig. 1.53 La prise du biberon.

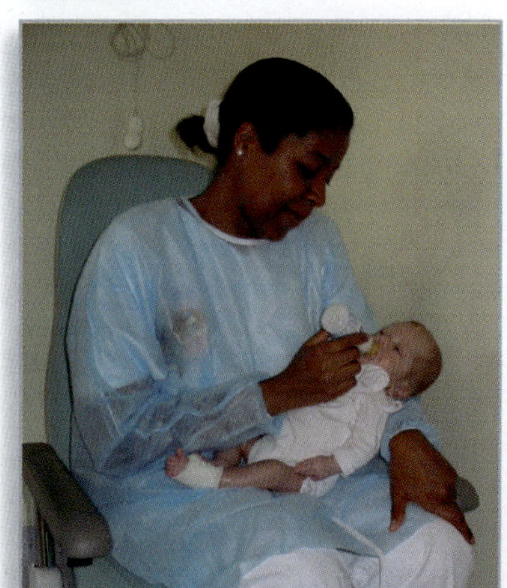

- maintenir le biberon redressé afin d'éviter que l'enfant n'absorbe de l'air ;
- faire durer la tétée au moins 10 min afin de répondre au besoin de succion et respecter le transit digestif de l'enfant (vérifier les perforations de la tétine pour atteindre cet objectif) ;
- interrompre la tétée de temps en temps (surtout si le bébé tête très vite) ;
- laisser l'enfant libre de ses mouvements (ne jamais lui coincer les bras) ;
- le regarder, lui parler ;
- évaluer la quantité de lait prise par l'enfant ;
- en fin de tétée, il faut redresser l'enfant pour lui permettre de faire son « rot ». On peut le maintenir contre sa poitrine en lui tapotant légèrement le dos ;
- faire les transmissions (quantité absorbée, problèmes éventuels...).

B Les conditions favorables à la prise des repas

L'adulte (parents ou auxiliaire de puériculture) doit respecter l'enfant dans ses différents besoins et désirs : respecter son goût, son appétit, son rythme, son besoin d'autonomie.

a. Respect du goût de l'enfant

Le goût se développe considérablement au cours de la 1re année lorsque le plaisir est lié à la bouche ; d'où l'importance :

- d'introduire précocement une alimentation variée ;
- de ne proposer qu'un seul aliment à la fois ;
- de ne pas mélanger les aliments dans l'assiette ;
- de respecter le refus de l'enfant, tout en ne le considérant pas comme définitif ; il faudra, au contraire, refaire une tentative un peu plus tard ;
- de nommer les aliments et formuler les sensations perçues par l'enfant : saveur, température, odeur....

b. Respect de l'appétit de l'enfant

Parmi les enfants, certains sont des « gros mangeurs », d'autres des « petits mangeurs ». Un même enfant peut avoir des variations d'appétit d'un jour à l'autre. L'enfant connaît ses besoins, il faut lui faire confiance.

c. Respect du rythme biologique de l'enfant

Le respect du rythme biologique de chaque enfant est d'autant plus important que l'enfant est jeune. L'alimentation « à la demande » poursuit cet objectif. Pour l'appliquer valablement, l'adulte doit être capable de « reconnaître » les cris de l'enfant. L'enfant qui pleure n'a pas forcément faim.

Le respect du rythme de l'enfant impose de :

- ne pas le réveiller pour manger ;
- ne pas l'empêcher de s'endormir parce que c'est l'heure du repas.

d. Respect du besoin d'autonomie

Au cours de la première année, l'enfant éprouve un grand plaisir à téter. L'introduction de la tasse ne doit pas entraîner la suppression du biberon. Ce n'est que lorsque l'enfant aura eu suffisamment de plaisir à téter, qu'il décidera *seul* de renoncer au plaisir du biberon pour d'autres plaisirs (par ex. : celui de prendre son repas à la table familiale ou à celle de la crèche). Par ailleurs, très tôt, l'enfant éprouve le besoin de manger seul avec ses mains. Il faut le laisser faire car cette manipulation répond à un besoin d'exploration, elle est source de plaisir.

e. Respect des compétences de l'enfant

En grandissant, l'enfant éprouve le besoin de participer aux activités lui procurant du plaisir et évidemment à celles touchant à son alimentation. Il va devenir de plus en plus autonome et va progressivement passer d'une alimentation liquide à une alimentation en petits morceaux, du biberon à la tasse, puis à la cuillère, du repas pris sur les genoux au repas pris à table (*cf.* Tableau 1.60).

Tableau 1.60 Compétences de l'enfant dans le domaine alimentaire.

Âges approximatifs	Compétences	Rôle de l'auxiliaire de puériculture
Vers 3-4 mois	L'enfant : – tète et touche le sein ou le biberon – regarde l'adulte qui lui donne le biberon	L'AP : – installe l'enfant confortablement – lui parle en lui donnant son biberon
5-6 mois	– boit à la tasse et mange à la cuillère (tenus par l'adulte) – touche volontairement ses aliments dans l'assiette	– lui permet de toucher les aliments avec les mains
À partir de 1 an à 1 an et demi	L'enfant devient plus autonome, il peut passer à table et : – manger seul avec les mains – puis manger à la cuillère	– installe l'enfant à la table collective – le protège avec un bavoir plastique – le laisse manger seul à son rythme, tout en l'aidant
À partir de : 2 ans à 2 ans et demi	L'enfant peut : – manger avec la fourchette – s'intéresser aux aliments	– lui propose la cuillère puis la fourchette – lui présente légumes et viande en petits morceaux et séparément
3 ans	– participer à la préparation des repas	– l'invite à participer à la préparation des repas
À partir de 4 ans	L'enfant peut : – utiliser un couteau – se servir seul (sur incitation de l'adulte)	– lui donne un couteau à bout rond – surveille et stimule l'enfant pendant le repas

Rôle de l'AP

À l'occasion du repas, l'AP doit :

Créer une ambiance agréable

Pour que manger soit un plaisir en collectivité, il est nécessaire que les repas se déroulent dans une atmosphère de calme et de confort. Les repas seront précédés par des activités calmes, voire une séance de relaxation. Les nourrissons supportant mal l'attente, l'auxiliaire de puériculture doit s'efforcer de la réduire en organisant correctement son travail :

- les nourrissons seront installés, en fonction de leur âge, dans les bras ou dans les baby-relax face à l'adulte ;
- les enfants plus grands mangeront par petits groupes (de 5-6) dans des « coins-repas ». Ils choisissent leur place à table en fonction de leurs affinités ;
- l'auxiliaire de puériculture partagera le repas des enfants car c'est un moment essentiel d'échange et de communication.

Développer les goûts de l'enfant

L'AP doit :

- proposer à l'enfant une alimentation variée, bien présentée dans l'assiette ;
- au cours du repas : nommer les différents aliments et « verbaliser » les sensations gustatives : sucré, salé… ;
- associer l'enfant aux préparatifs des repas par des sorties au marché et par des activités telles que la confection de gâteaux, la préparation de la salade (de légumes ou de fruits…).

Développer les potentialités de l'enfant

L'introduction de la tasse, de la cuillère… varie avec l'âge de l'enfant, mais aussi avec ses capacités motrices et son désir d'autonomie (*cf.* Tableau 1.60). L'AP doit bien observer l'enfant afin de dépister le moment où il est prêt pour faire un nouvel apprentissage. Elle informera les parents des progrès accomplis par l'enfant.

Stimuler l'autonomie de l'enfant

L'AP doit :

- permettre à l'enfant de toucher ses aliments ; par contre, chez les grands, il est normal que l'usage des instruments soit intégré ;
- connaître chaque enfant et ne lui demander que ce qu'il est capable de faire ;
- le faire participer à quelques préparatifs de repas (mettre le couvert, se servir l'entrée, le dessert, jeter les déchets…) en fonction de ses capacités.

Évaluer son appétit

- Lui proposer dès 3 ans de se servir seul. Il va apprendre à établir une relation entre la quantité des aliments et son appétit.
- Ne pas forcer l'enfant (qui s'est trop généreusement servi) à terminer son assiette.

Respecter les règles d'hygiène

Lui proposer de se laver les mains avant et après le repas, et de se brosser les dents après le repas.

Respecter les autres convives

Lui apprendre à tenir compte de l'existence des autres. Le repas est un moment de plaisir individuel mais aussi un plaisir collectif. L'enfant doit apprendre à partager la nourriture, attendre son tour pour être servi, rester en place avec les autres, et respecter la nourriture du voisin.

Être attentive à la sécurité

L'AP doit :

- surveiller la température des plats (ne pas les refroidir en soufflant dessus) ;
- respecter les régimes alimentaires ;
- surveiller les enfants (risque de fausse route, d'allergie).

Conseiller les parents

L'AP doit les conseiller :

- sur l'alimentation du jeune enfant : les menus, l'équilibre alimentaire, les quantités (notamment en protéines), l'importance de la variété, des idées de recettes ;
- sur les règles d'hygiène de vie : régularité des horaires de repas, pas de grignotage entre les repas…

Faire les transmissions

L'AP informera la puéricultrice et éventuellement les parents, de l'appétit de l'enfant, de son comportement au cours du repas, et des progrès réalisés.
Elles les invitera à prendre connaissance des menus affichés à la crèche et à composer leur menu du soir, en fonction du repas de midi.

C L'installation des enfants pour le repas

Tableau 1.61 Installation des enfants pour le repas.

Objectifs : hygiène, confort, sécurité et respect des enfants.
Indications : à l'heure des repas (déjeuner, goûter ou dîner).

Matériel	Critères	Protocole
	C	– Prévoir avant le repas une activité relaxante pour le groupe d'enfants.
– Savon liquide (ou SHA)	H	– Se laver les mains (ou SHA).
– Une table et les couverts		– Dresser la table.
		– Inviter le groupe d'enfants à :
	R, C	• aller au WC ;
– Lavabos	H	• se laver les mains ;
	C	• s'asseoir calmement.
– Radio, CD		– Mettre une musique douce.
	R	– Maintenir le contact avec le groupe d'enfants (leur parler, les regarder chacun individuellement).
– Serviettes de table	H, C	– Leur mettre une serviette de table.
	R	– Participer au repas (*cf.* fiche suivante).
	R	– Ne pas coincer la serviette sous l'assiette pour favoriser l'autonomie de l'enfant.

D La participation au repas des enfants et soins d'hygiène associés au repas

Tableau 1.62 Participation au repas des enfants.

Objectif : donner le repas à l'enfant en favorisant son autonomie et son plaisir dans le respect des règles d'HSCR.
Indications : à l'heure des repas ou du goûter.
Préalable : l'enfant aura reçu des soins d'hygiène avant le repas (*cf.* Tableau 1.61).

Matériel	Critères	Protocole
– Savon liquide (ou SHA)	H	– Se laver les mains (ou SHA).
– Chariot repas	R	– Présenter le repas à l'enfant.
– Couverts		– Aider l'enfant à prendre son repas en respectant son rythme, ses goûts, ses demandes et ses besoins.
	R	– Ne pas exiger une propreté à table qu'il n'a pas encore acquise.
		– Ne pas mélanger les aliments.
		– Lui proposer à boire.
– Aliments	S	– Lui couper la viande.
– Eau + verre	R	– Parler à l'enfant au cours du repas.
		– Favoriser son autonomie à table, l'autoriser à se servir selon ses capacités.
		– Ne pas le forcer à finir son repas.
		– Éviter de jeter les miettes sur le sol !
	H, S	– Nettoyer et ranger le matériel.
	H	– Inviter les enfants à se laver les mains et les dents après le repas.
– Lavette + savon liquide		– Se laver les mains (ou SHA).
– Lavabo + eau	S	– Faire les transmissions écrites et orales.

Rôle de l'AP

Précautions pour les transmissions : en matière d'alimentation de l'enfant, il est important de noter les informations suivantes, sur le cahier de soins :

- la nature du repas ;
- le refus de manger ou l'absence d'appétit de l'enfant ;
- les difficultés à déglutir, le dégoût, les nausées, le hoquet ;
- les vomissements ou rejets après le repas ;
- les douleurs abdominales lors de la digestion…

Pour l'enfant plus jeune, l'AP pourra noter la nature du lait et les *quantités* absorbées.

Fig. 1.54 **L'AP participe au repas tout en laissant une certaine liberté aux enfants et sans oublier d'assurer l'hygiène après le repas.**

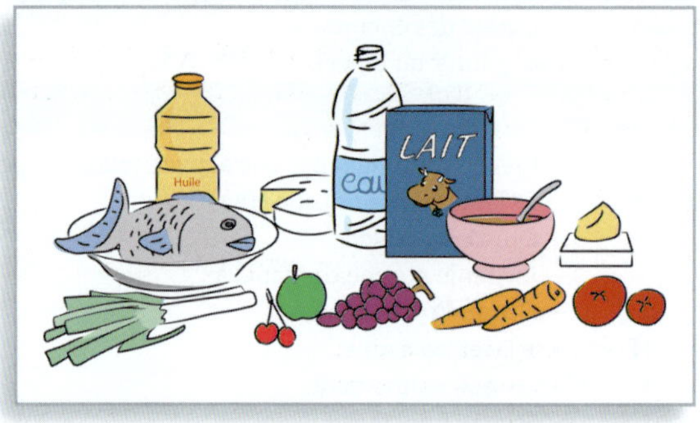

E La surveillance de la composition et de la distribution du repas

Tableau 1.63 Surveillance de la composition et de la distribution du repas.

Objectifs : – surveiller la composition du repas (équilibre alimentaire); – surveiller la présentation et la distribution des repas (dans le respect des règles d'HSCR). **Indication** : à l'occasion de tous les repas de l'enfant.	
	L'AP doit :
H, S	– veiller au respect de l'équilibre alimentaire du jeune enfant;
H, S	– faire boire l'enfant souvent au cours du repas;
R	– bien présenter le repas.
	– utiliser des couverts adaptés à l'âge de l'enfant (inoffensifs);
H, S	– respecter le système des « liaisons »;
	– ne pas laisser séjourner un plateau-repas à température ambiante;
H, S	– se laver les mains et revêtir sa blouse avant de donner le repas aux enfants;
	– ne pas mettre les doigts dans les verres ou les assiettes;
	– distribuer les couverts en les prenant par le manche;
R	– inciter l'enfant à manger seul (si on juge que cela lui est possible);
S	– écouter ses commentaires et observer ses réactions (régurgitations, soif excessive);
S	– faire les transmissions.

Fig. 1.55 **L'AP contribue au respect des règles d'hygiène : lavage des mains, maintien des plats à bonne température…**

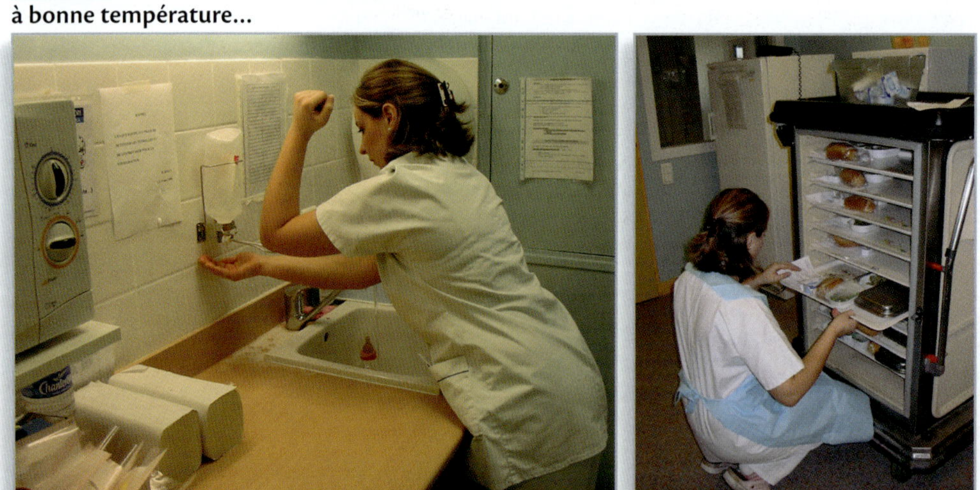

12 | Le nettoyage et la stérilisation du matériel de biberonnerie

Le lait constituant un réel bouillon de culture pour les micro-organismes, une hygiène rigoureuse est recommandée et la stérilisation des biberons est nécessaire pour le nouveau-né qui n'a pas encore acquis une immunité satisfaisante.

Tableau 1.64 Nettoyage des biberons.

Matériel	Critères	Protocole	Illustration
– Eau courante – Bac + eau chaude – Savon liquide (vaisselle)	 H	Le nettoyage des biberons se pratique en 3 étapes : – *rincer immédiatement après le repas à l'eau courante froide* ;	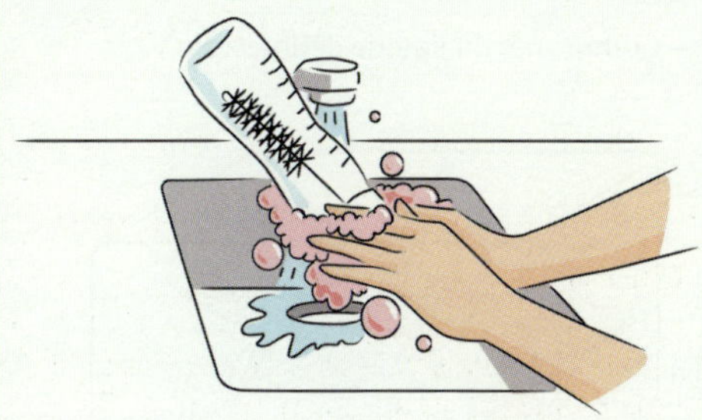
– Goupillon	H	– *brosser dans l'eau chaude savonneuse* à l'aide d'un goupillon : • le biberon (extérieur, intérieur), • la tétine (extérieur, intérieur), • la bague et le capuchon ;	
– Torchon propre (ou panier)	H, S	– *rincer à l'eau courante et égoutter le biberon.*	

A La stérilisation à chaud des biberons

Tableau 1.65 Stérilisation à chaud des biberons.

Objectif : la stérilisation des biberons a pour but d'éliminer tous les micro-organismes indésirables.
Intérêts : garantie de qualité et d'efficacité.

Matériel	Critères	Protocole
Stérilisateur (type Soxhlet) en aluminium		**1. La stérilisation à chaud (ébullition ou vapeur)** C'est une stérilisation par ébullition, on utilise le plus souvent un stérilisateur (ou l'autoclave à l'hôpital).
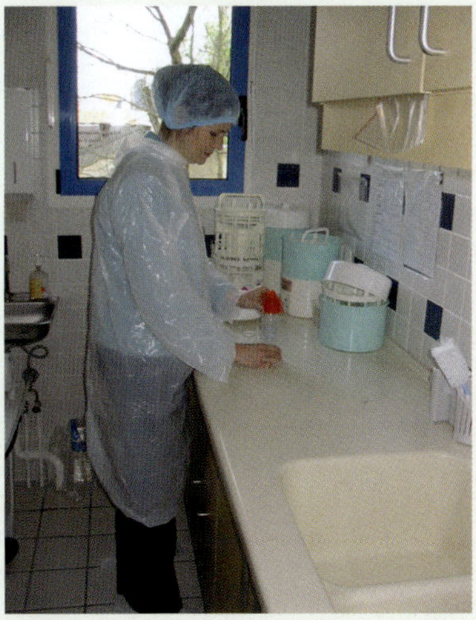	H, S	**a) Préparation** – Remplir le stérilisateur avec de l'eau du robinet (1/3 environ) ; – mettre les biberons tête en bas dans le panier ; – mettre les tétines et les capuchons au-dessus.
	S	**b) Temps d'ébullition** Compter 15 min d'ébullition pour les appareils qui vont sur la plaque de cuisson et quelques minutes seulement pour les stérilisateurs à vapeur.
	H, S	**c) Après la stérilisation** – Appliquer les mesures d'hygiène : • bien se laver les mains au préalable, • tenir la tétine par le support plastique, • la couvrir de son capuchon protecteur et la poser sur une assiette ; – fermer chaque biberon en veillant à ne pas toucher les tétines ; – noter la date et l'heure de la stérilisation et les ranger au réfrigérateur ;
	S	– faire les transmissions.

B La désinfection à froid des biberons

Tableau 1.66 Désinfection à froid des biberons.

Objectif : la désinfection se fait par contact avec un produit bactéricide se présentant sous la forme de comprimés à diluer ou de liquide concentré; ce produit a pour but d'éliminer tous les micro-organismes indésirables.
Intérêt : c'est un procédé rapide, qui préserve la qualité des tétines mais qui exige de grandes précautions d'hygiène lors de la manipulation après la désinfection.

Matériel	Critères	Protocole
– Bac plastique (avec couvercle) – Biberons et tétines – Comprimés ou liquide désinfectant	H S	**a) Préparation de la désinfection des biberons** – Se laver les mains préalablement; – remplir d'eau jusqu'au niveau indiqué sur le bac stérilisateur; – verser le liquide bactéricide ou jeter les comprimés dans l'eau du bac (attendre qu'ils soient complètement dissous);
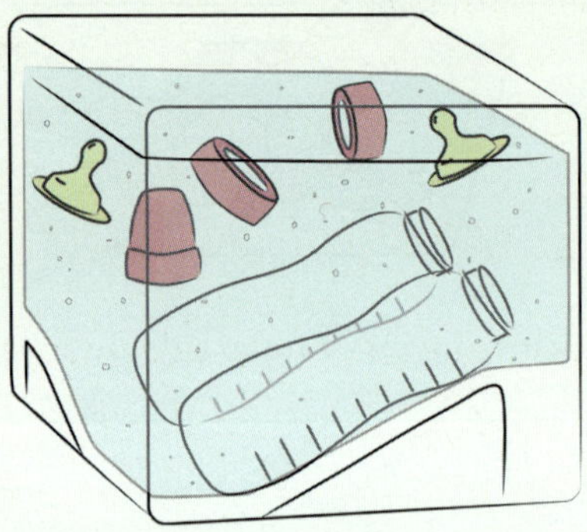	H, S	– plonger les biberons (goulot vers le fond) dans l'eau du bac; – placer la grille qui permet de maintenir l'immersion des biberons; – noter le jour, la date, l'heure de la préparation; – veiller à chasser les bulles d'air[a]. **b) Après la désinfection des biberons** – Respecter les mesures d'hygiène (lavage des mains, nettoyage rigoureux du plan de travail); – sortir les biberons de la solution; – fermer les biberons et les ranger au réfrigérateur; – les conserver au maximum 24 h; – renouveler la solution au-delà de 24 h;
– Eau + savon liquide	S	– nettoyer le matériel entre deux désinfections; – faire les transmissions.

a. C'est une mesure primordiale d'hygiène et de sécurité, car l'endroit où une bulle d'air est présente n'est pas désinfecté.

11 Les habitudes de vie (sommeil et sorties)

Pour une auxiliaire de puériculture, le respect des rythmes de vie de l'enfant est fondamental, en particulier celui du sommeil ; c'est une période de repos de l'organisme humain, nécessaire pour récupérer les facultés physiques et mentales.

1 | Les besoins de sommeil selon l'âge

De la naissance à l'adolescence, les besoins du sommeil sont variables :
- nouveau-né : 20 h
- 1 à 3 ans : 15 h (12 h nuit/3 h sieste) ;
- 3 à 5 ans : 12 h (10 h nuit/2 h sieste) ;
- vers 10 ans : 10 h ;
- adolescent : 8 à 9 h ;
- adulte : 7 à 8 h.

NB : ces chiffres sont donnés à titre indicatif, chaque enfant ayant son *propre rythme* de sommeil.

2 | Les stades du sommeil de l'enfant

En étudiant la durée et la profondeur du sommeil, on a pu tracer la représentation graphique d'une nuit (l'hypnogramme). On sait ainsi que le sommeil se divise en *cycles*, eux-mêmes décomposés en 5 *stades* (*cf.* Fig. 1.57). Au cours d'une nuit normale, on passe en moyenne 4 à 5 cycles de sommeil. Un cycle de sommeil dure de 1 h 30 à 2 h 10 (environ). À partir de 2 à 3 ans, le cycle de sommeil de l'enfant devient identique à celui de l'adulte. Notons toutefois que, dès la naissance, l'enfant a un rythme de sommeil qui lui est propre. Il existe des « petits » et des « gros » dormeurs.

3 | Les cycles de sommeil du nouveau-né

À la naissance, le nouveau-né ne connaît pas l'alternance jour/nuit. Les cycles de sommeil sont courts : 50 à 60 min (18 à 20 cycles par 24 h).
Le rythme endormissement/éveil est essentiellement lié à la sensation de satiété et de faim. Chaque cycle comprend 2 états de sommeil.

A Le sommeil agité

Le nouveau-né s'endort toujours en entrant dans l'état de sommeil agité qui dure environ 30 min. On peut observer :
- des mouvements corporels (doigts, orteils, flexion des jambes) et des mouvements oculaires ;
- une respiration irrégulière, haletante (le pouls est rapide) ;
- des petits sourires (appelés sourires aux anges).

B Le sommeil calme

Il dure entre 20 et 30 min (environ). Au cours du sommeil calme, est sécrétée l'hormone de croissance (ou somathormone, ou hormone somatotrope). On constate que :
- le bébé est immobile ;
- le visage détendu, les yeux fermés sans mouvement ;
- la respiration est calme et régulière (30 à 40 min).

C Le sommeil de transition

Au bout de 60 min, environ, le nouveau-né est tout près de l'éveil puis se rendort, et un autre cycle recommence.

Situation

On dit d'une façon anecdotique qu'il ne faut pas rater le train du sommeil ! Il passe toutes les deux heures environ, à des horaires précis. Il n'est jamais en grève ni en panne, sauf si on est malade. Les signes annonciateurs de son arrivée sont :

- bâillements ;
- tête et paupières lourdes ;
- yeux qui picotent ;
- envie de s'allonger ;
- désintérêt pour la conversation.

Si vous ratez le 1er train, le train suivant se manifeste par des signes plus appuyés encore.
Si vous souhaitez connaître précisément la durée de votre cycle de sommeil, notez l'heure du premier passage du train et… résistez jusqu'au deuxième. Sa durée evst le temps qui s'est écoulé entre les deux trains. Il est compris entre une heure trente et deux heures dix. (*cf.* Fig. 1.56).

Fig. 1.56 Le petit train du sommeil (le nombre de minutes est donné à titre indicatif, car il y a de grandes variations individuelles).

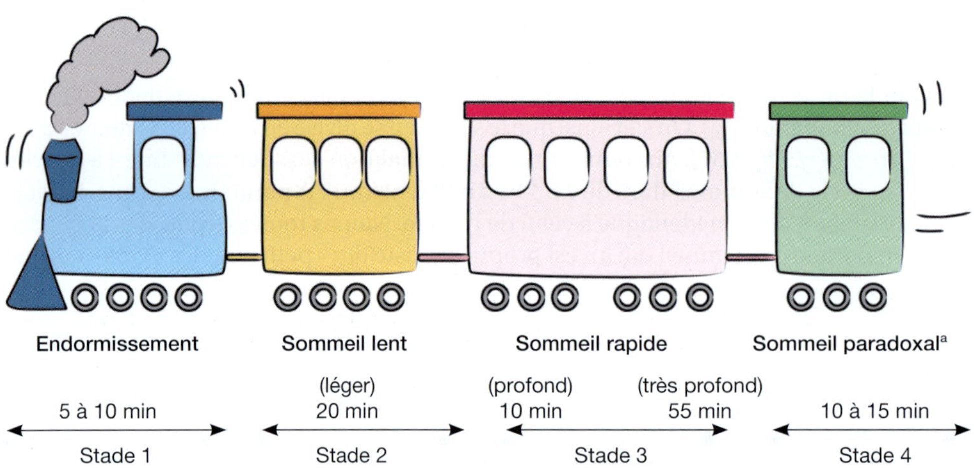

…Ensuite, disposition à l'éveil ![b] … (quelques secondes)

a. le terme « paradoxal » vient du contraste entre la profondeur du sommeil de l'enfant et le fait qu'il paraît éveillé, parce qu'il s'agite !
b. L'hormone de réveil est la noradrénaline.

Fig. 1.57 Les différents stades du sommeil qui constituent un cycle de sommeil (enfant/adulte). La durée de chaque stade est donnée à titre indicatif.

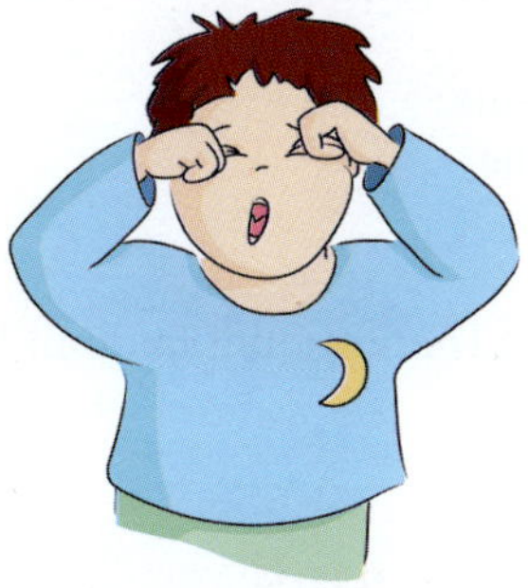

Stade 1 : L'endormissement
– **Caractéristiques :** l'enfant se frotte les yeux, baille, cherche un appui… Parfois, l'enfant s'endort sur place. Dans ce cas, il faut attendre le début de la période de sommeil lent pour le transporter dans son lit
– **Durée :** 5 à 10 min.

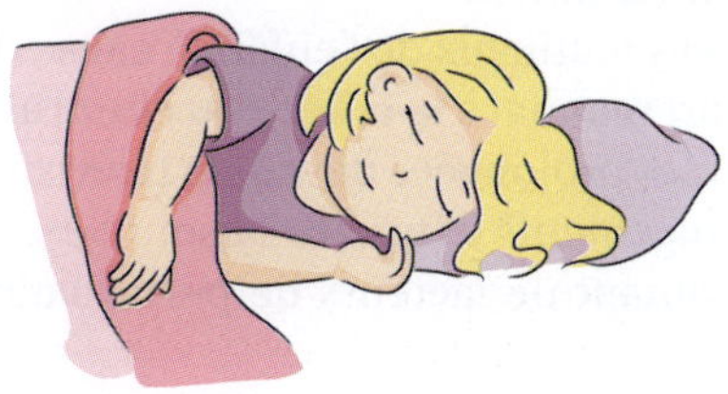

Stade 2 : Le sommeil léger (ou lent)
– **Caractéristique** : le moindre bruit peut réveiller l'enfant.
– **Durée** : 20 min.

Stade 3 et 4 : Le sommeil rapide (profond et très profond)
– **Caractéristiques** : le sommeil est très calme, le visage est détendu, pas de mouvements, ralentissement respiratoire, baisse de la température du corps.
– **Durée** : 1 h au total.

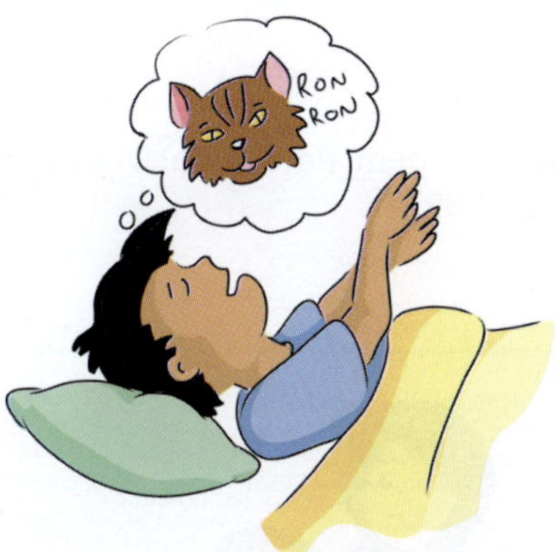

Stade 5 : Le sommeil paradoxal (ou rêve)
– **Caractéristiques** : le sommeil est plus agité, mais profond, respiration irrégulière, mimiques du visage, mouvements du corps, sueur… C'est le stade des rêves !
– **Durée** : 10 à 20 min.

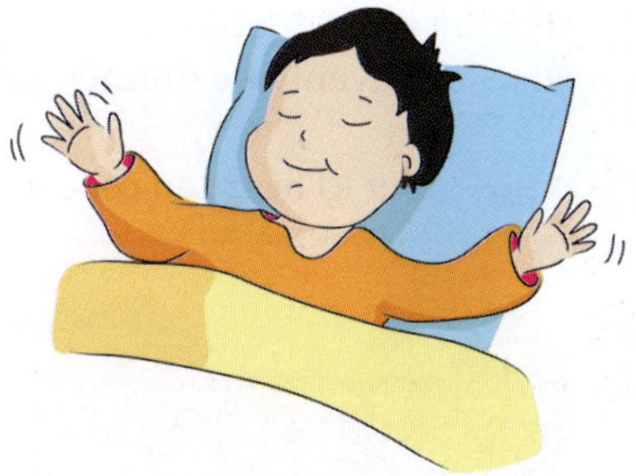

Stade 6 : La disposition à l'éveil (ou période de transition)
– **Caractéristiques** : mouvements du corps, profonds soupirs, augmentation du tonus musculaire, perception des bruits extérieurs
– **Durée** : quelques minutes.

4 | Le rôle du sommeil

Situés à la base du cerveau, au sommet de la moelle épinière, les centres du sommeil et de l'éveil agissent en sécrétant des hormones.

A Rôle du sommeil lent et profond

Il permet d'effacer la fatigue physique de la journée. L'hormone de croissance atteint, durant cette phase, son maximum de sécrétion.

B Rôle du sommeil paradoxal

Il permet d'effacer la fatigue psychique (travail intellectuel, soucis…). Il a une influence sur la maturation du système nerveux et la mémorisation. Les enfants qui manquent de sommeil sont irritables et ont une diminution de leurs capacités de concentration.
C'est la phase des rêves.

5 | Les facteurs de perturbation du sommeil

Les contraintes de la vie sociale actuelle rendent délicat le respect des besoins de sommeil de l'enfant, notamment :

- les réveils matinaux de l'enfant à cause du travail des parents ;
- le départ matinal à la crèche ou chez l'assistante maternelle ;
- les soirées prolongées devant la télévision ;
- les changements d'horaire saisonniers.

Ce sont autant de facteurs de perturbation du sommeil de l'enfant qu'il faudrait limiter ou éviter.

6 | Les conséquences d'un mauvais sommeil

Le rythme du sommeil, quand il est perturbé, a des incidences sur tout l'organisme. Il engendre :

- un état de fatigue et un déséquilibre nerveux avec d'inévitables troubles du comportement ;
- des troubles de la croissance : il a en effet été démontré une relation entre le sommeil et la sécrétion de l'hormone de croissance.

7 | Les conseils aux parents pour le « coucher »

L'heure du coucher a une grande importance dans la vie du tout-petit. Pour adoucir ce moment, quelques conseils peuvent être donnés aux parents (*cf.* Fig. 1.58).

Fig. 1.58 Conseils pour « l'heure du coucher ».

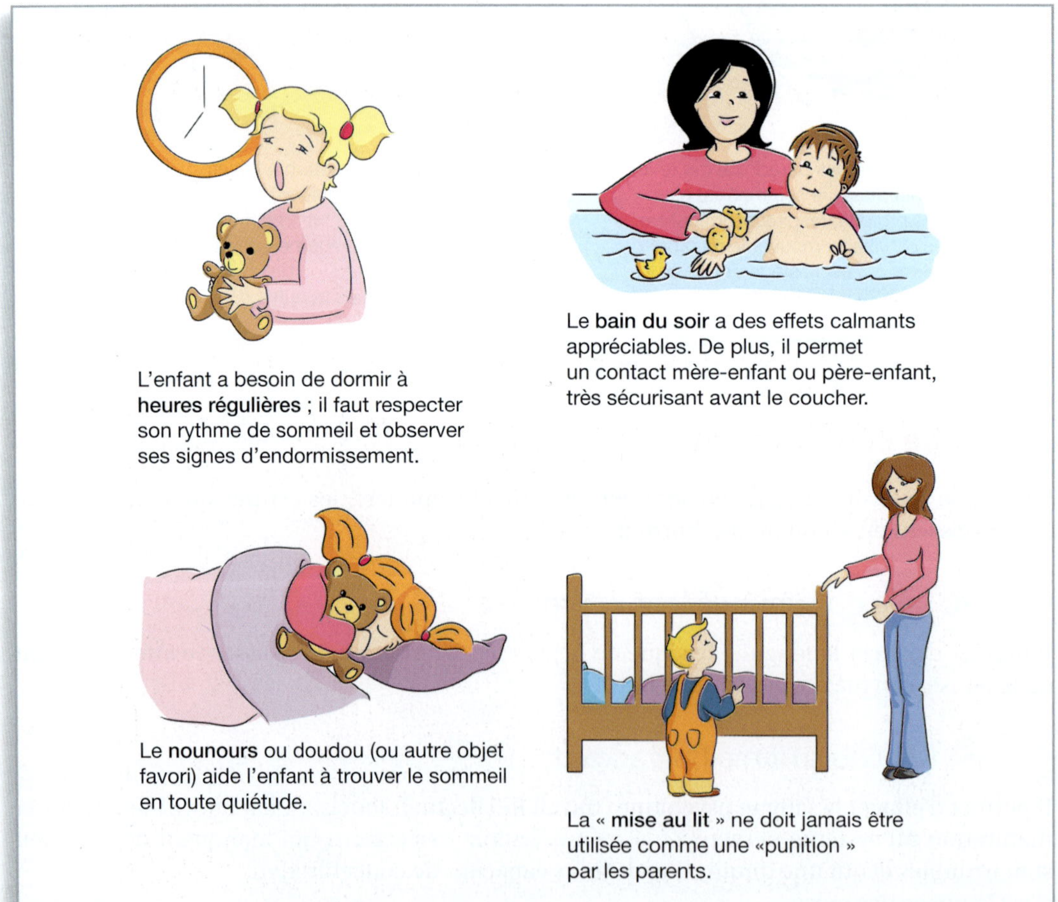

L'enfant a besoin de dormir à **heures régulières** ; il faut respecter son rythme de sommeil et observer ses signes d'endormissement.

Le **bain du soir** a des effets calmants appréciables. De plus, il permet un contact mère-enfant ou père-enfant, très sécurisant avant le coucher.

Le **nounours** ou doudou (ou autre objet favori) aide l'enfant à trouver le sommeil en toute quiétude.

La « **mise au lit** » ne doit jamais être utilisée comme une « punition » par les parents.

8 | Les conditions favorables à l'endormissement et au sommeil

Rôle de l'AP

Respecter les rites d'endormissement et le réveil naturel de l'enfant

Avant de s'occuper d'un enfant, l'AP doit veiller à connaître ses habitudes de vie et ses rites d'endormissement indiqués par ses parents.

- L'AP apprendra progressivement à déceler les signes annonciateurs du sommeil : l'enfant cherche à se faire câliner, pleure, s'allonge sur des coussins. C'est un besoin de « nidation » qui est un préambule à l'endormissement. Si on ne reconnaît pas ce stade (ou si l'enfant n'y cède pas), il faudra attendre 1 h 30, le début d'un autre cycle de sommeil.
- Si on ne peut attendre le réveil naturel, l'enfant ne peut être réveillé qu'en période de sommeil très léger (phase intermédiaire), c'est-à-dire lorsqu'il montre des réactions au toucher, à la voix, aux bruits extérieurs. Dans les autres cas, réveiller un enfant est considéré comme une véritable « agression » à son égard.

Respecter les besoins de sommeil de l'enfant

- En maternité : dans la plupart des maternités, un enfant nourri au sein tête à sa demande et n'est pas réveillé à heures fixes. Pour l'enfant nourri au biberon, l'AP veillera à expliquer aux parents comment respecter le rythme de sommeil du bébé.
- En structure hospitalière : l'AP peut être guidée par certains principes comme regrouper les tâches professionnelles et veiller à atténuer les bruits et vérifier la phase de sommeil de l'enfant (se renseigner auprès des parents sur les rythmes de l'enfant).
- En crèche : l'aménagement de la section doit comprendre un coin-repos fait de coussins, où l'enfant peut aller librement dès qu'il en éprouve le besoin. L'AP doit l'inviter à se coucher, dès les premiers signes d'endormissement. Pour la sieste, on lui proposera des matelas posés directement sur le sol, ou des lits bas, afin de lui permettre de se lever librement (*cf.* Fig. 1.59).

L'AP doit :

- placer le matelas de l'enfant toujours au même endroit (marquage du territoire) ;
- couvrir l'enfant (cela lui procure un sentiment de sécurité) ;
- lui donner son objet favori (ours, peluches diverses…) ;
- l'endormir en lui caressant légèrement la tête ou le dos (respecter les individualités) ;
- participer à la sieste et à la prévention de la MSN ;
- ne jamais laisser les enfants sans surveillance ;
- au moment du réveil, accueillir l'enfant et lui proposer une activité calme (un jouet par exemple) en attendant le réveil des autres enfants.

Fig. 1.59 L'AP joue un rôle important dans la prise en charge de l'enfant au moment de la sieste à la crèche.

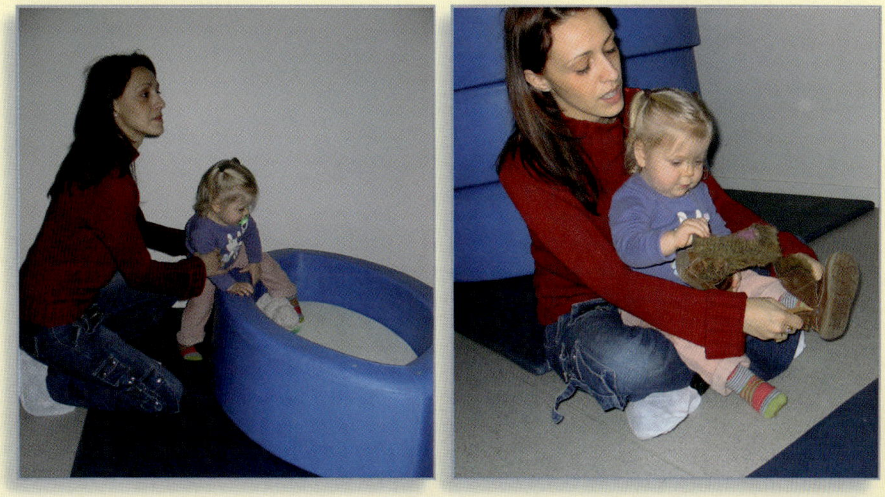

9 | Fiches techniques

A La réfection du lit non occupé et l'hygiène[110]

Tableau 1.67 La réfection du lit de l'enfant et l'hygiène.

Objectifs : assurer l'hygiène, le confort, le bien-être et sécurité de l'enfant.
Indications
– réfection quotidienne du lit non occupé ;
– nettoyage et désinfection du lit et de l'environnement.

Matériel	Critères	Procédure	Illustrations
– Eau + savon liquide – SHA – Chariot + matériel regroupé – Chaise – Sac à linge sale	H H C S	– Se laver les mains. – Préparer le matériel. – Agir en 4 temps – **1er temps : défaire le lit** : • placer une chaise près du lit ; • y déposer chaque pièce de linge ; • déposer le linge sale dans le sac prévu à cet effet ; • *faire attention à ce que le linge ne touche pas le sol et ne pas le porter contre soi* ;	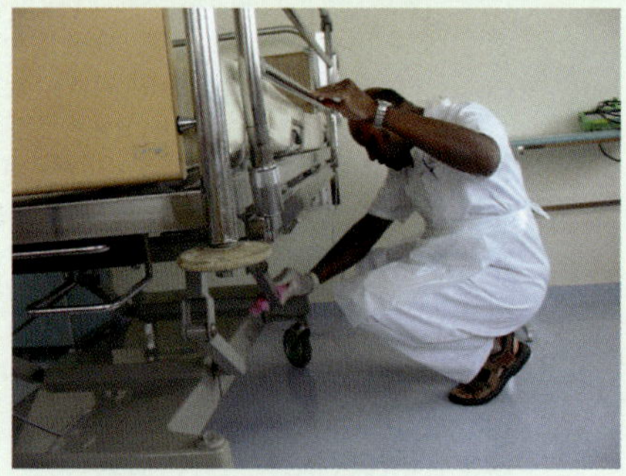
 – Nettoyant-désinfectant + lavettes	S	– **2e temps : nettoyer le lit :** *aller toujours du plus propre au plus sale et du haut vers le bas* (les pieds du lit) ;	
– Draps propres – Alèse coton (ou molleton) propre – Couverture + couvre-lit	S H	– **3e temps : refaire le lit :** • respecter les *positions ergonomiques* ; • chaque pièce de linge est déposée une à une, au centre du lit ; • *faire les coins au carré.*	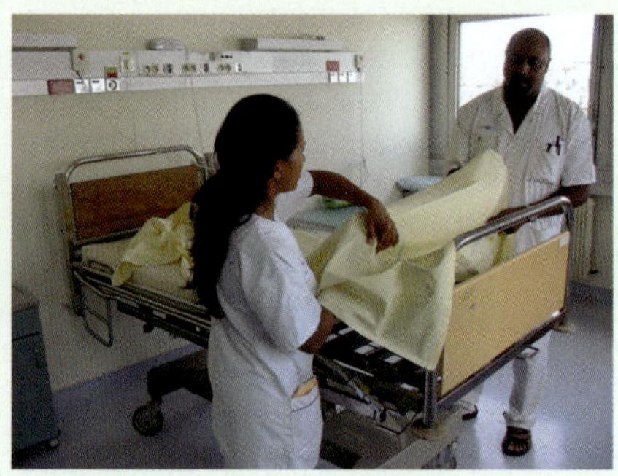
– Nettoyant-désinfectant + lavettes	S H S	– **4e temps : nettoyer le matériel :** • *aller du plus propre au plus sale* ; • se laver les mains. – Faire les transmissions	

Fig. 1.60 Réfection du lit non occupé (technique des « coins au carré »).

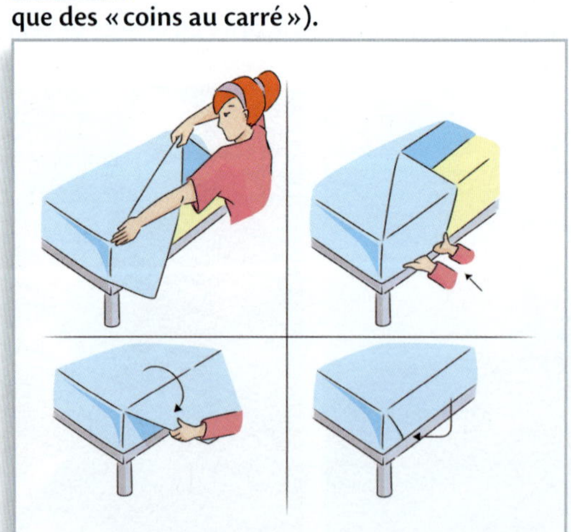

110. Les techniques de soins proposées dans cet ouvrage sont, par nécessité, synthétisées. Pour plus de détails, consulter l'ouvrage : *Fiches de soins pour les AP*, de J. Gassier et A. Isufi, Masson, 2009.

B Les sorties de l'enfant

Les promenades sont bénéfiques :

- *à la santé* : l'oxygénation stimule les défenses de l'organisme et favorise l'appétit et le sommeil. L'ensoleillement intervient dans la prévention du rachitisme (vitamine D) ;
- *à l'éveil de l'enfant* : il entre en contact avec d'autres odeurs, d'autres sons, d'autres couleurs, d'autres personnes... ; il dispose d'une relation privilégiée avec l'adulte (échanges verbaux, présence, nouvel apprentissage...).

L'AP peut conseiller aux parents de :

- veiller à la température extérieure (pour les promenades, il est conseillé de choisir en été, les heures les moins chaudes, et en hiver les heures les plus chaudes) ;
- choisir un endroit calme, avec de la verdure, éviter les voies de grande circulation et les transports en commun (en particulier le métro) ;
- choisir des vêtements et chaussures adaptés aux besoins de l'enfant ;
- éviter de laisser l'enfant tête nue au soleil, il doit porter un chapeau ;
- équiper la poussette ou le landau d'un parasol (la capote relevée favorise le « coup de chaleur ») ;
- protéger l'enfant contre les insectes, au moyen d'un voilage.

Il existe de nombreux modèles de poussettes et landaus, présentant chacun des avantages et des inconvénients. Pour les promenades de courte durée, l'utilisation du porte-bébé est recommandée (*cf.* Tableau. 1.68).

Tableau 1.68 Le matériel des sorties de l'enfant.

La poussette classique	La poussette canne	Le porte-bébé
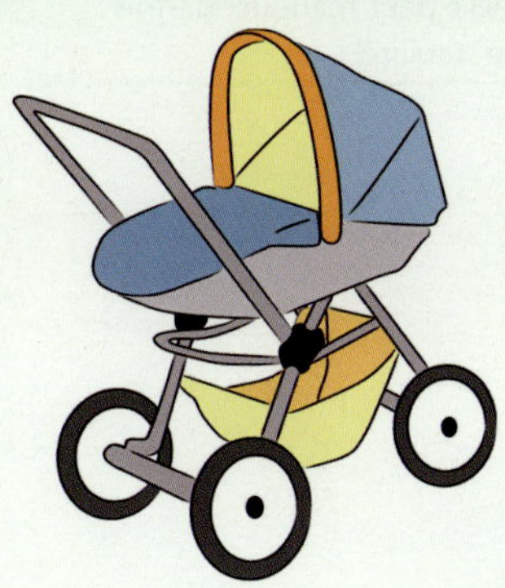	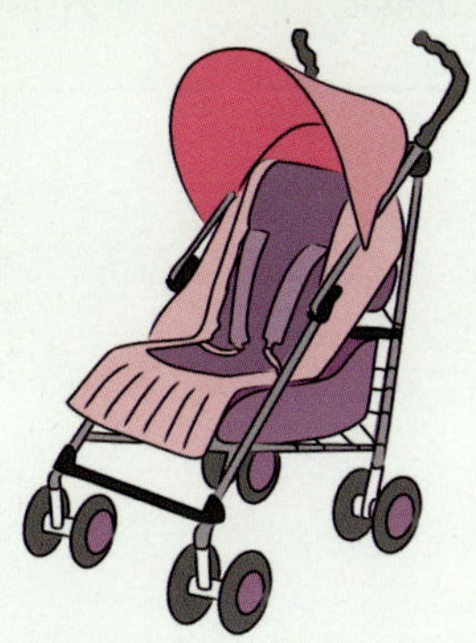	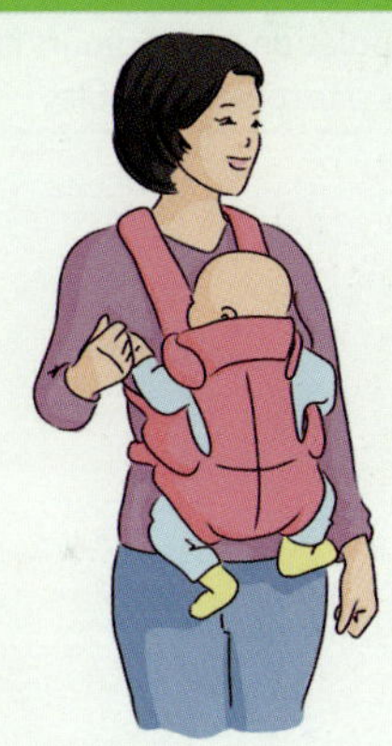
Avantages : – bien suspendue et stable – l'enfant voit l'adulte qui le pousse	**Avantages :** – pliable et maniable – légère et peu encombrante	**Avantages :** – excellent pour le contact avec l'enfant (par le toucher et la parole) – pour les trajets plus longs, le port du bébé dans le dos est recommandé
Inconvénients : – encombrante et onéreuse **Accessoires facultatifs :** – habillage – parasol...	**Inconvénients :** – mauvaise suspension – l'enfant ne voit pas l'adulte qui le pousse	

C Les sièges pour enfant

Tableau 1.69 Les sièges de l'enfant.

Le transat	Le baby-relax	La chaise haute
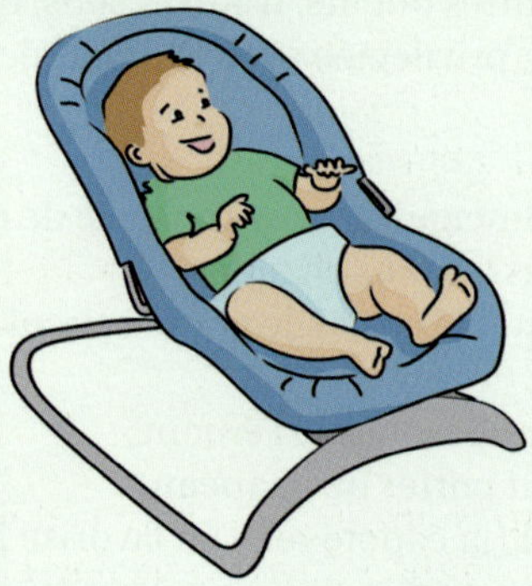		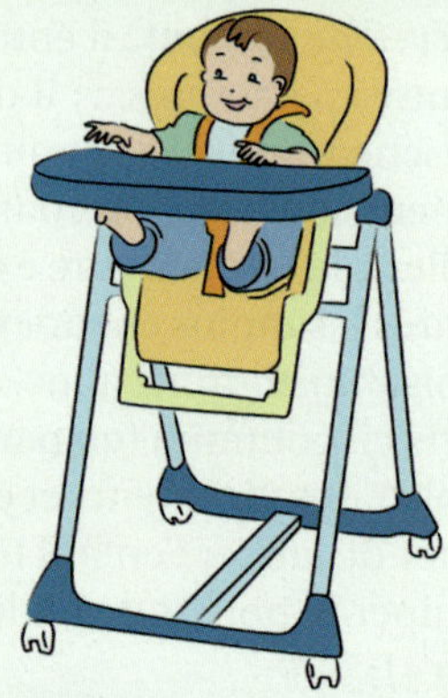
Avantages : – il facilite la socialisation (permet le contact) – les modèles pour automobile préviennent les risques d'accident	**Avantages :** – plus rigide que le transat, il favorise la position assise, dos bien maintenu – il permet de varier les activités de l'enfant (repas, jeux)	**Avantages :** – elle permet à l'enfant de participer au repas des adultes à « hauteur de table familiale » – quelques modèles multipositions permettent des emplois diversifiés
Inconvénients : – manipulation pas toujours facile et anses pas toujours fiables	**Inconvénients :** *cf.* le transat	**Inconvénients :** – elle peut manquer parfois de stabilité

12 L'élimination et l'acquisition de la propreté

L'acquisition de la propreté (ou contrôle de l'élimination) est une étape essentielle dans l'autonomie de l'enfant.
À un stade donné de son développement, l'enfant est capable de devenir propre.

1 | Les conditions favorables à la maîtrise des sphincters

C'est aux environs de 2 ans et demi à 3 ans, que la plupart des enfants deviennent spontanément « propres ». Trois impératifs, liés à la maturation du système nerveux, commandent l'acquisition de la propreté.

A Une maturation physiologique

Pour que l'enfant soit physiologiquement capable d'acquérir le contrôle volontaire de ses sphincters, il faut :
- une *maturation des nerfs moteurs* qui innervent les sphincters, lui permettant le contrôle volontaire ;
- une *maturation des nerfs sensitifs* lui permettant de ressentir que sa vessie est pleine ou que son intestin contient des selles.

L'acquisition de la préhension manuelle fine et précise (c'est-à-dire la capacité de prendre en pince un objet de très petite taille), ainsi que la capacité de monter et descendre seul correctement un escalier, constituent des indices en faveur de cette maturation.

B Une maturation intellectuelle

L'enfant doit être capable de prendre conscience de son besoin. Il doit également comprendre ce qu'on attend de lui et doit pouvoir communiquer son besoin à l'adulte.

C Une maturation affective

L'enfant doit avoir le désir de « devenir grand », de faire comme les grands. L'affectivité joue un rôle de moteur ou de frein selon les rapports affectifs que l'enfant entretient avec l'adulte qui s'occupe de lui.

2 | La maîtrise des sphincters selon l'âge de l'enfant

L'enfant maîtrise d'abord le sphincter *anal* et plus tard le sphincter *vésical*, qui est plus fragile. La propreté sera d'abord *diurne*, puis *nocturne*. Cela s'explique par la qualité du sommeil qui est trop profond chez le jeune enfant pour lui permettre de prendre conscience de son besoin. Avec l'âge, le sommeil va évoluer et l'enfant pourra se réveiller pour appeler sa mère ou aller lui-même aux toilettes ou au pot.

3 | Les problèmes liés à l'acquisition de la propreté

On constate que, lorsqu'on laisse à l'enfant la possibilité de choisir le moment où il veut être propre, l'acquisition de la propreté se fait *sans contrainte*, et généralement du jour au lendemain.

Les besoins d'uriner et de déféquer sont des *besoins naturels* dont la satisfaction procure soulagement et plaisir (diminution de la tension interne). L'apprentissage de la propreté est la discipline de ce besoin : l'adulte, généralement la mère, demande à l'enfant de faire ses besoins à heure fixe dans un endroit précis (le pot). Selon S. Freud, l'enfant comprend qu'il détient le *pouvoir de satisfaire ou non sa mère*. Il peut, dès lors, jouer et abuser de ce plaisir : donner ou refuser ses selles devient monnaie d'échange contre de l'amour ou de la haine.
L'acquisition de la propreté se fait progressivement, avec parfois des *retours en arrière*, liés aux évènements de la vie. En effet, les troubles de l'enfant ont un retentissement sur l'acquisition de la propreté (naissance d'un petit frère, déménagement). On dit que l'enfant *régresse* (il fait à nouveau pipi au lit). Inconsciemment, il redevient bébé pour qu'on s'occupe de lui.

Rôle de l'AP

L'AP doit être convaincue que l'acquisition de la propreté relève d'un processus naturel, et non d'un apprentissage. De ce fait, elle doit savoir que, comme pour les autres acquisitions, chaque enfant a son propre rythme : certains sont propres plus tôt et d'autres plus tard. Il convient de respecter le rythme de l'enfant et veiller à faire partager ses convictions aux parents.

Attitudes conseillées envers l'enfant

L'AP sera attentive à ce que *fait* l'enfant, à ce qu'il *dit*, à ce qu'il *désire*. Elle veillera à :

- laisser les pots à sa libre disposition ;
- demander à l'enfant qui commence à devenir propre s'il désire mettre une couche pour la sieste ou non et respectera son souhait ;
- parler avec l'enfant, mettre des mots sur son souhait, son besoin ;
- aider le jeune enfant à ôter sa couche chaque fois qu'il souhaite aller sur le pot ;
- inciter l'enfant à devenir grand et ne pas l'enfermer dans sa condition de bébé (chez les grands, l'enfant sera changé debout) ;
- encourager l'enfant à progresser dans la maîtrise de cette acquisition, l'accompagner dans les moments difficiles (notamment en l'aidant à exprimer ce qu'il ressent) ;
- dédramatiser les « petits accidents » fréquents au début des premières tentatives de « sans couches »... En effet, ces accidents vexent généralement l'enfant. Il faut à tout prix éviter de l'humilier par des commentaires désobligeants à son égard et à sa dignité ;
- laisser l'acquisition de la propreté à sa juste place parmi les autres acquisitions de l'enfant (marcher, parler, aller vers les autres...).

Attitudes à proscrire

- Les séances de pot collectives à heures fixes.
- L'usage de la force ou des menaces.
- Les moqueries, l'humiliation de l'enfant.
- Les réveils nocturnes (troubles du sommeil, nervosité...).
- Le rationnement d'eau le soir. C'est une attitude allant à l'encontre des besoins physiologiques de l'enfant (il faut conseiller aux parents de l'éviter).

MÉMO

EFFETS NÉFASTES D'UN APPRENTISSAGE TROP RIGIDE DE LA PROPRETÉ (F. DOLTO)

F. Dolto constate que les enfants « dressés » précocement à être propre et d'une façon trop rigide :

- **présentent une moins grande liberté du bassin, des jambes et des pieds, une moins bonne relaxation du corps ;**
- **deviennent facilement énurétiques dès le moindre problème ;**
- **n'ont aucune autonomie et ont besoin d'une permission pour tout ;**
- **plus grands, ils peuvent être atteints d'éjaculations précoces.**

Le comportement des parents est donc déterminant et peut avoir des répercussions très négatives sur celui de l'enfant devenu adulte.

NB : *cf.* **la fiche sur le change, Chapitre 8 de ce module.**

MÉMO

4 | L'installation de l'enfant sur le pot (conseils aux parents)

Il faut choisir le modèle de pot le plus simple possible, avec de larges rebords, une assise confortable qui épouse bien la forme des petites fesses, un dossier de maintien.
Il ne faut pas trop de fantaisie au départ : il faut réussir à enlever le couvercle, savoir reconnaître l'avant de l'arrière et apprendre à bébé à ne pas confondre le pot avec un jouet quelconque, cela risque d'être un peu trop compliqué pour lui.

- Pour les petits garçons : opter pour un modèle assez large, équipé d'un déflecteur anti-projection; sinon, il fera pipi en l'air... ou à côté.
- Avant d'installer l'enfant sur le pot, lui montrer longuement l'objet et lui expliquer à quoi il sert.
- Dès que l'enfant est plus grand, les mamans peuvent se permettre plus de fantaisie : il existe des pot-voiture, pot-crocodile... Cependant, il faut éviter de confondre les deux fonctions : le pot n'est pas un jouet.
- Plus tard, si les toilettes des grands semblent le paniquer, prévoir une transition en lui proposant un mini-WC ou un abattant sur mesure adaptable.

MÉMO

LE POT ANATOMIQUE

Ce pot (*cf.* Fig. 1.61) a une encoche pour faciliter la prise à l'arrière, un grand dossier bien emboîtant, une butée avant. Le dossier et l'assise sont bien étudiés pour le confort de bébé. Une butée avant arrête les pipis des petits garçons !
Ces pots sont légers et de rangement facile.

Fig. 1.61 L'enfant acquiert peu à peu la maîtrise de la propreté.

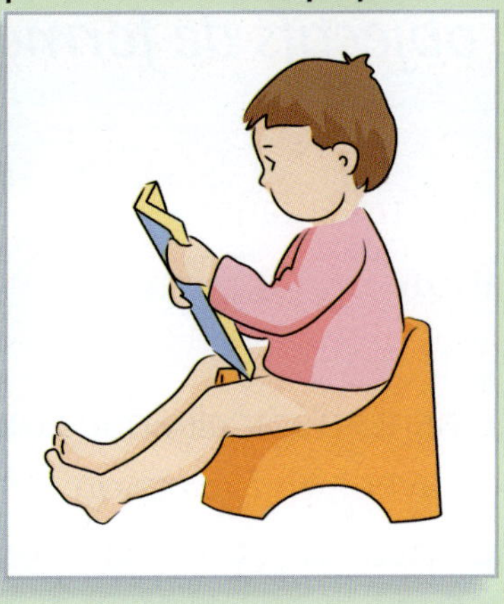

MÉMO

État clinique d'une personne

Compétences et objectifs de formation

Compétence

Apprécier l'état clinique d'un enfant[1].

Objectifs de formation

Être capable de[2] :

– apprécier les changements d'état clinique et le comportement de l'enfant en relation avec son âge et son évolution ;
– identifier les signes de détresse et de mal-être ;
– identifier et mesurer la douleur ;
– mesurer les paramètres vitaux en utilisant les outils spécifiques, les échelles de mesure et réaliser les courbes de surveillance ;
– identifier les anomalies au regard des paramètres habituels liés aux âges de la vie ;
– identifier les risques liés aux situations spécifiques de l'enfant ;
– discerner le caractère urgent d'une situation et alerter ;
– repérer les risques de maltraitance et alerter.

1. La personne adulte est traitée dans le *Guide AS* (cf. bibliographie).
2. Dans le cadre du rôle propre de l'infirmier(e) ou de la puéricultrice, en collaboration avec lui (ou elle) et sous sa responsabilité.

Module 2

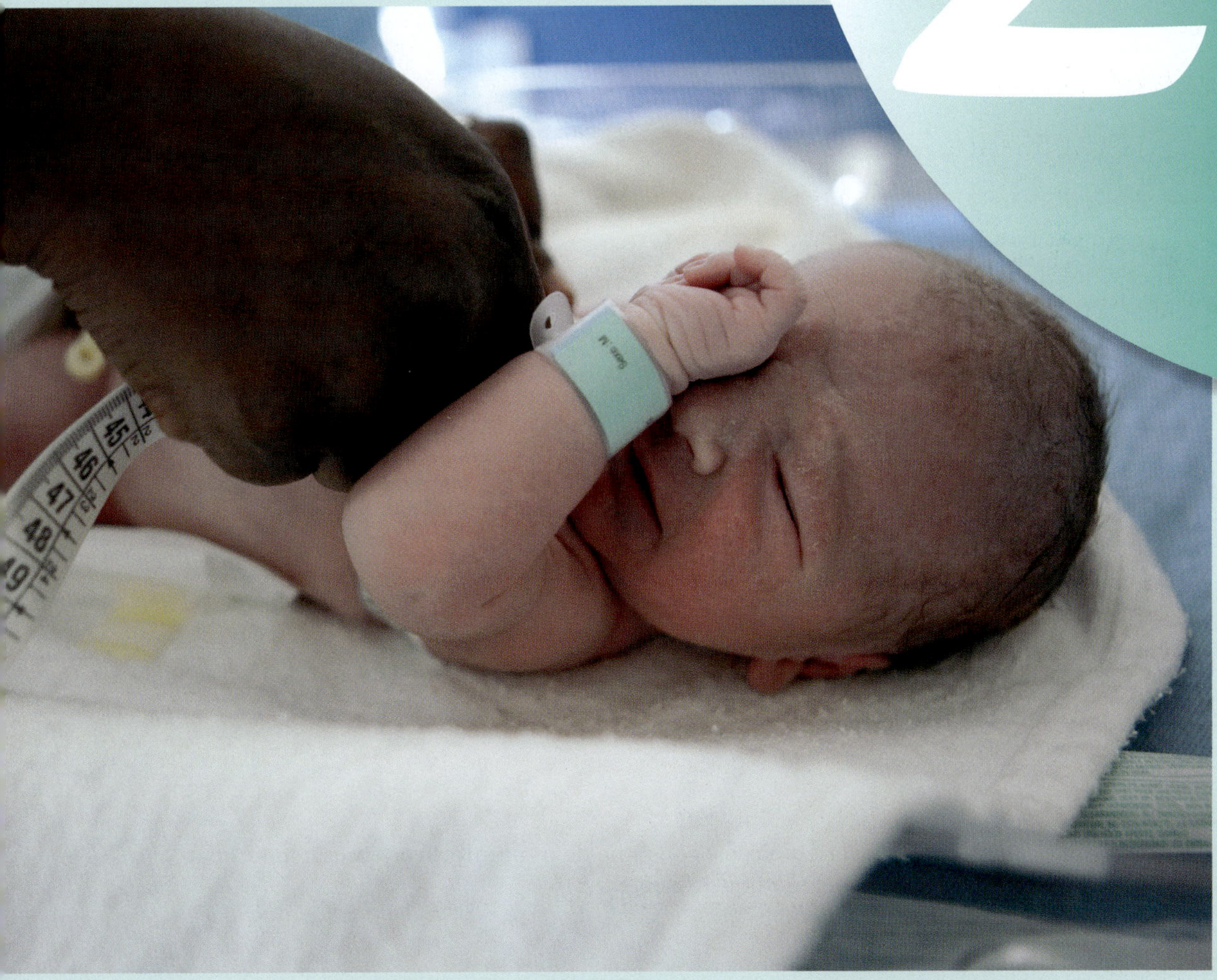

BSIP / Amélie Benoist

1 Anatomie-physiologie

1 | Le système osseux

L'appareil moteur de l'homme est constitué par un squelette osseux articulé et par des muscles qui prennent appui sur les os et les mettent en mouvement. On distingue trois parties au squelette : le ***squelette du tronc***, les ***membres*** et la ***tête***.

A Le squelette du tronc

Le squelette joue un rôle important :

- il assure la ***rigidité*** des membres et constitue la charpente du corps humain ;
- il ***soutient*** les parties molles (comme les viscères abdominaux) ;
- il ***protège*** les organes vitaux (comme le cœur, la moelle épinière ou le cerveau) ;
- il ***stocke certains sels minéraux***. Il est un réservoir de calcium et de phosphore pour l'organisme.

Nous distinguons trois parties dans le squelette : le tronc, les membres et la tête (*cf.* Fig. 2.1 ci-après).

Fig. 2.1 Le squelette de l'homme.

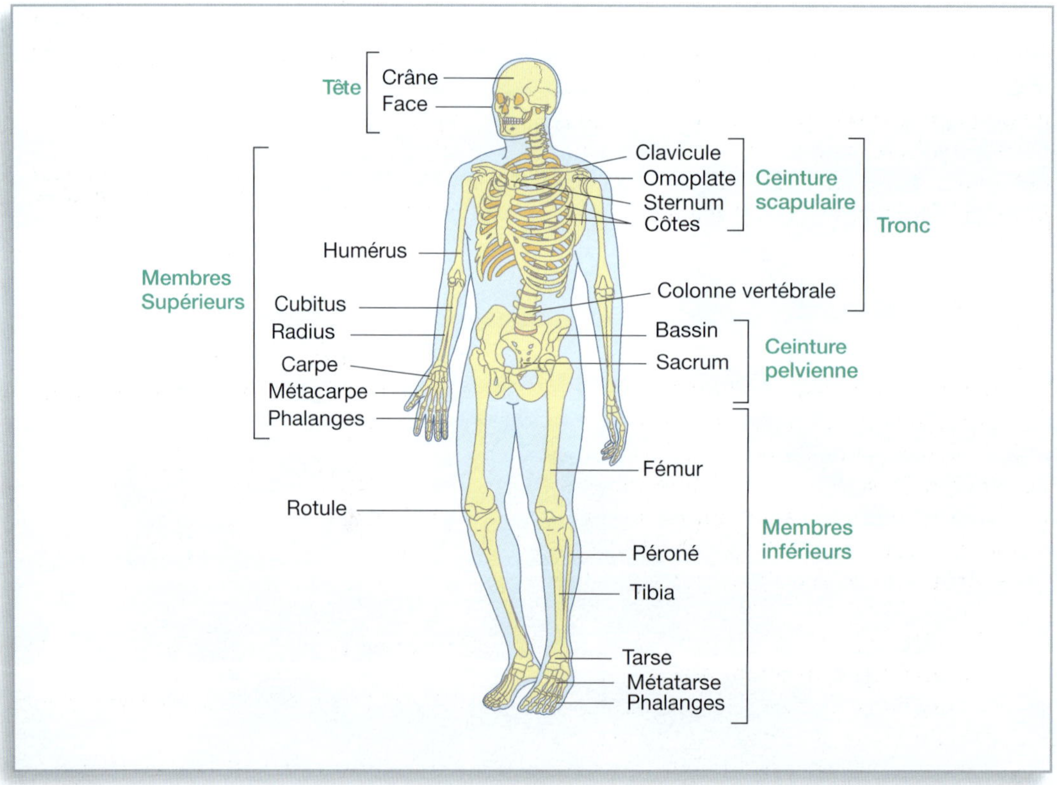

a. Le rachis

Le rachis, appelé aussi colonne vertébrale, est constitué de trente-trois vertèbres, réunies par des ***disques*** cartilagineux, souples et élastiques (*cf.* Fig. 2.2).

Fig. 2.2 **Le squelette du tronc et les vertèbres.**

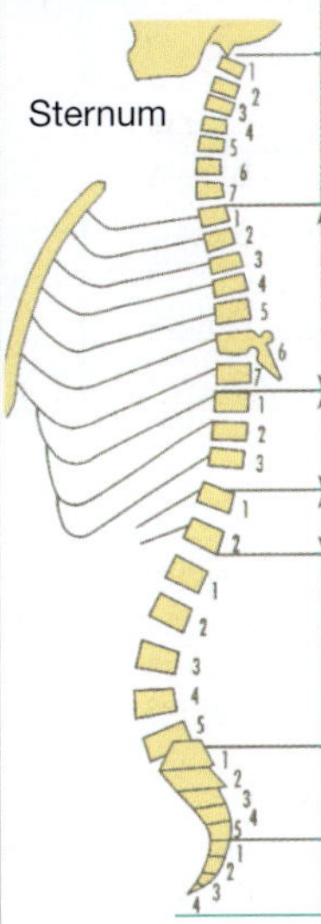

Côtes	Vertèbres
	7 cervicales
7 paires de **vraies côtes** reliées directement au sternum par des cartilages	12 dorsales
3 paires de **fausses côtes** reliées à la 7e côte par un cartilage commun	
2 paires de **côtes flottantes**	
	5 lombaires
	5 sacrées (sacrum)
	4 coccygiennes (coccyx)

La superposition des vertèbres dessine le ***canal rachidien*** où est logée la moelle épinière et d'où émergent les ***nerfs rachidiens***.

Fig. 2.3 **Coupe d'une vertèbre dorsale.**

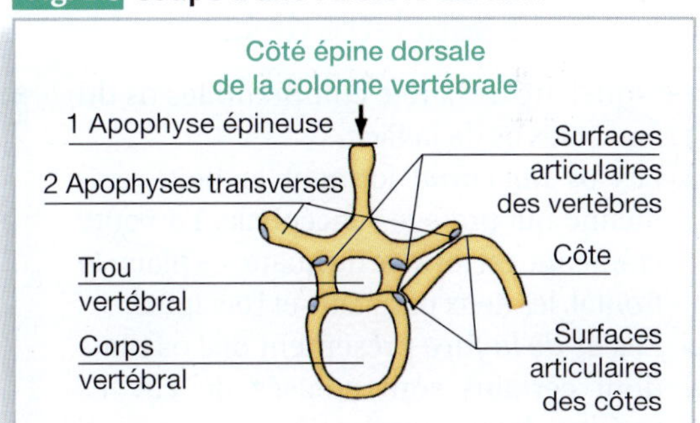

b. Les côtes

Les côtes sont des os plats allongés, s'articulant avec les vertèbres dorsales et reliées pour la plupart au sternum par un cartilage. L'ensemble des douze vertèbres dorsales, des douze paires de côtes et du sternum forme la ***cage thoracique*** (*cf.* Fig. 2.3).

B Le squelette des membres

a. Les membres supérieurs

Les membres supérieurs comportent :

- des os ***longs*** (os des bras et avant-bras) ;
- des os ***courts*** (os des poignets et des mains).

Les membres supérieurs se rattachent au tronc par les ***os de l'épaule*** : omoplate et clavicule (celle-ci est articulée au sternum) qui forment la ***ceinture scapulaire*** (*cf.* Fig. 2.4).

Fig. 2.4 **La ceinture scapulaire formée de l'omoplate et de la clavicule (articulée au sternum).**

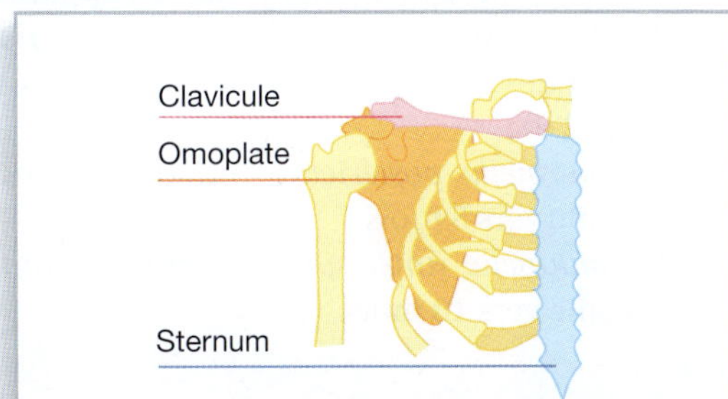

b. Les membres inférieurs

Les membres inférieurs comportent :

- des os ***longs*** (os des cuisses et des jambes) ;
- des os ***courts*** (os des chevilles et des pieds).

Les membres inférieurs se rattachent au tronc par les ***os du bassin*** (ou os iliaques) articulés au sacrum qui forment la ***ceinture pelvienne***.

c. Comparaison

Les membres supérieurs et inférieurs (*cf.* Fig. 2.5) :

- sont formés de trois parties ;
- se rattachent au tronc par des ***ceintures***.

Fig. 2.5 **Comparaison du membre supérieur et du membre inférieur.**

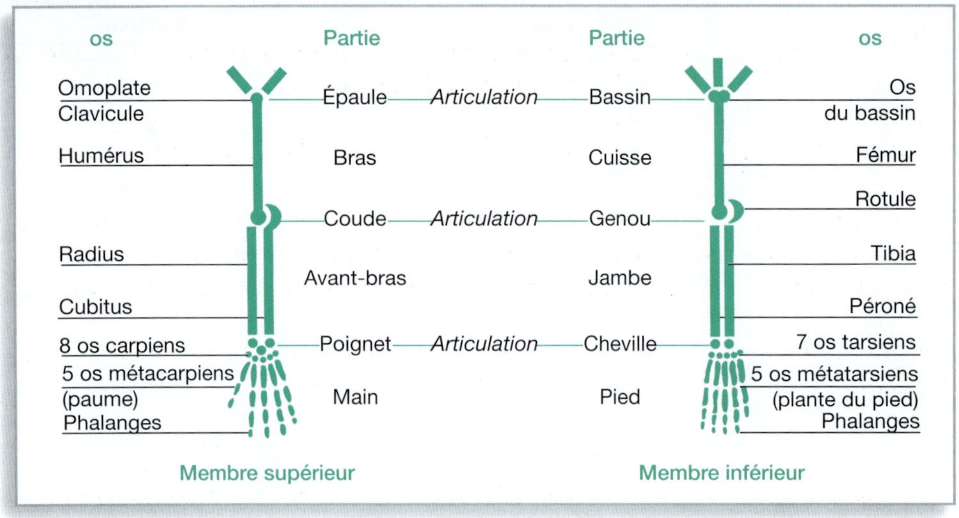

- Les os des membres supérieurs sont adaptés à la ***préhension***.
- Les os des membres inférieurs sont adaptés à la ***marche***.

C Le squelette de la tête

Le squelette de la tête comprend les os du crâne et les os de la face.

- Les ***os du crâne*** forment la boite crânienne qui protège l'encéphale. La voûte crânienne est formée de quatre os plats : le frontal, les deux pariétaux et l'occipital.
- Les ***os de la face*** présentent des os plats dont certains sont creusés de cavités (orbites, fosses nasales…).
- Les **articulations des os** du crâne et de la face sont fixes (seul le maxillaire inférieur est mobile).
- Chez l'enfant, à la naissance, on peut observer deux espaces membraneux appelés ***fontanelles*** (en forme de losange). Ce sont les ***points de jonction*** des os qui vont s'ossifier progressivement (*cf.* Fig. 2.6) :
  – *la fontanelle postérieure* (ou petite fontanelle) s'ossifie vers 3 mois ;
  – *la fontanelle antérieure* (ou grande fontanelle) s'ossifie vers 18 mois.

Fig. 2.6 **Les fontanelles du nourrisson.**

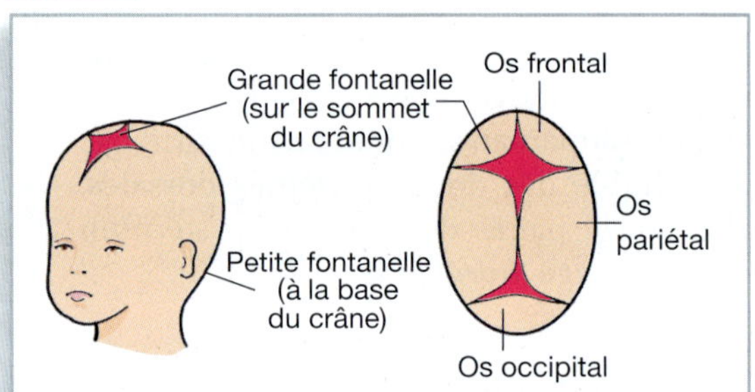

D L'étude de l'os long

a. Anatomie

L'os long comporte deux parties : un corps, ou ***diaphyse***, et deux extrémités, ou ***épiphyses*** (*cf.* Fig. 2.7).

Fig. 2.7 **Anatomie de l'os long.**

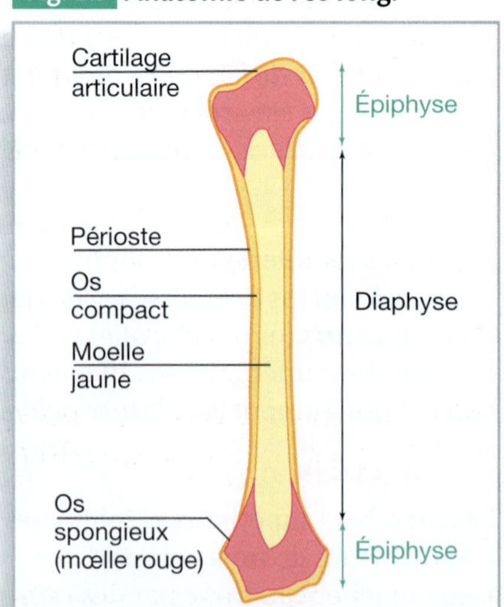

La diaphyse

Le périoste

C'est une fine membrane vascularisée qui recouvre l'os. Le périoste est constitué de deux couches qui assurent la croissance en largeur et en épaisseur de l'os :

- la couche externe qui est fibreuse ;
- la couche interne qui est ostéogénique (contenant les ostéoblastes et ostéoclastes).

L'os compact

Il est creusé d'une cavité (canal médullaire) remplie de ***moelle jaune*** (substance graisseuse nourricière). L'os est un tissu vivant, fait de multiples cellules osseuses étoilées :

- disposées en cercles, autour de ***canaux nourriciers*** (dans lesquels circulent vaisseaux et nerfs) ;
- noyées dans une ***matrice osseuse*** (1/3 de l'os, faite d'osséine - mélange de molécules organiques et de sels minéraux - 2/3 de l'os, phosphates de calcium).

L'épiphyse

Le cartilage articulaire

C'est une couche blanchâtre, non vascularisée, qui recouvre l'extrémité de l'os. C'est un mélange de cellules et de collagène (molécule élastique).

L'os spongieux

L'os spongieux, très vascularisé, est formé de travées osseuses sans cesse renouvelées. Il se produit des échanges importants entre l'os et le sang. Ses cavités sont remplies de *moelle rouge* qui donne naissance aux hématies, aux plaquettes et aux leucocytes (fonction hématopoïétique).

b. Physiologie

Nous avons vu que l'os est un tissu vivant ; ainsi il peut se modifier au cours de la vie.

- En période de croissance, il s'accroît en longueur grâce au ***cartilage de conjugaison*** qui assure la jonction entre l'épiphyse et la diaphyse.
- À la fin de la croissance, ce cartilage de conjugaison disparaît.
- La croissance en épaisseur est assurée par le **périoste** qui remanie l'os en permanence assurant ainsi sa solidité. L'os est remodelé sous l'action des efforts qu'il subit (il peut parfois se déformer, *cf.* Fig. 2.8. Ce remaniement s'effectue grâce à l'activité de certaines cellules osseuses :
- les ***ostéoclastes*** dont la fonction est la résorption de l'os afin d'assurer le maintien de sa morphologie ;
- les ***ostéoblastes***, cellules formatrices de l'os du fait de leur sécrétion des éléments constitutifs du tissu osseux (collagène...).

Fig. 2.8 **Trois déformations de la colonne vertébrale.**

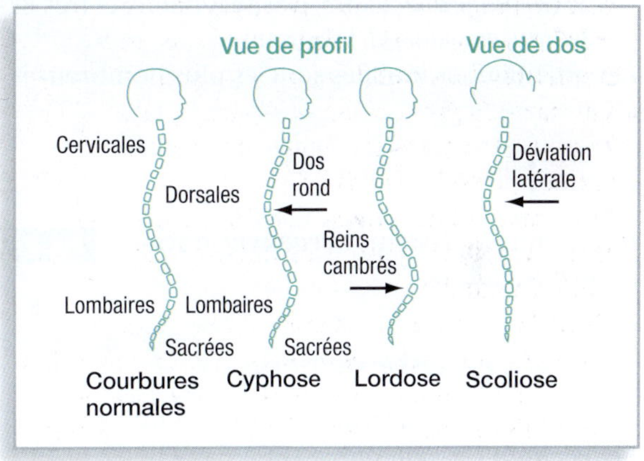

E Les articulations

Les mouvements du corps sont possibles grâce aux articulations.
On distingue trois sortes d'articulations (*cf.* Fig. 2.9) :

Fig. 2.9 **Les différentes articulations.**

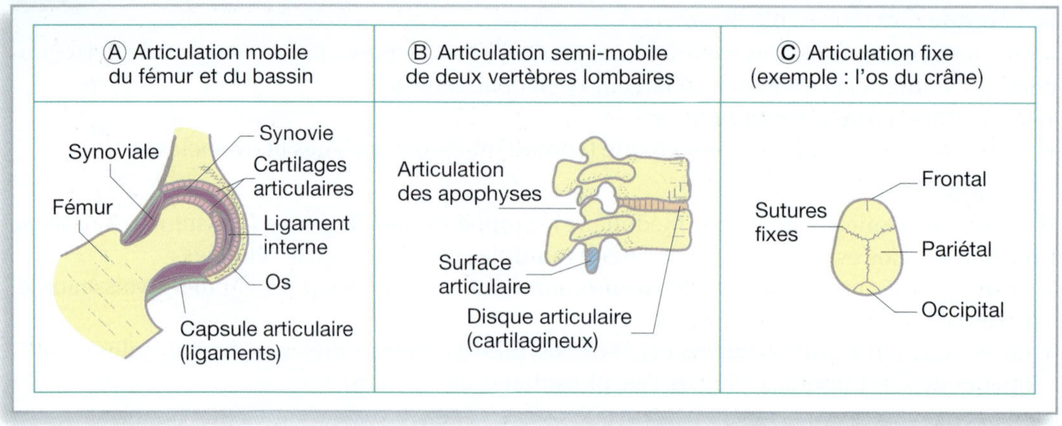

- les ***articulations mobiles*** qui permettent les mouvements des os. Par exemple, les articulations du genou, de la hanche, du coude;
- Les ***articulations semi-mobiles*** qui ne permettent que des mouvements limités. Par exemple, les articulations des vertèbres entre elles;
- Les ***articulations fixes*** (ou suture). Ce sont les articulations immobiles. Par exemple, les sutures des os du crâne.

Étudions l'articulation du coude (*cf.* «Le système neuromusculaire»). L'articulation mobile permet des positions variées grâce :

- à l'***emboîtement profond*** des surfaces osseuses;
- à la ***solidité des fixations*** avec des ligaments souples et solides qui lient les os entre eux;
- au ***glissement articulaire favorisé par*** :
  - le *cartilage articulaire*, d'aspect nacré, et très lisse;
  - le *liquide synovial*, lubrifiant.

Les articulations mobiles sont les plus nombreuses dans le corps.

2 | Le système neuromusculaire

Il comprend le système ***nerveux*** et le système ***musculaire***.

A Le système nerveux

Le système nerveux comprend l'***encéphale*** (organe noble situé dans la boîte crânienne), la ***moelle épinière*** et les ***nerfs***.

a. Anatomie des organes

L'encéphale (cf. Fig. 2.10)

Cet organe, protégé par la boîte crânienne, comprend :

- le cerveau;
- le cervelet;
- le bulbe rachidien.

La moelle épinière (cf. Fig. 2.10)

Elle est située dans la colonne vertébrale ***à l'intérieur du canal rachidien***.

Fig. 2.10 **Le système nerveux.**

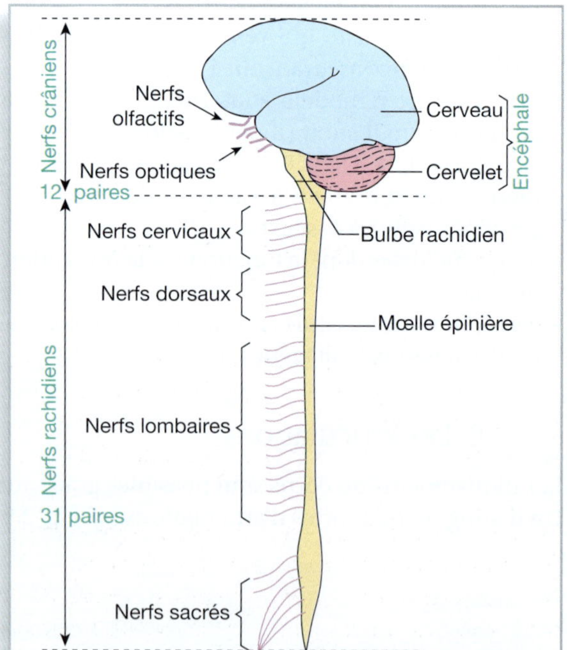

Le tissu nerveux (les neurones)

Il est formé d'un ensemble de cellules nerveuses appelées ***neurones*** (*cf.* Fig. 2.11) dont :

- les ***corps cellulaires*** forment la « substance grise » ;
- les ramifications (***axones***) forment la « substance blanche ».

Fig. 2.11 Le neurone et la fibre nerveuse.

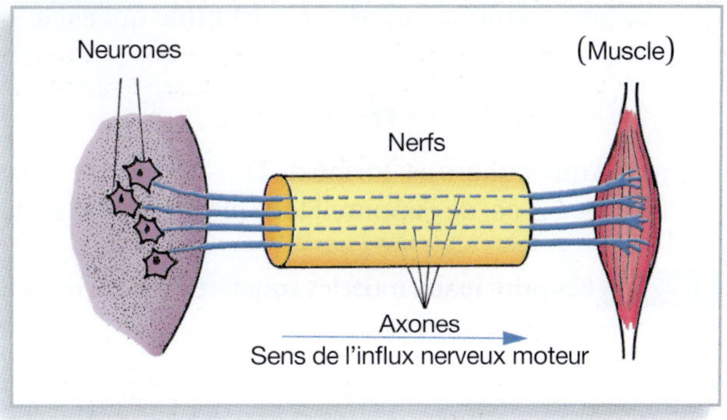

Les nerfs

Il existe deux grands types de nerfs : les nerfs ***crâniens*** et les nerfs ***rachidiens***. Ces derniers se détachent de la moelle épinière par deux racines :

- une racine ***antérieure*** qui renferme les fibres nerveuses ***motrices*** ;
- une racine ***postérieure*** qui renferme les fibres nerveuses ***sensitives***.

b. Physiologie

Les excitants nerveux

Plusieurs excitants agissent sur les nerfs :

- les excitants ***mécaniques*** (piqûres, pincements, bruits) ;
- les excitants ***chimiques*** (acides) ;
- les excitants ***électriques*** (lumière vive) ;
- les excitants ***thermiques*** (chaleur, froid).

L'influx nerveux

- Lorsqu'un excitant agit sur un nerf, il provoque un ***influx nerveux***. Par exemple : influx visuel, auditif, etc.
- L'influx nerveux peut provoquer des mouvements involontaires (dits ***réflexes***). Il va circuler dans les nerfs :
  - de la peau vers la moelle (*trajet sensitif*) ;
  - de la moelle vers les muscles (*trajet moteur*).

L'influx nerveux semble ainsi revenir sur lui-même, d'où le nom de « réflexe » donné au phénomène.

Fig. 2.12 Sensibilité consciente (trajet de l'influx nerveux).

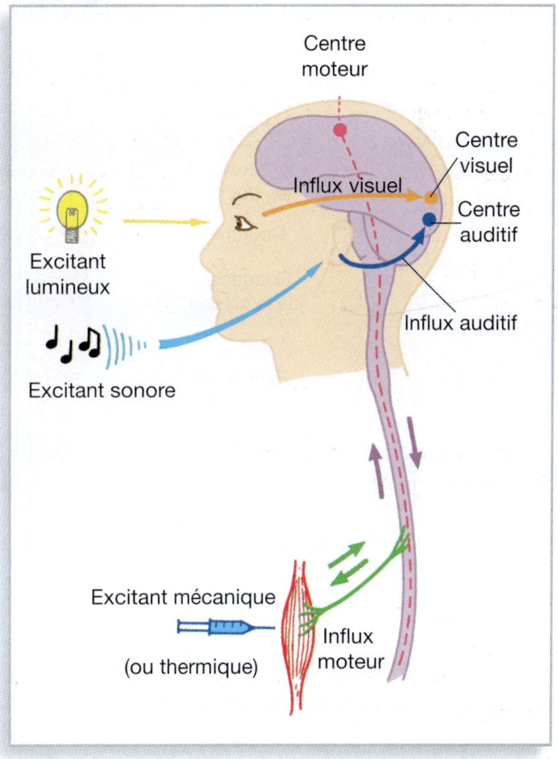

c. Le rôle du cerveau

Le cerveau (ou encéphale) est le centre de la sensibilité consciente, de la motricité volontaire et de l'intelligence.

La sensibilité consciente

Prenons l'exemple de la transmission de l'influx visuel. L'excitation d'un organe des sens (l'œil) fait naître un influx nerveux (influx visuel). L'influx nerveux va cheminer dans un nerf (nerf optique). Le nerf aboutit dans une zone bien déterminée du cerveau (la zone visuelle) où l'influx fait naître la sensation (la sensation visuelle).

La motricité volontaire

Lorsque nous voulons exécuter un mouvement de préhension (par exemple : boire, manger), c'est notre cerveau qui dirige le mouvement.

Des influx nerveux partent du ***centre moteur*** de l'écorce cérébrale et, par l'intermédiaire des ***nerfs moteurs***, provoquent la ***contraction musculaire*** permettant le mouvement.

La fonction intellectuelle

C'est l'écorce cérébrale dans son ensemble qui est le siège de l'intelligence et de la mémoire.

B Le système musculaire

L'appareil musculaire est formé de l'ensemble des muscles, organes actifs du mouvement. Il fait partie, avec les os, de l'appareil locomoteur, car il assure la ***motricité*** du corps (*cf.* Fig. 2.13).

Fig. 2.13 Les principaux muscles squelettiques ou muscles striés.

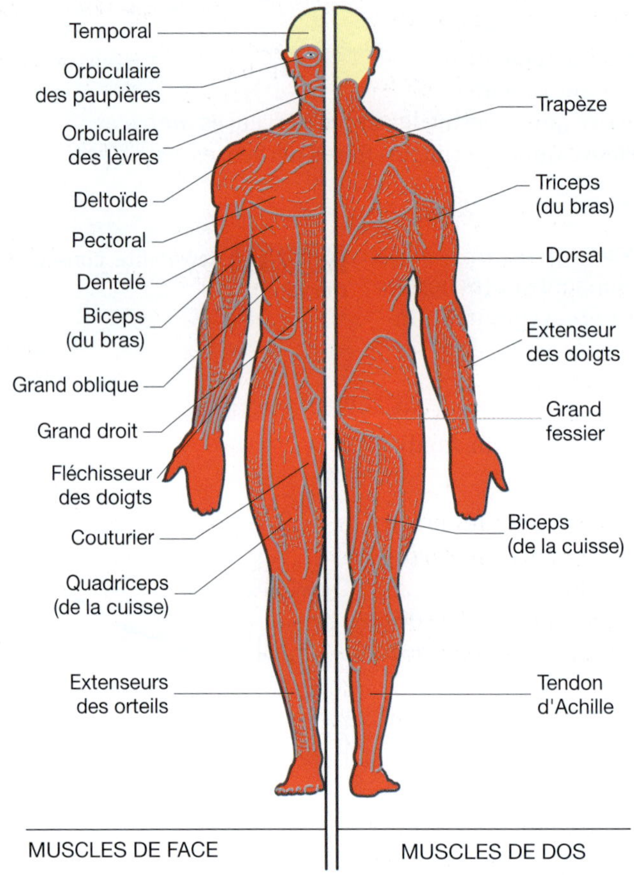

a. Classement des muscles

On distingue trois types de muscles.

Les muscles squelettiques (ou muscles striés)

Fixés directement sur les os, ils constituent la majeure partie de l'appareil musculaire. Ils forment la chair des animaux (ou viande). Ils sont soumis au contrôle du système nerveux *cérébro-spinal*, leur contraction est volontaire. Ils permettent les mouvements du squelette.

Les muscles viscéraux (ou muscles lisses)

Ils entrent dans la construction des organes profonds, ils sont présents dans les parois des organes creux, telle que la paroi de l'estomac, de l'intestin, de la vessie, etc. Ils sont soumis au contrôle du système nerveux *végétatif*, leur contraction est indépendante de la volonté, elle est lente et durable.

Le muscle cardiaque

Il n'est présent que dans la paroi du cœur et n'est pas sous contrôle de la conscience. La disposition des fibres musculaires est en relation avec le mode de contraction du cœur.

b. Description des muscles squelettiques

Les muscles squelettiques étant les plus nombreux, observons la variété de leurs caractères.

- La *couleur* rouge des muscles est due à l'hémoglobine du sang.
- Certains sont de *forme* allongée (en fuseau). D'autres sont plats, rubanés, en éventail, ou ronds (sphincter, orbiculaire...).
- Certains sont *simples* (ils n'ont qu'un ventre). D'autres sont composés (ils ont deux, trois ou quatre ventres).
- Certains sont fixés aux os par de longs ***tendons***. D'autres sont directement fixés sur la peau (muscles du visage).

Fig. 2.14 **Coupe d'un muscle long.**

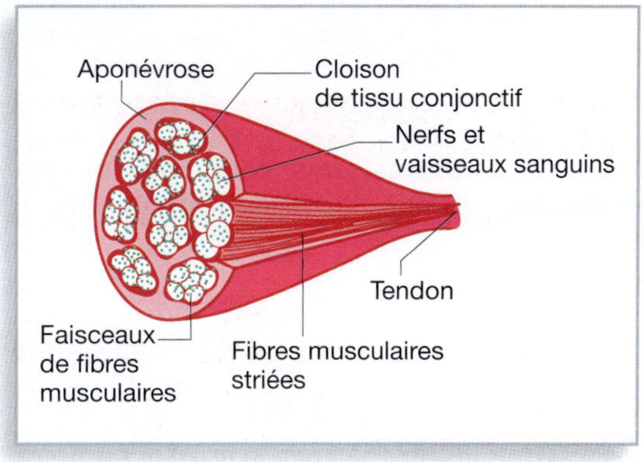

Rôle

Les muscles squelettiques forment des groupes aux rôles inversés (***antagonistes***) qui répondent aux différents mouvements du corps. Par exemple, pour le bras :

- le biceps est ***fléchisseur*** de l'avant-bras sur le bras ;
- le triceps est ***extenseur*** (*cf.* Fig. 2.15).

Fig. 2.15 **Rôle des muscles, flexion de l'avant-bras.**

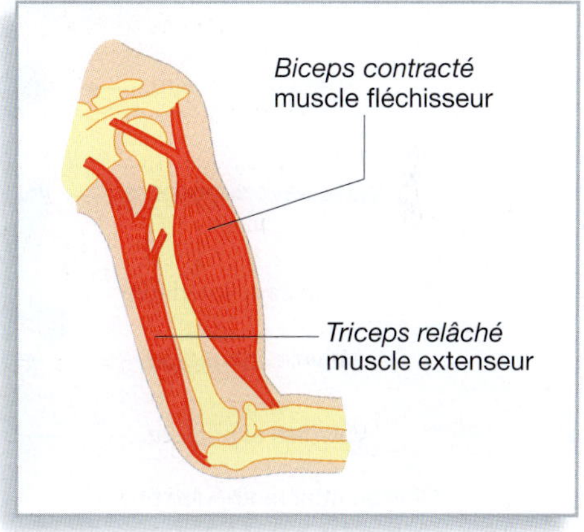

Anatomie du muscle

Si on observe une coupe transversale d'un muscle strié, on observe, de l'extérieur vers l'intérieur :

- une lame fibreuse appelée ***aponévrose*** permettant l'insertion ;
- des ***cloisons*** divisant le muscle en compartiments ;
- les cellules du muscle appelées ***fibres musculaires***.

Une fibre musculaire est une longue cellule cylindrique qui a un cytoplasme strié (d'où le nom de muscles striés) et plusieurs noyaux.

Propriétés du muscle

Le muscle est doué de différentes propriétés.

- L'***excitabilité***. Elle a des origines diverses :
  - *thermique* : température élevée ;
  - *mécanique* : choc, piqûre, pincement.
- La ***contractilité***. La stimulation du nerf a provoqué la contraction musculaire. Celle-ci est très rapide. Le muscle excité se raccourcit, s'épaissit.
- L'***élasticité***. Lorsque l'excitant a cessé d'agir, le muscle retrouve sa forme primitive, grâce à son élasticité. Cette élasticité est nécessaire pour faciliter tous les mouvements de la vie quotidienne.
- La ***tonicité***. D'une manière permanente, les muscles gardent une contraction légère, dite « tonique » (tonus musculaire), ce qui permet par exemple la station debout (immobile) : c'est ainsi qu'à chaque instant, nous évitons les chutes (malgré une immobilité apparente).

Le muscle tire son énergie des nutriments (composés essentiellement de ***glucose*** et de ***lipides***) qu'il reçoit et il a besoin de dioxygène.

Étude des mouvements

Les muscles et les articulations permettent les mouvements harmonieux du corps. Au cours des mouvements, certains éléments sont actifs, d'autres sont passifs. Par exemple :

- dans le mouvement de flexion, les centres nerveux ordonnent au biceps de se contracter et au triceps de se relâcher ;

- dans le mouvement d'extension, les centres nerveux ordonnent au triceps de se contracter et au biceps de se relâcher.

Comme dit précédemment, le biceps est un muscle fléchisseur et le triceps un muscle extenseur (*cf.* Fig. 2.15).

3 | Le système cardio-circulatoire

L'appareil cardiovasculaire comprend un organe propulseur du sang, le cœur, et un appareil conducteur du sang, les vaisseaux sanguins.

A Le cœur

Le cœur est situé dans la cage thoracique entre les deux poumons.

a. Anatomie (*cf.* Fig. 2.16)

- C'est un muscle creux, de la grosseur d'un poing, divisé en quatre cavités.
- De gros vaisseaux sont branchés sur le cœur et assurent la distribution du sang à tout l'organisme.

Fig. 2.16 Le cœur.

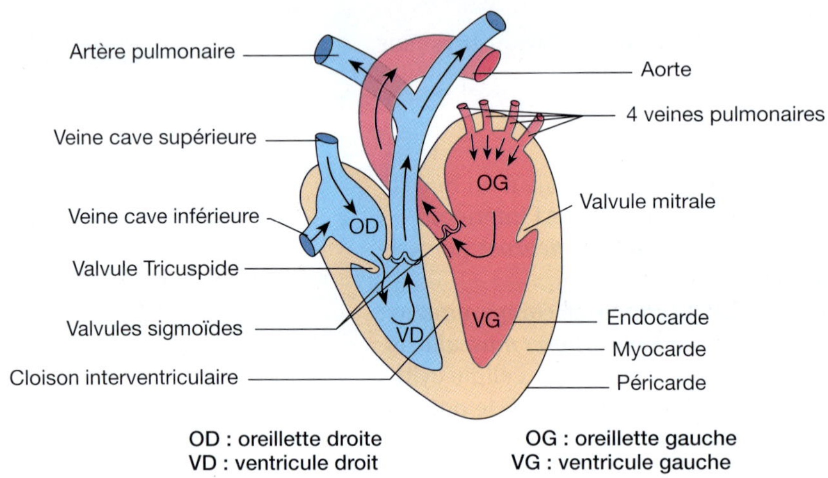

b. Physiologie (*cf.* Fig. 2.17)

- La contraction cardiaque se décompose en trois phases pour un battement.
- Il y a 70 battements/min pour l'adulte et 140 pour le nourrisson.
- On perçoit les battements du cœur à l'auscultation ou en prenant le pouls.

Fig. 2.17 La contraction cardiaque.

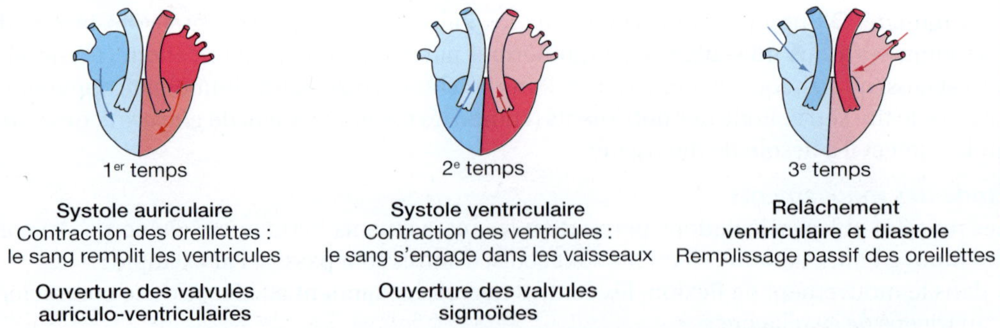

2

B La circulation sanguine

a. La petite circulation ou circulation pulmonaire (*cf.* Fig. 2.18)

La petite circulation correspond au circuit du sang :

- du cœur aux poumons ;
- des poumons au cœur.

Le sang chargé de CO_2 (***carbhémoglobine***) quitte le cœur par l'artère pulmonaire et se rend aux poumons. Il s'oxygène au contact de la membrane alvéolo-capillaire et il revient au cœur (***oxyhémoglobine***) par les veines pulmonaires[3].

Fig. 2.18 La circulation sanguine.

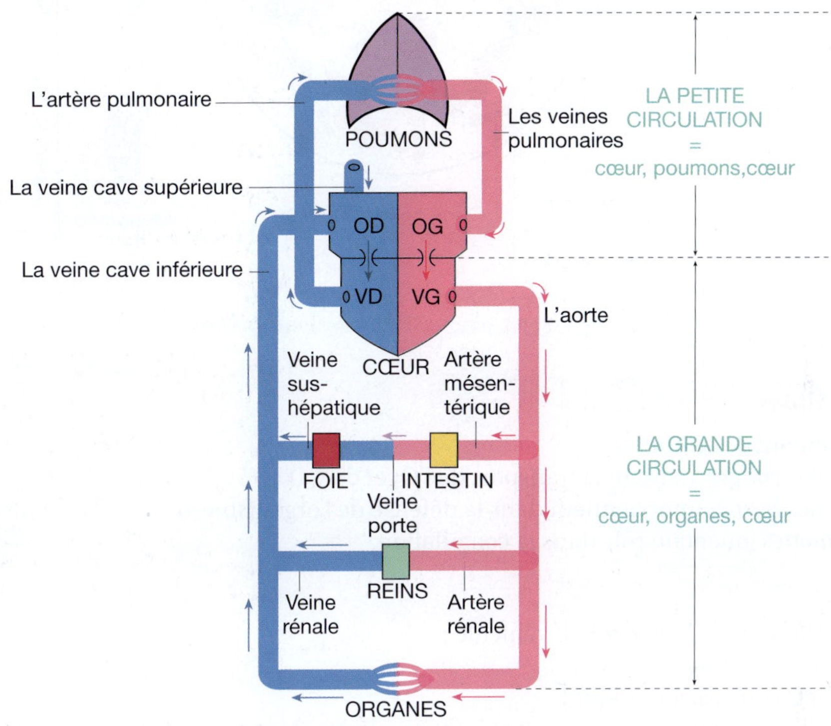

b. La grande circulation (*cf.* Fig. 2.18)

La grande circulation correspond au circuit du sang :

- du cœur aux organes ;
- des organes au cœur.

Le sang oxygéné (***oxyhémoglobine***) part du ventricule gauche par l'***aorte***. Il est distribué à tous les organes par l'intermédiaire des nombreuses ramifications des vaisseaux : artérioles, capillaires. Le sang chargé de CO_2 (***carbhémoglobine***) revient au cœur par les ***veines caves*** supérieures et inférieures.

C Le sang

Le sang est un liquide rouge, épais, visqueux et salé qui circule dans les vaisseaux sanguins (*cf.* Fig. 2.19).

3. On compare l'hémoglobine à un petit taxi qui transporterait toujours les deux mêmes passagers (O_2 ou CO_2). Il change de couleur selon le passager qu'il transporte (rouge foncé [carbhémoglobine] ou rouge vermeil [oxyhémoglobine]).

Fig. 2.19 **Le sang.**

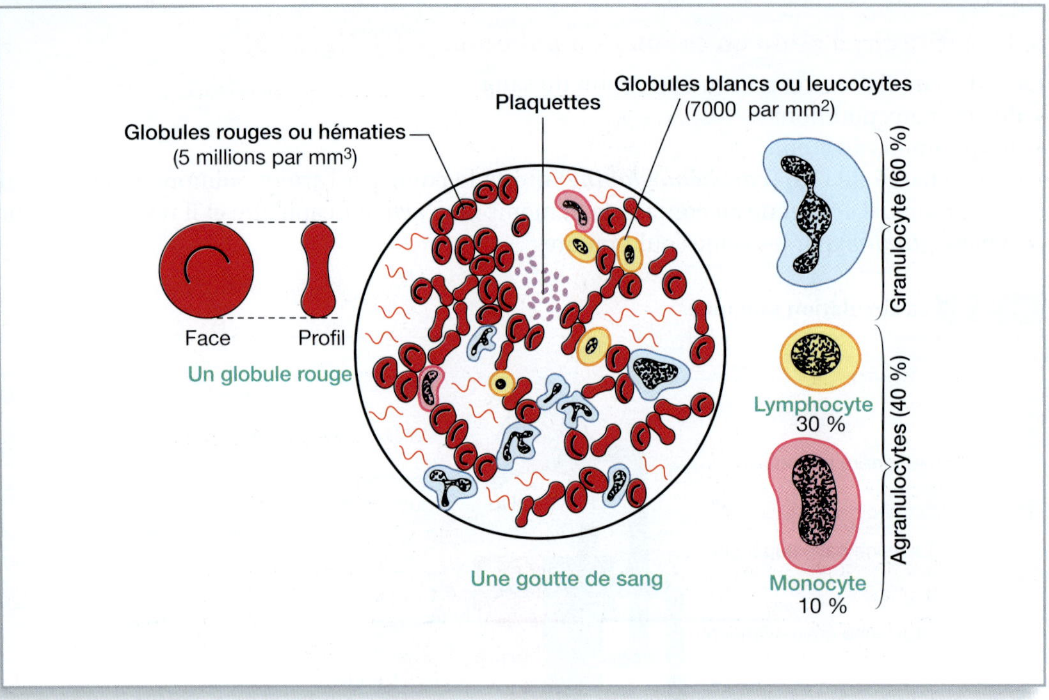

a. Les globules

Le sang contient des ***globules*** :

- les globules ***rouges*** assurent le transport de l'O_2 et du CO_2 ;
- les globules ***blancs*** interviennent dans la défense de l'organisme ;
- les ***plaquettes*** jouent un rôle dans la coagulation.

b. Le plasma

Le liquide du sang est le ***plasma***. Il véhicule :

- des substances nutritives ;
- des déchets (urée, acide urique) ;
- des substances actives (vitamines, hormones, anticorps) ;
- une substance à pouvoir coagulant : le ***fibrinogène***.

4 | Le système respiratoire

L'appareil respiratoire permet les échanges gazeux indispensables à la vie. Il est composé des voies respiratoires et des poumons.

A Les voies respiratoires

Les voies respiratoires vont du nez jusqu'aux lobules pulmonaires (*cf.* Fig. 2.20) et présentent des caractères communs qui ont pour but d'humidifier, de réchauffer et de nettoyer l'air inspiré grâce aux cils vibratiles.

Fig. 2.20 **L'appareil respiratoire.**

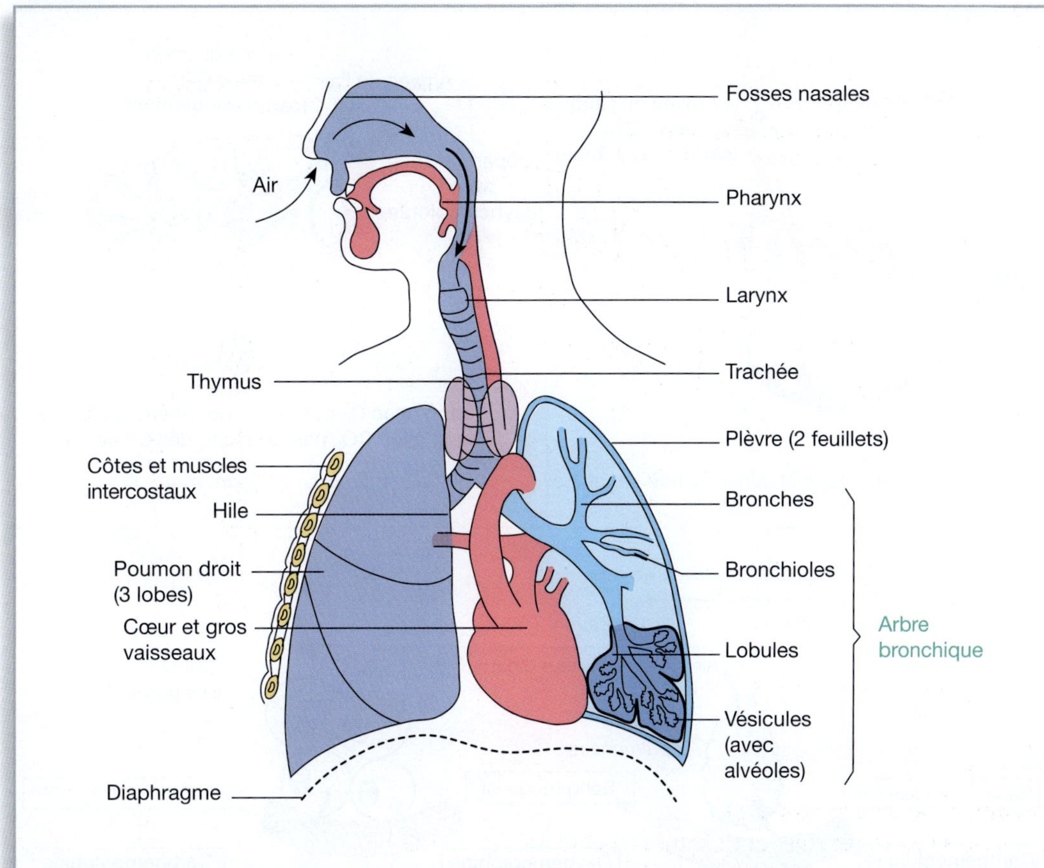

B Les poumons

Les poumons sont deux organes spongieux enveloppés de la ***plèvre*** (membrane à deux feuillets) qui solidarise les poumons à la cage thoracique (*cf.* Fig. 2.20). Les poumons sont divisés en lobules pulmonaires. Un riche réseau sanguin se ramifie dans les poumons.

C Mécanisme de la respiration

- Un *mouvement respiratoire* est l'ensemble d'une inspiration ou absorption d'air et d'une expiration ou rejet d'air.
- Les côtes, les muscles élévateurs des côtes, participent à ce mouvement, le poumon suit grâce à la plèvre.
- La respiration est réglée par le système nerveux central.
- Lors d'une inspiration et d'une expiration normales, c'est « *l'air courant* » qui pénètre dans les poumons.

D Les échanges gazeux

Au cours de la respiration il y a des échanges gazeux (*cf.* Fig. 2.21) :

- *absorption d'oxygène* (O_2) ;
- *rejet de gaz carbonique* (CO_2) et de vapeur d'eau.

C'est l'hémoglobine (pigment des globules rouges du sang) qui va jouer le rôle de véhicule de l'O_2 et du CO_2 entre le cœur, les organes et les poumons.

Fig. 2.21 **Le phénomène des échanges gazeux au niveau des poumons.**

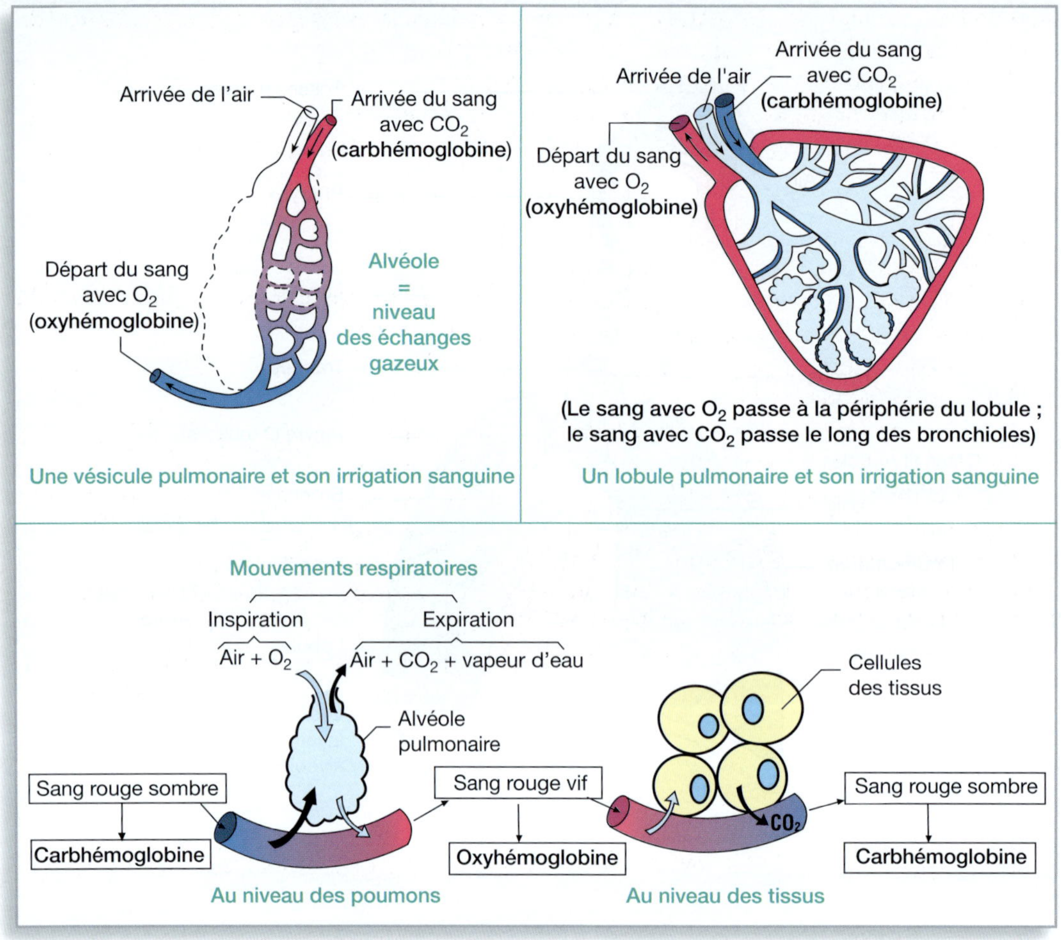

5 | Le système uro-génital

A Le système urinaire

L'appareil urinaire a pour fonction d'épurer le sang des déchets dus aux métabolismes de l'organisme. Il partage cette fonction d'épuration avec les poumons, le tube digestif et les glandes sudoripares.

a. Les reins (*cf.* Fig. 2.22)

Situés dans l'abdomen, les reins sont des petits organes ayant la forme d'un haricot.

- Les reins sont richement irrigués par l'***artère rénale*** et la ***veine rénale***.
- Deux conduits à paroi élastique, les ***uretères***, véhiculent l'urine des reins vers la vessie.
- La vessie est une poche élastique qui se laisse distendre par l'urine. Lorsqu'elle est pleine, elle évacue l'urine à l'extérieur par l'***urètre*** normalement fermé par un sphincter.

Fig. 2.22 **Les reins.**

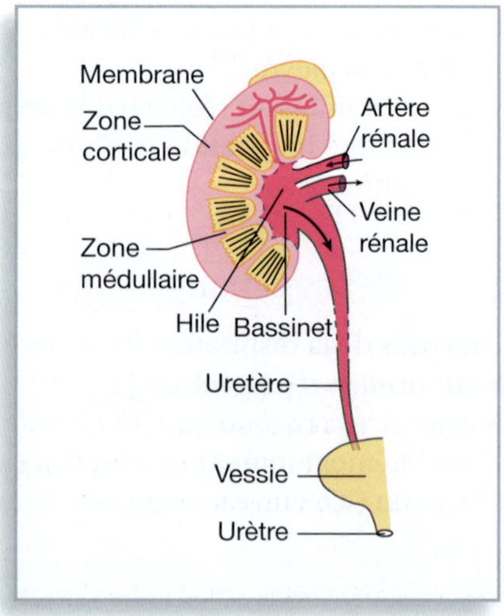

b. L'urine

Liquide jaune clair, l'urine a pour rôle d'évacuer les déchets de l'organisme. Sa définition de « solution salée d'urée » résume assez bien sa composition :

- *solution* : eau (pour 1 litre d'urine, 950 ml d'eau) ;
- *salée* : l'urine contient le chlorure de sodium en excès dans le sang ;
- *urée* : l'urée (et l'acide urique) sont des déchets provenant de la dégradation des protides.

c. Physiologie des reins (*cf.* Fig. 2.23)

Le rein joue un rôle de filtre.

- *Il arrête certains éléments,* tels que les substances nutritives indispensables à l'organisme : protides (albumine), glucides, lipides. Ces substances restent dans le sang.
- *Il laisse passer d'autres éléments* :
  - l'eau (en excès). Si nous buvons beaucoup, nous urinons beaucoup ;
  - l'urée et l'acide urique (les déchets) ;
  - le sel et d'autres minéraux en excès.

En conclusion, les reins permettent de maintenir au sang une composition constante. Tout trouble dans le fonctionnement des reins entraîne de graves perturbations de l'organisme.

Fig. 2.23 Comparaison de la composition du sang et de l'urine.

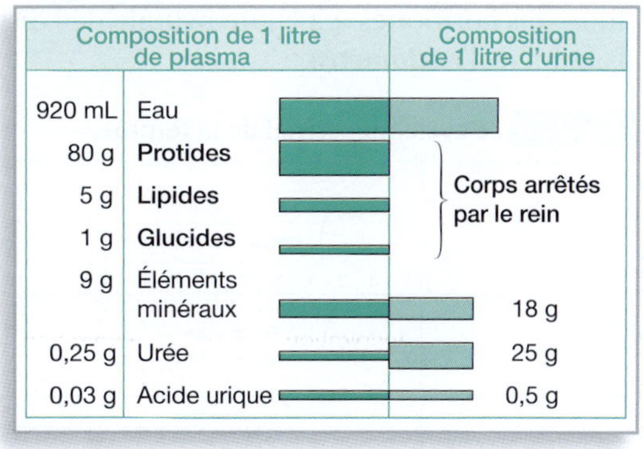

B Le système génital

a. L'appareil génital féminin

L'appareil génital (*cf.* Fig. 2.25) comprend différents organes aux fonctions bien déterminées.

Anatomie

- ***Les ovaires***

Les ovaires sont deux glandes sexuelles féminines, situés de part et d'autre de l'utérus.

- ***Les trompes de Fallope***

Les deux trompes de Fallope sont de petits tubes creux, très fins, mesurant environ 10 cm. Elles partent de l'utérus et se dirigent vers les ovaires. Elles facilitent le transport de l'ovule par ses contractions et le mouvement de ses cils vibratiles.

- ***L'utérus***

L'utérus est un organe constitué de plusieurs couches musculaires. L'intérieur est tapissé par une muqueuse, l'***endomètre***, riche en vaisseaux sanguins et en glandes nourricières. Il abrite le fœtus pendant la grossesse.

- ***Le vagin***

Le vagin se compose d'une mince couche de muscles lisses et d'une muqueuse. C'est un organe élastique permettant les rapports sexuels, le passage du fœtus et l'écoulement sanguin des règles.

- ***La vulve***

La vulve est l'ensemble des organes génitaux externes de la femme.

Physiologie : le cycle menstruel

Le cycle menstruel (*cf.* Fig. 2.24) se divise en quatre phases.

- ***La phase pré-ovulatoire***

Dès le premier jour des règles, l'hypophyse sécrète une hormone hypophysaire (la ***FSH***) qui agit sur l'ovaire et provoque :

- la maturation progressive d'un *follicule de De Graaf* et de l'ovocyte ;
- la sécrétion des *œstrogènes*[4].

4. Les œstrogènes agissent sur l'utérus et provoquent la reconstruction de l'endomètre afin de le rendre apte à la nidation.

• ***La phase ovulatoire***
Sous l'action des hormones hypophysaires (***FSH*** et surtout ***LH***), le follicule se rompt et libère un ovocyte. C'est l'ovulation. L'***ovocyte*** est happé par le pavillon de la trompe et commence son cheminement vers l'utérus.
• ***La phase post-ovulatoire***
L'hormone hypophysaire agit sur l'ovaire et provoque :
– la formation du *corps jaune*, dans le follicule de De Graaf rompu ;
– la sécrétion de la *progestérone* par le corps jaune[5].
Les œstrogènes continuent à faire proliférer la ***muqueuse utérine***. Leur taux dans le sang rend impossible une nouvelle ovulation.
• ***La phase de menstruation***
Vers la fin du cycle, s'il n'y a pas eu de fécondation, le corps jaune s'atrophie et cesse de produire des hormones. La chute brutale des œstrogènes et de la progestérone provoque la destruction de l'***endomètre***.

Fig. 2.24 Le cycle menstruel de la femme.

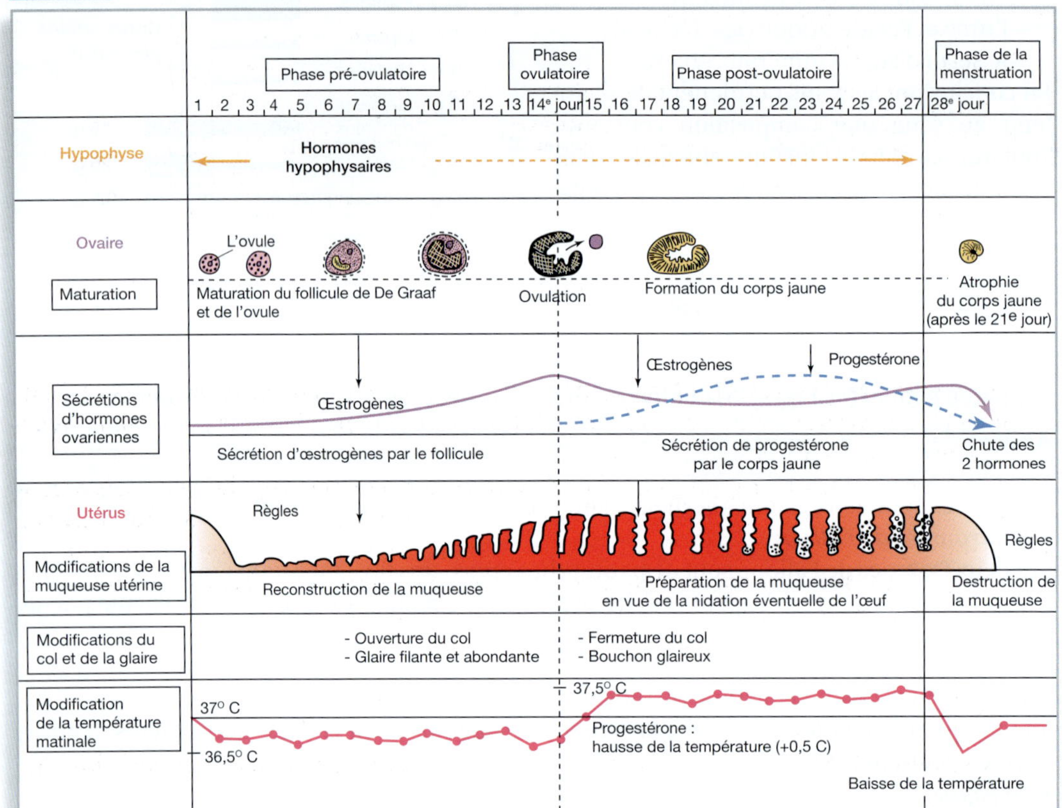

b. L'appareil génital masculin (*cf.* Fig. 2.25)

Anatomie

L'appareil génital masculin comprend :
• *les deux testicules*, lieu de la fabrication des spermatozoïdes ;
• *les conduits* amenant les spermatozoïdes vers l'extérieur ;
• les deux *vésicules séminales* ;
• la *prostate*.

5. La progestérone agit :
- sur l'endomètre : ses glandes sécrètent des éléments nutritifs destinés à nourrir l'œuf fécondé ;
- sur le col en provoquant sa fermeture et l'épaississement de la glaire qui va devenir un véritable bouchon imperméable aux spermatozoïdes ;
- sur la température du corps en provoquant une hausse d'environ 0,5°.

Fig. 2.25 Les organes génitaux féminins (face et coupe) et masculins (profil et coupe).

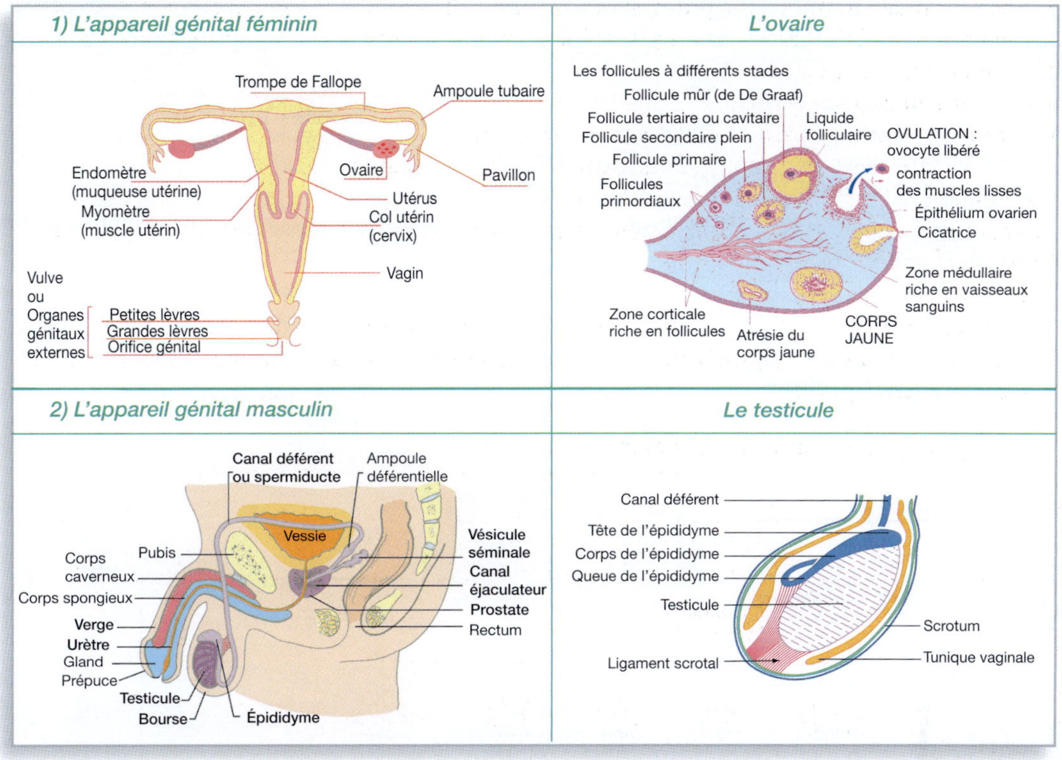

Physiologie

- La ***formation des spermatozoïdes*** commence au moment de la ***puberté*** et se poursuit d'une manière ininterrompue jusqu'à la ***vieillesse***. Elle est sous la dépendance des hormones hypophysaires qui la favorisent.
- Les spermatozoïdes fabriqués par les ***testicules***, se dirigent vers l'épididyme, puis vers le canal déférent. Ils sont ensuite stockés dans l'ampoule déférentielle avec le liquide séminal.
- Au moment de l'éjaculation, les spermatozoïdes sont dilués dans le liquide prostatique et sont expulsés vers l'extérieur. Ce liquide a pour but de les nourrir et de faciliter leur transport. 1 mL de sperme contient environ 100 millions de spermatozoïdes.

6 | Le système digestif

L'appareil digestif assure le transport et la transformation des aliments en nutriments assimilés par l'organisme.

A L'anatomie de l'appareil digestif

L'appareil digestif est composé de différents organes dont chacun a un rôle bien spécifique à jouer dans la digestion des aliments (*cf.* Fig. 2.26).
Il comprend la ***bouche***, le ***pharynx***, l'***œsophage***, l'***estomac***, l'***intestin grêle***, le ***côlon***, le ***rectum***, l'***anus***. Y sont annexés les ***glandes salivaires***, le ***foie*** et le ***pancréas*** qui déversent leur sécrétion dans le ***tube digestif***.

Fig. 2.26 Les organes de l'appareil digestif.

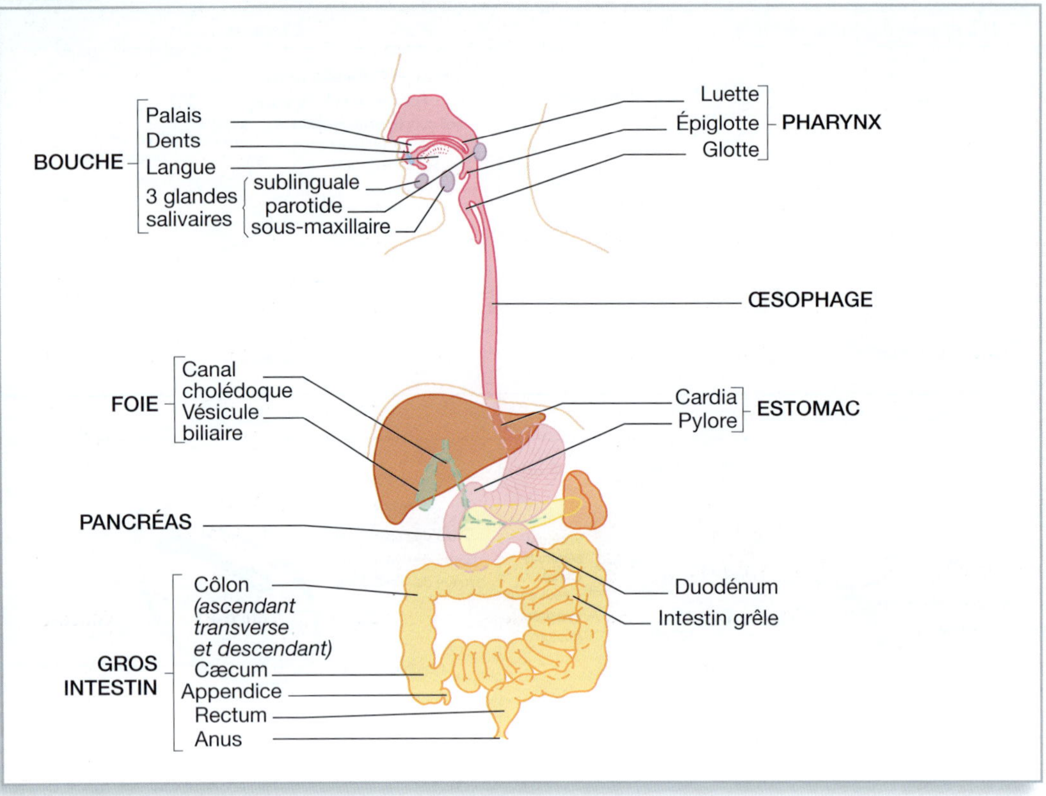

B La physiologie de l'appareil digestif

a. La digestion mécanique

Elle a pour effet de fragmenter les aliments ingérés en particules de plus en plus fines, facilitant la digestion chimique (*cf.* Fig. 2.27)

b. La digestion chimique

C'est l'imprégnation des aliments par les sucs digestifs. Ceux-ci vont transformer les aliments en ***substances assimilables*** pour l'organisme (*cf.* Tableau 2.1).

Ces substances passent dans le sang au niveau des ***villosités intestinales*** (*cf.* Fig. 2.28).

Fig. 2.27 Le mécanisme de la déglutition.

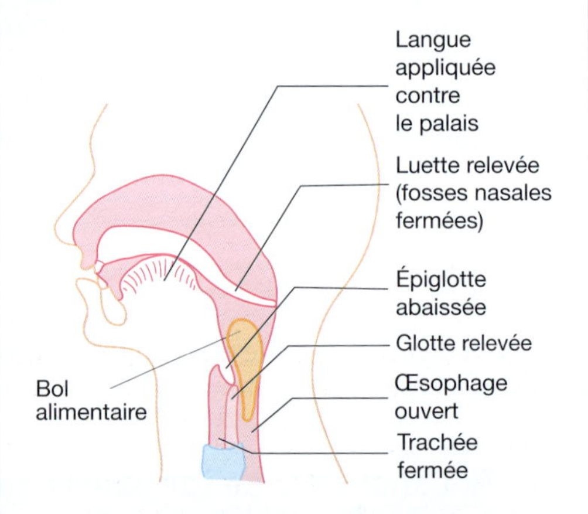

Fig. 2.28 Les replis de la muqueuse intestinale où se situent les villosités (détail à gauche).

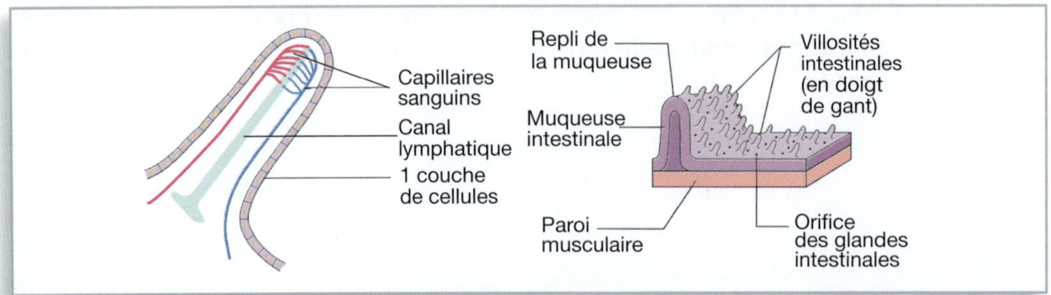

Tableau 2.1 La digestion chimique des aliments et l'absorption intestinale.

Niveaux	Origine du suc digestif	Nom de l'enzyme		Substances alimentaires			Substances assimilables (absorption intestinale[a])
				Ingérées		Transformées	
Bouche	Salive	**Amylase**	**Agit sur**	Amidon	**Le transforme en**	Maltose	–
Estomac	Suc gastrique	**Pepsine**	→	Protides	→	Polypeptides	–
Pancréas	Suc pancréatique	**Amylase**	→	Amidon	→	Maltose	–
		Lipase	→	Lipides	→	Glycérol + acides gras	Glycérol + acides gras
		Trypsine	→	Polypeptides	→	Tri– ou tétrapeptides	–
Intestin	Suc intestinal	**Amylase**	→	Amidon	→	Maltose	–
		Maltase	→	Maltose	→	Glucose	Glucose
		Lactase	→	Lactose	→	Glucose + galactose	Glucose + galactose
		Saccharase	→	Saccharose	→	Glucose + fructose	Glucose + fructose
		Lipase	→	Lipides	→	Glycérol + acides gras	Glycérol + acides gras
		Peptidase	→	Tri- ou tétrapeptides	→	Acides aminés	Acides aminés
	Produits annexes	**Présure**	→	Caséine (du lait)	→	Coagule puis libère des acides aminés	Acides aminés
		Bile	→	Lipides	→	(graisses émulsionnées)	
	Substances non transformées			Eau Minéraux Vitamines			Eau Minéraux Vitamines

a. *Le phénomène de l'absorption* : l'absorption de l'eau, des sels minéraux et des substances organiques assimilables du « chyme » se fait par l'intermédiaire des « villosités intestinales ». Après leur traversée, elles sont acheminées par 2 voies : la voie sanguine et la voie lymphatique. Il faut savoir que :
– l'eau, les sels minéraux, les glucides, les acides aminés, le glycérol, suivent la voie sanguine ;
– les acides gras et les graisses émulsionnées suivent la voie lymphatique.
Les aliments sont ainsi distribués à tout l'organisme.

7 | Le système endocrinien

Le système endocrinien a pour rôle de réguler les grandes fonctions de l'organisme : métabolisme, croissance, reproduction… Il est constitué de plusieurs glandes endocrines réparties à divers endroit du corps (*cf.* Fig. 2.31). Il est sous la dépendance du système nerveux central.

A Les trois sortes de glandes endocrines

Les ***épithéliums glandulaires*** élaborent des substances utilisées par l'organisme. On distingue trois sortes de glandes (*cf.* Fig. 2.30) :

- les glandes à sécrétion externe dites ***exocrines***. Elles possèdent un canal excréteur ;
- les glandes à sécrétion interne dites ***endocrines***. Elles ne possèdent pas de canal excréteur et déversent leurs substances chimiques, les hormones, directement dans le sang ;
- les glandes dites ***mixtes*** qui sont à la fois exocrines et endocrines (citons le foie et le pancréas).

Fig. 2.29 Les trois grands types de glandes.

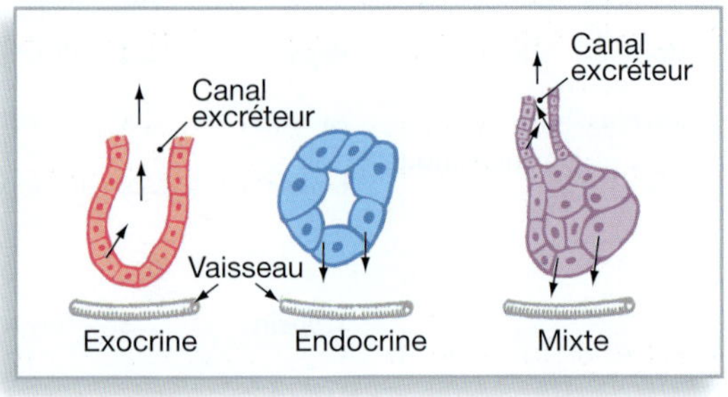

Fig. 2.30 Situation des principales glandes à sécrétion interne dans le corps.

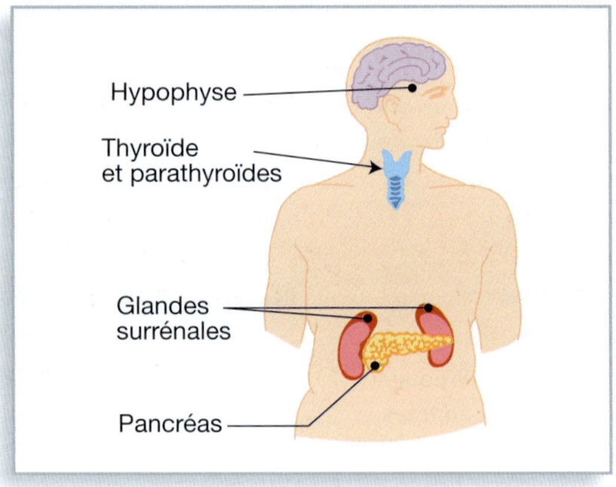

B La glande thyroïde

Elle est située à la base du cou, devant le cartilage thyroïde du larynx, sous la pomme d'Adam. Cette glande sécrète l'***hormone thyroïdienne*** qui joue un rôle important dans la croissance et le métabolisme.

Sur la face postérieure de la thyroïde existent quatre petites glandes à sécrétion interne : les ***glandes parathyroïdes***. Elles sont indispensables à la vie et jouent un rôle important dans la minéralisation du squelette et le maintien de la composition du sang (en calcium en particulier).

C Les glandes surrénales

Ce sont deux glandes coiffant chaque rein. Elles sont formées :

- d'une partie externe, la ***corticale*** ;
- d'une partie centrale, la ***médullaire***.

Chaque partie de la glande surrénale sécrète une hormone différente.

- ***La partie corticale*** est indispensable à la vie : elle sécrète la ***cortisone*** et l'***aldostérone*** qui contrôlent le métabolisme du sodium, la production d'hormones sexuelles, la production des fibres collagènes.
- ***La partie médullaire*** produit 2 hormones : l'***adrénaline*** et la ***noradrénaline***, déversées dans le sang, et qui ont un effet sur la stimulation du système sympathique. La sécrétion d'adrénaline est abondante pendant les émotions violentes (peur, colère, stress). Elle accélère le rythme cardiaque, augmente la valeur de la pression sanguine et des combustions respiratoires. Elle favorise la deuxième étape de la fonction glycogénique : transformation du glycogène en glucose.

Fig. 2.31 Situation de la glande surrénale droite.

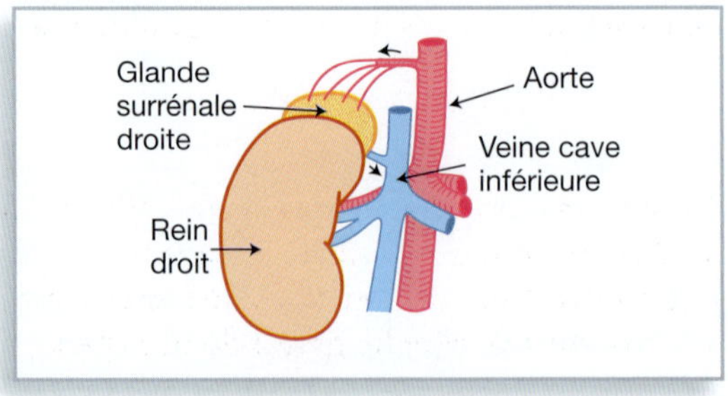

D L'hypophyse

La glande hypophyse (également appelée glande *pituitaire*) est située sous l'encéphale ; elle fait saillie à la base du cerveau et se loge dans une cavité du plancher de la boîte crânienne : la ***selle turcique***. Bien que très petite, l'hypophyse sécrète de nombreuses hormones. Elle est constituée de deux lobes :

- le lobe antérieur, l'***adénohypophyse***, responsable de la régulation du système endocrinien ;
- le lobe postérieur, la ***neurohypophyse,*** qui recueille l'activité endocrine de ce même lobe.

Fig. 2.32 Situation de la glande hypophyse.

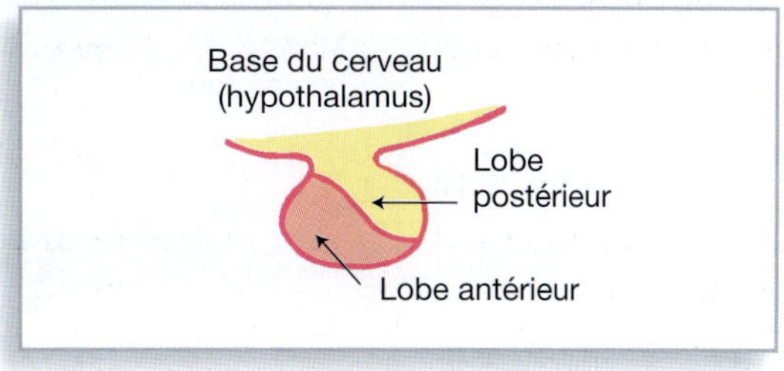

E Le pancréas

C'est une glande située sous l'estomac. Le pancréas est une glande mixte.

L'activité exocrine du pancréas

Le pancréas déverse ses sécrétions exocrines, le ***suc pancréatique*** intervenant dans la transformation des aliments, par le ***canal de Wirsung*** directement dans le ***duodénum***.

L'activité endocrine du pancréas

Les ***îlots pancréatiques de Langherrans*** assurent la fonction endocrine du pancréas. Ils libèrent dans le sang une hormone ***hypoglycémiante*** : l'***insuline***.

L'insuline est la seule hormone hypoglycémiante de l'organisme : elle est sécrétée essentiellement au moment des repas et permet, chez le sujet normal, de maintenir la glycémie aux alentours de 1 g au moment des repas. Elle commande au foie de stocker le glucose apporté par l'alimentation (sous forme de glycogène) et favorise la pénétration du glucose dans les cellules de l'organisme.

Le pancréas sécrète également le ***glucagon***, hormone ***hyperglycémiante***. (*cf.* Fig. 2.33 ci-après).

Fig. 2.33 Le foie et le pancréas.

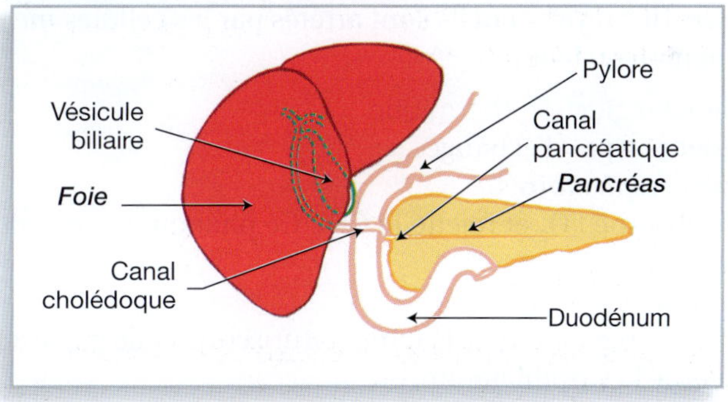

F La peau et les muqueuses

La peau, organe du toucher, recouvre tout notre corps. Elle présente des variations d'épaisseurs selon la localisation et selon l'individu.

a. Structure et fonction de la peau

Structure (cf. Fig. 2.34)

La peau se compose de trois parties elles-mêmes divisées en plusieurs couches :

- l'***épiderme***, tissu épithélial kératinisé ;
- le ***derme***, tissu conjonctif richement vascularisé ;
- l'***hypoderme***, couche profonde de la peau, elle est constituée de lobules graisseux.

Fig. 2.34 La structure de la peau.

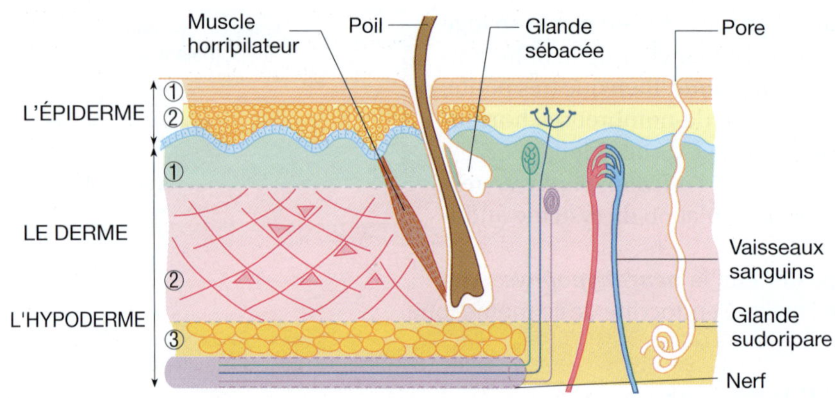

Fonctions (cf. Tableau 2.2)

Les fonctions de la peau sont nombreuses.

Organe du toucher (la fonction sensitive)

Les différentes sensibilités sont dues à l'existence de corpuscules nerveux spécialisés (appelés *récepteurs*) situés dans le derme. La peau perçoit trois formes de sensation : *tactile, thermique* et *douloureuse*.

Organe de protection

La peau est la première barrière immunitaire de l'organisme. Elle protège :

- des agressions ***extérieures*** physiques et chimiques (chocs, frottements, substances acides et basiques) ;
- des agressions ***microbiennes*** ;
- de l'agression ***solaire*** (les rayons nocifs sont arrêtés par les cellules ***mélanoblastes***, qui provoquent la pigmentation ou hâle).

Organe d'échanges et de régulation thermique

La peau permet plusieurs types d'échanges.

- Les échanges ***gazeux respiratoires***

La peau respire ; elle absorbe l'O_2 et rejette le CO_2. Ce phénomène est plus important chez le jeune enfant que chez l'adulte.

- Les échanges ***thermiques***

La peau intervient dans la régulation de la température corporelle grâce à l'activité des glandes sudoripares, des effets de la vasodilatation, etc.

Organe excréteur

La peau a une fonction d'excrétion mineure, elle excrète certaines substances, telles que le chlorure de sodium dans la sueur, l'urée quand il y a défaillance de la fonction rénale.

Organe producteur de vitamine D

Sous l'effet des rayons solaires, les cellules de l'épiderme et du derme vont transformer une substance lipidique, la 7-déhydrocholestérol, en vitamine D, dont le rôle antirachitique est appréciable, notamment chez l'enfant.

La fonction d'absorption

Cette fonction est limitée du fait de l'action protectrice de la peau. Cependant, certaines substances peuvent être absorbées, comme :

- certains produits médicamenteux (pommades, patchs transdermiques…) ;
- certains produits chimiques toxiques (le mercure).

Tableau 2.2 Structure et fonctions de la peau (Résumé).

Couches	Anatomie	Fonctions
Épiderme	– *1re couche* de la peau : la *couche cornée*. Elle est constituée de cellules mortes. Cette couche est plus épaisse à certains points du corps. – La 2e *couche* est formée de *cellules épithéliales*. À la partie la plus profonde, les cellules pigmentaires sécrètent la « mélanine » (pigment brun).	Protectrice contre : – frottement ; – microbes ; – soleil.
Derme	Constitue le *tissu conjonctif*, très vascularisé, fait de grosses cellules, d'une substance interstitielle, de fibres élastiques et de collagène.	– Nourricière – Souplesse
Hypoderme	*Cette 3e couche* profonde de la peau est : – riche en cellules grasses qui mettent en réserve les « lipides » ; – plus épaisse à certaines parties du corps.	– Résistance au choc – Protectrice contre le froid
Annexes • Glandes	– *Glandes sudoripares* : elles évacuent la sueur à l'extérieur du corps. – *Glandes sébacées* : elles sécrètent le sébum, matière riche en « acides gras » (pH acide de la peau).	– Excrétrice – Épuratrice – Thermorégulatrice – Protectrice contre : • les microbes • les frottements
• Poils • Nerfs	Ils sont enracinés dans la couche profonde de l'épiderme. Ils sont nombreux et localisés dans toutes les couches de la peau.	– Sensitive au : • chaud ; • froid ; • toucher • douleur

b. Structure et fonctions des muqueuses

On appelle muqueuse tous les tissus qui tapissent la face interne des organes creux du corps en communication avec l'extérieur (par exemple : le nez, la bouche, le vagin, l'intestin…).

Structure

Toutes les muqueuses ont une structure comparable et se composent de deux couches.

- La ***couche de revêtement***, située à l'extérieur, est plus ou moins épaisse et contient si besoin :
  - des glandes sécrétrices ;
  - des poils microscopiques que l'on nomme *cils vibratiles*.
- La ***couche-support***, située en profondeur par rapport à la couche de revêtement, contient les vaisseaux sanguins et les nerfs. Cette couche, également appelée ***sous-muqueuse***, est constituée d'un tissu conjonctif nourricier et de soutien.

Fonction

La muqueuse a trois rôles précis.

- Un rôle ***protecteur*** : elle protège l'organe dont elle fait partie.
- Un rôle ***sécrétoire*** : important au niveau des muqueuses digestives : les sécrétions de ces muqueuses assurent en effet la digestion des nutriments.
- Un rôle ***absorbant*** : il prend toute son importance au niveau de l'intestin, puisqu'à ce niveau s'effectue l'absorption des aliments dégradés par les sucs digestifs (*cf.* Fig. 2.28).

Remarque : une **séreuse** est une membrane qui entoure un ou plusieurs organes afin de les soutenir et les protéger (exemples : péritoine, plèvre, péricarde).

2 La notion de maladie et la situation de soins

1 | Le lien entre santé et maladie

Définir les notions de santé et de maladie est complexe car une grande part de subjectivité doit être prise en compte.

Compétences AP

L'AP sera capable de :
- comprendre les liens entre santé et maladie ;
- repérer les facteurs influençant la maladie ;
- identifier les origines des maladies ;
- comprendre le processus d'apparition et d'évolution de la maladie ;
- percevoir et respecter les réactions individuelles face à la maladie.

A La notion de santé

a. La santé « bien-être »

« La santé est un état de complet bien-être physique, mental et social, et ne consiste pas seulement en une absence de maladie ou d'infirmité. »[6] La santé est donc un état dynamique qui englobe deux notions :
- la santé « *résistance physique* » : l'individu peut résister aux agressions de l'environnement ;
- la santé « *bien-être* » : l'individu ressent à la fois un bien-être physique et psychique.

b. La santé « satisfaction des besoins fondamentaux »

La santé est le résultat de la satisfaction de besoins fondamentaux[7] qui regroupent :
- les besoins *biologiques* ;
- les besoins *psychologiques* ;
- les besoins *sociaux, culturels, spirituels*...

C'est donc un équilibre instable puisque l'être humain doit sans cesse s'adapter à un environnement qui évolue autour de lui et toute influence négative peut faire basculer l'état de santé vers celui de maladie (*cf.* Fig. 2.35).

B La notion de maladie

a. Définition

Le dictionnaire définit la maladie comme « une altération de la santé, organique ou fonctionnelle considérée dans son évolution »[8]. Le dictionnaire des soins infirmiers[9] la complète en précisant qu'il s'agit d'une « altération de l'état de santé qui se traduit notamment par un ensemble de ruptures d'ordre physique, mental et/ou social et se manifeste par des symptômes objectifs et subjectifs ».

---

6. Définition de l'OMS (organisation mondiale de la santé).
7. *Sciences humaines et sociales – L'homme, la société et la médecine*, G. Lazorthes, Éd. Masson, 2001.
8. Dictionnaire Le Robert.
9. *Dictionnaire des soins infirmiers*. Groupe infirmier de recherche, dir. René Magnon, AMIEC, 2000.

b. Les facteurs favorisants

L'état de santé est un équilibre instable, car de nombreux facteurs peuvent le modifier. Ils sont endogènes et/ou exogènes (*cf.* Fig. 2.35).

Les *facteurs endogènes* sont :

- le patrimoine génétique, l'hérédité ;
- l'équilibre hormonal et immunitaire ;
- la morphologie (taille, poids, corpulence…).

Les *facteurs exogènes* sont :

- le rythme de vie (repos, détente, activités, loisirs…) ;
- le mode de vie (hygiène alimentaire et corporelle, croyance…) ;
- le milieu de vie (familial, social, professionnel, culturel, accès à l'éducation à la santé) ;
- le climat (soleil, humidité), la pollution (bruit, air, eau) ;
- la promotion de la santé (prévention, vaccins, accès aux soins, suivi médico-social…).

Fig. 2.35 L'équilibre instable de l'état de santé.

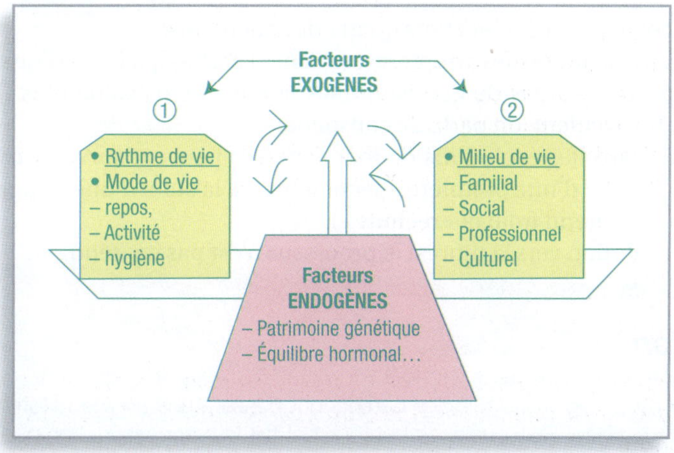

2 | La classification des maladies

Afin de pouvoir comparer la mortalité et la morbidité dans différents pays, il a été mis au point une classification internationale des maladies (CIM). Elle contient de nombreux chapitres classés principalement par appareils. Citons pour exemples :

- les maladies de l'appareil respiratoire ;
- les maladies de la peau et des tissus ;
- les troubles liés à la grossesse, l'accouchement et les suites de couche ;
- les malformations congénitales et anomalies chromosomiques ;
- les lésions traumatiques et les empoisonnements.

3 | Le processus pathologique

Chaque maladie se développe selon un « processus », ce qui signifie qu'elle a un déroulement, une progression en plusieurs phases qui durent un temps plus ou moins long (de quelques jours à plusieurs mois).

A La phase d'incubation

Lors de l'incubation, dans la plupart des processus pathologiques, les signes sont très discrets ; ils passent parfois inaperçus (fatigue, migraine…), ils ne sont pas spécifiques et ce n'est qu'après coup que l'on comprend leur signification.

B La phase de début

Les premiers symptômes de la maladie apparaissent et, souvent, ils permettent le diagnostic. C'est l'entrée dans la maladie : on est donc encore dans une phase évolutive du processus pathologique.

C La phase d'état (ou acmé)

Les symptômes du processus pathologique atteignent leur maximum d'intensité. À ce stade, le processus peut :
- ne plus évoluer ;
- régresser (spontanément ou sous l'effet du traitement) ;
- s'aggraver.

D La phase terminale (ou évolution)

À ce stade, le processus peut évoluer vers quatre dénouements.
- **La guérison** : il y a disparition des symptômes (même si parfois quelques séquelles subsistent).
- **La stabilisation** : il n'y a pas de guérison mais la maladie n'évolue plus (le processus est contenu). Pour un accident, on parle de consolidation.
- **La rechute** : de nouvelles évolutions de même nature peuvent survenir dans le processus pathologique à la suite d'une première affection (ex. : à la suite d'une grippe, apparemment stabilisée, le patient prend froid et « rechute »).
- **La mort** : il y a évolution vers la mort si le processus n'est pas contenu.

Situation

Dans la première phase de la maladie, les parents ont pensé à une angine : **Nolwen (6 ans)** avait mal à la gorge, de la fièvre. Puis quelques boutons ont fait leur apparition. Lorsque les parents ont consulté le médecin (à la *période d'état*), la fièvre avait baissé et le corps de l'enfant était recouvert de papules. Le médecin a fait son diagnostic, c'est la rougeole (maladie éruptive, infectieuse et contagieuse) ; de ce fait, Nolwen doit rester chez elle. La maladie devrait régresser spontanément.

Rôle de l'AP

L'AP doit savoir que les phases d'un processus pathologique ne sont pas toujours aussi marquées, car chaque pathologie a ses phases (ou étapes) propres. De plus, chaque enfant réagit différemment à sa maladie. Toutefois, la connaissance de ces phases doit aider le soignant à développer ses capacités d'observation.

4 | La maladie somatique et la maladie psychique

A Définitions

- **Somatique** définit ce qui appartient au corps, ce qui se rapporte à un phénomène organique, physique.
- **Psychique** définit ce qui concerne le domaine de la pensée, de l'esprit.
- **Psychosomatique** désigne une relation entre l'esprit et le corps.

La maladie psychosomatique est caractérisée par des désordres organiques en lien avec des troubles psychiques.

Bien des maladies dont on soigne les manifestations organiques sont occasionnées, favorisées ou aggravées par des facteurs psychologiques, et bien des maladies somatiques ont leur origine dans des difficultés psychologiques. Dans cette catégorie sont répertoriés des troubles aussi divers que l'asthme, la migraine, la rectocolite, l'eczéma. Malgré la diversité de leur présentation, ces pathologies ont certains points en commun.

B Le déclenchement : effets physiologiques visibles

Les émotions affectent physiologiquement un organe et une émotion violente (peur) peut se traduire par des troubles momentanés :
- *cardiaques* (tachycardie) ;
- *respiratoires* (dyspnée) ;
- *cutanés* (rougeur, sueurs intenses)…

C L'évolution

Ces manifestations cessent lorsque l'individu comprend et maîtrise l'émotion responsable et cela, parce que l'objet de l'émotion est réel. Cependant, lorsque l'émotion n'est pas associée à un objet réel, des troubles organiques peuvent apparaître. C'est le cas de l'anxiété, du stress ; c'est ce que l'on observe chez l'enfant qui ne comprend pas l'origine de son angoisse.

D Exemples de maladies psychosomatiques

Certaines pathologies sont souvent classées comme psychosomatiques car elles apparaissent à la suite d'un état chronique émotionnel intense, mais dont les circonstances d'apparition sont variables. Nous pouvons en identifier quelques-unes :
- *les pathologies urinaires* : certaines énurésies chez l'enfant ;
- *les pathologies cutanées* : eczéma, herpès ;
- *les pathologies digestives* : ulcères, colites ;
- *les pathologies gynécologiques* : certaines aménorrhées, certaines stérilités.

5 | La situation de soins

Les soins sont mis en œuvre pour répondre à la maladie. Ils sont associés aux traitements. Les soins sont un ensemble d'actions mises en œuvre pour soigner, c'est-à-dire pour « *promouvoir, maintenir et restaurer la santé* »[10]. Ils sont de différentes natures.

A Les principaux soins

Citons deux formes de soins.

a. Les soins d'entretien (ou préventifs)

Ils ont pour but de maintenir les besoins fondamentaux et vitaux de la personne. Ils considèrent et respectent les habitudes de vie, les valeurs, les croyances. L'ensemble de ces soins est réalisé par la collaboration entre la puéricultrice et l'AP dans les limites de ses compétences.

b. Les soins curatifs (ou de réparation)

Ils regroupent l'ensemble des interventions visant à lutter contre la maladie. Ils sont indissociables des soins d'entretien. Ils nécessitent :
- *des savoirs de base* qui font appel à l'ensemble des connaissances que doit mobiliser le soignant pour les effectuer ;
- *des savoirs gestuels* qui font appel aux critères de qualité des soins (*cf.* ci-après).

10. *Dictionnaire médical*, Jacques Quevauvilliers, Masson 2004.

B Les critères de qualité de soins (HSCR)

Ces critères de qualité sont repris (sous forme de sigle) dans chaque tableau descriptif d'une technique de soin.

a. L'hygiène (H)

L'hygiène regroupe l'ensemble des actes réalisés pour prévenir les risques de contamination ou d'infection pour le patient et le soignant.

b. La sécurité (S)

La sécurité intéresse tout ce qui doit être mis en œuvre pour ne pas mettre en danger ou faire prendre des risques à autrui et à soi-même, sur un plan physique et moral. Elle inclut les connaissances que doit avoir le soignant pour effectuer les soins (mobilisation des savoirs).

c. Le confort (C)

Le confort englobe toutes les actions réalisées pour installer la personne physiquement, mais également ce qui peut être fait ou dit pour améliorer son bien-être moral (information, anticipation des soins...).

d. Le respect (R)

Le respect concerne tout ce qui peut être mis en place pour préserver les valeurs, les habitudes, la pudeur. Il englobe le relationnel adapté à l'enfant et à ses proches.

C Autres critères importants

a. L'efficacité

Elle rassemble les éléments objectifs permettant d'affirmer que le soin réalisé produit l'effet souhaité. L'efficacité englobe aussi l'*habileté*, la précision de la *gestuelle*, la connaissance de la *technique du soin*.

b. L'organisation

Elle identifie les adaptations à apporter à l'environnement pour réaliser le soin dans de bonnes conditions, tant pour le patient que pour le soignant. Elle englobe l'*ergonomie*.

3 La mesure des paramètres vitaux et les prélèvements non-stériles

Afin d'apprécier l'état clinique de l'enfant, l'AP est amené à mesurer et interpréter les données et les paramètres vitaux[11] et à effectuer des prélèvements non stériles permettant d'affiner ou de préciser le diagnostic d'une pathologie.

1 | La surveillance staturo-pondérale

La mesure du poids et de la taille, la surveillance staturo-pondérale sont des indicateurs essentiels de l'état de santé de l'enfant

Compétences AP

L'AP sera capable de :

- peser, mesurer l'enfant et évaluer les données (connaître les « normes ») ;
- établir une courbe staturo-pondérale et apprécier l'allure générale de cette courbe ;
- signaler rapidement toute anomalie (cassures, chutes, écarts…) ;
- repérer l'incidence de la maladie sur la courbe staturo-pondérale ;
- transmettre les informations, oralement et par écrit, à la puéricultrice.

A La démarche d'observation[12]

a. Évaluation des données (les « normes »)

La taille

La progression de la taille est rapide. À la naissance, l'enfant mesure 50 cm, vers 1 an, il mesure environ 75 cm et à 4 ans, il mesure *1 m* (il a *doublé* sa taille de naissance).

Le poids

La progression du poids est rapide :

- à la naissance, l'enfant pèse environ 3,250 kg ;
- à 5 mois, l'enfant a *doublé* son poids de naissance, environ 6,500 kg ;
- à 1 an, il l'a *triplé,* environ 10 kg ;
- à 2 ans, il l'a *quadruplé,* environ 13 kg ;
- et à 4 ans, il l'a quasiment *quintuplé,* environ 16 kg.

b. Appréciation de la courbe staturo-pondérale

Il est important d'évaluer l'allure générale de la courbe pondérale : cassure, chute ou écart doivent rapidement être signalés par l'AP.

Chez l'enfant

Le poids s'apprécie lors des consultations médicales, ou à l'admission lors d'une hospitalisation, afin d'établir un critère de référence. Ensuite, en milieu hospitalier, il est surveillé chaque jour car tout état pathologique a souvent une incidence immédiate sur la courbe staturo-pondérale de l'enfant.

---

11. La mesure des paramètres vitaux est traitée selon les critères d'HSCR (hygiène, sécurité, confort et respect de la personne soignée) qui sont les critères essentiels de la qualité des soins. Ces critères sont mentionnés dans chaque fiche de soins.
12. L'évaluation et l'appréciation de la courbe staturo-pondérale sont détaillées dans le Module 1, Chapitre 1 Le développement somatique de l'enfant.

Chez l'adulte

La prise des mensurations n'est pas aussi systématique que chez l'enfant, tout au moins pour la taille, car si la maladie a des effets sur le poids, elle n'en a pas sur la taille d'un adulte.

B Les techniques

Pour faciliter l'explication, nous dissocions la mesure de la taille et du poids ; toutefois, ces deux paramètres doivent s'interpréter ensemble.

Tableau 2.3 Mesure de la taille du jeune enfant.

Objectif : apprécier la croissance staturale de l'enfant.
Indications
– lors des consultations médicales de PMI ou en crèche ;
– à l'admission à l'hôpital ;
– en maternité.

Matériel		Procédure
– Toise[a]	**H**	– Se laver les mains (ou SHA).
– SHA		– Sortir le matériel.
– Nettoyant-désinfectant + lavette		– Désinfecter la toise (en milieu hospitalier).
	C	– Poser la toise sur le molleton.
	S	– Veiller à ce que la surface soit très plane.
– Matériel pour le change de l'enfant[b]	**C**	– Allonger l'enfant habillé pour éviter qu'il ne prenne froid.
– Molleton[c]	**S**	– Veiller à lui ôter les chaussures.
– Sac à linge sale	**R**	– Parler à l'enfant (lui expliquer le soin).
		– Lui laisser son jouet (sécurisant).
	S	– Demander une « aide » pour mesurer l'enfant : • *« l'aide » tient la tête du bébé contre la toise et le thorax dans l'alignement ;* • *« l'exécutant » allonge les jambes, et maintient les talons en « angle droit ».*
– Dossiers de soins + stylo	**H, C, S**	– Noter la mensuration immédiatement.
	H, C	– Changer la couche de l'enfant[b].
	S	– Faire les transmissions.

a. Nous traitons ici la mesure de la taille d'un enfant qui ne marche pas. La toise est posée sur la table. Pour l'enfant qui marche, la toise est murale (comme pour l'adulte).
b. Le change est nécessaire lorsque la mensuration constitue une tâche demandée hors de la toilette quotidienne.
c. Le molleton donne une impression agréable au bébé (douceur-chaleur). Sa surface doit être la plus large possible, afin que la toise y repose bien à plat (précision de la mesure).

Fig. 2.36 La mesure de la taille.

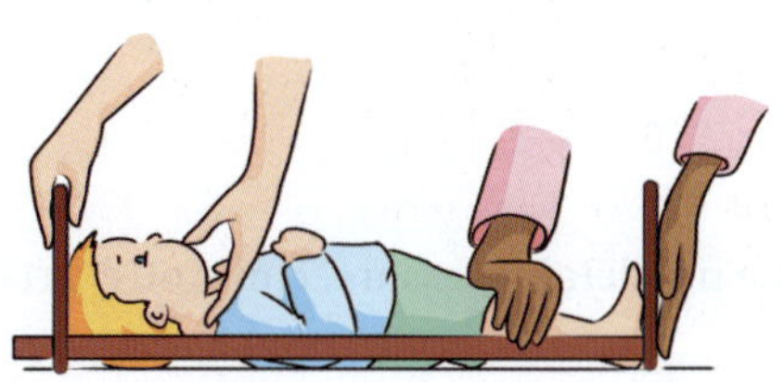

a) *Le nourrisson*
Mesure de la taille à l'aide d'une toise mobile horizontale : le nourrisson doit être mesuré allongé, deux adultes sont indispensables à la bonne réalisation de cette pratique.

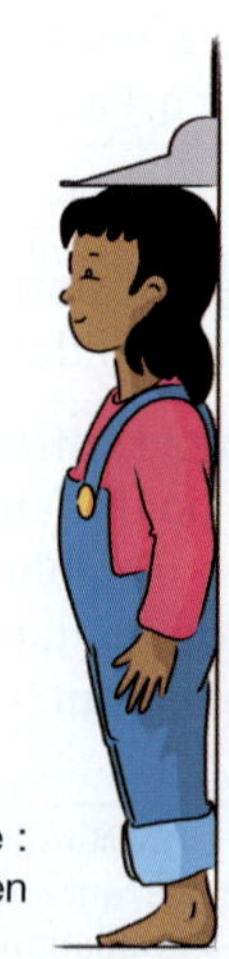

b) *L'enfant*
Mesure à l'aide d'une toise murale : l'enfant est mesuré debout, tête bien droite, talons contre la toise.

Tableau 2.4 Pesée du jeune enfant.

Objectif du soin : surveiller la croissance pondérale de l'enfant.
Indications
– à l'entrée dans un service de soins;
– en vue de la visite médicale;
– chaque jour en service de maternité, ou de pédiatrie.

Matériel	Critères	Procédure
– Savon liquide	H	– Se laver les mains (ou SHA) et sortir le matériel.
– Pèse-bébé (électronique)[a]		– Nettoyer le plateau de la balance (si besoin).
– Nettoyant-désinfectant + lavette	S	– Poser la balance sur une surface très plane.
	R	– Annoncer le soin à l'enfant et le calmer[b].
– Papier à usage unique	C, S	– Mettre un papier sur le plateau[c].
	H, S	– Changer le papier à chaque enfant.
		– Mettre l'enfant nu sur la balance.
– Sac à linge sale	S	– Maintenir une main à proximité de l'enfant.
– Matériel pour le change (si besoin)	R	– Lui parler.
	S	– Ne jamais laisser l'enfant seul sur la balance.
		– Lire le poids et le mémoriser.
– Vêtements propres	C, S	– Habiller l'enfant et le mettre en sécurité.
		– Noter rapidement le poids sur un papier.
	H	– Nettoyer le matériel, le ranger.
– SHA		– Se laver les mains (ou SHA).
– Feuille de pesée (ou dossier de soins)		– Réaliser la courbe de poids (*cf.* Fig. 2.38).
+ stylo	S	– Faire les transmissions écrites et orales (signaler toute chute de poids immédiatement).

a. Nous traitons ici la pesée d'un jeune enfant. Lorsque l'enfant peut marcher, on utilise un pèse-personne (comme pour l'adulte).
b. Si un jouet a été remis à l'enfant pour le calmer, le poids du jouet doit être pris en compte.
c. Le papier à usage unique s'utilise davantage que le molleton, car il est plus pratique à renouveler pour chaque enfant et plus hygiénique.

Fig. 2.37 La pesée du petit et du grand enfant.

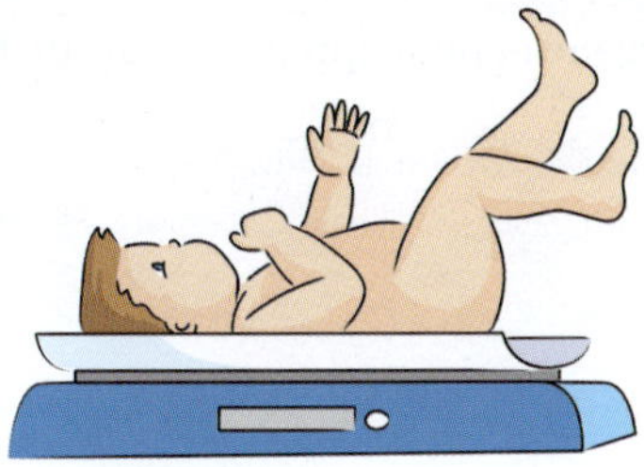

a) Le nourrisson est pesé sur une balance

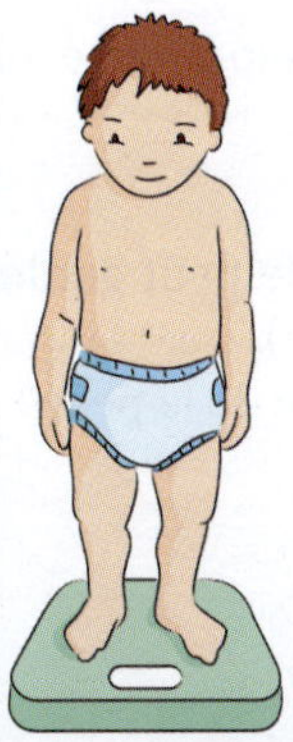

b) Plus grand, l'enfant peut utiliser le pèse-personne familial.

Fig. 2.38 Un exemple de courbe de poids (0-3 ans).

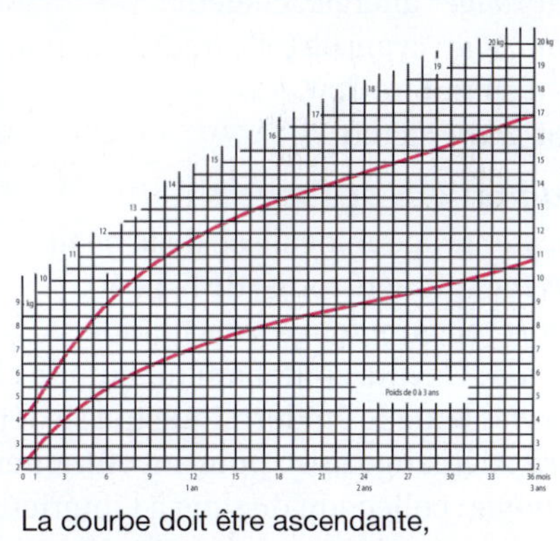

La courbe doit être ascendante, régulière et comprise entre les mesures de référence (courbes en rouge).

2 | La surveillance de l'aspect de la peau et des téguments

La couleur de la peau et des muqueuses est un indicateur important de l'état général de santé. Toute modification brutale doit être immédiatement signalée.

A La démarche d'observation

a. Critères d'observation de la peau (les « normes »)

L'AP devra observer :

- **la couleur de la peau** : elle est généralement rosée, toutefois ce critère est variable selon l'origine ethnique de la personne ; les muqueuses sont rosées ;
- **la chaleur de la peau** : elle est généralement tiède ;
- **l'aspect de la peau** : elle est généralement intègre, bien hydratée et élastique, surtout chez l'enfant.

Compétences AP

L'AP sera capable de :

- observer l'enfant et apprécier l'état cutané ;
- repérer les modifications ou anomalies de la peau et des muqueuses et alerter ;
- s'approprier le vocabulaire spécifique ;
- adopter un comportement professionnel ;
- transmettre les informations (orales et écrites) à la puéricultrice.

b. Identification des modifications de la peau et des muqueuses

Citons quelques pathologies, ou troubles, qui sont associés à des modifications observables de la peau.

Des modifications de couleur

- Couleur *rouge* : allergie, chaleur...
- Couleur *bleue* : cyanose (elle traduit un manque d'oxygène et peut apparaître lors de troubles cardio-respiratoires).
- Couleur *jaune* : ictère...

Des modifications de l'aspect[13]

- *L'érythème* : rougeur localisée de la peau.
- *La pétéchie* : piqueté rouge de la peau.
- *La papule* : élevure rouge sans liquide.
- *La vésicule* : élevure contenant un liquide clair.
- *Le squame* : lamelle épidermique qui se détache de la peau.
- *Le prurit* : démangeaison pouvant entraîner des lésions de grattage.
- *L'hématome* : collection de sang à l'intérieur d'un tissu, donnant une coloration évoluant du bleu au violacé et jaune.

Des modifications de l'élasticité

- *Peau sèche et ayant perdu son élasticité* : signe de déshydratation, elle peut garder le « pli cutané » lorsqu'on la pince légèrement (signe de déshydratation sévère).
- *Peau sèche avec des squames* : lamelles blanchâtres formées à la surface de la peau.
- *Gonflée localement* : signe d'un œdème.

Des modifications des muqueuses

- *Coloration pâle ou cyanosée* : signes de troubles cardiopulmonaires.
- *Sèche, fendue* : signes d'une déshydratation.

13. *Cf.* Module 3, Chapitre 2, Maladies éruptives de l'enfant.

- *Dépôts blanchâtres* : signes d'une mycose.
- *Présence d'écoulements* : signes d'une infection.

3 | La surveillance de la fonction respiratoire

A La démarche d'observation

Rôle de l'AP

L'AP sera capable de :
- observer l'enfant et apprécier la qualité de la fonction respiratoire ;
- mesurer les paramètres respiratoires et réaliser une courbe de surveillance ;
- identifier les signes d'anomalies au regard des paramètres habituels et alerter ;
- transmettre les informations à la puéricultrice.

a. Évaluation des paramètres

La fréquence respiratoire

La fréquence respiratoire est le nombre de mouvements respiratoires réalisés en une minute. Le mouvement respiratoire est composé de l'inspiration et de l'expiration. C'est un acte involontaire dont le rythme peut présenter des variations selon les efforts physiques et l'état émotif.

Les normes varient en fonction de l'âge :
- *nouveau-né* : environ 40 à 45 mouvements par minute ;
- *enfant* : environ 20 à 30 mouvements par minute ;
- *adulte* : environ 12 à 20 mouvements par minute.

Le rythme et l'amplitude respiratoires

Le rythme se définit en fonction de sa régularité, sa vitesse, sa perception (régulier ou irrégulier, diminué ou accéléré, franc ou avec des pauses).

L'amplitude est l'ampleur du mouvement respiratoire (profonde ou superficielle, courte, exagérée).

b. Identification des anomalies

Les anomalies sont perceptibles en fonction des variations des critères d'appréciation de la fonction respiratoire et de l'observation des signes associés :
- une *apnée*, c'est une interruption temporaire de la respiration ;
- une *dyspnée*, c'est une gêne ou une difficulté respiratoire se traduisant par une augmentation de la fréquence ou de l'amplitude des mouvements respiratoires ;
- une *tachypnée* ou *polypnée*, c'est une accélération du rythme respiratoire ;
- une *bradypnée*, c'est une diminution du rythme respiratoire.

c. Identification des signes associés

Certains signes peuvent accompagner les anomalies de la fréquence respiratoire, citons :
- la *toux* : elle peut être grasse ou productive (avec expectorations), sèche ou irritative ;
- le *tirage* : il correspond à la mise en jeu des muscles respiratoires (avec battements des ailes du nez)[14] ;
- la *respiration bruyante* : elle se manifeste par un sifflement, un râle ;
- la *douleur thoracique* à l'expiration ou à l'inspiration ;
- les *anomalies de la peau* : elles accompagnent les troubles respiratoires. On observe une cyanose (coloration bleue de la peau et des muqueuses), une pâleur, des sueurs abondantes ou une froideur des extrémités ;
- les *troubles de la conscience et de la vigilance* : ils peuvent être associés à des troubles respiratoires.

14. On observe un entonnoir xyphoïdien ou un balancement thoraco-abdominal.

B La technique

Tableau 2.5 Mesure de la fréquence respiratoire.

Objectif : mesurer le nombre de mouvements respiratoires par minute (un mouvement comprend une inspiration et une expiration) afin de surveiller l'évolution de l'état de santé de l'enfant (la technique est la même que pour l'adulte).
Indication : lors d'une pathologie de l'appareil respiratoire.
Recommandations : attendre un moment où l'enfant est calme, ou le laisser au repos préalablement 10 min.

Matériel	Critères à respecter	Procédure
– Chronomètre ou montre avec trotteuse	H	– Se laver les mains (ou SHA).
– SHA		– Regrouper le matériel (chariot ou plateau).
– Outils de retranscription (pancarte	R	– Prévenir l'enfant du soin, le rassurer.
de surveillance, dossier de soins)	S	– Vérifier la prescription/le protocole/la transmission.
	C	– Installer confortablement l'enfant en position demi assise.
	S	– Le laisser au repos 10 min (la FR s'évalue au repos).
		– Poser sa main sur le thorax de l'enfant ou observer le soulèvement de la cage thoracique.
		– Compter les inspirations (soulèvement du thorax) pendant 1 min.
– Une feuille de surveillance avec stylo bleu ou noir	S	– Noter le résultat immédiatement.
		– Apprécier le rythme et l'amplitude de la respiration.
		– Vérifier l'absence de bruit anormal (sifflement, râle...).
		– Vérifier l'absence de signes associés anormaux.
	R	– Faire participer l'enfant (le soin doit rester ludique)[a].
– Nettoyant-désinfectant	H	– Nettoyer et ranger le matériel.
– Lavettes		– Se laver les mains (ou SHA).
	S	– Faire les transmissions et alerter si signes d'anomalie.

a. Pour le jeune enfant, la proposition d'un jouet peut être un facteur apaisant.

4 | La surveillance de la fonction cardiovasculaire

Compétences AP

L'AP sera capable de :
- mesurer les paramètres cardiovasculaires et réaliser une courbe de surveillance ;
- identifier les signes d'anomalie au regard des paramètres habituels et alerter ;
- repérer le changement de l'état clinique de l'enfant, l'urgence d'une situation et alerter ;
- faire les transmissions orales et écrites.

A La démarche d'observation

a. Évaluation de la fréquence cardiaque (FC)

La fréquence cardiaque est le nombre de **pulsations** perçues au niveau des artères et elle est évaluée lors de la prise de pouls. Il y a autant de pulsations que de battements cardiaques.
Le pouls est perçu en comprimant une artère sur un plan osseux. Il peut être mesuré sur l'artère fémorale, la carotide interne, la pédieuse, la radiale (au poignet) ou l'humérale (au coude).

MÉMO

- ***Le rythme cardiaque*** **se définit en fonction de sa régularité, sa vitesse, sa perception : régulier ou irrégulier, diminué ou accéléré (le pouls peut varier en fonction des efforts physiques, de l'état émotif et pathologique de la personne).**
- ***L'amplitude cardiaque*** **est l'ampleur du battement cardiaque : bien frappé ou filant, faible ou fort, imperceptible ou bondissant.**

MÉMO

Les normes

Elles varient en fonction de l'âge.

- *Adulte* : environ 60 à 80 pulsations par minute.
- *Enfant* : environ 70 à 120 pulsations par minute.
- *Nouveau-né* : environ 130 à 140 pulsations par minute.

b. Identification des anomalies de la FC

Tout constat d'anomalie du pouls doit être complété par une prise de la température et de la pression artérielle[14].

Généralement le pouls et la température ont des courbes parallèles ; une hyperthermie provoque une augmentation du pouls, et le pouls et la TA ont des courbes opposées : une hypotension provoque une augmentation du pouls.

- Une *tachycardie* est une fréquence cardiaque accélérée à plus de 100 à 140 pulsations/min (selon l'âge).
- Une *bradycardie* est une fréquence cardiaque ralentie à un rythme inférieur à 60 pulsations/min.

c. Identification des signes associés

Modification de l'aspect et de la coloration de la peau

- Une *marbrure* : c'est une coloration pâle de la peau avec filet bleuté, signe évocateur d'un trouble circulatoire.
- Une *rougeur avec douleur* et chaleur de la peau sont des signes évocateurs d'une inflammation locale.
- Pâleur, sueurs, froideur des extrémités, cyanose... peuvent également être observées (*cf.* Fig. 2.39).

Fig. 2.39 Observation des signes de détresse respiratoire chez l'enfant (visage et membre supérieur).

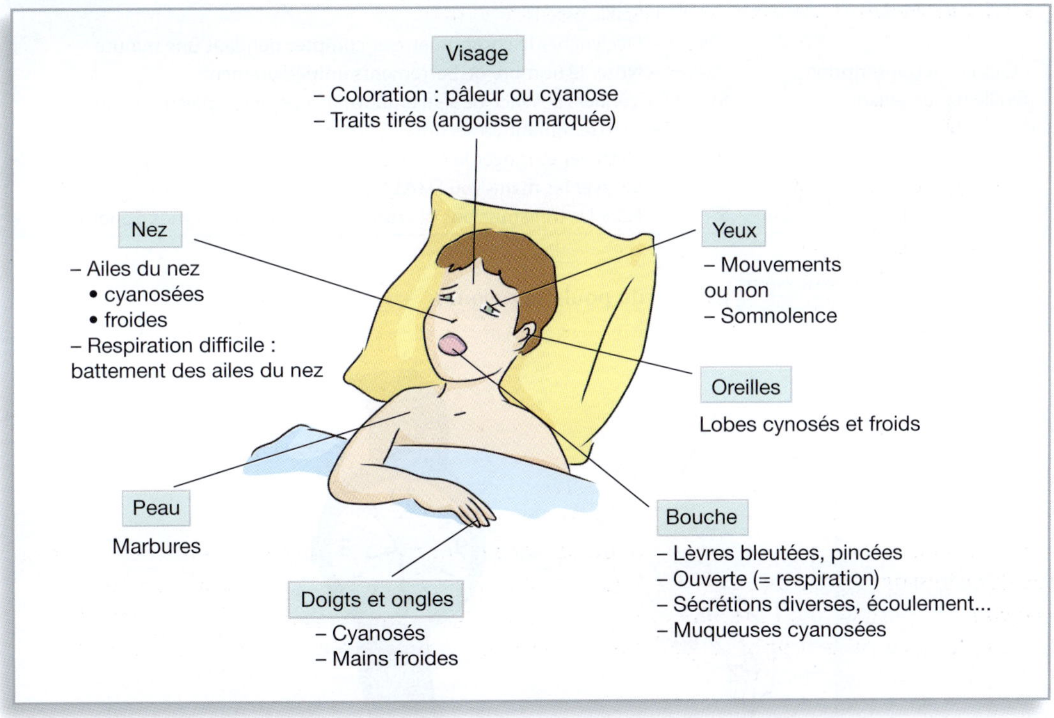

Autres signes anormaux

- Des *signes neurologiques* : confusion, somnolence, agitation, coma.
- Des *signes urinaires* : anurie, diminution de la diurèse.[15]

15. Pour compléter l'analyse, un ECG (électrocardiogramme) peut être prescrit par le médecin.

d. Mesure de la pression artérielle (ou tension artérielle-TA)

Le sang circule grâce à la pression générée par les contractions cardiaques. La mesure de cette pression est réalisée par la prise de la tension artérielle. Elle permet d'apprécier la résistance des artères et la force de contraction du cœur. L'unité de mesure est le **millimètre de mercure** (mmHg). La prise de la pression artérielle permet de relever deux chiffres : la pression artérielle maximale (systolique) et la pression artérielle minimale (diastolique).

Les normes

Les **normes** de la TA varient en fonction de l'âge :

- *adulte* : 120 à 140 mmHg pour la pression maximale, 70 à 80 pour la pression minimale ;
- *personne âgée* : entre 140 à 160 mmHg pour la maximale, 80 à 90 pour la minimale ;
- *enfant* : la pression est plus basse, il faut se référer aux courbes établies en fonction de l'âge[16].

B Les techniques

Tableau 2.6 La prise de pouls chez l'enfant.

Recommandations : pour prendre le pouls de l'enfant, l'AP procède de la même façon que chez l'adulte. Toutefois, il faut attendre un moment où l'enfant est calme, ou durant son sommeil, et faire participer la maman (si elle est présente).

Matériel	Critères	Procédure
– SHA	H	– Procéder à un lavage des mains (ou SHA).
– Chronomètre ou montre avec trotteuse	R	– Regrouper le matériel et prévenir l'enfant.
	S	– Vérifier la prescription/le protocole et la transmission.
	C	– Installer l'enfant confortablement dans un fauteuil ou dans son lit.
	S	– Veiller à laisser l'enfant (si possible) au repos 10 min.
		– Rechercher l'artère radiale (côté pouce).
		– Appuyer légèrement pour percevoir les battements (*cf.* Fig. 2.40).
		– Comprimer légèrement l'artère avec l'index et le majeur contre la saillie osseuse.
		– Déclencher le chronomètre et compter pendant une minute.
– Outil de retranscription		– Noter le nombre de battements immédiatement.
(feuille de surveillance, dossier de soins)	S	– Vérifier l'absence de signes anormaux associés (pâleur, sueurs...).
		– Mettre l'enfant en sécurité et noter les résultats.
– Stylo rouge	H	– Nettoyer et ranger le matériel.
		– Se laver les mains (ou SHA).
	S	– Faire les transmissions (alerter la puéricultrice si signes d'anomalies).

Fig. 2.40 La prise du pouls au poignet.

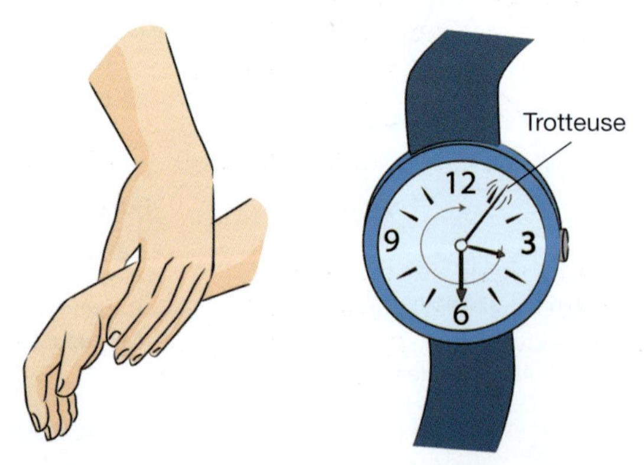

a. Doigts du soignant posés sur le trajet de l'artère.

b. Montre avec trotteuse

16. Calculs : entre 1 et 10 ans, la pression artérielle systolique est en moyenne de 90+(2 x âge) mm Hg.

Tableau 2.7 La prise de la tension artérielle chez l'enfant.

Matériel	Critères	Procédure
– SHA – Tensiomètre – Stéthoscope – Feuille de surveillance – Stylo bleu ou noir	H R C	– Se laver les mains (ou SHA). – Informer l'enfant et le laisser au repos (pendant 10 min). – L'installer (couché ou assis) confortablement. – Vérifier que les vêtements ne compriment pas le bras. – Installer l'enfant avec le bras tendu vers l'avant, le rassurer. – Rechercher l'artère humérale. – Fixer le brassard autour du bras. – Mettre l'appareil en route : enclencher la touche « mesure ». – Attendre le gonflage et dégonflage automatique du brassard.
	S	– Relever les chiffres inscrits sur le cadran et les noter. – Élaborer une courbe de suivi.
– Nettoyant-désinfectant	H	– Désinfecter le matériel et le ranger. – Se laver les mains (ou SHA).
	S	– Signaler rapidement tout dysfonctionnement du matériel. – Faire les transmissions (écrites et orales).

5 | La surveillance de la température corporelle

A La démarche d'observation

Compétences AP

L'AP sera capable de :
- observer l'enfant et d'identifier à la vue et au toucher les signes d'anomalie de la température (visage rouge et chaud, yeux larmoyants…) ;
- mesurer la température corporelle et réaliser une courbe de surveillance ;
- repérer le changement de l'état clinique et alerter ;
- discerner le caractère d'urgence d'une situation ;
- faire les transmissions.

a. Évaluation de la température

La température corporelle est le degré de chaleur du corps.
- *La température* varie en fonction de l'âge et de certains facteurs (maladie infectieuse, excès de vêtements ou couverture, chaleur ambiante…).
- *Chez le nouveau-né*, la température est instable, elle est surveillée toutes les 4 h, durant le premier jour, ensuite une fois par jour. Par la suite, la température se régularise.
- *Chez la personne âgée*, il y a tendance à l'hypothermie.

La norme

Quelque soit l'âge, la température est comprise entre 36,5 °C et 37,5 °C (norme : 37 °C).

b. Identification des signes d'anomalie thermique

- *Hyperthermie* : température égale ou supérieure à 38 °C.
- *Hypothermie* : température égale ou inférieure à 36 °C.
- *État sub-fébrile* : température comprise entre 37,5 °C et 38 °C. Une fébricule est une petite fièvre.

c. Identification des signes associés

- *Frissons* : tremblements inégaux et irréguliers accompagnés d'une sensation de froid.
- *Peau* : rougeur et chaleur (si hyperthermie) ; pâleur et froideur (si hypothermie).
- *Sueur* : liquide excrété sur la peau par les glandes sudoripares.
- *Convulsions* : contractions violentes et involontaires des muscles associées à une perte de conscience (elles peuvent accompagner une hypothermie chez le jeune enfant).

- *Vomissements* : rejets par la bouche de matières contenues dans l'estomac. En jet, ils peuvent être évocateurs d'un syndrome méningé.
- *Troubles de la conscience* : incohérence, modification du comportement…
- Yeux larmoyants, apathie…

B La technique : la prise de température chez l'enfant

Plusieurs méthodes de prise de température sont pratiquées chez l'enfant : la température rectale, auriculaire (encore appelée tympanique) ou axillaire (sous l'aisselle).

- *Chez le nouveau-né,* la température est prise exclusivement en axillaire pour éviter une fissure anale.
- *Chez l'enfant,* la température est souvent prise avec le thermomètre électronique tympanique (d'une extrême précision et moins traumatisant) (*cf.* Tableau 2.8).
- *Chez le grand enfant* (et l'adulte), la température est souvent prise par voie rectale.

Tableau 2.8 La prise de la température chez l'enfant par voie auriculaire.

Objectifs
– évaluer l'état de santé;
– dépister une pathologie infectieuse;
– suivre l'évolution d'une maladie et apprécier les effets du traitement.
Indications : le matin et le soir (à heures fixes).

Matériel	Critères	Procédure
– SHA	H	– Procéder à un lavage des mains (ou à une friction SHA).
– Thermomètre électronique auriculaire	R	– Prévenir l'enfant, le mettre en confiance (jouet s'il est inquiet).
	S	– Vérifier la prescription/le protocole/la transmission.
– Protection de sonde à usage unique	C	– Vérifier l'installation confortable de l'enfant.
	H	– Recouvrir l'embout de la sonde avec un couvre-sonde.
– Feuille de surveillance	R	– Avertir l'enfant avant d'introduire le thermomètre[a]
– Stylo noir ou bleu		– Immobiliser la tête de l'enfant, dans une position confortable.
– Matériel pour le change de l'enfant (si nécessaire)	S	– Avec la main libre, tirer délicatement le pavillon de l'oreille, vers l'arrière chez l'enfant de moins de 1 an, vers le haut et l'arrière chez l'enfant de plus de 1 an.
	R	– Agir avec des gestes doux.
	S	– Placer l'embout dans le conduit auditif externe, en l'orientant vers l'oreille opposée (afin d'éviter de blesser l'enfant).
		– Appuyer sur le bouton, relâcher (3 bips sonores signalent la prise de la température).
	S	– Retirer le thermomètre et relever le chiffre inscrit sur l'écran.
	H	– Éjecter l'embout protecteur de la sonde (couvre sonde) dans la poubelle.
	S	Signaler tout dysfonctionnement.
– Nettoyant-désinfectant	H	– Nettoyer le matériel et ranger.
		– Se laver les mains (ou SHA).
		– Noter le résultat et effectuer la courbe (*cf.* Fig. 2.41).
	S	– Faire les transmissions écrites et orales (alerter si anomalies)

a. Des modifications de la température peuvent être dues à des anomalies du conduit auditif (anomalies anatomiques, bouchon de cérumen…).

Fig. 2.41 **La feuille de surveillance des paramètres vitaux.**

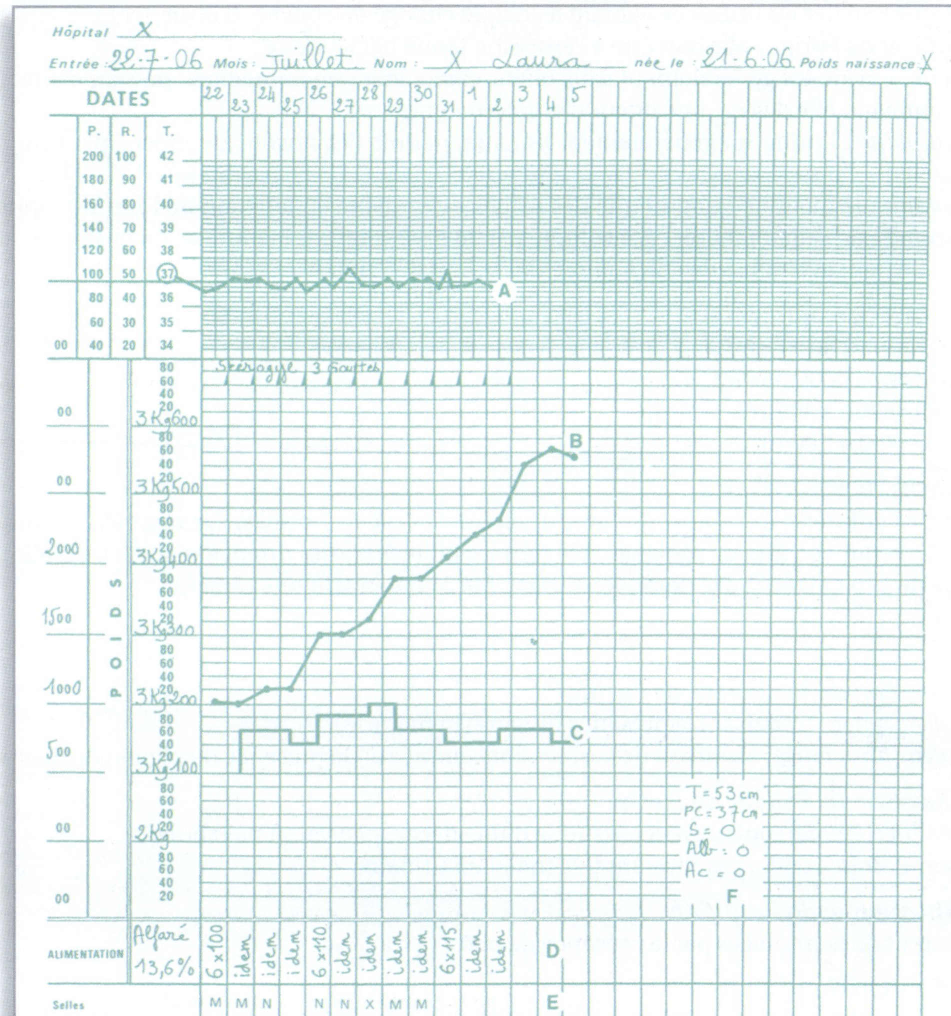

Inscription des paramètres vitaux de l'enfant (ici service de pédiatrie)
A. courbe de température ; **B.** courbe de poids ; **C.** courbe alimentaire ; **D.** alimentation ; **E.** selles (molles ou normales) ; **F.** résultat analyse d'urines, etc. (sa présentation varie selon les hôpitaux).

6 | La surveillance de l'élimination urinaire

A La démarche d'observation

Compétences AP

L'AP sera capable de :

- observer les éliminations de l'enfant (urines et selles) ;
- noter le nombre de mictions et de selles ;
- identifier les signes d'anomalie au regard des paramètres habituels ;
- relever une diurèse ;
- réaliser une courbe de surveillance ;
- effectuer des recueils d'urines non stériles ;
- pratiquer des analyses directes ;
- discerner le caractère d'urgence d'une situation et alerter ;
- faire les transmissions.

a. Critères d'observation des urines

L'AP doit surveiller les urines de l'enfant à chaque change de couche. Il observera :
- *la couleur* de l'urine : elle doit être à l'émission jaune paille, claire ;
- *l'odeur* : l'urine est généralement sans odeur caractéristique immédiate, puis au contact de l'air ambiant, elle dégage une odeur d'ammoniaque ;
- *la limpidité* : l'urine est généralement limpide, parfois des flocons de mucus peuvent être présents ;
- *le volume* : la quantité quotidienne des urines est variable en fonction de l'âge, des apports hydriques, de l'alimentation... Le volume par 24 h s'évalue par la diurèse. En pesant les couches, on peut avoir une idée du volume des urines de l'enfant.

Les normes de diurèse
- *Nouveau-né* : 30 à 60 mL.
- *Nourrisson* : 100 à 150 mL.
- *Enfant* : 500 à 1 400 mL.
- *Adulte* : 600 à 2 000 mL.

La courbe de surveillance
Effectuer la diurèse, c'est procéder au recueil non stérile des urines, sur une période et une durée déterminées, afin de procéder à la mesure du *volume des urines* émises et d'établir une courbe de surveillance : par exemple, diurèse des 24 h pendant une semaine.

b. Identification des anomalies

Modification de la couleur de l'urine
- *Couleur rouge* : traduisant la présence de sang (hématurie).
- *Couleur brun foncé* : signifiant des urines concentrées ou la présence de pigments biliaires.

Modification de l'odeur de l'urine
- *Odeur acétonique* : odeur caractéristique d'une décompensation métabolique.
- *Odeur putride* : odeur manifestant une infection urinaire.

Modification de la limpidité
- *Pyurie* : urines troublées par la présence de pus.

Modification du volume
- *Anurie* : absence d'urine dans la vessie. C'est une urgence car c'est une manifestation de souffrance rénale.
- *Oligurie* : diminution du volume au dessous de 500 mL/24 h chez l'adulte, et 0,5 mL/kg/24 h chez l'enfant.
- *Polyurie* : augmentation du volume au dessus de deux litres/24 h chez l'adulte, et 3 mL/kg/24 h chez l'enfant.

Modification de l'excrétion
- *Pollakiurie* : mictions fréquentes avec des urines peu abondantes.
- *Dysurie* : mictions difficiles.
- *Rétention* : mictions impossibles malgré la présence d'urine dans la vessie.

c. Identification des éléments anormaux

Les éléments à considérer sont :
- **le pH** : sa valeur est variable selon l'alimentation (il se situe entre 5 et 6) ;
- **le sang** : sa présence peut révéler une atteinte du rein ;
- **les protéines** (l'albumine) : c'est un élément souvent révélateur d'une affection rénale ;
- **le glucose** : c'est un élément souvent révélateur de diabète[17] ;
- **les corps cétoniques** : signent généralement une décompensation métabolique (diabète ou jeûne sévère) ;
- **les leucocytes** : leur présence est un symptôme d'infection.

17. Avec une glycémie supérieure à 1,80 g/L ou 10 mmol/L.

d. Identification des signes associés

- **Douleur** d'intensité variable en fonction de la cause (brûlures mictionnelles).
- **Gêne à l'évacuation** des urines : l'enfant est obligé de pousser pour évacuer l'urine de la vessie.
- **Troubles sphinctériens** : l'incontinence (elle est normale chez le jeune enfant et pathologique chez le grand enfant ou l'adulte).

B Les techniques

Tableau 2.9 Mesure de la diurèse chez le grand enfant.

Objectifs
- évaluer la quantité sécrétée par le rein sur un temps donné;
- apprécier la fonction rénale;
- surveiller un traitement par diurétique;
- effectuer des examens biologiques et biochimiques.

Indication : la diurèse se mesure sur 24 h (pour une durée précisée par le médecin).

Matériel	Critères	Procédure
– SHA		– Se laver les mains (ou SHA).
– Bocal gradué avec couvercle		– Regrouper le matériel.
	R	– Informer l'enfant, lui expliquer la nécessiter de recueillir ses urines[a].
– Verre à pied non stérile	S	– Étiqueter le bocal au nom de l'enfant.
		– Signaler la date et l'heure du début du recueil.
– Bassin/urinal	R	– Installer le matériel et indiquer son utilisation à l'enfant.
– Étiquettes nominatives		**a) 1er temps**
– Gants à usage unique non stériles	S	– Demander à l'enfant d'uriner dans les toilettes (car la mise en route du recueil se fait sur une vessie vide) et noter l'heure : c'est le départ du recueil;
	R	– respecter la pudeur;
	H	– conserver toutes les urines suivantes dans le bocal fermé;
	S	– veiller à faire uriner l'enfant avant la défécation[b].
	S	**b) 2e temps** – Le lendemain à la même heure, faire uriner l'enfant et rajouter ces urines à celles déjà contenues dans le bocal;
	H	– se laver les mains et mettre des gants à usage unique;
	S	– mesurer la quantité totale et la noter (cela correspond aux urines de 24 h);
		– observer et relever les modifications éventuelles.
		c) 3e temps
– Nettoyant-désinfectant		– Jeter les urines et commencer un nouveau recueil (selon la prescription);
– Feuille de surveillance	H	– nettoyer le bocal, retirer les gants et se laver les mains (ou SHA);
– Stylo vert	S	– inscrire la diurèse des 24 h sur la feuille de surveillance (*cf.* Fig. 2.42), veiller à la noter la veille puisque le recueil mesure les urines des 24 h passées (s'adapter aux outils du service);
	S	– signaler toutes anomalies observées à la puéricultrice;
		– alerter si anurie et hématurie;
	S	– faire les transmissions[c].

a. Si l'enfant est en mesure de comprendre et de participer.
b. S'il y a mélange selles et urines, estimer la quantité d'urines perdues, la noter et vider le bassin.
c. Noter le volume et tenir compte des pertes d'urines éventuelles sur la feuille de surveillance.

Fig. 2.42 L'inscription de la diurèse des 24 h sur la feuille de surveillance.

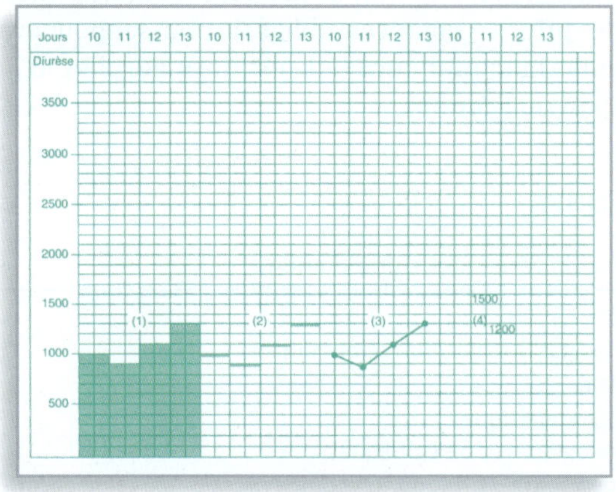

Tableau 2.10 Recueil des urines pour analyse biochimique : ionogramme urinaire.

Objectif : rechercher la concentration des ions (calcium, sodium…) par litre d'urine.
Indications
– dépister ou surveiller certaines pathologies rénales ou non (notamment le diabète) ;
– surveiller la tolérance rénale à la perfusion de certains traitements (chimiothérapie).

Matériel	Critères	Procédure
– Un verre à pied	R	– Informer l'enfant.
– Un tube à ionogramme urinaire (spécifique selon le laboratoire)	H	– Se laver les mains (ou SHA), mettre des gants jetables.
		– Effectuer le prélèvement sur les urines des 24 h (*cf.* Tableau 2.9).
– Une seringue à ionogramme urinaire (*système où, après le prélèvement, le piston est cassé et le corps de la seringue devient un tube*)		– Prélever une quantité d'urine d'environ 10 mL dans le récipient destiné au laboratoire (tube ou seringue, *cf.* Fig. 2.43).
	S	– Respecter le système de prélèvement du service.
	H	– Retirer les gants et se laver les mains (ou SHA).
	S	– Étiqueter le tube (en précisant le volume d'urine des 24 h, le nom, le prénom, le poids et la taille de l'enfant).
– Gants jetables		– Acheminer le tube au laboratoire.
– Dossier de soins	S	– Faire les transmissions écrites et orales.

Fig. 2.43 Le ionogramme urinaire.

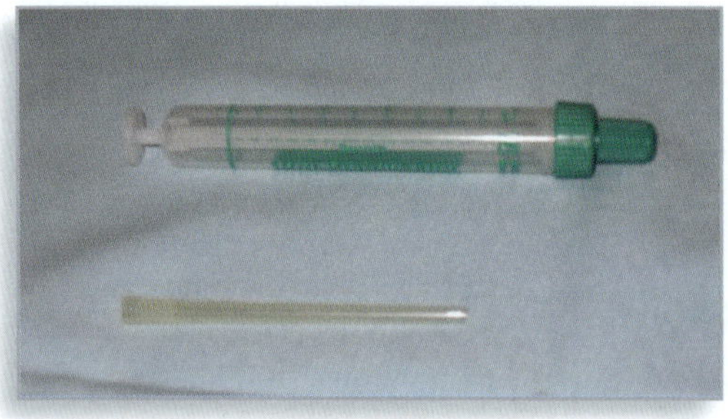

Les techniques de pose d'une poche à urine et d'analyse des urines par bandelette sont présentées dans le Module 3, Chapitre 2.

7 | La surveillance de l'élimination intestinale

A La démarche d'observation

Compétences AP

L'AP sera capable de :
- observer les 1res selles du nouveau-né afin d'apprécier le bon fonctionnement de l'appareil digestif et l'état de santé (l'absence de selles au-delà de la 48e h est un indice de malformation congénitale ou de pathologie, comme la mucoviscidose);
- repérer les habitudes d'élimination de l'enfant et du grand enfant;
- noter la fréquence, le volume, la consistance ou l'aspect des selles;
- identifier les signes d'anomalie au regard des paramètres habituels;
- participer à la réalisation d'examen des selles (coproculture) en collaboration avec la puéricultrice, en respectant les mesures d'hygiène liées aux prélèvements bactériologiques;
- discerner le caractère d'urgence d'une situation;
- faire les transmissions et alerter si anomalies.

a. Critères d'observation des selles

L'AP doit observer :
- **la fréquence** : généralement 1 à 2 fois par jour (c'est variable selon l'âge de l'enfant et son alimentation);
- **l'odeur** : généralement malodorantes;
- **la couleur** : généralement de couleur brune, mais l'alimentation influe sur la coloration des matières fécales (ex. : les carottes);
- **la consistance** : les selles doivent être moulées et évacuées sans effort intense.

Les normes selon l'âge

- *Nouveau-né* : émission du méconium dans les 24 à 48 h après la naissance.
- *Enfant* : 1 à 2 selles par jour (selon l'âge).
- *Adolescent et adulte* : en fonction des habitudes hygiéno-alimentaires (1 par jour ou par 48 h est la norme).
- *Personne âgée* : diminution physiologique du péristaltisme intestinal, tendance à la constipation.

MÉMO

- **L'enfant nourri au sein a des selles semi-liquides, de coloration jaune d'or, verdissant au contact de l'air. Elles sont relativement fréquentes.**
- **L'enfant nourri au lait artificiel a des selles moulées, grumeleuses, jaunâtres, parfois vertes lorsqu'elles sont au contact de l'air. Elles sont malodorantes et moins nombreuses.**

MÉMO

b. Identification des anomalies

La fréquence et la consistance des selles

- Plusieurs selles par jour (de 5 à 6 fois ou plus) avec modification de la consistance (molles ou liquides) : *diarrhée.*
- Une selle au-delà de 4 jours avec modification de la consistance (dure) : *constipation.*

L'odeur des selles

- Une odeur fétide (désagréable), ou acide (traduisant une fermentation intestinale), plus intense, est caractéristique d'une atteinte de la flore microbienne intestinale.

La couleur des selles

- *La couleur rouge* traduit la présence de sang : *rectorragie.*
- *La couleur noire* traduit la présence de sang digéré : *méléna.*
- *La couleur mastic* traduit l'absence de pigments biliaires (les graisses ne sont pas absorbées) : *cholestase.*

La présence de gaz

Elle traduit la présence d'air dans le tube digestif : *météorisme, flatulence.*

c. Identification des signes associés

On peut observer :
- des douleurs abdominales ;
- une perte de souplesse de l'abdomen : défense abdominale ;
- des saignements en allant à la selle…

B La technique

Prélever les matières fécales, c'est recueillir des selles en vue d'un examen de laboratoire nommé la *coproculture*. Ce recueil est réalisé en *collaboration avec la puéricultrice* ; il est présenté dans le Module 3, Chapitre 2.

8 | La transcription des paramètres vitaux et l'utilisation des outils de mesure

A La feuille de surveillance[18]

L'outil utilisé pour la retranscription des mesures des paramètres vitaux est une feuille faisant partie intégrante du dossier de soins appelée feuille de surveillance (*cf.* Fig. 2.41).

a. Observation des 3 zones de la feuille

La feuille de surveillance se décompose souvent en trois parties :
- **une zone d'indications générales** concernant l'enfant (son état civil, son numéro d'hospitalisation…) et le service d'hospitalisation ;
- **une zone quadrillée** où sont consignés les *paramètres vitaux* (température, pouls…), *le poids* (courbe pondérale) ;
- une **zone** pour les informations relevant des *fonctions d'élimination* (diurèse, selles, analyse des urines…) et *autres critères* selon les spécificités du service (ex : alimentation du nourrisson en pédiatrie).

MÉMO

Généralement la partie gauche de la feuille de surveillance regroupe les normes des paramètres mesurés, la partie centrale est un quadrillage, dont les valeurs sont spécifiques aux paramètres, notamment :
- **pour la température : chaque ligne correspond à une graduation de 2/10e de degré ;**
- **pour le pouls : chaque ligne équivaut à quatre pulsations ;**
- **pour la tension artérielle : chaque ligne équivaut à 1 cmHg.**

MÉMO

b. Identification du choix des codes (couleurs ou signes)

Sur la feuille de surveillance, les indications sont portées avec des codes de couleur ou des signes différents, selon qu'il s'agit de la température, du pouls… Il convient de respecter les modalités du service. À titre indicatif, les couleurs ou signes conventionnels sont :
- le point pour la *température* (exemple de couleur : bleu) ;
- la croix pour le *pouls* (exemple de couleur : rouge) ;
- le trait pour la *respiration* ;
- le hachuré pour la *tension* (exemple de couleur : noire) ;
- le hachuré pour la *diurèse* (exemple de couleur : vert).

---

18. Jadis appelée feuille de température, elle présente quelques variantes selon les services (pédiatrie, maternité…) et selon les hôpitaux ou cliniques.

Compétences AP

L'AP, dans le respect des consignes et des habitudes du service, veillera à inscrire sur la feuille de surveillance :

- la température (matin et soir) afin de réaliser la *courbe de température*;
- le pouls;
- la fréquence respiratoire (FR);
- le poids afin d'effectuer la *courbe pondérale*;
- la taille;
- la présence et le caractère des selles;
- les biberons proposés à l'enfant et la quantité bue;
- le résultat des examens d'urine;
- la diurèse;
- le régime alimentaire...

L'AP utilisera les outils de mesures spécifiques au service.

B Les outils de mesure en fonction des paramètres à consigner

- Température : thermomètre.
- Fréquence respiratoire : chronomètre ou montre avec trotteuse.
- Fréquence cardiaque : chronomètre ou montre avec trotteuse.
- Pression artérielle : tensiomètre.
- Diurèse : bocal gradué.
- Poids : balance électronique, pèse-personne.
- Mensuration : toise.

4 La sémiologie et le vocabulaire médical

1 | La sémiologie

La sémiologie est la science qui étudie les différents *signes d'une maladie*. Voici les définitions de quelques termes spécifiques[19].

A Les signes

Ce sont les manifestations objectives d'une maladie reconnues par le médecin. Les signes sont observables, constatables. Le médecin les apprécie afin d'établir :

- un **diagnostic**, acte par lequel il identifie la maladie ;
- un **pronostic**, acte par lequel il prévoit l'évolution et l'issue probable de la maladie.

B Les symptômes

Ce sont des phénomènes particuliers observés au niveau de l'organisme du malade. Les symptômes peuvent être :

- **objectifs**, c'est-à-dire découverts par le médecin lors de la consultation médicale (= signes) ;
- **subjectifs**, c'est-à-dire perçus et signalés par le malade lui-même (une douleur, un vertige...).

Les symptômes engendrent des signes dont la reconnaissance par le médecin permet d'établir un diagnostic ou un pronostic de la maladie.

C Le syndrome

Un syndrome est un ensemble de symptômes réunis (qui concourent ensemble[20]).

Ex. : le *syndrome méningé*. C'est l'ensemble des signes et symptômes traduisant une inflammation des méninges. Il se traduit par des céphalées, des vomissements, une raideur de la nuque.

D Le diagnostic

Le diagnostic[21] est un acte par lequel le médecin, en regroupant tous les symptômes et les signes que présente le patient, identifie une maladie, ou des formes de la même maladie provoquées par le même agent pathogène, ou par des agents pathogènes très voisins[22].

E La maladie

Maladie est le nom sous lequel on désigne « le processus pathologique » ou les « affections » c'est-à-dire les altérations de l'état de santé de la personne, *cf.* Module 3 Chapitre 2.

19. *Dictionnaire médical*, Jacques Quevauvilliers, Éd. Masson.
20. Le préfixe syn- signifie ensemble, avec. Le suffixe -drome se traduit étymologiquement par la course.
21. Étymologie : connaître à travers.
22. Maladie ayant sa place dans le cadre nosologique.

2 | Le vocabulaire médical

Compétences AP

L'AP doit être capable de :

- s'approprier le vocabulaire spécifique et commun aux professions paramédicales ;
- utiliser le vocabulaire spécifique pour affirmer son professionnalisme ;
- parler un langage commun, compréhensible de toute l'équipe de soins (important pour les transmissions).

Dans le domaine des soins, un vocabulaire spécifique est nécessaire pour transmettre ou décrire chaque observation. Ce vocabulaire médical, commun aux professions médicales et paramédicales, est constitué de racines, suffixes et préfixes (d'origine grecque ou latine). Chaque mot est constitué d'une *racine* fixe (cardio = cœur) et est complété, selon le cas, par un *préfixe* placé au début du mot et d'un *suffixe* placé à la fin du mot (*cf.* Tableaux 2.11 et 2.12). L'auxiliaire de puériculture doit être capable d'utiliser les mots plus courants du vocabulaire médical afin de transmettre des informations précises et de comprendre la formulation des transmissions sur le dossier de soins. Nous donnons quelques exemples dans le tableau ci-après.

Tableau 2.11 Les préfixes.

Préfixes	Signification	Exemples
A- ou An-	Absence ou manque de	**A**sepsie : absence de souillure
Anti-	Opposition, lutte contre	**Anti**sepsie : qui lutte contre les souillures
Brady-	Ralentissement	**Brady**pnée : ralentissement du rythme respiratoire
Tachy-	Augmentation	**Tachycardie** : augmentation du rythme cardiaque
Cyano-	Couleur bleu foncé	**Cyano**se : coloration bleue de la peau
Dys-	Difficulté	**Dys**urie : difficulté à uriner
Érythro-	Rouge	**Éryth**ème fessier
Hyper-	Excès, augmentation	**Hyper**thermie (température élevée)
Hypo-	Au-dessous, diminution	**Hypo**thermie (température basse)

Tableau 2.12 Les suffixes.

Suffixes	Signification	Exemples
-algie	Douleur	Dors**algie** : douleur de la région dorsale
-cide	Qui tue	Bactéri**cide** : qui tue les bactéries
-gène	Qui engendre	Patho**gène** : qui engendre la maladie
-ite	Inflammation	Ot**ite** : inflammation de l'oreille
-logie	Étude, science	Dermato**logie** : étude de la peau et de ses maladies
-pathie	Maladie	Cardio**pathie** : maladie du cœur

MÉMO

Nous limitons ici les exemples, car vous trouverez, dans les différents chapitres de ce module, de nombreux exemples de préfixes et de suffixes, avec leurs significations respectives.

5 La démarche d'observation d'une situation et la surveillance de l'état clinique

L'observation est considérée comme la compétence la plus appréciée chez le soignant. C'est un phénomène complexe, qui nécessite l'acquisition de capacités :
- *sensorielles* (mettant en jeu les 4 sens) ;
- *intellectuelles* (mettant en jeu les connaissances) ;
- *relationnelles* (mettant en jeu le contact avec le patient et sa famille).

1 | La méthodologie de la démarche d'observation (DDO)

Comme la démarche de soins, la démarche d'observation d'une situation s'analyse selon la méthode du QQQOCP[23].

A Le P comme Pourquoi ? (Pourquoi observer ?)

L'observation est un outil capital qui permet de saisir toute modification de l'état de santé d'une personne. Tous les détails de son comportement, de son environnement et de ses besoins.

B Le Q comme Quoi ? (Qu'est-ce-que l'observation ?)

L'observation est un processus qui est :
- **actif** : il s'appuie sur :
  - les connaissances : « pour voir il faut savoir »,
  - le bon sens : « il faut repérer les priorités » ;
- **spontané** : il faut « voir vite » et transmettre les informations rapidement ;
- **objectif** : il faut dire ce que l'on voit sans déformer, ni interpréter les données (la neutralité est de rigueur) ;
- **organisé** : il faut souvent associer à l'observation des instruments ; ex. : les mesures de paramètres vitaux et (ou) les grilles d'observation (élaborées à partir des besoins fondamentaux).

C Le Q comme Qui ? (Qui est qualifié pour observer ?)

Toute personne de l'équipe de soins est en mesure d'observer le patient (adulte ou enfant) selon sa formation et ses compétences professionnelles.

Compétences AP

L'infirmier(e), ou la puéricultrice, oriente l'observation vers le *diagnostic infirmier*, l'AP (ou l'AS) oriente l'observation vers la *satisfaction des besoins fondamentaux* de la personne (enfant ou adulte).

23. Comme pour la démarche de soins (DDS) la formule mnémotechnique se retient mieux sous cette forme, mais il est plus logique de placer le pourquoi (P) au début et à plusieurs niveaux de sa réflexion.

D Le Q comme Quand ? (Quand observer ?)

À l'hôpital (aussi bien qu'en structure d'accueil), le personnel de soins doit assurer une observation *permanente* des enfants dans le cadre de son service.

E Le O comme Où ? (Où observer ?)

L'AP observera l'enfant au cours des soins, du sommeil, des visites de ses proches et dans le jardin (à la crèche). Le *nursing* (lors de la toilette, du change) est un moment privilégié pour observer l'enfant. Les éléments d'observation sont nombreux (*cf.* Tableau 2.13).

F Le C comme Comment ? (Comment observer ?)

La démarche d'observation se fait en 2 étapes : le soignant observe globalement puis affine son observation (ces 2 étapes sont très rapprochées dans le temps), ensuite il transmet ce qu'il a observé.

a. L'observation globale

Le soignant doit voir le maximum de choses en un laps de temps assez court. Il va observer le patient de l'extérieur vers l'intérieur. À savoir :
- il verra d'abord les *expressions* corporelles, faciales (regard…) ;
- il verra ensuite les *activités* mentales, sensorielles…

Il s'agit de repérer les signes vitaux traduisant l'état clinique du patient (*cf.* Tableau 2.13).

b. L'observation affinée

Le soignant peut utiliser une fiche repère pour faciliter son observation. Elle a été conçue par l'équipe de soins à partir d'un modèle (généralement celui de V. Henderson) qui englobe les 14 besoins fondamentaux de la personne.

c. La transmission de l'observation

L'AP doit transmettre tous les éléments de son observation oralement ou par écrit dans le dossier de soins (*cf.* Module 7 Chapitre 4).

2 | L'observation de l'état clinique par les 4 sens

Afin d'observer l'état clinique du patient, le soignant va utiliser ses 4 sens (vue, ouïe, odorat et toucher).

Tableau 2.13 Observation de l'état clinique par les 4 sens (quelques exemples).

	Éléments d'observation	Critères d'observation
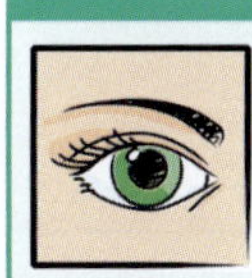 **1) La vue** : perception des activités physiques et physiologiques du patient		
– Aspect général	– expressions faciales – positions	– calme, tendue, stressée… – couchée (chien de fusil), assise…
– État de conscience	– inconscience – somnolence – agitation	– absence de paroles, perte de repères… – pas de réponses aux questions posées…
– Activité sensorielle	– vue – ouïe	– troubles visuels ou non – troubles auditifs ou non
– État de la bouche	– hydratation – langue	– souple ou déshydratée – sèche, blanche, rosée, rouge

	Éléments d'observation	Critères d'observation
– Communication	– langage	– spontané, facile – refus de communiquer, pleurs, geignements…
– Activité physiologique	– manger – dormir – éliminer	– refus ou non de manger – sommeil facile, réveils nocturnes, insomnies répétées – éliminations normales – constipation, diarrhée…
– Activités motrices	– se lever – s'asseoir, courir	– activité facile ou difficile – autonomie (selon l'âge de l'enfant)
– Peau	– aspect	– rosé, bleuté, blanchâtre, jaunâtre
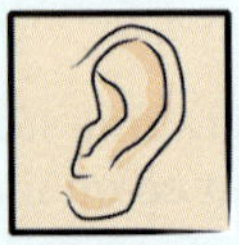 **2) L'ouïe** : perception des bruits		
– Langage	– paroles, voix	– absence de paroles – paroles claires et compréhensibles – agressivité, pleurs
– Respiration	– fréquence respiratoire – bruits respiratoires	– FR normale (*cf.* normes) – absence de bruits anormaux ou sifflements, râles, tirage, cornage (*cf.* pathologies respiratoires)
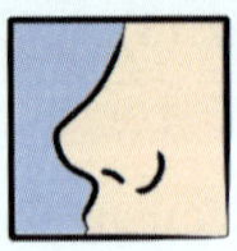 **3) L'odorat** : perception des odeurs (patient et environnement)		
– L'enfant	– haleine – vomissements – selles, urines – vêtement	– fétide ou non – acides, aigres… – malodorantes ou non – odeurs fétides ou non
– L'environnement	– chambre – lit, literie	– odeurs fétides ou non
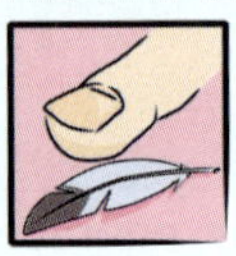 **4) Le toucher** : observation de la peau et appréciation du contact		
– La peau	– tonicité – température – hydratation – intégrité[a]	– raideur, détente, crispation… – chaude, froide, moite… – souple, sèche (plis cutanés ?) – éruptions (macules, papules, vésicules, pustules) ou œdèmes
– Le contact physique		– facile ou refusé par l'enfant (réaction d'évitement)

a. L'intégrité de la peau et l'hydratation peuvent s'apprécier aussi bien à la vue qu'au toucher.

3 | L'observation des modifications de l'état clinique (alerte et urgence)

En référence aux critères d'observation vus précédemment, l'auxiliaire de puériculture va identifier l'état clinique de l'enfant. Nous citons dans le tableau ci-après quelques éléments d'observation dans le cas d'un état clinique normal et dans le cas d'une situation d'urgence qui nécessite d'alerter immédiatement (*cf.* Tableau 2.14).

Tableau 2.14 Observation des modifications de l'état clinique (quelques exemples).

Observation du soignant	État clinique normal de l'enfant	Modifications de l'état clinique (alerte et urgence)
1. Par la vue – Aspect général	Enfant calme, détendu	Enfant angoissé, agité
– État de conscience	Enfant vif, actif	Enfant ne répond pas aux questions, ne parle pas
– Activité sensorielle	Enfant voit bien, œil vif	Troubles visuels (enfant se frotte les yeux)
– État de la bouche	Bouche hydratée, langue rose	Bouche sèche, langue râpeuse et blanche
– Communication	Enfant parle spontanément, facilement[a]	Refus de communiquer
– Activités physiologiques : • manger • dormir • éliminer	 Enfant a bon appétit Enfant dort bien Enfant élimine normalement	 Enfant refuse le repas Enfant se réveille souvent et pleure Enfant a des selles liquides
– Activités motrices	Enfant se lève, marche	Enfant ne se lève pas, ne peut pas marcher[a]
– Peau	Peau rosée	Peau bleutée (cyanose)
2. Par l'ouïe – Langage (paroles, voix)	Enfant s'exprime clairement[a]	Enfant parle faiblement et pleure
– Respiration	Enfant respire normalement[b]	FR anormale[b], bruits ajoutés
3. Par l'odorat L'enfant et son environnement	– haleine normale – vêtements propres, absence de vomissements, de selles, d'urines…	– Haleine fétide – Enfant vomisseur (odeur acide ++) – Selles liquides et malodorantes
4. Par le toucher – Peau	– Peau hydratée – Peau intègre	– Plis cutanés – Peau avec des papules[c]
– Contact	L'enfant se laisse toucher lors des soins	L'enfant refuse le contact (évitement)[d]

a. À apprécier en fonction de son âge et de ses capacités habituelles.
b. Se référer aux normes (*cf.* Module 3, Appareil respiratoire et pathologies respiratoires).
c. *Cf.* Module 3, Maladies éruptives.
d. C'est souvent l'un des symptômes de la douleur.

Situation

Julie (AP) fait sa tournée matinale en service de pédiatrie. Dès l'entrée dans la chambre de **Laurie (8 ans)**, elle sent une forte odeur acide (l'enfant a vomi), elle voit que Laurie a le visage rouge, les yeux brillants et qu'elle respire rapidement. Julie lui touche le front, la rassure et lui dit qu'elle va en informer Mme D (la puéricultrice). Julie quitte la chambre et va alerter rapidement Mme D de l'état de Laurie.

Compétences AP

L'AP doit développer ses compétences à l'observation. Elle doit :
- utiliser largement ses quatre sens (vue, ouïe, odorat et toucher) ;
- adopter une attitude permettant à l'enfant malade de s'exprimer ; c'est une attitude d'écoute et de disponibilité ;
- mémoriser les signes observés lors des soins de nursing ;
- transmettre ses observations rapidement à la puéricultrice (oralement et par écrit).

Soins à l'enfant

Compétences et objectifs de formation

Compétence

Réaliser des soins adaptés à l'état clinique de l'enfant.

Objectifs de formation

Être capable de[1] :

- sélectionner les informations relatives et les précautions particulières à respecter lors des soins;
- identifier et appliquer les règles d'hygiène et de sécurité associées aux soins de l'enfant;
- organiser l'activité de soin en fonction de l'enfant et choisir le matériel approprié au soin;
- réaliser les soins dans le respect de l'enfant, de son autonomie, de son intimité et en tenant compte des appareillages et matériels d'assistance médicale;
- adapter les modalités de réalisation du soin à l'état de l'enfant, à son âge et à ses habitudes de vie;
- apprécier le bon déroulement du soin et réajuster le cas échéant.

1. Dans le cadre du rôle propre de l'infirmier(e) ou de la puéricultrice, en collaboration avec lui (ou elle) et sous sa responsabilité.

Module 3

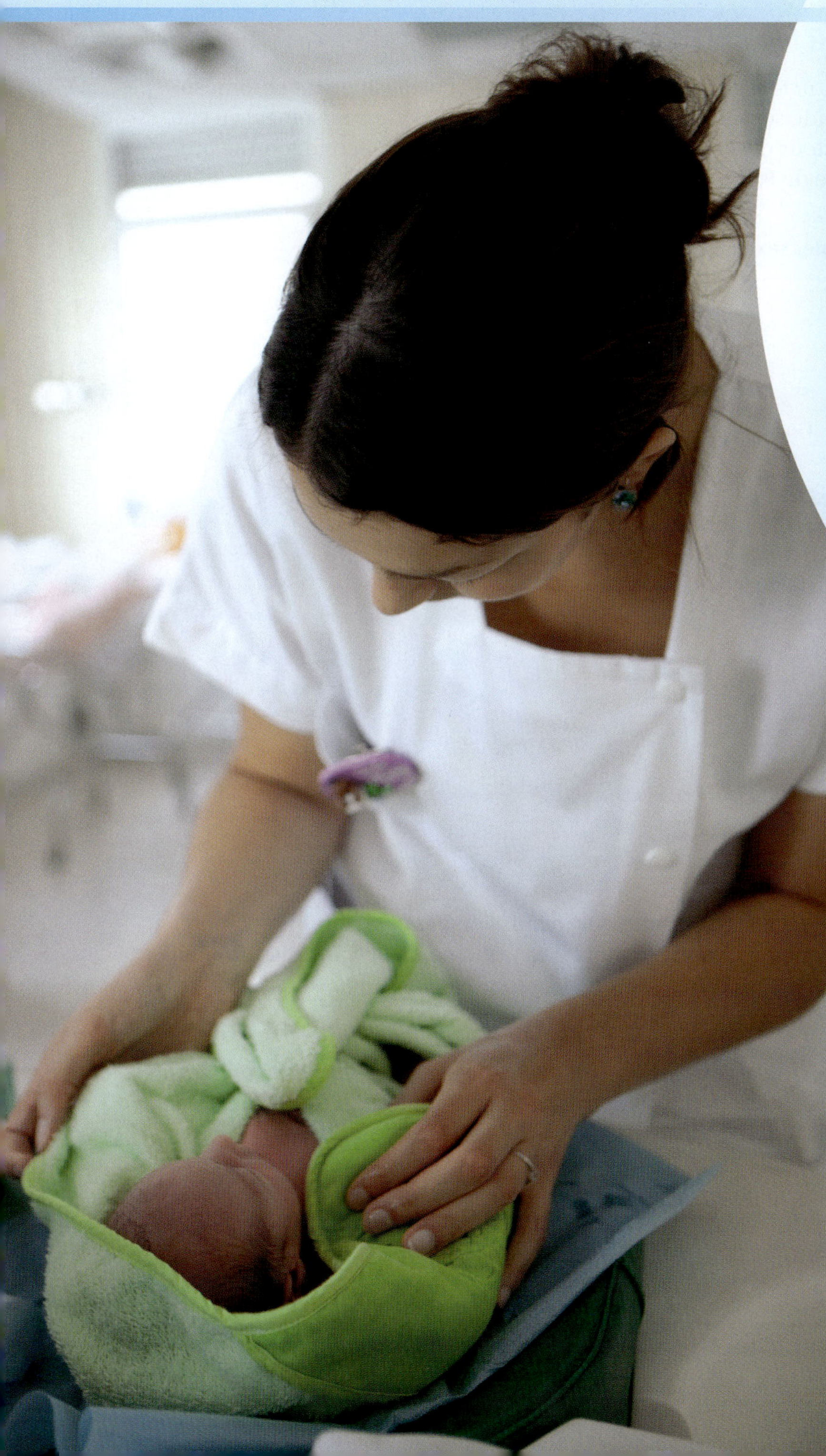

BSIP / Amélie Benoist

1 Autour de la naissance

1 | La conception et la grossesse

La grossesse (ou gestation) est pour le fœtus la période de sa « vie intra-utérine ». Elle débute dès la conception (ou fécondation) et se termine à l'accouchement.

A La conception (ou fécondation)

La fécondation est l'union d'un *ovule*, cellule sexuelle féminine (porteuse de 23 chromosomes) et d'un *spermatozoïde*, cellule sexuelle masculine (porteuse de 23 chromosomes) en vue de la constitution d'un œuf (porteur de 46 chromosomes) (*cf.* Fig. 3.1). La fécondation se produit dans l'ampoule de la trompe de Fallope (*cf.* Fig. 3.2).

Fig. 3.1 Les cellules sexuelles de l'homme et de la femme.

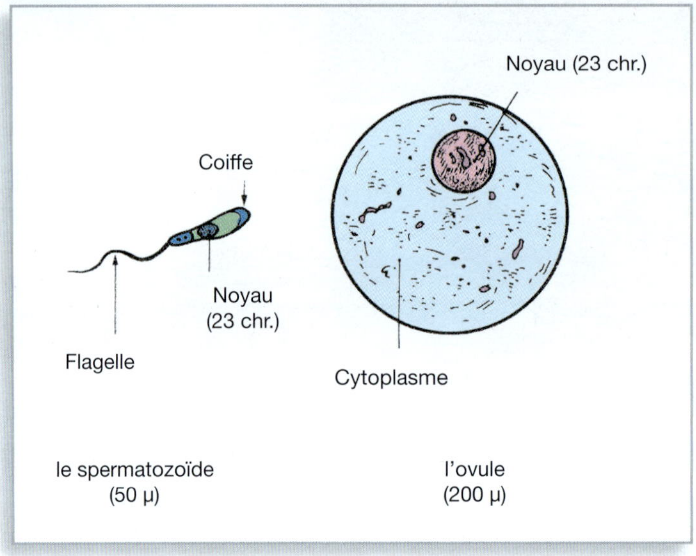

a. Les notions de génétiques[2]

La génétique est la science de l'hérédité. Elle étudie la transmission des caractères héréditaires des parents aux enfants. Nous vous proposons (ci-après) le principe de la transmission d'un caractère héréditaire : la couleur des yeux (*cf.* Tableau 3.1).

b. Les divisions de l'œuf

Dès la fécondation, l'œuf progresse dans la trompe en direction de l'utérus (c'est la *migration*). En se développant, l'œuf va subir des divisions (ou *mitoses*). L'œuf pénètre ensuite dans la muqueuse utérine, c'est la *nidation*. La muqueuse utérine est enrichie de matières nutritives qui vont aider l'œuf à se développer (*cf.* Fig. 3.2).

2. Par souci de concision, nous vous proposons ici un exemple type de la transmission des caractères héréditaires, laissant aux enseignants le choix de développer davantage ces notions.

Fig. 3.2 **L'ovulation, la fécondation, la migration et la nidation de l'œuf.**

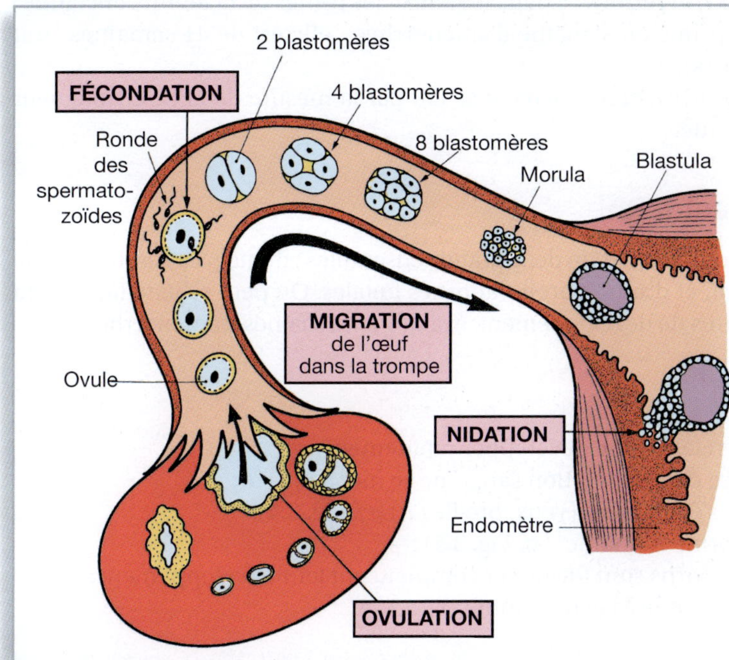

Jours du cycle :

1er jour	Début des règles
14e jour	Ovulation
15e jour	Fécondation
15e jour 1/2	2 blastomères
16e jour	4 blastomères
16e jour 1/2	8 blastomères
18e jour	16 blastomères = morula
19e jour	Blastula
20e jour	Nidation

Tableau 3.1 Exemple de transmission d'un caractère héréditaire : la couleur des yeux.

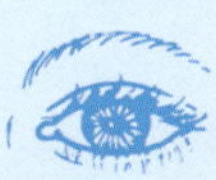

Couleur des yeux
« marron » = caractère dominant
« bleu » = caractère récessif

Chr A = chromosome d'origine paternelle
Chr B = chromosome d'origine maternelle

Rappel scientifique :
– un chromosome a la forme d'un bâtonnet ;
– il est composé de multiples gènes (supports des caractères héréditaires) ;
– les gènes porteurs du même caractère sont situés l'un en face de l'autre sur la même paire de chromosomes.

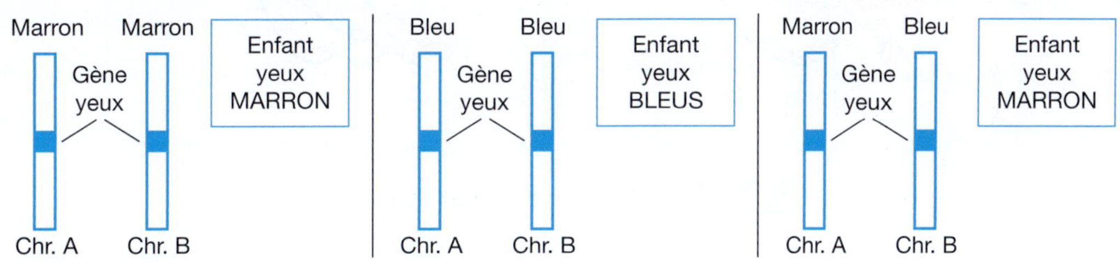

Rencontre de deux caractères héréditaires *dominants*.	Rencontre de deux caractères héréditaires *récessifs*.	Rencontre d'un caractère héréditaire *dominant* et d'un caractère *récessif*.
Dans ces deux cas, les gènes sont porteurs du même caractère héréditaire. Celui-ci va donc s'extérioriser chez l'enfant. (L'enfant est homozygote pour le caractère de la couleur des yeux.)		Dans ce cas, les deux caractères héréditaires sont différents (l'enfant est hétérozygote pour ce caractère). Le caractère dominant masque le caractère récessif : l'enfant aura les yeux marron.

c. Le diagnostic de la grossesse

D'un diagnostic précoce dépend la mise en place de mesures préventives éventuelles.

- Le *symptôme essentiel* permettant de soupçonner la grossesse est *l'aménorrhée* (ou absence de règles). Elle n'a de valeur que chez la femme habituellement bien réglée. D'autres signes peuvent s'associer au symptôme précédent :
  – l'augmentation du volume des seins ;
  – les nausées, vomissements…

- Les *tests de grossesse* reposent sur la recherche d'une hormone secrétée par l'œuf (gonadotrophine chorionique ou β-HCG) et retrouvée dans le sang et les urines de la femme enceinte.
- La *durée de la grossesse* s'exprime en semaine d'aménorrhée : elle est de 41 semaines (soit 270 jours + 14 jours = 284 jours).
- L'estimation de la *date présumée d'accouchement* se fait par la mesure de la LCC (longueur crânio-caudale) à l'échographie.

B Le développement fœtal

En se développant, l'œuf va se différencier en deux grands ensembles : d'une part l'embryon, qui deviendra le fœtus puis l'enfant, et d'autre part les annexes fœtales. On peut schématiquement considérer trois grands trimestres de développement, évalués en semaines d'aménorrhée[3].

a. 1er trimestre : l'embryon devient fœtus

- *Le 1er mois* (*cf.* Fig. 3.3) :
  - l'embryon est en arc de cercle, il va se développer rapidement ;
  - le cœur commence à battre et la circulation sanguine se met en place.
- *Le 2e mois* : certains organes s'ébauchent (yeux, oreilles…) (*cf.* Fig. 3.4).
- *Le 3e mois* : le fœtus prend forme humaine[4] (*cf.* Fig. 3.5) :
  - la majorité des organes du corps sont formés et commencent leur développement ;
  - le sexe se différencie et est visible à l'échographie.

Fig. 3.3 L'embryon à 1 mois.

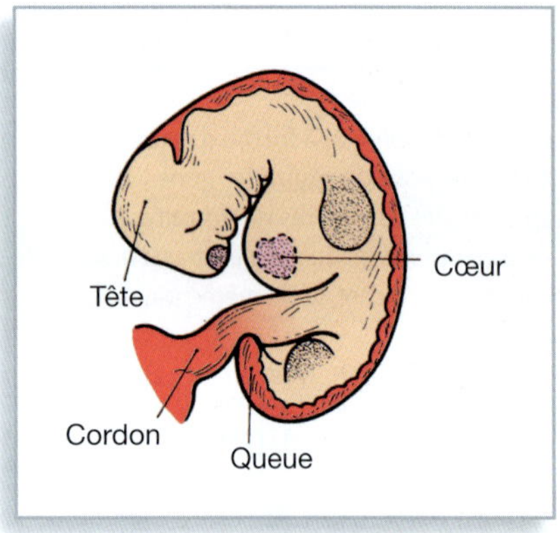

Fig. 3.4 L'embryon à 2 mois.

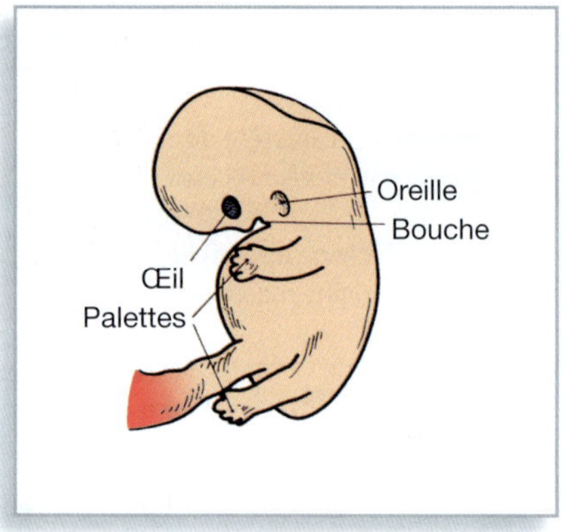

Fig. 3.5 La formation du fœtus à 3 mois.

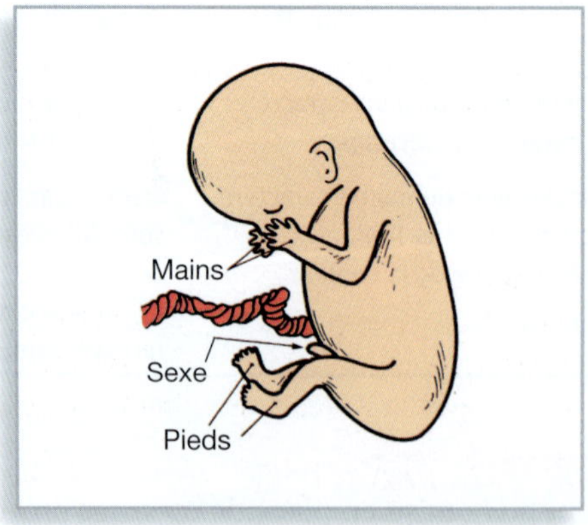

3. Aménorrhée : absence de règles.
4. Vers la 12e semaine d'aménorrhée.

b. 2e trimestre : les organes du fœtus se développent[5]

- *Vers le 4e mois*, certains organes deviennent fonctionnels.
- *Vers le 5e mois*, les mouvements du fœtus sont perceptibles par la mère.
- *À partir du 6e mois*, le fœtus est considéré « viable » (s'il naissait, il serait un « grand prématuré »).

c. 3e trimestre : le fœtus se prépare à la naissance[6] (*cf.* Fig. 3.6)

- *Entre le 7e et le 8e mois*, le fœtus change de position, bascule généralement la tête en bas.
- *Vers le 8e mois*, certains points d'ossification apparaissent et permettent d'évaluer l'âge fœtal.

C'est au terme du 9e mois que s'achève la vie intra-utérine. L'enfant est prêt pour la naissance. Le fœtus pèse environ 3,250 kg, sa taille est d'environ 50 cm.

Fig. 3.6 **Le fœtus au 8e mois et les annexes fœtales.**

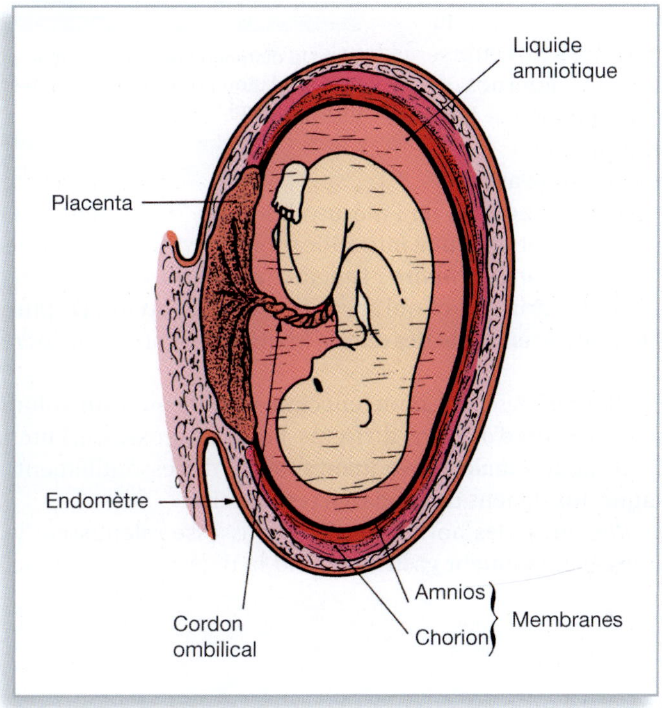

C Le développement des annexes fœtales

Les annexes fœtales comprennent le placenta, le cordon ombilical, les deux membranes délimitant un sac contenant le liquide amniotique (*cf.* Fig. 3.6). Chacun de ces organes a un rôle bien spécifique à jouer.

a. Le placenta

Le placenta a trois grandes fonctions :
- une fonction d'*échange* permettant la respiration et la nutrition ;
- une fonction de *protection* contre les agressions (micro-organismes, toxiques) ;
- une fonction *hormonale* permettant le maintien de la grossesse et la préparation à la lactation.

b. Les membranes et le liquide amniotique

Ils protègent le fœtus contre les risques d'infection et les chocs. De plus, le liquide l'hydrate et amortit le bruit.

5. Entre la 20e et la 28e semaine d'aménorrhée.
6. Vers la 32e semaine d'aménorrhée.

D Les modifications organiques chez la femme enceinte

Au cours de la grossesse, l'organisme maternel subit de nombreuses transformations afin de permettre à l'enfant de se développer. Citons :

- *Les modifications de l'utérus* : l'utérus est un muscle creux ayant pour fonction essentielle d'accueillir l'œuf fécondé. Son volume augmente progressivement : il passe de 70 g à 1 500 g. Le médecin mesure la hauteur utérine afin d'évaler le volume fœtal (*cf.* Fig. 3.7).

Fig. 3.7 Mesure de la hauteur utérine

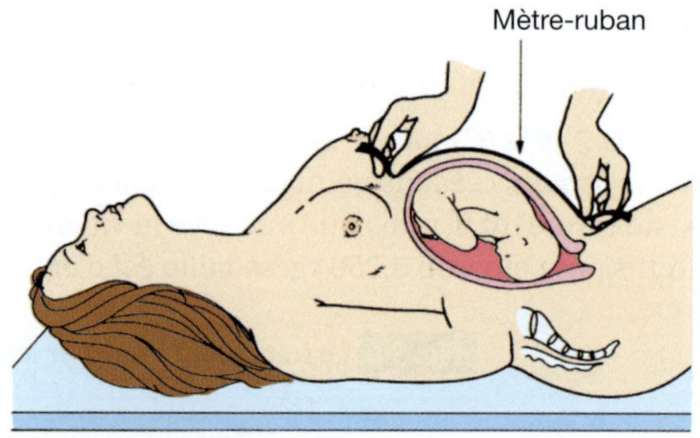

C'est la distance comprise entre le pubis et le fond utérin (elle se pratique avec un centimètre de couturière).

- *Les modifications des seins* : tout au long de la grossesse, les seins subissent des modifications internes et externes afin de se préparer à leur fonction d'allaitement.
- Les modifications cardiovasculaires : afin de répondre aux besoins de l'utérus, des seins, du placenta, la quantité de sang circulant s'accroît, ce qui entraîne une intensification du rythme cardiaque.
- *Les modifications de l'appareil urinaire* : l'augmentation du volume sanguin entraîne une augmentation du volume urinaire, ce qui accroît le travail des reins. De plus, la pression exercée par le bébé sur la vessie entraîne des envies fréquentes d'uriner et des risques d'infection urinaire.
- *Les modifications respiratoires* : la femme enceinte doit inspirer un volume d'air supérieur afin de répondre aux besoins d'oxygène du fœtus. En fin de grossesse, l'utérus occupe la quasi-totalité de la cavité abdominale, provoquant souvent des essoufflements par la distension de la cage thoracique aux dépens de l'appareil respiratoire.
- *Les modifications digestives* : les hormones de la grossesse ralentissent le fonctionnement du tube digestif; le ralentissement gastrique rend la digestion plus difficile et entraîne les vomissements.

E L'hygiène de vie de la femme enceinte

Nous vous présentons en « bande dessinée » (*cf.* Fig. 3.8) quelques mesures élémentaires d'hygiène de vie pour une femme qui va avoir un enfant.

Fig. 3.8 Hygiène de vie de la femme enceinte.

À conseiller

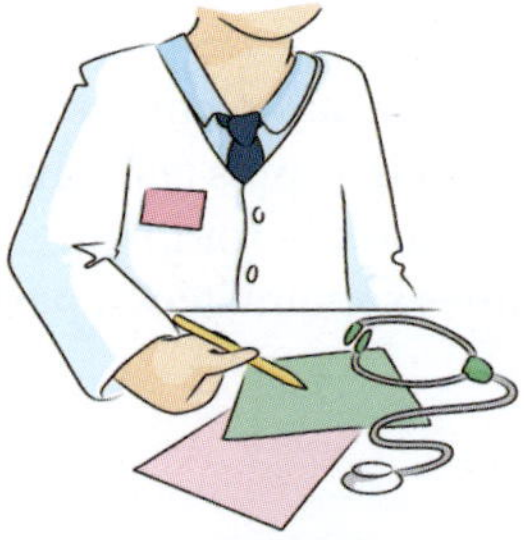

Visites médicales régulières

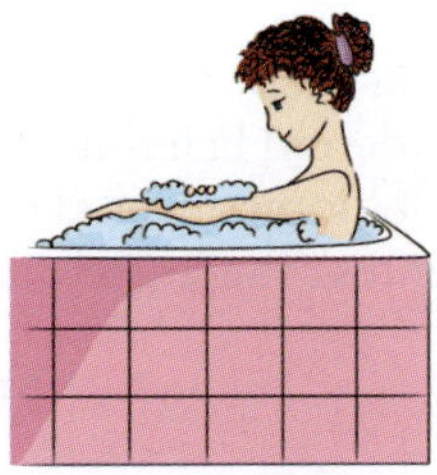

Hygiène corporelle
Bains, douches quotidiens

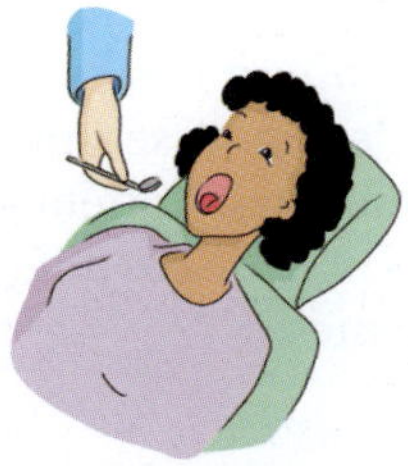

Hygiène bucco-dentaire
Visites chez le dentiste

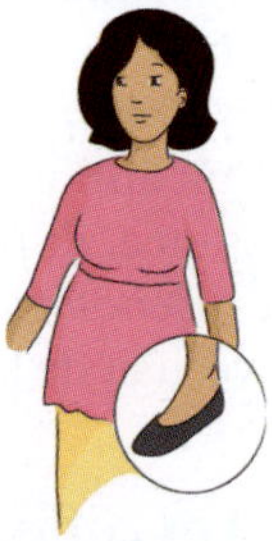

Hygiène vestimentaire
Vêtements amples, chaussures à petits talons (5 cm)

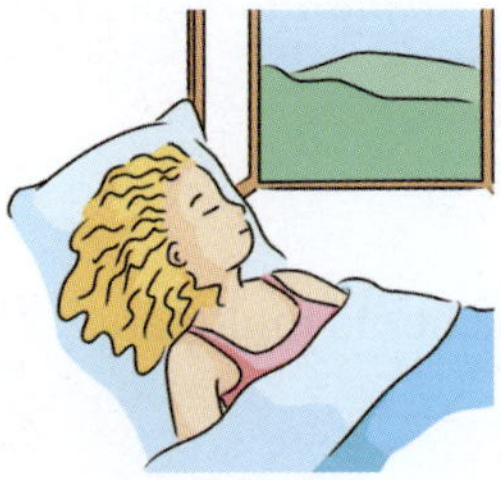

Rythme de vie
Dormir au moins 7 à 8 heures la nuit

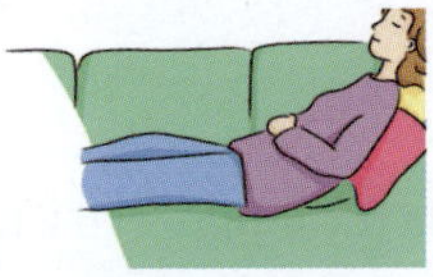

Repos
Se reposer dans la journée en surrélevant les jambes

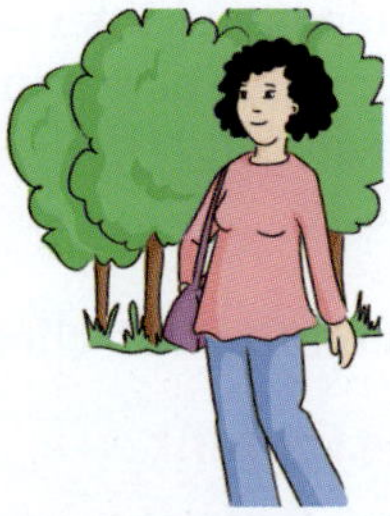

Loisirs sains
Marcher au grand air et respirer à fond

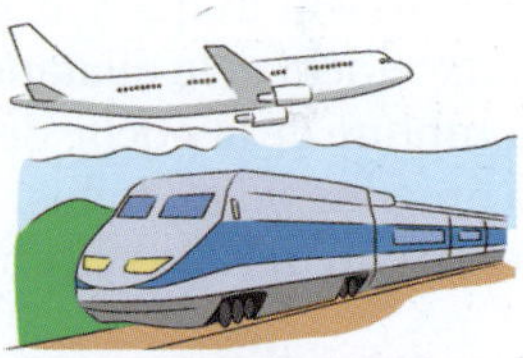

Voyages
Si nécessaire, voyager en avion ou en train (éviter l'auto)

À déconseiller

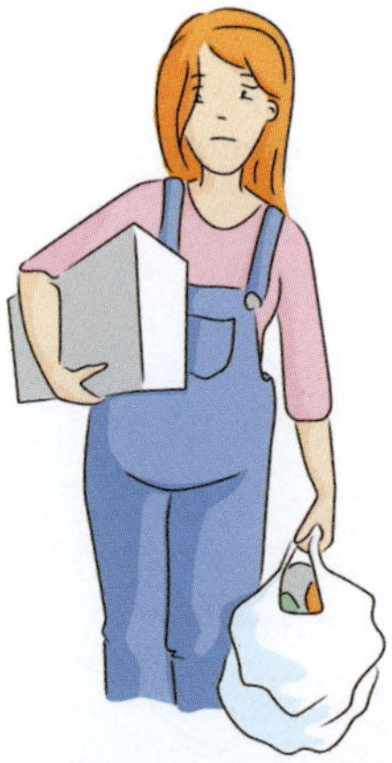

- porter de lourds paquets
- porter des chaussures :
  - à talons hauts
  - à talons plats

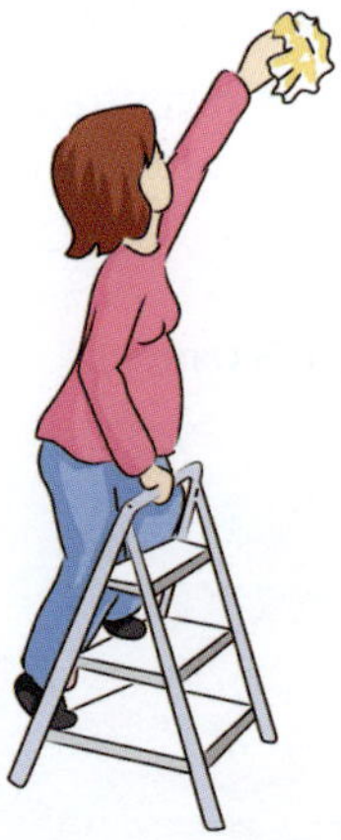

- faire de gros travaux ménagers
- monter plusieurs étages à pieds

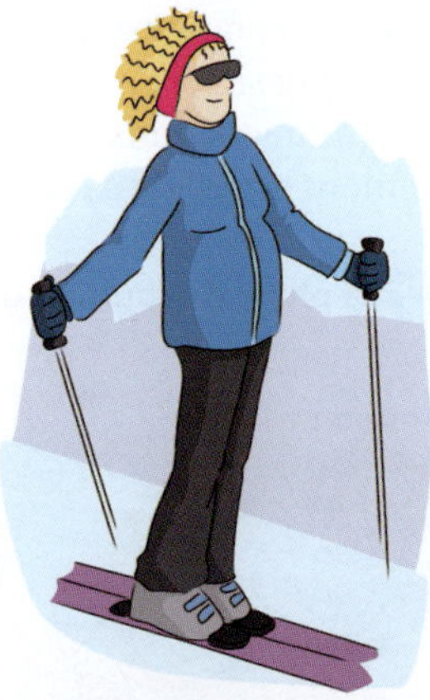

- faire des sports violents ou risquant de provoquer des chutes

2 | L'accouchement et les suites de couches

A La préparation à l'accouchement

Les méthodes dites de « préparation à l'accouchement » constituent de plus en plus des méthodes de préparation à la maternité et à la paternité. Cette préparation comprend des cours théoriques et un enseignement pratique.

- *Les cours théoriques*, donnés par une sage-femme, comprennent une information sur la grossesse et l'accouchement afin de réduire la crainte de certaines femmes, à l'origine d'anxiété et de peur.
- *Les cours pratiques* comprennent des exercices respiratoires et de relaxation musculaire, ainsi qu'un apprentissage de la poussée, qui aideront la femme à participer plus activement à la naissance. Ils permettent aussi d'atténuer les lombalgies et d'améliorer le sommeil.
- *L'écoute psychologique* : au cours de ces différentes séances, les femmes sont invitées à parler de leur vécu et de leurs craintes.

B Les différentes phases de l'accouchement

Schématiquement, on peut dire que l'accouchement se déroule en 3 phases bien distinctes.

a. La phase des contractions

Les contractions utérines se répètent à intervalles réguliers. Elles sont *involontaires* et *progressives* dans leur fréquence, leur durée et leur intensité. Elles provoquent :

- l'effacement et la dilatation du col ;
- la rupture de la poche des eaux ;
- la progression du fœtus.

La durée du travail est d'environ 10 à 12 h chez la primipare et 6 à 8 h chez la multipare.

b. La phase d'expulsion de l'enfant

Le col est complètement dilaté. Cette phase comprend 3 temps (*cf.* Fig. 3.9).

- *Dans un premier temps*, la tête de l'enfant descend progressivement dans le bassin maternel et arrive sur le périnée qui « bombe », l'occiput du crâne de l'enfant apparaît alors à la vulve.
- *Dans un deuxième temps*, la tête de l'enfant se défléchit progressivement, laissant apparaître le front, le nez, la bouche, le menton.
- *Dans un troisième temps*, la tête effectue une rotation de 45° sur le côté et les épaules se dégagent l'une après l'autre. Ensuite, le tronc, le siège, les membres inférieurs sortent sans difficulté : l'enfant est né.

Si la mère le désire, l'enfant sera placé sur son ventre par la sage-femme, après l'expulsion (tissage des premiers liens affectifs). La position fœtale de l'enfant sera respectée afin d'éviter le déploiement brutal de sa colonne vertébrale.

Fig. 3.9 La phase d'expulsion de l'enfant (en 3 temps).

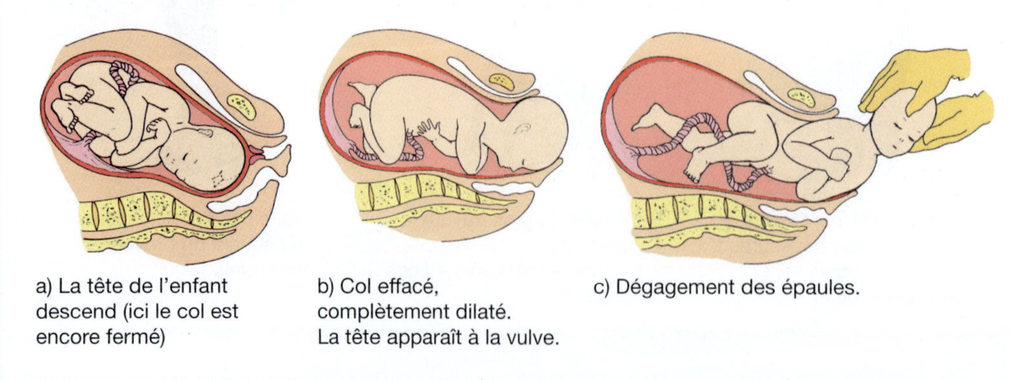

c. La délivrance

Dans les 20 min qui suivent la naissance de l'enfant, la maman ressent à nouveau des contractions ayant pour effet de décoller le placenta qui est, dès lors, expulsé, entraînant avec lui les membranes et s'accompagnant d'une perte de sang pouvant aller jusqu'à 500 mL.

Situation

Sonia (25 ans) vient d'accoucher de son bébé, une fillette de 3,800 kg. La sage-femme l'accueille et la pose délicatement sur le ventre de sa maman. L'enfant est très calme, elle semble apaisée par les battements du cœur maternel. Sonia ressent encore quelques contractions et, en attendant « la délivrance », elle est toute attentive à son bébé, et lui parle.

Rôle de l'AP

L'auxiliaire de puériculture joue un rôle humain important en service de maternité. Elle accueille dans un premier temps la maman et dans un second temps le bébé. Elle veillera au respect des règles d'HSCR (hygiène, sécurité, confort et respect de l'enfant et de ses parents).

L'accueil de la mère à la maternité

L'AP doit :

- accueillir chaleureusement la future mère (ou le couple) (de la qualité de l'accueil dépend en grande partie le climat « psychologique » de l'accouchement) ;
- se présenter et présenter le service à la maman (ou aux parents) ;
- installer la mère dans la chambre qui lui a été réservée ;
- se montrer disponible ;
- être à l'écoute des besoins et des attentes des futurs parents ;
- tenir des propos sécurisants et apaisants ;
- transmettre à l'infirmière, la puéricultrice ou à la sage-femme les demandes formulées.

L'accueil du bébé à sa naissance

L'AP doit contribuer à créer un climat de confiance lors de la naissance et participer à l'accueil du bébé. Elle veillera plus particulièrement à :

- *favoriser le « tissage des premiers liens enfants-parents »* :
  - le père est souvent présent lors de l'accouchement. L'AP doit respecter l'intimité de cette première relation à trois (père-mère-enfant), se montrer discrète mais rester disponible,
  - associer le père aux premiers soins d'hygiène, lui parler des potentialités du nouveau-né,
  - laisser le berceau près du lit de la maman ;
- *observer le comportement de la mère avec le nouveau-né* :
  - observer ses réactions, ses mimiques, ses gestes lors du premier contact,
  - écouter ses remarques à propos du nouveau-né ;
- *créer une ambiance calme et sereine dans l'environnement* :
  - avoir des paroles et des gestes adaptés,
  - éviter les bruits (les discussions trop fortes, les bruits d'instruments, le claquage des portes…),
  - éviter les lumières trop vives,
  - vérifier la température de la pièce (20 °C),
  - respecter le rythme du nouveau-né,
  - observer l'adaptation du nouveau-né à l'environnement (lumière, température, bruit…) ;
- *faire les transmissions (écrites et orales) à l'équipe de soins.*

C Les suites de couches

La période de suites de couches (dite « post-partum ») s'étend de l'accouchement à la date du retour des règles (dit « retour de couches ») qui, en l'absence d'allaitement, se produit 6 à 8 semaines (environ) après l'accouchement. Les suites de couche se traduisent par divers évènements.

a. L'involution utérine et la présence de pertes (ou lochies)

- On appelle *involution utérine* le retour de l'utérus à son volume initial.
- Les *pertes* sont d'abord sanglantes, puis séro-sanglantes, et enfin séreuses (claires). Elles disparaissent en 3 à 4 semaines et ont normalement une odeur fade.

b. La sécrétion lactée

Il s'agit de la montée laiteuse. Elle se produit entre le 2e et le 4e jour après l'accouchement. Les seins sont alors tendus, parfois douloureux et une légère hyperthermie est fréquente (généralement inférieure à 38 °C).
Avant la sécrétion lactée proprement dite, la glande mammaire produit le *colostrum*, liquide épais riche en protéines et en anticorps.

c. Le retour des règles

Il se produit vers la fin de 2e mois après l'accouchement, le cycle recommence et le mécanisme de l'ovulation reprend. La femme est de nouveau « féconde ».

d. Les phénomènes inhabituels et les anomalies

Le soignant doit connaître ces phénomènes afin de les dépister rapidement. Citons plus particulièrement :
- les pertes malodorantes (qui traduisent une infection) ;
- le ballonnement abdominal, les douleurs, les brûlures à la miction ;
- les hématomes, le lâchage des sutures (en cas d'épisiotomie) ;
- les hémorroïdes, les varices des membres inférieurs ;
- l'hyperthermie, la constipation, les troubles liés à l'allaitement (crevasses, engorgements...).

Situation

Cynthia (20 ans), après chaque mise au sein de son bébé, se plaint de contractions utérines. ***Justine (AP)*** rassure la jeune maman. Elle lui explique que ces contractions sont déclenchées par la succion du sein et qu'elles vont favoriser l'involution utérine (retour à la normale). Cynthia lui dit aussi que l'infirmière peut soulager ces douleurs par des antalgiques et que si elles sont trop pénibles à supporter, elle n'hésite pas à le signaler rapidement.
Sonia (24 ans) (primipare) a accouché à la maternité X d'une fillette (2,900 kg), il y a 3 jours. Son accouchement s'est bien déroulé, mais elle est fatiguée et fiévreuse. Elle a décidé d'allaiter son bébé. Lors de la toilette, ***Justine (AP)*** a observé quelques pertes anormales, de même qu'une légère fièvre et les a signalées.

Rôle de l'AP

L'éducation à la santé (règles d'HSCR)

L'AP doit participer à l'éducation à la santé de la mère (avec l'IDE ou la puéricultrice). Il s'agit de l'informer sur les phénomènes habituels liés aux suites de couches, mais également inhabituels (anomalies).
L'AP indiquera à la mère les moyens de les prévenir, l'intérêt de les signaler rapidement et fera les transmissions (écrites et orales) à l'équipe de soins.

3 | Le nouveau-né

Le nouveau-né à terme présente des caractéristiques physiques et physiologiques qui traduisent son adaptation à la vie extra-utérine et dont il convient de tenir compte pour adapter la surveillance et les soins à ses différents besoins.

A Les caractéristiques physiques

a. Les postures

On observe chez le nouveau-né une hypotonie de la tête et du tronc et une hypertonie des membres :
- le nouveau-né, tiré ou tenu en position assise, a la *tête ballante*;
- le nouveau-né, tenu en position ventrale, a les *membres en flexion* : c'est la position fœtale, on dit aussi « quadriflexion ».

b. Les mensurations

- Le nouveau-né à terme pèse en moyenne 3,250 kg et mesure 50 cm.
- Son périmètre crânien est de 35 cm, son périmètre thoracique est de 33 cm.

c. L'aspect et la coloration de la peau

- La peau du nouveau-né est mince, fragile, douce au toucher. Elle peut être recouverte de *lanugo* (duvet très doux), ou présenter des points miliaires (sébacés) sur le nez.
- La coloration de la peau est normalement *rosée*. Elle peut être *jaunâtre* lorsque l'enfant a un ictère physiologique.

d. Les fontanelles

À la naissance, les os du crâne ne sont pas entièrement soudés. Ils sont séparés par des sutures et des espaces membraneux appelés « fontanelles » (*cf.* Fig. 3.10).
- *la fontanelle antérieure* ou « grande fontanelle » a la forme d'un losange. Elle se ferme entre 12 et 18 mois;
- *la fontanelle postérieure* ou « petite fontanelle » est de forme triangulaire. Elle se ferme vers le 2e mois.

Les fontanelles facilitent la croissance du cerveau et aident à poser certains diagnostics (ex. : la fontanelle bombante est un signe de syndrome méningé).

Fig. 3.10 Les fontanelles du nourrisson.

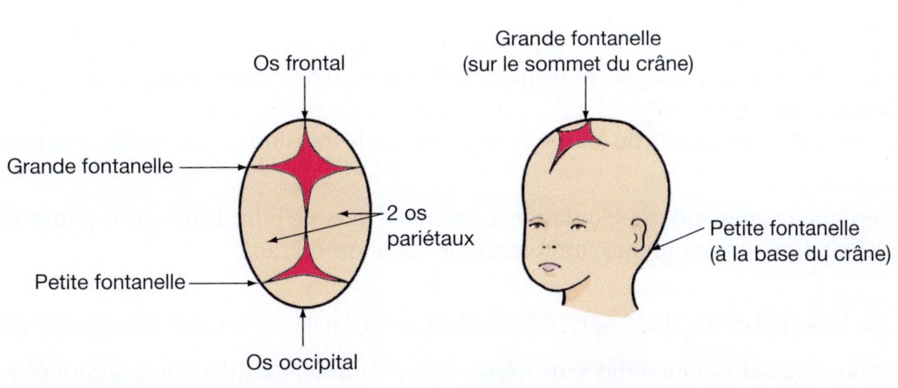

B Les caractéristiques physiologiques (adaptation à la vie extra-utérine)

a. La fonction respiratoire

- *Pendant la vie intra-utérine*, la fonction respiratoire est assurée par le placenta. Les poumons du fœtus ne sont pas fonctionnels.
- *À la naissance*, différents stimuli favorisent le déclenchement de la respiration : les alvéoles se remplissent d'air et le bébé pousse son premier cri (qui est une expiration et traduit la vitalité du nouveau-né).

b. La fonction circulatoire

- *Pendant la vie intra-utérine*, les vaisseaux ombilicaux (2 artères et 1 veine) permettent les échanges sanguins mère-fœtus.
- *À la naissance*, la circulation sanguine se met en route et les vaisseaux ombilicaux disparaissent.

c. La fonction digestive

- *Pendant la vie intra-utérine*, les organes digestifs ne sont pas fonctionnels.
- *À la naissance*, l'estomac du nouveau-né a une capacité de 30 à 40 cm^3. Il peut recevoir l'alimentation lactée. Cette capacité va s'accroître progressivement.
- *L'intestin* : le méconium, ensemble de déchets accumulés pendant la vie fœtale, est normalement éliminé dans les 24 à 48 h après la naissance.

d. La fonction neurologique

- *À la naissance*, on observe une série d'actions motrices involontaires : *les réflexes archaïques*. Ils disparaissent au deuxième mois de vie. Leur présence traduit le bon développement du cerveau.
- *Durant le premier mois de sa vie*, le nouveau-né dort 18 à 20 h/jour, ce qui permet la bonne structuration du système nerveux.

e. L'ictère physiologique

L'ictère est une *coloration jaune* des téguments due à la présence d'un taux important de bilirubine dans le sang.

Caractéristiques

L'ictère physiologique, très fréquent chez les nouveau-nés, est un ictère tardif qui apparaît vers le 3e jour de la vie. C'est un ictère bénin, il disparaît spontanément vers le 10e jour. Il ne faut pas le confondre avec l'ictère pathologique qui apparaît avant la 24e heure de vie et dont la cause principale est l'incompatibilité Rhésus entre la mère et le bébé.

Causes

L'ictère physiologique est dû à la conjugaison de deux facteurs :

- d'une part, la destruction massive de globules rouges libérant de l'hémoglobine, qui devient la bilirubine ;
- d'autre part, une immaturité du foie ne permettant pas la transformation rapide de la bilirubine.

Traitement

Généralement, la guérison est spontanée. Lorsque le taux de bilirubine est trop important, le médecin instaure un traitement symptomatique : la photothérapie.

C Les potentialités sensorielles et émotionnelles du nouveau-né

Le nouveau-né a des potentialités sensorielles et émotionnelles qui lui permettent d'entrer en relation avec son environnement.

a. La vision

Dès la naissance, le nouveau-né ouvre les yeux et commence progressivement à regarder l'entourage. Les découvertes récentes ont mis en évidence qu'un nouveau-né de 10 jours a une *capacité* d'attention : il peut fixer un visage pendant quelques minutes.

b. L'audition

Elle est très développée à la naissance. L'enfant peut entendre, mais ne localise pas le son. La musique douce et quelques bruits particuliers (comme la voix de sa mère, le bruit de son cœur) semblent le calmer. D'autres bruits plus puissants le perturbent.

c. Le toucher

Le toucher permet l'établissement de la communication mère-enfant dès les premiers jours de la vie. Tout bébé a besoin pour son développement psychoaffectif d'être pris dans les bras, d'être caressé, d'être porté.

d. L'odorat

Le nouveau-né peut reconnaître l'odeur de la peau de sa mère et même du lait maternel[7]. Il grimace lorsqu'une odeur forte passe sous ses narines et peut manifester des signes de plaisir en présence d'odeurs agréables (vanille, chocolat...).

e. Le goût

Ce sens est très affiné : le nouveau-né préfère les saveurs sucrées aux saveurs acides, salées ou amères (ainsi, un doigt couvert de sucre entraîne la succion et un doigt couvert de sel une grimace sans succion).

f. Les pleurs

Dès la naissance, s'installe une communication vocale faite de pleurs (premières manifestations du langage). Ils traduisent généralement la sensation de faim et se calment avec la nourriture, mais ils peuvent exprimer toute sensation désagréable : chaud, froid, solitude.

Rôle de l'AP

Il est vivement déconseillé de laisser pleurer un bébé. Même si on ne peut pas toujours le calmer, il faut au moins essayer de l'apaiser en :
- lui parlant, lui apportant une présence ;
- le prenant dans les bras ;
- le changeant de position, changeant sa couche…

La mère apprend très rapidement à reconnaître les diverses manières de pleurer de l'enfant, ainsi que la façon de le calmer.

D L'évaluation de l'adaptation du nouveau-né à la vie extra-utérine

Certains examens sont effectués dès la naissance pour s'assurer de l'adaptation du nouveau-né à la vie extra-utérine. Ils sont pratiqués par le médecin ou la sage-femme.

a. L'évaluation de l'état de santé général : « le score d'Apgar »

Cet examen médical permet d'apprécier le fonctionnement des organes et l'adaptation à la vie extra-utérine. Cette appréciation se fait sur 5 critères. Elle est évaluée de 0 à 10. Chaque paramètre étant noté de 0 à 2, les points totalisés donnent le score d'APGAR.
Cet examen se pratique aux 1re, 5e et 10e minutes de vie (*cf.* Tableau 3.2 ci-après).

7. Expériences faites en France par le Professeur H. Montagner : tampons imprégnés d'odeur maternelle et présentés aux nouveau-nés.

Tableau 3.2 Le score d'APGAR.

	Critères[a]	Notation		
		0	1	2
A	(*aspect*) = coloration de la peau	Enfant blanc ou cyanosé	Cyanose des extrémités	Enfant rosé
P	(*pouls*) = rythme cardiaque	0	< 100	> 100
G	(*grimaces*) = réactivité	Aucune	Grimaces	Cris vifs
A	(*activité*) = tonus	Hypotonie globale	Flexion des membres	Mouvements actifs
R	(*respiration* et cri)	Absence de mouvements respiratoires	Cri faible	Cri vigoureux

a. Les lettres de la colonne de gauche constituent le mot APGAR et facilitent la mémorisation des critères évalués.

Conduite à tenir selon les résultats du score d'APGAR

- Score de 8 - 9 - 10 : bonne adaptation à la vie extra-utérine ;
- Score < 7 : traitement immédiat ;
- Score < 3 : réanimation urgente.

b. L'évaluation de l'intégrité des organes

Cette évaluation est pratiquée par le médecin ou la sage-femme à la naissance.

Les voies respiratoires

Les voies respiratoires supérieures peuvent être encombrées par du liquide amniotique. Une désobstruction est souvent nécessaire. Elle s'effectue en introduisant une sonde souple par le nez, puis par la bouche de l'enfant, jusque dans le pharynx. Elle permet, en même temps, de vérifier l'absence d'anomalie des choanes (atrésie).

L'œsophage

La vérification de sa perméabilité a pour but de dépister une « atrésie de l'œsophage ». Il se réalise au moyen du « test de la seringue ». Par la sonde, on injecte 5 à 10 cm^3 d'air, dont l'arrivée dans l'estomac produit un bruit caractéristique, audible au stéthoscope. En cas d'atrésie de l'œsophage, l'air ne peut passer et on n'entend rien ; dans ce cas, il ne faudra surtout pas alimenter l'enfant.

L'anus

Cette vérification permet de dépister les imperforations anales. Elle se fait par l'introduction d'une sonde souple dans l'anus. Cette vérification n'est pas nécessaire lorsque le nouveau-né a déjà émis du méconium.

E Les soins médicaux en salle de naissance

Citons les trois soins les plus importants effectués sur le nouveau-né par le médecin, la sage-femme ou la puéricultrice.

a. La vérification et le soin du cordon ombilical

L'observation du cordon permet de vérifier l'état des vaisseaux ombilicaux (2 artères et 1 veine).
Le soin du cordon doit être méticuleux et aseptique.

b. L'administration de vitamine K (antihémorragique)

La vitamine K a pour but de prévenir les hémorragies du nouveau-né. Elle est administrée sous forme de gouttes per os, ou injectées par voie IM (selon la prescription médicale).

c. La désinfection des yeux

À la naissance, la puéricultrice, ou la sage-femme, procède à l'instillation d'un collyre antibiotique dans les yeux du nouveau-né pour prévenir une infection gonococcique (l'AP peut être amenée à essuyer l'excédent avec une compresse).

F Les premiers examens du nouveau-né

Dans ses premiers jours de vie, le nouveau-né va être examiné 2 fois par un médecin ou une sage-femme. À cela s'ajoutent d'autres examens de dépistage d'anomalies.

a. Les deux examens médicaux

Le 1er examen

Il est pratiqué à la naissance, permet de vérifier l'état clinique et d'apprécier le bon fonctionnement des organes. Il comprend notamment[8] :

- *la palpation* :
  - du crâne : aspect des fontanelles, présence éventuelle de bosses ou d'autres anomalies,
  - du thorax : aspect des clavicules et du sternum,
  - de l'abdomen : aspect des organes (foie, intestin...),
  - des bourses : présence des testicules chez le garçon, de la vulve chez la fillette ;
- *l'auscultation* :
  - du cœur : présence ou non d'un souffle,
  - des poumons : présence ou non d'un trouble ou encombrement respiratoire ;
- *l'examen neurologique*, notamment par le test des « réflexes archaïques » qui confirme le développement normal du système nerveux.

Le 2e examen

Pratiqué généralement au moment de la sortie[8], il comprend les mêmes éléments de surveillance que l'examen précédent. Il apprécie aussi la courbe de poids, témoin de la bonne santé de l'enfant.

b. Les examens de dépistage des anomalies congénitales

À la maternité, d'autres examens sont effectués en vue de dépister et donc, de traiter précocement, certaines anomalies. Citons les deux plus importants pratiqués lors des deux examens médicaux (*cf.* Tableau 3.3 ci-après).

Tableau 3.3 Les deux examens de dépistage des anomalies congénitales.

Le test d'Ortolani	Le test de Guthrie
Le test d'Ortolani permet de dépister le signe du « ressaut » (ou signe d'Ortolani). L'enfant est couché sur le dos. Le médecin saisit les jambes du nouveau-né, il fléchit les cuisses sur l'abdomen et les écarte vers l'extérieur : – le ressaut est positif lorsque le médecin sent une petite secousse au moment de l'abduction : dans ces cas, il y a hanche luxable ; – le ressaut est négatif lorsque la hanche est normale. (*cf.* Fig. 3.11).	Le test de Guthrie est un examen de sang qui permet de dépister la *phénylcétonurie, l'hypothyroïdie congénitale, l'hyperplasie congénitale des surrénales, la drépanocytose et la mucoviscidose.* Toutes ces affections provoquent des troubles du développement cérébral très graves si elles ne sont pas dépistées et traitées à temps. C'est la sage-femme ou la puéricultrice qui pratique cet examen de sang par une piqûre au talon, vers le 3e jour de vie[a] (*cf.* Fig. 3.12). Le statut de l'AP ne lui permet pas de réaliser cet examen.

a. Précisément à partir de la 72e h de vie.

8. Liste non exhaustive.

Fig. 3.11 Dépistage du signe du ressaut ou signe d'Ortolani.[9]

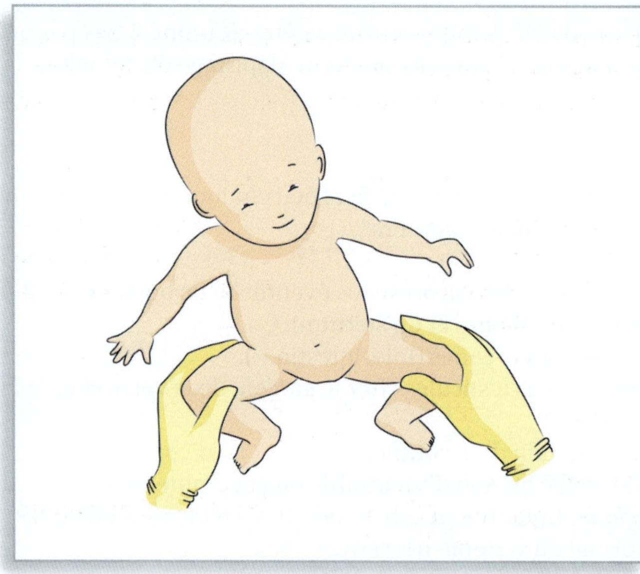

Fig. 3.12 Carton pour test de Guthrie.

Remplir les 7 cercles

S T O P

A remplir uniquement si N-Né à risque de Drépano.

1 | 2 | 3 | 4

NOM : .... Né(e) le : ....

Prénom : .... Prélevé(e) le : ....

N-Né à risque de Drépanocytose : OUI ☐

Sexe : M ☐ F ☐

Nom J.F. Mère : ....

Terme (SA) : ....

Poids (g) : ....

Transfusé ? oui ☐ non ☐

Lieu d'accouchement et Code : ....

.... N° d'accouchement : ....

Lieu (si différent) du prélèvement et Code : ....

Adresse des parents : ....

Médecin à contacter si nécessaire : ....

Tél. : ....

Ville : ....

AUTORISATION

Après avoir été informés nous soussignés (noms, prénoms) ....

mère, père de l'enfant .... né(e) le ....

autorisons ☐ **n'autorisons pas** ☐

les médecins responsables du dépistage néonatal à réaliser, si besoin, un test génétique pour le dépistage de la mucoviscidose.

Fait le ....

Signatures :

9. La date de la sortie est variable d'une maternité à une autre. Le test peut se pratiquer entre le 4e et le 8e jour.

4 | Les situations particulières

La naissance d'un enfant prématuré ou handicapé ou malformé, constitue toujours un drame pour les parents. L'enfant qui naît est le plus souvent très investi affectivement. Les parents en ont rêvé : ils l'ont souhaité beau et bien portant. Or l'enfant qui naît ne correspond pas à cette image.

A La naissance d'un enfant prématuré

Le nouveau-né prématuré est un enfant dont les mécanismes physiologiques ne sont pas matures puisque sa vie *in utero* a été écourtée. C'est un nouveau-né à risque, devant être hospitalisé, en service de néonatologie jusqu'à un âge gestationnel suffisant lui permettant d'être autonome en termes d'alimentation et de thermorégulation.

a. Causes

Les causes sont nombreuses. Les plus fréquentes sont :

- *médicales* :
  - les malformations utérines,
  - les infections materno-fœtales, provoquant notamment une rupture prématurée des membranes ;
- *socio-économiques* :
  - travaux pénibles, alimentation déséquilibrée…,
  - grande précarité, sans suivi de grossesse.

b. Aspect physique

L'enfant prématuré :

- a un faible poids de naissance (correspondant à son âge gestationnel) ;
- est proportionnellement grand et maigre ;
- a une peau très fine, peu de graisses sous-cutanée ;
- est globalement hypotonique (thorax mou, tête ballante, membres détendus) ;
- a une immaturité des grandes fonctions (correspondant à son âge gestationnel).

c. Description physiologique du prématuré, soins et surveillance

Tableau 3.4 Description physiologique du prématuré, soins et surveillance.

Problèmes physiologiques	Manifestations cliniques et risques	Rôle de l'AP (soins et surveillance)[a]
Immaturité respiratoire	– Respiration irrégulière (risque d'apnée, de détresse respiratoire)	– Installer correctement le bébé – Laisser le thorax et l'abdomen nus – Surveiller la fréquence respiratoire – Dépister les signes de détresse respiratoire et alerter
Fragilité vasculaire	– Risques de saignement	– Surveiller le rythme cardiaque, la coloration de la peau
Immaturité digestive	– Faible capacité gastrique – Insuffisance des sécrétions digestives	– Fractionner l'alimentation – Surveiller les selles
Immaturité hépatique	– Ictère fréquent	– Surveiller la coloration de la peau – Surveiller l'enfant sous photothérapie
Immaturité de la thermorégulation	– Variations de la température corporelle (hypo ou hyperthermie)	– Surveiller régulièrement la température de l'enfant et celle de l'incubateur
Faible résistance aux infections	– Risques d'infections de la peau	– Surveiller la température de l'enfant – Respecter une asepsie rigoureuse
Immaturité du système nerveux	– Réflexes archaïques incomplets ou absents – Absence ou insuffisance de succion.	– Stimuler la succion

a. Sous le contrôle de la puéricultrice.

B La naissance d'un enfant handicapé ou malformé

Cet enfant « détruit » le rêve des parents. Il constitue une « blessure narcissique ».

a. L'annonce du handicap

L'annonce du handicap doit toujours se faire avec beaucoup de délicatesse, car les futurs parents (et spécialement la future mère) ont déjà investi affectivement cet « enfant à naître ». La femme éprouve souvent des sentiments de culpabilité. Elle se demande si elle a fait le maximum pour protéger son enfant ; elle peut également douter de ses capacités à être « une bonne mère » pour cet enfant handicapé.
Certains parents souhaitent avoir le maximum d'informations et d'autres refusent de voir la réalité en face. Il est important que les soignants satisfassent à toutes les demandes des parents, bien que douloureuses. L'AP devra toujours répondre avec tact, selon ses compétences et en coordination avec la puéricultrice et l'équipe de soins.
NB : *cf.* les compléments d'informations sur ce problème, Module 1, Chapitre 6.

C Les conséquences d'une naissance à problème (la séparation précoce mère-nouveau-né)

La séparation précoce de la mère et de l'enfant est souvent nécessaire. L'enfant prématuré doit être mis en couveuse, l'enfant atteint de handicaps (ou malformé) doit subir des soins spécialisés. Cette séparation est susceptible d'avoir des conséquences négatives sur l'instauration des premiers liens affectifs mère (ou père)-enfant. Les statistiques prouvent qu'un fort pourcentage d'enfants victimes de maltraitance sont des enfants séparés précocement de leur mère.

Situation

Maeva (29 ans) vient de mettre au monde une petite fille de 2,300 kg au terme du 7e mois de gestation. La grossesse s'est déroulée sans problème et Maeva a été surprise par cette naissance prématurée. Lorsque l'enfant est née, le personnel de soins a dû la réconforter (elle ne s'attendait pas à voir un être aussi fragilisé). La séparation d'avec l'enfant (mis en couveuse) a été vécue d'autant plus douloureusement que Maeva est divorcée. Le personnel de soins a eu un rôle important à jouer auprès de cette maman et de ce bébé pour favoriser « *le tissage des premiers liens affectifs* ».

Pour favoriser le « *tissage des premiers liens affectifs*[10] », les contacts entre parents et nouveau-né doivent être précoces, nombreux et prolongés. Ils permettent à la mère de prendre conscience de l'existence de l'enfant réel, de l'aimer en tant que « personne » et de mieux répondre à ses besoins ; d'où l'importance du soutien à l'allaitement maternel (*cf.* Rôle de l'AP).

10. Pr. Brazelton, *La Naissance d'une famille ou Comment se tissent les premiers liens*, Stock.

Rôle de l'AP

Lors d'une naissance à problème, l'objectif n° 1 est de ***favoriser les premiers liens affectifs «parents-enfant» ou «mère-enfant».*** Pour favoriser ces premiers liens, différentes actions peuvent être entreprises. L'AP a un rôle important à jouer.

Pour la mère

Il faut lui permettre de voir et de toucher son bébé le plus rapidement possible et le plus souvent possible, à savoir :

- la faire participer aux soins d'hygiène ;
- lui proposer de donner le biberon ou le sein (le soutien à l'allaitement maternel aide à l'instauration du lien mère-enfant) ;
- favoriser «le peau à peau» (massages, main posée…).

Pour le père

Il faut le réconforter, à savoir :

- lui ménager des entretiens avec le médecin ;
- lui permettre également de toucher le bébé (idem mère).

Pour l'enfant

Il faut :

- pallier la carence affective par des contacts fréquents, chaleureux et calmes (gestes et paroles) ;
- éviter certains stimuli, ex. : chocs sur l'incubateur, lumières vives, bruits… ;
- introduire dans la couveuse un appareil diffusant la voix maternelle (qui sécurise le bébé) ;
- procéder aux soins avec douceur et délicatesse (cf. Soins spécifiques en couveuse).

5 | La législation autour de la naissance

Le but de la protection médico-sociale de la future mère est de mettre à sa disposition des services, informations et conseils dont elle peut avoir besoin, aussi bien dans le domaine médical que social.

A Les consultations de conseil génétique

Les consultations de conseil génétique s'adressent aux couples qui craignent les risques de maladies génétiques pour leur enfant à venir. La Sécurité sociale rembourse les consultations médicales spécialisées et les examens visant à déceler diverses anomalies.

Exemple

L'amniocentèse est prise en charge à 100 % en cas :

- d'antécédent personnel d'anomalie chromosomique ;
- d'anomalie échographique de la grossesse actuelle ;
- d'anomalie biologique de la grossesse actuelle ;
- d'âge maternel supérieur à 38 ans.

B Les centres de planification et d'éducation familiale (CPEF)

Les consultations des CPEF s'adressent aux femmes qui souhaitent maîtriser leur fécondité, et ont donc pour but de prévenir les naissances indésirables ou les avortements. Ces centres sont autorisés à délivrer des contraceptifs. Les prescriptions sont faites par un médecin ou une sage-femme.

C L'interruption volontaire de grossesse (IVG)

L'IVG peut être pratiquée par un médecin jusqu'à *la fin de la* 12e *semaine de gestation*, soit 14 semaines d'aménorrhée.
Pour la demande d'IVG, différentes formalités doivent obligatoirement être effectuées. Elles répondent à des préoccupations médicales et psychologiques.

D Les examens prénataux et l'examen post-natal

Le suivi médical de la grossesse a un rôle de prévention important. Il permet le dépistage d'anomalies qui pourraient nuire à la future mère autant qu'à l'enfant.
La législation en vigueur porte actuellement à 7 le nombre des examens prénataux[11].

- **Le 1er examen** médical doit être effectué avant la fin du **3e mois de grossesse** qui correspond à la 14e semaine d'aménorrhée (absence de règles). Le médecin établit la *déclaration de grossesse* à envoyer à la Sécurité sociale et aux allocations familiales *impérativement avant la fin de la 14e semaine.*
- **Du 4e au 9e mois**, la femme enceinte doit passer chaque mois un examen médical, pris en charge à 100 % par la Sécurité sociale.

L'examen post-natal est effectué par un médecin ou une sage-femme, obligatoirement au cours des *8 semaines* qui suivent l'accouchement. Il est remboursé à 100 % par la Sécurité sociale et peut se pratiquer dans un centre de PMI ou toute autre structure de soins (clinique privée, médecin libéral...).

E L'assurance maternité

L'assurance maternité est une *aide financière* qui permet de couvrir les dépenses occasionnées par la grossesse et la maternité. Elle comprend des prestations en nature et en espèce.
L'assurance maternité a un *but préventif*. Son versement est donc subordonné à la surveillance médicale de la future mère (examens prénatals et post-natal).
Pour bénéficier de l'assurance maternité, il faut :

- être salariée (donc assurée sociale) ;
- ou être conjointe ou concubine déclarée d'un salarié (donc ayant-droit) ;
- ou être enfant à charge d'un assuré.

a. Les conditions d'attribution

- Pour bénéficier des *prestations en nature* de l'assurance maternité, la femme enceinte doit effectuer les examens prénataux obligatoires et fournir à la Sécurité sociale les feuilles de soins. Elle doit ensuite faire passer les examens médicaux obligatoires à son enfant.
- Pour bénéficier des *prestations en espèces*, la femme (salariée) doit justifier de 200 h de travail dans les 3 mois précédant le début présumé de la grossesse.

b. Les formalités (faites à la Sécurité sociale)

- Avant la 14e semaine, envoyer à la Sécurité sociale l'attestation médicale du 1er examen prénatal (déclaration de grossesse).
- Du 4e au 9e mois, lors de chaque examen, envoyer à la Sécurité sociale la feuille de soins.

c. Les prestations en nature

Grâce à l'assurance maternité, les femmes perçoivent différentes prestations
Les *prestations en nature* aident les futures mères à couvrir les frais de la grossesse et de l'accouchement. Ex. : remboursement à 100 % par la Sécurité sociale, des frais engagés par l'assuré :

- *pendant la grossesse* : frais des examens prénatals, pharmacie, échographie... ;
- *à l'accouchement* : frais de l'accouchement, l'hospitalisation ;
- *après l'accouchement* : frais de l'examen post-natal, des examens médicaux pour l'enfant, des séances de kinésithérapie.

11. Les deux termes peuvent s'utiliser au pluriel. Vous lirez aussi bien examens prénataux qu'examens prénatals.

d. Les prestations en espèces

Les prestations en espèce compensent l'absence de salaire et ne sont dues qu'à la femme qui occupe un emploi, sous certaines conditions (voir ci-après).

F La femme enceinte salariée

a. Le congé de maternité

Il est dû à toute femme enceinte salariée et permet d'obtenir :

- le repos nécessaire à la santé de la femme enceinte et à la préparation à l'accouchement ;
- le versement des prestations en espèces qui remplacent le salaire.

La durée de ce congé et le versement des prestations associées varient en fonction du nombre d'enfants. En cas de maladie, la future maman peut avoir une prolongation de ce congé (congé pathologique).

Depuis le 1er janvier 2002, les pères peuvent bénéficier de 14 jours de *congé de paternité*.

b. La protection spéciale

L'employée, se trouvant enceinte, bénéficie d'une protection sociale spécifique.

- Elle n'est pas tenue d'informer son employeur de sa grossesse ; excepté lorsqu'elle demande le bénéfice des prestations légales.
- Elle a le droit d'obtenir un travail moins fatigant ou moins dangereux pendant la durée de sa grossesse.
- Elle a droit parfois à une heure par jour sur le temps de travail (selon les conventions collectives).

G Le congé parental

Le congé parental peut être pris par la mère à la suite du congé de maternité, mais il peut également revenir au père qui souhaite élever son enfant.

Le congé parental dure une année. C'est un congé sans solde. *Les parents ont le choix entre* :

- un congé parental à plein temps, pris par l'un des 2 parents ;
- deux congés parentaux à mi-temps, pris par les 2 parents ensemble.

H Les examens médicaux de l'enfant

La protection médicale de l'enfant vise à prévenir la maladie et à détecter le handicap. Elle se fait au moyen d'examens médicaux. Ces examens peuvent être effectués dans un centre de PMI ou chez un médecin. Ils sont pris en charge à 100 % par l'assurance maternité.

a. Le calendrier des examens de 0 à 6 ans

Vingt examens médicaux s'échelonnent de la naissance à 6 ans. Certains donnent lieu à l'établissement d'un certificat de santé (*cf.* Tableau 3.5).

b. Les certificats de santé

Les certificats de santé sont des imprimés insérés dans le carnet de santé de l'enfant. Chaque certificat comporte une formule d'attestation d'examen que le médecin remet à la maman lors des examens du 8e jour, des 9e et 24e mois, et qu'elle doit envoyer à la caisse d'allocations familiales.

L'utilisation des certificats de santé permet de :

- dépister le handicap et de le traiter précocement ;
- suivre à domicile certains enfants dont l'état de santé est préoccupant ;
- établir des statistiques de santé.

c. Le bilan de santé des enfants de 3 à 4 ans scolarisés en école maternelle

Les règlements prévoient une surveillance médicale 2 fois par an pour les enfants de 2 à 6 ans, et un bilan de santé vers l'âge de 3 à 4 ans pour tout enfant admis en école maternelle.
C'est un examen clinique complet qui se fait toujours en présence des parents. Le médecin retranscrit le résultat dans le carnet de santé de l'enfant. Ce bilan a pour but le dépistage des différents troubles sensorimoteurs et psycho-affectifs.

Tableau 3.5 Les 20 examens médicaux de l'enfant de 0 à 6 ans.

Échéances	Examens médicaux	Certificats de santé
1re année = 9 examens		
• Avant le 8e jour	1er examen	1er certificat de santé
• 1er mois au 6e mois	6 examens	
• 9e mois	1 examen	2e certificat de santé
• 12e mois	1 examen	
2e année = 3 examens		
• 16e mois	1 examen	
• 20e mois	1 examen	
• 24e mois	1examen	3e certificat de santé
3e à la 6e année = 2 examens par an		

I Le carnet de santé de l'enfant

Le carnet de santé est un document remis aux parents à la sortie de la maternité. Il joue un rôle capital dans le suivi médical de l'enfant. C'est un « passeport de santé ». Le ministère de la Santé insiste sur la confidentialité des informations qu'il contient.
Le carnet de santé indique :

- les conditions de l'accouchement;
- les courbes de poids, de taille, la dentition de l'enfant;
- les résultats des examens médicaux;
- les vaccinations pratiquées;
- le mode d'alimentation;
- les hospitalisations subies;
- le mode de garde de l'enfant;
- ses conditions de vie...

Il renferme quelques conseils pratiques pour les parents permettant le dépistage des troubles sensoriels, de l'obésité, de la malnutrition.

Rôle de l'AP

Les parents doivent être informés par l'AP :

- de l'importance des examens médicaux pré et post-natals;
- du rythme des consultations de nourrisson;
- du rôle des centres de PMI;
- de l'importance du carnet de santé;
- du calendrier des vaccinations et de l'intérêt d'effectuer les rappels;
- de la gratuité des examens médicaux de l'enfant dans le cadre des consultations de PMI[a];
- de l'existence d'une puéricultrice de secteur qui peut leur rendre visite à domicile pour les aider à résoudre certains problèmes d'ordre social ou médical.

a. Ces consultations deviennent de plus en plus des lieux d'accueil où les mères peuvent dialoguer avec le personnel médical et paramédical. Elles reçoivent des conseils « d'éducation pour la santé ». Des jeux sont mis à la disposition des jeunes enfants pour donner un aspect plus convivial aux consultations.

6 | Les soins et la surveillance du nouveau-né en maternité

L'auxiliaire de puériculture en maternité est amenée à effectuer les premiers soins au nouveau-né (dont certains en salle de naissance) et à participer à sa surveillance.

A Les premiers soins du nouveau-né en salle de naissance

Ils sont très variables selon les maternités. L'AP participera à ces soins avec la puéricultrice ou la sage-femme, et selon les protocoles du service.

a. Les premiers soins d'hygiène

La puéricultrice essuie, dans un premier temps, le corps du nouveau-né afin de garder le *vernix caseosa* (constituant une protection contre les refroidissements). Dans un deuxième temps, elle propose un bain ou une douche avec de l'eau tiède.

b. La prise de température

Selon sa température, le nouveau-né peut être mis en incubateur pour éviter une déperdition de chaleur. Il pourra ensuite être mis auprès de sa mère en berceau chauffant.

c. La prise des mensurations

Les mensurations du nouveau-né comprennent la pesée, la mesure de la taille, du périmètre crânien et du périmètre thoracique. Ces données servent de points de repère pour la surveillance de la croissance staturo-pondérale de l'enfant.

d. L'habillage et pose des bracelets

Le nouveau-né est ensuite habillé avec des vêtements préalablement chauffés. Ses fesses sont enduites d'un corps gras afin d'éviter que le méconium n'adhère à la peau.
L'identification du bébé doit se faire avant la sortie de la salle de naissance, en présence des parents. Elle consiste le plus souvent en la pose de 2 bracelets portant le nom, le prénom, le sexe de l'enfant, ainsi que la date, l'heure de sa naissance, et un numéro spécifique.

e. La mise au sein

Si la maman désire allaiter précocement son enfant, on veillera à lui apporter l'aide dont elle a besoin. La 1re mise au sein est proposée à la mère après l'accouchement, en salle de naissance.

Fig. 3.13 Mise au sein.

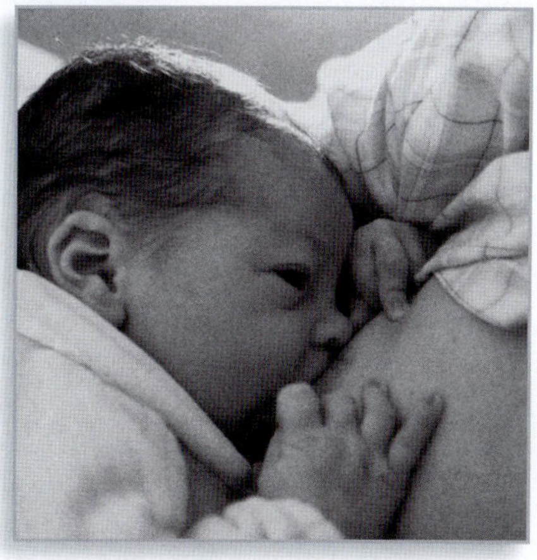

f. L'installation dans le berceau et surveillance du sommeil

L'enfant est installé près du lit de sa mère. L'AP surveillera le sommeil du bébé.

g. La transmission écrite et orale des soins réalisés

La transmission écrite et orale sert à établir un suivi dans la surveillance de l'enfant et à adapter les soins selon les besoins du bébé.

B La surveillance des paramètres vitaux (adaptation à la vie extra-utérine)

Le nouveau-né s'adapte progressivement à la vie extra-utérine. Il convient de surveiller les paramètres vitaux afin de dépister précocement les troubles éventuels de cette adaptation. L'AP participe activement à cette surveillance.

a. La fonction cardio-respiratoire

La fonction cardio-respiratoire se met en route dès la naissance ; au cours des premières heures de vie du nouveau-né :
- le *rythme respiratoire* est d'environ 40 à 50 mouvements par minute ;
- le *rythme cardiaque* est de 120 à 130 battements par minute.

b. La coloration cutanée

- Un nouveau-né qui va bien a une coloration rosée.
- La pâleur et la cyanose évoquent un problème cardiaque infectieux, et/ou respiratoire.
- La peau du nouveau-né peut prendre une coloration jaune révélant, le plus souvent, un ictère physiologique.

c. La régulation thermique

- La température du nouveau-né est instable, on la surveille toutes les 3 à 4 h durant le premier jour, ensuite, une fois par jour.
- En cas de température anormale, il faut en rechercher la cause et remédier à la situation.

d. La courbe pondérale

- À la naissance, l'enfant pèse en moyenne 3,250 kg.
- Dans les 3 ou 4 jours après la naissance, se produit une « *chute de poids physiologique* ». Elle est essentiellement due à la perte du méconium et peut atteindre 1/10e du poids de naissance.
- Vers le 8e ou 10e jour de vie, la courbe de poids doit être régulièrement croissante, à raison de 25 g par jour en moyenne au cours du premier trimestre.

Exemple

Un nouveau-né, pesant 3 kg à la naissance, peut perdre 300 g. Il pèsera au 4e jour, 2,700 kg. L'enfant récupère généralement son poids de naissance avant le 10e jour de vie.
Aujourd'hui, l'enfant perd moins de poids grâce à l'alimentation lactée précoce.

e. L'aspect des selles

La surveillance des selles du nouveau-né est un élément d'appréciation d'un bon fonctionnement de l'appareil digestif. L'absence de selles au-delà de la 48e heure est un indice de malformation congénitale ou de pathologie (mucoviscidose).
- Les premières selles du nouveau-né sont constituées par le *méconium*, de couleur brun verdâtre, visqueuses et collantes.
- Après 2 ou 3 jours, le méconium est remplacé par des selles, dont les caractéristiques varient en fonction du mode d'alimentation de l'enfant :
  - le nouveau-né *nourri au sein* a des selles semi-liquides, de coloration jaune d'or, verdissant au contact de l'air. Elles sont relativement fréquentes (5 à 6 par 24 h) ;
  - le nouveau-né *nourri au lait 1er âge* a des selles moulées, grumeleuses, jaunâtres, parfois vertes lorsqu'elles sont au contact de l'air. Elles sont moins nombreuses (3 ou 4 par 24 h).

f. La présence des urines

La première miction doit normalement survenir dans les premières 24 h après la naissance. L'absence de miction signale une anomalie de l'appareil rénal ou urinaire.

g. L'état du cordon ombilical

- Dans les premières 24 h, la surveillance du cordon ombilical permet de dépister une hémorragie.
- Dans les jours suivants, elle vise à dépister une infection ombilicale, dont les signes sont la rougeur, puis le suintement malodorant.

C La surveillance de la tétée et l'évaluation de la prise alimentaire

L'AP a un rôle essentiel à jouer auprès de la maman qui allaite son bébé.

a. Surveiller la tétée

L'AP doit répondre aux demandes d'aide de la maman. Elle lui expliquera comment vérifier :
- la qualité de la succion du bébé ;
- la bonne position du nouveau-né ;
- l'absence de « régurgitation » (*cf.* fiche sur la technique de la tétée).

b. Évaluer la prise alimentaire

L'AP expliquera à la maman que, pour évaluer la prise alimentaire, elle doit observer :
- le comportement de l'enfant (l'état de satiété se traduit par un apaisement du bébé) ;
- la courbe de poids sur plusieurs jours ;
- les selles (aspect et nombre).

De plus, l'AP signalera à la maman que la pesée, avant et après la tétée, n'apporte pas une information valable, car l'appétit de l'enfant est variable au cours de la journée.

D L'organisation de la sécurité et du confort

L'auxiliaire de puériculture doit informer les parents sur les différentes manières d'assurer le bien-être, le confort et la sécurité du nouveau-né.

a. Porter le nouveau-né

Il faut veiller à bien soutenir la tête du nouveau-né. Il peut être porté :
- *en berceau dans les bras* : la tête de l'enfant est alors bien calée dans le creux du coude, son dos est soutenu par l'avant-bras ;
- *en berceau contre la hanche* : le corps de l'enfant est allongé contre la hanche de l'adulte. Sa tête et son dos sont soutenus par la main et l'avant-bras de l'adulte. Cette position peut être notamment utilisée au moment du shampoing ;
- *redressé contre le thorax* : la tête de l'enfant repose contre l'épaule de l'adulte qui le maintient au niveau de la nuque et de ses fesses ;
- *en position de sécurité de base* : l'enfant est maintenu redressé, son dos repose contre le thorax de l'adulte. L'adulte glisse une main entre les cuisses de l'enfant afin qu'il repose sur sa « base » (*cf.* Fig. 3.14).

b. Coucher le nouveau-né

C'est la *position dorsale* qui est la plus conseillée. Le nouveau-né est couché à plat, sur le dos. Cette position :
- favorise la respiration (donc prévient la mort subite du nourrisson) ;
- participe à l'éveil de l'enfant, celui-ci pouvant découvrir son environnement (vue, toucher...) ;
- favorise la liberté de mouvements ;
- positionne bien la colonne vertébrale et les pieds.

Fig. 3.14 **Les différentes manières de porter le nouveau-né.**

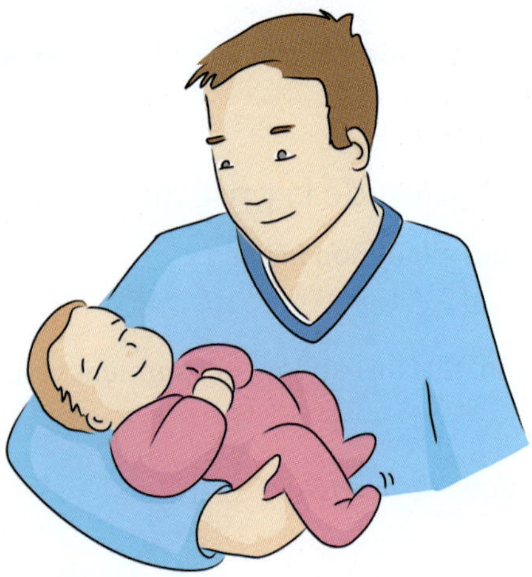

a) L'enfant est placé en *berceau dans les bras* de l'adulte (position la plus adaptée pour le nouveau-né).

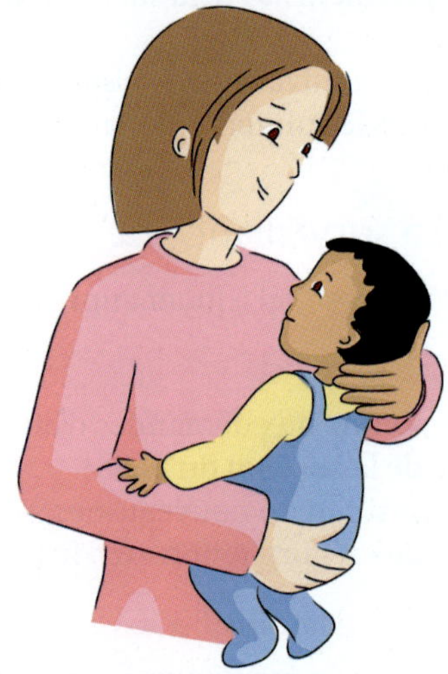

b) L'enfant est *redressé contre le thorax* de l'adulte (position souvent adoptée au moment du « rot » après la tétée.

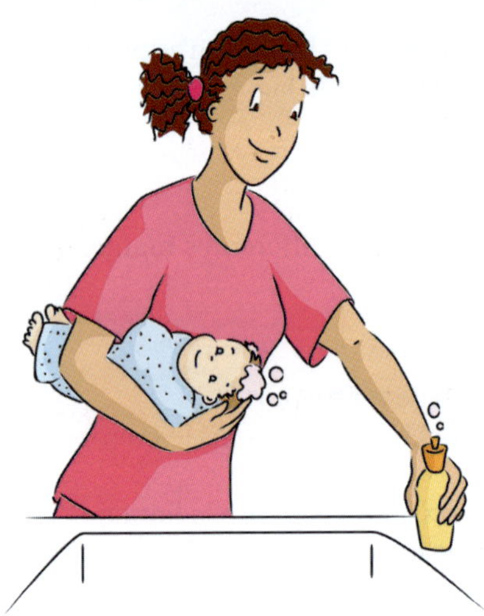

c) L'enfant est placé en *berceau contre la hanche* de l'adulte (position souvent adoptée par le personnel de santé au moment du shampoing).

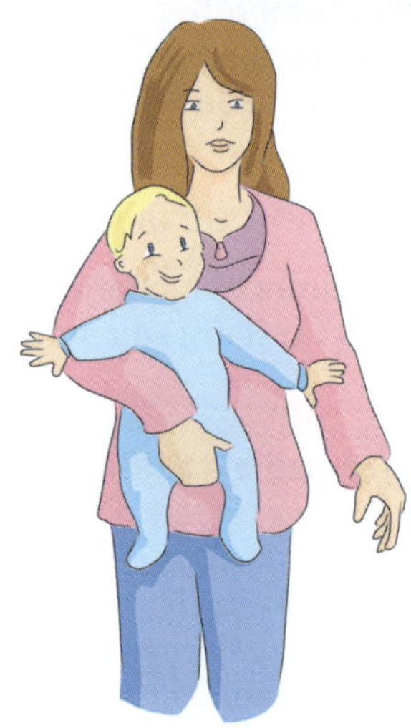

d) L'enfant est mis en position de « *sécurité de base* » (position souvent choisie par le personnel de santé au moment des soins).

c. Garantir la qualité de l'environnement du nouveau-né

L'AP veillera à garantir la qualité de cet environnement.

Qualité thermique

La température de la pièce où dort l'enfant ne doit pas excéder 19 à 20 °C. Un excès de chaleur est source de déshydratation et peut aussi favoriser la mort subite du nourrisson. Sans inquiéter la maman, l'AP doit pouvoir le lui expliquer.

Qualité lumineuse et sonore

Il s'agit d'éviter la lumière trop vive, et l'excès de bruits (tous ces « stimuli » sont sources d'inconfort pour le nouveau-né).

d. Prévenir les accidents du nouveau-né

La plupart des accidents du nouveau-né relèvent de la responsabilité de l'adulte et doivent être prévenus. Il s'agit d'éviter :

- *les chutes* (ex. : de la table à langer). Pour cela, ne jamais laisser un bébé seul lors des soins ;
- *les brûlures* (ex. : avec l'eau du bain ou celle des biberons). Vérifier la température du bain (37 °C) ou celle du lait du biberon (attention au micro-ondes) ;
- *la mort subite du nourrisson* (MSN). Pour cela, veiller à adopter la position dorsale pour le sommeil (choisir un matelas ferme), proscrire les oreillers, ne pas trop chauffer la chambre, vêtir l'enfant d'une turbulette ;
- *l'asphyxie* (ex. : par un animal domestique). Pour cela, éloigner l'animal de la chambre du bébé.

E Fiche de soins d'un enfant en incubateur

Tableau 3.6 Soins d'un enfant en incubateur[12].

Objectifs : prévenir tout risque infectieux à l'enfant en incubateur particulièrement sensible à l'infection. Des règles d'hygiène rigoureuses devront être appliquées.
Indication : tous les jours lors de la toilette.

Matériel	Critères	Procédure
– Prévoir du linge stérile : • un change complet pour le matelas ; • des couches.	H	– Se laver soigneusement les mains et les avant-bras.
– Plateau + matériel – Haricot. – Panier à linge sale.	H	– Procéder à la toilette selon le protocole : • toilette du *visage* au sérum physiologique ; • toilette du *corps* au savon liquide (aller du plus propre au plus sale) ;
	C	– Savonner puis rincer et sécher (en tapotant).
	S	– Éliminer le matériel sale, désinfecter le matelas et étaler le linge propre. – Réinstaller l'enfant.
	H	– Se laver les mains.
	S	– Faire les transmissions.

Fig. 3.15 **Les soins en incubateur doivent se faire dans le respect des règles d'hygiène, de sécurité et de confort.**

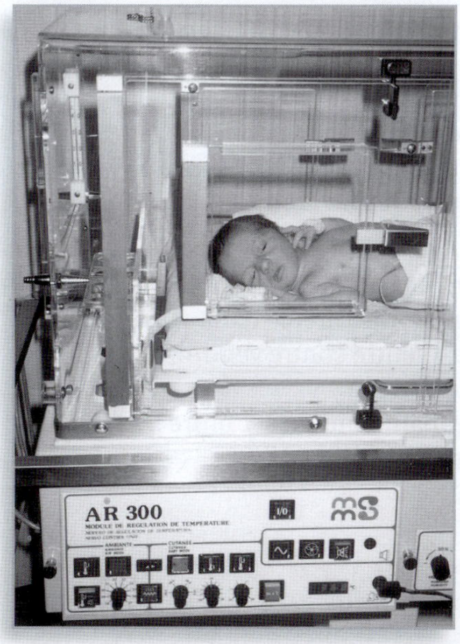

12. Voir détails des techniques de soins dans l'ouvrage *Fiches de soins pour l'AP*, J. Gassier et A. Isufi, Masson, 2009.

7 | L'hygiène corporelle et alimentaire de la mère en maternité

L'AP veillera à ce que la mère assure quotidiennement ses soins d'hygiène corporelle (qui lui procurent bien-être et confort) et surveillera l'équilibre alimentaire.

A L'hygiène corporelle

a. La toilette génito-anale

La toilette génito-anale nécessite, plus que tout autre soin, le respect de l'asepsie et de la pudeur. Elle est souvent réalisée par l'infirmière ou la sage-femme, avec l'aide de l'AP, et s'accompagne d'un change de protection et de drap. Elle a pour objectif de :
- assurer l'hygiène et le confort quotidiens de la maman ;
- éviter l'infection et surveiller les pertes (lochies) ;
- vérifier la cicatrisation du périnée.

b. La douche

La patiente doit prendre chaque jour sa douche. Cette pratique ne dispense pas des soins d'épisiotomie, faits par la sage-femme ou la puéricultrice.
L'AP veillera à :
- régler la température de l'eau en fonction de la demande de la patiente ;
- l'aider à se savonner avec le gant de toilette (si elle le demande) ;
- l'aider à s'habiller en n'oubliant pas de bien sécher les plis et les orteils (si elle le demande) ;
- la reconduire à sa chambre et nettoyer et désinfecter la douche.

c. Les soins des seins

Les soins des seins ont pour objectif l'hygiène et la prévention des complications (engorgements et crevasses). L'AP conseillera à la maman de :
- nettoyer le mamelon et l'aréole avec une compresse imbibée d'eau avant et après chaque tétée (mettre une goutte de lait sur le mamelon = protection) ;
- sécher le mamelon après la tétée et le maintenir au sec ;
- porter, jour et nuit, un bon soutien-gorge, pour que le poids des seins ne provoque pas de tension dorsale.

La prévention des engorgements

Les engorgements résultent d'une mauvaise éjection du lait. Ils peuvent se produire tout au long de la lactation. Les seins engorgés sont durs et douloureux. L'écoulement du lait est impossible. La prévention réside dans :
- une mise au sein précoce des 2 seins ;
- des tétées fréquentes et une bonne vidange du sein à chaque tétée ;
- un environnement psychologique favorable à l'allaitement.

La prévention des crevasses

Les crevasses sont des lésions des mamelons, douloureuses lors des tétées. Pour les éviter :
- l'enfant doit téter en prenant toute l'aréole dans sa bouche ;
- l'enfant doit être maintenu « ventre contre ventre » ;
- la tétée ne doit pas être trop longue ;
- les mamelons doivent être maintenus au sec entre les tétées ;
- l'hygiène des seins doit être correcte.

B L'hygiène alimentaire de la mère

L'AP doit veiller à ce que le régime soit respecté (il sera sensiblement différent si elle allaite ou non son bébé), l'hygiène assurée et la présentation agréable.

a. Surveiller la distribution des repas en maternité

L'AP doit :
- vérifier que le plateau correspond bien à la patiente (étiquette) ;
- s'assurer des régimes particuliers (sans résidus, sans porc...) ;
- se laver les mains entre chaque distribution de plats ;
- ne pas mettre les doigts dans les verres ou les assiettes ;
- distribuer les couverts en les prenant par le manche ;
- dès que la maman a terminé le repas :
  - écouter ses commentaires et observer ses réactions (dégoût, soif excessive...), les signaler à l'infirmière ou la sage-femme,
  - débarrasser le plateau et nettoyer la table,
  - réinstaller la femme confortablement,
  - faire les transmissions.

b. Surveiller l'équilibre alimentaire du repas

L'alimentation de la femme doit être équilibrée, variée et adaptée à ses besoins spécifiques (*cf.* Fig. 3.16). Quelques éléments nutritionnels sont à privilégier :
- *l'apport en vitamines* : la femme consommera des fruits crus en quantité raisonnable ;
- *l'apport en sels minéraux* : l'alimentation doit être enrichie en calcium et en fer, afin de compenser les pertes sanguines dues à l'accouchement ;
- *l'apport en fibres* : afin d'éviter la constipation, la mère consommera des aliments riches en fibres (légumes, pain au son et aux céréales) ;
- *l'apport en eau* : l'eau étant indispensable à la fabrication du lait, la femme doit en consommer une quantité minimum de 2 litres par jour (eau de boisson et eau apportée par l'alimentation).

Fig. 3.16 L'hygiène alimentaire.

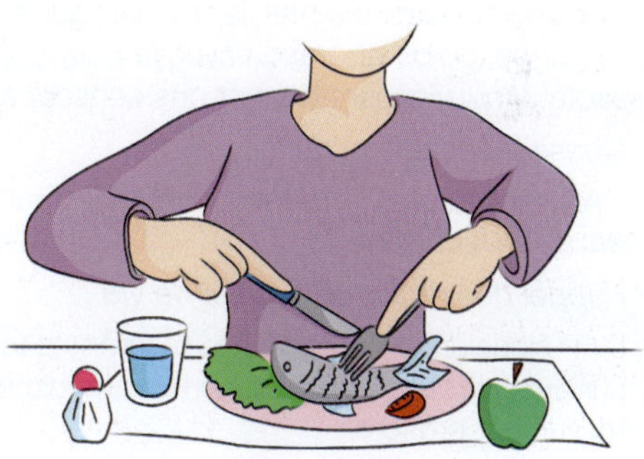

L'alimentation de la femme allaitante doit être équilibrée et appétissante.

Si la femme allaite :
- les aliments laxatifs (ex. : oranges, épinards...) sont à prendre avec modération ;
- les boissons excitantes (thé, café...) seront consommées en quantité réduite.

Rôle de l'AP

« Éducation à la santé pour les parents à la sortie de la maternité » (règles d'HSCR)

Conseils d'hygiène, de sécurité et de confort

L'AP indiquera tout particulièrement aux parents :

- les différentes manières d'installer le bébé ;
- les règles d'hygiène corporelle et alimentaire à respecter (pour la maman qui allaite et pour le bébé) ;
- les critères de surveillance lors de l'allaitement :
  - surveillance de l'enfant (sa façon de déglutir, sa satiété après la tétée…),
  - surveillance des seins (dépistage précoce des complications pour la maman qui allaite) ;
- la prévention des accidents.

Conseils pour le suivi médical de l'enfant

L'AP informera les parents sur :

- l'importance du carnet de santé de l'enfant ;
- le rythme des consultations du nourrisson ;
- l'importance des vaccinations.

Conseils administratifs

L'auxiliaire de puériculture informera les parents sur les modes de garde de l'enfant.

Conseils adaptés à la situation particulière de la mère

Elle pourra aussi orienter la maman qui a des difficultés vers l'assistance sociale ou la psychologue (en collaboration avec la puéricultrice) et lui signaler l'existence des puéricultrices de secteur (qui viennent donner des conseils à domicile dans certaines situations particulières).

Conseils sur le don du lait

L'AP expliquera à la mère qui allaite, et qui a un excédent de lait, la possibilité de faire un don de lait au lactarium.

Rappel des règles d'hygiène de vie

L'AP signalera à nouveau à la maman, la toxicité pour elle-même et pour l'enfant des produits suivants : le tabac, l'alcool, certains médicaments (pris sans ordonnance). Ils doivent être impérativement proscrits.

8 | Fiches de soins : hygiène, préparation et entretien du matériel de soins

A Entretien et désinfection de l'incubateur

Tableau 3.7 Entretien et désinfection de l'incubateur.

Objectif : maintenir une propreté des surfaces internes et externes de la couveuse afin de limiter le développement des micro-organismes dans l'environnement immédiat de l'enfant.
Indication : tous les jours, après la toilette de l'enfant.

Matériel	Critères	Procédure
– Des gants à usage unique – SHA	H	– Se laver les mains (ou SHA) et enfiler des gants à usage unique.
– Chiffonnettes propres à usage unique – Une solution désinfectante (exemple : chlorhexidine à 0,05 %)	H	**a) Après la toilette** – Nettoyer l'intérieur puis l'extérieur de l'habitacle avec la *solution désinfectante* ; – évacuer le matériel sale.
– Un produit nettoyant-désinfectant – 1 flacon d'eau stérile ou distillée – Une poubelle (sacs)	S	**b) Nettoyer l'humidificateur (après l'avoir vidé) :** – nettoyer avec *un produit nettoyant-désinfectant*, puis le remplir d'eau stérile ou distillée.
	S	**c) Faire les transmissions.**

B Entretien et préparation du chariot pour les soins

Tableau 3.8 Entretien et préparation du chariot pour les soins.

Objectifs : disposer d'un « plan de travail » propre et désinfecté et disposer d'un assortiment de matériel.
Indications : le choix du chariot varie en fonction des protocoles de soins, des spécificités d'un soin, des besoins du service…

Matériel	Critères	Procédure
– Chariot répondant aux besoins du soin – Matériel de décontamination en fonction du protocole en vigueur dans le service	H	**1er temps : entretien et préparation du chariot :** – se laver les mains (ou SHA) et mettre les gants à usage unique; – sélectionner le chariot le plus adapté; – le nettoyer et regrouper sur le chariot le matériel nécessaire au soin.
– Gants jetables – Sac poubelle – Matériel spécifique au soin (ex. : draps, taies pour faire le lit)	S	**2e temps : organisation et installation du chariot :** – disposer le matériel en fonction du déroulement du soin; – installer le chariot de *façon ergonomique*;
– SHA	H	– se laver les mains (ou SHA) et réaliser le soin. **3e temps : nettoyage et désinfection du chariot :** – fermer les sacs avant de sortir de la chambre; – acheminer linge et déchets (respecter les circuits);
	H, S	– nettoyer, décontaminer le chariot en « *allant du haut vers le bas* »; – nettoyer-décontaminer le matériel, le ranger;
	H	– ranger le chariot (à la même place);
	S	– ôter les gants et se laver les mains (ou SHA); – faire les transmissions.

C Préparation, utilisation et rangement du matériel stérile

Tableau 3.9 Préparation, utilisation et rangement du matériel stérile.

Objectifs : préparer le matériel sur le chariot et l'utiliser selon les critères d'hygiène et de sécurité.
Indications : utiliser le matériel stérile pour tous soins dont *l'asepsie* est recommandé, voire obligatoire.

Matériel	Critères	Procédure
– Chariot de soin – SHA – Matériel stérile adapté au soin prescrit (selon les consignes de l'infirmier ou de la puéricultrice)	H, S	**a) Préparation du matériel :** – se laver les mains (SHA) et regrouper le matériel stérile; – vérifier l'intégrité des emballages, les symboles de l'efficacité de la stérilisation et la date de péremption; – agencer le matériel sur le chariot; – respecter l'ordre chronologique d'utilisation; – délimiter un côté pour le matériel « *propre* » et un côté pour le matériel « *sale* »; – se laver les mains (si besoin utiliser la SHA).
	H, S	**b) Utilisation du matériel :** – déposer avec délicatesse le matériel sur le champ stérile ou dans le plateau stérile. **c) Rangement du matériel :**
– Gants à usage unique – Nettoyant-désinfectant	H, S	– assurer la traçabilité du matériel à stériliser; – ranger le matériel dans des contenants adaptés et étiquetés.
– Cahier de suivi, fiche	S	**d) Transmissions : faire les transmissions écrites et orales.**

D Mesures d'hygiène et d'asepsie en service de néonatologie

Dans les services de néonatologie, les mesures d'hygiène du matériel et d'asepsie doivent être particulièrement rigoureuses. Nous les avons regroupées sur la figure 3.17 (ci-après).

Fig. 3.17 **Mesures d'hygiène et d'asepsie en service de néonatologie.**

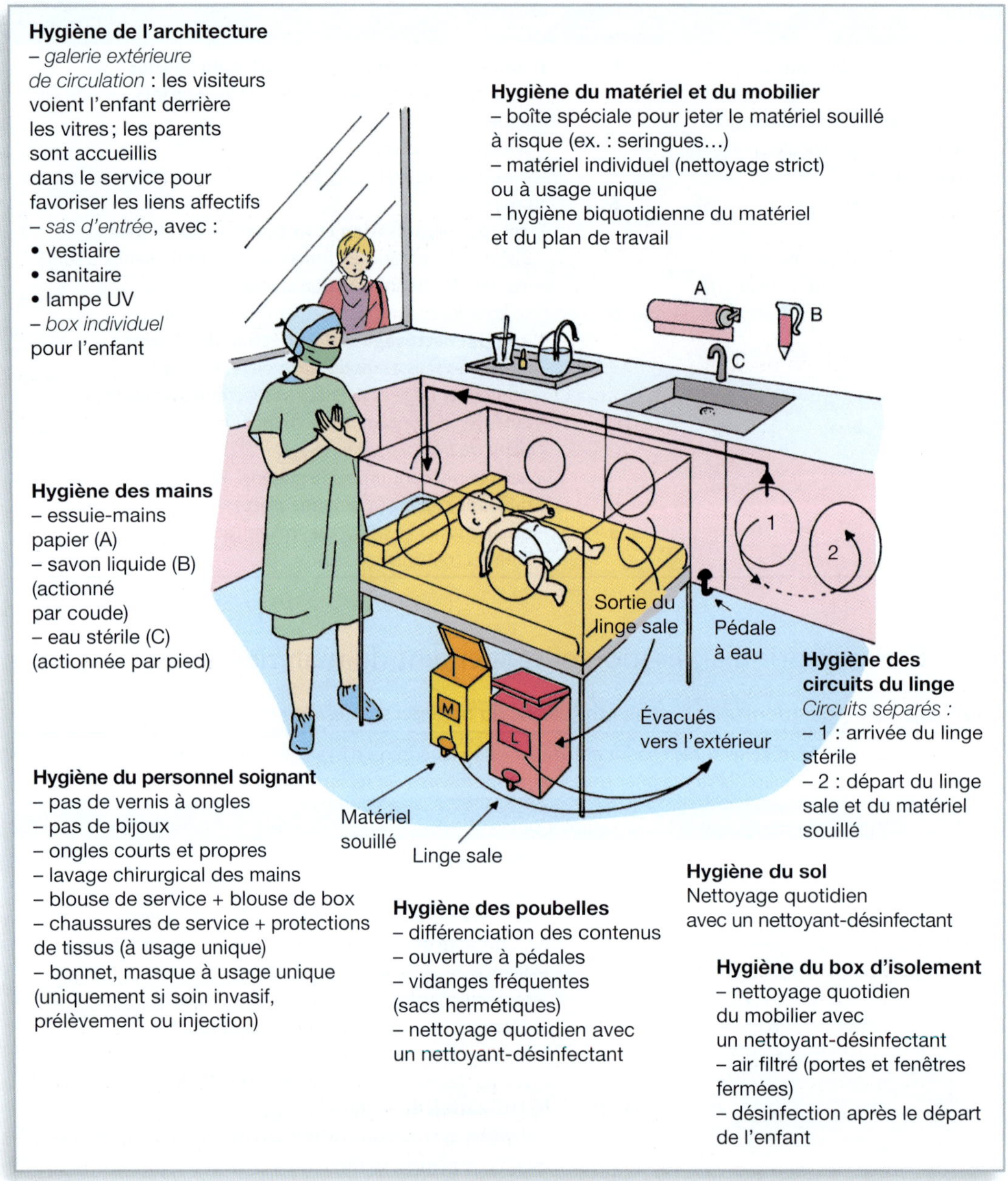

2 Les différentes affections de l'enfant et les soins associés

1 | Les affections de la fonction respiratoire

A La rhinopharyngite

La rhinopharyngite est une inflammation du nez et de la gorge, causée généralement par un virus. C'est une affection bénigne pouvant cependant se compliquer.

a. Signes cliniques

- Des *signes respiratoires* :
  - un écoulement nasal (muqueux ou mucopurulent) ;
  - une toux sèche, puis grasse (productive), favorisée par la position allongée ;
  - une petite gêne respiratoire due à l'obstruction nasale.
- *Une fièvre* plus ou moins élevée, mais un bon état général.

b. Évolution

Elle est favorable le plus souvent, défavorable parfois avec la survenue de complications bactériennes (ex. : otites, sinusites...).

c. Traitement

- Désinfection rhinopharyngée (DRP) avec sérum physiologique, et aspirations éventuelles ; mouchage proposé à l'enfant plus grand.
- Lutte contre la fièvre.
- Antibiotiques en cas de complication bactérienne.

Rôle de l'AP

Règles d'HSCR

L'AP veillera à :

- participer à la lutte antitabac : le tabac favorise les maladies respiratoires (du rhume à la bronchite chronique). L'AP doit le signaler aux parents aussi souvent que possible et avec tout le tact et le respect possibles, sans jugement de valeur (selon ses compétences et en collaboration avec la puéricultrice) ;
- créer une atmosphère saine : l'excès de chauffage provoque un assèchement du nez et de la gorge qui favorise le développement des infections locales. D'où l'importance :
  - du maintien d'une température des locaux de 20 °C environ,
  - de l'humidification de l'air et d'une aération quotidienne des locaux ;
- apprendre à l'enfant à se moucher une narine après l'autre et à utiliser des mouchoirs jetables ;
- se laver les mains après chaque mouchage ;
- désinfecter les jouets quotidiennement ;
- prévenir les otites :
  - tenir le bébé bien droit en lui donnant le biberon,
  - participer aux désobstructions rhinopharyngées (DRP) ;
- avoir une hygiène stricte en maternité : le petit nourrisson respire par le nez ; pour lui, la rhinopharyngite présente de gros inconvénients, d'où l'importance de mesures d'hygiènes strictes (port du masque en particulier).

Fig. 3.18 **Le médecin écoute la respiration avec un stéthoscope.**

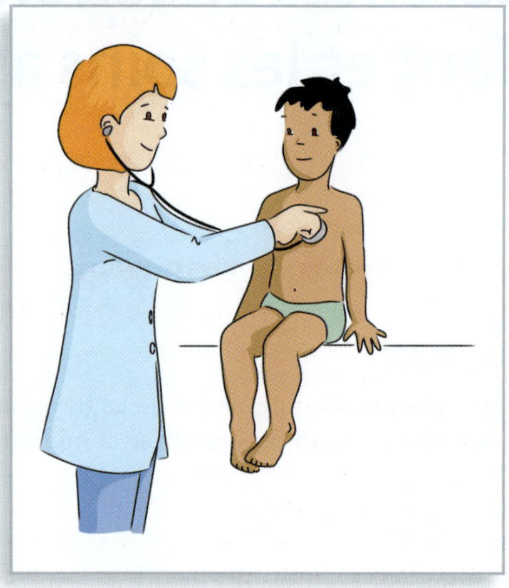

B L'asthme chez l'enfant

L'asthme est une affection pulmonaire chronique ; il existe deux formes d'asthme, l'asthme allergique et l'asthme non allergique.

a. L'asthme allergique

C'est le plus fréquent (80 % des asthmes). Il est héréditaire (prédispositions familiales)[13].
Au contact d'un « allergène » se produit une inflammation de la muqueuse des bronches, provoquant une hypersécrétion puis une obstruction (syndrome obstructif bronchique) (*cf.* Fig. 3.19).

Fig. 3.19 **Le phénomène inflammatoire de l'asthme au niveau des bronchioles.**

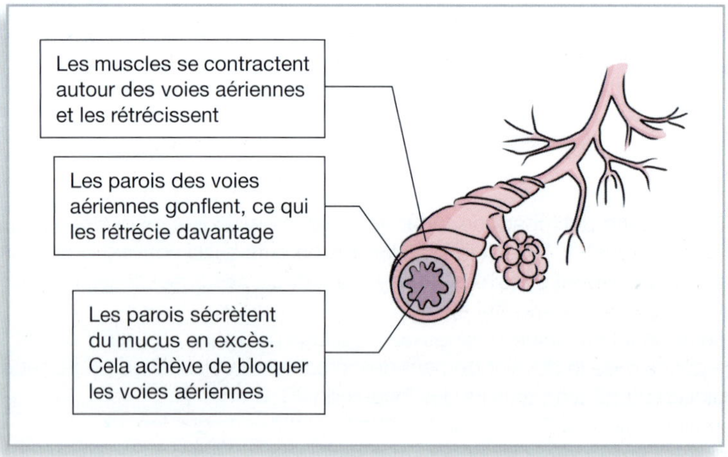

Facteurs déclenchants

Les allergènes sont de deux sortes :

- *les allergènes inhalés* : les pollens des arbres, les graminées, les poils d'animaux domestiques (chiens, chats...), les acariens (parasites présents dans les poussières domestiques) ;
- *les allergènes alimentaires* (10 % des cas) : le lait de vache, l'œuf (surtout le blanc), le poisson, les fraises...

13. On parle de « terrain atopique » (ou allergique).

b. L'asthme non allergique

Parmi les autres facteurs à l'origine de l'asthme, citons principalement :
- *les facteurs irritants*, ex. : la pollution atmosphérique, la fumée de tabac, les odeurs de peinture, les sprays... ;
- *les virus* : le virus respiratoire syncitial (VRS) qui chaque hiver frappe beaucoup de nourrissons, le virus de la grippe ;
- *les facteurs psychologiques* : certains facteurs « anxiogènes » peuvent favoriser l'asthme, citons : un climat familial perturbé, un deuil, un divorce...

c. La crise d'asthme

- La crise d'asthme est souvent précédée de signes avant-coureurs : modification de la respiration, petite toux, picotements nasaux, larmoiements...
- La crise (souvent nocturne) se caractérise par :
  - *une dyspnée expiratoire* (avec des bruits de sifflement) : la toux sèche au début devient grasse par la suite et ramène des expectorations ;
  - *une cyanose* (ou une pâleur), une *tachycardie*, une *polypnée* ou une *bradypnée*, avec des pauses respiratoires (qui témoignent de la gravité de la crise).
- Pendant la crise : l'enfant est angoissé, agité, il a peur, il transpire ou vomit, parfois pleure.
- Quand la crise se termine : l'enfant est épuisé et finit par s'endormir.

Situation

Anthony (4 ans) est agité. Ce soir, il tousse, ses yeux piquent, son nez coule. Au milieu de la nuit il se réveille, a du mal à respirer, reste assis, cherche l'air. Sa toux est sèche, il transpire et a très peur. Puis, après administration de *Ventoline*, il va mieux, sa toux devient grasse, il crache, respire mieux. À présent, il se sent très fatigué et cherche à se rendormir. Le médecin appelé en urgence par sa maman, diagnostique une crise d'asthme.

d. Évolution

Sous traitement, l'évolution est dans l'ensemble satisfaisante et à la puberté, l'asthme de l'enfant s'améliore. Dans certains cas, l'asthme évolue vers la chronicité.

Fig. 3.20 L'aérosol (application du masque sur le nez et la bouche).

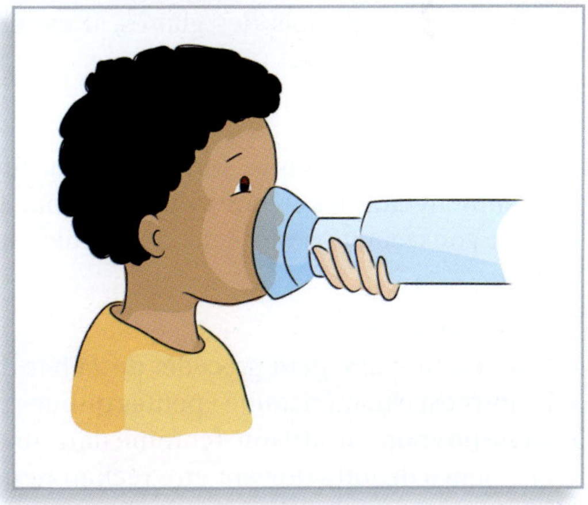

e. Traitement

Traitement de la crise

Il est basé sur les *broncho-dilatateurs* en aérosols, l'inhalation s'effectue par la bouche (*cf.* Fig. 3.20).

Traitement de fond

Il est basé sur les anti-inflammatoires (base du traitement).

f. Prévention

Elle repose sur la chasse aux allergènes et aux irritants bronchiques. Une éducation précoce de l'enfant asthmatique lui permet d'y participer activement (*cf.* rôle de l'AP page suivante).

Rôle de l'AP

Règles d'HSCR

L'AP en collaboration avec la puéricultrice, doit :

Au cours d'une crise d'asthme

- Alerter dès l'apparition des premiers symptômes.
- Observer l'enfant et signaler : la coloration de la peau, le degré de la dyspnée, la toux (nature, fréquence, durée…), les signes accompagnateurs (sueurs, vomissements, expectorations…) et les réactions (angoisse, pleurs, agitation…).
- Rassurer l'enfant (car il est inquiet), veiller à lui parler (lui expliquer ce qu'il a, lui dire que ça va passer et qu'elle restera près de lui, lui caresser la tête ou la main).
- Installer confortablement l'enfant en position demi assise (qui favorise la respiration).
- Instaurer le calme autour de lui, aérer la pièce…
- Aider la puéricultrice à la mise en route du traitement (aérosolthérapie, oxygénothérapie, perfusion…).
- Surveiller l'efficacité de l'installation et du matériel.
- Nettoyer l'enfant après la crise, changer la taie, le drap.

Participer aux conseils d'hygiène de vie auprès des parents

- Souligner la nocivité de la pollution, du tabagisme passif, les risques dus aux poils des animaux domestiques…
- Conseiller un « ménage hygiénique » : éviter de soulever la poussière (préférer un balayage humide, une aspiration).
- Conseiller de choisir des oreillers anti-acariens…
- Conseiller d'éviter de sortir l'enfant les jours de forte pollution, de grand vent…

C Les bronchites et bronchiolites

Les bronchites sont très fréquentes chez le nourrisson. La plus redoutée est la bronchiolite qui peut entraîner des signes de détresse respiratoire graves.

a. La bronchite

Elle s'accompagne d'une rhinopharyngite.

- La toux devient productive (grasse) et fréquente, aussi bien le jour que la nuit.
- L'enfant vomit parfois des glaires, il est encombré sans pour autant avoir des signes de détresse respiratoire.

b. La bronchiolite

Elle évolue par épidémie surtout l'hiver. Elle constitue un problème de santé publique[14] (notamment dans les crèches, où elle atteint 30 % d'enfants chaque année).

Elle est consécutive à une infection virale : le VRS (virus respiratoire syncytial), le plus souvent.

Signes cliniques

- Une rhinite claire peut précéder de 24 h le début de la maladie.
- La toux est caractéristique : petites quintes plus ou moins grasses et rauques.
- La respiration est sifflante (comme dans une crise d'asthme) : le *wheezing*.
- Les signes de lutte doivent être recherchés d'emblée (dyspnée expiratoire avec tirage intercostal et battements des ailes du nez).
- La fièvre et des signes digestifs peuvent être associés.
- Le teint pâle ou cyanosé ainsi que la fréquence de la toux et l'impossibilité de s'alimenter sont des signes de gravité.

14. Mise en place en 2000, de réseaux de surveillance de la bronchiolite.

Traitement

- Sans détresse respiratoire :
  - hydratation ;
  - kinésithérapie respiratoire ;
  - humidification de l'atmosphère ;
  - DRP.
- Avec détresse respiratoire :
  - hospitalisation et oxygénothérapie (si la détresse est sévère) ;
  - utilisation de bronchodilatateurs (par l'intermédiaire d'une chambre d'inhalation) indiqués après l'âge de 6 mois (ex. : *Ventoline*) ;
  - kinésithérapie respiratoire pour éliminer les sécrétions bronchiques ;
  - alimentation fractionnée et épaissie pour éviter les fausses-routes.

Situation

Alice, âgée de 3 mois (née prématurément), a depuis 48 h le nez qui coule, elle n'a pas de fièvre. En cette fin d'après-midi de décembre, elle se met à tousser et s'agite. Elle s'essouffle en prenant son biberon, et sa mère perçoit un sifflement quand Alice expire. Dix minutes plus tard, dans une quinte de toux, Alice vomit et a du mal à respirer. Le médecin appelé aussitôt examine l'enfant et diagnostique une bronchiolite. Au regard des antécédents médicaux de l'enfant (prématurée), de son auscultation respiratoire, et du contexte social défavorable (mère très jeune, isolée, au chômage), il décide d'hospitaliser Alice en pédiatrie.

c. La pneumonie

Si la bronchite ou la bronchiolite sont souvent d'origine virale et ne touchent que les bronches, la pneumonie est en général d'origine bactérienne et atteint un segment ou un lobe pulmonaire. C'est une pathologie grave. Les signes ci-dessus peuvent être exacerbés. Le diagnostic repose sur la radiographie du thorax et le traitement sur les antibiotiques.

Rôle de l'AP (règles d'HSCR)

L'AP doit :

- respecter les règles d'hygiène et de sécurité :
  - se laver les mains,
  - isoler l'enfant (selon les consignes),
  - décontaminer les objets, les jouets quotidiennement ;
- participer à la surveillance de l'enfant, et surveiller notamment :
  - la toux : installer confortablement l'enfant, le soutenir, le rassurer,
  - les vomissements,
  - le poids (courbe),
  - la respiration et la température,
  - la position du nourrisson : pour éviter l'accumulation des sécrétions dans les bronches selon les consignes ; le mettre en proclive dorsal,
  - les signes d'aggravation (agitation, sueurs, cyanose),
  - les signes de détresse respiratoire (tirage…) ;
- participer aux soins :
  - proposer une alimentation fractionnée (selon les consignes reçues),
  - surveiller l'aérosolthérapie,
  - surveiller l'oxygénothérapie ;
- faire les transmissions écrites et orales.

d. Les laryngites aiguës

Les laryngites aiguës sont des inflammations du larynx. Elles entraînent un rétrécissement du larynx, responsable d'une gêne respiratoire, et peuvent mettre, à tout moment, la vie de l'enfant en danger[15].

Différentes formes

On distingue :

- la laryngite sous-glottique (la plus fréquente) ;
- la laryngite striduleuse.

Signes cliniques (selon la forme de laryngite)

La cause de la laryngite et les symptômes varient selon la forme de laryngite (*cf.* Tableau 3.10).

Tableau 3.10 Les laryngites aiguës.

	Laryngite sous-glottique	Laryngite striduleuse
Caractères	Œdème sous-glottique (survient surtout l'hiver)	Spasme laryngé (peut inaugurer la rougeole)
Cause	Virale ou allergique	Virale
Signes	Début progressif – bradypnée inspiratoire – tirage, cornage – voix rauque – toux aboyante	Début brutal – quinte de toux – cyanose, suffocation… – voix normale ou rauque – toux aboyante
Température	Variable	Variable
Évolution	Favorable sous traitement	Favorable
Traitement	Corticoïdes	DRP (parfois corticoïdes)
Rôle de l'AP (règles d'HSCR)	L'AP doit : – faire les soins d'hygiène et de confort de l'enfant ; – participer aux soins spécifiques (selon prescription et avec la puéricultrice) ; – le laisser en position semi-assise ; – humidifier l'air ; – assurer une surveillance constante de l'enfant ; – rassurer et réconforter l'enfant (par la présence, les paroles et le toucher) ; – ne jamais allonger l'enfant ; – ne pas essayer de regarder sa gorge (risque de spasme mortel) ; – faire les transmissions.	

Situation

En rentrant de la crèche, ***Sébastien, 2 ans***, se plaint de la gorge, mais il va bien et n'a pas de fièvre. Après le repas du soir il joue, puis s'endort rapidement. À 2 h du matin, il se réveille, a du mal à respirer, sa voix est rauque et quand il tousse on dirait qu'il aboie. Le médecin appelé en urgence, examine l'enfant et diagnostique une laryngite sous-glottique. Il donne à l'enfant des gouttes de *Célestene* (corticoïde), demande d'humidifier la pièce en mettant des casseroles d'eau sur les radiateurs, de laisser l'enfant demi-assis et de le surveiller. Très rapidement, Sébastien va mieux, sa toux se calme, sa gêne respiratoire disparaît. Fatigué, il finit par s'endormir.

e. L'angine

L'angine est une inflammation du pharynx et des amygdales. Son évolution est le plus souvent bénigne. Elle est plus souvent d'origine virale que bactérienne (streptocoque).

Signes cliniques

Il existe deux types d'angines que nous appellerons rouge et blanche.

15. Rappel anatomique. Le larynx se divise en deux étages, séparés par les cordes vocales. L'étage supérieur correspond à l'épiglotte et l'étage inférieur à la sous-glotte.

- Les **angines rouges** sont les plus fréquentes.
  - *Signes généraux*, début brutal avec :
  - fièvre élevée ;
  - dysphagie[16] limitant la déglutition ;
  - douleurs limitant l'alimentation ;
  - signes digestifs (anorexie, vomissements, douleurs abdominales).
  - *Signes locaux* observés à l'examen de la gorge : rougeur diffuse des amygdales.
- Les angines blanches
  - *Signes généraux* identiques aux angines rouges.
  - *Signes locaux* : enduit blanchâtre, plus ou moins épais, adhérant aux amygdales (parfois fausses membranes).

Évolution

Elle est favorable si elle est bien traitée.

Toutefois, l'angine causée par le streptocoque A peut entraîner des complications. Elle présente des risques au niveau rénal, cardiaque et articulaire (rhumatisme articulaire aigu).

Traitement

- Antipyrétique.
- Antibiotiques (pour éviter les complications, uniquement pour les angines causées par des streptocoques après réalisation d'un test spécifique).
- Ablation des amygdales envisagée chez l'enfant de plus de 6 ans, dans 3 cas :
  - angines fréquentes ;
  - grosses amygdales obstructives, avec apnées nocturnes ;
  - angines cryptiques avec amygdalite chronique suppurée.

Rôle de l'AP

Règles d'HSCR

Au cours des angines, l'AP doit :

- participer à la lutte contre l'hyperthermie :
  - en choisissant des vêtements adaptés,
  - en veillant à la température ambiante ;
- lutter contre la dysphagie :
  - ne pas forcer l'enfant à manger,
  - lui proposer des repas, souvent en petites quantités,
  - offrir des aliments qu'il préfère à bonne température et semi-liquides…

Lors de l'ablation des amygdales, l'AP doit :

- participer à l'installation et à la surveillance de l'enfant opéré (J1) :
  - veiller à la propreté de l'environnement,
  - rassurer et sécuriser l'enfant dès son réveil,
  - l'installer confortablement en décubitus sans oreiller,
  - observer le comportement de l'enfant (pleurs, agitation),
  - surveiller les rejets sanguins par la bouche et les signaler immédiatement,
  - demander à l'enfant d'éviter de tousser, de se moucher (en lui expliquant pourquoi),
  - surveiller la température et signaler toute hyperthermie,
  - surveiller la douleur, l'évaluer et la signaler rapidement,
  - rassurer les parents.
- participer à la réalimentation de l'enfant :
  - à J1 : quand l'enfant est bien réveillé, lui proposer de sucer de la glace (qui a un effet antalgique et anti-hémorragique),
  - les jours suivants : réalimenter l'enfant avec des aliments mous (ex. : purée, viande mixée, yaourt, flan), ne pas donner des aliments qui irritent la gorge (biscuits, croûte de pain) ou acides,
  - informer les parents,
  - leur donner des conseils de surveillance à la maison.

L'AP doit faire les transmissions.

16. Dysphagie : difficulté pour avaler.

f. L'otite aiguë

L'otite aiguë la plus fréquente est une infection de l'oreille moyenne. Elle est favorisée par l'infection de la trompe d'Eustache et suit généralement une infection rhinopharyngée inflammatoire ou bactérienne.

Signes cliniques

- *Des signes généraux* :
  - persistance de la fièvre et de la toux surtout en position couchée ;
  - troubles digestifs ;
  - cris inexpliqués : au cours d'une otite, l'enfant présente une douleur vive, en général nocturne, se traduisant par des pleurs chez un enfant qui n'a pas de troubles de sommeil.
- *Des signes inflammatoires locaux :*
  - tympan rouge (dans un 1er stade), tympan infiltré (dans un 2e stade), tympan bombant (dans un 3e stade), vu par le médecin, à l'otoscope ;
  - il peut se rompre spontanément et laisser s'écouler du pus (c'est l'otorrhée = paracentèse spontanée).
- *Parfois aucun symptôme* n'est apparent, l'otite n'est décelée qu'au cours de l'examen d'oreille.

Évolution

Elle est favorable sous traitement ou défavorable avec complications, ex. : extension de l'infection (mastoïdite ou méningite) ou passage à la chronicité.

Traitement

Il dépend de la gravité de l'infection.

- *Au 1er stade* : le médecin prescrit souvent une DRP accompagnée localement d'instillations auriculaires (contre l'inflammation et la douleur) ; elles sont toutefois contre-indiquées en cas d'écoulement.
- *Aux 2e et 3e stades* : le médecin prescrit des antibiotiques (ils évitent la paracentèse devenue exceptionnelle).
- En cas de *douleurs* : antalgiques.
- En cas de *récidives* fréquentes :
  - ablation des végétations : adénoïdectomie ;
  - pose de drains à travers le tympan (yoyos).

Situation

Victor (3 ans) est enrhumé depuis 48 h, avec une fébricule à 37,9 °C. Ce soir, sa fièvre est montée à 40 °C et ses parents n'arrivent pas à le coucher : il se met à pleurer dès qu'il est allongé. Désespérés, ses parents le conduisent aux urgences. Le pédiatre de garde diagnostique une otite moyenne aiguë.

Rôle de l'AP

Règles d'HSCR

L'AP doit :

- veiller à la propreté de l'environnement ;
- installer confortablement l'enfant (respecter les protocoles du service) ;
- reconnaître et signaler les manifestations anormales :
  - frottements de l'oreille, écoulement,
  - agitation, enfant grognon, refus de manger, pleurs inexpliqués… ;
- surveiller la température et la noter ;
- rassurer l'enfant qui souffre, lui expliquer les soins, rassurer également ses parents ;
- prévenir les risques d'otites par les soins de DRP (respecter les protocoles du service) ;
- moucher l'enfant enrhumé ;
- tenir l'enfant en position orthostatique ;
- faire les transmissions.

D Fiches de soins

Tableau 3.11 Désinfection rhinopharyngée (DRP).

Objectif : assurer l'hygiène et le confort de l'enfant au cours d'une pathologie rhinopharyngée.
Indications : rhume, nez bouché, mucosités…

Matériel	Critères	Procédure
– SHA	H	– Se laver les mains (ou SHA).
– Sérum physiologique (des mini-doses à usage unique)	R	– Regrouper le matériel et prévenir l'enfant.
	S	– Coucher l'enfant sur le côté ou le mettre en position assise.
– Compresses non stériles ou coton	C	– Instiller le sérum physiologique dans chaque narine (un seul jet) et essuyer le nez de l'enfant.
– Serviette en papier type *Sopalin*		
– Sac poubelle (ou haricot)	S	– Redresser rapidement l'enfant et le réconforter.
– Lavettes	H	– Se laver les mains et nettoyer le plan de travail.
– Produit nettoyant-désinfectant	S	– Faire les transmissions.

Tableau 3.12 Oxygénothérapie.[17]

Objectif et principe : apporter de l'oxygène réchauffé et humidifié. L'appareil est branché sur une prise d'oxygène et d'air : le mélange d'O_2 + air s'humidifie et se réchauffe dans l'humidificateur, puis est transmis à l'enfant.
Indications : affections respiratoires (asthme…).
Compétence : la technique relève des compétences de la puéricultrice.

Matériel	Critères	Procédure
– SHA	H	– Se laver les mains (ou SHA).
– Une source d'oxygène	R	– Rassurer l'enfant (lui expliquer le soin).
– Un manomètre à oxygène	C	– L'installer confortablement (position demi-assise).
– Un système d'hydratation à usage unique	S	– Surveiller l'efficacité du système : la bonne humidification, la régularité du débit d'oxygène…
– Des lunettes nasales à oxygène		
– Gants jetables	S	– Surveiller l'état respiratoire de l'enfant, son confort.
	H	– Entretenir le matériel.
	S	– Faire les transmissions.

2 | Les affections de la fonction circulatoire

A Les hémorragies externes

L'hémorragie externe est la perte de sang à l'extérieur du corps. Cette perte de sang peut être importante et provoquer un état de choc par insuffisance circulatoire, mettant la vie de l'enfant en danger. Plus l'enfant est petit, plus il est capital d'agir rapidement.
Il est important de différencier une « hémorragie simple », impressionnante mais sans gravité, d'une hémorragie grave nécessitant des mesures urgentes. Cela dépend de la taille du vaisseau lésé.

a. Les hémorragies simples et fréquentes

Citons principalement :

- *l'épistaxis* (saignement du nez) nécessite une compression pendant 5 à 10 min de la narine qui saigne après mouchage[18] et, si elle est rebelle, il faut consulter un médecin ;
- *la plaie simple* nécessite une compression de quelques minutes (3 min en principe), suivie du parage de la plaie (par la mise en place de *stéristrips*, de colle ou de points de suture)[19] ;
- *la plaie contuse* nécessite le nettoyage et la compression de la plaie avant la mise en place d'un pansement stérile.

17. Les fiches proposées ici sont synthétiques ; pour plus de détails, consulter l'ouvrage *Fiches de soins pour l'AP*, de J. Gassier et A. Isufi, Masson, 2009.
18. L'hémorragie doit s'arrêter en moins de 10 min.
19. Actuellement, la colle tend à remplacer les points (méthode mieux acceptée pour les petites plaies).

b. Les hémorragies graves

Elles se manifestent lors de la section d'un gros vaisseau, notamment d'une artère (ex. : dans un accident de la route).

Rôle de l'AP

Règles d'HSCR

L'AP doit :
- agir selon les consignes du service ;
- apprécier le type d'hémorragie ;
- couvrir l'enfant pour éviter qu'il ne se refroidisse ;
- prévenir ou faire prévenir la puéricultrice rapidement ;
- selon la situation, arrêter l'hémorragie par des techniques de compression (*cf.* Fig. 3.21 et 3.22) ;
- rassurer l'enfant, rester auprès de lui ;
- transmettre tout ce qui a été observé avant l'arrivée des secours.

B L'état de choc

L'état de choc correspond à une insuffisance circulatoire profonde qui ne permet pas de répondre aux besoins cellulaires et qui s'accompagne d'une perturbation des grandes fonctions vitales.
- Cette insuffisance circulatoire se traduit cliniquement par un collapsus[20] périphérique et central.
- C'est une urgence vitale nécessitant un traitement immédiat.

a. Diagnostic

L'état de choc se traduit cliniquement par :
- extrémités froides, mal colorées ;
- teint gris, marbré ;
- respiration faible et superficielle ou au contraire bruyante (coma) ;
- pouls rapide et filant et chute de la PA (pression artérielle) ;
- troubles de la conscience.

b. Causes

Ce type de choc est dû à des pertes de liquide.
- Pertes de liquide évidentes :
  - déshydratation : diarrhées, vomissements ;
  - hémorragies externes massives ;
  - brûlures étendues.
- Pertes de liquide non évidentes : hémorragies internes.

Rôle de l'AP

Règles d'HSCR

Devant un enfant choqué, il faut agir très vite. L'auxiliaire doit :
- appeler rapidement la puéricultrice ou un médecin ;
- allonger l'enfant en PLS ;
- rassurer l'enfant, le sécuriser, l'apaiser, rester près de lui ;
- desserrer ses vêtements ;
- le couvrir légèrement ;
- ne pas le faire boire ;
- surélever légèrement les jambes, juste au-dessus du niveau du cœur ;
- transmettre tout ce qui a été observé à l'arrivée des secours.

20. Collapsus : aplatissement des vaisseaux, d'où gêne circulatoire.

3 | Notions de secourisme

D'autres notions de secourisme sont présentées dans la partie AFGSU en fin d'ouvrage, avec des exemples de « mises en situation d'accident ».

A Arrêt d'une hémorragie externe

Pour arrêter une hémorragie externe, on utilise les techniques dites de compression directe par pansement compressif (*cf.* Fig. 3.21) et de compression à distance par points de compression (*cf.* Fig. 3.22 et 3.23).

Fig. 3.21 Technique de compression directe sur la plaie : le pansement compressif.

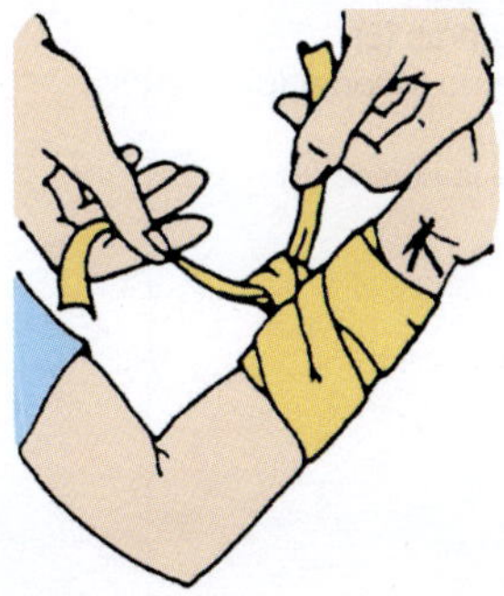

1) Appuyer directement sur la plaie à l'aide d'un linge propre.
2) Surélever le membre blessé plus haut que le coeur.
3) Appliquer un bandage compressif et serrer sans faire garrot.
4) Vérifier le pouls sous la blessure à la base du poignet.

Fig. 3.22 Technique de compression à distance : le point de compression.

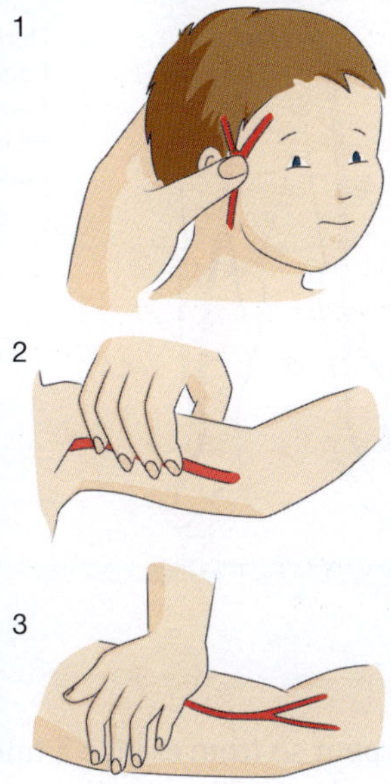

– La compression peut se réaliser :
1. avec le pouce
2. avec les doigts
3. avec la main

– La compression s'effectue entre deux plans durs :
• la main de l'opérateur
• l'os du patient.

Le point de compression est situé entre la plaie et le cœur (*cf.* Fig. 3.23).

Fig. 3.23 **Les différents points de compression.**

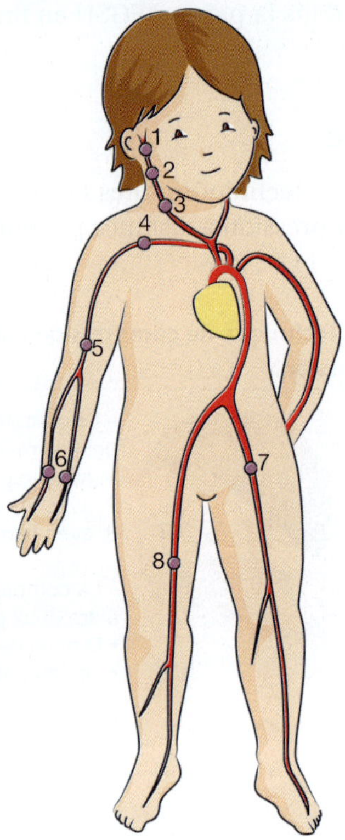

– Localisation de l'hémorragie
(1) Cuir chevelu
(2) Visage
(3) Cou
(4) Poitrine ou aisselles
(5) Bras
(6) Mains
(7) Jambes
(8) Pieds

– Points de compression
Devant l'oreille (1)
Creux des joues (2)
Face latérale du cou (3)
Derrière la clavicule (4)
Face interne du bras (5)
Face antérieure du poignet (6)
Pli inguinal (7)
Face interne de la cuisse (8)

B Réanimation

L'auxiliaire de puériculture peut se trouver face à une situation où une réanimation se révèle nécessaire (ex. : malaise grave de nourrisson). Elle doit être capable de mener une action rapide et efficace (*cf.* Fig. 3.24). En effet, les cellules cérébrales de l'enfant risquent d'être irréversiblement lésées si elles sont privées d'oxygène pendant plus de trois minutes.

Répartition des rôles lors d'une réanimation

La personne qui découvre l'enfant

Elle doit :
- identifier le problème (bien observer l'enfant) ;
- reconnaître les signes d'appel de l'obstruction respiratoire :
  - respiration difficile (gasps), obstruction bronchique,
  - coloration bleue ou blanche,
  - hypo ou hypertonie ;
- reconnaître les signes d'appel de l'arrêt respiratoire :
  - absence de mouvements du thorax, et de l'abdomen chez le nourrisson,
  - cyanose, pâleur, marbrures, aspect grisâtre ;
- reconnaître les signes de l'arrêt cardiaque : absence de pouls carotidien[21] ou fémoral ou brachial (coude) ;
- noter l'heure ;
- coucher l'enfant sur un plan dur ;
- le déshabiller et le réanimer (*cf.* Fig. 3.24).

21. À rechercher uniquement chez l'enfant de plus de 4 ans.

Fig. 3.24 **La réanimation de l'enfant.**

1) DÉSOBSTRUCTION

L'enfant doit être en *position latérale de sécurité (PLS)* (tête un peu plus bas que le corps)

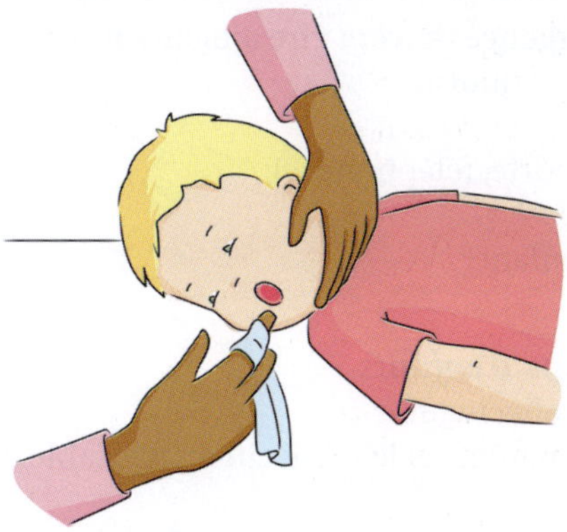

Désobstruction au doigt

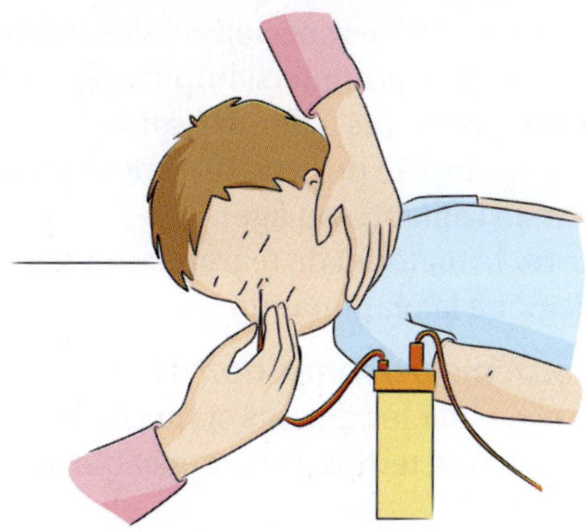

Désobstruction à l'aspirateur

2) VENTILATION

L'enfant doit avoir la *tête renversée en arrière*

La manœuvre est efficace quand *le thorax se soulève à chaque insufflation d'air*

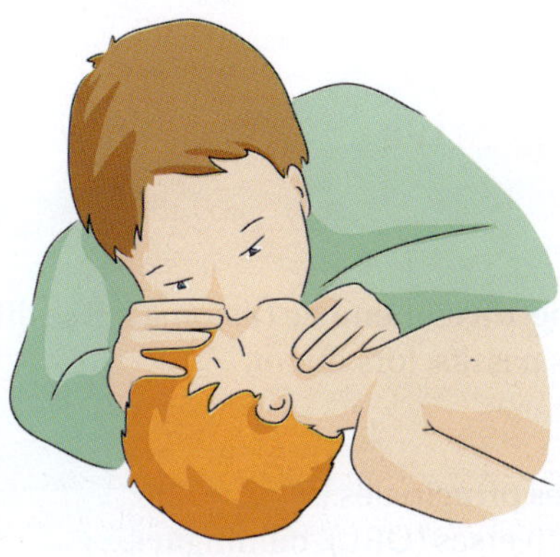

Bouche à bouche (pincer le nez).
(épaules légèrement soulevées pour obtenir une déflexion modérée de la tête en arrière, ainsi la langue ne peut pas basculer en arrière et recouvrir les voies respiratoires hautes (larynx)

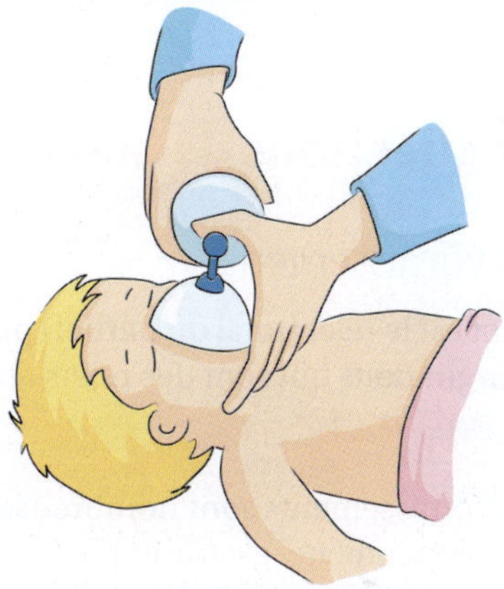

Insufflateur manuel.
(type *Ambu* ou *Laerdal*)

3) MASSAGE CARDIAQUE

L'enfant doit être *allogé sur un plan dur*

La manœuvre est efficace quand *l'artère bat à chaque compression*

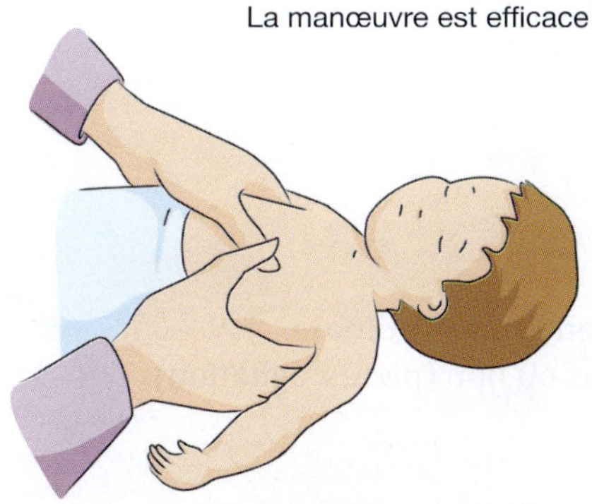

Nourrisson

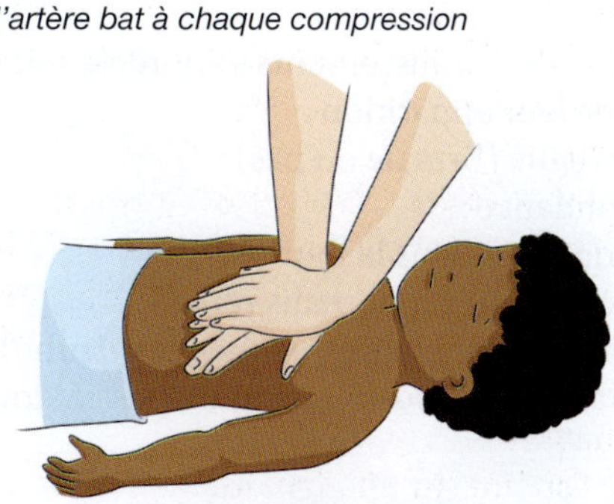

Jeune enfant
(massage avec rebord de paume de main)

Chez l'enfant, pratiquer alternativement deux insufflations pour quinze compressions du cœur, chez le nouveau-né, une insufflation pour trois compressions du cœur.

La personne qui répond à l'appel

Elle doit :
- écouter la description des symptômes ;
- prévenir la personne responsable ;
- appeler les services spécialisés ; les numéros d'urgence doivent être affichés auprès du téléphone : SAMU, pompiers, hôpital proche, centre antipoison ;
- les renseignements à donner sont :
  - l'adresse exacte de l'établissement (code de la porte, téléphone...),
  - l'état de l'enfant, son âge ;
- apporter le matériel de réanimation auprès de l'enfant ;
- participer à la réanimation.

Une troisième personne doit s'occuper du groupe d'enfants

Afin de sécuriser les enfants si l'accident a lieu en collectivité.
Dans un second temps, la responsable prévient les parents et le médecin responsable de l'établissement.

MÉMO

L'efficacité de cette méthode nécessite une connaissance parfaite des gestes professionnels. Un recyclage régulier du personnel est donc indispensable.

MÉMO

4 | Les affections de la fonction digestive

A Les vomissements

Le vomissement est le rejet (total ou partiel) par la bouche, du contenu de l'estomac. Il se différencie des régurgitations qui sont des rejets alimentaires passifs, lors du rot.

a. Causes

Les causes des vomissements sont nombreuses, citons les principales :
- **infectieuses** : appendicite, gastro-entérite, infections diverses (ORL), méningites... ;
- **anatomiques** (anomalies, malformations...) : hernie étranglée, RGO (reflux gastro-oesophagien[22]), sténose du pylore, IIA (ou invagination intestinale aiguë), occlusion intestinale... ;
- **diététiques** : intoxication alimentaire ou médicamenteuse, suralimentation (indigestion) ;
- **métaboliques** : intolérance au gluten, IPLV (intolérance aux protéines de lait de vache)... ;
- **neurologiques** : hypertension intracrânienne (HTIC)... ;
- **psychologiques** : phases d'opposition, mal des transports...

b. Caractéristiques

Le caractère des vomissements s'apprécie selon :
- la date de leur apparition ;
- leur survenue (brutale ou pas) ;
- leur abondance ;
- leur fréquence (dans la journée) ;
- leur horaire (par rapport aux repas) ;
- leur aspect : alimentaire, bilieux (vert-jaune), sanglant (rouge-noirâtre...) ;
- leur caractère : explosif (en jet) ou passif, douloureux ou non (pleurs, agitation).

22. Surtout les premières semaines de vie.

c. Signes d'accompagnement

Certains symptômes peuvent accompagner les vomissements, notamment :
- la fièvre ;
- des douleurs abdominales (pleurs inexpliqués) ;
- une diarrhée ;
- une perte de poids.

Elle est favorable sous traitement.
Si elle est défavorable, les complications essentielles sont :
- la déshydratation avec perte d'eau, de sels (pouvant avoir des répercussions cérébrales graves) ;
- la dénutrition avec perte de poids (pouvant avoir un retentissement sur l'état général).

d. Traitement

Il peut être multiple :
- traitement de la cause ;
- traitement symptomatique ; il est à la fois :
  - *postural* (orthostatisme),
  - *diététique* : fractionnement et épaississement de l'alimentation,
  - *médicamenteux*, les antivomitifs seront donnés 1/4 h avant le repas, les pansements gastriques (gels) seront donnés en fin de repas (rôle de la puéricultrice) ;
- traitement spécifique en cas de diarrhée avec vomissements, il faut :
  - supprimer le lait, le remplacer par les solutés de réhydratation orale (SRO) pendant 6 à 8 h chez l'enfant ayant une alimentation diversifiée, fractionner les repas,
  - donner à boire souvent et par petites quantités.

Notons qu'en cas d'intolérance gastrique absolue (vomissements incoercibles pendant quelques heures), il est impossible de faire absorber quoi que ce soit à l'enfant. Dans ce cas, il y a des risques de déshydratation non négligeables chez le nourrisson.

Situation

Marion est auxiliaire de puériculture à la crèche les « Mirabelles », dans la section des grands. ***Leila, 2 ans et demi***, vomit et se met à pleurer. Marion va aussitôt auprès de Leila, lui maintient la tête, la calme et la réconforte. Quand Leila va mieux, elle lui fait rincer la bouche, change ses vêtements, nettoie l'environnement. Elle a observé les caractères du vomissement (il est d'origine alimentaire, avec effort). Elle prend la température de Leila. Elle avertit la directrice, et surveille l'apparition d'une diarrhée et le comportement de l'enfant. Mme X (mère de Leila) prévenue, vient la chercher en fin de matinée. Mme X téléphone à la crèche à 15 h pour signaler que Leila a une gastro-entérite.

Rôle de l'AP

Règles d'HSCR

L'AP doit :

- **au moment où le nourrisson vomit**, le mettre en position latérale de sécurité (PLS);
- **pendant le vomissement** : rester auprès de lui, lui maintenir la tête, le rassurer, lui parler calmement (l'apaiser);
- **après le vomissement** : le changer, lui rincer la bouche;
- dédramatiser l'évènement et réconforter l'enfant;
- apprécier et compenser l'effet des vomissements sur l'état de santé de l'enfant :
  - en le pesant et en évaluant la perte de poids,
  - en lui donnant à boire (sauf contre-indication);
- participer à la recherche de la cause par l'observation :
  - des vomissements (leurs caractéristiques),
  - du comportement de l'enfant;
- surveiller :
  - la disparition ou non des vomissements,
  - la courbe de poids;
- mettre l'enfant en position orthostatique et le surveiller;
- **au cours du repas**, veiller à :
  - vérifier le débit de la tétine (pour le nourrisson),
  - maintenir l'enfant en position demi-assise;
- **après le repas**, veiller à :
  - garder l'enfant le plus droit possible pour le rot,
  - prendre l'enfant avec douceur et le recoucher en position orthostatique,
  - noter la consistance et la quantité des aliments ingérés;
- se laver les mains (ou SHA);
- nettoyer le matériel et désinfecter les jouets;
- faire les transmissions (écrites et orales).

B Le reflux gastro-oesophagien (RGO)

Le reflux gastro-oesophagien est un vomissement qui peut aller de la régurgitation simple (trop plein) au vomissement en jet. Il est dû à une trop grande ouverture (béance) du cardia.

a. Signes cliniques

Le reflux survient tout de suite après le biberon, ou la tétée, ou le repas, ou parfois à distance (10 min à 1 h), au cours d'un rot ou en l'absence de rot. Il apparaît souvent lorsque le nourrisson est allongé sur sa table à langer.

Les reflux peuvent être :

- favorisés par l'ingestion de liquides;
- irréguliers au cours de la même journée, d'abondance variable;
- souvent accompagnés de pleurs (en cas d'oesophagite), de toux et de réveils nocturnes.

Dans certains cas, on peut observer une rhinite obstructive, une otite ou une laryngite.

Le diagnostic est confirmé par l'épreuve thérapeutique.

Les examens complémentaires (fibroscopie, pHmétrie) ne s'imposent qu'en cas d'échec thérapeutique.

b. Traitement

Le traitement repose avant tout sur l'épaississement du repas.

Le médecin peut :

- proposer des laits épaissis, dits laits anti-régurgitation (qui doivent faciliter le rot et être donnés en quantité normale); si l'épaississement ne suffit pas, il peut associer un traitement anti-reflux;
- proposer des médicaments accélérant la vidange gastrique en cas de gros reflux;
- proposer des anti-acides en cas d'oesophagite.

Le traitement doit être poursuivi jusqu'à l'âge de la marche, il est rarement chirurgical.

c. Évolution

Elle est très bonne. Le reflux gastro-oesophagien n'a aucune répercussion sur la croissance et le comportement de l'enfant. Il régresse souvent lors de la diversification du régime entre 4 et 6 mois, le plus fréquemment quand l'enfant se tient assis, et persiste rarement après l'âge de la marche.

Situation

Marie, 5 mois, régurgite très fréquemment après avoir bu son biberon et au moment des changes. Ce sont des rejets de lait. Marie par ailleurs va bien, c'est une enfant très gracieuse. Sa maman cependant s'inquiète, et consulte le pédiatre. Le diagnostic de reflux gastro-oesophagien est posé. Des mesures hygiéno-diététiques (alimentation fractionnée, épaissie, position verticale après le repas) et un traitement médicamenteux sont prescrits

Rôle de l'AP

Règles d'HSCR

L'AP doit :

- assurer la prévention des fausses routes : changer toujours l'enfant avant les repas ;
- assurer le bien-être de l'enfant :
  - le changer après le reflux,
  - renouveler la taie d'oreiller ;
- le rassurer, le sécuriser par le geste et la parole ;
- prendre des précautions lors des repas :
  - vérifier le débit de la tétine,
  - maintenir l'enfant en position orthostatique (semi assise) pendant la tétée,
  - faire faire le rot à l'enfant en le tenant le plus vertical possible,
  - ne pas bouger l'enfant après la tétée ;
- se laver correctement les mains (ou SHA) ;
- nettoyer le matériel des repas ;
- faire les transmissions (écrites ou orales).

C La diarrhée aiguë

La diarrhée aiguë se traduit par l'émission de selles anormales, fréquentes et abondantes. Elle est couramment observée chez le jeune enfant. Elle doit être traitée car elle présente un risque de déshydratation aiguë qu'il faut éviter.

a. Différentes causes

Elles peuvent être :

- *infectieuses* :
  - infections digestives d'origine virale (les plus fréquentes), plus rarement bactérienne,
  - infections extra-digestives parfois, en particulier ORL (otites, rhumes) ;
- *non infectieuses* :
  - erreurs diététiques (erreur de dilution du lait, suralimentation, abus de fruits, de farines...),
  - réactions aux médicaments (antibiotiques, laxatifs...).

b. Caractéristiques des selles

Le caractère de gravité de la diarrhée s'apprécie selon :

- la fréquence des selles ;
- leur aspect (liquides ou molles...) ;
- la présence éventuelle de sang, de glaires... ;
- leur couleur (vertes, jaunes...) ;
- leur odeur (aigre, fétide).

c. Signes cliniques

Selon la gravité, on peut observer :
- de la fièvre, des vomissements, une anorexie, des maux de ventre… ;
- une perte de poids de l'enfant.

d. Risque : la déshydratation

On peut observer une déshydratation lors de :
- vomissements incoercibles pendant quelques heures ;
- syndrome dysentérique ;
- fièvre élevée.

MÉMO

La réhydratation est insuffisante par voie orale quand la perte de poids est supérieure à 10 % du poids du corps. Il faut dans ce cas perfuser l'enfant.

MÉMO

e. Évolution

Elle est :
- favorable sous traitement ;
- défavorable avec complications graves : déshydratation.

f. Traitement (selon la cause)

Deux cas sont à considérer :
- lorsque la cause est extra-digestive (ex. : lors des maladies ORL), il faut soigner la pathologie ;
- lorsque la cause est digestive, le traitement est diététique (*cf.* ci-après le régime alimentaire).

g. Régime alimentaire de la diarrhée aiguë

Principes du régime

Lors d'une diarrhée aiguë, il faut respecter trois grands principes :
- *donner beaucoup d'eau et d'éléments minéraux* (pour compenser les pertes d'eau et d'électrolytes) ;
- *supprimer le lait* et utiliser des produits de régime antidiarrhéiques[23] ;
- *réintroduire rapidement le lait* pour donner une ration énergétique suffisante (afin que l'enfant ne maigrisse pas).

Le régime sera différent selon l'âge et le mode d'alimentation de l'enfant (si allaitement maternel, le continuer).

Régime avant la diversification alimentaire

2 cas se présentent :
- *cas de l'alimentation au lait artificiel* :
  - supprimer le lait et donner des biberons de SRO durant 6 à 8 heures[24],
  - puis, introduire un substitut de lait[25], ex. : un lait pauvre en lactose si diarrhée importante (*Diargal, hn25*) si l'enfant a moins de 4 mois proposer un lait sans protéines de lait ;
  - dès la reprise du transit normal, réintroduire le lait habituel de l'enfant ;
- *cas de l'alimentation au sein* : l'allaitement est maintenu. Entre les tétées proposer un SRO (type *Adiaril*…).

---

23. Les pédiatres évitent actuellement de supprimer le lait plus de 6 à 8 h pour éviter l'amaigrissement de l'enfant.
24. La solution hydro-électrolytique recommandée par l'OMS contient : sodium, potassium et glucose. *Les solutés de réhydratation orale* (SRO) se présentent sous forme de poudre à diluer dans l'eau.
25. *Les substituts du lait* : se présentent sous forme de poudre ou de liquides. Ils sont prescrits par le médecin.

Régime après la diversification alimentaire

Il faut :

- veiller à *hydrater* (soluté de réhydratation orale) ;
- donner une *alimentation pauvre en résidus* : riz, tapioca, maïzena, pâtes, viande ou poisson grillés, à l'eau, en papillote, fromage à pâte cuite, gruyère, comté, hollande, pain blanc, biscottes, huile ou beurre crus en quantité modérée… ;
- *ralentir le transit* et *retenir l'eau* : proposer des aliments riches en pectine et en tanins (jus de carotte, compote coing, pomme, gelée coing pomme, fraise, framboise, banane…) ;
- *réalimenter normalement l'enfant dès que possible* (selon avis médical), à savoir :
  - dans un premier temps : réintroduire les fruits cuits et les légumes cuits et peu fibreux (compotes, carottes, courgettes, betteraves rouges, haricots verts très fins),
  - dans un deuxième temps : réintroduire le lait et les autres laitages, les fruits et les légumes crus et les graisses.

3

Situation

Clara est auxiliaire de puériculture dans le groupe des grands à la crèche. Quand elle change ***Olivier, 18 mois***, elle observe des selles liquides, c'est le troisième épisode de diarrhée depuis ce matin. Elle informe la directrice qui prévient la mère et demande au personnel d'appliquer des mesures d'hygiène préventive tandis qu'est mis en œuvre un régime diététique approprié (*cf.* rôle AP ci-après).

Rôle de l'AP

Règles d'HSCR

L'AP doit :

- prévenir la déshydratation :
  - faire boire l'enfant,
  - repérer les premiers signes de déshydratation,
  - noter le caractère des selles,
  - noter le retentissement de la diarrhée sur l'état général :
  - noter la perte de poids
  - noter la température (précaution : prendre la température axillaire) ;
- rassurer l'enfant, le réconforter ;
- prendre des mesures d'hygiène préventive :
  - nettoyer le plan de travail, le coussin de change,
  - renouveler souvent la serviette et le gant de toilette,
  - se laver les mains après chaque change,
  - isoler et désinfecter (eau de Javel) le linge souillé de selles,
  - fermer la poubelle pour les couches sales,
  - nettoyer les WC communs ;
- changer l'enfant aussi souvent que nécessaire (prévention de l'érythème fessier) ;
- surveiller l'alimentation de l'enfant :
  - faire boire souvent l'enfant entre les repas,
  - appliquer le régime prescrit,
  - vérifier le dosage des produits,
  - surveiller les repas de l'enfant et faire accepter avec habileté de ne pas absorber d'aliments interdits ;
- faire les transmissions à la puéricultrice ;
- en accord avec la puéricultrice, l'AP expliquera le régime aux parents.

D La constipation

La constipation se définit par un ralentissement du transit intestinal. Elle se traduit par des selles anormalement dures et rares. Leur évacuation est difficile et douloureuse.
C'est une affection fréquente et le plus souvent bénigne.

a. Différentes causes

Elles peuvent être :
- *diététiques* : régimes déséquilibrés pauvres en eau, en fibres, riche en farineux… ;
- *psychologiques* : la constipation est une « manifestation psychosomatique », fréquente chez le jeune enfant. Elle peut exprimer la peur de la défécation ou la peur de la mère (en cas d'éducation sphinctérienne trop rigide) ;
- secondaires à certaines maladies.

b. Caractéristiques

Le caractère de la constipation s'apprécie selon :
- l'aspect et la consistance des selles ;
- la fréquence des selles ;
- le caractère spontané ou provoqué de la défécation (utilisation de suppositoire, thermomètre, lavements…) ;
- le caractère douloureux de la défécation (pleurs…).

c. Complications de la constipation

Il s'agit le plus souvent de douleurs abdominales, vomissements, émission de sang…

d. Régime alimentaire

Le principe du régime consiste à :
- supprimer les aliments riches en tanin et en pectine (carottes, coings, pommes, bananes) ;
- diminuer les aliments qui ralentissent le transit (riz, tapioca, maïzena) ;
- augmenter les aliments qui accélèrent le transit et sont riches en fibres (légumes, fruits) ;
- augmenter l'apport en eau en proposant souvent à boire.

e. Traitement

- Le traitement est surtout diététique et éducatif. Si ces mesures sont insuffisantes, le médecin peut prescrire :
  - des suppositoires de glycérine ;
  - de l'huile de paraffine ;
  - de l'eau *Hépar* (de temps en temps) ;
  - des laxatifs[26].

Dans les cas rebelles (exclusivement) un *Microlax* enfant peut être prescrit[27].

26. Prescription médicale.
27. Ibid.

Rôle de l'AP

Règles d'HSCR

L'AP doit (en collaboration avec la puéricultrice) :
- participer au traitement diététique et veiller à :
  – l'apport d'eau, de fibres (légumes verts), de fruits acides,
  – la limitation des farineux et d'aliments constipants (riz, carotte, bananes…) ;
- participer aux mesures éducatives ;
- demander à l'enfant d'aller à la selle, dès qu'il en ressent le besoin, sans se retenir :
  – lui donner confiance en lui,
  – le sécuriser, le rassurer, dédramatiser la situation,
  – associer les parents à cette éducation à la santé ;
- surveiller les selles :
  – la qualité (bien moulées),
  – le nombre (1 par jour) ;
- faire les transmissions.

E La déshydratation aiguë

La déshydratation aiguë est une perte brutale et importante d'eau et d'électrolytes. Elle peut entraîner la mort de l'enfant dans les formes sévères. L'enfant doit être hospitalisé et traité d'urgence.

a. Causes

La déshydratation aiguë est essentiellement due à une perte excessive d'eau. Les causes principales peuvent être :
- digestive : diarrhées, vomissements ;
- cutanée : hyperthermie, coup de chaleur, brûlures ;
- rénale (polyurie) : diabète.

b. Signes cliniques

Les *symptômes* sont d'autant plus marqués que la déshydratation est importante, on peut observer :
- une perte de poids : celle-ci permet de noter l'importance de la déshydratation et de guider le traitement (la perte de poids est grave si elle est supérieure à 10 % du poids) ;
- une modification du comportement de l'enfant ;
- une dépression de la fontanelle ;
- une persistance d'un pli cutané ;
- la soif et la sécheresse de la bouche ;
- le teint pâle, gris, les yeux creux ;
- les mains et les pieds froids et pâles.

Il existe des *signes associés*. Citons :
- l'hypotension ;
- l'hyperthermie ;
- les troubles de la conscience.

c. Évolution

Elle est le plus souvent :
- favorable si la perte de poids est inférieure à 8 % ;
- défavorable dans les formes sévères, avec l'apparition de complications comme une hypotension grave pouvant entraîner un état de choc et la mort de l'enfant, des convulsions, une insuffisance rénale.

d. Traitement

L'hospitalisation s'impose si la perte de poids est supérieure à 10 %. Le traitement est urgent et dépend de l'importance de la déshydratation ; 2 cas sont à considérer :

- pour les *formes mineures* : solutés de réhydratation ;
- pour les *formes sévères* (perte de plus de 10 % du poids) : réhydrater par voie intraveineuse d'urgence, avec surveillance continue.

Situation

Lou, 6 mois, a contracté une gastro-entérite à la crèche. Elle prend bien le soluté de réhydratation mais présente plus d'une selle par heure qui déborde de la couche. Son médecin traitant l'adresse aux urgences car elle a perdu plus de 10 % de son poids en 24 h. Elle est aussitôt hospitalisée et perfusée.

Rôle de l'AP

Règles d'HSCR

L'AP doit :

- **participer au dépistage de la déshydratation :**
  - repérer les modifications du comportement de l'enfant (enfant inerte, refusant de manger, grognon…) ainsi que les premiers signes d'alerte,
  - le peser et évaluer sa perte de poids,
  - vérifier s'il urine,
  - comprendre l'importance de « *donner à boire* » à l'enfant, chaque fois qu'il risque une déshydratation (ex. : fièvre élevée, diarrhée, vomissement…),
  - lui donner à boire ;
- **participer à la surveillance de l'enfant hospitalisé :**
  - peser l'enfant régulièrement,
  - évaluer les pertes d'eau (diurèse),
  - surveiller la température,
  - noter diarrhée, vomissements ;
- **réaliser les soins spécifiques (respecter les prescriptions et les consignes) :**
  - faire des soins de bouche réguliers,
  - faire des soins de peau minutieux (car peau fragile),
  - prévenir les érythèmes fessiers ;
- **réaliser les soins d'hygiène et de confort :**
  - respecter les règles d'hygiène des mains (lavage, frictions avec la SHA),
  - réaliser les soins avec douceur, choisir le moment le plus opportun pour les soins,
  - faire régner une atmosphère calme autour de l'enfant,
  - le rassurer, le sécuriser par les paroles et la présence,
  - rassurer les parents (selon ses compétences et les directives reçues) ;
- **transmettre toutes ses observations à la puéricultrice.**

F Fiches de soins

Tableau 3.13 Recueil de selles chez l'enfant (en vue d'une coproculture).

Objectif : rechercher des agents pathogènes.
Indications : identifier un agent pathogène afin d'instaurer un traitement, suivre l'évolution d'une thérapeutique, et dépister une pathologie infectieuse, tumorale.
Compétences attendues : l'AP est vigilant(e) à l'égard du risque de contamination et prend les mesures de précautions nécessaires pour éviter la propagation de germes (s'il y a suspicion de pathologie digestive infectieuse).

Matériel	Critères	Procédure
– Un pot à coproculture en plastique stérile – Une spatule de recueil (taille variable selon l'examen) – Les étiquettes – Une paire de gants à usage unique – Le matériel pour la toilette du siège et le change de l'enfant (selon son âge) – La SHA – Le dossier de soin	H R H C S S	– Se laver les mains (ou SHA) et mettre des gants jetables. – Informer l'enfant du soin (en fonction de son âge). – Prélever un échantillon des selles avec la spatule fournie. – Faire la toilette du siège et le change de l'enfant. – Retirer les gants, se laver les mains (ou SHA). – Réinstaller l'enfant confortablement. – Indiquer sur une étiquette le nom de l'enfant, la date et l'heure du prélèvement. – Prévenir la puéricultrice et prendre en compte les directives. – Faire les transmissions écrites

Tableau 3.14 Surveillance de l'enfant ayant une alimentation entérale.

Matériel	Surveillance de l'alimentation entérale (rôle AP)
Prévoir une sonde[a]. Il en existe différents types (*cf.* Fig. 3.25)	L'alimentation entérale peut s'effectuer *en discontinu* sur 4 à 6 h plusieurs fois par jour, ou *en continu* sur 24 h. Elle est réalisée : – *par gravité* ; – *par pompe à régulateur de débit* ; – *par nutripompe* (pompe réfrigérée). L'AP doit surveiller : – *l'état digestif* de l'enfant (car il y a des risques d'intolérance) ; – *l'état respiratoire* de l'enfant (car il y a un risque d'étouffement) ; – *la température* de l'enfant (car il y a un risque d'infection) ; – *le comportement* de l'enfant (s'il est agité, il risque d'arracher la sonde) ; – *l'état de la peau* (car il y a un risque d'inflammation ou d'ulcération) ; – *le fonctionnement du matériel* (par mesure de sécurité).

Fig. 3.25 Les différentes sondes utilisées pour une alimentation entérale.

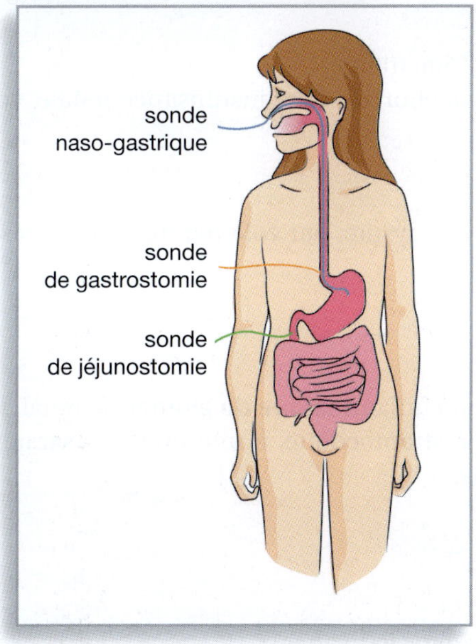

a. Ceci relève de la compétence de la puéricultrice.

5 | Les affections de la fonction urinaire

A L'infection urinaire

L'infection urinaire est une infection des urines, causée par des bactéries, le plus souvent des colibacilles. Elle se traduit par la présence de pus dans les urines (pyurie). L'infection urinaire est fréquente chez l'enfant[28]. Les malformations (des reins, des uretères) peuvent être des facteurs favorisants.

a. Signes cliniques

Selon la localisation, on peut distinguer :

L'infection urinaire haute (pyélonéphrite)

- *Chez l'enfant* : celui-ci se plaint de :
  - brûlures mictionnelles (dysurie) ;
  - mictions fréquentes (pollakiurie) et peu abondantes ;
  - douleurs lombaires avec fièvre et frissons.
- *Chez le nourrisson*, le diagnostic est plus difficile :
  - mauvaise courbe de poids, vomissements, anorexie... ;
  - poussées fébriles (supérieures à 38,5 °C) inexpliquées.

L'infection urinaire basse (cystite)

Il n'y a ni fièvre, ni douleur lombaire, ni retentissement sur l'état général. Dysurie et pollakiurie sont au premier plan.

b. Examens

Le diagnostic est affirmé par la présence des germes dans les urines. La mise en évidence de ces germes se fait par l'ECBU (examen cytobactériologique des urines). Le recueil d'urines en vue de l'ECBU relève des compétences de l'infirmière ou de la puéricultrice.

c. Évolution

Elle est :

- favorable si l'infection n'est pas grave et si elle est bien traitée ;
- défavorable avec complications possibles (ex. : infection du rein, insuffisance rénale, voire septicémie chez le nourrisson).

d. Traitement

Il repose sur l'antibiothérapie par voie orale en cas de cystite, par voie parentérale en cas de pyélonéphrite.

B La glomérulonéphrite

C'est une maladie rénale caractérisée par une atteinte inflammatoire du glomérule rénal. Elle peut être secondaire à une infection bactérienne à streptocoque, à une infection virale ou parasitaire ou à une maladie générale auto-immune.

a. Signes cliniques

La maladie se caractérise par :

- l'apparition d'œdèmes, une prise de poids ;
- une hématurie macroscopique (présence de sang dans les urines) ;
- une hypertension artérielle.

28. Les filles sont plus exposées car leur urètre est plus court.

b. Examens

Le dépistage de cette pathologie se fait essentiellement par :
- la recherche de protéines (*Albustix*) ou de sang (*Hémastix*) dans les urines au moyen des bandelettes réactives ;
- un bilan de la fonction rénale qui montre une insuffisance rénale aiguë ;
- une sérologie streptococcique.

c. Évolution

La glomérulonéphrite est d'excellent pronostic, l'altération de la fonction glomérulaire à long terme est exceptionnelle.

d. Traitement

Il comporte :
- restriction hydrosodée afin de limiter la surcharge rénale ;
- diurétiques pour diminuer la tension artérielle ;
- corticoïdes dans les formes graves ;
- antibiothérapie si une présence bactérienne est mise en évidence.

Rôle de l'AP

Règles d'HSCR

L'AP doit :
- **assurer une hygiène préventive et stricte :**
  - se laver les mains (ou SHA),
  - utiliser du matériel personnel à l'enfant ;
- **préparer l'enfant à l'examen d'urines :**
  - annoncer l'examen d'urines à l'enfant (le lui expliquer, le rassurer),
  - donner à boire avant l'examen (selon les consignes reçues),
  - réaliser les analyses d'urines (dans le cas d'analyse, à l'aide des bandelettes réactives),
  - installer l'enfant confortablement en vue de l'examen ;
- **aider la puéricultrice à réaliser l'ECBU** : parler à l'enfant, le rassurer par la présence et la parole (parfois au moyen d'un jouet) ;
- **participer à la surveillance de l'enfant en cours de traitement :**
  - surveiller le respect du régime (sans sel ou parfois avec une restriction hydrique),
  - surveiller le poids de l'enfant, les œdèmes et la tension artérielle,
  - surveiller la prise du traitement médicamenteux éventuel (antibiothérapie, corticothérapie) ;
- **surveiller les urines**. L'AP observera :
  - l'aspect des urines,
  - leur couleur (claires ou foncées ou virant au rouge),
  - leur odeur ;
- **entretenir le matériel** : nettoyage, désinfection ;
- **faire les transmissions** : signaler le nombre de mictions, l'aspect des urines, et très rapidement toute anomalie constatée.

C Fiches de soins

Tableau 3.15 Recueil non stérile des urines et analyse par bandelettes.

Objectifs
- dépister ou surveiller certaines pathologies rénales ou non (notamment le diabète);
- surveiller la tolérance rénale à la perfusion de certains traitements (chimiothérapie);
- analyser les urines par bandelette (recherche de sucre, d'albumine, d'acétone).

Indication : analyse d'urines simple et rapide par bandelettes réactives.

Compétences : le prélèvement non stérile est réalisé par l'AP. Le recueil d'urines en vue d'un ECBU (examen cytobactériologique des urines) est réalisé par l'IDE ou la puéricultrice car il nécessite un recueil stérile des urines.

Matériel	Critères	Procédure
- SHA		**1. Pose d'une « poche à urines »** ou collecteur à urines
- Matériel pour la toilette du siège et le change	H, R	- Se laver les mains (ou SHA) et avertir l'enfant (jouet si besoin).
- Poche à urine (modèle fille – *cf.* Fig. 3.26 – ou modèle garçon)	H	- Faire la toilette du siège et bien sécher.
		- Détacher la découpe centrale (1) et le papier protecteur (2).
Fig. 3.26 Poche à urines.	S	- Coller la poche sur les organes génitaux : • *pour la fillette, l'appliquer en allant du périnée vers le haut;* • *pour le garçon, introduire la verge par l'orifice et coller.*
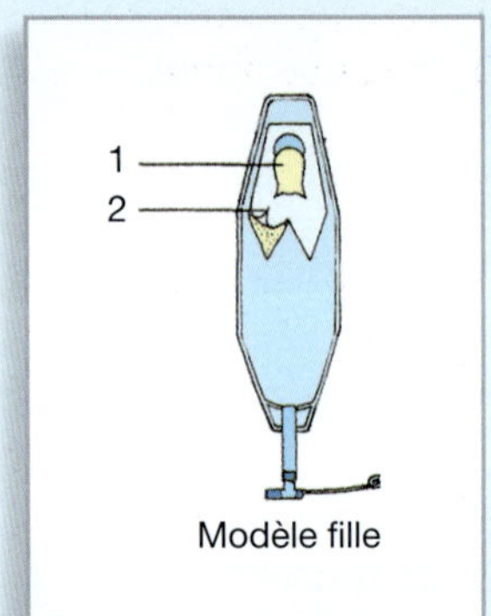	S	- Remettre la couche à l'enfant et le surveiller fréquemment.
		- Garder les urines *(si diurèse demandée)*.
	H	- Se laver les mains (ou SHA).
	S	- Faire les transmissions.
		2. Analyse d'urine par bandelettes réactives (*cf.* Fig. 3.27)
Fig. 3.27 L'analyse des urines par bandelette visuelle urinaire.	H	- Se laver les mains et mettre des gants jetables.
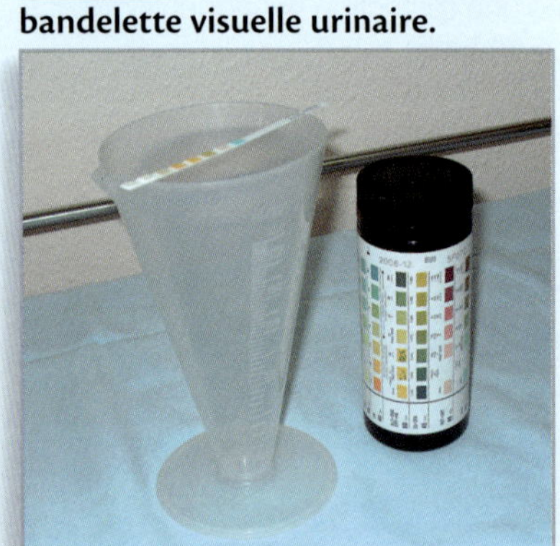		- Demander à l'enfant d'uriner dans le récipient le plus adapté. Pour le jeune enfant, utiliser la poche à urines.
	S	- Vérifier la date de péremption des bandelettes.
		- Tremper la partie réactive de la bandelette dans les urines et enclencher le chronomètre.
	S	- Procéder à la lecture en respectant les temps de lecture et mémoriser les résultats.
	H	- Retirer les gants et se laver les mains (ou SHA).
	S	- Faire les transmissions (noter le résultat).

6 | Les affections de la fonction locomotrice

A La luxation congénitale de la hanche

La luxation congénitale de la hanche (LCH) correspond à une instabilité de la tête fémorale au niveau du cotyle. Son dépistage précoce est essentiel car il permet la guérison. Les causes peuvent être :
- génétiques (la LCH est plus fréquente en Bretagne et en Auvergne) ;
- mécaniques (présentation du fœtus par le siège, malposition intra-utérine, gros fœtus).

a. Dépistage

Il doit être systématique chez tous les enfants et repose sur l'examen clinique : à la maternité et durant les premiers mois de vie.

b. Examens

Le diagnostic se fait par :
- la recherche du ressaut selon la « *méthode d'Ortolani* » (*cf.* Chapitre 1 *Autour de la naissance*, Fig. 3.11) dès la naissance ;
- l'échographie du bassin, qui doit être réalisée dès le 1er mois en cas de ressaut positif ;
- la radiographie du bassin, qui peut être réalisée vers le 4e mois en cas de doute.

c. Évolution

Elle est :
- *défavorable sans traitement* : l'évolution peut se faire vers une luxation irréductible ;
- *favorable si elle est correctement traitée* : ne laissant aucune séquelle.

d. Traitement

Toute hanche instable doit être maintenue en abduction pendant trois mois environ :
- soit par une culotte d'abduction ou de Becker ;
- soit par le lange Calin (*cf.* Fig. 3.30) ;
- soit par le harnais de Pavlick (*cf.* Fig. 3.31).

Rôle de l'AP

Règles d'HSCR

L'AP doit :
- rassurer les parents ;
- leur expliquer le principe du langeage en abduction ;
- réaliser le change en abduction (bien respecter le protocole du soin, les règles d'HSCR et agir avec beaucoup de douceur) ;
- surveiller l'enfant maintenu en abduction ;
- faire les transmissions.

B Les malformations des pieds

Les malformations ou malpositions des pieds sont relativement fréquentes à la naissance. Elles sont de plusieurs sortes.

a. Le pied bot

Il s'agit d'une malformation du pied, uni- ou bilatérale. Le pied est enroulé vers l'intérieur et la plante des pieds regarde en dedans (*cf.* Fig. 3.28). Sa gravité dépend de sa réductibilité et de sa souplesse. Le pronostic dépend du dépistage précoce et de la rapidité du traitement.

Fig. 3.28 Pieds bots.

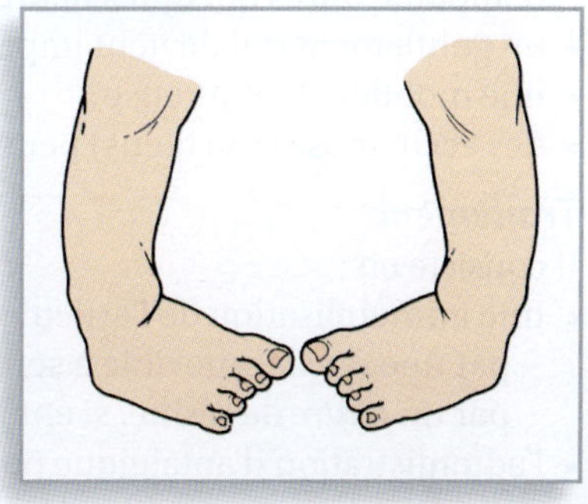

Traitement

Il repose sur des séances régulières de kinésithérapie. Il doit être confié à une équipe de kinésithérapeutes et d'orthopédistes qualifiés. Une intervention chirurgicale est parfois nécessaire.

b. Le métatarsus varus

Il s'agit d'une déviation en dedans (varus) de l'avant-pied. L'évolution est toujours favorable si le traitement est mis en place rapidement.

Traitement

Il doit être mis en route dès la naissance et repose sur des manipulations quotidiennes, effectuées par un kinésithérapeute. Le maintien du pied par un *Élastoplast* est nécessaire (pour redresser le pied et le maintenir dans une bonne position).

c. Le pied talus

Il s'agit d'une malposition assez fréquente et bénigne du pied. Elle correspond à une flexion excessive du pied sur la jambe, due à une compression de la plante du pied sur la paroi de l'utérus. L'évolution est toujours favorable si le traitement est mis en route rapidement.

Traitement

Il repose sur des manipulations quotidiennes, dès la naissance, par un kinésithérapeute.

Rôle de l'AP

Règles d'HSCR

Selon les consignes reçues, l'AP devra :
- rassurer les parents sur la malformation de l'enfant ;
- leur expliquer l'intérêt et le principe du traitement ;
- conseiller à la maman de faire de petits massages quotidiens du pied de l'enfant ;
- stimuler le bord externe du pied avec une brosse à dents au moment des changes ;
- installer confortablement l'enfant pour les soins d'hygiène ;
- avoir des gestes doux ;
- parler à l'enfant au cours du soin, le rassurer ;
- veiller au bon maintien d'un Élastoplast ;
- faire les transmissions.

C Les traumatismes courants

a. L'entorse

Une entorse est une déchirure ou une élongation d'un ligament, sans déplacement des surfaces articulaires. La plus fréquente est celle du cou-de-pied (ou cheville). Elle est due à un faux mouvement ou un faux pas (mouvement forcé lors d'une chute).

Symptômes

On peut observer :
- une douleur, vive au début (causée par la déchirure des tissus) qui se calme rapidement et réapparaît après quelques heures ;
- un gonflement qui devient important après 12 à 24 h ;
- une mobilité douloureuse ;
- des ecchymoses (ou bleus) peuvent apparaître 48 h après.

Traitement

Il consiste en :
- une immobilisation de l'articulation (pendant 3 semaines) :
  - par une *attelle* amovible à scratch, si entorse bénigne,
  - par un *plâtre* de résine, si entorse grave ;
- l'administration d'antalgique pour la douleur.

b. La luxation

Une luxation est un déboîtement de l'articulation avec déplacement des surfaces articulaires. Les luxations les plus fréquentes sont celles de l'épaule, du coude, du pouce et de la rotule. Elles sont souvent dues à une chute.

Symptômes

Ils associent :

- douleur forte ;
- mouvement impossible ou très douloureux, déformation visible ;
- gonflement, ecchymoses.

Traitement

- La réduction de la luxation sera faite par un orthopédiste.
- Le médecin prescrira des antalgiques.
- Puis l'articulation sera immobilisée par un *plâtre* ou une *attelle* (pendant 3 semaines).

Rôle de l'AP

Règles d'HSCR

L'AP aidera l'IDE ou la puéricultrice. Elle veillera à :

- rassurer l'enfant et les parents sur la blessure ;
- leur expliquer l'intérêt et le principe des soins ;
- effectuer les soins d'hygiène corporelle avec douceur ;
- veiller à la protection du plâtre ou de l'attelle au cours des soins ;
- surveiller l'enfant et signaler rapidement les manifestations de la douleur ;
- surveiller le plâtre ou l'attelle (*cf.* éléments de surveillance, tableau 3.17) ;
- faire les transmissions.

c. Les fractures

Une fracture est la cassure d'un os.

Différentes causes

La fracture peut être :

- *directe* à la suite d'un coup important sur l'os ;
- *indirecte*, c'est la cassure d'un os à distance du choc (ex. : chute sur les talons pouvant provoquer une fracture de la colonne vertébrale).

Différents types

On peut observer 2 types de fractures :

- *la fracture simple ou fermée* ; c'est la cassure d'un os :
  - sans lésion de la peau,
  - avec ou sans déplacement des os ;
- *la fracture compliquée ou ouverte*, c'est la cassure d'un os, avec plaie, voire avec hémorragie provoquée par les fragments osseux.

Symptômes

On peut observer :

- une douleur vive au moment de la chute et augmentée lorsque l'on touche le point de fracture ;
- un gonflement ;
- une déformation évidente du membre (quelquefois).

Traitement

Il faut rapidement :

- prévenir l'état de choc : allonger l'enfant légèrement couvert, dans un endroit calme ;
- immobiliser la fracture (*cf.* Fig. 3.29) ;
- donner des antalgiques.

Fig. 3.29 Fractures des membres.

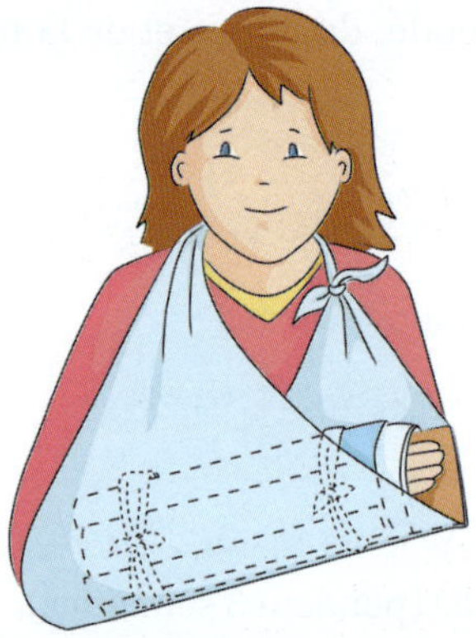

a) Fracture du bras
– Immobiliser le bras à l'aide d'une attelle faite avec des cartons, etc.
– Soutenir le bras avec une écharpe jointe autour du cou (les doigts doivent être plus hauts que le coude).
– Surveiller les extrémités des doigts :
• température (ils doivent rester chauds) ;
• couleur (ils doivent rester rosés).
NB : Le coude et le poignet doivent être bien *immobilisés*.

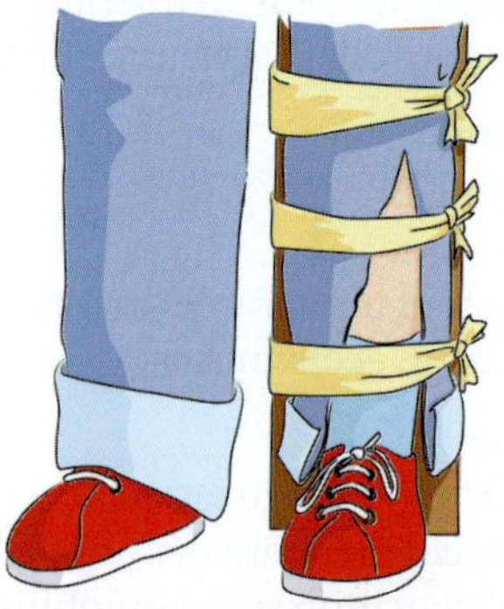

b) Fracture de la jambe
– Immobiliser le membre inférieur en le mettant sur une planche recouverte d'un linge.
– Fixer la planche au moyen de petits bandages.
NB : L'immobilisation doit s'étendre des fesses aux *talons*.

Rôle de l'AP

Règles d'HSCR

L'AP participe aux soins avec l'IDE ou la puéricultrice

- Pour les *fractures ouvertes*, dans l'urgence il faut :
  – arrêter l'hémorragie par compression à distance (*cf.* Fig. 3.22) ;
  – couvrir la blessure d'un linge propre.
- Pour les *fractures fermées*, il faut localiser la fracture :
  – en demandant à l'enfant où il a mal ;
  – en passant légèrement le doigt le long de la partie atteinte tout en surveillant les réactions de l'enfant.

Dans tous les cas

L'AP devra :
- rassurer l'enfant ;
- rassurer les parents, leur expliquer l'intérêt et le principe des soins ;
- protéger le plâtre lors des soins d'hygiène et de confort ;
- manipuler avec douceur l'enfant, lors des soins ;
- installer l'enfant confortablement, l'observer ;
- répondre rapidement à ses appels ;
- ne pas donner à boire ou à manger, ni chercher à réduire la fracture avant l'intervention d'un médecin ;
- surveiller l'enfant en permanence ;
- faire les transmissions.

D Fiches de soins

Tableau 3.16 Langeage en abduction.

Objectif : favoriser la remise en place de la tête fémorale dans la cavité de l'os iliaque.
Indication : luxation congénitale de la hanche.
Compétence : elle relève des compétences de la puéricultrice. Toutefois l'AP peut l'y aider.

Matériel	Critères	Procédure
Matériel pour le change :		L'AP doit :
– lange de coton (*lange Calin*)	H	– se laver les mains (ou SHA) ;
(*cf.* Fig. 3.30)	S	– faire la toilette du siège et installer l'enfant à plat dos ;
[ou]		– préparer le lange selon la figure 3.30 ;
– *culotte d'abduction*	S	– poser sur ce carré un molleton (plié en carré) ou 2 couches. **Attention** : les cuisses du bébé doivent se trouver perpendiculaires au tronc ;
– *Harnais de Pavlick* (il est inutile de retirer le harnais pour changer l'enfant) (*cf.* Fig. 3.31)	R	– avoir des gestes doux et rassurer l'enfant (et si besoin la maman) au cours du change ;
– SHA	S	– faire les transmissions (écrites ou orales).

Fig. 3.30 Lange Calin.

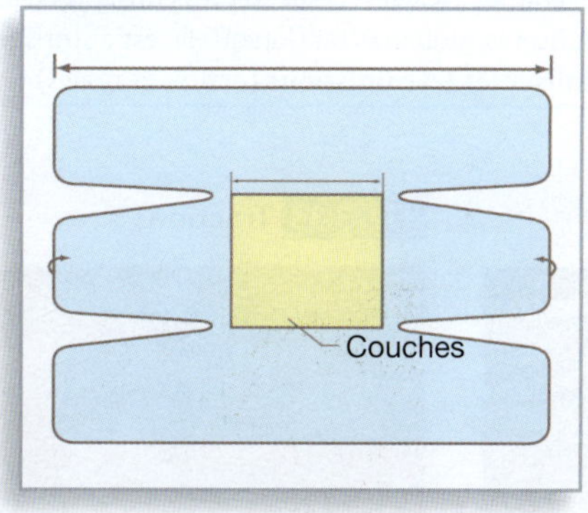

Fig. 3.31 Harnais de Pavlick.

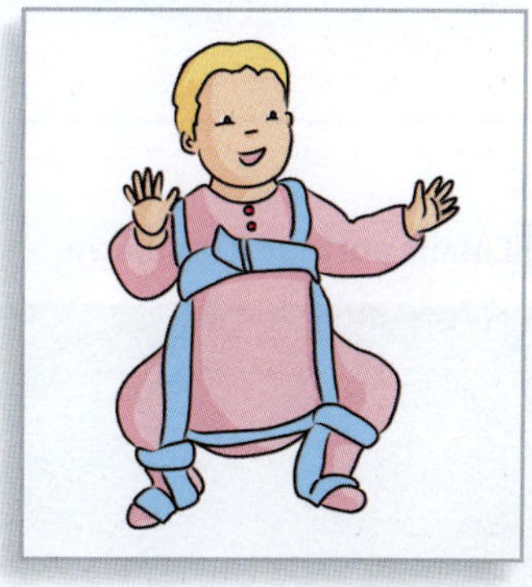

Tableau 3.17 Surveillance d'un plâtre.

Objectif : favoriser la remise en place des os.
Indication : à la suite d'une fracture.

Matériel	Critères	Procédure
– Préparer le lit de l'enfant et les accessoires, en fonction de l'indication donnée par l'IDE ou la puéricultrice. Ex. : *arceau* si plâtre du membre inférieur, *potence* si les bras sont valides.		L'AP doit : **a) Pendant les premières 48 h, précautions** (le plâtre n'est pas sec, donc fragile) :
	R	– en informer l'enfant et les parents, et les rassurer ;
	S	– prendre des précautions pour éviter les déformations pendant le séchage ;
	S	– ne pas accélérer le séchage par un procédé artificiel ;
		– protéger le plâtre lors de la toilette ou des changes ;
– Prévoir (en accord avec l'IDE ou la puéricultrice) un matelas anti-escarres.	R	– informer régulièrement l'enfant et les parents de la progression du séchage ;
	S	– contrôler l'état de la peau de l'enfant à tous les points d'appui ;
	C	– laisser les objets personnels à portée de main ;
	R	– aider l'enfant pour la toilette, les repas, l'élimination.
		b) Les jours suivants, surveillance :
	S	– *surveiller l'état, la couleur, l'odeur et la chaleur du plâtre,* et alerter si anomalies : toute modification du plâtre peut être le signe d'une suppuration ;
	S	– *surveiller les extrémités du membre plâtré : couleur, chaleur, douleur, mobilité, œdème, et alerter si anomalies* ;
	S	– faire les transmissions.

Tableau 3.18 Surveillance d'une traction (avec l'IDE ou la puéricultrice).

Objectif : exercer la traction (ou étirement mécanique) d'un membre plâtré.
Indication : fracture grave.
Compétences : en collaboration, et selon les directives de l'IDE ou de la puéricultrice.

Matériel	Critères	Procédure
– préparer le lit de l'enfant et les accessoires, en fonction de l'indication donnée par l'IDE ou la puéricultrice (ex. : poulie si extension) – prévoir (en accord avec l'IDE ou la puéricultrice) un matelas anti-escarres	S	**L'AP veillera à :** **a) Surveiller le fonctionnement du matériel :** – s'assurer que l'axe de la traction est respecté; – maintenir en permanence la traction; ne jamais enlever ou poser les poids lors d'un soin.
	S	**b) Surveiller l'enfant** : – *surveiller l'extrémité du membre plâtré* : elle doit rester chaude, rose, sensible, mais non douloureuse, mobile, non oedématiée; – *prévenir les complications du décubitus;* – *surveiller l'état du pansement;* – *surveiller les zones de friction aux extrémités du plâtre.*
	R	**c) Rassurer l'enfant et les parents**, toujours impressionnés par les dispositifs.
	S	**d) Effectuer régulièrement des soins préventifs :** – prévenir les escarres (respecter les consignes d'IDE); – favoriser la mobilisation (lorsqu'elle est autorisée).
	S	**e) Réaliser les transmissions** (écrites et orales).

Fig. 3.32 Enfant porteur d'un plâtre.

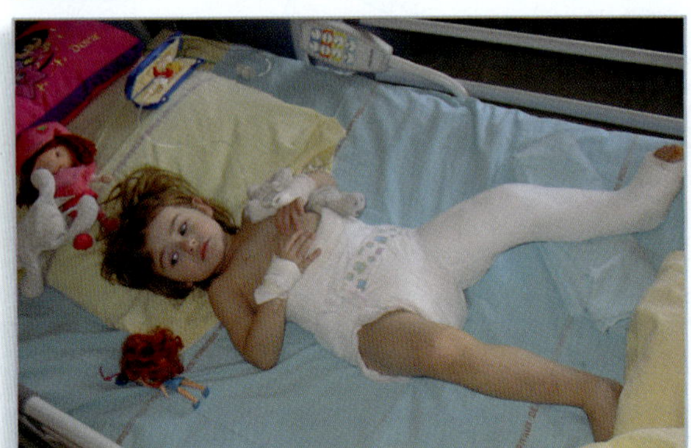

Fig. 3.33 Traction.

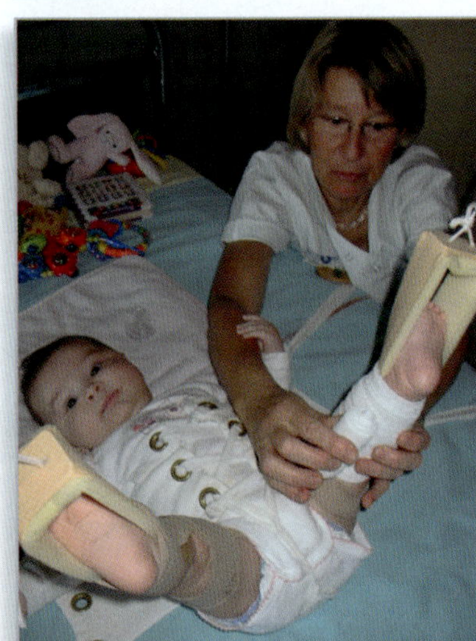

7 | Les affections neurologiques

A Les convulsions

Une convulsion est une crise paroxystique d'origine cérébrale se traduisant par des contractions musculaires involontaires.

a. Causes

Généralement il s'agit chez le jeune enfant (6 mois à 5 ans environ) de convulsions *hyperthermiques* survenant lors d'une poussée fébrile supérieure à 38 °C[29]. Le traitement précoce de l'hyperthermie est fondamental. Les convulsions peuvent aussi être liées à des causes *infectieuses* (ex. : méningite) ou neurologiques (ex. : traumatisme crânien) ou à une hypoglycémie, une intoxication... Enfin, elles peuvent révéler une future épilepsie.

3

b. Signes cliniques

La crise convulsive

La plus classique est la crise généralisée. Elle comprend 3 phases :
- *une phase tonique* : l'enfant perd connaissance, se raidit, pâlit;
- *une phase clonique* : l'enfant présente des mouvements cloniques des membres, une révulsion des yeux;
- *une phase hypotonique* (ou de récupération) au cours de laquelle l'enfant présente :
  - un relâchement des sphincters;
  - une hypotonie généralisée;
  - une respiration bruyante, puis une reprise de connaissance.

Caractéristiques

- La crise est habituellement brève (moins de 5 min) mais elle peut être prolongée, dépassant 30 min sans interruption, correspondant à « *l'état de mal convulsif* » (ces crises prolongées peuvent laisser des séquelles neurologiques graves).
- La crise peut être partielle, se réduisant à une fixité du regard, à un accès *d'hypotonie* avec pâleur (associée à un mâchonnement) ou *hypertonie* (associé à des clonies ou mouvements saccadés des jambes).

Après la crise, l'enfant retrouve vite un état de conscience normal.

> MÉMO
>
> **Chez le nourrisson, la crise convulsive est atypique, souvent incomplète, réduite à l'une des trois phases : fixité du regard, révulsion oculaire et brusque hypotonie avec pâleur et mâchonnements.**
>
> MÉMO

c. Diagnostic différentiel

Il ne faut pas confondre les convulsions avec :
- *les trémulations* : des petits tremblements involontaires fréquents chez le nouveau-né;
- *le spasme du sanglot* : il se produit au cours d'une colère ou d'une douleur, généralement en présence de la mère. L'enfant retient son souffle, se cyanose, perd connaissance. Au bout de quelques secondes, il revient à lui. Le spasme du sanglot est un trouble psychosomatique souvent associé à d'autres troubles relationnels : anorexie, insomnie...

d. Évolution de la convulsion

Elle est :
- *favorable* : dans la majorité des cas, la guérison se fait sans séquelles, mais il y a un risque de récidive, lors d'une nouvelle poussée fébrile;
- *défavorable* : parfois, avec risque de séquelles neurologiques (surtout si la crise a été longue).

29. La convulsion hyperthermique est liée à une excitabilité synchrone de tous les neurones consécutive au décalage thermique brutal.

e. Traitement

- *Curatif* : il faut mettre l'enfant en position latérale de sécurité (PLS), le plus souvent la crise cède spontanément, en quelques minutes ou lorsque le traitement est administré (*Valium* intrarectal, le plus souvent).
- *Préventif* : il faut insister sur une bonne prévention, en particulier la lutte contre l'hyperthermie.

Situation

Faustine (12 mois) se réveille de la sieste dans la section des moyens à la crèche. Elle veut se lever mais brusquement perd connaissance, elle devient très pâle, ses yeux sont révulsés, elle présente des secousses « cloniques » au niveau des membres, elle est hypotonique « comme une poupée de chiffon ». Très vite, elle reprend connaissance, son malaise aura duré deux minutes au plus. La prise de la température montre une hyperthermie à 40 °C. Un antipyrétique lui est administré. Le médecin diagnostique une *crise convulsive hyperthermique* et conseille une hospitalisation.

Rôle de l'AP

Règles d'HSCR

Lors d'une crise de convulsions, l'AP doit :

- rester calme, faire prévenir la puéricultrice immédiatement ;
- signaler à la puéricultrice l'heure du début de la crise ;
- mettre l'enfant en position latérale de sécurité (PLS) ;
- ne pas faire boire l'enfant ;
- écarter les objets susceptibles de le blesser ;
- rester auprès de l'enfant ;
- desserrer ses vêtements, le laisser libre de ses mouvements ;
- surveiller sa respiration et sa reprise de connaissance ;
- lui parler, le sécuriser.

En fin de crise, l'AP doit :

- lutter contre l'hyperthermie (vêtements et literie adaptés, température ambiante) ;
- faire les transmissions : noter la durée de la crise et la décrire ;
- entourer l'enfant et le préparer à une hospitalisation pour bilan ;
- rassurer l'enfant et les parents.

B La méningite bactérienne

La méningite bactérienne est une infection des méninges. C'est une urgence médicale.

a. Causes

Chez l'enfant

Le pneumocoque et le méningocoque sont les bactéries le plus souvent en cause. Des complications peuvent être redoutables, surtout en cas de diagnostic tardif.

Chez le nourrisson

Le pneumocoque est souvent en cause. Cette méningite reste de pronostic grave, malgré les antibiotiques, à cause des complications neurologiques possibles.

b. Signes cliniques

Chez l'enfant

On peut observer :

- une altération de l'état général : asthénie, vomissements en jet ;
- des signes méningés : céphalées, vomissements, photophobie... ;
- un syndrome infectieux avec fièvre élevée ;

- une attitude particulière de l'enfant liée à la raideur du rachis :
  - attitude en chien de fusil,
  - nuque rejetée en arrière,
  - jambes fléchies.

Chez le nourrisson

On peut observer :
- une hyperthermie, accompagnée de vomissements ;
- une fontanelle bombée ;
- la nuque souvent molle ;
- une hypo- ou une hypertonie des membres ;
- de la cyanose, ou pâleur, des geignements.

c. Examens

Les examens révèlent la présence microbienne. Citons :
- la ponction lombaire (PL) : cet examen consiste à prélever du liquide céphalo-rachidien (LCR) en vue d'une étude cytobactériologique et biochimique ;
- les examens sanguins : la NFS (numération formule sanguine), l'hémoculture, la CRP...

d. Évolution

Elle est :
- *favorable* généralement (grâce à l'apparition de nouveaux antibiotiques) ;
- *défavorable* avec complications, le plus souvent neurologiques (ex. : convulsions, déficits moteurs ou sensoriels).

e. Prévention : les vaccins

Signalons ici le rôle important des vaccins qui ont fait disparaître les cas de méningites à haemophilus du nourrisson. Ils peuvent également être utilisés dans la prévention des méningites à pneumocoque du nourrisson (*Prevenar*) et dans certaines formes (A et C) des méningites à méningocoque.

f. Traitement

Il est urgent (avec hospitalisation) et revêt 3 formes :
- *symptomatique* :
  - lutte contre l'hyperthermie,
  - arrêt de l'alimentation orale ;
- *curatif* : antibiothérapie par voie veineuse ;
- *préventif* : dans certaines méningites (ex. : méningocoque), l'entourage immédiat est traité par antibiotiques. La déclaration à la DDASS est obligatoire.

Rôle de l'AP

Règles d'HSCR

L'AP participe aux soins avec l'IDE ou la puéricultrice ; elle veillera à :
- isoler l'enfant (respecter les protocoles),
- se laver les mains complètement (pour prévenir la transmission de l'infection) ;
- éviter les bruits, les lumières vives autour de l'enfant ;
- l'installer confortablement dans son lit ;
- regrouper les soins pour favoriser le repos ;
- avoir des gestes très doux, très lents (car l'enfant est très sensible) [a] ;
- rassurer l'enfant et les parents
- participer à la surveillance de l'enfant :
  - état de conscience, comportement,
  - état général, état cutané,
  - température corporelle, vomissements... ;
- faire les transmissions.

a. Il a une hyperesthésie cutanée.

8 | Les affections de la peau et des muqueuses

A Les dermatoses

a. Érythème fessier

L'érythème fessier est une affection cutanée, fréquente et bénigne, touchant le siège du nourrisson. C'est une dermatose par irritation qui peut avoir plusieurs causes. Il peut s'agir de :

- mauvaise hygiène : macération dans les urines et les selles sous les couches ;
- changes insuffisants ou mal faits ;
- diarrhées aiguës ou mycose digestive.

Signes cliniques

- Au début, on observe une simple irritation locale sur les fesses.
- Ensuite, la lésion se transforme en placard rouge vif, d'aspect plus ou moins suintant.
- Puis, c'est l'assèchement et la cicatrisation de l'érythème.

Localisation

La localisation permet de différencier les érythèmes :

- *provoqués par le frottement* sur la peau des couches ou des culottes en plastique (aspect en W) ;
- *autour des orifices* : l'érythème est centré autour de l'anus ou de la vulve (chez la fillette) ;
- *au niveau des plis (ou intertrigo)* : l'érythème siège au niveau des plis inguinaux et du sillon interfessier (aspect en Y) ;
- *en culotte* : l'érythème touche la partie du siège correspondant au contact de la couche.

NB : en pratique, ces localisations sont schématiques car l'érythème est souvent mixte.

Évolution

Elle est :

- *favorable* : la dermite est bénigne dans la plupart des cas ;
- *défavorable* : l'érythème peut s'étendre rapidement et s'infecter (c'est la surinfection bactérienne ou mycosique due au Candida albicans).

Traitement

Selon la prescription, il faut :

- laisser le siège à l'air le plus possible, de ce fait :
  - supprimer les couches et surtout les culottes en plastique,
  - ou remplacer les couches par du coton (coto-couches) ;
- faire des changes fréquents et corrects (utiliser un savon antiseptique si prescription) ;
- supprimer toutes les pommades (qui entraînent la macération) et utiliser des colorants, qui favorisent l'assèchement et sont adaptés à l'origine de l'érythème, selon prescription médicale.

Rôle de l'AP

Règles d'HSCR

L'AP participe aux soins de l'érythème fessier et à sa prévention, fondée sur les soins d'hygiène et de confort. L'AP veillera à :

- effectuer des changes réguliers ;
- se laver les mains avant et après le change ou utiliser la SHA ;
- utiliser les produits prescrits par le médecin pour l'érythème fessier de l'enfant (s'en informer préalablement) (rôle de la puéricultrice) ;
- laver le siège à l'eau et au savon (respecter le protocole) ;
- avoir des gestes doux, éviter de frotter, essuyer en tapotant ;
- observer les réactions de l'enfant ;
- le rassurer, lui parler au cours du change ;
- bien rincer et bien sécher ;
- utiliser des couches adaptées, ou laisser le siège à l'air (selon prescription) ;
- nettoyer le matériel (prévention) ;
- faire les transmissions (noter l'évolution de l'érythème et les produits utilisés).

b. L' eczéma

L'eczéma est une dermatose érythémateuse et vésiculeuse. Il s'accompagne de prurit. Il est le plus souvent d'origine allergique (eczéma constitutionnel ou atopique). On retrouve dans la famille des personnes eczémateuses, asthmatiques...

Signes cliniques

L'eczéma présente des signes très particuliers. Les lésions apparaissent à partir du 2e mois de vie.

- Aspect évolutif
  - Au début, apparition de placards rouges, mal délimités ;
  - ensuite ces placards se recouvrent de petites vésicules ;
  - puis ces vésicules se rompent, suintent ;
  - enfin des croûtes apparaissent et la peau desquame en fines lamelles.
- Un prurit accompagne les lésions :
  - le prurit est constant et intense ;
  - il peut retentir sur l'état général (insomnie, nervosité...) ;
  - il favorise les surinfections.

Localisation

- Au début : atteinte du visage, prédominant sur les joues, le front (épargnant le nez et la région buccale) ;
- puis ces lésions peuvent s'étendre aux différents plis : aisselles, aine, aux plis du coude et dans les creux poplités.

Évolution

- *Irrégulière à court terme* : elle se fait par poussées successives, avec la possibilité de surinfections cutanées bactériennes.
- *Favorable à long terme* : la majorité des eczémas atopiques disparaissent au bout de quelques années, mais sont parfois remplacés par d'autres manifestations allergiques (rhinite allergique, asthme...).

Traitement

- *Traitement local* : il est suffisant dans un grand nombre de cas. Il doit être adapté au stade des lésions et repose sur des antiseptiques locaux et les dermacorticoïdes.
- *Traitement général* : c'est un complément du traitement local, à base d'antihistaminiques pour diminuer le prurit et antibiotiques en cas de surinfection.

c. L'impétigo

L'impétigo est une dermatose infectieuse, très contagieuse.

C'est une infection bactérienne qui se produit généralement sur une peau saine, mais on peut également observer une surinfection d'une dermatose préexistante (eczéma, gale...). Il est dû au streptocoque ou au staphylocoque.

Signes cliniques

- *Aspect* :
  - au début : une petite bulle claire se remplit d'un liquide trouble ;
  - ensuite, elle se rompt et se recouvre d'une croûte ;
  - les croûtes sont arrondies, saillantes, jaunâtres, parfois groupées en placard. Elles recouvrent une érosion suintante.
- *Localisation* : les lésions siègent, le plus souvent, au visage (autour de la bouche) et dans le cou.
- *Extension* : ces lésions ont tendance à s'étendre et à se généraliser.

Évolution

Elle est favorable, à court terme, avec un traitement.

Traitement

Il est :

- *local* : application d'antiseptiques et de pommade antibiotique ;
- *général* : antibiothérapie.

Rôle de l'AP

Règles d'HSCR

L'AP effectue les soins quotidiens de l'enfant atteint *d'eczéma* ou *d'impétigo* et doit :

- respecter des règles d'hygiène stricte (pour prévenir la transmission de l'infection) :
  - – se laver les mains et utiliser souvent la SHA,
  - – utiliser une surblouse,
  - – désinfecter le matériel,
  - – veiller au circuit du linge… ;
- s'informer sur les produits prescrits par le médecin avant d'effectuer les soins d'hygiène corporelle ;
- avoir des gestes doux, observer les réactions de l'enfant ;
- rassurer l'enfant (le prurit est perturbateur) ;
- lui mettre des vêtements adaptés à sa pathologie ;
- faire les transmissions (noter l'évolution de la dermatose, les réactions de l'enfant, les produits utilisés…).

B La stomatite

La stomatite est une inflammation de la muqueuse buccale.

a. Signes cliniques

Il en existe plusieurs types.

Les stomatites candidosiques

Elles sont causées par un champignon. Exemple : le muguet buccal, fréquent chez le nourrisson. Sur une muqueuse rouge, apparaît un enduit blanchâtre, adhérent à la muqueuse, résistant au frottage.

Les stomatites vésiculeuses

Elles sont le plus souvent causées par un virus. Elles s'accompagnent généralement de fièvre et d'adénopathies. Ex. : la stomatite herpétique de primo-invasion.
Les vésicules sont groupées. Ce sont des ulcérations, encore appelées « aphtes » sur la gencive, la langue, les lèvres… extrêmement douloureuses et qui empêchent l'enfant de *manger*.

Les stomatites érythémateuses

Ce sont des inflammations des gencives souvent en rapport avec des dents cariées et infectées. Elles peuvent être aussi d'origine virale.

b. Traitement

Le traitement est local (antiseptiques) parfois associé à un traitement antibiotique en cas de surinfection bactérienne.
L'utilisation d'antalgiques est vivement conseillée, ainsi qu'une alimentation semi-liquide et peu chauffée.

C Le muguet

Le muguet est une infection touchant généralement les muqueuses buccale et digestive. Elle atteint surtout le nourrisson.
Le muguet est du à un champignon (candida albicans). C'est un champignon saprophyte du tube digestif qui peut, dans certaines circonstances, devenir pathogène. Sa transmission se fait par les mains, les tétines. La contamination se fait surtout dans les collectivités.

a. Facteurs favorisants

Différents facteurs sont favorisants :

- l'acidité du milieu buccal du nourrisson ;
- l'utilisation d'une tétine contaminée par des mains sales ;
- parfois l'antibiothérapie (qui modifie la flore intestinale).

b. Signes cliniques

On observe :
- une rougeur diffuse de la bouche, de la langue et des gencives avec des points blancs (adhérents à la muqueuse);
- une succion douloureuse.

c. Évolution

Elle est favorable sous traitement (traitement long de 10 à 15 jours).

d. Traitement

- Traitement local :
  - nettoyage de bouche avec une solution bicarbonatée;
  - antifongique local (sur prescription médicale).
- Traitement général par antifongique, sur prescription médicale.

3

Rôle de l'AP

Règles d'HSCR

L'AP doit :
- assurer la prévention du muguet dans les collectivités :
  - appliquer des mesures d'hygiène strictes (lavage des mains, SHA…),
  - brosser les tétines dans une solution bicarbonatée,
  - stériliser individuellement le matériel des repas de l'enfant malade,
  - désinfecter les jouets de l'enfant,
  - surveiller les autres enfants pour dépister très tôt l'affection;
- donner à l'enfant une alimentation semi-liquide, tiède, non acide;
- avoir des gestes doux, lents, lors des repas;
- observer les réactions de l'enfant;
- surveiller le siège de l'enfant et les selles;
- participer aux soins de bouche (s'informer sur les médicaments antifongiques prescrits; ils seront dispensés par la puéricultrice);
- faire les transmissions (noter l'évolution de la pathologie, les produits utilisés, les réactions de l'enfant lors du repas…).

D Les conjonctivites

Les conjonctivites sont des infections de la conjonctive. Elles sont généralement bénignes chez l'enfant et très contagieuses en collectivité.

a. Différentes causes

- *Causes bactériennes* : sécrétion purulente de l'œil, agglutinant les cils. Les conjonctivites sont en général bénignes et guérissent, en quelques jours, avec des collyres antibiotiques.
- *Causes virales* : larmoiement et photophobie souvent intenses (selon la cause, des symptômes spécifiques sont observés).
- *Causes allergiques* : rougeur bénigne avec risque de récidive.
- *Causes obstructives* : chez le nouveau-né, une conjonctivite récidivante, avec larmoiement persistant, est le signe d'une obstruction du canal lacrymal.

b. Signes cliniques

On observe :
- des yeux rouges;
- un larmoiement;
- un écoulement purulent.

c. Traitement local et prévention

Collyres antiseptiques ou antibiotiques.

MÉMO

L'enfant atteint d'une conjonctivite infectieuse n'est gardé en collectivité que s'il reçoit un traitement.

MÉMO

Rôle de l'AP

Règles d'HSCR

L'AP doit :

- assurer la prévention de l'infection en collectivité :
  - se laver les mains et utiliser souvent la SHA,
  - désinfecter tout le matériel appartenant à l'enfant,
  - désinfecter tout le matériel de soins…,
  - participer aux soins des yeux,
  - effectuer les soins d'hygiène de l'œil avec douceur et régularité,
  - s'informer du traitement prescrit (le collyre sera administré par la puéricultrice) ;
- observer l'évolution de l'infection et sa répercussion sur le comportement de l'enfant ;
- faire les transmissions (noter la nature et l'abondance de l'écoulement, les produits utilisés, l'évolution de l'infection).

E Les parasitoses

a. La gale

La gale est une parasitose de la peau favorisée par une mauvaise hygiène. Elle est due à un parasite (le sarcopte). La femelle du parasite se déplace, la nuit, sous la peau où elle creuse des galeries et y pond des œufs. La contamination est interhumaine : par contact direct ou indirect (literie, linge, draps…).

Signes cliniques

- *Lésions cutanées* :
  - non spécifiques : lésions de grattage avec croûtes jaunâtres ;
  - spécifiques : petits sillons très fins, vésicules perlées, transparentes.
- *Localisation* :
  - entre les doigts ;
  - derrière les poignets ;
  - dans le pli des coudes ;
  - dans les aisselles, l'aine ;
  - dans le pli interfessier ;
  - sur l'abdomen ;
  - le visage est toujours épargné.
- *Prurit* accompagnateur des lésions : l'enfant se gratte.

Traitement

Dans un premier temps : traitement de la surinfection, puis application de produits cutanés adaptés au nourrisson ou à l'enfant (ou à la famille). De plus, antiparasitaire par voie orale (stromectol).

Prévention

- L'éviction scolaire n'est pas obligatoire, mais évidemment recommandée.
- L'hygiène de vie doit être enseignée très tôt aux écoliers (hygiène corporelle, vestimentaire…).

Rôle de l'AP

Règles d'HSCR

L'AP doit :
- assurer la prévention de la gale par des mesures d'hygiène strictes qui s'imposent : désinfection des vêtements et de la literie (DDT) ;
- rassurer l'enfant, informer les parents (participer à l'éducation à la santé). Ne pas porter de jugement de valeur relatif à l'hygiène ;
- participer au traitement local selon le produit utilisé ;
- veiller à se laver les mains (ou SHA) ;
- faire les transmissions (noter l'évolution des lésions, les produits utilisés et le comportement de l'enfant).

b. La pédiculose

La pédiculose est une parasitose contagieuse très fréquente dans les collectivités d'enfants (crèches, garderies, écoles). Elle est due à un parasite : le poux (parasite grisâtre, de petite taille, long et mobile).

Rôle de l'AP

Règles d'HSCR

L'AP doit :
- participer au traitement (respecter les consignes) :
  – pulvériser les cheveux de l'enfant à l'aide de l'aérosol anti-poux,
  – laver la tête avec un shampoing anti-poux et coiffer au peigne fin pour ôter les lentes ;
- se laver les mains (ou les frictionner avec la SHA) ;
- participer à la désinfection générale (désinfecter peignes, brosses, bonnets…) ;
- observer une hygiène rigoureuse autour de l'enfant (changer la literie, couper les ongles…) ;
- rassurer l'enfant et participer à l'éducation à la santé des parents en évitant tout jugement de valeur dévalorisant (l'AP doit veiller absolument à ce que l'enfant qui a la pédiculose ne se sente pas fautif et exclu du groupe d'enfants) ;
- participer à la prévention en surveillant les cheveux des petits camarades de l'enfant ;
- faire les transmissions (noter l'évolution de la pédiculose, les produits utilisés, les réactions de l'enfant).

Signes cliniques

- *Démangeaisons* (plus ou moins importantes) au niveau du cuir chevelu.
- *Lésions* de grattage surinfectées.

L'inspection soigneuse du cuir chevelu met en évidence de nombreuses lentes. Elles sont adhérentes aux cheveux, et sont de la taille d'une tête d'épingle (bien visibles à la loupe).

Traitement

Généralement, on utilise un produit anti-poux sur les cheveux et on traite la surinfection (si nécessaire). La famille ou les proches de l'enfant porteur de poux peuvent également se protéger à l'aide d'un spray préventif.

c. L'oxyurose

L'oxyurose est une parasitose digestive bénigne. Elle est due à l'oxyure : c'est un petit ver rond, de quelques millimètres, visible à l'œil nu, qui vit dans l'intestin et qui descend se fixer sur l'anus pour y pondre ses œufs.

Contamination

La contamination peut se faire :
- par voie orale : ingestion d'œufs, par l'intermédiaire des mains sales ;
- par voie nasale : inhalation de poussières contenant des œufs.

Signes cliniques

L'enfant a un prurit (démangeaison) anal, souvent nocturne.
Le diagnostic est affirmé par :
- la découverte de vers dans les selles ;
- la découverte d'œufs par la méthode du scotch test (œufs visibles au microscope).

Évolution

Elle est :
- favorable sous traitement ;
- défavorable : complications possibles :
  - lésions de grattage, irritation vulvaire ;
  - appendicite à oxyures.

Traitement

- Traitement de toute la famille, avec le produit spécifique prescrit (ex. : fluvernal).
- Hygiène de la literie et du linge de corps.

Rôle de l'AP

Règles d'HSCR

L'AP veillera à :
- éviter chez l'enfant le grattage direct de l'anus (lui mettre un pyjama) ;
- rassurer l'enfant, informer les parents (sans dramatiser) ;
- se laver les mains (ou SHA) lors des soins ;
- participer à l'éducation de l'hygiène de l'enfant :
  - laver les mains de l'enfant après les selles,
  - couper ses ongles très ras,
  - lui mettre des vêtements propres, des draps propres ;
- éviter tout jugement de valeur, respecter la pudeur de l'enfant ;
- participer au traitement de l'enfant ;
- participer à la prévention, à l'éducation, à la santé des parents (hygiène de vie) ;
- faire les transmissions (noter l'évolution de l'infection, les produits utilisés, les réactions de l'enfant au prurit).

F Fiches de soins

Tableau 3.19 Soins de bouche.

Objectifs du soin : assurer les soins d'hygiène de la bouche lors d'une infection buccale et assurer les soins et la prévention du muguet.
Indication : chaque fois que nécessaire (selon prescription).

Matériel	Critères	Procédure
– Gants à usage unique – Savon liquide (pour le lavage des mains) + SHA – Compresses stériles – Abaisse-langue, si l'enfant a des dents (*cf.* Fig. 3.34) – Eau bicarbonatée – Serviette de toilette (ou drap de bain) – Haricot	H R C S S H S	L'AP doit : – se laver les mains (ou SHA) et mettre les gants à usage unique ; – informer l'enfant et lui expliquer le soin ; – l'installer confortablement et l'immobiliser ; – entourer son doigt d'une compresse imbibée, ou utiliser l'abaisse-langue (*cf.* Fig. 3.34) ; – changer de compresses aussi souvent que nécessaire ; – se laver les mains, et nettoyer et désinfecter le matériel ; – réaliser les transmissions (écrites et orales).

Fig. 3.34 Soins de la bouche. Préparation des compresses.

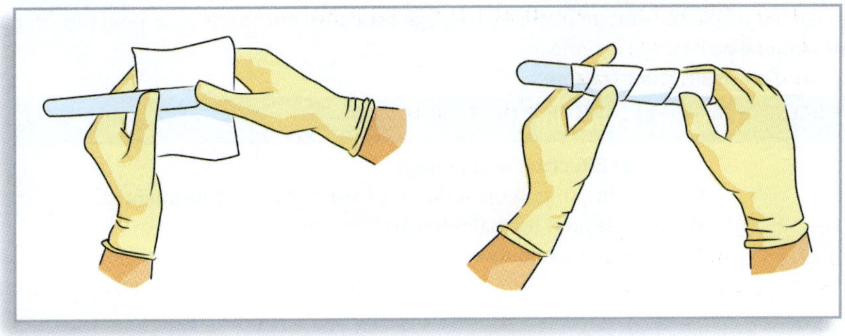

Tableau 3.20 Soins des yeux (pour conjonctivite).

Objectif du soin : assurer le confort et l'hygiène lors d'une infection oculaire (conjonctivite).
Indication : chaque fois que nécessaire (selon prescription).

Matériel	Critères	Procédure
		L'AP doit :
– Savon liquide (pour le lavage des mains)	H	– se laver les mains (ou SHA) ;
– SHA	R	– prévenir l'enfant et l'installer confortablement ;
– Plateau – Compresses stériles – Sérum physiologique		– arroser préalablement les compresses de sérum physiologique ;
– Collyre **NB** : *le collyre est instillé par la puéricultrice.*	S	– commencer le soin par l'œil le moins infecté et nettoyer l'œil en allant du *plus propre au plus sale* ;
– Serviette de toilette	S	– utiliser une compresse par passage ; *La puéricultrice applique le traitement prescrit (collyre)*
– Haricot	H	– nettoyer le matériel et se laver les mains ;
– Nettoyant-désinfectant	S	– réaliser les transmissions (écrites et orales).

Tableau 3.21 Réalisation d'un pansement.

Objectifs : éviter les chocs, la surinfection, protéger des poussières.
Indication : pour protéger une plaie chirurgicale après une opération.
Compétences : un pansement stérile destiné à une plaie chirurgicale relève de la compétence de la puéricultrice.

Matériel	Critères	Procédure
Chariot de soins spécifique		L'AP doit :
Aux étages supérieurs, le *matériel stérile* :	R	**a) Avant le soin :**
– gants stériles	C	– prévenir l'enfant, le rassurer ;
– SHA	H	– se laver les mains (ou SHA) ;
– protection pour le lit – set à pansement à usage unique		– installer confortablement l'enfant et évaluer sa douleur.
– flacon de savon antiseptique		**b) Durant le soin :**
– bandes	H	– prévoir une protection du lit sous la zone de la plaie ;
– nécessaire à l'ablation des fils et/ou agrafes	R	– rassurer l'enfant, lui parler, et le surveiller ;
À l'étage inférieur, le *matériel non stérile et/ ou sale* :	S	– servir la puéricultrice (qui fait le pansement stérile). **c) Après le soin :**
– haricots	C	– installer correctement l'enfant, le réconforter ;
– sacs poubelles (pour les déchets) – produits de décontamination	S	– regrouper le matériel souillé et procéder à sa décontamination ;
– produit nettoyant-désinfectant + lavettes	H	– nettoyer et désinfecter le chariot, et le ranger ;
– gants jetables	S	– faire les transmissions.

Tableau 3.22 Réalisation d'un bandage.

Objectifs : maintenir un pansement, un plâtre. Le bandage peut aussi être utilisé pour pratiquer un pansement compressif devant une hémorragie externe.
Indications : lors d'une plaie, d'une fracture.

Matériel	Critères	Procédure
Les bandes peuvent être : – en gaze; – en toile; – en crêpe élastique (type *Velpeau*)		**a) Effectuer un bandage :**
	R	– informer l'enfant du soin, l'installer confortablement;
	H	– se laver les mains (ou SHA) et effectuer le bandage :
	S	– aller toujours de la gauche vers la droite; au début, commencer par faire deux circulaires : le premier tour est un peu oblique de façon à le rabattre sur le deuxième (*cf.* Fig. 3.35);
	S	– veiller à ne pas trop serrer la bande pour ne pas bloquer la circulation;
	S	– terminer par deux circulaires en haut du bandage et fixer le bandage : • si la bande est un crêpe : la fixer avec de *l'Élastoplast*; • si la bande est une gaze : séparer l'extrémité de la bande en deux et la nouer autour du membre.
	S	**b) Surveiller un bandage :** – pour les bandages des extrémités : veiller à laisser apparentes les extrémités des orteils et des doigts;
	S	– dépister les signes de compressions : *fourmillements, froideur des extrémités, coloration bleutée des extrémités, perte de la mobilité, de la sensation, douleur* (Ces signes doivent alerter et l'AP préviendra en urgence la puéricultrice).
	S	**c) Faire les transmissions.**

Exemple

Technique du bandage pour le coude ou le genou (Fig. 3.35)

L'AP veillera à assurer le bandage sur l'articulation semi-fléchie. Commencer par deux circulaires autour de l'articulation, ensuite effectuer des circulaires en 8, en croisant au pli de l'articulation, et en partant du centre vers les extrémités du membre.

Fig. 3.35 **Bandage du coude ou du genou.**

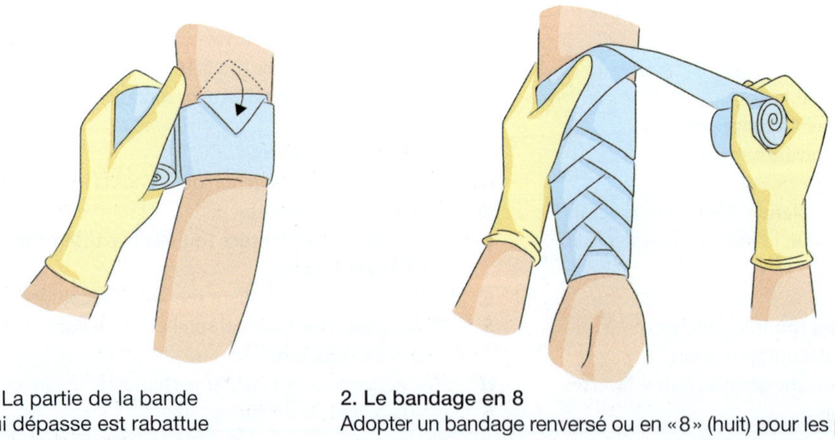

1. La partie de la bande qui dépasse est rabattue sous la 2e circulaire pour la fixer.

2. Le bandage en 8
Adopter un bandage renversé ou en « 8 » (huit) pour les parties côniques (mollet, avant-bras) pour éviter le glissement de la bande.

9 | Les maladies infectieuses de l'enfance

Les maladies infectieuses de l'enfance sont des maladies contagieuses dues le plus souvent à des virus et parfois à des bactéries. Certaines maladies donnent lieu à des éruptions. Elles sont appelées « *maladies éruptives* ». Ces maladies évoluent en plusieurs phases.

L'incubation

C'est une période de silence, les symptômes ne sont pas encore apparents, mais l'enfant « couve » sa maladie. Cette période peut s'étendre de 8 à 15 jours[30].

L'invasion

C'est l'apparition des premiers symptômes de la maladie. Ils sont le plus souvent non spécifiques.

La période d'état

C'est l'apparition des symptômes caractéristiques de la maladie, en particulier « l'éruption » pour les maladies éruptives.

A Les maladies éruptives

Parmi les maladies éruptives, nous allons étudier la rubéole, la rougeole, la varicelle (*cf.* Tableau 3.23 et Fig. 3.36). Ces trois maladies sont causées par des virus. La transmission se fait par contact direct.

Tableau 3.23 Les maladies éruptives chez l'enfant.

Maladies	Invasion	État	Évolution	Traitement	Rôle de l'AP
Rubéole	1 à 2 jours : – fièvre 38 °C – rhume – ganglions au cou sensibles	– éruption cutanée d'emblée sur tout le corps : *macules rouges* – fièvre modérée	– favorable (en 4 à 5 jours)	– symptomatique : antipyrétiques – préventif : vaccin (ROR)	L'AP doit : – surveiller la T° et lutter contre l'hyperthermie – prévenir les femmes enceintes des cas de rubéole à la crèche – faire les transmissions
Rougeole	3 à 4 jours : – fièvre 39 °C – yeux larmoyants – petits points blancs à l'intérieur des joues – rhume	– éruption cutanée (face → tronc → membres) : *macules rouges* – visage bouffi – yeux larmoyants – fièvre modérée – toux	– favorable (en 5 jours) – complications neurologiques : • convulsions • méningite • encéphalite	– symptomatique : • antipyrétiques – préventif : vaccin (ROR) – repos au lit	– mettre une lumière tamisée (yeux) – surveiller la T° et lutter contre l'hyperthermie – aider à la prise de médicaments – faire les transmissions
Varicelle	1 jour : silencieuse	– éruption cutanée évoluant sur tout le corps et caractérisée par 3 phases : • *macules* • *vésicules* • *croûtes* – prurit – fièvre légère	– favorable en 10 jours environ – complications rares : • surinfection par grattage (pustules) • cicatrices indélébiles	– symptomatique : • antipyrétiques • antiprurigineux • antiseptiques cutanés – préventif : • gammaglobulines spécifiques chez enfants à risque • vaccination	– empêcher l'enfant de se gratter (moufles) – surveiller la température – aider la puéricultrice à : • appliquer les soins locaux • la prise des médicaments – faire les transmissions

30. Elle est de 21 jours pour les oreillons (c'est la plus longue de toutes).

Fig. 3.36 **Les caractéristiques des maladies éruptives de la petite enfance.**

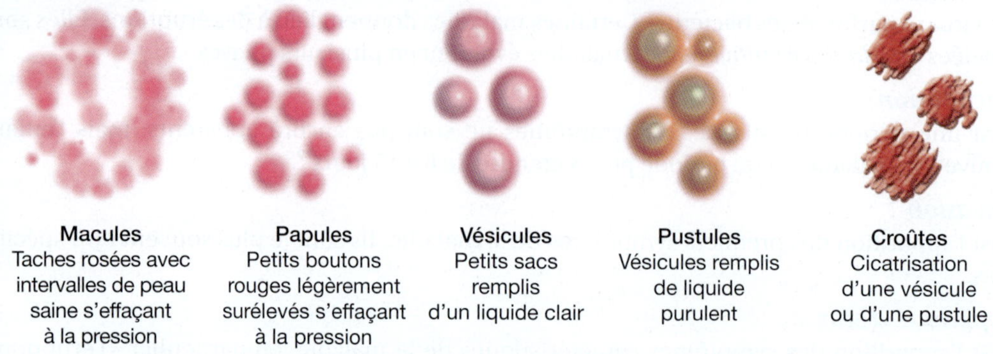

B Les maladies non éruptives

Parmi les maladies non éruptives, nous allons étudier les oreillons et la coqueluche (*cf.* Tableau 3.24). Les oreillons sont causés par un virus, la coqueluche par une bactérie. La transmission se fait par contact direct.

Tableau 3.24 Les maladies non éruptives chez l'enfant.

Maladies	Invasion	État	Évolution	Traitement	Rôle de l'AP
Oreillons	1 à 2 jours – fièvre 38 °C à 39 °C – maux de tête	– gonflement douloureux derrière l'oreille – gorge rouge – douleur à la mastication	– favorable (en 10 jours environ) – complications rares : atteinte des testicules si maladie contractée à la puberté	– symptomatique : antipyrétiques – préventif : vaccin (ROR) (recommandé)	– lutter contre l'hyperthermie – appliquer des compresses chaudes (selon consignes) – faire les transmissions
Coqueluche	7 à 15 jours – toux sèche (surtout nocturne) – pas de fièvre	– quintes : toux caractérisée par 5 *secousses*[a] *expiratoires* suivies d'une longue inspiration sifflante, appelée : « *chant du coq* » – parfois apnée (ou) vomissement (en fin de quinte) ou cyanose	– le nombre de quintes traduit la gravité de la maladie – complications : • fausses-routes • détresse respiratoire • encéphalite • surinfection	– symptomatique : • antibiotiques • antitussifs • sédatifs – Chez le bébé de moins de 6 mois : hospitalisation – préventif : vaccin	– assister l'enfant – l'installer correctement – le rassurer, le changer (s'il vomit) – faire les transmissions

a. D'où le mot « quinte ».

C Les risques de contagion

La contagion se fait en général par les particules salivaires ou au contact direct des vésicules (en cas de varicelle). Elle est antérieure à la phase d'état et précède donc souvent les signes qui permettent de reconnaître la maladie.

Exemples

Périodes de contagion

- Pour la varicelle : de la veille de l'éruption jusqu'à 8 jours après.
- Pour la rubéole, la rougeole, la coqueluche : de J – 6 à J + 6.
- Pour les oreillons : de J – 1 à J + 3.

D L'importance de la prévention

- Dans les collectivités d'enfants, ces maladies peuvent évoluer en petites épidémies, d'où l'importance de l'information donnée aux parents au moyen des tableaux d'affichage.
- Pour chacune de ces maladies, l'auxiliaire de puériculture a un rôle spécifique à jouer auprès de l'enfant (Tableaux 3.23 et 3.24). Elle participe aussi activement à la *prévention*, car la plupart de ces maladies peuvent être évitées par la *vaccination*. Elle devra donc informer les parents sur l'utilité de celle-ci.

10 | Les affections psychiatriques

A La névrose infantile[31]

Dans les névroses infantiles, on peut observer des « troubles » assez proches de ceux observés chez l'adulte. Dans la névrose, les facteurs étiologiques sont le plus souvent associés, regroupant des facteurs constitutionnels et des facteurs liés à l'environnement familial.

a. Les types de névroses

Il existe plusieurs types de névrose, en voici quelques exemples.

La névrose phobique

La phobie est définie comme une peur panique d'un objet ou d'une situation qui ne présente aucun danger en soi. L'enfant essaie d'éviter cette situation.

Les phobies peuvent être très précoces chez l'enfant et variables selon l'âge : la phobie du noir peut apparaître vers 2 ans, la phobie des gros animaux plutôt vers 3 à 4 ans et la phobie des petits animaux vers 4 à 5 ans.

La névrose d'angoisse

Dans la névrose, l'anxiété est continue, elle se nourrit de **peurs immotivées**. L'enfant ne peut pas expliquer ce qu'il appréhende. De ce fait, il « somatise », manifestant des troubles organiques : troubles du sommeil, maux de ventre, vomissements, maux de tête. L'enfant a toujours « mal quelque part ».

La névrose obsessionnelle

Les obsessions sont déclenchées à la seule idée d'un objet ou d'une situation donnés. Elles peuvent se manifester différemment selon l'âge de l'enfant, il peut s'agir :

- *d'idées obsédantes* qui suscitent l'angoisse (ex. : la peur d'avoir touché un objet contaminé). Le sujet tente de lutter contre cette peur par des actes rituels accomplis par un cérémonial immuable visant à atténuer l'angoisse (ex. : se laver les mains sans cesse);

31. Par souci de concision, nous ne pouvons donner ici que les symptômes essentiels. Pour plus de détails se reporter au *Guide de la puéricultrice*, de J. Gassier/St Sauveur, Éd. Masson (2007).

- *de compulsions*. Il s'agit d'actes que le sujet doit accomplir bien qu'il en reconnaisse le caractère ridicule (se pincer les lèvres en parlant, se gratter la tête en regardant quelqu'un…).

b. Les thérapies

Il s'agit de :
- psychothérapies psychanalytiques ;
- thérapies familiales.

Parfois des anxiolytiques ou des sédatifs sont prescrits (dans les névroses obsessionnelles ou phobiques).

Rôle de l'AP

L'AP veillera à :
- mettre l'enfant en confiance et créer un climat de calme ;
- rassurer l'enfant, surtout ne jamais le mettre en difficulté par rapport à sa névrose ; exemple :
  - ne pas tout éteindre s'il a la phobie du noir,
  - s'il se lave souvent les mains, ne pas l'en empêcher mais l'accompagner de conseils, de compréhension ;
- veiller à soutenir la famille et à l'informer sur la conduite à tenir ;
- faire les transmissions orales et écrites (dossier de soins).

B L'autisme (psychose infantile précoce)

L'autisme, la plus connue des psychoses infantiles, débute avant l'âge de 30 mois. On parle de « psychose infantile précoce ». De nombreuses théories ont été développées sur l'origine de l'autisme. Selon la dernière, l'autisme pourrait être constitutionnel.
L'autisme se caractérise par les éléments suivants.

a. Le retrait (autistique)

L'enfant ne communique pas normalement. Il semble :
- *ne pas entendre* : l'enfant paraît indifférent aux paroles qui lui sont adressées, toutefois un bruit fort peut déclencher une crise d'angoisse ;
- *ne pas voir* : l'enfant a le regard fuyant, il ne regarde pas autrui, toutefois, l'arrivée d'une personne qu'il ne connaît pas peut déclencher une crise d'angoisse ;
- *refuser le contact* : il ne tend pas les bras, n'embrasse pas ; l'enfant s'enferme dans sa « forteresse vide » (terme utilisé par B. Bettelheim) ; il manifeste un refus du monde.

L'activité sensori-motrice stéréotypée

L'enfant répète des mouvements de bras, de mains ou de pieds.

L'absence ou le retard de langage

Vers 3 ans, il ne parle pas ou répète plusieurs fois le même mot ou la phrase qui lui a été dite (c'est l'écholalie).

Les troubles du comportement, la crise d'angoisse

L'enfant peut passer soudain du rire aux pleurs, et vice-versa, sans raison apparente, manifester (également sans motif) une hétéro ou auto-agressivité. Et lors d'une *crise d'angoisse*, l'enfant peut crier, se rouler sur le sol, s'automutiler, mordre, pleurer…

Situation

Gaétan, 3 ans, balaie du regard les personnes présentes à la consultation médicale ; il déambule, crie, se mord la main, manifestement angoissé par la situation nouvelle de la consultation. Puis en agitant les bras (tel un papillon battant des ailes), il se dirige vers la caisse à jouets, qu'il jette un par un au sol, puis il prend ceux qui sont durs, les entrechoque sur ses dents. Il repère une voiture, s'intéresse à la roue qu'il fait tourner inlassablement, dans une conduite d'*auto-enfermement*.

La prise en charge d'un enfant autiste

Elle allie des méthodes éducatives, rééducatives, pédagogiques et psychothérapiques.

Rôle de l'AP

Respect et sécurité autour de l'enfant

Actions conseillées

En collaboration avec la puéricultrice, l'AP doit :

- repérer les comportements de l'enfant (tournoiement, cris importants, automutilation) et les signaler rapidement ;
- repérer le facteur déclenchant de la crise d'angoisse (en se remémorant ce qui s'est produit dans les minutes précédentes) ;
- rassurer l'enfant par la parole au cours de la crise ;
- recréer un espace rassurant pour l'enfant, après la crise (cadre familier, objet privilégié, musique…) ;
- veiller à soutenir la famille (sans minimiser les difficultés de l'enfant et les limites de sa progression).

Actions à éviter

En collaboration avec la puéricultrice, l'AP évitera :

- les changements trop importants de lieux, d'objets, ainsi que les grands espaces ;
- la multiplicité des prises en charge et des intervenants qui peuvent favoriser la crises d'angoisse ;
- l'approche de l'enfant de face ; elle peut être vécue par celui-ci de manière intrusive (l'approche dorsale ou sur le côté s'avère plus appropriée) ;
- la présence d'objets dangereux à portée de mains de l'enfant.

C L'anorexie

L'anorexie se définit par une perte de l'appétit entraînant un refus de s'alimenter. C'est un motif fréquent de consultation, car elle inquiète très vite les parents.

a. Origines

On considère 2 types d'anorexie :

- *l'anorexie simple*, citons les 2 formes :
  - *d'origine physique* : elle est manifeste lors d'infections aiguës (angine, otite…),
  - *d'origine psychologique* : elle est psychosomatique et traduit la souffrance de l'enfant. Elle peut, par exemple, trouver son origine dans une intégration à la crèche difficile, une jalousie à la naissance du petit frère… ;
- *l'anorexie grave*, citons les 2 formes :
  - *d'origine physique* : c'est souvent une urgence médicale ou chirurgicale, comme l'occlusion intestinale (ex. : l'invagination intestinale aiguë),
  - *d'origine psychologique* : elle peut être provoquée par un trouble grave de la relation mère-enfant.

b. Traitement

- Traitement de l'anorexie simple : traiter la cause.
- Traitement de l'anorexie grave :
  - isoler l'enfant de son milieu familial ;
  - lui donner à boire ou l'hydrater par perfusions ;
  - assurer la prise en charge psychologique de la mère et de l'enfant.

Rôle de l'AP

Respect de l'enfant

L'AP a un rôle important à jouer auprès de l'enfant, elle doit :

- **stimuler l'enfant à manger :**
  - mettre des petites quantités d'aliments dans son assiette,
  - veiller à la présentation des plats (couleurs variées…) ;
- **respecter :**
  - ses refus, ses goûts,
  - son appétit, ses rythmes ;
- **mettre l'enfant en confiance :**
  - lui annoncer le repas et éviter d'interrompre un jeu pour le mettre à table,
  - lui parler souvent au cours du repas,
  - tolérer les petits accidents liés au repas ;
- **participer à l'éducation des parents (avec la puéricultrice)** : elle informera notamment les parents sur les différents « petits moyens » pouvant rendre le repas plus agréable et dans les formes simples d'anorexie, elle veillera à dédramatiser la situation auprès des parents ;
- **faire les transmissions à la puéricultrice :**
  - indiquer la quantité d'aliments refusés,
  - indiquer le comportement de l'enfant à table,
  - signaler tous les enfants présentant une perte d'appétit. La puéricultrice aura avec les parents, un entretien visant à déterminer les causes de l'anorexie.

D La boulimie

La boulimie peut être d'origine neurologique ou psychologique. La boulimie et l'obésité qui en découle sont difficiles à traiter. Il faut distinguer : boulimies familiales et psychogènes.

Les boulimies « familiales »

On est en présence d'enfants vivant dans des familles d'obèses, ayant des habitudes de bonne chair et de gourmandise pérennisées. Personne n'a conscience d'être malade.

Les boulimies psychogènes

On est en présence, le plus souvent, de jeunes avec des problèmes relationnels ou affectifs importants et qui recherchent dans la nourriture et les sucreries des compensations à leurs angoisses.

a. Aspects psychologiques

Il est important de repérer les troubles psychologiques que l'enfant manifeste avec la boulimie. La prise en charge ultérieure de l'enfant en dépend.

- L'enfant boulimique recherche souvent une compensation à un « manque » affectif, à la solitude
- Parfois on retrouve des évènements familiaux perturbateurs (ex. : rupture d'avec un parent, deuil, changement de mode de garde, mère psychotique).
- Il faut faire attention à ne pas passer à côté d'une obésité réactionnelle à des mauvais traitements passés inaperçus.

b. Prise en charge thérapeutique

Elle repose sur plusieurs principes. Il faut :

- proposer un soutien psychologique, voire une prise en charge psychiatrique pour accompagner l'enfant et sa famille dans ce changement de mode de vie ;
- favoriser l'activité physique et équilibrer l'alimentation ;
- traiter la cause. Lorsque l'obésité a une cause connue, elle ne pourra s'améliorer que si la cause est traitée ;
- apprécier le degré d'obésité (si l'obésité accompagne la boulimie).

L'indice de masse corporelle

C'est le médecin qui apprécie l'obésité. Il utilise l'indice de masse corporelle (IMC) :

$$\frac{\text{poids (en kg)}}{\text{taille en cm}^2}.$$

Exemple :

$$\frac{50\text{ k}}{(1\text{ m }30)^2} = \frac{50}{1{,}69} = 29{,}58$$

Valeur normale entre 19 et 25.

Rôle de l'AP

Respect de l'enfant

L'AP a un rôle important à jouer auprès de l'enfant boulimique. Cette pathologie traduit le plus souvent une souffrance psychologique qu'il faut comprendre et respecter. L'AP devra :

- bannir tout jugement de valeur et toute réprimande relative à l'alimentation ;
- stimuler gentiment l'enfant pour qu'il évite le grignotage entre les repas ;
- utiliser le moyen des jeux, des activités pour parler avec lui ;
- favoriser l'exercice physique ;
- faire du repas un moment chaleureux et agréable (veiller à la quantité et à la qualité des mets proposés) ;
- participer (avec la puéricultrice) à l'entretien avec les parents :
  - les aider dans leur action éducative et relationnelle,
  - dédramatiser la situation (lors des boulimies mineures),
  - leur conseiller, dans certains cas, de se faire aider par un psychologue,
  - donner des idées d'occupations créatives pour l'enfant : parler sport, activités artistiques, lectures, radio (selon les goûts et les besoins de l'enfant). Chaque cas est particulier et la personnalité de chacun intervient dans cette prise en charge ;
- faire les transmissions (orales et écrites) dans le dossier de soins.

11 | Les affections chirurgicales

A L'appendicite

L'appendicite est l'inflammation aiguë de l'appendice. C'est une urgence chirurgicale. Le diagnostic est parfois difficile chez le jeune enfant ; son retard peut être la cause de graves complications (péritonite).

a. Signes cliniques

On observe :

- douleurs abdominales localisées à la fosse iliaque droite ; à la palpation, elles s'accentuent et l'enfant manifeste un retrait (signe de défense) ;
- fièvre modérée (38 °C) ;
- nausées et vomissements ;
- arrêt du transit et des gaz.

b. Évolution

Elle est :

- favorable le plus souvent : l'enfant guérit en quelques jours après l'appendicectomie ;
- défavorable (parfois) avec complications :
  - péritonite généralisée : infection de tout le péritoine,
  - foyer d'infection autour de l'appendice (foyer appendiculaire).

c. Traitement chirurgical

Appendicectomie en urgence.

Situation

Solène, 10 ans, est adressée aux urgences devant des douleurs abdominales qui prédominent à droite. Elle est subfébrile à 37,8 °C. Son abdomen est sensible en fosse iliaque droite. L'échographie montre un appendice augmenté de taille. L'appendicectomie sera réalisée en urgence.

Rôle de l'AP

Cf. l'action de l'AP auprès d'un enfant opéré.

B Les hernies

La hernie se définit par le passage d'un organe (généralement l'intestin) hors de la cavité abdominale.

a. Types de hernies chez l'enfant

Chez l'enfant, on distingue essentiellement les hernies ombilicales et les hernies inguinales, qui peuvent se compliquer d'étranglement herniaire.

Les hernies ombilicales

Elles sont fréquentes chez le nouveau-né et se traduisent par une masse ombilicale, de volume variable, mais toujours réductible. Ces hernies ne se compliquent jamais d'étranglement herniaire et ont tendance à disparaître spontanément au bout de quelques mois ou années.

Les hernies inguinales

Elles sont plus fréquentes chez le garçon et peuvent être uni- ou bilatérales. Elles s'extériorisent le plus souvent lors d'un effort (cris ou défécation par exemple). Elles siègent au niveau de l'aine et peuvent descendre jusque dans le scrotum.

b. Signes cliniques

La plupart du temps, elles sont indolores et n'engendrent aucun signe clinique significatif.

c. Évolution

Elle est :

- *favorable le plus souvent* : la masse est réductible manuellement;
- *défavorable parfois* : la hernie est irréductible et réalise un « étranglement herniaire » (c'est une urgence chirurgicale). L'enfant souffre et hurle sa douleur. L'étranglement se complique, après quelques heures, d'une occlusion intestinale avec :
  - vomissements alimentaires, puis bilieux,
  - ballonnement abdominal,
  - arrêt des matières et des gaz,
  - douleurs +++.

d. Traitement

- *Hernie simple* : réduction manuelle (si possible) et traitement chirurgical (souvent) au bout de quelques semaines.
- *Hernie étranglée* : intervention chirurgicale.

Rôle de l'AP

L'AP doit :
- surveiller la réductibilité de la hernie : quand on appuie avec le doigt sur la hernie, elle doit rentrer facilement ;
- en cas de hernie étranglée, prévenir la puéricultrice et appeler le médecin d'urgence ;
- en cas d'intervention chirurgicale (cf. le rôle de l'auxiliaire de puériculture auprès d'enfants opérés).

C La torsion de testicule

La torsion de testicule peut s'observer chez le nourrisson et le grand enfant. C'est une urgence chirurgicale. Elle survient parfois après un traumatisme local.

a. Signes cliniques

On observe essentiellement des signes locaux :
- douleurs du scrotum ;
- bourse rouge, tuméfiée ;
- agitation et pleurs de l'enfant ;
- répercussion sur l'état général (refus alimentaire…).

b. Traitement chirurgical urgent

La prise en charge immédiate permet d'éviter la perte du testicule (avec un risque de stérilité à plus long terme).

Rôle de l'AP

Cf. son action auprès d'enfants opérés.

D L'invagination intestinale aiguë

L'invagination intestinale aiguë (IIA) correspond à la pénétration d'un segment d'intestin dans un autre. C'est une urgence chirurgicale qui touche surtout l'enfant avant 2 ans (*cf.* Fig. 3.37). Elle a pour conséquence une occlusion intestinale avec strangulation des vaisseaux sanguins, d'où le risque de nécrose intestinale.

Fig. 3.37 **Invagination intestinale aiguë.**

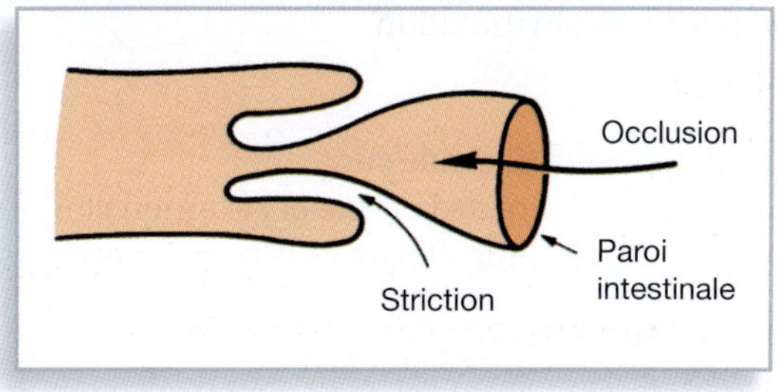

a. Signes cliniques

On observe :
- *des douleurs abdominales aiguës* : brutalement l'enfant crie, devient pâle et vomit. Cette crise brève, de quelques minutes, s'arrête subitement. Puis les crises se répètent de manière identique ;
- *une émission de sang par l'anus* : à l'examen, le médecin palpe un « boudin d'invagination » ;
- l'arrêt des matières et des gaz ;
- *un refus alimentaire* constant et souvent des vomissements.

b. Évolution

Elle est :
- favorable spontanément ou lors du lavement baryté ;
- défavorable : les complications peuvent être une péritonite, une occlusion intestinale avec nécrose.

c. Traitement

- Désinvagination par lavement opaque (en radiologie).
- Parfois traitement chirurgical.

Situation

Bastien (9 mois), qui a généralement bon appétit, refuse systématiquement son biberon depuis ce matin et présente des accès de pleurs inexpliqués. L'échographie demandée en urgence retrouve une image en cocarde (typique d'un boudin d'invagination). L'enfant est immédiatement hospitalisé.

Rôle de l'AP

Cf. son action auprès d'enfants opérés.

E La sténose du pylore

La sténose du pylore (*cf.* Fig. 3.38) se caractérise par l'hypertrophie des fibres musculaires du pylore entraînant son rétrécissement. Il en résulte une obstruction plus ou moins complète provoquant des vomissements.

Fig. 3.38 Sténose du pylore.

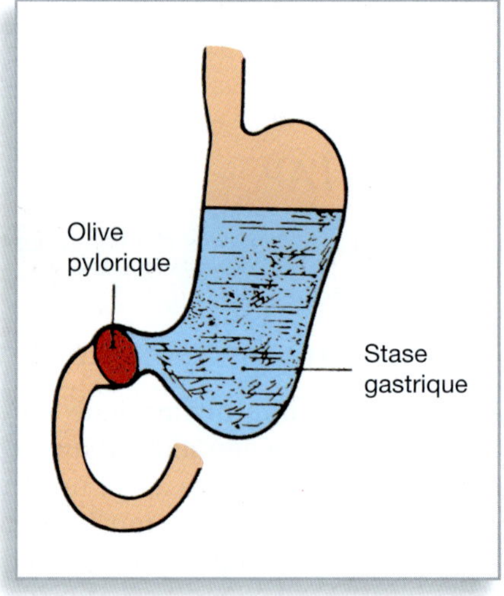

a. Signes cliniques

Les vomissements apparaissent vers l'âge de 3 semaines, ils sont :

- alimentaires (lait caillé) ;
- abondants, violents, en jet ;
- sans horaire fixe, survenant après les repas.

Autres signes :

- constipation et perte de poids ;
- parfois déshydratation.

b. Examens

Le diagnostic est fondé sur :

- l'interrogatoire de la mère et l'examen clinique ;
- une échographie et parfois le transit oeso-gastro-duodénal (TOGD).

c. Traitement

Un traitement chirurgical est à mettre en œuvre dès le diagnostic posé, sans urgence.

Situation

Olivia (1 mois) est hospitalisée ce jour en pédiatrie. Depuis 24 h, elle vomit en jet, après les biberons, du lait caillé, et malgré un appétit vorace, elle a perdu du poids. Son état général est bon, c'est un bébé très éveillé. Après avoir interrogé la mère et examiné l'enfant, le pédiatre prescrit une échographie. Celle-ci montre une sténose du pylore. Olivia est opérée le lendemain.

Rôle de l'AP

Au cours des vomissements, règles d'HSCR

L'AP doit :

- **assurer la prévention des fausses routes :**
  - changer toujours l'enfant avant les repas,
  - au moment où l'enfant vomit : le mettre en position latérale de sécurité,
  - s'assurer que le matériel d'aspiration est en état de fonctionnement ;
- **pendant le vomissement :**
  - rester auprès de l'enfant et lui maintenir la tête,
  - le rassurer, le sécuriser par la parole ;
- **après le vomissement :**
  - changer l'enfant,
  - lui rincer la bouche et le réconforter,
  - apprécier l'effet des vomissements sur l'état de santé de l'enfant (le peser) et lui donner à boire (sauf contre-indication),
  - participer à la recherche de la cause par l'observation des vomissements et du comportement de l'enfant.

Si intervention chirurgicale : *cf.* rôle AP auprès d'enfants opérés.

Fig. 3.39 L'AP veille à préparer la chambre de l'opéré dans le respect des règles d'HSCR.

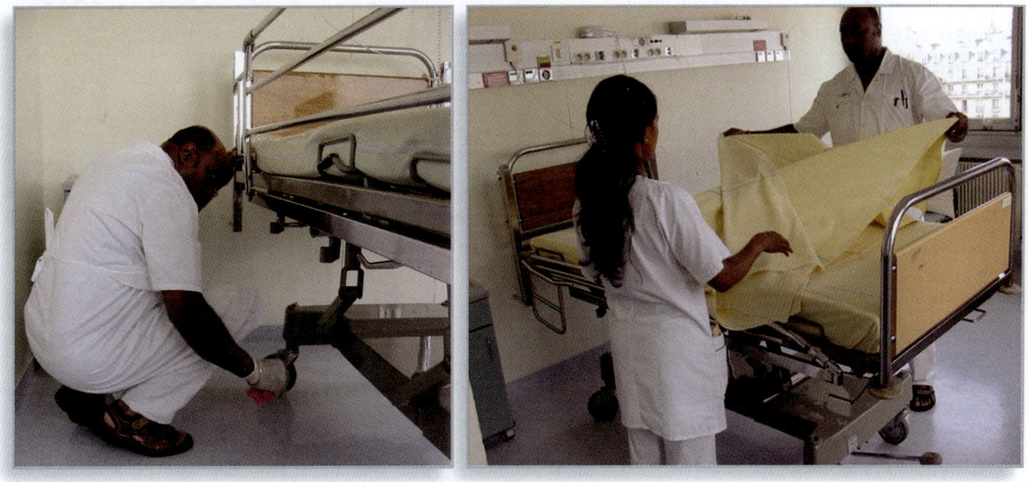

F Fiches de soins

Tableau 3.25 Préparation de la chambre de l'opéré.

Objectifs : respecter les impératifs d'hygiène, de sécurité et de confort indispensables à la préparation de la chambre de l'opéré.
Indication : en vue d'une intervention chirurgicale.

Matériel	Critères	Procédure
– Gants à usage unique – SHA – Nécessaire pour nettoyer la chambre :	H	**a) Préparer la chambre et son mobilier :** – se laver les mains (ou SHA) et mettre des gants jetables ; – nettoyer la chambre et le mobilier.
Pour le lit – Nécessaire pour la réfection – Arceau, protection, ridelles...	S	**b) Préparer le lit de l'opéré :** – refaire le lit (en fonction du protocole) ; – prévoir des ridelles de sécurité ; – adapter la hauteur du lit et bloquer les roulettes.
Objets de première nécessité – Objets personnels – Sonnette, télécommande, téléphone…	R	– préparer les objets de première nécessité.
	S	**c) Préparer les appareils médicaux et vérifier leur fonctionnement**
Appareils médicaux – Tensiomètre, thermomètre – Aspiration et oxygénothérapie – Pieds à sérum, bocal à urines, haricot…	S	**d) Avant de quitter la chambre, vérifier :** – la présence de cintres, oreillers, couverture dans la penderie ; – l'éclairage et la température de la chambre (respecter les consignes).

a. Notons qu'avec le système clos, le bocal à urines est de moins en moins utilisé.

Tableau 3.26 Préparation de l'enfant en vue de l'intervention chirurgicale.

Objectif : préparer l'enfant physiquement et psychologiquement pour le mettre dans les meilleures conditions possibles.
Indications : la veille de l'intervention chirurgicale et avant la prémédication.

Matériel	Critères	Procédure
– Thermomètre		**a) La veille de l'intervention, l'AP doit :**
– Chemise	R	– accueillir chaleureusement l'enfant et ses parents[a] ;
– Nécessaire pour la réfection	R	– participer à la préparation de l'enfant aux examens ; – surveiller les paramètres vitaux (l'état général de l'enfant, la douleur) ;
du lit (draps, taies…)	R	– parler avec l'enfant, apprécier son degré d'anxiété, rassurer l'enfant (selon ses compétences) ;
	C	– veiller à son bien-être, vérifier la présence de tous les *objets de 1re nécessité*.
		b) La veille au soir, l'AP doit :
	S	– veiller au respect du jeûne alimentaire (délai de 6 h) ; – sécuriser l'enfant, lire une histoire ou voir un DVD[b] ; – signaler immédiatement l'anxiété de l'enfant à la puéricultrice ; – réaliser une douche pré-opératoire (+ pyjama propre).
	S	**c) Avant la prémédication, l'AP doit :** – prendre la température et s'assurer que l'enfant est bien à jeun ; – enlever les bijoux (les remettre aux parents), puis habiller l'enfant (avec une casaque) ; – inciter l'enfant à aller aux toilettes.
	S	**d) Avant le départ au bloc :** – veiller qu'après la prémédication, il ne se lève plus ; – faire les transmissions.
		e) Au retour de l'opéré dans sa chambre :
	C	– aider les brancardiers à installer l'enfant dans son lit ;
	C	– changer (si besoin) la chemise de l'enfant ;
	S	– assurer la surveillance (*cf.* Tableau 3.27), évaluer la douleur[c] ;
	S	– faire les transmissions.

a. *Cf.* Détails de l'accueil de l'enfant et de ses proches à l'hôpital.
b. L'assistance publique a prévu du matériel spécifique pour atténuer l'angoisse liée à l'opération (livres, DVD…).
c. La veille de l'intervention : évaluer la douleur et présenter les échelles dans les transmissions. Au retour du bloc opératoire : évaluer la douleur et en référer à l'IDE ou la puéricultrice.

Tableau 3.27 Surveillance de l'enfant le jour de l'intervention chirurgicale (JO).

Objectifs : surveiller l'enfant (observer les signes cliniques et la région opératoire) et réconforter l'enfant.
Indication : le jour de l'intervention chirurgicale (JO).

Critères	Procédure	À transmettre immédiatement
S	**a) L'AP doit observer l'enfant :**	
	– la coloration des muqueuses et des ongles;	– Cyanose buccale ou des ongles.
	– l'état de conscience;	– Somnolence ou agitation[a].
	– les réactions d'anxiété.	– Pleurs, plaintes, agitation…
R	**b) L'AP doit évaluer la douleur.**	
R	**c) L'AP doit réconforter l'enfant :**	
	– rester auprès de lui et faciliter la présence des parents afin de maintenir une ambiance calme;	
	– utiliser un langage non verbal;	
S	**d) L'AP doit surveiller :**	
	– le pouls, la température;	– Pouls filant, pâleur, hypo- ou hyperthermie, frissons.
	– la respiration (FR);	– Encombrement, toux, dyspnée.
	– l'état de la région opératoire, la douleur;	– Écoulement de sang, douleur.
	– les extrémités (si l'enfant a un plâtre);	– Fourmillements, extrémités cyanosées ou oedématiées.
	– les vomissements.	– Vomissements éventuels.
S	**e) L'AP doit faire les transmissions.**	

a. L'agitation est souvent liée à la douleur.

Fig. 3.40 L'AP doit surveiller attentivement l'enfant après l'intervention.

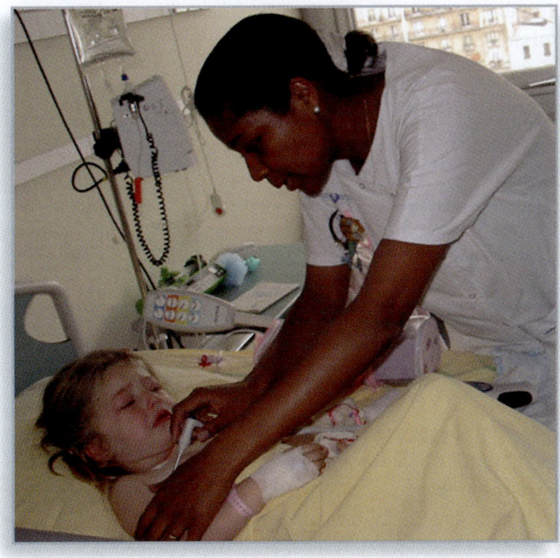

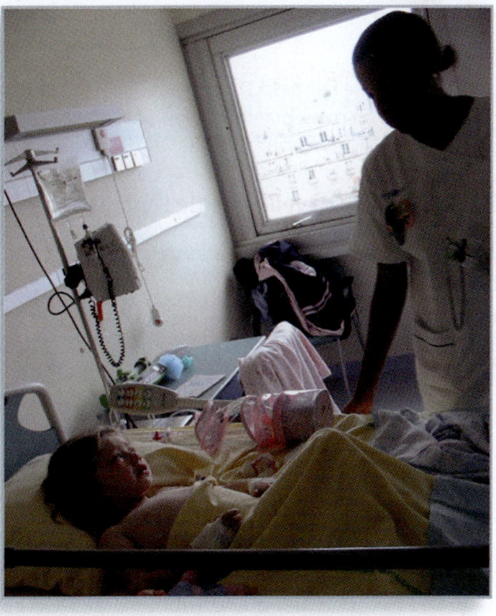

Tableau 3.28 Aide aux premiers soins à J1 (1er jour après l'intervention).

Objectifs : participer au premier lever et aux premiers soins et surveiller l'enfant (respect des règles d'HSCR)
Indication : le 1er jour, après l'intervention (J1).
Compétences des soins : c'est la puéricultrice qui est compétente pour effectuer le 1er lever pour un enfant en âge de marcher et pour effectuer les premiers soins de la plaie chirurgicale.

Matériel	Critères	Procédure
– Robe de chambre (ou autre vêtement d'intérieur) – Chaussons		**1. Aider au premier lever**[a] L'AP doit aider la puéricultrice à effectuer le 1er lever de l'enfant et la mise au fauteuil :
	R	– expliquer à l'enfant l'intérêt du 1er lever ;
	C	– rapprocher le fauteuil du lit de l'enfant et l'habiller (robe de chambre) ;
	S	– *dans un 1er temps* : l'asseoir au bord du lit un moment, descendre le lit au maximum et demander à l'enfant de regarder droit devant lui (s'il regarde
	S	le sol : risque de vertige) ; – *dans un 2e temps* : l'aider à se lever lentement, lui demander comment il se sent ; faire maintenir la paroi abdominale (l'enfant peut avoir mal),
	R	la puéricultrice prendra le pouls, la pression artérielle. **a) Si tout va bien** :
	R	– installer l'enfant dans le fauteuil, veiller à son bien-être (objets de première nécessité…) ; – lui parler, l'écouter, le rassurer.
	S	**b) Si l'enfant ne va pas bien** : Il peut présenter une pâleur, une douleur : recoucher l'enfant tout en le rassurant et alerter.
	S	**2. Participer aux premiers soins** – Aider la puéricultrice à réaliser le premier pansement de la plaie chirurgicale[b]. – Avant le lever et le pansement, faire la toilette corporelle au lit avec délicatesse.
	S	**3. Faire les transmissions**

a. Le 1er lever ne se fait pas à J1 systématiquement, mais selon prescription médicale.
b. La réfection du pansement ne se fait pas à J1 systématiquement, mais selon prescription médicale.

Tableau 3.29 Surveillance de l'enfant sous perfusion.

Objectifs : assurer une surveillance de l'enfant sous perfusion, en respectant les règles de sécurité, d'efficacité et de confort.
Indication : enfant perfusé.

Critères	Procédure
	L'AP doit surveiller :
S	**a) Le point de ponction :** – s'assurer que le pansement est *occlusif*, vérifier l'absence de signes d'inflammation locale (rougeur, douleur, chaleur, gonflement), et l'absence de saignement sur le pansement.
S	**b) Le matériel de la perfusion et le fonctionnement :** – s'assurer de l'écoulement du soluté dans la chambre de gouttes (*débit régulier*) ; – contrôler que la tubulure soit *non coudée, non nouée* : permettant l'écoulement du soluté, et contrôler son *étanchéité*. **c) Le bien-être et l'autonomie de l'enfant :**
R	– s'assurer que l'enfant a de l'aisance dans les mouvements (longueur de la tubulure appropriée), et qu'il ait accès à ses objets personnels (du côté non perfusé) ;
R	– l'inciter à des gestes modérés préservant la perfusion mais lui assurer une autonomie dans ses activités (se laver, manger) ;
H	– vérifier la propreté des draps, des taies d'oreiller (les changer si besoin) ;
R	– parler avec l'enfant, faciliter les visites des parents, les rassurer.
S	**d) L'aspect et le comportement de l'enfant :** – dépister les réactions au médicament perfusé, signaler une intolérance (ex. : allergie cutanée…) ; – s'enquérir de l'élimination de l'enfant (selles, urines…) ;
R	– s'enquérir de son bien-être psychologique, signaler tout signe d'angoisse.
S	**e) Faire les transmissions.**

12 | Les affections diverses

A La mucoviscidose

La mucoviscidose est une maladie génétique. L'anomalie d'un gène est responsable d'une modification de la nature des sécrétions exocrines de l'organisme. L'atteinte est donc pluriviscérale (touchant tous les organes ayant des sécrétions exocrines), mais elle est dominée par l'atteinte respiratoire et digestive.

a. Examen

Le diagnostic positif est possible grâce au dosage du chlore sudoral ou *test de la sueur*. L'anomalie en cause peut être recherchée par étude génétique. L'affection est à présent systématiquement dépistée, après la naissance, en même temps que le test de Guthrie.

b. Signes cliniques

Bronchites, toux, essoufflement..., qui sont dus aux sécrétions visqueuses au niveau des poumons.

c. Évolution

Il existe un certain nombre de risques :
- risque d'évolution vers une insuffisance respiratoire chronique ;
- risque de calculs de la vésicule, dus aux sécrétions biliaires épaisses ;
- risque de constipation, voire d'occlusion, due aux sécrétions épaisses dans l'intestin.

d. Traitement

Jusqu'à présent, le traitement est uniquement symptomatique (*cf.* ci-après). En cas d'insuffisance respiratoire chronique avancée, une intervention chirurgicale peut être envisagée par les médecins[32].

Rôle de l'AP

Règles d'HSCR

Avec la puéricultrice, l'AP participe à l'installation et aux soins :
- installer l'enfant de manière à libérer les mouvements thoraciques (position demi-assise pour l'enfant, proclive dorsal pour le nourrisson) ;
- rassurer l'enfant, rester auprès de lui :
  – proposer au grand enfant les objets de première nécessité,
  – faciliter les visites et la présence des parents,
  – soutenir sa famille ;
- dégager les voies aériennes supérieures : selon prescription, faire une désinfection rhino-pharyngée ;
- aider la puéricultrice à faire des aspirations nasopharyngées ;
- dégager les voies aériennes inférieures (rôle du kinésithérapeute) ;
- apporter de l'oxygène selon les protocoles (par lunettes ou sonde nasale) ;
- éviter les fausses routes de déglutition ;
- assurer l'hygiène et le confort de l'environnement (propreté de la literie, lumière douce, pièce aérée, ambiance calme...) ;
- se laver les mains (ou SHA) ;
- faire les transmissions.

32. Transplantation pulmonaire éventuelle.

B Le diabète

Le diabète peut se révéler à tout âge de l'enfance, mais on note un pic à l'adolescence. Seul le diabète insulinodépendant, largement majoritaire, sera abordé dans ce chapitre. Les cellules du pancréas (détruites par le système immunitaire) ne permettent plus une sécrétion d'insuline suffisante, entraînant d'abord une augmentation de la glycémie puis une glycosurie.

a. Signes cliniques

On observe :
- polydypsie ;
- polyurie (augmentation de la diurèse) ;
- amaigrissement (par déshydratation et hypercatabolisme) ;
- douleurs abdominales (à un stade avancé à cause de la cétonurie).

b. Examens biologiques

Lorsque les signes cliniques du diabète sont présents, le diagnostic est facile. Il repose sur l'évaluation de :
- la ***glycémie*** (supérieure à 2 g par litre) ;
- la ***glycosurie*** (abondante), souvent associée à une cétonurie (elle est testée sur bandelettes réactives).

c. Traitement

Il consiste en :
- des injections pluriquotidiennes d'insuline par voie sous-cutanée ;
- un régime pauvre en sucre rapide ;
- un suivi régulier en consultation afin de s'assurer que la « démarche éducative » a été assimilée et permet bien de :
  - amener l'enfant diabétique à une prise en charge autonome de son diabète à l'âge adulte,
  - prévenir les complications précoces (hypoglycémie, acidocétose),
  - prévenir les complications tardives (ophtalmiques, rénales, nerveuses…).

d. Démarche éducative

Dès l'hospitalisation de l'enfant, c'est une *équipe pluridisciplinaire* qui intervient (médecin, puéricultrice, infirmière, diététicienne, psychologue). Lors du premier entretien avec les parents, le médecin explique la maladie et le traitement. Il informe les parents sur la nécessité de leur disponibilité durant l'hospitalisation de leur enfant, afin qu'ils acquièrent les gestes techniques et les principes relatifs à un bon équilibre du diabète. Les différentes acquisitions se feront progressivement au *rythme* des parents et de l'enfant en fonction de son âge. Si l'enfant est assez grand et s'il le souhaite, il peut faire lui-même ses injections, mais il est toujours souhaitable que les parents soient capables de prendre le relais (*cf.* Fig. 3.41). Les formations commenceront dès que l'état de choc faisant suite à l'annonce du diagnostic s'apaisera. L'objectif des formations pratiques et théoriques est de permettre une *autonomie optimale* de l'enfant et de ses parents dès la sortie de l'hôpital. Chacun doit retrouver sa place à la maison, dans la famille.

Situation

Lucas (6 ans) refait pipi au lit depuis une semaine alors qu'il était parfaitement propre depuis l'âge de 3 ans. Sa mère a aussi noté qu'il réclamait sans cesse à boire et qu'il avait maigri malgré un appétit conservé. La bandelette urinaire réalisée par son médecin montre une glycosurie et une cétonurie. Lucas est adressé aux urgences. Le dextro à l'accueil est à 4g/L, confirmant le diagnostic de diabète. Lucas est aussitôt hospitalisé pour mise en route d'un traitement par insuline et éducation des parents.

Rôle de l'AP

Règles d'HSCR

L'AP veillera à :

- *prendre des mesures d'hygiène préventive stricte :*
  - nettoyer tout le matériel de l'environnement de l'enfant,
  - changer l'enfant régulièrement,
  - utiliser une serviette de toilette personnelle,
  - vérifier les vêtements,
  - supprimer tout ce qui pourrait blesser l'enfant dans certains objets courants,
  - se laver les mains (ou SHA) ;
- *noter le caractère des selles et des urines ;*
- *surveiller l'enfant* (observer son comportement, son état clinique) :
  - noter les *signes de l'hypoglycémie* (faim, excitation, tremblement),
  - noter les *signes de l'hyperglycémie* (soif, somnolence) ;
- *informer et rassurer l'enfant* (en fonction de son âge et des directives reçues) :
  - dédramatiser la situation,
  - avoir des gestes doux lors des soins ;
- *informer et rassurer les parents* : compléter la démarche éducative au sujet des injections d'insuline ;
- *prévenir la déshydratation :*
  - faire boire l'enfant,
  - repérer les premiers signes de déshydratation,
  - alerter (si besoin) ;
- *faire les transmissions :*
  - signaler le degré d'appréhension de l'enfant et/ou de ses parents au regard du traitement,
  - signaler toutes anomalies observées lors de la surveillance dans le comportement de l'enfant.

Situation

Laura (puéricultrice) et Sandra (AP) consacrent ce matin une heure à ***Amandine (diabétique)*** et à ses parents, pour leur expliquer en quoi consiste la maladie et le moyen n° 1 pour la combattre : l'injection d'insuline (*cf.* Fig. 3.41). Amandine ouvre de grands yeux. Craintive et peu sûre d'elle-même, elle demande à s'exercer d'abord sur la poupée en chiffon (qu'elle avait remisée et que la mère a ramenée de la maison), elle tente ensuite une première injection sur la cuisse et fière de l'avoir réussie, se sent rassurée sur ses compétences. Ses parents la félicitent. Laura et Sandra seront présentes aux prochains essais.

Fig. 3.41 Les lieux d'injection de l'insuline.

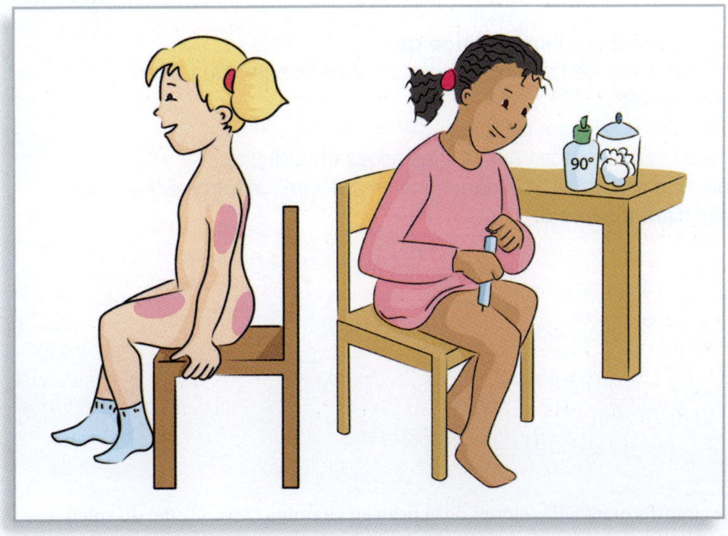

C Le rachitisme

C'est une maladie des os qui s'observe chez le jeune enfant (4-18 mois) et ceci malgré la prophylaxie recommandée.
Le rachitisme carentiel est un trouble de la croissance osseuse dû à une carence en vitamine D. Elle est favorisée par le manque de soleil (photosynthèse insuffisante)[33].

a. Signes cliniques

Signes osseux

Ils touchent principalement :

- *le crâne* : retard de fermeture des fontanelles ;
- les membres :
  - bourrelet osseux aux articulations,
  - déformation des jambes ;
- la colonne vertébrale : scoliose ;
- *le thorax* : chapelet costal (nouures aux articulations).

Signes musculaires

L'hypotonie des muscles se traduit par un retard de la position assise et de la marche.

Altération de l'état général

On note une pâleur, des infections respiratoires fréquentes.

b. Évolution

Traitée tôt, l'évolution est toujours excellente.

c. Traitement

- *Traitement préventif* : on peut éviter le rachitisme par des mesures d'hygiène générale telles que l'exposition à la lumière solaire et la diversification précoce de l'alimentation avec une quantité suffisante de laitages et l'administration systématique de vitamine D.
- *Traitement curatif* : il associe l'administration de doses importantes de vitamine D et de calcium.

Rôle de l'AP

Règles d'hygiène de vie

Elle doit participer, avec la puéricultrice, à la prévention du rachitisme ou à son traitement (selon les directives reçues).

- **Administrer la vitamine D à l'enfant :**
  - la proposer à la cuillère et non dans le biberon ;
  - respecter les dosages prescrits.
- **Informer la mère sur l'importance de :**
  - exposer la peau de l'enfant au soleil (aux heures les plus chaudes en hiver et les moins chaudes en été) ;
  - le sortir le plus souvent possible ;
  - le laisser bras et jambes nus (s'il fait assez chaud) ;
  - donner une alimentation variée, riche en calcium : lait, fromages, œufs.
- **Faire les transmissions.**

33. Photosynthèse : transformation des stérols de la peau en vitamine D sous l'effet du soleil.

D L'hypotrophie

Un nourrisson est « hypotrophe » lorsque son poids est inférieur au poids moyen normal d'un nourrisson du même âge.

a. Causes

Les causes les plus fréquentes d'hypotrophie à la naissance sont :
- la toxémie gravidique, et plus généralement les anomalies vasculaires placentaires ;
- le tabagisme, l'alcoolisme chez les femmes enceintes, qui sont aussi des causes du retard de croissance intra-utérine et d'hypotrophie à la naissance ;
- les conditions socio-économiques défavorables, l'absence de suivi des grossesses.

Bien souvent, aucune cause n'est retrouvée.

b. Signes cliniques

Devant un enfant qui paraît maigre, le médecin fait :
- *établir des courbes de croissance* (poids-taille) depuis la naissance afin de confirmer le retard et préciser son importance en comparant le poids et la taille de l'enfant aux courbes de référence.
- *préciser* par l'interrogatoire des parents de l'enfant :
  - les *régimes* proposés et l'*alimentation* réellement ingérée par l'enfant,
  - le *poids* et la *taille* de ses parents.

Rôle de l'AP

Règles de sécurité et respect de l'enfant

L'AP doit :
- signaler les enfants dont le poids ou la taille sont inférieurs aux normes ou dont la croissance est insuffisante ;
- peser et mesurer les enfants et reporter les résultats sur les courbes de croissance ;
- faire du moment du repas un moment agréable ;
- stimuler l'enfant à manger (en évitant impérativement de le forcer à manger) ;
- faire les transmissions (noter les quantités ingérées, les aliments refusés…).

E La mort subite du nourrisson (MSN)

La mort subite du nourrisson est le décès brutal et inattendu d'un enfant, le plus souvent après le sommeil de la nuit ou celui de la sieste. La MSN a baissé considérablement ces dernières années, depuis les dispositions préventives (*cf.* ci-après).

a. Causes

Grâce à l'autopsie, une pathologie est souvent identifiable, mais elle n'explique pas toujours à elle seul le décès. En voici quelques exemples : une maladie infectieuse, une malformation congénitale, une hyperthermie, une pathologie ORL (laryngite, rhinite…), une maltraitance, etc.

En 2010, une équipe française a identifié une anomalie biologique chez un groupe de nourrissons décédés de mort subite inexpliquée (MSIN), sous la forme d'une activité trop importante du nerf vague, freinateur du rythme cardiaque. Le professeur Pascal Bousquet, principal investigateur de cette découverte, dit que son intérêt majeur réside dans la possibilité d'« identifier les marqueurs de risque, et donc de dépister cette anomalie dès les premiers jours de vie, à partir d'un échantillon sanguin »[34].

b. Prophylaxie

Le ministère de la Santé a diffusé une brochure d'information dans toutes les maternités de France, contenant des recommandations. Ainsi :
- on déconseille la position de sommeil sur le ventre ;

34. Professeur Pascal Bousquet dans *Le Quotidien du médecin*, 5 mars 2010.

- on recommande :
  – de coucher bébé sur le dos (ce qui facilite sa respiration) ;
  – de choisir un matelas ferme, des couffins rigides,
  – d'éviter les oreillers et les couettes,
  – de ne pas trop couvrir le bébé durant son sommeil (préférer une turbulette),
  – de ne pas trop chauffer la chambre.

c. Conduite à tenir

- Accueillir la famille pour :
  – la soutenir face à ce terrible drame et la déculpabiliser ;
  – recueillir des informations sur les antécédents familiaux et l'enfant.
- *Établir un diagnostic* par des examens biologiques et radiologiques...
- *Faire une autopsie* (très conseillée par le ministère de la Santé pour mieux cerner les causes de la MSN).

Rôle de l'AP

Règles d'HSCR

L'AP doit :

- **prévenir la responsable en cas de :**
  – mauvaise prise pondérale, rejets alimentaires,
  – signes respiratoires (encombrement bronchique),
  – changement de comportement, coloration anormale (cyanose, pâleur) ;
- **participer à l'éducation des parents avec la puéricultrice, leur rappeler l'importance de :**
  – surveiller la position de sommeil des bébés (sur le dos),
  – surveiller la température de la pièce,
  – ne pas trop couvrir les enfants pendant le sommeil,
  – adopter un matelas ferme, ne pas mettre d'oreiller (ou un oreiller plat),
  – surveiller l'enfant pendant la sieste ;
- **veiller à ne pas inquiéter les parents par un excès de recommandations ;**
- **connaître les gestes de réanimation pour être efficace en cas d'urgence ;**
- **faire les transmissions.**

F L'oncologie

Pour compléter cette série de chapitres consacrée aux pathologies pédiatriques, nous proposons une approche de l'hospitalisation de l'enfant dans le cadre d'une maladie invalidante par sa gravité.
Il s'agit (ci-après) de l'étude de cas d'un enfant hospitalisé en service d'oncologie pédiatrique d'un centre anti-cancéreux implanté dans une grande ville[35].

Situation

Victorien, âgé de 11 ans, est le cadet de la famille ; Julie, sa sœur aînée, a 12 ans et demi. Il est scolarisé en 6e, pratique la natation et fait partie d'un groupe d'éclaireurs de France.
À l'annonce de la maladie par le médecin, le diagnostic de lymphome B (de localisation axillaire gauche avec envahissement médullaire) est posé. Victorien comprend la gravité de son cas mais ne réagit pas. Après avoir expliqué à l'enfant ce qui se passe, le médecin propose une hospitalisation pour débuter la chimiothérapie. L'état général de l'enfant est bon sur le plan physique et psychologique.

L'accueil, l'information et un soutien psychologique durant son séjour aux moments les plus douloureux, seront les axes de travail de la puéricultrice. Avec les autres membres de l'équipe, l'AP participera aux soins de l'enfant et à l'accompagnement des parents.

35. Anthony E.-J. et Koupernik C., *L'enfant devant la maladie et la mort*. Masson et Cie, Paris, 1974.

a. L'accueil

La puéricultrice du service pédiatrique organise l'accueil et la prise en charge paramédicale de Victorien afin de l'accompagner au long de son séjour, en concertation avec ses parents.
La puéricultrice prend du temps avec Victorien et sa famille pour leur expliquer comment va s'organiser le temps de l'hospitalisation et apprécier avec eux les effets et objets dont l'enfant a besoin. Elle leur présente l'AP qui va être la plus proche d'eux pendant le séjour de l'enfant et qui devra répondre à ses besoins.

b. La mise en œuvre des prescriptions médicales

La puéricultrice porte d'abord son attention sur la prescription : les médicaments prescrits, leurs effets secondaires et les surveillances à mettre en œuvre (elle en informe l'AP). Puis elle met en place les protocoles de traitement anticancéreux. Ils doivent être appliqués avec rigueur :
- à des doses extrêmement précises ;
- selon des horaires stricts ;
- par des voies d'abord exclusives.

De plus, les protocoles associent toujours plusieurs thérapeutiques qu'il ne faut pas interchanger.

Rôle de l'AP

Règles d'HSCR (personnalisé au cas de Victorien ; *cf.* situation page précédente)

L'AP veillera à *porter une attention particulière aux « rites de la vie quotidienne »*[a]
- Repérer les habitudes de Victorien : toilette (douche, bain ou toilette au lavabo), heure (soir ou matin)…
- Encourager l'enfant à continuer à faire « comme à la maison », en mettant l'accent sur certains points, comme l'hygiène bucco-dentaire.
- Lui signaler les séances d'animation prévues par le service et l'inciter à y participer (respecter les consignes).
- Lui proposer les objets de 1re nécessité : sonnette, eau, téléphone, télécommande, livres, DVD…
- Prendre en compte ses habitudes alimentaires (petit déjeuner, goûter), en expliquant à Victorien l'importance d'une alimentation riche et variée et d'une hydratation abondante (pour limiter une partie des effets secondaires des traitements).
- Informer l'enfant de la nécessité de suivre un régime pauvre en sel et en sucre, en présence d'un traitement aux corticoïdes.
- Lui proposer à boire régulièrement.
- Recommander à Victorien de respecter son rythme de sommeil (ainsi qu'à ses parents), de manière à éviter de mettre en route les traitements au cours de la période d'endormissement.
- Prévoir des temps calmes à l'approche de l'heure du coucher.
- Réconforter l'enfant et ses parents par une présence et une écoute active.

L'AP veillera à *faire les transmissions*
- Un formulaire de suivi du protocole est inséré dans le dossier de soins, il doit être soigneusement rempli car il est le garant de l'exécution des prescriptions.
- Les informations transmises à l'équipe soignante précisent la manière de réagir de Victorien et ses demandes particulières (cf. exemple ci-dessous).

Exemple de transmission
- Victorien a demandé à recevoir son traitement à 8 h 30, avant que ses parents arrivent, pour être « libre » quand ils sont là.
- Après-midi passé en salle de jeu (bons contacts avec les autres enfants).
- Parents viennent après déjeuner et restent jusqu'au dîner. Ne souhaitent pas rester sur place (respect de la vie familiale de leur fille).

Ainsi, l'organisation de la prise en charge de Victorien par l'équipe de soins et l'anticipation de ses besoins, associée à l'attention et l'écoute active de l'enfant et de ses parents, optimisent l'efficacité des soins et du traitement.

a. Lors d'une maladie grave, l'AP veillera à donner des conseils d'hygiène avec la plus grande souplesse et évitera toute maladresse.

13 | Les situations d'urgence néonatales

A Notions sur la détresse respiratoire

La détresse respiratoire a pour conséquence une mauvaise oxygénation du sang. Elle peut entraîner la mort par asphyxie. Elle demande un traitement médical urgent.

a. Signes cliniques

- *Cyanose* : coloration bleue de la peau due à une mauvaise oxygénation du sang, elle peut être localisée aux extrémités (lèvres, ongles, pieds) ou généralisée. Elle s'améliore généralement par l'administration d'oxygène.
- *Modifications de la fréquence respiratoire* : polypnée ou bradypnée (avec risque d'apnée).
- *Signes de lutte* :
  - tirage respiratoire (intercostal et sus-sternal) ;
  - battements des ailes du nez ;
  - balancement thoraco-abdominal…

b. Traitement

Il repose essentiellement sur l'oxygénothérapie[36], c'est-à-dire sur l'apport continu d'oxygène, à concentration contrôlée. Elle est généralement réalisée par lunettes nasales.
Le plus souvent, l'enfant est en incubateur.

Rôle de l'AP

Règles d'HSCR

Avec la puéricultrice, l'AP doit :

- surveiller l'enfant :
  - mesurer la fréquence respiratoire pendant au moins une minute,
  - observer la coloration de l'enfant,
  - dépister les signes de lutte ;
- mettre l'enfant en position demi-assise ;
- réaliser les soins d'hygiène et de confort ;
- répondre aux besoins de maternage de l'enfant ;
- accueillir les parents, les rassurer ;
- faire la transmission à la puéricultrice.

B Notions sur les malformations congénitales

Les malformations congénitales sont des malformations présentes dès la naissance. Elles peuvent être d'origine génétique (malformations héréditaires) ou acquises au cours de la vie intra-utérine (consécutives à des infections, des radiations, des médicaments).

a. Types

Certaines malformations congénitales peuvent être visibles à la naissance, d'autres font l'objet d'un dépistage systématique (*cf.* Tableau 3.30).

36. *Cf.* tableau 3.12.

Tableau 3.30 Principales malformations congénitales induisant des situations d'urgence.

Malformations	Description	Conséquences
I. Malformations congénitales visibles d'emblée		
1. Tête		
– Hydrocéphalie	– Excès de volume de la tête dû à une accumulation de liquide céphalo-rachidien	– Problèmes neurologiques graves
– Microcéphalie	– Crâne anormalement petit	– Problèmes neurologiques graves
2. Visage		
– Fentes labiales (bec-de-lièvre)	– Fentes au niveau de la lèvre supérieure	– Problèmes esthétique et alimentaire
– Division palatine	– Fente au niveau du palais	– Problèmes alimentaire et phonatoire
3. Paroi abdominale		
Omphalocèle	Tuméfaction ombilicale de contenu variable (grêle, foie…)	– Risques de rupture et d'infection – Malformations
4. Rachis		
Spina bifida (SB)	Absence de fermeture du rachis	– risques infectieux, neurologiques (paralysie)
5. Membres		
– Pied bot	– Déviation du pied	– Problème orthopédique
– Pied talus	– Hyperflexion du pied sur la jambe	– Évolution favorable après kinésithérapie
– Métatarsus varus	– Déviation du pied en dedans	– Évolution favorable après kinésithérapie
II. Malformations congénitales recherchées systématiquement (dépistage)		
1. Atrésie de l'œsophage Interruption de la continuité de l'œsophage	Dépistage systématique en salle de travail (test de la seringue)	– Fausses routes alimentaires – Complications respiratoires
2. Imperforation des choanes Obstruction des fosses nasales	Dépistage en salle de travail	Détresse respiratoire
3. Imperforation anale Obstruction de l'anus	Dépistage en salle de travail	Occlusion intestinale
4. Luxation congénitale de la hanche	Dépistage en période néonatale	Problèmes orthopédiques

3 Les soins palliatifs et l'accompagnement

1 | Les aspects culturels de la mort

Depuis des siècles, les hommes sont fascinés par le mystère de la mort. Les écrits et les peintures sont, au cours des siècles, autant de témoignages d'intérêt qu'ils lui portent.

A L'approche religieuse de la mort

Toute culture a une approche de la mort, fondée sur la religion.

a. La mort chez les chrétiens

Pour les chrétiens, la mort n'est pas une fin mais un commencement, le début d'une autre vie, promise par le Christ, au travers de sa résurrection. En effet, la foi chrétienne se fonde sur la résurrection du Christ lui-même, qui a ouvert aux hommes le chemin de l'éternité.
La mort du chrétien est un *passage vers la vie éternelle*, à laquelle tous les hommes sont appelés. En fin de vie, un chrétien fait souvent appel à un représentant de son église pour lui administrer le dernier sacrement, dit *sacrement des malades*.

b. La mort chez les musulmans (l'islam)

Chez les musulmans, c'est la croyance en Allah qui détermine tout. Les croyants peuvent avoir la certitude d'un avenir dans l'au-delà s'ils ont honoré Dieu ici-bas. Pour les musulmans, le mort doit être lavé de toutes ses souillures (telles que : urine, sperme, excréments, vomissement...) d'où l'importance des *derniers soins corporels, considérés « purificateurs »* pour le croyant.
Le décès est un évènement social. La communauté se soumet à un ensemble de « rites de passage » très codifiés, qui permettent de mieux évacuer l'angoisse du groupe.

c. La mort dans le judaïsme

Pour les juifs, le fait de mourir est une façon de se faire pardonner ses fautes. L'âme remontera à Dieu après cette *épreuve purificatrice* et elle jouira de la vie éternelle, en attendant la résurrection. La mort est le prix à payer pour une nouvelle naissance, pour la continuité des générations.

B La comparaison de trois religions

Le tableau 3.31 ci-après résume les points essentiels de trois grandes religions : chrétienne, musulmane, juive.

Tableau 3.31 Comparaison de trois religions (Résumé).

	Chrétiens	Musulmans	Juifs
Croyance	Dieu (la Sainte Trinité)	Allah	Yahve
Supports de foi	Ancien et nouveau testament (évangiles, lettres)	Coran	Ancien testament
Rites funéraires	Obsèques religieuses sobres	Rites de passage (avec pleureuses)	Obsèques religieuses sobres
Expression du deuil	Individuel	Collectif	Individuel
Symbole de la mort	Passage vers la vie éternelle	Passage vers des vies éternelles (enfer ou paradis)	Passage vers l'autre vie
Dernières exigences	Avoir reçu le « sacrement » des malades	Avoir reçu « la toilette purificatrice »	Avoir reçu « la toilette rituelle »

Rôle de l'AP

Quelle que soit la religion de l'enfant en fin de vie et de sa famille, il est important de la respecter, car elle est source de SENS pour la vie et la mort. L'intervention d'un ministre du Culte, si la famille en fait la demande, est possible à l'hôpital et peut représenter un soutien important dans la période d'accompagnement de fin de vie.
Enfin les rites, culturels et religieux, qui sont pratiqués, ont valeur de « SOIN » pour la famille. Par exemple, il est important de ne pas toucher le corps du défunt après la toilette mortuaire réalisée par la famille d'un patient musulman, car cette toilette a valeur de purification.
Il est important que l'AP soit à l'écoute de l'enfant en fin de vie et de ses proches, pour respecter au mieux leurs croyances, leurs traditions et leurs pratiques.

2 | Les notions législatives et réglementaires

A Les premières formalités après le décès

a. Constatation du décès

Quand le décès survient à l'hôpital, le médecin de l'établissement signe le constat de décès. Si le décès survient au domicile, le médecin traitant procède au constat et délivre le certificat de décès.
Le constat de décès d'un enfant soumis à une réanimation prolongée, sera établi après consultation de deux médecins, dont l'un sera obligatoirement un chef de service ou son remplaçant dûment autorisé.

b. Présentation du corps à la famille

La famille a accès au corps de l'enfant décédé avant qu'il ne soit déposé dans la chambre mortuaire. Les heures auxquelles les familles peuvent demander la présentation du corps sont fixées par le directeur de l'établissement hospitalier. Cette présentation est faite dans une salle spécialement aménagée à cet effet.

c. Déclaration du décès

La famille doit faire la déclaration du décès dans les 24 h, au bureau d'état civil de la mairie de la commune où le décès est survenu. Elle se munira de différents papiers :
- le livret de famille ;
- la pièce d'identité du défunt (si elle existe) ;
- le certificat médical constatant le décès.

B Le transfert du corps à résidence

La demande de transfert du corps d'une personne décédée dans un établissement hospitalier est formulée par la famille (avec accord du directeur de l'hôpital). Elle doit être autorisée par le maire de la commune où est situé l'établissement et, à Paris, par le préfet de police.
- Le transfert du corps du défunt doit être effectué et terminé dans un délai maximum de *18 h* à compter du décès.
- Le transport du corps peut être assuré par :
  - les établissements d'hospitalisation ;
  - les services des pompes funèbres.

C Le don du corps à la science

Ce don doit faire l'objet d'une déclaration écrite en entier, datée et signée. Pour un enfant, c'est la famille qui est concernée. Cette demande est à adresser à la *Faculté de médecine, rue des Saints Pères, à Paris 75006*, ou à la faculté de médecine la plus proche du domicile.

Ces corps serviront à des travaux d'anatomie et non pour des prélèvements d'organes. Le corps peut être restitué à la famille ou bien la faculté peut se charger des obsèques. Dans l'un ou l'autre cas, il est prévu une rémunération à la famille.

D Les prélèvements d'organes sur un enfant décédé

Ces prélèvements sont réglementés par la loi du 29 juillet 1994. 4 articles sont importants :

- *Article L. 671-7 : « Le prélèvement d'organes sur une personne décédée ne peut être effectué qu'à des fins thérapeutiques ou scientifiques et après que le constat de la mort a été établi dans les conditions définies par le Conseil d'État. »*
- *Article L. 665-13 : « Aucun paiement, quelle que soit la forme, ne peut être alloué à l'allocation d'un prélèvement d'organes à des fins thérapeutiques ou scientifiques. »*
- *Article L. 671-8 : « Si la personne décédée est un mineur ou un majeur faisant l'objet d'une mesure de protection légale, il faut un consentement écrit des titulaires de l'autorité parentale. »*
- *Article L. 671-9 : « Les prélèvements scientifiques sont soumis au consentement écrit de la famille pour un enfant. Si des prélèvements sont effectués dans le but de rechercher les causes du décès, la famille devra être informée. »*

3 | L'évolution psychologique de l'enfant en phase terminale

Élisabeth Kübler-Ross[37] a décrit les différentes étapes psychologiques par lesquelles passent les personnes en fin de vie. Le comportement de l'enfant mourant est assez semblable à celui de l'adulte mourant.

A La phase de dénégation (le refus)

La dénégation[38] est un mécanisme de refus de la situation. C'est un processus de défense. Il permet à une personne confrontée à une menace, de ne pas être submergée par la peur.
La dénégation est une protection, *inconsciente* et *momentanée*. Elle agit comme un amortisseur avant l'étape suivante.

Situation

***Marco* (13 ans)** sait qu'il a une leucémie. Au stade de sa maladie, il souffre beaucoup… Il sait qu'il peut mourir, mais il ne veut pas le réaliser. Ce qui l'affecte le plus, c'est la tristesse de ses parents et amis lors des visites. Alors Marco leur affirme qu'il va mieux et il y croit. Aujourd'hui, il a même dit à Martine (l'aide-soignante) qui s'occupe de lui : « Tu sais, je vais bientôt retrouver mon école, mes copains seront si heureux de me revoir… ».

Rôle de l'AP

L'auxiliaire de puériculture doit respecter le mécanisme de pensée de l'enfant, le laisser évoluer à son rythme et l'accompagner sans jamais mentir à l'enfant. Elle pourra lui dire : « Quand tu seras prêt à parler de ta maladie, tu me trouveras pour t'écouter, je suis là pour toi. »

---

37. Elisabeth Kübler-Ross est spécialisée dans l'étude de la fin de vie, ses ouvrages font référence. Citons-en 4 : *La Mort et l'enfant, La Mort est un soleil, La Mort, dernière étape de la croissance, Vivre avec la Mort* (Editions du Rocher).
38. La dénégation s'appelle aussi « le déni ».

B La phase agressive (la colère)

Le refus de la maladie se transforme en colère. L'enfant malade devient agressif. Tout l'entourage est visé : les médecins qui ne savent pas guérir, les soignants qui ne savent pas s'y prendre et la famille qui ne comprend rien !
La colère traduit une révolte profonde, elle est le signe révélateur d'une frustration et d'un sentiment injustice insupportable. Elle est une façon pour l'enfant d'affirmer la seule puissance qui lui reste, de montrer aux soignants, à sa famille, qu'il est encore un vivant.
La colère, c'est aussi la manifestation d'une détresse, c'est un appel au secours.

Situation

***Rania* (12 ans) :** « Non… Vous vous trompez ! d'ailleurs vous êtes tous nuls… Vous croyez savoir et vous ne savez rien ! » C'est Rania qui hurle à l'encontre de ce médecin plein de prévenance lors de sa visite matinale dans le service d'oncologie pédiatrique, où elle est alitée depuis plusieurs semaines et elle ajoute : « Il fait beau dehors… Je veux partir. Les dames sont méchantes, moches, et la chambre est sale », dit-elle.

Rôle de l'AP

Le soignant sait bien qu'il ne faut pas prendre pour une insulte personnelle les remarques désagréables. La colère de l'enfant ne le vise pas. Elle vise sa maladie, son mal et le soignant sert « d'écran de projection ».
L'AP doit :

- écouter l'enfant et lui parler, par ex. :
  – « C'est dur ce que tu es en train de vivre, je le sais »,
  – « Tu as le droit d'être révolté, je te comprends »,
  – « Je ne t'en veux pas, je comprends bien ta colère » ;
- le toucher, le caresser pour l'apaiser ;
- rester auprès de lui, sans rien dire.

C La phase dépressive (la tristesse)

La tristesse est un état morbide, plus ou moins durable, caractérisé par une diminution du tonus et de l'énergie. Souvent causée par une perte, elle est bien connue des vivants : la maladie, le divorce sont aussi des expériences de séparation, de rupture, qui provoquent souffrance et douleur morale, source de tristesse.

Situation

***Tania* (10 ans)** n'en a plus pour très longtemps à vivre. Elle ne veut plus voir personne et ne manifeste aucun désir. Plus rien ne l'intéresse. Elle nage déjà dans un « ailleurs », auquel elle semble aspirer de tous ses vœux. Elle pleure souvent… Ce matin, sa mère est venue la voir. Elle lui a tenu la main, très longuement, et lui a dit : « Je suis triste, et je suis si fatiguée, apporte-moi un biberon de lait chaud. »

Rôle de l'AP

À ce stade, très souvent l'enfant ne parle plus, il garde le silence. Il désire être avec une seule personne. C'est à ce moment-là que le contact physique est important. Il faut lui toucher la main longuement sans rien dire. L'AP doit permettre au jeune malade d'exprimer sa souffrance intérieure, sa tristesse, en le laissant pleurer, en le laissant parler.
Le soignant doit pratiquer l'écoute active et il doit faciliter la présence de la famille auprès de l'enfant.

D La phase de sérénité

La phase de sérénité, c'est le moment le plus près de la mort. L'enfant mourant semble approcher d'une délivrance, il se montre paisible, confiant. La mort ne lui apparaîtrait pas triste si elle n'attristait pas sa famille. Il semble souffrir (psychologiquement) plus pour les autres que pour lui…

Situation

***Fluvio* (7 ans)** est hospitalisé dans le service du Professeur X depuis plusieurs semaines. À ce stade de sa maladie, après avoir passé bien des épreuves toutes aussi pénibles les unes que les autres, il semble avoir atteint un stade de plénitude, de sérénité. « Je me sens sur un petit nuage blanc, j'ai l'impression de voler. Ne fais pas de bruit, ne bouge pas », dit-il à sa maman qui reste jour et nuit à son chevet.

Rôle de l'AP

L'important pour le soignant (ou pour la famille proche) c'est d'accompagner le jeune mourant, par :

- une présence silencieuse constante ;
- des paroles d'affection et de tendresse ;
- un contact physique (par le toucher) très chaleureux.

4 | Les soins à l'enfant mourant

Les soins dispensés par l'auxiliaire de puériculture devront répondre aux besoins d'hygiène (H), de sécurité (S) et de confort (C) de l'enfant et à un besoin primordial : se sentir respecté (R).

A Les règles générales d'HSCR pour les soins à un enfant mourant

L'auxiliaire de puériculture doit adapter les règles générales d'HSCR à la situation de l'enfant.

a. L'AP aura le souci d'adapter les soins d'hygiène et de confort à l'enfant

- Agir avec tact et délicatesse.
- Adapter les protocoles de soins avec souplesse.
- Raccourcir la toilette, éviter que l'enfant ne prenne froid…[39]
- Installer les affaires personnelles à proximité.
- Faire les soins de prévention d'escarre (avec l'IDE ou la puéricultrice) ; exemples : massage des points d'appui, changements fréquents de position…
- Installer confortablement l'enfant (utiliser des coussins).
- Alléger le poids des couvertures (utiliser des arceaux).
- Veiller à la propreté de la literie (changer taies, alèses).
- Lui donner son jouet favori (ou son objet transitionnel) lors des soins.

b. L'AP aura le souci de respecter et de sécuriser l'enfant

- Bien indiquer son prénom et sa fonction et dire à l'enfant, avec des mots simples : « je suis celle qui s'occupera de toi, je suis là pour toi, tu peux m'appeler quand tu veux »…
- Installer la sonnette à proximité (le téléphone éventuellement).
- Laisser la porte entrouverte, ou une veilleuse (s'il le souhaite).

---

39. À ce stade de la maladie, il faut surtout procurer du bien-être à l'enfant et éviter tout ce qui peut être contraignant ou source de fatigue.

- Lui dire que le personnel est proche, qu'il fait souvent des « tournées ».
- Parler à l'enfant lors des tournées.
- Annoncer les soins, les lui expliquer.
- Organiser des soins à un rythme très régulier (cela permet à l'enfant de prévoir).
- Lui faire part des messages téléphonés de sa famille.
- Faciliter la présence de la mère (ou du père) auprès de l'enfant.
- Avoir des gestes doux lors des soins.
- Parler sans crier, lentement et calmement.
- Être présente et assurer une écoute active.
- Utiliser les ressources de l'enfant : musiques qu'il aime, peluches, photos...

c. L'AP aura le souci d'adapter l'environnement

- Prévoir une installation du lit favorisant la vue par la fenêtre.
- Réduire les sources de bruits désagréables, en particulier la nuit (radio, télévision...).
- Éviter le claquement des portes ou celui des talons, les éclats de voix.
- Tamiser la lumière, donc éviter les lampes trop vives, l'ensoleillement trop fort.
- Régler la température, la ventilation ou l'aération de la chambre.

B Les précautions à prendre lors des repas

Lors du repas, l'AP veillera plus particulièrement à :
- installer confortablement l'enfant (adapter l'installation aux besoins spécifiques de l'enfant) ;
- respecter les habitudes alimentaires, les goûts de l'enfant ;
- noter son rythme biologique (à quelle heure a-t-il faim ?) ;
- le laisser manger à son rythme (c'est-à-dire lentement) ;
- maintenir les petits plaisirs (chocolats, bonbons, dont l'interdiction ne signifie plus rien !) ;
- adapter à l'enfant la nature du contact au cours du repas ; lui parler s'il le souhaite, ou garder le silence (si nécessaire) en maintenant un langage « non verbal » (par le regard, le sourire) ;
- rafraîchir la bouche, à l'aide de sorbets, glaces, thé ou eau glacée ;
- faire des soins de bouche ;
- rafraîchir les mains, à l'aide de compresse, gant humide ou eau de Cologne (selon les goûts) ;
- le couvrir ou le découvrir selon la température ambiante ;
- éponger souvent le front, les yeux et le visage (un gant de toilette frais est souvent apprécié) ;
- veiller au confort de la literie (ôter tout ce qui peut gêner l'enfant, renouveler les taies d'oreiller, les alèses...) ;
- renouveler souvent les vêtements ;
- passer de la crème, ou pommade glycérinée sur les lèvres souvent déshydratées ;
- faire les transmissions écrites et orales.

Entre les repas, l'AP veillera à offrir souvent à boire à l'enfant. Le soignant offrira à boire le plus souvent possible à l'enfant, car on observe chez toute personne en fin de vie un risque de déshydratation très marqué. On doit privilégier la prise orale des boissons, et des aliments, jusqu'en phase terminale, afin de retarder le plus possible les perfusions qui sont toujours causes de souffrances accrues.

C Les précautions à prendre lors des troubles digestifs

Les enfants en fin de vie ont souvent des nausées et des vomissements. Certains traitements peuvent en être la cause ; parfois, ils sont les symptômes de maladies graves (tels les cancers avancés). Ils sont en tout cas très fréquents en phase terminale et entraînent un grand inconfort.
L'AP doit :
- rassurer l'enfant par la parole et la présence ;
- donner une cuvette à l'enfant (la lui tenir sous le menton le moment voulu) ;
- soutenir son front, au cours des « efforts » lors du vomissement ;
- protéger les vêtements et le lit de l'enfant (avec des linges ou alèses) ;
- l'essuyer avec des serviettes en papier (rapidement) ;

- le laver avec délicatesse;
- lui faire rincer la bouche;
- changer les vêtements et renouveler rapidement les draps (si besoin);
- lui proposer de l'eau de Cologne ou des mini-pochettes parfumées rafraîchissantes;
- assurer l'hygiène du matériel (nettoyage de la cuvette);
- aérer la pièce;
- bien se laver les mains;
- faire les transmissions.

5 | L'accompagnement de l'enfant mourant et de sa famille

Les soins palliatifs comprennent tous les soins (médicaux et psychologiques) ainsi que le soutien spirituel, destiné à soulager la souffrance et à améliorer le confort d'un malade (définition de la SSMP)[40].

A Comment l'enfant comprend la mort selon son âge

Selon l'âge de l'enfant, l'approche de la mort est différente :
- *avant 4-5 ans*, l'enfant ne comprend pas la mort, il ressent la maladie comme une menace, une séparation d'avec ses parents;
- *après 4-5 ans*, l'enfant comprend le mot mort, mais pour lui c'est un phénomène *transitoire*, par exemple, Zoé peut dire « Papa est mort, je sais, mais pourquoi ne vient-il pas au moins manger avec nous ? »;
- *c'est vers 8-9 ans* que l'enfant commence à percevoir la mort comme l'adulte, et, dès cet âge-là, l'enfant sait, mieux que l'adulte, parler de la mort, encore faut-il savoir l'entendre.

B Les besoins de l'enfant mourant

Pour offrir un accompagnement de qualité, le soignant doit bien connaître les besoins de l'enfant en fin de vie et comprendre les attentes de sa famille.
L'enfant qui va mourir manifeste plusieurs besoins. Nous allons les citer sans ordre préférentiel, ils sont tous très importants.

a. Le besoin d'un soutien psychologique

L'enfant recherche la *présence affective* et *régulière* d'un être privilégié, un confident capable d'entendre ce qu'il « veut savoir » sur la mort (le non-dit est angoissant). L'accompagnant saura :
- écouter l'enfant;
- l'inciter à parler de ce qu'il ressent (peurs, angoisses...);
- être prêt à lui répondre sans crainte et sans phrases toutes faites.

En effet, laisser l'enfant « parler de sa mort » est apaisant et libératoire pour lui (on sait que beaucoup d'enfants évitent de parler de leur mort de peur des réactions de leurs parents).

b. Le besoin de sécurité

Le besoin de sécurité est fortement accentué dans des situations de danger et devant l'éventualité d'une mort que l'on sent prochaine. Dans de nombreux actes quotidiens, par le geste et par la parole, le soignant saura satisfaire ce besoin. Le fait de « parler vrai » y participe (*cf.* Rôle AP ci-après).

40. SSMP : Société suisse de médecine palliative.

Rôle de l'AP « accompagnant » (ou de la famille)

L'adulte (professionnel ou famille) doit être capable d'entendre et d'assumer les paroles de l'enfant et de maîtriser ses émotions.
On sait que les adultes ne parlent pas à l'enfant de sa mort, de peur de le traumatiser. Ils ont tendance à mentir, à rester dans le flou, or *l'enfant a droit à la vérité*.

- L'adulte peut dire : « Je sais que tu as peur de mourir. Moi aussi je suis préoccupé par ce que tu vis, fais confiance, je suis là… »
- Toutefois, le mot « mourir » ne sera dit que si l'enfant l'a prononcé ; la « reformulation » des paroles doit être fidèle. C'est l'écoute attentive et bienveillante qui peut encourager l'enfant à s'exprimer.
- L'adulte doit éviter ce type de réflexion : « Ce n'est pas grave… Tu n'as rien, ne t'inquiète pas… Parlons d'autre chose. »

c. Les besoins physiologiques (faim, soif, sommeil)

Ces besoins sont fondamentaux et tout particulièrement pour un enfant en phase terminale. Le soignant saura les satisfaire de façon adaptée, avec beaucoup de souplesse, en raison de la situation particulière de l'enfant. À ce stade de la maladie, il faut privilégier le *plaisir* de l'enfant et éviter toute rigueur dans le comportement : le soignant donnera le repas à la demande, acceptera de donner des friandises (selon accords avec la puéricultrice responsable).

d. Les besoins de considération et de dépassement

- Le besoin de considération est un besoin d'estime et de respect (le désir d'être pris pour un « grand » est essentiel pour un jeune malade en fin de vie).
- Le besoin de dépassement est celui de se grandir moralement. L'accompagnant découvre souvent que le mourant lui communique une étrange et profonde sagesse.

Situation

***Théo* (8 ans)** dit à sa mère : « Tu sais que je suis un “grand”, je ne crie jamais. Judith (l'auxiliaire de puériculture) m'a dit que j'étais le meilleur du service et elle m'a embrassé. J'avais envie de pleurer tu sais. Mais j'ai quand même mangé ma soupe. Elle était fière de moi. »

Les paroles de vérité sont utiles. Il faut savoir les adapter à l'âge, à la maturité de l'enfant. Ces paroles lui serviront de repère, de guide, le sécuriseront. L'enfant « sait » et ne demande qu'à être entendu. Le soignant pourra avec profit, utiliser des supports adaptés pour parler de la mort à un enfant (livre d'images par exemple).

C L'attitude d'écoute du « soignant accompagnant »

La formation à l'écoute du patient en fin de vie est un aspect indispensable de l'accompagnement.

a. Les six attitudes d'écoute du soignant

Les psychologues distinguent six attitudes d'écoute qui éclairent la relation d'aide au patient en fin de vie. Les connaître permet au soignant d'analyser sa conduite et d'améliorer sa relation.
Prenons le cas d'une enfant prénommée Elsa (8 ans) qui parle de sa mort lors d'un jeu avec sa poupée :
1. **L'attitude de support** fait appel aux *sentiments*. Elle vise à encourager le patient. Par exemple, le soignant peut dire à l'enfant malade : « Ne parle pas ainsi. Elsa, tu me fais de la peine, nous sommes là pour t'aider ! »
2. **L'attitude de décision** privilégie *l'action*. Elle vise à dire à l'enfant malade qu'il y a toujours quelque chose à faire. Par exemple, le soignant peut dire : « Allons, Elsa, viens jouer avec Laure un peu et après ça ira mieux ! »

3. **L'attitude d'évaluation** décrète que c'est *bien ou mal*. Elle tend à prononcer un jugement. Par exemple, le soignant peut dire : « Voyons, Elsa, ce n'est pas bien de parler ainsi ! ».
4. **L'attitude d'enquête** pose des *questions*. Elle vise à gagner du temps, à détourner la conversation. Par exemple, le soignant peut dire : « Pourquoi dis-tu ça, Elsa ? »
5. **L'attitude d'interprétation** cherche des *raisons*. Elle veut trouver des explications, mais, en fait, elle les impose. Par exemple, le soignant peut dire : « C'est parce que tu as mal dormi, Elsa, que tu pleures ? ».
6. **L'attitude de compréhension** cherche à *comprendre*, mais elle s'en tient à ce qui a été dit. Par exemple, le soignant peut dire : « Je comprends ta douleur, Elsa, ça fait partie des symptômes dont a parlé le docteur ce matin... ».

Rôle de l'AP

La recherche de la bonne attitude

Il est très instructif pour l'AP de rechercher quelle est l'attitude qui convient le mieux auprès de tel ou tel enfant, celle qui lui paraît la plus appropriée (ou inappropriée !).
D'une manière générale nous dirons que c'est, dans l'exemple ci-dessus, l'attitude de compréhension (n° 6).

D Le respect des rôles de chacun

Accepter l'enfant malade comme une personne signifie d'abord l'accepter avec et dans sa famille. Il faut donc veiller à trouver une relation équilibrée entre famille, malade et soignant.

a. Éviter les confusions de rôle

Les confusions de rôle sont des écueils à éviter dans les relations avec la famille.
- Le soignant reste le soignant : il ne peut *devenir* le « *parent* » de l'enfant malade (même si les rapports sont très chaleureux).
- La famille reste la famille : il ne faut pas lui demander de jouer le rôle du soignant.

Ainsi, certaines mères d'enfants malades tendent à devenir des soignantes excessives (*cf.* situation ci-après).

Situation

Sarah D. a soigné son jeune enfant ***Mattéo (5 ans)*** jusqu'au terme de sa grave maladie. Elle le lavait, lui donnait ses médicaments, ses repas, le changeait, le couchait, le levait. Elle était présente 24 h/24 et repoussait le plus possible les soignants, dont elle acceptait mal les conseils... Parfois, elle se montrait agressive envers eux. Elle avait toujours l'impression qu'ils lui « volaient » son enfant ; surtout lorsqu'ils lui demandaient de sortir de la chambre à l'occasion d'un examen spécifique.

La mère ne peut jouer tous les rôles à la fois. Cela peut dégrader les relations avec le service, détériorer sa santé physique et morale et perturber l'enfant (s'il la sent trop tendue, trop oppressante...). En revanche, le jeune malade a d'autres besoins que le soin, en particulier un intense besoin affectif, et sur ce plan la mère fait merveille.

b. Rechercher la « bonne distance »

Sans être « de la famille », le soignant est impliqué dans une relation affective avec l'enfant malade en fin de vie. La bonne distance consiste à savoir gérer cette relation. Certains psychologues disent que le mourant veut faire entrer son entourage dans une « bulle ». Le soignant peut entrer dans cette bulle, mais il doit en sortir. L'accompagnement est éprouvant, chaque soignant dans sa relation avec un enfant mourant sort plus ou moins atteint lui-même et a besoin d'exprimer sa souffrance.

E La reconnaissance des « attitudes de défense »

Lorsque les soignants reconnaissent leur tendance à la « fuite » devant un mourant, un pas important a été franchi dans la connaissance d'eux-mêmes et l'apprentissage de l'accompagnement.

a. Comprendre les mécanismes de « défense » du personnel soignant

Les attitudes de défense révèlent que la sensibilité a été profondément touchée et que le personnel de soins cherche à se protéger. Il peut le manifester par :

- *la dénégation* : c'est une façon de nier la situation. Par exemple, le soignant peut dire à la famille : « Il ne va pas si mal que ça ! » ;
- *la projection* : c'est une façon de se « rassurer » ; par exemple : quand un enfant malade dit : « Je vais mourir », et que le soignant s'écrie « Mais, non, mais non ! », les psychologues interprètent ces paroles comme un besoin d'être rassuré soi-même.

b. Comprendre les mécanismes de « défense » de l'enfant mourant ou de sa famille

Il faut préciser que lorsqu'on parle de « défense », il s'agit d'une partie du « moi » qui se défend contre une autre partie du moi qui pourrait l'amener à souffrir. La *colère ou l'agressivité* que manifeste l'enfant mourant à l'égard de son entourage, est bien le signe d'une réaction violente devant l'approche de la mort. Celle-ci est ressentie comme une menace insupportable. La famille présente souvent (aussi) un comportement agressif, qu'il faut savoir interpréter comme une défense[41].

Situation

Mme X. a pour son enfant, ***Julien (10 ans)***, un attachement profond, et le voir s'éteindre, chaque jour davantage, est pour elle une épreuve difficile à assumer. Elle sonne sans cesse, elle crie des injures dans le couloir. Le personnel est fatigué de ses plaintes. Hier, Jeudi à 10 h, l'enfant est mort… Mme X est allée voir l'équipe, elle était calme, polie et pleine de respect. Elle s'est excusée… Tout était fini !

Rôle de l'AP

L'AP doit reconnaître ses limites

Le plus grave pour le « soignant-accompagnant » n'est pas de craquer, mais de ne pas tenir compte de ses limites. Quelques signes annonciateurs d'un excès de fatigue sont :

- de fréquentes et involontaires pensées envers l'enfant mourant ;
- des pleurs, de l'accablement, une difficulté de concentration, une irritabilité….

L'AP veillera à les signaler rapidement à l'équipe.

L'AP doit travailler en équipe

La pratique d'accompagnement exige un travail d'équipe et l'organisation de « *groupes de parole* » animés par un psychologue. Ce soutien fait partie de la formation continue en unité de soins palliatifs. Certaines associations[a] ont pour mission de susciter la réflexion et la recherche sur le thème de « l'accompagnement » des patients en fin de vie. Elles proposent des formations aux soignants dans les milieux hospitaliers.

- La formation est très importante, elle permet de trouver des clés pour comprendre et analyser les situations, pour mieux répondre aux besoins, pour avoir un comportement adapté.
- Les groupes de paroles (animés par un professionnel : psychologue ou psychosociologue) permettent l'expression des soignants, pour revenir sur des situations vécues et dire les questionnements, les problèmes rencontrés ou resssentis.

a. Association JALMALV : 132 rue du Faubourg St Denis, 75010 Paris.

41. *L'enfant et la mort*, Ginette Raimbaut, Éd. Dunod.

6 | Le soutien à la famille durant le processus de deuil

Le deuil (en latin *dolere* : souffrir) exprime la profonde tristesse qui envahit une personne à la suite de la mort de quelqu'un. Les familles, spécialement lors d'un décès d'un enfant, affirment qu'on ne peut pas lutter contre la maladie et se préparer à la mort.

A « Le travail de deuil »

Les services de soins palliatifs considèrent aujourd'hui que l'aide aux familles en deuil est un élément important de leur mission.
Le travail de deuil est une tâche psychologique difficile pour celui, ou celle, qui vient de perdre un être cher. Si Freud a utilisé le mot « travail », c'est parce que le deuil consomme beaucoup d'énergie et demande beaucoup de temps à celui qui le vit[42].

a. Le facteur « temps »

Le travail de deuil prend du temps, le plus souvent une bonne année. Pour certains, ce sera moins long, mais de toute façon l'avancée n'est pas linéaire (on avance à certains moments, on régresse à d'autres...).

b. Le facteur « psychologique »

Le travail de deuil s'accomplira plus ou moins facilement, car il est étroitement lié à la personnalité de celui qui vit le deuil et à sa relation avec le défunt. Pour faciliter le deuil, cette relation ne doit pas :
- être *culpabilisante* pour lui (ex. : « Je ne l'ai pas assez surveillé (c'est le cas lorsque l'enfant est décédé dans un accident) ou assez aimé... ») ;
- être *identifiante* avec le défunt (ex. : « Je n'ai plus de raison de vivre, je veux le suivre ! »).

Certains symptômes accompagnent le deuil. Citons les migraines, les douleurs de toutes sortes, la dyspnée, la fatigue, l'insomnie...

c. L'ambivalence des sentiments

Tout travail de deuil est accompagné d'un ensemble de sentiments ambivalents qui associent :
- « la nécessité vitale de retirer le désir de la personne que l'on a perdue ;
- et le refus, la révolte de retirer ce désir (car le désir est toujours présent !) ».

L'endeuillé garde toujours en lui l'existence du défunt. Les souvenirs affluent, ils sont douloureux à vivre. Le disparu semble encore plus présent que lorsqu'il était là. Il mobilise toutes les pensées, les émotions...

B Les trois grandes étapes du deuil

Nous résumerons le processus du deuil à trois grandes étapes (qui, cependant, peuvent se décomposer en neuf stades)[43].

a. La phase de dénégation (ou déni)

L'endeuillé nie la réalité ; il a l'impression d'avoir en permanence le disparu à ses côtés... Il vit toujours avec lui. Son psychisme est comme « gelé » ; il agit de façon automatique, par réflexe, sans vraiment participer à la vie (il se sent « ailleurs »). Cette extériorisation est nécessaire. Elle permet de décharger une tension, à la fois physiologique et psychologique.

42. Sigmund Freud, *Métapsychologie in Deuil et mélancolie*, Éditions Gallimard, 1985.
43. Ces étapes ne sont pas sans rappeler les étapes psychologiques par lesquelles passe une personne en phase terminale (sur la base des travaux d'Elisabeth Kübler-Ross).

Situation

Monsieur X. vient d'apprendre la mort de sa fille (14 ans). Il ne peut y croire malgré le constat. Depuis 3 jours, il prépare le couvert pour elle et l'attend à la porte. Il a l'impression qu'elle va revenir à la maison, d'un instant à l'autre… Il l'appelle, il lui parle à voix basse…

b. La phase dépressive

C'est la prise de conscience du vide que la perte a laissé, de l'irréversible et de l'irrattrapable. La confrontation avec la réalité laisse apparaître les sentiments suivants :
- tristesse, désespoir, détresse ;
- agressivité envers soi-même et parfois agressivité envers autrui, avec culpabilité.

Pour certains c'est une période *d'inertie*, pour d'autres *d'hyperactivité*.

c. La phase de récupération

C'est la phase où l'endeuillé accepte la perte par la prise en charge de soi et la reconstruction de soi (dans un sens positif). La blessure se cicatrice, le Moi se retrouve libre et « sans inhibition ». Le défunt fait partie de l'histoire intérieure et n'empêche plus de vivre.

L'énergie sera de nouveau disponible pour d'autres attachements.

C Les capacités de « soutien » du soignant

L'endeuillé a besoin d'être « soutenu ». L'AP doit développer certaines capacités.

a. La capacité d'écoute et d'attention

Celui qui accompagne (qui « soutient ») doit avoir une très bonne capacité d'écoute. Pour cela, il faut :
- laisser la personne endeuillée s'exprimer, l'encourager à parler ;
- avoir une attitude de disponibilité (qui incite à l'échange) et être attentif à tout ce qu'elle ressent ;
- avoir un respect pour sa manière de voir, de croire, éviter les jugements de valeur ou les attitudes explicatives et interprétatives.

b. La capacité d'aide

Le soignant doit être capable :
- d'offrir une aide pratique ; ex. : accompagner les familles pour les formalités ou vers une salle de repos, ou vers la chapelle de l'hôpital ;
- de proposer un café, une boisson…

c. La capacité d'empathie

Le soignant doit pouvoir imaginer ce que vit l'autre, pouvoir *se mettre en place* pour mieux le comprendre sans s'identifier à lui. C'est être attentif à l'autre, lui laisser sa peine sans vouloir la diminuer.

d. La capacité de patience

Les accompagnants les plus précieux sont ceux qui savent être « *patients* » : ce n'est pas facile d'accompagner un endeuillé. La douleur de l'autre est difficile à supporter. La présence doit être proposée, jamais imposée. Elle doit être protectrice, jamais étouffante. Elle doit être paisible et respectueuse.

D La toilette mortuaire

La toilette mortuaire n'est pas un soin comme les autres. Il est important de ne pas le banaliser. Il s'agit, avant tout, d'un acte symbolique, d'un rituel autour de la mort auquel la famille de l'enfant est conviée (le soignant devra respecter les traditions culturelles et la religion de la famille).

- La toilette commence par un geste presque instinctif : on ferme les yeux du défunt (la pose de tampons humides peut aider à l'obturation complète de la paupière).
- La toilette se fait à l'eau tiède savonneuse, sur tout le corps. Elle peut être scindée en 4 temps.

a. 1er temps : réaliser la propreté du corps

Le soignant doit :
- enlever les sondes, poches et tout le petit matériel éventuellement présent ;
- prévoir des protections (alèses) ;
- effectuer la toilette corporelle (selon le protocole du service) ;
- placer un drap sous le défunt (laisser une protection imperméable sur le matelas).

b. 2e temps : assurer la fermeture des orifices

Le soignant doit :
- fermer la bouche ;
- puis fermer les orifices périnéaux (pour éviter le relâchement des sphincters) et mettre ensuite une couche culotte de protection.

c. 3e temps : habiller et installer le défunt

Le soignant doit :
- habiller l'enfant avec les vêtements remis par la famille ;
- serrer les membres inférieurs l'un contre l'autre ;
- maintenir les bras le long du corps ou les mains jointes sur la poitrine (conformément au désir de la famille, *cf.* ci-après).

d. 4e temps : respecter les traditions et la religion de la famille

Le soignant doit s'adresser à la famille pour lui demander quelle est la meilleure position des mains.

Certaines personnes croyantes demandent à mettre un objet religieux auprès du mort (un chapelet, une branche de buis, une médaille, une croix, voire une photo, un texte…). Le soignant respectera les traditions et/ou la religion de la famille.

4 Notions de pharmacologie

Définitions

- La *pharmacologie* est la science des médicaments. Elle s'étend de la fabrication, à la conservation, et à la délivrance aux clients.
- Le *médicament* est une substance administrée en vue de restaurer ou de modifier des fonctions organiques. Il y a trois grandes catégories de médicaments, définies en fonction de leur origine : naturelle, chimique ou issue d'une modification génétique[44].
- Le *principe actif* est une molécule qui confère au médicament ses propriétés thérapeutiques.
- *L'excipient* est une substance inactive (ou peu active) rassemblant plusieurs additifs.
- *La posologie* est l'étude des doses auxquelles doivent être administrés les médicaments.

1 | Les différentes classes de médicaments

Les médicaments sont classés en 3 classes ou catégories.

A Les médicaments potentiellement toxiques (listes I et II)

Ces médicaments contiennent des substances dites « vénéneuses » qui peuvent engendrer des effets nocifs.

a. La liste I

Les médicaments de cette liste renferment des substances qui peuvent donner lieu à des effets indésirables (c'est le cas des *antibiotiques, corticoïdes, anti-inflammatoires, antidépresseurs…*).
Pour les obtenir, une ordonnance est obligatoire. Un cadre **rouge** figure sur la boîte de la spécialité.

b. La liste II

Cette liste renferme des substances de moindre toxicité, mais qui, utilisées imprudemment, peuvent donner lieu à des incidents thérapeutiques (c'est le cas des *diurétiques*).
Pour les obtenir, une ordonnance est également obligatoire (prescription pour 6 mois maximum). Un cadre **vert** figure sur la boite de la spécialité.

B Les stupéfiants

Il s'agit de substances qui provoquent à la fois de l'euphorie et de la pharmacodépendance (ex. : la *morphine*). Citons les 2 types de dépendance :

- *la dépendance psychique* engendre un désir irrépressible de répéter les doses, afin de retrouver les sensations agréables ou extraordinaires ;
- *la dépendance physique* engendre l'apparition de troubles physiques intenses lorsque l'administration du produit est suspendue (leur ensemble constitue le syndrome de sevrage ou d'abstinence). Un double filet rouge figure sur la boite de la spécialité. La prescription est limitée.

---

44. Rappels de l'origine : *Origine naturelle* : Le produit peut être *minéral* (ex. : NaCl), *végétal* (ex. : Pénicillium), *animal* (ex. : hormones…). *Origine chimique* : Le produit est obtenu par synthèse (c'est-à-dire en laboratoire) à partir de molécules proches des substances naturelles. (Exemples : codéine, aspirine…).
Origine génétique : Le produit est obtenu à partir d'une synthèse de protéine due à la modification du matériel génétique d'une cellule animale ou bactérienne.

C Les médicaments hors liste

Ces médicaments sont considérés comme peu ou pas dangereux et peuvent être délivrés par le pharmacien sans ordonnance (ex. : paracétamol, ibuprofène, vitamine C, solutés de réhydratation…)

2 | Les différentes formes médicamenteuses

Le « principe actif » du médicament n'est jamais utilisé à l'état pur. Il est présenté sous une forme médicamenteuse dite « galénique ». *La forme galénique* est la forme de préparation pharmaceutique destinée à facilité l'activité du médicament (principe actif) et la conservation (excipient + additif). *Le classement* des formes médicamenteuses (dites galéniques) est établi *en fonction des voies d'administration du médicament* (orale, parentérale, cutanée, transmucosale). Toutes ces voies présentent des avantages et des inconvénients. Nous les avons regroupées dans le tableau 3.32.

Tableau 3.32 Voies d'administration et formes médicamenteuses.

Voies d'administration	Formes médicamenteuses	Avantages	Inconvénients
La voie orale	– Solutions buvables – Gouttes, sirops – Capsules, gélules – Cachets, comprimés, pilules – sachets	– Facilité de la prise – Rapidité d'emploi – Efficacité (si bon dosage)	– Action néfaste sur le système digestif – Goût désagréable (parfois)
La voie parentérale	– Solutés injectables – Suspensions injectables – Vaccins	– Utilisés en cas d'urgence – Efficacité (dosage sûr)	– Douleur – Risque infectieux (local)
La voie cutanée	– Lotions – Pommades – Crèmes – Gels – Patchs	Utilisés ponctuellement	Efficacité relative ou à long terme
La voie transmucosale	– Voie oculaire : collyres – Voie respiratoire : aérosols – Voie génito-urinaire : ovules – Voie rectale : suppositoires	– Complément d'un traitement général – Rapidité – Pas d'intolérance gastrique	– Contraignant (traitement à heures régulières) – Rejet (parfois) – Désagréable (pour certains) et rejet possible

3 | Les conséquences de la prise de médicaments sur l'organisme

Avant de produire les effets attendus, le médicament parcourt plusieurs étapes dans notre organisme. De ce fait, il est parfois responsable d'effets secondaires et toxiques indésirables.

A Le devenir du médicament dans l'organisme

Quelles que soient les voies d'administration du médicament, on distingue 5 grandes étapes pour son devenir.

- *L'introduction du médicament* : entre le moment où le médicament est introduit dans le corps et celui où le principe actif se libère, un certain temps est nécessaire. Cela dépend de la forme galénique du médicament (cachet, gélule, injection).
- *La résorption du médicament* : après sa libération, le principe actif du médicament est absorbé par l'organisme (principalement au niveau des villosités intestinales).
- *La distribution du médicament* : par la circulation sanguine, le médicament est distribué à tous les organes (sauf exceptions).

- *La fixation du médicament* : le médicament pénètre dans les cellules des tissus où il est fixé par des récepteurs. Il produit les « effets thérapeutiques » sur une durée limitée.
- *L'élimination du médicament* : l'élimination du médicament est sa phase terminale. Il est rapidement rejeté de l'organisme par différentes voies (urines, selles, sueur, expiration).

B Les effets secondaires du médicament

Il s'agit de l'ensemble des manifestations indésirables consécutives à l'administration d'un médicament. Ils peuvent toucher tous les organes. Citons :

- *les effets digestifs* : nausées, vomissements, diarrhée... ;
- *les effets cutanés* : prurit, éruption, urticaire, bouche sèche... ;
- *les effets nerveux* : insomnie, céphalées, anorexie, anxiété, somnolence... ;
- *l'accoutumance* : les tranquillisants ou les médicaments détournés de leur usage (drogue) peuvent « créer le besoin » de la prise régulière ;
- *les effets visuels* : cataracte, glaucome ;
- *les effets tératogènes* : des malformations du fœtus peuvent être consécutives à l'administration d'un médicament dans les premiers mois de la grossesse....

C Les intoxications médicamenteuses

Leurs causes peuvent être accidentelles ou suicidaires. S'il n'est pas possible de débarrasser l'organisme du médicament avant qu'il ne se résorbe, le médecin donnera au patient un médicament dit « *antidote* » (quand il existe) permettant de neutraliser ses effets.

Situation

Laurie (élève AP) est atteinte d'une affection rhinopharyngée. Son médecin lui a prescrit de *l'Alfatil*.

1. En observant la boîte de médicament, Laurie se pose les questions suivantes :

a) Ce médicament peut-il être pris tel quel ?

b) Aurai-je besoin d'une deuxième boîte ?

c) À quelle classe appartient ce médicament ?

2. Laurie lit la notice et note que :

a) le contenu du flacon doit être reconstitué avec un peu d'eau.

b) la boîte contient 12 doses, ce qui est suffisant pour un traitement de 6 jours à raison de 2 doses/jour.

c) *Alfatil* 250 mg est un antibiotique. Il appartient à la liste 1 (il a donc des effets secondaires et des contre-indications à prendre en compte).

Fig. 3.42 L'Alfatil.

MODE D'EMPLOI DE LA MESURETTE GRADUEE

Reconstitution de la suspension

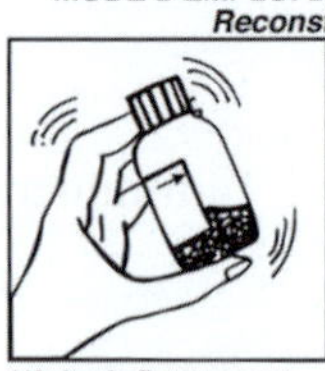

1/Agiter le flacon avant d'ajouter de l'eau.

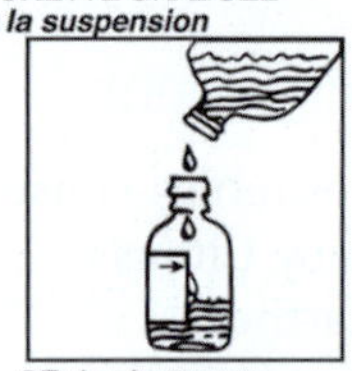

2/Puis ajouter une petite quantité d'eau pour dissoudre le produit.

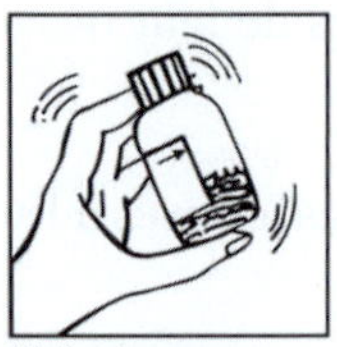

3/Agiter de nouveau.

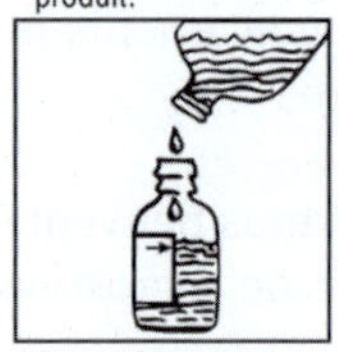

4/Compléter avec de l'eau jusqu'au trait de mesure indiqué sur l'étiquette.

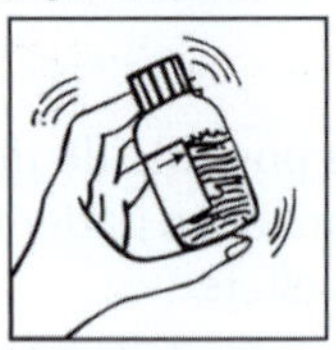

5/Agiter de nouveau. La suspension est prête pour l'emploi.

Administration avec la mesurette graduée

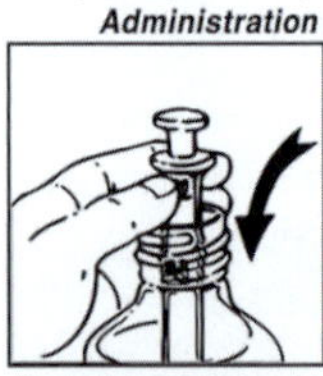

6/Introduire la mesurette graduée dans le flacon, en s'assurant que le piston est complètement enfoncé.

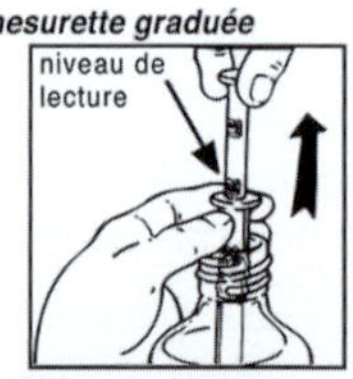

7/Tirer sur le piston jusqu'à ce que le trait indiquant la dose prescrite apparaisse. La dose se lit directement sur les graduations du piston de la mesurette. Ainsi, la dose indiquée correspond à <u>la dose pour une prise. Trois prises par 24 heures sont nécessaires.</u> Par exemple, si votre médecin vous a prescrit une dose de 250 mg pour une prise, le piston de la mesurette sera tiré jusqu'à ce que la graduation marquée 250 mg (= 5 ml) soit au niveau de la lecture (collerette de la mesurette) et <u>ce trois fois par 24 heures.</u>

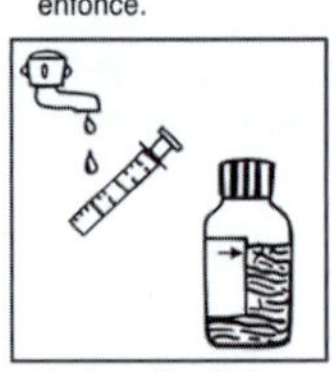

8/Après utilisation, refermer le flacon, le mettre au réfrigérateur et rincer la mesurette graduée avec de l'eau.

> Attention, cette mesurette graduée ne doit pas être utilisée pour un autre médicament, la graduation de cette mesurette étant spécifique à ce produit.

FREQUENCE ET MOMENT AUQUEL LE MEDICAMENT DOIT ETRE ADMINISTRE

3 prises par 24 heures.

DUREE DU TRAITEMENT

Pour être efficace, cet antibiotique doit être utilisé régulièrement aux doses prescrites, et aussi longtemps que votre médecin vous l'aura conseillé. La disparition de la fièvre, ou de tout autre symptôme, ne signifie pas que vous êtes complètement guéri. L'éventuelle impression de fatigue n'est pas due au traitement antibiotique mais à l'infection elle-même. Le fait de réduire ou de suspendre votre traitement serait sans effet sur cette impression et retarderait votre guérison.

Cas particulier : la durée du traitement de certaines angines est de 10 jours.

CONDUITE A TENIR EN CAS DE SURDOSAGE

Consultez immédiatement votre médecin ou votre pharmacien.

CONDUITE A TENIR AU CAS OU L'ADMINISTRATION D'UNE OU PLUSIEURS DOSES A ETE OMISE

Ne prenez pas de dose double pour compenser la dose que vous avez oubliée de prendre.

Le traitement doit être poursuivi normalement, sans tenir compte de la dose oubliée.

5. <u>EFFETS NON SOUHAITES ET GENANTS</u> (EFFETS INDESIRABLES)

COMME TOUT PRODUIT ACTIF, CE MEDICAMENT PEUT, CHEZ CERTAINES PERSONNES, ENTRAINER DES EFFETS PLUS OU MOINS GENANTS

- manifestations allergiques : fièvre, éruption cutanée, démangeaisons, urticaire, réactions allergiques généralisées pouvant dans certains cas être graves, du type syndrome de Stevens-Johnson (décollement de la peau pouvant rapidement s'étendre de façon très grave à tout le corps),
- rares cas de réactions ressemblant à la maladie sérique (réactions allergiques liées à l'apparition d'anticorps) régressant sans séquelles quelques jours après l'arrêt du traitement,
- manifestations digestives : nausées, vomissements, mycose de la bouche ou du tube digestif, diarrhée (cf mises en garde spéciales); de rares cas de colite pseudo-membraneuse ont été rapportés : maladie de l'intestin avec diarrhée et douleurs au ventre,
- augmentation passagère des enzymes du foie (ASAT, ALAT, phosphatases alcalines),
- modifications de la formule sanguine : baisse de certains globules blancs,
- démangeaisons de la vulve, inflammation du vagin, avec ou sans mycose,
- altération du rein, surtout en association avec les aminosides (antibiotiques) ou les diurétiques; rares cas d'atteinte rénale, disparaissant à l'arrêt du traitement.

SIGNALEZ A VOTRE MEDECIN OU A VOTRE PHARMACIEN TOUT EFFET NON SOUHAITE ET GENANT QUI NE SERAIT PAS MENTIONNE DANS CETTE NOTICE.

6. <u>CONSERVATION</u>

NE PAS DEPASSER LA DATE LIMITE D'UTILISATION FIGURANT SUR LE CONDITIONNEMENT EXTERIEUR

PRECAUTIONS PARTICULIERES DE CONSERVATION

Après reconstitution, le produit ne peut être conservé plus de 14 jours au réfrigérateur (entre +2°C et +8°C).

7. <u>DATE DE REVISION DE LA NOTICE</u>

Août 2006

8 . <u>CONSEILS/EDUCATION SANITAIRE</u>

Que savoir sur les antibiotiques ?

Les antibiotiques sont efficaces pour combattre les infections dues aux bactéries. Ils ne sont pas efficaces contre les infections dues aux virus. Aussi, votre médecin a choisi de vous prescrire cet antibiotique parce qu'il convient précisément à votre cas et à votre maladie actuelle.

Les bactéries ont la capacité de survivre ou de se reproduire malgré l'action d'un antibiotique. Ce phénomène est appelé résistance : il rend certains traitements antibiotiques inactifs.

La résistance s'accroît par l'usage abusif ou inapproprié des antibiotiques.

Vous risquez de favoriser l'apparition de bactéries résistantes et donc de retarder votre guérison ou même de rendre inactif ce médicament, si vous ne respectez pas :

- la dose à prendre,
- les moments de prise,
- et la durée de traitement.

<u>En conséquence, pour préserver l'efficacité de ce médicament :</u>

1) N'utilisez un antibiotique que lorsque votre médecin vous l'a prescrit.

2) Respectez strictement votre ordonnance.

3) Ne réutilisez pas un antibiotique sans prescription médicale même si vous pensez combattre une maladie apparemment semblable.

4) Ne donnez jamais votre antibiotique à une autre personne, il n'est peut-être pas adapté à sa maladie.

5) Une fois votre traitement terminé, rapportez à votre pharmacien toutes les boîtes entamées pour une destruction correcte et appropriée de ce médicament.

F5100385

D Fiche de soins

Tableau 3.33 Aide à la prise de médicaments non injectables.

Objectifs : faciliter la prise de médicaments par l'enfant malade, dans le respect des consignes, prescriptions et compétences de soin (en apportant une aide physique, matérielle et psychologique).
Indications : traitement curatif ou préventif.
Compétences du soin : l'AP aide la puéricultrice (seule habilitée à préparer et administrer les médicaments à l'enfant).

Matériel	Critères	Procédure
– Eau + Verre (ou biberon) – Autre dérivé pour faciliter la prise du médicament (ex. : sirop à la place de comprimés) – Serviette de protection – Pilulier ou cupule (facultatif)		L'AP doit :
	H	– se laver les mains (ou SHA);
	R	– annoncer le soin à l'enfant, lui expliquer l'intérêt, et solliciter sa participation;
	S	– l'installer en position adéquate (semi-assise);
	R	– préparer un verre d'eau + du sirop (si le médicament a un mauvais goût);
		La puéricultrice propose les médicaments
	R	– faire patiemment avaler le comprimé;
	S	– observer les réactions de l'enfant;
	S	– s'assurer qu'aucun comprimé ne soit tombé et que l'enfant ait avalé le comprimé;
	C	– laisser l'enfant confortablement installé et si nécessaire, changer le drap ou la chemise;
	S	– si l'enfant vomit : repérer si les médicaments absorbés ont été régurgités;
	H	– se laver les mains (SHA)
	S	– faire des transmissions écrites et orales.

5 La douleur chez l'enfant

« La douleur est une expérience sensorielle et émotionnelle désagréable associée à un dommage tissulaire présent ou potentiel ou décrite en terme d'un tel dommage[45] ».

Rôle de l'AP

L'AP sera capable de :
- repérer les manifestations de la douleur d'un enfant ;
- observer et évaluer la douleur de l'enfant ;
- adopter un comportement professionnel dans la prise en charge de la douleur.

1 | Le mécanisme de la douleur

Des récepteurs de la douleur existent au niveau de la peau et des différents organes (*cf.* Fig. 3.43). En cas d'agression, ces récepteurs sont stimulés et le message douloureux chemine dans les nerfs périphériques jusqu'au cerveau. C'est à ce niveau que les sensations douloureuses sont enregistrées. Divers travaux ont démontré que le nombre des terminaisons nerveuses du nouveau-né était équivalent à celui de l'adulte.

Fig. 3.43 Physiologie de la douleur (voie afférente).

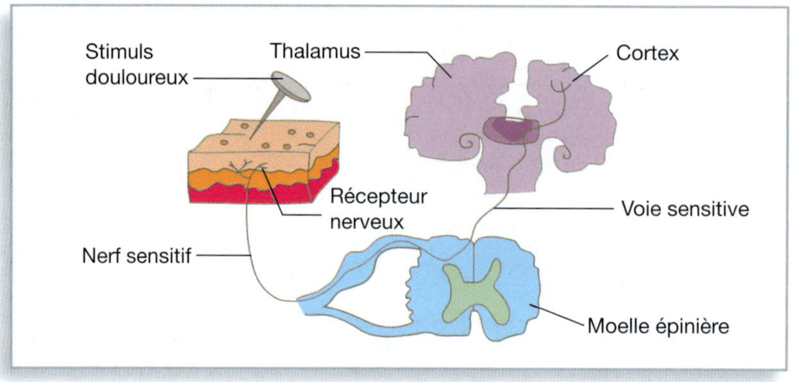

2 | Les caractères de la douleur et les modifications physiologiques associées

A La nature de la douleur

- *Une douleur aiguë* : c'est une manifestation temporaire d'un dysfonctionnement de l'organisme, elle est souvent vive et bien localisée.
- *Une douleur chronique* : elle est plus diffuse, s'installe souvent lentement, se prolonge dans le temps[46] et devient une maladie à part entière. Elle n'est pas toujours entendue par les soignants et est plus difficile à cerner. La douleur chronique est une douleur qui perdure, c'est une pathologie à part entière.

45. Définition de l'Association internationale de l'étude de la douleur (*International association for the study of pain*, IASP).
46. On parle de « douleur chronique » après un délai d'évolution de 4 à 6 mois.

B La fréquence de la douleur

- *Une douleur intermittente* est angoissante. L'enfant la redoute car il la « connaît », mais elle est occasionnelle (celle procurée par une piqûre, ou un soin...).
- *Une douleur constante* est extrêmement pénible et « use » l'enfant malade sur le plan physique et psychologique (ex. : la douleur occasionnée par une maladie grave ou par une brûlure grave). Elle doit absolument être prise en charge.

C La localisation de la douleur

Son point de départ et son irradiation.

D Les modifications physiologiques associées à la douleur

Certaines modifications physiologiques accompagnent la douleur; elles sont organiques, musculaires et émotionnelles (*cf.* Tableau 3.34 ci-après).

Tableau 3.34 Modifications physiologiques liées à la douleur.

Modifications organiques	Modifications musculaires	Modifications émotionnelles
– Variation du pouls – Variation du rythme respiratoire – Variation du diamètre de la pupille – Manifestations diverses : rougeur, pâleur, sueur...	– Agitation – Tremblements – Crispations – Contractions – Positions antalgiques : • en chien de fusil • fœtale	– Anxiété – Appréhension – Irritabilité, agressivité – Fixation sur la douleur – Hyper-réactivité au bruit, à la lumière – Désintérêt pour l'environnement...

3 | Les manifestations de la douleur selon l'âge

Chaque enfant réagit à la douleur en fonction de sa sensibilité et de son âge, donc de ses moyens d'expression.

A Les réactions du nourrisson à la douleur

Au cours d'une expérience douloureuse, on constate que le nourrisson est totalement « démuni », car il ne dispose pas de moyens cognitifs, tels que :
- la « mémorisation » de l'expérience douloureuse précédente, qui a eu une fin !;
- ou « l'espoir » dans le résultat d'un traitement ou dans l'aide des personnes qui l'entourent.

Par ailleurs, on sait que les pleurs ne sont pas toujours signe de souffrance et qu'à l'inverse, un enfant souffrant ne pleure pas forcément...

a. Les expressions corporelles du nourrisson à la douleur

Le soignant devra observer les expressions corporelles suivantes :
- *les mimiques douloureuses* (elles peuvent apparaître occasionnellement, lors d'une colique, d'une piqûre...);
- *le cri* : il peut se manifester tout au long du soin, ou occasionnellement avec des modulations différentes (vif, aigu, fort) il faut savoir le décrire;
- *la motricité et l'excitabilité spontanée* : le réflexe de Moro est révélateur de souffrance (l'enfant se met à bouger les bras écartés en croix et les jambes, ou à pleurer lorsqu'il entend un son fort ou qu'il y a un mouvement brusque);
- *la crispation* : celle des *doigts* (des mains, des pieds), des *lèvres*, les *tremblements* du menton, sont des signes révélateurs de la souffrance;
- *le regard de l'enfant* : quand il souffre il est absent, fuyant.

Un enfant ayant (ou ayant eu) très mal est difficilement consolable (il est important de consacrer du temps à l'enfant après un soin). Il faut savoir que la *succion* étant un plaisir pour le bébé, le fait de téter une tétine apaise la douleur et l'AP doit savoir la lui proposer opportunément.

B Les réactions de l'enfant de 1 à 3 ans à la douleur

L'enfant de 1 à 3 ans n'utilise que quelques mots pour décrire la douleur, mais il montre parfois du doigt ou touche la partie du corps qui est sensible. Dans bien des cas, il ne coopère pas, ne répond pas aux questions de l'adulte et ne s'intéresse plus aux jouets et aux activités qui lui sont proposés.

C Les réactions de l'enfant de 3 à 6 ans à la douleur

L'enfant entre 3 et 6 ans se plaint spontanément lorsqu'il a mal, son vocabulaire est plus riche, mais il a besoin d'aide pour décrire sa douleur. De plus, il ne comprend pas la douleur, celle-ci est souvent vécue comme une menace, une agression. Même pour des petites blessures, il a besoin d'être rassuré par l'adulte.

D Les réactions du grand enfant (> 6 ans) à la douleur

L'enfant peut dire qu'il a mal, décrire sa douleur, faire le lien entre la douleur et sa maladie et en comprendre les explications.

a. Les expressions psychologiques

L'enfant peut :

- *se culpabiliser* : penser qu'il a été méchant, faire des rapprochements avec des évènements malheureux de sa vie (*cf.* Étude de cas de Zora) ;
- *appréhender de mourir*, se poser des questions et interroger autrui ;
- *se sentir différent* d'autrui, dévalorisé, diminué, maltraité ;
- *être en colère et agressif* envers l'adulte : souvent avec le personnel de soins ;
- *nier la douleur* : certains enfants ne disent rien. Ainsi, ils protègent leur image car il ne faut pas oublier que notre société impose un « rôle » aux garçons : ils sont censés « ne pas pleurer », « être durs »... Exemple : lors d'une enquête dans un service d'oncologie, à la question : « As-tu mal ? », 36 enfants (de plus de 6 ans) sur 50 ont répondu : « Non ! » Alors que la réglette évaluant la douleur cotait une intensité élevée.

b. Les expressions comportementales

Face à la douleur, l'enfant peut :

- *adopter une attitude dite « antalgique »* par une économie de mouvements : il est prostré, en repli, car tout geste est source de souffrance ;
- *régresser* : il tend à adopter des façons d'agir de bébé : sucer le pouce, se faire nourrir au biberon, se faire porter dans les bras. Parfois il fait de nouveau pipi dans la culotte.

Situation

Zora (10 ans) est hospitalisée à Marseille (hôpital de la Timone) pour une grave maladie des os. Ses parents vont la voir chaque jour. Zora n'est pas expansive : tout la laisse indifférente et elle parle peu. Un jour, Zora dit à ***Solène (l'auxiliaire de puériculture qui lui donne son repas)*** qu'elle avait beaucoup pleuré à la naissance de Sofiane, son petit frère, qu'elle le détestait et que cette maladie était sa punition d'avoir été méchante avec lui.

E Les réactions de l'adolescent à la douleur

L'adolescent peut décrire précisément sa douleur mais parfois il ne la décrit pas bien parce qu'il est mal à l'aise face à son corps, il craint de perdre la maîtrise de la situation dans le groupe (la douleur l'exclut du groupe). L'adolescent face à la douleur ressent une injustice et souvent un sentiment d'abandon et une dépression peuvent s'installer rapidement.

4 | La réponse de la famille à la plainte douloureuse de l'enfant

Il est évident aussi que le vécu de la douleur dépend du contexte familial, des relations entre l'enfant et ses parents au sein d'une histoire particulière. L'enfant réagit au comportement de ses parents ou des adultes qui l'entourent à l'hôpital[47].

- s'ils sont *surprotecteurs*, il peut :
  - vouloir profiter d'eux au maximum (ce qui favorise une régression et une perte d'autonomie),
  - les rejeter et être *agressif* à leur égard ;
- s'ils sont *angoissés* face à la maladie, il peut en être peiné et troublé.

En dehors des circonstances banales (blessures par chute, douleurs abdominales, douleurs à l'oreille), les parents ont du mal à imaginer que leur enfant puisse souffrir sans qu'ils s'en aperçoivent et sans qu'ils puissent le soulager. Pressentir, puis nommer la douleur de l'enfant suscite chez l'adulte une émotion forte, car cela l'amène à plonger dans son « vécu profond ».

5 | La démarche d'observation de la douleur (rôle de l'AP)

Pour effectuer une démarche d'observation de la douleur, l'auxiliaire de puériculture doit se questionner en utilisant la *méthode* du QQQOCP (Qui/Quoi/Quand/Où/Comment/Pourquoi)[48].

A Le **Qui ?** (Qui souffre ?)

L'AP va rechercher des informations pour *connaître l'enfant* qui soufre : « Quel est son âge ? Que peut-il me dire de sa douleur ? »

B Le **Pourquoi ?** (Pourquoi souffre-t-il ?)

L'AP tentera de comprendre la *cause de la douleur*, participera activement à la prise en charge de la douleur grâce au recueil d'informations fiable et précis.

C Le **Quoi ?** (Quelle forme a la douleur ?)

- L'AP va rechercher les *caractéristiques de la douleur*. Il va favoriser la description des manifestations douloureuses à l'aide de dessins (si l'enfant est jeune) ou de mots (si l'enfant est plus grand). Ex. : « Quand tu as mal est ce que ça serre ? lance ? ronge ? déchire ? tord ? ».
- L'AP cherchera à savoir si la douleur est supportable et quantifiera l'intensité de la douleur en utilisant une des différentes échelles proposées.

D Le **Quand ?** (Quand souffre-t-il ?)

L'AP recherchera :
- les *circonstances d'apparition* de la douleur : spontanée, à la mobilisation, durant le sommeil... ;
- la *fréquence de la douleur* : intermittente, brève, prolongée, permanente, par vagues, par accès paroxystiques.

E Le **Où ?** (Où souffre-t-il ?)

L'AP recherchera la *localisation* de la douleur. Il peut se servir d'un schéma pour aider l'enfant à localiser le point douloureux.

---

47. C.M. Binger « La leucémie des enfants. Influence émotionnelles sur les frères et sœurs » in Anthony E. et Koupernik C. *L'enfant dans sa famille*, Éd. Masson.
48. Comme pour la démarche de soins (DDS) le « Pourquoi » doit être placé au début du questionnement et à tous les niveaux de la réflexion, même si la méthode mnémotechnique permet de mieux retenir la formule sous la forme QQQOCP.

F Le **Comment ?** (Comment se traduit la douleur ?)

L'AP recherchera les attitudes corporelles significatives de l'état douloureux que l'enfant manifeste :

- au niveau du visage : grimaces, pâleur… ;
- la position du corps, ex. :
  - *position antalgique* adoptée pour soulager la zone douloureuse,
  - *position repliée* en chien de fusil (sur le côté une jambe allongée, une repliée),
  - *position fœtale*, immobile, qui économise ses mouvements.

6 | L'évaluation de la douleur

Tous les enfants ne réagissent pas de la même manière devant la douleur. Pour traiter la douleur, il faut d'abord l'évaluer. Cette évaluation permet d'apprécier l'état initial de l'enfant, décider d'un traitement, en évaluer l'efficacité. C'est un paramètre de surveillance de l'enfant. Selon l'âge de l'enfant et ses capacités à communiquer, on utilise différents outils. Deux types d'évaluation existent : *l'hétéro-évaluation* réalisée par le soignant, et *l'auto-évaluation* réalisée par l'enfant lui-même lorsqu'il peut s'exprimer.

A Les méthodes d'hétéro-évaluation de la douleur

a. Évaluation de la douleur chez le nouveau-né et le nourrisson

L'identification de la douleur chez le nouveau-né et le nourrisson demande un œil averti et attentif. Certaines grilles (avec scores) aident l'observation des soignants (EDIN, ci-après)[49].

b. Évaluation de la douleur chez le grand enfant

D'autres grilles d'évaluation sont utilisées. Elles sont également basées sur l'observation de l'enfant et son comportement (*grilles DGER, CHEOPS, OPS…*).

La grille EDIN (cf. Tableau 3.35)

- **Indication** : grille utilisable chez le nouveau-né ou le nourrisson pour une douleur durable liée à une maladie ou la répétition de soins douloureux.
- **Utilisation** : elle nécessite un temps d'observation prolongé de l'enfant (4 à 8 h), puis il suffit de faire le total de points pour chaque item. Un score dépassant le chiffre 4 nécessite une thérapeutique antalgique efficace.

Tableau 3.35 Grille d'évaluation de la douleur chez le nouveau-né et le nourrisson (EDIN)[a].

Item	Score	Éléments d'observation	Note
Visage	0 1 2 3	– Visage détendu. – Grimaces passagères : sourcils froncés, lèvres pincées… – Grimaces fréquentes, marquées ou prolongées. – Crispation permanente ou visage prostré, figé ou visage violacé.	
Corps	0 1 2 3	– Détendu. – Agitation transitoire, assez souvent calme. – Agitation fréquente mais retour au calme possible. – Agitation permanente : crispation des extrémités et raideur des membres ou motricité très pauvre et limitée, avec corps figé.	
Sommeil	0 1 2 3	– S'endort facilement, sommeil prolongé, calme. – S'endort difficilement. – Se réveille souvent en dehors des soins, sommeil agité. – Pas de sommeil.	

49. Voir également la grille d'évaluation de la douleur du docteur Amiel-Tison, dans le *Guide de l'aide-soignant*, J. Gassier, Éd. Masson, 2009.

Item	Score	Éléments d'observation	Note
Relation	0 1 2 3	– Sourire aux anges, sourire réponse, attentif à l'écoute. – Appréhension passagère au moment du contact. – Contact difficile, cri à la moindre stimulation. – Refuse le contact, aucune relation possible. Hurlements ou gémissements.	
Réconfort	0 1 2 3	– N'a pas besoin de réconfort. – Se calme rapidement lors des caresses, au son de la voix ou à la succion. – Se calme difficilement. – Inconsolable, succion désespérée	
Total			

a. Hôpitaux de Toulouse (Dr Magny and Cie; Arc. PED.)

A Les méthodes d'auto-évaluation de la douleur

Les méthodes d'auto-évaluation sont utilisées dans le cas où l'enfant peut s'exprimer oralement. Ces mesures d'évaluation de la douleur reposent sur l'écoute. L'évaluation sera qualitative (l'enfant localise sa douleur et la décrit) et quantitative (l'enfant indique l'intensité de sa douleur). Il s'agit de :

- **localiser la douleur** : on utilise souvent un dessin du corps humain que l'on soumet à l'enfant. Le soignant peut lui demande de préciser :
  - l'endroit et la fréquence des crises douloureuses,
  - le retentissement de la douleur sur sa vie quotidienne : activités, sommeil, repas, déplacements... ;
- **quantifier la douleur**. Il existe plusieurs méthodes pour quantifier la douleur. Citons les plus utilisées :
  - *l'échelle visuelle analogique (EVA)* : on utilise une réglette mobile (*cf.* Fig. 3.44),
  - *les planches de visages* : l'enfant doit choisir, au milieu d'une série de visages exprimant joie ou tristesse, ceux qui correspondent le mieux à ce qu'il ressent (*cf.* Fig. 3.45),
  - *les questionnaires de vocabulaire* : parmi cent adjectifs proposés, l'enfant choisit ceux qui correspondent le mieux à ce qu'évoque pour lui la douleur (qui pique, qui tord, qui écrase, qui brûle, qui serre, qui perce...).

Situation

Ivan (13 ans) se plaint d'une brûlure ; ***Marc (14 ans)*** se plaint d'une torsion abdominale ; ***Léna (10 ans)*** d'un coup de couteau. ***Julien (8 ans)*** dit que sa douleur « mord très fort »...

B Schéma thérapeutique de la douleur selon l'OMS

Selon l'OMS, trois paliers déterminent le traitement de la douleur.

- Le 1er palier, *douleur légère* : traitement analgésique simple (antalgiques périphériques).
- Le 2e palier, *douleur moyenne* : opiacés faibles (analgésiques non morphiniques).
- Le 3e palier, *douleur intense* : opiacés forts (morphine).

Situation

Questionnaire sur le « ressenti de la douleur » [50]

Différentes questions ont été posées à 214 enfants, âgés de 9 à 12 ans, en milieu hospitalier.

- Lorsqu'on leur demande de choisir sur une liste de mots relatifs au ressenti de la douleur, les enfants rapportent fréquemment une envie de pleurer, de crier, de frapper quelqu'un ou quelque chose.
- Lorsqu'on leur demande ce qui serait le plus susceptible de les soulager, les enfants proposent le repos, la relaxation, le sommeil, la présence d'une personne familière ou d'un animal familier.
- L'étude des réponses des enfants a largement été prise en compte pour l'élaboration de moyens de prévention ou de prise en charge de la douleur par des moyens non médicamenteux (*cf.* ci-après).

Fig. 3.44 Échelle de mesure de la douleur.

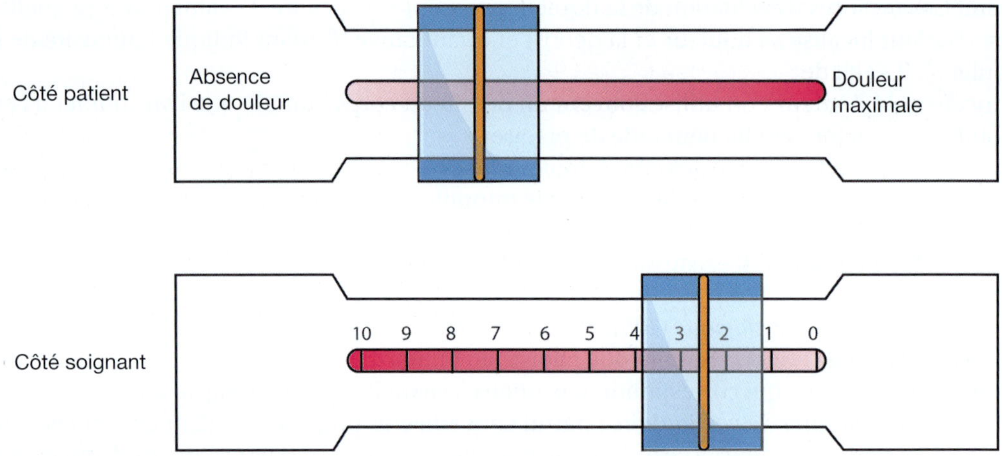

L'**échelle visuelle analogique (EVA)** (à partir de 5 ans) : un curseur est déplacé par l'enfant le long d'une petite échelle (tenue en position verticale ou horizontale) matérialisée par une ligne droite ou parfois un triangle rouge qui s'élargit vers le haut (le curseur allant de la position « pas mal du tout » à la position « très très mal »). Au verso une réglette graduée permet au soignant de noter l'intensité de la douleur exprimée de 0 à 10.

Fig. 3.45 Les planches de visages (utilisées de la maternelle jusqu'à l'âge de 7 ans).

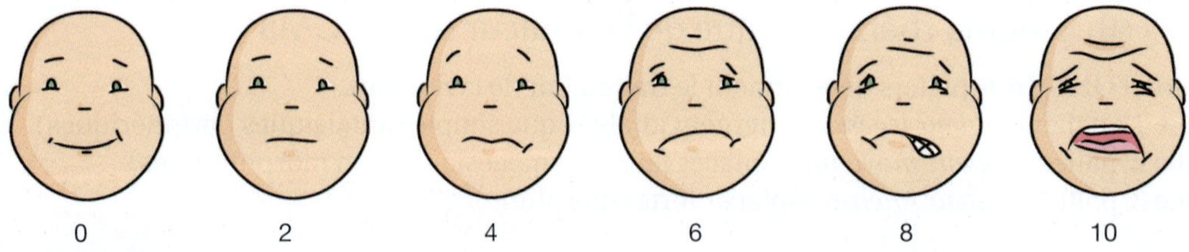

0 : n'a pas mal
2 : un petit peu mal
4 : a plus mal
6 : encore plus mal
8 : a très mal
10 : a très très mal

50. Questionnaire « QDSA » mis au point par le Docteur Bourrau à l'hôpital Saint Antoine à Paris.

7 | La prévention de la douleur par des moyens non médicamenteux

L'enfant ressentira moins la douleur s'il est bien entouré, s'il a confiance en l'adulte et s'il comprend ce qui se passe (quand on a moins peur, on souffre moins). Le personnel soignant peut aider efficacement l'enfant. De nombreuses possibilités existent dont voici quelques exemples.

A Chanter ou jouer de la musique

Cette occupation sert à détourner l'attention de l'enfant de sa douleur. C'est une façon de faire « passer le temps ».

B Faire un voyage imaginaire

On sait que l'enfant utilise souvent son imagination pour modifier la sensation de douleur et pour la maîtriser. Un jeu de rôle peut l'y aider.

Situation

En jouant avec ses copains dans le jardin de ses grands-parents, **Marcello (6 ans)** a fait une chute dans un puits assez profond. Ses partenaires de jeu ont tout de suite donné l'alerte afin de le secourir. Marcello (atteint de graves fractures) souffrait beaucoup et la mise en place des moyens pour le récupérer exigeait du temps. Les secouristes ont alors fait appel à l'imaginaire de l'enfant, grand fan de Spiderman. Ils lui ont dit : « Accroche-toi bien, comme Spiderman ! Tu vas t'en sortir ».
Après avoir été sauvé, Marcello a dit aux secouristes que son héros l'avait aidé à moins souffrir !

C Parler, lire un conte, raconter une histoire

On sait que l'enfant aime faire des « transferts de personnalité » et devenir un personnage, un « héros ». Ça l'aide beaucoup à vaincre la douleur (ça libère la parole).
Le langage est important, l'adulte doit savoir utiliser des mots qui communiquent le soutien et la compréhension. L'adulte devra expliquer les soins à l'enfant, solliciter sa participation. Il veillera à parler d'une voix calme, douce et rester à l'écoute de l'enfant.

D Proposer des séances de relaxation

Cette méthode contribue à soulager la douleur et l'angoisse (ex. : on peut demander à l'enfant d'être une poupée de chiffon, un ballon ou de souffler comme le vent) d'étendre ses bras (comme un « oiseau qui vole »)...

E Faire des massages

Cette méthode est particulièrement efficace pour détendre les muscles et atténuer les spasmes. Elle est très appréciée des jeunes enfants. De plus, elle permet un contact avec l'adulte.

F Trouver des moyens adaptés à l'enfant de moins de trois mois

Pour diminuer la douleur provoquée par un soin, on peut administrer à un bébé une solution sucrée associée à la succion d'une tétine, 2 min. avant et pendant le soin. L'allaitement maternel est également conseillé (ex. : une mise au sein précède la réalisation du soin). On sait que le contact peau à peau avec sa mère et la succion du sein diminuent la douleur du nouveau-né.

Rôle de l'AP

Règles d'HSCR

Préparer l'environnement et installer l'enfant

L'AP doit :

- rendre l'environnement de l'enfant le plus sécurisant, le plus apaisant possible. Il installera dans sa chambre ses jouets personnels, les photos de la famille ;
- veiller à ce que le lit soit propre et confortable ;
- atténuer les bruits et la lumière lors des crises douloureuses.

Écouter l'enfant

L'AP doit :

- croire en la plainte douloureuse de l'enfant qui est toujours chargée de sens et respectable ;
- nommer la douleur pour évacuer la culpabilité (non la douleur n'est pas une punition), l'enfant doit se sentir estimé ;
- le laisser exprimer sa détresse, sa régression ou sa colère, lorsqu'il souffre, en lui accordant une écoute bienveillante.

Être proche de lui

L'AP doit assurer une présence réelle, proche et compréhensive, afin d'aider l'enfant à exprimer ce qu'il ressent. Pour cela l'AP doit prendre le temps de :

S = S'asseoir
T = Toucher
E = Écouter
P = Parler

C'est une attitude globale résumée par le graphique (STEP) [a]. L'écoute et la disponibilité du soignant tendent à diminuer la tension et l'angoisse liée à la douleur.

Observer l'enfant

L'AP doit observer, lors des soins d'hygiène :

- la position du corps (ex. : repli sur soi) ;
- l'aspect contracté ou non ;
- la crainte du contact physique ;
- les grimaces ou cris lors des changements de position ;
- l'absence d'intérêt pour les distractions (TV, jeux de cartes…) ;
- l'absence de communication ou l'agressivité, le refus du repas, la perturbation du sommeil.

Distraire l'enfant

L'AP doit :

- trouver des distractions pour l'enfant s'il le souhaite (TV, jeux calmes…). Parfois, l'adulte pourra se servir des jeux pour faire décrire la douleur à l'enfant ou des histoires et des lectures pour libérer la parole de l'enfant ;
- câliner et bercer le nourrisson, lui donner une sucette dont les effets « antalgiques » sont aujourd'hui prouvés (respecter les directives de l'infirmière puéricultrice) ;
- proposer des massages, aux effets antalgiques reconnus (respecter les directives de l'infirmière puéricultrice) ;

Transmettre

L'AP doit transmettre oralement et par écrit :

- le moment, l'intensité, la durée de la crise douloureuse, ou de la plainte ;
- les expressions corporelles observées lors des soins et les réactions de l'enfant ;
- les répercussions sur la vie quotidienne (sommeil, repas, jeux…) ;
- les résultats de l'évaluation de la douleur au moyen de réglettes.

a. C'est une attitude conseillée également en soins palliatifs.

6 Les outils infirmiers

1 | La démarche de soins (DDS)

La démarche de soins est une excellente méthode d'organisation de la pensée. Au cours de la démarche de soins, le soignant va réaliser ses actions dans un ordre bien défini, pour viser des objectifs bien précis.

A Les étapes et les objectifs de la DDS

La démarche de soins exige la prise en compte des besoins et des habitudes de vie de l'enfant. Cela implique certaines capacités d'évaluation qui sont du ressort de la puéricultrice, mais l'AP y participe activement.

Tableau 3.36 Les 5 « étapes » et les objectifs de la démarche de soins.

Étapes de la DDS	Objectifs
1. Entretien avec la famille de l'enfant et observation de l'enfant	Collecter les données (ou informations)
2. Recherche des besoins fondamentaux	Définir les besoins fondamentaux de l'enfant et les analyser
3. Planification des actions (ou soins)	Organiser et préparer des actions (ou des soins) adaptées aux besoins
4. Réalisation des actions (ou soins)	Mettre en œuvre des actions (ou des soins) selon un protocole défini
5. Évaluation des actions (ou soins)	Apprécier l'efficacité des actions (ou des soins) en vue de les réajuster

B Comparaison d'une démarche de soins et d'une démarche de vie

En pratiquant une démarche de soins, le soignant utilise une méthode souvent utilisée pour résoudre les problèmes de la vie quotidienne. En effet, que faisons-nous face à un problème ? Nous agissons en 5 temps distincts :

- 1. Nous réunissons des informations (pour y voir « plus clair »).
- 2. Nous analysons les informations reçues.
- 3. Nous en déduisons un plan d'actions à mener.
- 4. Nous réalisons ces actions.
- 5. Nous vérifions l'efficacité de nos actions.

Prenons par exemple certaines démarches de la vie courante, accomplies par Marie (*cf.* étude de cas ci-après).

Situation

Marie, jeune maman, a reçu un message en son absence, de la part de la directrice de la crèche : ***sa fille, Sophie***, est souffrante (…) Il faut aller la chercher très vite et l'emmener chez un médecin.

Ce que fait Marie est décrit dans le tableau 3.37. C'est une démarche de la vie quotidienne, qui nous ramène à la démarche de soins.

Tableau 3.37 Comparaison entre démarche de vie et démarche de soins.

La démarche de vie de Marie	Similitudes avec la démarche de soins
1. Marie s'informe auprès de la directrice de la crèche	Recueillir les informations = *collecte de données.*
2. Marie étudie ses informations	Analyser la situation pour cerner les problèmes = *diagnostic du problème ou étude des besoins fondamentaux.*
3. Marie prévoit : – d'appeler son mari pour qu'il récupère Sophie – d'appeler le médecin pour un RV urgent – de quitter son bureau avant l'heure	Faire un plan d'actions (c'est-à-dire organiser le soin et sa préparation) = *planification.*
4. Marie agit : – téléphone à son mari – appelle le médecin – informe la directrice de la crèche – informe son directeur	Mettre en œuvre le plan d'actions = *réalisation du soin.*
5. Marie réfléchit et évalue ses actions	Analyser le résultat de ses actions = *évaluation du soin.*

C Les principes de la démarche de soins

Selon l'ANADI[51], à chaque étape de la démarche de soins, le soignant doit appuyer sa prise de décision sur des principes qui constituent la logique de la démarche de soins ; par souci de simplification nous les résumons à quatre principes essentiels, qui sont en corrélation avec la théorie de soins de V. Henderson. Le soignant doit :

- *respecter le patient* (enfant ou adulte malade) en tant qu'être humain, digne d'estime et de considération ;
- chercher à satisfaire ses besoins fondamentaux ;
- prodiguer les soins avec compétence et efficacité ;
- maintenir avec le patient une relation thérapeutique, basée sur l'attention et la compassion[52].

D Les objectifs de la démarche de soins

Les principes de la démarche de soins (cités précédemment) visent *la qualité de soins*. Il s'agit de développer chez l'enfant malade :

- un *sentiment de dignité* : l'enfant sera valorisé ;
- une *meilleure autonomie* : l'enfant sera stimulé ;
- une *promotion de la santé* : l'enfant selon l'âge, et/ou sa famille, sera éduqué à la santé.

Chaque démarche de soin est adaptée aux besoins particuliers d'un enfant et à une situation bien précise, que l'AP aura définis[53].

51. ANADI : Association nord-américaine du diagnostic infirmier, en anglais NANDA : *North American Nursing Diagnosis Association.*
52. Étymologie du mot compassion « souffrir avec ».
53. *Cf.* exemples de DDS dans l'ouvrage *MSP pour l'auxiliaire de puériculture,* de J. Gassier et M. Bénazet, Éd. Masson, 2009.

2 | Les protocoles de soins

Définition[54]

Un protocole de soin est « le descriptif des techniques à appliquer et (ou) des consignes à observer dans différentes situations de soins ou pour l'administration d'un soin ». Il permet au soignant de :
- être guidé dans l'exécution des actes de soins s'y référant ;
- contribuer à l'efficacité et à la qualité des soins dispensés.

Le terme de fiche technique est le plus souvent utilisé.

A Les caractéristiques d'un protocole de soins

Un protocole de soins doit être clair, précis, concis et validé par l'ensemble de l'équipe de soins. Il est réactualisé annuellement, et doit comporter (entre autres) :
- les objectifs du soin ;
- les personnes habilitées à son utilisation ;
- le matériel requis (moyens) en vue de l'action ou du soin ;
- le descriptif du déroulement de l'action (*fiche technique*) ;
- la surveillance et/ou les précautions particulières ;
- la date de l'élaboration ;
- la signature du responsable (cadre supérieur ou cadre de santé infirmier ou puéricultrice) ;
- les noms des auteurs du protocole et le nom des personnes qui l'ont validé ;
- la date des évaluations et des validations successives.

B L'accessibilité et présentation des protocoles de soins

Les protocoles de soins doivent être :
- accessibles à l'ensemble des personnes du service ;
- disponibles sur le lieu de travail des utilisateurs ;
- regroupés généralement dans un classeur (dans certains services de soins, les protocoles sont regroupés sur une base de données informa-tiques) ;
- affichés selon l'organisation du service.

C Exemples de protocoles de soins

Les domaines donnant lieu à l'élaboration de protocoles de soins et des fiches techniques sont nombreux ; citons à titre d'exemples :
- *les protocoles d'hygiène de base* : le lavage des mains (simple ou antiseptique), l'antisepsie... ;
- *les protocoles d'hygiène des actes à haut risque d'infection* : la préparation préopératoire, la prévention des infections liées aux sondages... ;
- *les protocoles d'hygiène spécifique* : les soins aux prématurés et nouveau-nés en incubateur...

3 | Les transmissions ciblées

La transmission ciblée est une méthode qui sert à organiser la partie narrative du dossier de soins. Elle permet de comprendre rapidement les situations du patient et le processus de soins : **Données** (D) → **Actions** (A) → **Résultats** (R) → DAR.

Elle regroupe deux documents : le diagramme de soins et la cible.

54. Définition émanant du ministère de la Santé dans *Terminologie des soins infirmiers n° 3*, fascicule 86-21 ter.

A Les caractéristiques des transmissions ciblées

Nous allons réfléchir aux caractéristiques des transmissions ciblées selon la formule mnémotechnique du QQQOCP.

a. (P) Pourquoi ?[55] Quels sont les intérêts des transmissions ciblées ?

Intérêts pour le patient

Les transmissions ciblées ont plusieurs intérêts. Elles permettent de :
- avoir une vision globale de l'état de santé du patient ;
- connaître les problèmes prioritaires du patient au jour donné ;
- faciliter l'organisation, le suivi et la continuité des soins ;
- constituer un document légal (en cas de problème juridique).

De ce fait, les transmissions répondent aux exigences de qualité de soins, qui sont :
- la lisibilité ;
- la traçabilité ;
- la continuité ;
- la sécurité.

Intérêts pour les soignants

Les transmissions ciblées permettent :
- de situer chacun dans sa fonction et ses responsabilités (par l'indication de son nom et de sa signature) ;
- d'améliorer la communication dans l'équipe ;
- de développer les compétences professionnelles par l'adoption d'un vocabulaire commun et la réflexion sur son travail ;
- de gagner du temps en évitant les retranscriptions répétitives.

b. (Q) Qui ? Qui rédige les transmissions ciblées ?

Ce sont *les soignants* au sens large (IDE, AS, AP...). Toute personne amenée à écrire dans un dossier de soins doit impérativement indiquer son nom (ou éventuellement ses initiales si elles sont clairement identifiées au sein de l'établissement) ainsi que sa fonction.

c. (Q) Quand ? Quand sont-elles rédigées ?

Les transmissions ciblées sont rédigées *plusieurs fois par jour*, afin d'offrir au patient des soins personnalisés adaptés à l'évolution de son état de santé.

d. (Q) Quoi ? Que regroupent les transmissions ciblées ?

Elles regroupent deux documents complémentaires :
- *le diagramme de soins* qui constitue une photographie des activités de soins (*cf.* page suivante) ;
- *la cible* qui constitue une photographie du patient (*cf.* page suivante).

e. (C) Comment ? Comment se présentent les 2 documents (diagramme et cible) ?

Afin d'offrir une vision globale et claire de l'état du patient, les soignants doivent présenter ces deux documents ensemble, *l'un à côté de l'autre* ; chacun ayant une information particulière à donner.

f. (O) Où ? Où sont conservés les documents ?

Ces documents sont conservés dans *le dossier de soins* du patient, ils sont réservés aux membres de l'équipe de soins soumis au secret professionnel.

55. Bien que la formule mnémotechnique soit plus facile à mémoriser sous la forme QQQOCP, il est préférable de placer le P (pourquoi ?) au début de son questionnement et à tous les niveaux de l'analyse.

B Le diagramme de soins

C'est une planification des soins donnés à l'enfant qui permet d'en assurer la continuité et de gagner du temps lors des transmissions des soins répétitifs. De plus, c'est un outil de validation des soins infirmiers pratiqués par la puéricultrice et l'AP en collaboration.

a. Élaboration du diagramme

Le diagramme de soins est élaboré par les soignants. Ils listent les soins répétitifs en lien avec les pathologies des enfants malades. Ces soins sont classés en trois catégories :
- soins de base ;
- soins techniques ;
- soins relationnels et éducatifs (*cf.* Tableau 3.38 ci-après).

b. Lecture

Le diagramme de soins permet deux types de lecture :
- la lecture *verticale* des activités de soins donne une idée globale des soins ;
- la lecture *horizontale* renvoie à l'évolution des soins (ex : « Montrent-ils une évolution favorable, une stagnation ou une aggravation de l'état de santé de l'enfant ? »)

c. Validation et conditions d'utilisation

Le diagramme est construit par l'équipe de soins.
- Si un soin n'existe pas dans le diagramme, il faut le noter dans la rubrique « Autres soins ».
- Les cases servent uniquement à valider le soin (aucune autre information ne doit être mentionnée).

d. Exemple de diagramme de soins

À titre d'exemple, voici un diagramme de soins réalisé par un service de pédiatrie.

Tableau 3.38 Le diagramme de soins (service de pédiatrie) [a].

			5 nov			6 nov			7 nov		
Étiquette Enfant	**Catégories de soins**	**Soins**	**M**	**AM**	**N**	**M**	**AM**	**N**	**M**	**AM**	**N**
Soins de base	Hygiène Confort	– Toilette – Bain – Habillage, – Déshabillage – Prévention d'escarres									
	Sécurité	– Barrières de sécurité									
	Élimination	– Pose poche à urines – Diurèse – Surveillance des selles									
	Alimentation	– Installation repas – Aide au repas – Surveillance hydrique									
	Autres soins										
Soins techniques	Médicaments	– Préparation – Distribution – Aide à la prise									
	Aérosols	– Préparation – Pose									
	Autres soins										

			5 nov			6 nov			7 nov		
Étiquette Enfant	**Catégories de soins**	**Soins**	**M**	**AM**	**N**	**M**	**AM**	**N**	**M**	**AM**	**N**
Soins relationnels et éducatifs	Accueil	– Informations données à la famille – Démarche éducative									
	Soutien psychologique	– Accompagnement de l'enfant – Accompagnement de la famille									
	Éveil et animation	– Participation aux jeux organisés									

M = matin ; AM = après-midi ; N = nuit.
a. Ce diagramme est donné à titre d'exemple (la liste des soins n'est pas exhaustive).

A La cible

C'est un énoncé concis qui met en évidence diverses informations concernant le patient (*cf.* Tableau 3.39 ci-après).

La cible peut indiquer :

- une modification de l'état de santé de l'enfant, à savoir : un symptôme ou un syndrome (ex. : une hyperthermie, une dyspnée) ;
- un problème, une réaction particulière (ex. : un manque d'appétit, des pleurs...) ;
- un effet secondaire du traitement ou de la pathologie (ex. : une allergie, un érythème fessier...).

La cible ne doit pas indiquer :

- un diagnostic médical, ni mentionner un jugement de valeur (ex. : pour un enfant qui se plaint de sensations de brûlures lorsqu'il urine, le soignant devra noter « brûlures en urinant ou à la miction » et non « problème urinaire » (mot trop imprécis) ou « infection urinaire » (diagnostic médical) ;
- des soins infirmiers (c'est le rôle du diagramme de soins).

B Le « DAR »

Toute cible renvoie à une information classée selon trois rubriques : Données, Actions et Résultats (DAR) (*cf.* Tableau 3.39 ci-après).

a. Les données (D)

Ce sont des *informations* ou des *observations* émises par les soignants. Elles peuvent être objectives ou subjectives. Elles valident la cible (Par exemple : l'enfant a une hyperthermie à telle heure).

b. Les actions (A)[56]

Ce sont les *soins* réalisés (ou à réaliser) par les soignants à partir de l'analyse de la situation du patient (les actions doivent répondre au problème défini par la cible. Par exemple : l'aspirine prescrite a pour but de faire baisser la température).

c. Le résultat (R)

C'est l'*effet* des actions sur le patient. Ex. : on peut constater une amélioration de son état, pas d'amélioration, une aggravation (Par exemple : l'aspirine a fait baisser la température).

56. Certains services peuvent les appeler Interventions (I).

Rôle de l'AP

L'AP doit comprendre tout l'intérêt des transmissions et participer activement au travail de coordination avec l'équipe. Il doit transmettre tous les éléments de son observation de l'enfant en respectant la règle essentielle, être clair, précis et concis :

- *est clair*, ce qui se comprend immédiatement, ce qui est lisible ;
- *est précis*, ce qui cerne le plus important de l'information ;
- *est concis*, ce qui dit l'essentiel en peu de mots.

Tableau 3.39 Les transmissions ciblées (service de pédiatrie).

Nom : Julie M/Chambre 13				
Date/heure	**Cible**	**DAR**	**Transmissions**	**Nom et signature de la puéricultrice**
20 mai 10 h 13 h 00	Hyperthermie	D A R	– 38 °C à 10 h, pleurs – Interne appelé – *Aspégic* bébé (x mg) – Pose d'une vessie de glace à 10 h 30 – Réhydratation orale entreprise – ECBU fait à 10 h 45 – Traitement antibiotique débuté à 13 h – 37,5 °C à 13 h	Nelly Durand
20 mai 15 h 00 17 h 30	Érythème fessier	D A R	– À 15 h, rougeur du siège +++ – Soins d'érythème (éosine aqueuse) – À 17 h 30 pas d'extension de l'érythème – Bon contact avec l'enfant (apaisé)	Léna Dupont

Ergonomie

Compétences et objectifs de formation

Compétence

Utiliser les techniques préventives de manutention et les règles de sécurité pour l'installation et la mobilisation des enfants[2].

Objectifs de formation

Être capable de :

– identifier et appliquer les principes d'ergonomie et de manutention, notamment lors des mobilisations, des déplacements et des transports de matériel ;
– identifier et appliquer les règles de sécurité et de prévention des risques, notamment ceux liés aux pathologies, à l'utilisation du matériel médical et aux accidents domestiques ;
– installer l'enfant en tenant compte de ses besoins, de sa pathologie, de son handicap, de sa douleur et des différents appareillages médicaux ;
– aménager un espace sécurisé et sécurisant pour une personne ou un groupe.

2. La personne adulte est traitée dans le *Guide AS* (*cf.* bibliographie).

Module

4

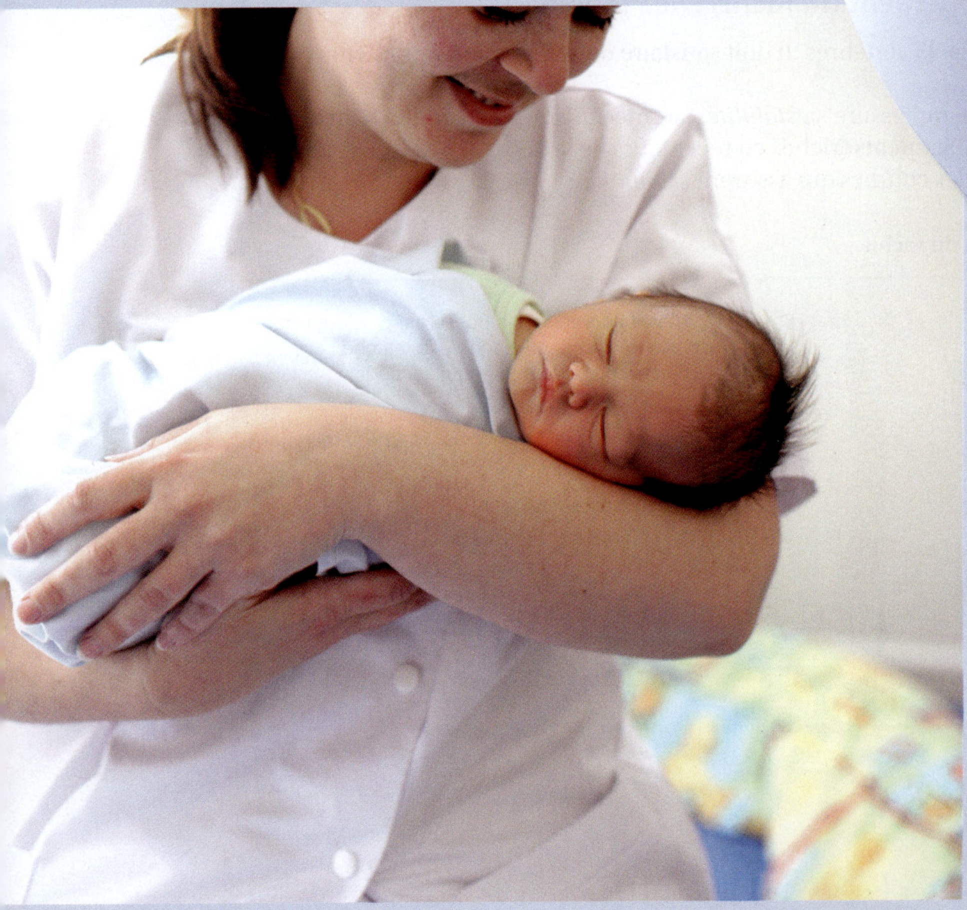

1 La physiologie du mouvement Les gestes et postures au travail

1 | Définitions de l'ergonomie

L'ergonomie se situe au carrefour de disciplines diverses. Elle a connu un développement important ces dernières années. Il y a deux approches complémentaires en ergonomie :

- *l'ergonomie de l'activité de travail* qui vise à améliorer les conditions au poste de travail, l'organisation du travail et les techniques, c'est-à-dire les gestes et les postures. L'objectif est de réduire les risques d'accident ;
- *l'ergonomie des équipements* qui tend à élaborer des normes pour la fabrication de matériels (ex. : équipement en crèche, poussette pour enfant, fauteuil roulant).

2 | La physiologie du mouvement

L'appareil locomoteur est composé des os, des articulations, des muscles (*cf.* Module 2). Nous allons voir brièvement le développement du rachis et des jambes chez l'enfant, véritables piliers de son corps.

A Le développement du rachis chez l'enfant

Le rachis est composé de 33 vertèbres. Il doit satisfaire deux besoins contradictoires : stabilité et mobilité.

- De face, il est droit, ce qui assure sa *stabilité*. Ses mécanismes de soutien sont : les disques intervertébraux et les ligaments (riches en récepteurs de la douleur).
- De profil, il présente des courbes qui assurent sa *mobilité*.

Fig. 4.1 Développement du rachis.

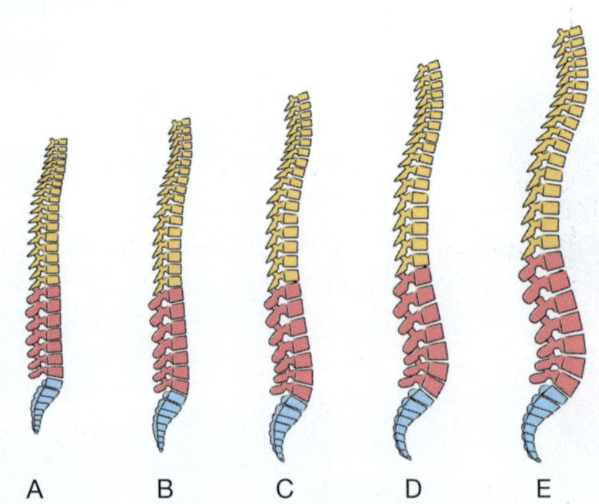

L'évolution du rachis passe par plusieurs stades. Lors de l'apprentissage de la marche, c'est la partie lombaire qui se modifie :

A : enfant vers 12 mois

B : enfant vers 13/14 mois (âge de la marche)

C : enfant vers 2/3 ans

D : enfant vers 6/7 ans

E : enfant vers 12/13 ans

B Le développement des jambes

Les jambes de l'enfant vont passer par trois stades de développement :

- jusqu'à l'âge de 12 à 18 mois, les jambes sont *arquées* : c'est le développement des muscles, grâce à la marche, qui les fera se redresser ; les pieds se tournent plutôt vers le centre ;
- entre 18 et 24 mois, les jambes arquées se transforment souvent en *genoux rentrés* qui peuvent persister, dans certains cas, jusqu'à l'âge de 12 ans ;
- plus tard, l'ensemble du corps se rééquilibre et les jambes se redressent.

Situation

Étude statistique

Une étude, portant sur 104 bébés normaux observés en consultation, a montré que :

- 87 % d'entre eux portaient des souliers hauts ;
- 74 % des souliers à semelles dures ;
- et 50 % des supports plantaires.

73 enfants portaient des chaussures avant de marcher et 35 avant même de pouvoir se tenir debout. Aucun de ces enfants n'a retiré un avantage physique du port de chaussures. Il est même possible que les souliers hauts et les semelles dures aient retardé le développement des chevilles et, donc, l'apprentissage de la marche[2].

MÉMO

L'AP doit conseiller aux parents de ne pas mettre trop tôt des chaussures aux enfants et de faire l'apprentissage de la marche pieds nus.
L'AP doit savoir que l'enfant n'est pas un adulte miniature. Il est différent de lui sur les plans morphologique, physiologique et psychologique : vouloir entraîner un enfant sur le modèle de l'adulte est une erreur.

- **L'enfant a moins de force, sa masse musculaire est faible (attention aux exercices physiques ou sportifs inadaptés).**
- **Il évacue difficilement la chaleur métabolique en raison d'une transpiration faible (attention aux coups de chaleur).**
- **Il supporte moins bien le froid (attention aux refroidissements).**
- **Ses muscles, tendons, ligaments et os, en plein développement, sont plus fragiles (attention aux sports traumatisants).**
- **Sa consommation énergétique est très élevée (attention aux apports nutritionnels).**
- **Il a envie de jouer et non de concourir (attention à l'esprit de compétition souvent inapproprié).**

MÉMO

C Les mouvements du corps

Un mouvement est le résultat d'une contraction musculaire. La contraction de ce muscle va déplacer une articulation et les os qui s'y rattachent.
Le corps humain peut effectuer jusqu'à 1 000 mouvements par jour au cours de ses activités. Toutefois, les plus fréquents sont les mouvements de flexion, extension-abduction et adduction (*cf.* Tableau 4.1).

- La **flexion** est un mouvement qui rapproche deux os l'un de l'autre.
- L'**extension** est le mouvement inverse de la flexion.
- L'**abduction** est un mouvement qui écarte un membre du plan médian du corps, et l'**adduction** est le mouvement inverse.

2. *Des enfants sains – même sans médecin*, Dr R. Mendelsohn Éd. Soleil, Genève.

Tableau 4.1 Les mouvements du corps.

Plier le tronc	**Type de mouvement :** Flexion	***S'étirer sur la pointe des pieds***	**Type de mouvement :** Extension
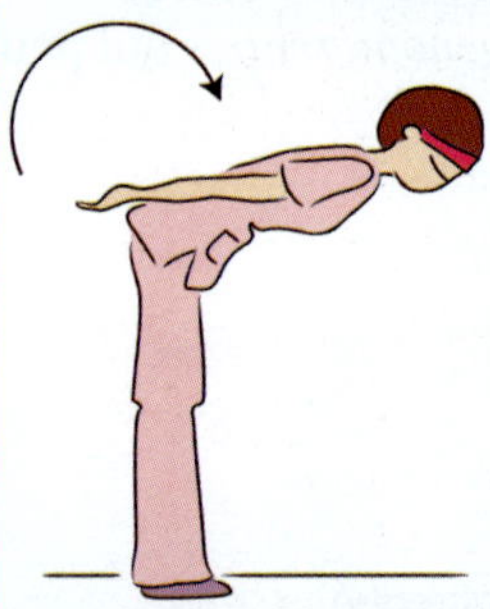	**Muscle(s) responsable(s) :** Grand droit abdominal et grand oblique **Forme du muscle :** En éventail	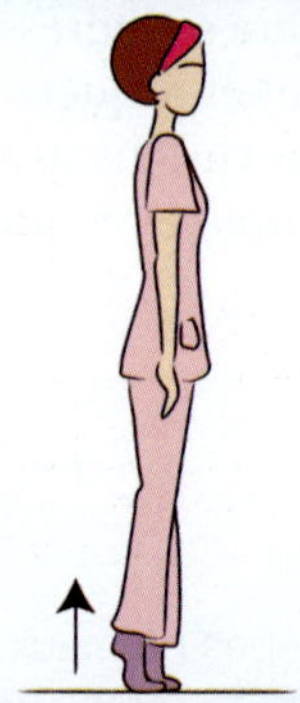	**Muscle(s) responsable(s) :** Triceps **Forme du muscle :** En fuseau
Lever le bras	**Type de mouvement :** Abduction	***Baisser le bras***	**Type de mouvement :** Adduction
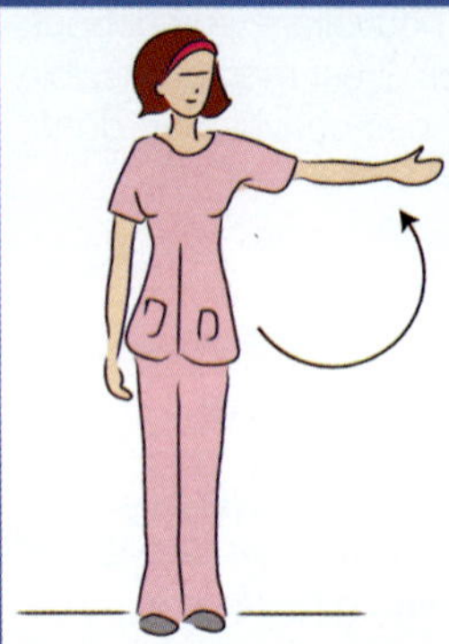	**Muscle(s) responsable(s) :** Deltoïde **Forme du muscle :** En éventail	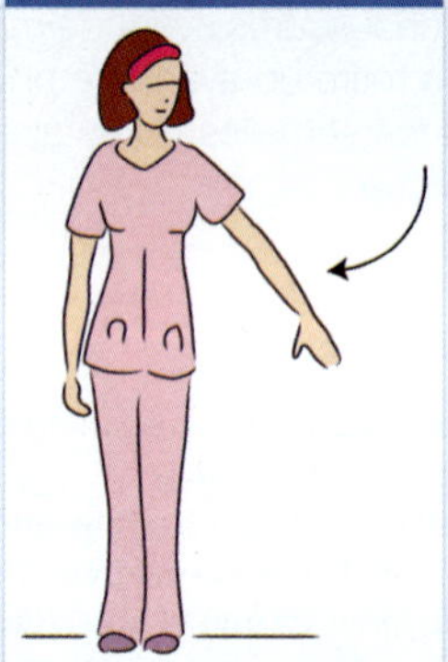	**Muscle(s) responsable(s) :** Grand pectoral (le deltoïde et le grand pectoral sont antagonistes) **Forme du muscle :** En éventail

D L'observation des gestes et postures au travail

Situations

Observons 3 situations de travail à l'hôpital (cf. Fig. 4.2)

a) Léa, 55 ans, est cadre puéricultrice en service de pédiatrie : elle travaille une partie de la journée à son bureau afin de planifier les journées des soignants. Son travail est surtout administratif, elle consulte l'ordinateur et les dossiers (volumineux parfois), rangés sur un rayonnage près de son bureau. Ce rayonnage est prévu pour une consultation en position « debout ». Léa, en réalité, pour gagner du temps, reste assise (le téléphone à la main) et se penche en arrière pour saisir les dossiers et les poser sur le bureau. Elle rédige aussi des lettres sur ordinateur, pour les remettre aux médecins lors de la visite des patients.

b) Léo, 52 ans, est magasinier à la buanderie de l'hôpital où il reçoit le matériel et le répare. Cela nécessite le port de charge pesant facilement de 10 à 20 kg chacune qu'il doit poser sur un chariot mobile. Pour aller plus vite, il est parfois obligé d'en porter plusieurs à la fois, et il se retrouve facilement avec 40 kg au bout de chaque bras. De plus, il doit se baisser pour aller les chercher ou bien se mettre sur la pointe des pieds pour les atteindre. Une fois sur le chariot, les charges sont poussées puis ensuite déposées sur un tapis roulant, où un de ses collègues va les récupérer. Il effectue ces manœuvres 20 fois par jour (parfois plus), 5 jours sur 7.

c) Léonie, 40 ans, est AP en pédiatrie : elle réalise tous les jours la toilette des enfants et la réfection des lits. Elle doit répéter de nombreux gestes, toujours en position debout et soulever des enfants plus ou moins lourds (selon leur âge).

Fig. 4.2 **Léa, Léo et Léonie : trois situations de travail hospitalier.**

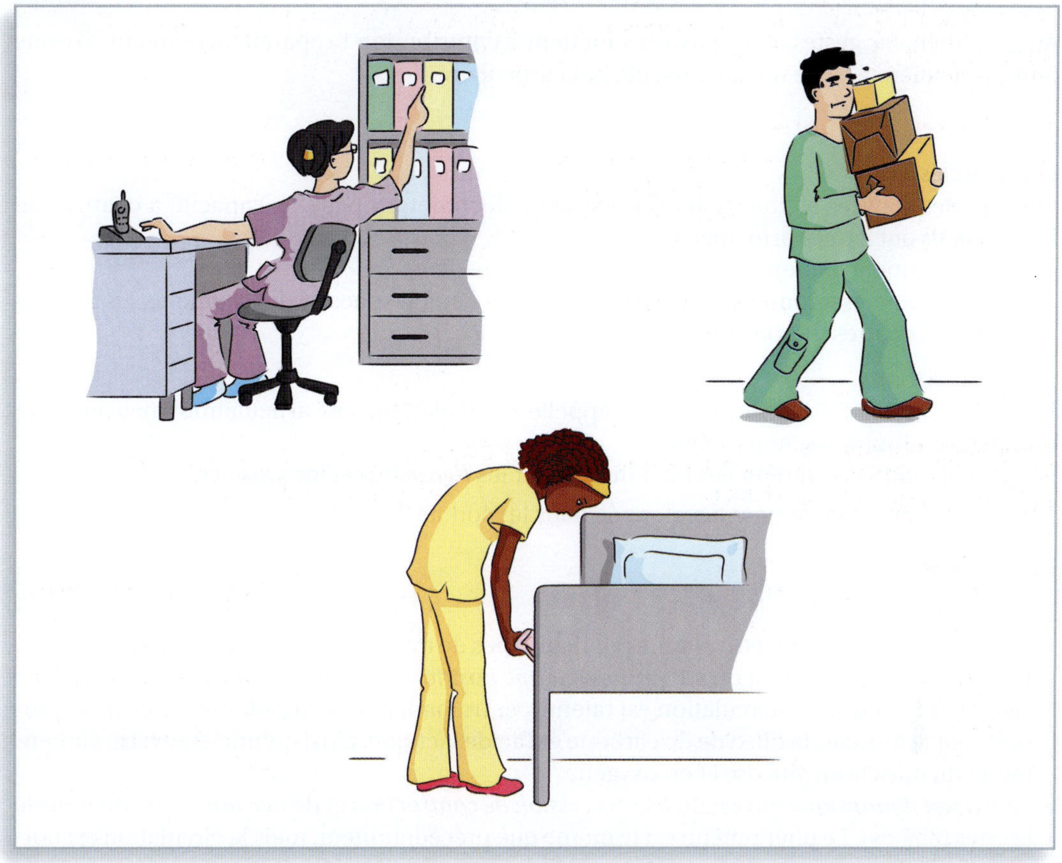

Tableau 4.2 Observation et analyse des gestes et postures des trois personnes ci-dessus.

	Léa	Léo	Léonie
Les gestes (activités dynamiques)	– saisit des dossiers (ou documents) côté droit ; – frappe sur le clavier de l'ordinateur, côté gauche	– flexion du corps (flexion-extension) ; – port de charges lourdes ; – déplacements +++	– flexion-extension ; – port de charges lourdes ; – déplacement +++
Les postures (activités statiques)	– maintien permanent de la position assise ; – rédaction de documents	– maintien de la position debout constante ; – port de charges lourdes ; – bras maintenus souvent surélevés	– maintien de la position debout constante ; – port de charges lourdes ; – bras maintenus surélevés ou tendus ; – courbée (lors de la réfection des lits).
Les conséquences possibles sur l'organisme	– troubles circulatoires aux jambes – douleurs au dos, de la nuque, des bras	– risque de claquage musculaire – douleurs dans le dos, les bras et les jambes	– douleurs lombaires ; – jambes lourdes – courbatures ; – fatigue.

4

E Rappels d'anatomie-physiologie

Au quotidien, les gestes et les postures mettent à contribution l'appareil locomoteur. Voyons plus particulièrement le travail musculaire et articulaire.

a. L'appareil locomoteur

Les muscles

Les muscles sont les éléments actifs du système locomoteur par leur capacité à changer de longueur. Ils ont 2 rôles principaux :

- ***statique*** (antigravitationnel) en assurant la posture du corps ;
- ***dynamique*** en assurant le déplacement du corps dans l'espace et des segments les uns par rapport aux autres (les mouvements).

Les articulations

La liaison, la jonction entre deux os s'appelle l'articulation. Les articulations peuvent être mobiles, semi-mobiles, non mobiles.

Les articulations sont renforcées (stabilisées) par les ***ligaments*** et les ***muscles***.

NB : l'anatomie est largement développée dans le Module 2.

b. Les risques

La fatigue des muscles

La fatigue musculaire peut être induite par deux types de travail (*cf.* Tableaux 4.2 et 4.3).

- Le ***travail statique*** qui est dû au *maintien d'une position* grâce à une *contraction musculaire constante* (posture). La circulation est ralentie, entraînant une accumulation de déchets produits par le muscle : le dioxyde de carbone et l'acide lactique, ainsi qu'une mauvaise alimentation du muscle en glucose et en oxygène.
- Le ***travail dynamique*** qui est dû à la *succession de contraction* et de *décontraction* du muscle (gestes répétés). Le phénomène est le même que précédemment, mais la circulation est normale dans les phases de décontraction : la fatigue apparaît moins vite.

Les raideurs articulaires

Si les articulations restent immobiles longtemps, elles deviennent ankylosées (raides). Pour qu'elles puissent garder leur souplesse, il faut qu'elles soient sollicitées régulièrement (afin de remuer le liquide synovial et de lubrifier le cartilage).

Tableau 4.3 Le travail musculaire.

Schémas	Type de travail correspondant	Situations
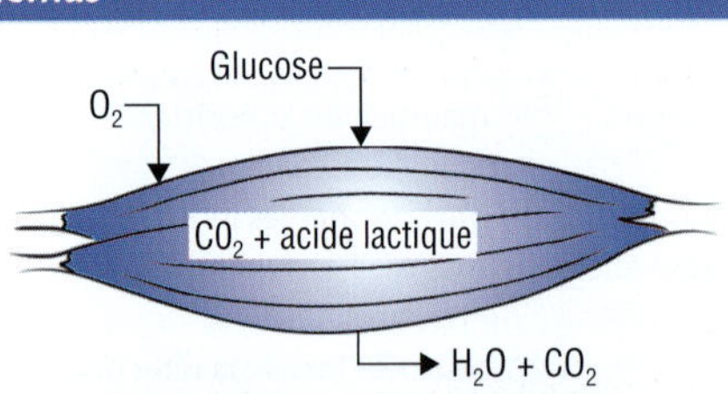	Travail statique	Les contractions musculaires sont constantes (ex. : positions debout répétées).
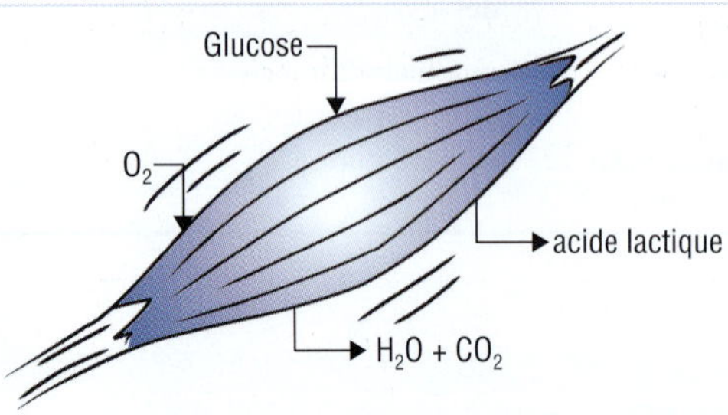	Travail dynamique	Les contractions musculaires se succèdent, s'arrêtent et recommencent à un rythme soutenu (ex. : gestes répétés).

2 Les facteurs de risque et la prévention

1 | Les troubles musculo-squelettiques (TMS)

Les troubles musculo-squelettiques (TMS) regroupent l'ensemble des troubles du système locomoteur. Les *accidents dorsolombaires* en font partie. Ils touchent surtout la région lombaire. Ces pathologies sont fréquentes chez les soignants. Le lumbago est en tête de liste. Il est à l'origine de nombreux arrêts de travail (*cf.* Tableau 4.4).

Tableau 4.4 Les accidents dorsolombaires.

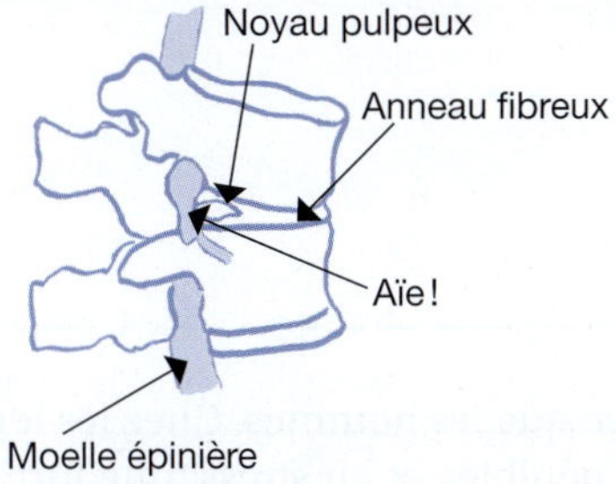	**Le lumbago** C'est l'atteinte des disques inter-vertébraux de la région lombaire suite à des compressions et des vibrations répétées. Les disques se déshydratent et diminuent d'épaisseur. Il s'ensuit une douleur sourde.
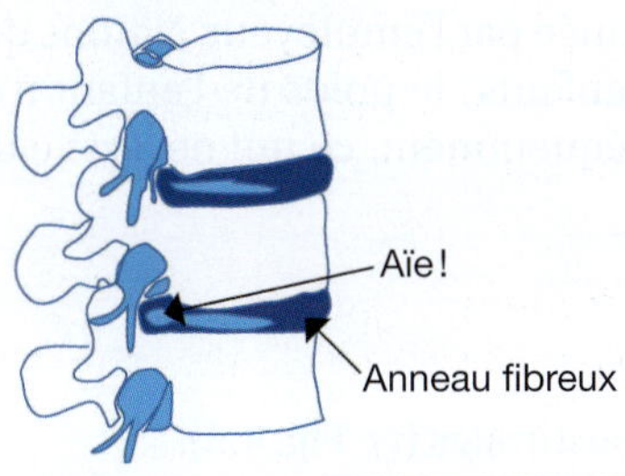	**La hernie discale** C'est le glissement du noyau d'un disque inter-vertébral vers l'arrière. L'anneau fibreux peut se déchirer et toucher la moelle épinière. Il s'ensuit une douleur due à la compression des racines nerveuses à ce niveau-là.
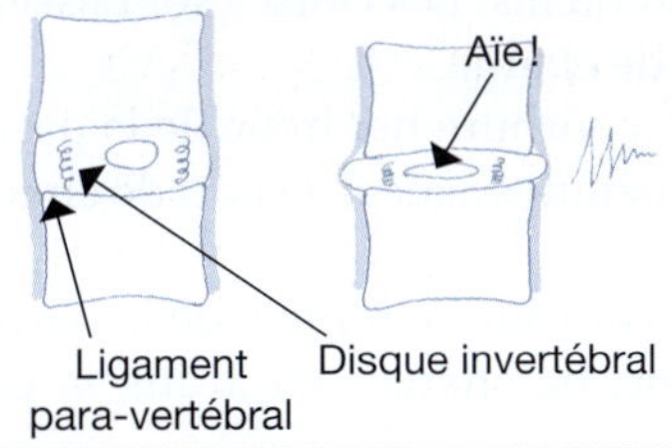	**Le tassement** Il est provoqué par la détérioration des disques inter-vertébraux qui rapprochent les vertèbres entre elles. Il s'ensuit des douleurs rachidiennes importantes.
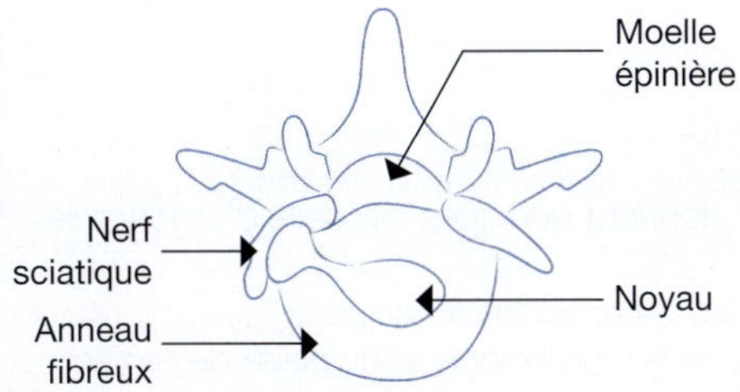	**La sciatique** C'est la déformation d'un disque inter-vertébral qui comprime une branche du nerf sciatique. Il s'ensuit une douleur violente qui irradie sur le trajet du nerf dans la jambe.

2 | Les facteurs de risque

Les facteurs de risque sont nombreux. Certains sont dus à l'environnement, au milieu du travail (à savoir les mauvaises conditions de travail, l'absence d'aides techniques, la charge importante de travail, le stress inhérent). Tout cela contribue à favoriser les risques d'accidents.
Les risques d'accidents peuvent aussi être liés aux antécédents médico-sociaux du soignant ou aux fautes professionnelles. Voyons ci-après le port de charges lourdes, les anomalies posturales et les faux mouvements.

A Le port de charges

Le port de charges est le facteur principal du tassement des disques. Les normes Afnor indiquent des maxima de port de charges, permettant d'éviter les accidents.

Tableau 4.5 Les normes d'Afnor de la sécurité au travail.

Âge et sexe des personnes	Charge maximum
Homme de 18 à 25 ans	30 kg
Homme de 45 à 65 ans	25 kg
Femme de 18 à 25 ans	15 kg
Femme de 45 à 64 ans	12 kg

Les études ont montré que les femmes ont moins de force que les hommes. Chez les femmes travaillant en milieu de soins, confrontées aux postures pénibles et au stress, une formation aux gestes et postures est nécessaire et doit être programmée par l'employeur. Notons que l'AP, dans son activité professionnelle, soulève souvent des enfants; le poids de l'enfant n'est pas toujours élevé mais l'AP est amené à répéter ce geste fréquemment, ce qui nécessite d'appliquer les règles et les principes de l'ergonomie.

B Les anomalies posturales

La fatigue dorsale peut être induite par trois anomalies posturales (*cf.* Fig. 4.3).

- **La scoliose** : c'est une incurvation latérale anormale du rachis. Les causes sont essentiellement les mauvaises positions assises, le port unilatéral de charge...
- **L'hypercyphose** : c'est l'exagération pathologique de la courbure naturelle de la partie dorsale du rachis. Les causes sont essentiellement l'âge (personnes âgées), le port de charges sur le dos, le travail de précision...
- **L'hyperlordose** : c'est l'exagération pathologique de la courbure naturelle de la partie lombaire du rachis. Les causes sont essentiellement le port de charges en avant, la pratique intensive de certains sports (danse, gym...).

Rôle de l'AP

Pour éviter les attitudes vicieuses chez l'enfant, l'AP donnera quelques conseils d'ergonomie aux parents. Il est conseillé de :

- favoriser les activités physiques de l'enfant et de les varier au maximum;
- adapter les activités physiques en fonction de l'âge, de la morphologie et du plaisir de l'enfant;
- alterner jeux et sports;
- apprendre à l'enfant à équilibrer les charges (en particulier les sacs scolaires...);
- bien choisir le matériel (chaise, bureau, lit, sac scolaire...) en fonction de l'âge et de la morphologie;
- veiller à l'emplacement du bureau (ex. : un bureau contre un mur incite l'enfant à dévier le rachis du côté opposé, ce qui favorise une scoliose);
- éviter l'usage du tabouret pour le travail au bureau (cela favorise la scoliose).

Fig. 4.3 **Les anomalies posturales du rachis.**

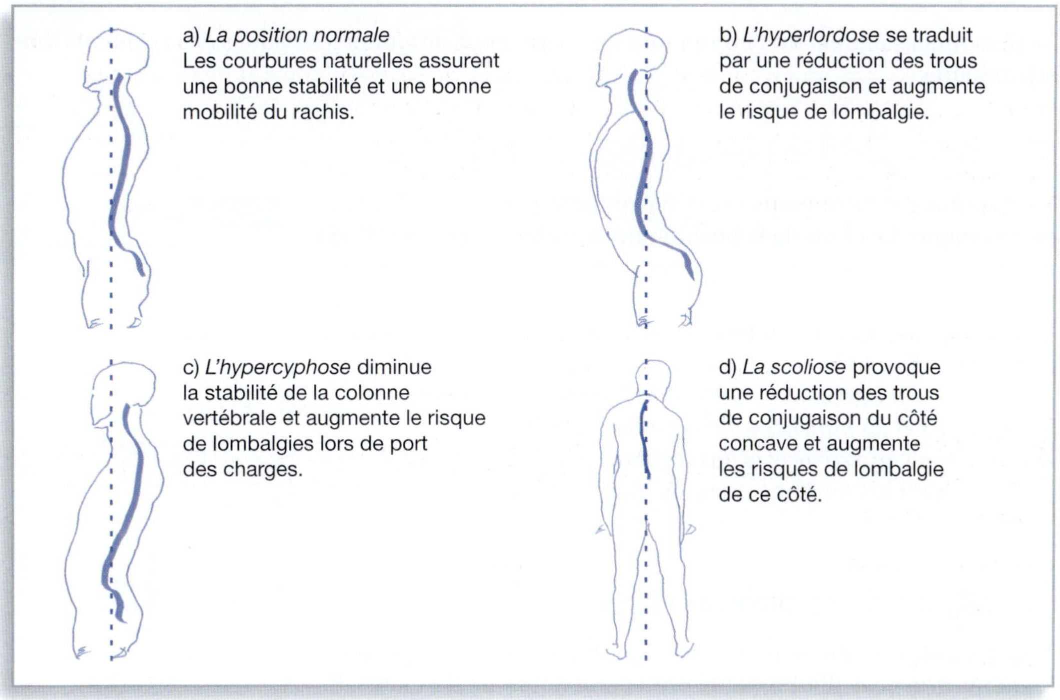

C Les faux mouvements

Les mouvements d'inclinaison latérale ou dorsale et de rotation, réduisent l'espace des trous de conjugaison et risquent de bloquer les nerfs sciatiques. Il est préférable de se tourner sur ses jambes plutôt que de pivoter au niveau des lombaires.
Sur la figure 4.4, on voit ce qu'il ne faut pas faire.
Pour se courber (ou se pencher) en avant, il existe trois pivots (charnières) : les lombaires, les hanches et les genoux. La logique demande de ne pas utiliser l'axe des lombaires (car c'est la partie mécanique la plus fragile de notre corps).
La meilleure façon de se courber est donc d'utiliser l'*axe des hanches et des genoux*.

Fig. 4.4 **Un faux mouvement pour soulever une charge.**

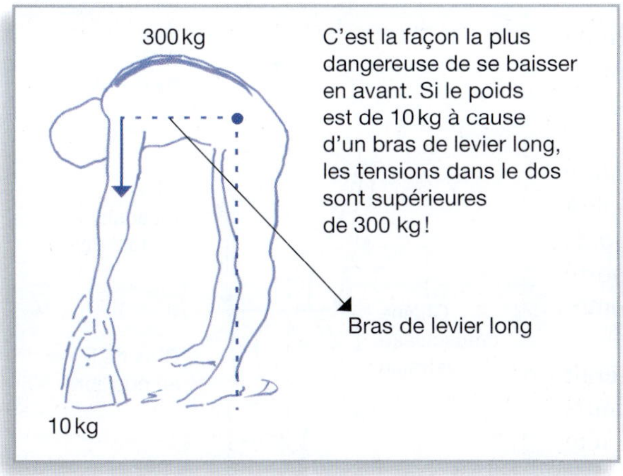

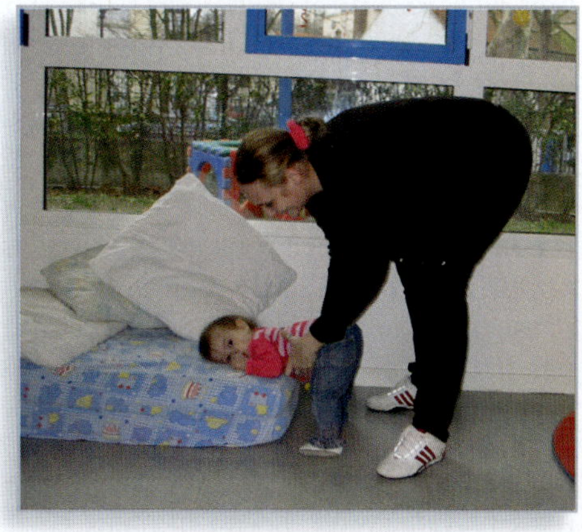

Exemple : à la crèche.

3 | La prévention

Le personnel soignant doit mettre tout en œuvre pour diminuer les risques des accidents dorsolombaires.

A La position universelle de sécurité (PUS)

La position de notre corps est déterminante pour éviter les faux mouvements. Le choix de la position universelle de sécurité (PUS) permet au soignant d'utiliser davantage les muscles des membres inférieurs (les cuisses et les fessiers) et de préserver le rachis (notamment la partie lombaire). Elle assure de plus une bonne stabilité (*cf.* Fig. 4.5) :

- *les pieds sont légèrement écartés à la largeur des épaules ;*
- *les genoux et les hanches sont légèrement fléchis ;*
- *le bassin est en arrière et le dos est plat.*

La PUS réduit les tensions dans les muscles paravertébraux d'environ 30 %.

Fig. 4.5 La PUS.

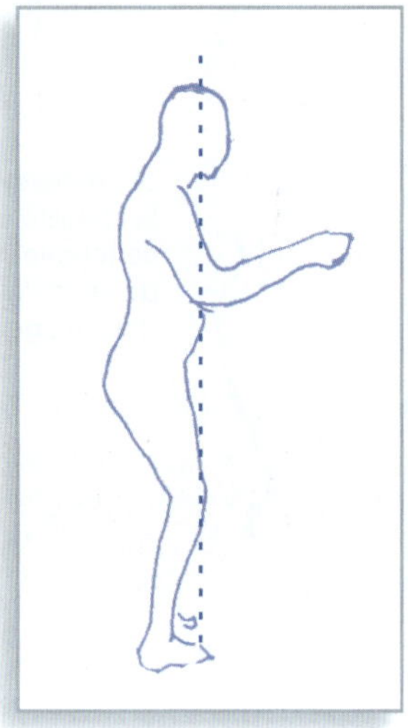

B La préparation à l'effort

Il faut savoir prendre le temps de se préparer à l'effort. Les mouvements brusques diminuent la protection naturelle du rachis. Ils « surprennent » les disques, les ligaments et les muscles paravertébraux, qui n'ont alors pas le temps de réagir et donc ne participent plus à la protection. En effet, les problèmes de lombalgie sont plus souvent liés à la rapidité et à la brutalité du mouvement qu'au poids de la charge déplacée.

C L'équilibre des charges

Porter des charges déséquilibrées provoque une inclinaison latérale du rachis (notamment des lombaires). Cette position fragilise l'équilibre du rachis et augmente le risque d'accidents dorsolombaires.

a. L'axe central de gravité

En position debout, le centre de gravité est près de l'axe central de gravité (*cf.* Fig. 4.6).
Lorsqu'on porte une charge, plus le centre de gravité s'éloigne, plus la charge pour les muscles para-vertébraux augmente et la pression entre les vertèbres s'accroît.
A contrario, plus le poids que l'on porte se situe près de l'axe central de gravité, plus il est facile à porter. Dans ce cas, la force de gravité du poids passe par l'axe central de gravité, il est supporté par les os, alors que les muscles assurent seulement l'équilibre.
La meilleure façon de porter un poids serait de le poser sur l'axe, donc sur la tête (d'ailleurs dans certains pays, porter le poids sur la tête est tout à fait naturel).

Fig. 4.6 L'axe central de gravité.

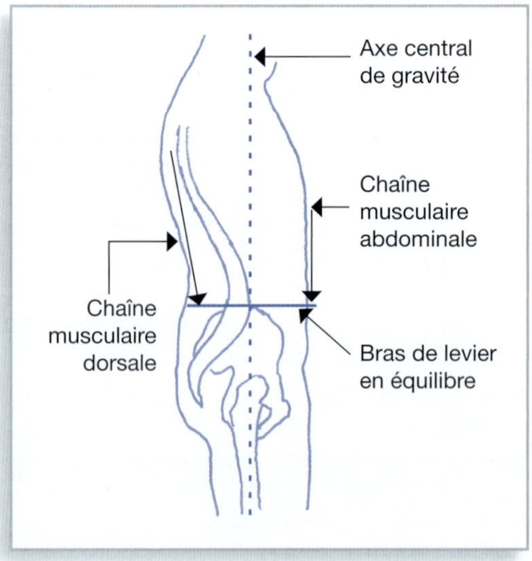

b. La position d'équilibre

La position d'équilibre est la position de base par rapport à toutes les autres positions. Elle présente des avantages. En effet, cette position :

- diminue le travail musculaire ;
- assure la souplesse des épaules ;
- protège la colonne vertébrale ;
- permet une respiration maximale.

À partir de cette position de base correcte, toutes les autres positions sont envisageables (*cf.* Fig. 4.7).

Fig. 4.7 La position d'équilibre.

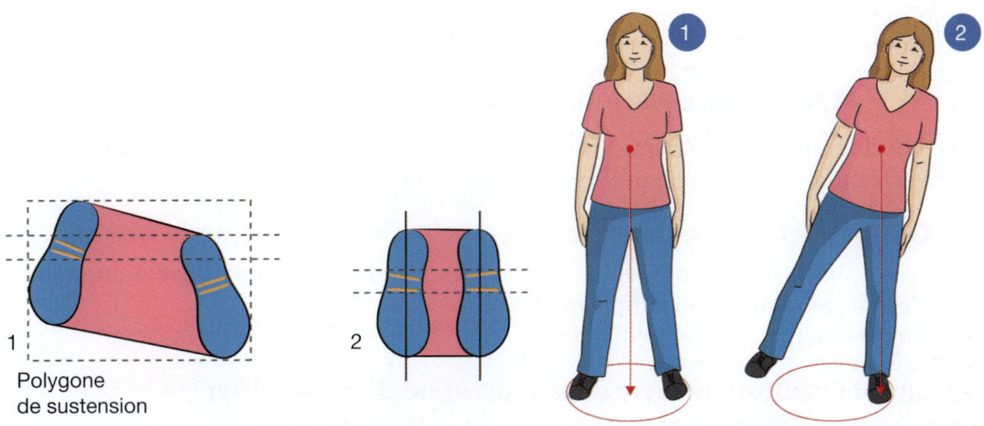

1. Pieds écartés, pied gauche avancé : bon équilibre.
2. Pieds trop serrés, le polygone a une faible surface : manque d'équilibre.

1. Pieds écartés : polygone de sustentation de bonne surface. La projection au sol du centre de gravité est dans le polygone : équilibre.
2. La projection du centre de gravité est hors du polygone : déséquilibre.

Rôle de l'AP

Comment trouver la position d'équilibre ?
L'AP veillera à :

- mettre les pieds parallèles écartés de la largeur des épaules environ ;
- répartir le poids du corps sur les deux pieds ;
- rentrer le ventre et serrer les fesses ;
- maintenir les hanches et les genoux en légère flexion.

3 La méthodologie et la déontologie du travail

1 | La démarche de manutention et la mobilisation

Une démarche de manutention (DDM) s'effectue surtout en milieu hospitalier. Elle a une chronologie, tout comme la démarche de soins (DDS). Elle participe largement à la prévention et se déroule en plusieurs étapes.

A 1re étape : l'observation, l'information et la réflexion

Avant d'effectuer une manutention à un enfant, l'AP doit observer l'enfant, collecter des informations et les analyser, elle peut utiliser la méthode du QQQOCP[3].

a. (Q) Qui ? À quel enfant dois-je m'adresser (petit enfant ? grand enfant ?)

- Quel est son âge ? Quelles sont ses capacités de compréhension ? son degré d'autonomie ?
- Quelle est sa pathologie, son handicap ?
- Pourra-t-il participer à la manœuvre ?

b. (Q) Quoi ? Quelle manœuvre de manutention dois-je réaliser pour « tel » enfant ?

- Est-elle prescrite ? Par qui ?
- Y a-t-il des consignes écrites sur le cahier de soins ?
- Est-ce que je maîtrise la technique ?
- Est-elle sans danger ? Sans risque (pour moi et pour l'enfant) ?

c. (P) Pourquoi réaliser cette manœuvre ?

Quel est son objectif ? Et quel est son intérêt pour l'enfant ?

d. (Q) Quand dois-je la réaliser ?

- Le matin après la toilette de l'enfant ? (ex. : le lever).
- L'après-midi ? (ex. : la mise au fauteuil pour un enfant opéré).

e. (O) Où dois-je intervenir ?

Le soignant se questionnera sur l'environnement immédiat de l'enfant.
- Quels objets (ou matériel) peuvent gêner la manœuvre ?
- Quels objets (ou matériel) de la chambre peuvent être utilisés (ex. : alèse ? têtière ?....)

f. (C) Comment réaliser cette manœuvre ?

Dois-je la réaliser seul ? Dois-je faire appel à une aide ? humaine (un collègue) ? ou une aide technique ? et laquelle (potence, perroquet) ?

3. Comme pour la réflexion de la DDS, il faut mettre le pourquoi au début et à tous les stades de sa réflexion (même si pour un motif mnémotechnique la formule se retient mieux sous cette forme).

B 2e étape : la préparation à l'action (ou manutention)

La préparation de la manœuvre de manutention sera de deux ordres :

- **matérielle** : l'AP doit regrouper tout le matériel utile à la manœuvre, ex. : alèse, aides techniques diverses (potence...) ;
- **humaine** : l'AP doit se préparer à l'action : cette préparation se fait au lit de l'enfant, qui est également concerné :
  - l'AP va expliquer l'intérêt de la manœuvre à l'enfant et si celui-ci a les capacités pour participer à la manœuvre, elle lui montre les gestes à effectuer et elle lui explique le but à atteindre. L'AP adopte la « *position de départ* » et repère la « *prise* » la mieux adaptée,
  - l'enfant écoute les explications données par l'AP et pose des questions ; en fonction des consignes données par l'AP, il se prépare à coordonner ses gestes à ceux de l'AP. Il adopte aussi la « *position de départ* ».

Fig. 4.8 La mobilisation : préparation du matériel.

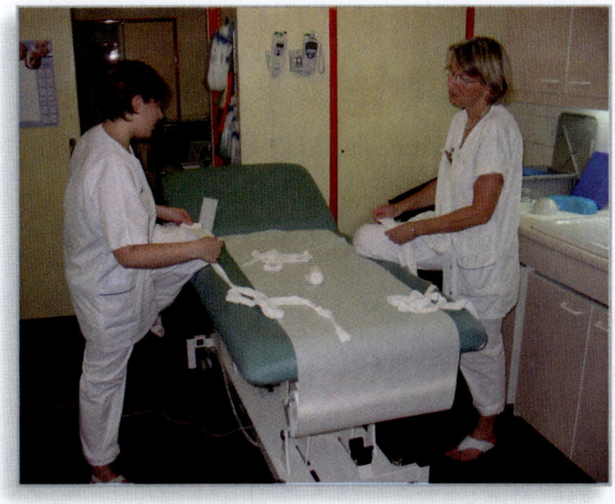

C 3e étape : la mobilisation (ou manutention)

L'AP réalise la manœuvre de manutention (ou mobilisation de l'enfant) selon une technique (ou protocole) précise, adaptée à la situation. Elle veillera à respecter les principes et les règles de l'ergonomie (*cf.* compétences professionnelles) et n'interviendra que selon les consignes reçues[4].
La mobilité est la capacité à entrer en mouvement, à réaliser certains gestes (ex. : un changement de position, de place ou de lieu). La mobilisation peut être passive ou active.

a. La mobilisation passive

Il s'agit de bouger un enfant (malade, opéré, ou handicapé), sans lui demander d'effort personnel. Ex. : l'AP peut être amené à réaliser :

- un changement de position au lit ;
- un passage du lit au fauteuil..., à adapter selon l'âge et le poids de l'enfant.

Ce type de mobilisation nécessite souvent l'intervention de deux soignants, la connaissance des techniques de manutention est également nécessaire, ainsi que l'usage du bon sens. Il faut réfléchir avant d'agir : plutôt que de soulever, on peut essayer de rouler, glisser, pivoter en utilisant tout son corps. Chaque fois que c'est possible, il faut utiliser l'aide mécanique (telle que le soulève-personne). L'utilisation d'une aide ne suffit pas à écarter tout risque de traumatisme, mais elle peut efficacement soulager la fatigue du soignant à condition d'être utilisée à bon escient.

4. Il s'agit de manœuvres réalisées en milieu hospitalier (souvent en service de chirurgie pédiatrique ou orthopédique) sous le contrôle de la puéricultrice.

b. La mobilisation active

Il s'agit de faire bouger l'enfant en lui demandant une participation adaptée à son âge et à ses possibilités. L'AP doit donner des indications claires, simples et précises à l'enfant tout en le rassurant ; elle doit lui demander de « l'attraper » plutôt que d'avoir à le saisir, ceci permet à l'AP de garder ses mains libres pour guider le mouvement.

D 4e étape : la confirmation ou la correction de la position

L'AP demande à l'enfant (s'il a la capacité de comprendre et de répondre) si la position qui vient d'être choisie pour lui, lui convient ; si elle est confortable et non douloureuse.

- Dans le cas d'une réponse positive, la position est maintenue.
- Dans le cas d'une réponse négative, la position est corrigée.

Fig. 4.9 Explications données à un adolescent avant une mobilisation active.

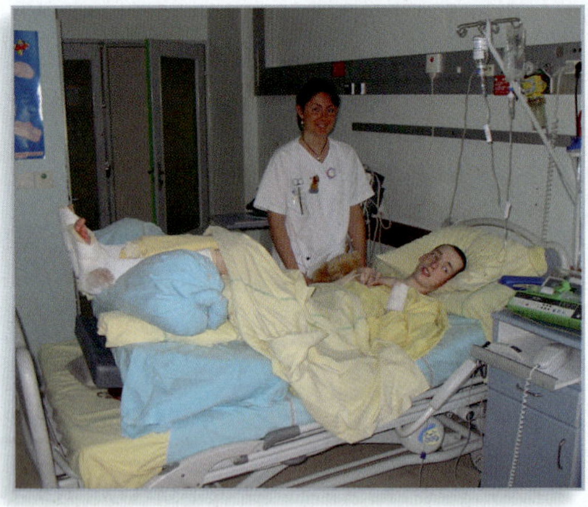

Fig. 4.10 Mobilisation passive d'un jeune enfant.

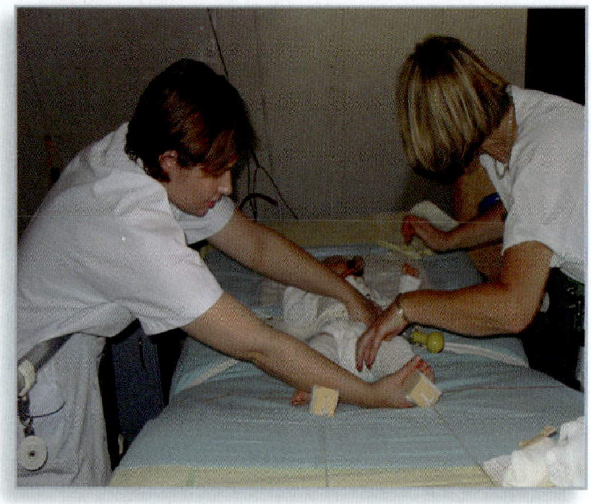

Rôle de l'AP

Pour effectuer une manutention, l'AP doit :

- avertir l'enfant de la manœuvre qu'il va réaliser ;
- lui expliquer les gestes qu'il va devoir faire ;
- donner des consignes simples adaptées à l'âge et au degré de compréhension de l'enfant ;
- le rassurer s'il appréhende la situation, lui faire une petite démonstration ;
- s'assurer qu'il a bien compris et reformuler si nécessaire ;
- se placer toujours du côté inactif de l'enfant (s'il est handicapé, ou si le bras est immobilisé) ;
- « accompagner le transfert » (couché/assis, allongé/assis, rehaussement) en inversant ses appuis sur les jambes ;
- toujours tenir le dos droit pendant la manœuvre ;
- regarder devant (et non le patient) au moment de la manœuvre ;
- connaître les différentes « prises » possibles et s'y exercer régulièrement pour les effectuer efficacement[a].

a. Pour plus de détails sur les techniques de manutention, l'AP consultera le *Guide AS* (Aide-soignant), J. Gassier, Éd. Masson (2009).

2 | La législation et la déontologie

Afin de garantir les droits du personnel (et du patient), le Code du Travail a prévu différentes directives et donné des orientations en matière d'ergonomie.

A Les directives du Code du travail

Le Code du travail indique les obligations de l'employeur par rapport aux manutentions des charges. Citons quatre articles essentiels.

- **Article 67 – L'utilisation de moyens adéquats.** L'employeur doit prendre les mesures d'organisation appropriées ou utiliser les moyens adéquats, et notamment les équipements mécaniques afin d'éviter le recours à la manutention manuelle de charges par les travailleurs.
- **Article 68 – L'organisation des postes de travail.** Lorsque la manutention manuelle ne peut pas être évitée, l'employeur doit évaluer (si possible préalablement) les risques que font encourir les opérations de manutention pour la sécurité et la santé des travailleurs et organiser les postes de travail de façon à éviter ou à réduire les risques, notamment dorsolombaires, en mettant en particulier à la disposition des travailleurs des aides mécaniques.
- **Article 71 – L'information et la formation des travailleurs.** L'employeur doit faire bénéficier les travailleurs dont l'activité comporte des manutentions manuelles, d'une information sur les risques qu'ils encourent lorsque les activités ne sont pas exécutées d'une manière techniquement correcte (...) et d'une formation adéquate à la sécurité.

4

B Les règles de contention

Afin de garantir les droits du patient, deux méthodes sont particulièrement soumises à des règles de sécurité et de respect du patient : la contention et la limitation de mouvements.

a. Caractéristiques de la contention

La contention physique, dite passive, se caractérise par l'utilisation de tous moyens (méthodes, matériels ou vêtements) qui limitent les capacités de mobilisation volontaire de tout ou partie du corps dans le but d'obtenir la sécurité d'un patient qui présente un comportement estimé dangereux ou mal adapté.

La contention n'est légitime qu'à partir du moment où elle est prescrite dans l'intérêt de l'enfant pour assurer sa sécurité. La contention est utilisée pour :

- *protéger* une articulation (ex. : entorse) ou empêcher un mouvement (ex. : fracture) ;
- mettre au repos une ou plusieurs articulations à des *fins antalgiques* (ex. : à la suite d'un accident) ;
- compenser des faiblesses ostéomusculaires, dans ce cas on parlera d'orthèses (ex. : en cas de retard de consolidation) ;
- favoriser la cicatrisation d'une plaie (ex. : les brûlés) ;
- diminuer les vibrations sur les tendons (ex. : en cas de tendinite).

MÉMO

La déontologie vise à *limiter*, voire *interdire*, ce procédé car c'est une atteinte à la liberté de mouvements, donc aux droits du patient.

MÉMO

b. Exemple de limitation de mouvements : le plâtre ou l'extension

La limitation des mouvements peut être partielle et momentanée. Elle ne pourra être réalisée que sur prescription médicale. Ex. : mettre une jambe dans du plâtre, ou en extension, est une restriction à la liberté de mouvements et ne peut se faire que sur prescription médicale et avec l'autorisation des parents (*cf.* Fig. 4.11).

Fig 4.11 Exemples de limitation des mouvements de l'enfant par le plâtre et l'extension verticale.

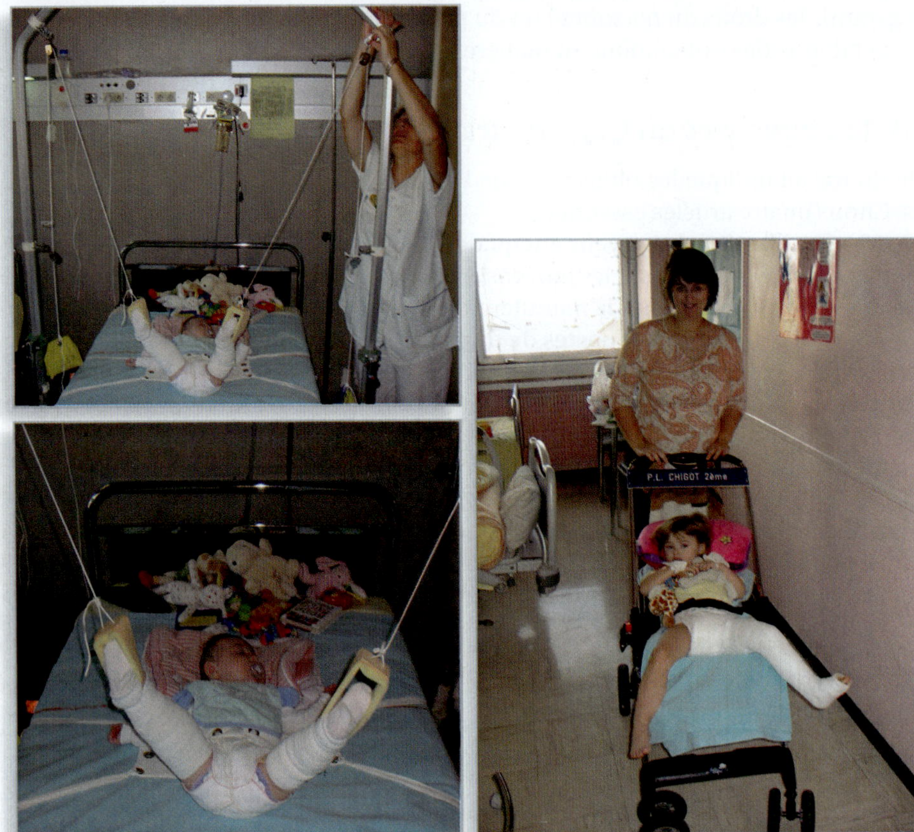

C La charte des droits de l'enfant hospitalisé

Objectif : la charte européenne des droits de l'enfant hospitalisé a pour objectif de formuler clairement les droits des enfants malades, et d'imposer aux différents intervenants dans la prise en charge de la pathologie des obligations relatives au bien-être de l'enfant, créant en faveur des parents ou de l'entourage de l'enfant malade des droits pour qu'ils puissent au mieux améliorer le bien-être de l'enfant.

- *Les droits énoncés dans la charte doivent s'appliquer à tous les enfants*, quels que soient leur maladie, leur âge, leur origine, leur environnement social et culturel, le handicap dont ils peuvent être porteurs et quelles que soient les raisons de leur traitement, les formes de ce traitement, l'endroit où il a lieu, que l'enfant soit hospitalisé ou traité en ambulatoire.
- Les droits énoncés dans la charte correspondent étroitement à ceux de la Convention Internationale des Droits de l'Enfant adoptée par les Nations Unies. Ils s'appliquent aux enfants de la naissance à 18 ans[5].

5. La charte a été adoptée à Leiden (Pays-bas) en mai 1988 par la 1re conférence européenne des associations « Enfants à l'hôpital ». Les commentaires de la charte ont été adoptés par la 7e conférence européenne à Bruxelles en décembre 2001. Le droit aux meilleurs soins possibles est un droit fondamental, particulièrement pour les enfants. Unesco. http://www.donationlousalome.org/fichiers/charte.htm

4 Les principes et les règles d'ergonomie (applications en milieu professionnel)

1 | Les principes d'ergonomie

Ce sont les grands objectifs à viser et les règles de conduite à appliquer lors de la mobilisation de l'enfant. Il y en a trois essentiels.

A 1er principe : la sécurité

Il s'agit pour l'AP de :
- **assurer la sécurité de l'enfant** : c'est la prévention des chutes mais aussi l'installation de l'enfant dans le lit ou dans le fauteuil en évitant les attitudes vicieuses et les ankyloses ;
- **assurer sa propre sécurité** : c'est la prévention des lombalgies, le respect des règles d'ergonomie, l'estimation de ses forces et la sagesse de ne pas les dépasser ;
- **sécuriser l'espace de travail** : il s'agit d'observer l'environnement et d'enlever tous les obstacles qui peuvent être dangereux (des câbles, des appareils médicaux, des tuyaux, des sondes et des perfusions…). C'est la prévention des accidents du travail (*cf.* Fig. 4.12 et 4.13).

Situations

- **Sur la figure 4.12** : Valérie prend la petite Sarah dans ses bras pour lui donner le biberon. Le petit meuble à côté du lit l'empêche de travailler de façon symétrique et proche du bébé. Son dos est en rotation. C'est donc une mauvaise position.
- **Sur la figure 4.13** : Valérie a déplacé le petit meuble. À présent, elle travaille de façon symétrique et plus proche du bébé. Son dos est droit. C'est donc une bonne position. L'aménagement de l'espace du travail, dans ce cas le déplacement du petit meuble, lui a permis d'adopter une bonne position.

Fig. 4.12 **Mauvaise posture (occasionnée par la présence de la table de chevet).**

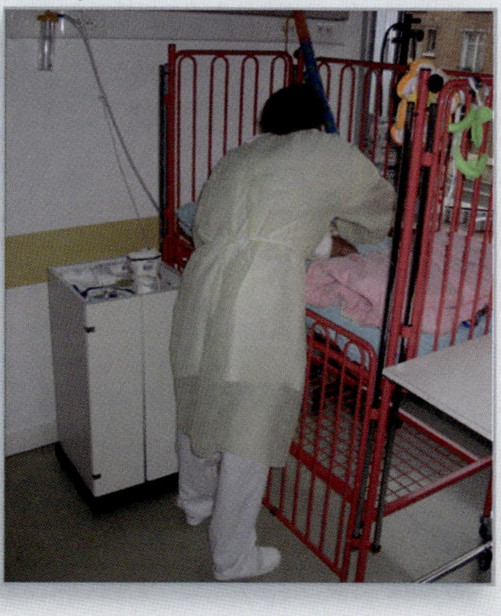

Fig. 4.13 **Bonne posture (du fait de l'éloignement de la table de chevet).**

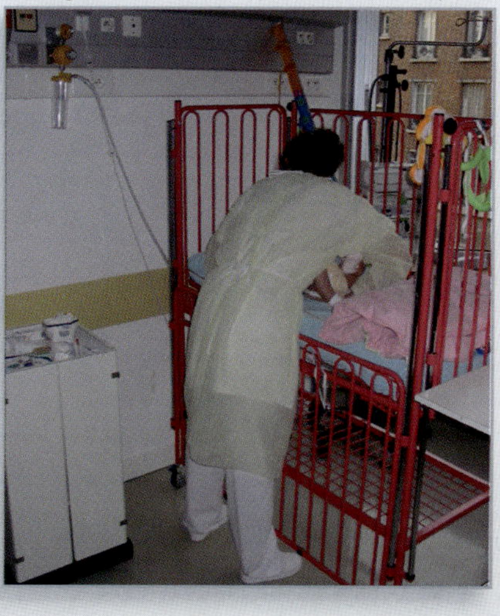

B 2e principe : la satisfaction du besoin de confort, l'état de non-douleur[6]

L'enfant ne doit pas souffrir pendant la mobilisation. C'est non seulement la qualité de la prise et la qualité de l'installation de l'enfant, mais aussi la bonne température de nos mains (toucher quelqu'un avec des mains froides est désagréable).

C 3e principe : le respect de l'autonomie de l'enfant[7]

Pour respecter l'autonomie de l'enfant, l'AP veillera à le stimuler et à le faire participer aux soins au maximum de ses capacités, selon les autorisations médicales.
Par ailleurs, l'AP veillera à avertir l'enfant du soin et obtenir son accord. Il n'est pas possible de mobiliser (déplacer) un enfant contre sa volonté. Prendre le temps nécessaire pour le convaincre de l'utilité de son action et le rassurer est un acte de respect de l'enfant.

Situation

Juliette (5 ans) est en service d'orthopédie. Elle désinfecte ses mains avec la SHA et participe activement à son pansement. Elle n'a pas peur ! Sous le contrôle de la puéricultrice et de l'AP, l'enfant participe à la réalisation de son pansement (*cf.* Fig. 4.14).

Fig. 4.14 Juliette participe au soin.

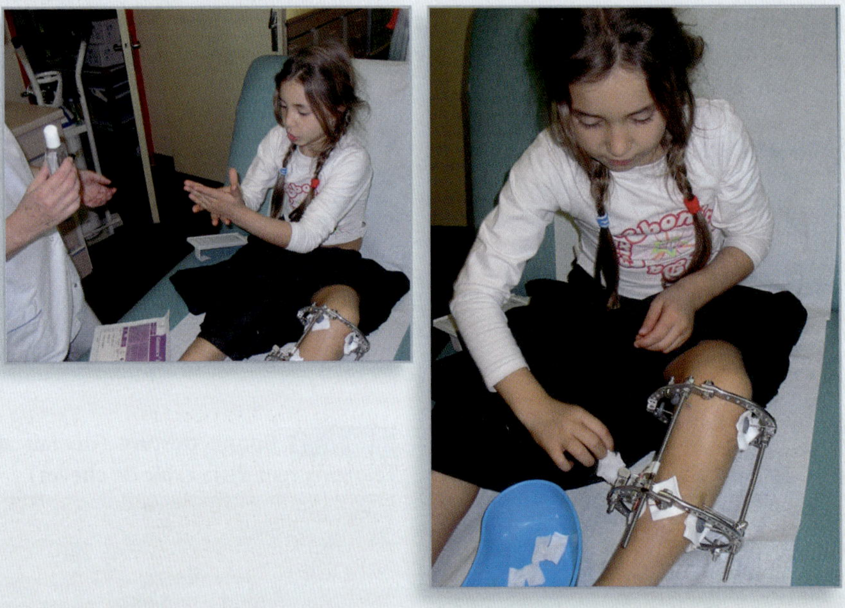

6. Article 4-2 de la Charte des droits de l'enfant.
7. Article 5 de la Charte des droits de l'enfant.

2 | Les règles d'ergonomie

Il y a dix règles essentielles concernant la mobilisation (manutention) des personnes que l'AP veillera à respecter.

A N° 1 : Réfléchir avant d'agir

Avant de commencer une mobilisation, il faut être sûr de la réussir et chercher la meilleure solution (ex. : demander de l'aide et travailler à deux...). Ceci répond au principe de sécurité de l'enfant et de sa propre sécurité. L'AP devra se questionner sur les points suivants :
- quelles seront les prises efficaces et non traumatisantes pour l'enfant ?
- quels seront les gestes et déplacements à effectuer et en tout sécurité ?

B N° 2 : Trouver la position d'équilibre

L'équilibre dépend de la **bonne position des pieds**. Les pieds portent tout le poids du corps et ils doivent avoir un écartement de la largeur des épaules. Un pied décalé vers l'avant, en fente, permet de résister à un déséquilibre du corps vers l'avant, l'arrière ou le côté. La surface ainsi obtenue entre les pieds est appelée « polygone de sustentation ». La verticale du centre de gravité doit se trouver dans ce polygone pour maintenir l'équilibre du corps (*cf.* Fig. 4.7).

C N° 3 : Garder le dos droit

Quels que soient le mouvement ou la posture choisi pour protéger son dos, il est indispensable de verrouiller la région lombaire. Cette position est maintenue par la contraction des **muscles abdominaux et le fléchissement des jambes** (*cf.* Fig. 4.15 et 4.16).

Situation

Lavage de mains

La figure 4.15 montre la mauvaise posture. L'AP se lave les mains pour participer à un pansement. Elle a les genoux bloqués droits. En conséquence son dos est rond.
La figure 4.16 montre la bonne posture. Le dos se redresse. C'est une bonne posture pour le lavage des mains (Pour un autre soin, l'AP pourrait plier légèrement les genoux).

Fig. 4.15 **Mauvaise posture.**

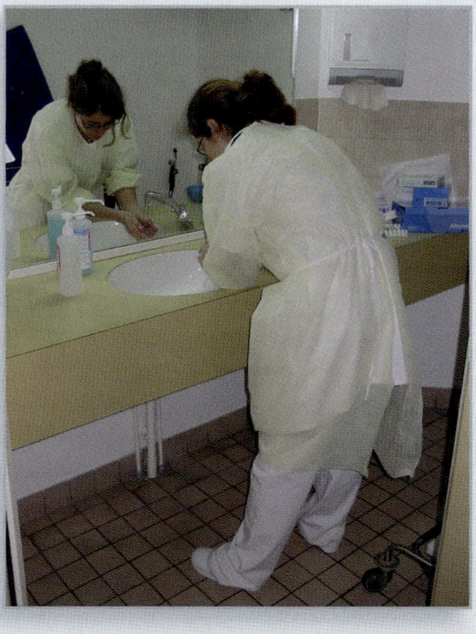

Fig. 4.16 **Bonne posture.**

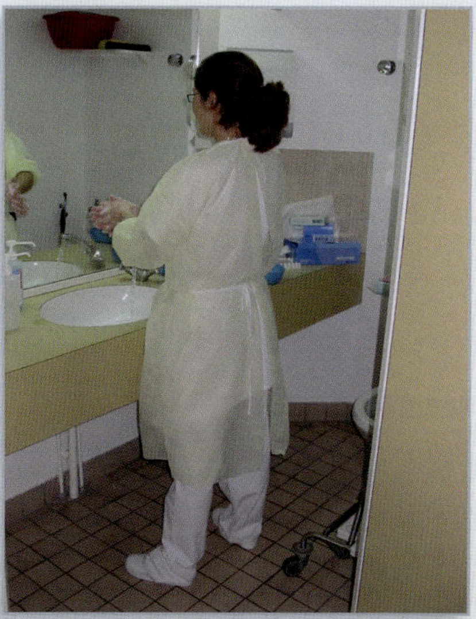

D N° 4 : Se rapprocher de la charge à déplacer

Lorsqu'on doit soulever un enfant, il faut travailler corps à corps, *le plus près possible de l'axe central de gravité*. Ne pas avoir peur d'être très proche de l'enfant à mobiliser ; il se sent d'ailleurs rassuré par le contact physique. Plus on est près de lui, plus c'est facile, plus on est loin, plus l'effort demandé est grand. De même, pour porter une charge, il est vivement conseillé de la porter contre soi.

E N° 5 : Utiliser les membres inférieurs

Il faut travailler de préférence avec les muscles des membres inférieurs : les fessiers et les muscles des cuisses. Ce sont les parties les plus fortes de notre corps. Ce sont elles qui assurent le travail de force et soulagent les lombaires ; les hanches et les genoux restent les charnières pour plier le corps (c'est la PUS, *cf.* Fig. 4.5 et Fig. 4.17).

Situation

Nathalie, (AP) doit préparer le lit en vue de l'arrivée d'un enfant

Dans un premier temps, pour soulever le lit, **Nathalie** s'est accroupie.
Dans un second temps, elle utilise la force de ses cuisses en se levant et soulève le lit.
Son dos est protégé.

Fig. 4.17 Nathalie soulève le lit.

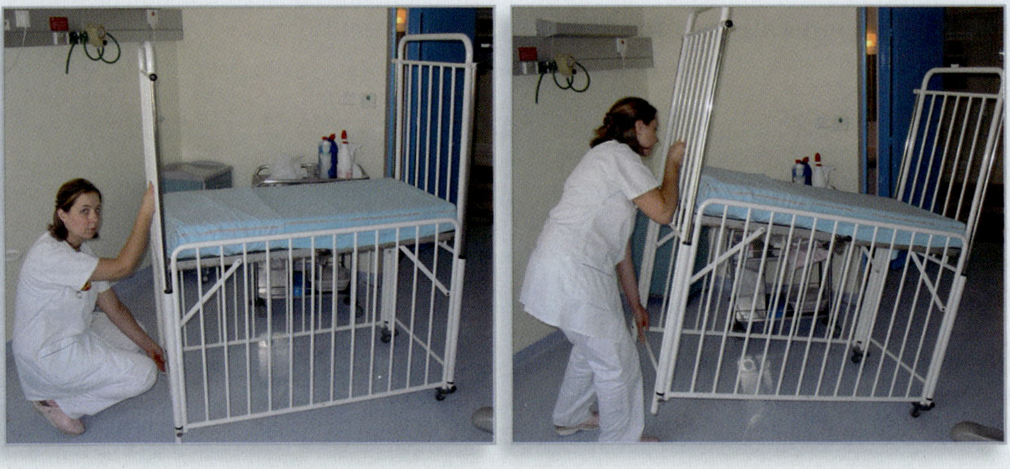

F N° 6 : Ménager ses efforts

Le soignant doit remplacer l'effort vertical (soulever) par un *effort horizontal* (rouler, glisser, pivoter, déplier la personne). Autrement dit, utiliser le contrepoids que constitue la personne soignée.

G N° 7 : Se faire aider (aide humaine ou technique)

Le soignant doit préalablement évaluer ses forces et se faire aider par l'enfant (s'il peut participer à la manœuvre) ou par un collègue. Au moment de l'action, il faut compter : « Un, Deux, Trois », à haute voix, pour *synchroniser* son effort avec l'effort de l'enfant, mais aussi pour préparer son corps à l'effort (*cf.* Fig. 4.18).

Situation

Nathalie a demandé de l'aide à une collègue en vue d'une manutention. L'enfant va bientôt revenir du bloc opératoire.

Fig. 4.18 Nathalie se fait aider pour effectuer une manutention.

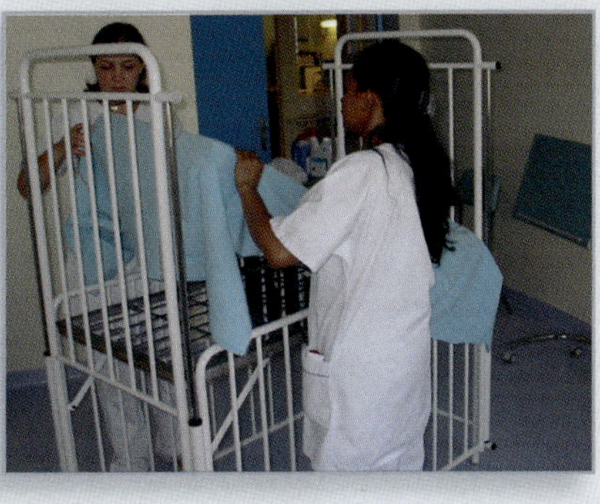

H N° 8 : Travailler en souplesse

Le soignant doit travailler en souplesse ; c'est-à-dire avec des mouvements souples, fluides, synchronisés. Les mouvements brusques sont dangereux (pas de temps de préparation des articulations et des muscles). La majorité des lombalgies aiguës sont dues à des mouvements brusques (perte d'équilibre, sursaut…).

I N° 9 : Entraîner son corps à l'effort

Malgré le savoir-faire et les aides techniques pour pratiquer des efforts physiques, il faut un entraînement. Le travail quotidien implique une préparation quotidienne ! Le but de ces exercices est d'améliorer la *coordination musculaire* entre les muscles abdominaux et les muscles paravertébraux. La durée de la préparation est courte (pas plus d'une dizaine de minutes) mais elle doit être régulière !

J N° 10 : Veiller à bien se reposer après l'effort

Après des efforts physiques, l'organisme doit se reposer. Le sommeil joue un rôle capital dans la récupération après l'effort. Un adulte doit dormir au moins 7 h. Il est préférable de dormir en reposant son dos sur un matelas ferme, en évitant les oreillers durs et épais, dans un environnement frais et calme. Dans la journée, des phases de repos et de relaxation sont conseillées (surtout après le repas) lorsque la pénibilité du travail le justifie.

3 | Les applications en milieu professionnel

A Situations en crèche

En crèche, les enfants jouent près du sol. De ce fait, le personnel doit se mettre souvent à leur hauteur. Se baisser et se relever fréquemment provoque à plus ou moins long terme une fatigue du dos.

- Pour l'AP, la position consiste à se mettre à genoux. Dans cette position, le centre de gravité descend près du sol et le dos ne se fatigue pas. Son inconvénient est que les genoux souffrent. Pour éviter cela, l'AP peut, soit poser ses genoux sur les tapis mousses des enfants, soit porter des genouillères en mousse, qui vont adoucir l'appui sur les genoux.
- L'AP est amené à soulever, à porter souvent les enfants qui, entre 1 et 3 ans, pèsent entre 10 et 15 kg. C'est un travail physique important qui nécessite d'être préparé.

Situations

Situation n° 1 : Anna (2 ans) et Amandine (AP)

À la crèche, **Anna** aime bien jouer au toboggan, mais elle a peur. **Amandine (AP)**, pour la rassurer, l'attend en bas de la descente. Elle se tient à genoux, ce qui lui permet d'être à la hauteur de l'enfant sans se fatiguer le dos. Comme elle passe beaucoup de temps à genoux à jouer avec les enfants, elle pose ses genoux sur le tapis mousse de façon à ne pas avoir mal (le port d'une genouillère est conseillé à l'AP qui pratique souvent la posture à genoux).

Fig. 4.19 Anna joue au toboggan avec Amandine.

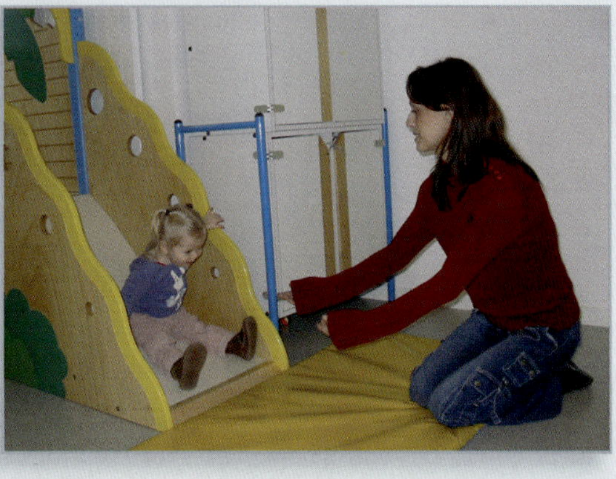

Situation n° 2 : Lorenzo (6 mois ½), Djibril (18 mois) et Pascale (AP)

Lorenzo (6 mois et demi) joue sur le ventre. Près de lui, **Pascale (AP)** tient dans ses bras **Djibril (18 mois)**. Observons la position de Pascale et donnons-lui des conseils. Pascale est à genoux : c'est une bonne position car son centre de gravité se trouve près du sol, son dos n'est pas en tension. Toutefois, elle devrait se mettre plus près de Lorenzo, les genoux sur le tapis mousse, ou porter une genouillère pour éviter d'avoir mal aux genoux.

Fig. 4.20 Lorenzo, Djibril et Pascale (AP).

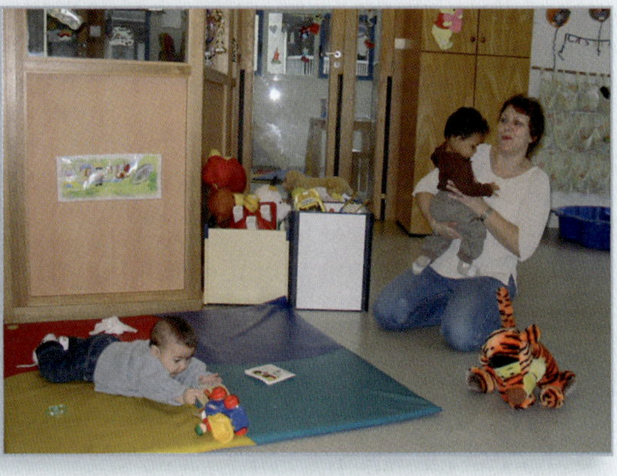

Situation n° 3 : Lorenzo (6 mois ½) et Carole (AP)

Lorenzo (6 mois et demi) joue sur le ventre. Derrière lui, **Carole (AP)** l'encourage à avancer. Observons la position de Carole et donnons-lui des conseils. Si Carole reste longtemps dans la position accroupie, elle aura mal aux articulations et les jambes engourdies. De plus, ce n'est pas une position stable, elle risque de perdre l'équilibre, de faire un faux mouvement et d'avoir mal au dos. Elle devrait se mettre à genoux, les genoux posés sur le tapis mousse (ou porter une genouillère protectrice) pour éviter d'avoir mal aux genoux.

Fig. 4.21 Lorenzo et Carole (AP).

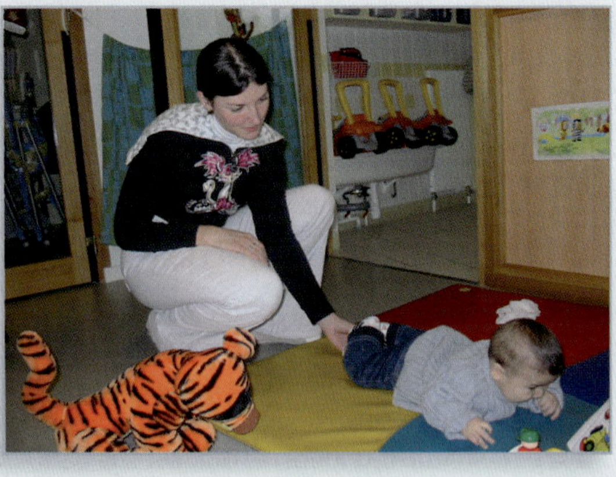

Situations (suite)

Situation n° 4 : Djibril (18 mois) et Pascale (AP)

Djibril (18 mois) est tombé sur le tapis mousse, il pleure. À côté de lui, **Pascale (AP)** veut le prendre dans ses bras. Observons la position de Pascale et donnons-lui des conseils. Pascale a un genou par terre, l'autre est fléchi. Elle prend Djibril dans ses bras et se relève. C'est une bonne position qui assure la stabilité, son dos est droit et l'effort est porté dans les cuisses. Toutefois, elle aurait pu mettre son genou sur le tapis mousse (ou éventuellement porter une genouillère) pour éviter d'avoir mal aux genoux si elle répète souvent cette position.

Fig. 4.22 **Djibril et Pascale (AP).**

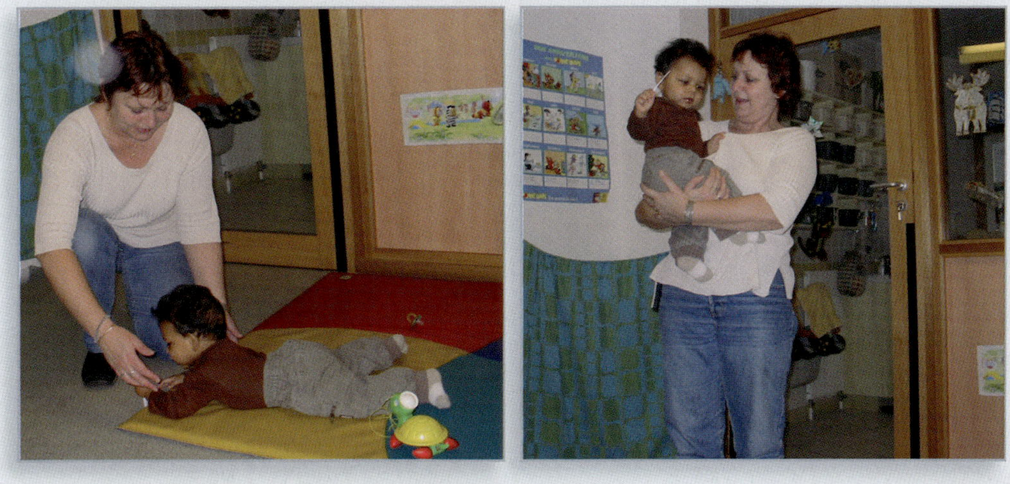

Situation n° 5 : Daphné (2 ans ½) et Sophie (AP)

Daphné (2 ans 1/2) est dans la salle d'activités. Près d'elle, **Sophie (AP)** la recoiffe (a). Observons la position de Sophie et donnons-lui des conseils.
Sophie est penchée en avant : cette position demande un effort considérable à son dos. Elle répète les mêmes gestes auprès de plusieurs enfants, de ce fait à la fin de la journée elle a mal au dos.
Elle devrait s'accroupir pour recoiffer Daphné (b), l'effort serait alors porté dans les cuisses.

Fig. 4.23 **Daphné et Sophie (AP).**

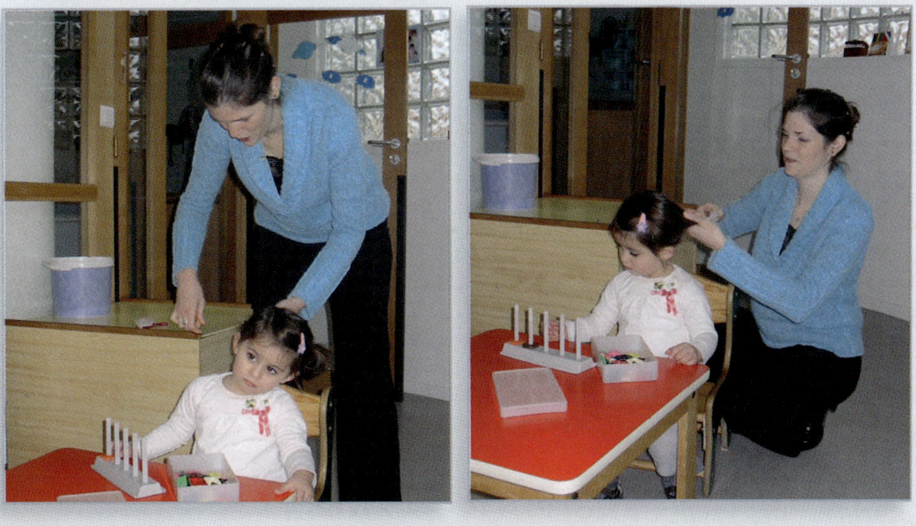

a. Mauvaise posture b. Bonne posture

Situations (suite)

Situation n° 6 : Anna (2 ans) et Amandine (AP)

Anna (2 ans) a la couche mouillée. **Amandine (AP)** va la lui changer. Pour ménager ses efforts, elle ne soulève pas l'enfant. Elle utilise un petit escalier aménagé spécialement pour mettre Anna à sa hauteur, afin de la prendre dans ses bras sans la soulever. Elle l'aide pour s'allonger sur la table à langer et la change. Après le change, elle fera descendre Anna par le même escalier.

Fig. 4.24 **Amandine change Anna.**

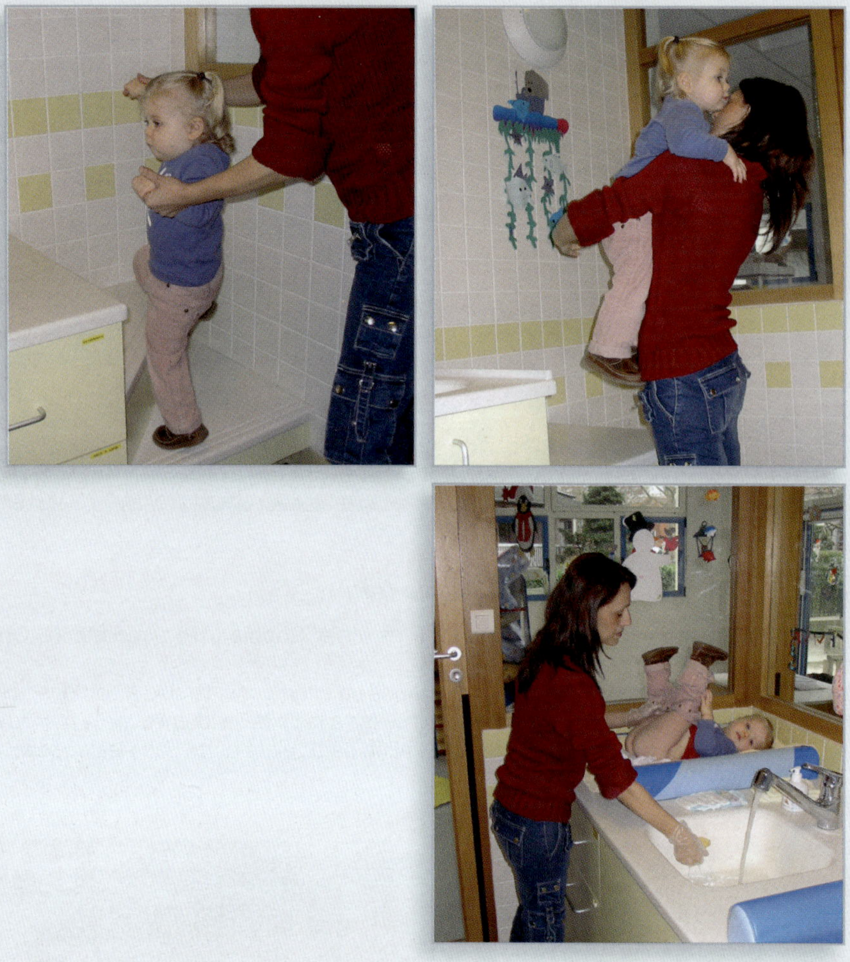

4 | Les règles de rangement et de stockage des produits et matériels

Les conditions du travail ont un impact sur la qualité des soins apportés. Éviter les gestes pénibles et se créer un espace de sécurité et de confort dans le travail relève des compétences du personnel de soins.

A Respecter les règles d'HSC

Organiser correctement le stockage vise à appliquer des règles d'HSC[8].
Les 4 règles de stockage :

- 1. Ranger les produits toxiques, peu utilisés, ou légers, *en hauteur*.
- 2. Ranger le matériel et les produits les plus utilisés et ouverts, *à une hauteur moyenne*.
- 3. Ranger le matériel encombrant et lourd *en bas*.
- 4. Utiliser du matériel de *rangement ergonomique*.

Rôle de l'AP

Elle doit :

- respecter les règles d'HSC[a] du stockage (citées précédemment) ;
- utiliser le plus souvent possible l'espace à hauteur moyenne ;
- utiliser la position de sécurité (PUS) pour se baisser ;
- participer au choix du matériel ergonomique.

a. H = hygiène ; S = sécurité ; C = confort

Situations

Situation n° 1 : Marine organise le stockage

Fig. 4.25
Marine organise le stockage.

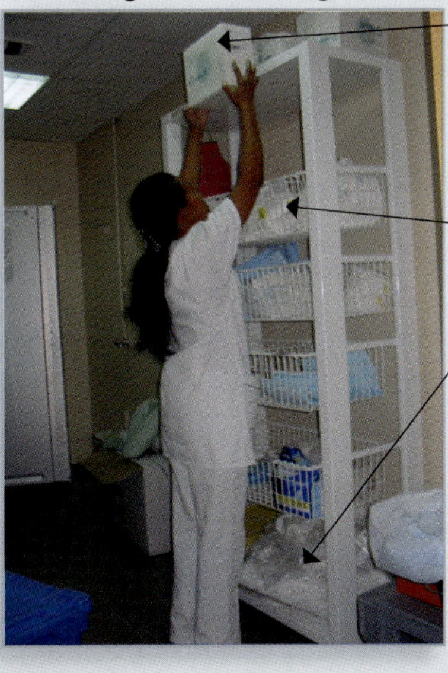

a) Elle range sur l'étagère du *haut* le matériel léger et les boîtes qui ne sont pas ouvertes. Cela assure la sécurité et le confort du personnel. Quand on veut prendre les boîtes ouvertes, elles peuvent se renverser si elles sont difficiles d'accès.

b) Les objets à usage fréquents et les boîtes déjà ouvertes, sont rangés au *milieu*.

c) Le matériel encombrant et plus rarement utilisé est rangé en *bas*.

8. H = hygiène, S = sécurité, C = confort.

Situations (suite)

Situation n° 2 : Sophia utilise du matériel ergonomique

Fig. 4.26 Sophia utilise du matériel ergonomique.

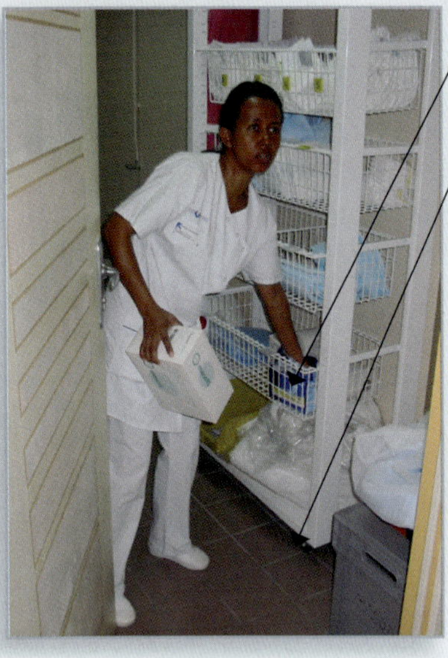

a) Les étagères à tiroirs sont conseillées, car, en coulissant, elles facilitent l'accès de l'utilisateur.

b) Les meubles à roulettes sont conseillés, car ils se déplacent facilement pour être nettoyés et permettent des dispositions variées selon les besoins des personnels de soins.

B Regrouper les produits et matériels selon leur usage

a. Les produits de ménage

Le rangement des produits de ménage est représenté sur la figure 4.27.

Fig. 4.27 Les produits de ménage.

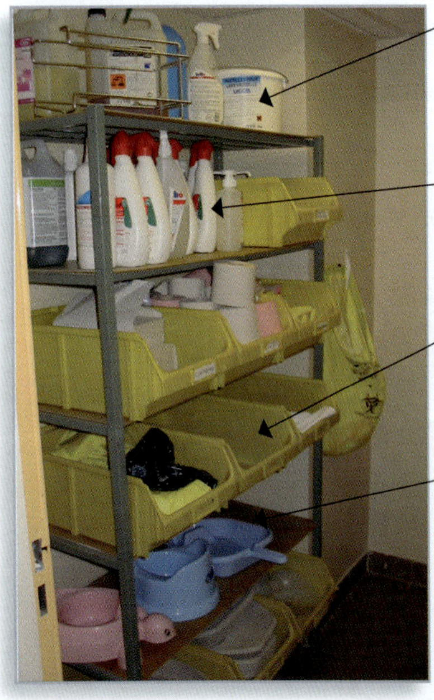

a) Les produits dangereux doivent être placés en *hauteur* en respectant toujours le même principe : les boîtes non ouvertes (plus rarement utilisées) sont rangées le plus haut.

b) Les flacons en cours d'utilisation sont plus accessibles à *mi-hauteur*.

c) Les petits objets très utilisés doivent être rangés dans les *tiroirs* faciles d'accès.

d) Le matériel lourd ou encombrant est rangé vers le *bas*.

b. Les produits alimentaires

Le rangement des produits alimentaires est représenté sur la figure 4.28.

Fig. 4.28 Les produits alimentaires.

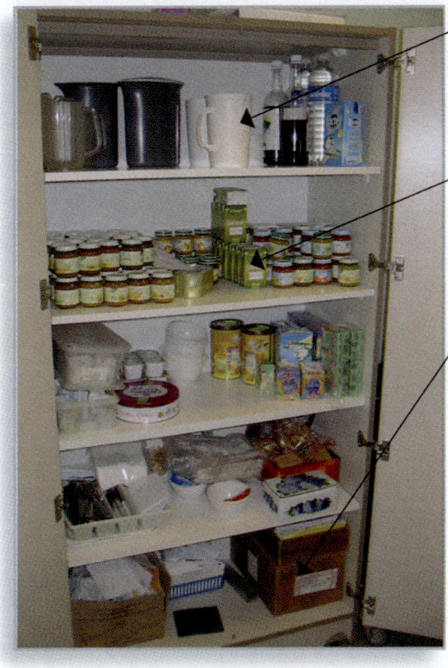

a) Les produits légers, ou plus rarement utilisés, sont rangés à l'étagère la *plus haute*.
b) Les produits à usage fréquent sont les plus *faciles d'accès*.
c) Les produits lourds et les objets encombrants sont rangés sur *l'étagère du bas*.

C Dégager les lieux de passage

Pour des raisons de sécurité et de confort, les halls, les couloirs et l'accès des portes doivent être dégagés. Le personnel doit assurer le passage des personnes (enfants, malades, familles, personnel, secours d'urgence...) et du matériel (brancards, fauteuils, appareils médicaux...). Un couloir vide est un couloir sécuritaire. Il assure pleinement sa fonction de « laisser passer ».

Rôle de l'AP

L'AP veillera à respecter 2 règles :

- ne pas gêner l'ouverture des portes ;
- ne pas gêner le passage dans les couloirs.

Elle devra de ce fait :

- ranger les chariots en cours d'utilisation contre les murs, pour ne pas gêner le passage des personnes et du matériel (*cf.* Fig. 4.27) ;
- coordonner son travail avec ses collègues pour éviter de regrouper du matériel dans les lieux de passage ;
- ne pas laisser dans les couloirs du matériel encombrant peu utilisé (*cf.* Fig. 4.28).

Un moment d'inattention et un manque de coordination du personnel, peut provoquer un « embouteillage » (si un brancard doit passer, il sera retardé !).

Fig. 4.29 Le rangement des chariots.

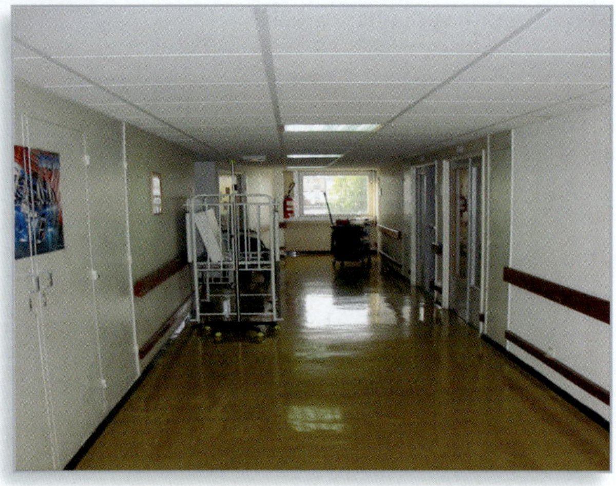

Fig. 4.30 Le couloir encombré.

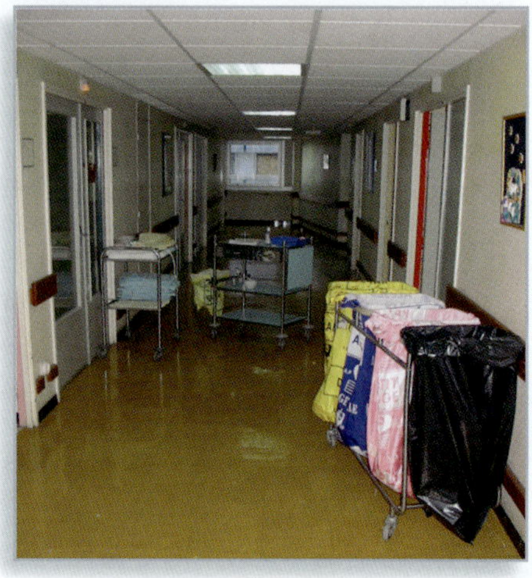

5 | Les règles de l'organisation du poste de travail

De nombreux professionnels de santé sont amenés à travailler debout, ce qui peut entraîner divers problèmes de santé. En conséquence, l'aménagement du poste de travail revêt une importance particulière en matière de prévention.

A Le choix des postures au travail

a. Inconvénients du maintien de la posture debout

Le maintien de la posture debout sur des périodes prolongées et répétitives peut entraîner, nous l'avons vu, une fatigue au niveau de la région lombaire et un ralentissement de la circulation sanguine au niveau des jambes. Voyons comment atténuer ces inconvénients en adoptant la hauteur du plan de travail (*cf.* Tableau 4.6)

Tableau 4.6 Facteurs d'hygiène, de sécurité et de confort (HSC) au travail.

Aménagement d'un plan de travail en position debout
Pour favoriser la sécurité et le confort, il faut : – adapter la hauteur du plan de travail selon la tâche à effectuer et la taille de l'usager (*cf.* Fig. a, b, c, ci-dessous) ; – avoir un aménagement des pieds suffisant ; – prévoir un appui fixe et stable (appuyer, si possible, ses cuisses ou son bassin contre le plan de travail). Par exemple, à l'hôpital, le personnel peut adapter la hauteur du lit pour réaliser les soins à l'enfant.

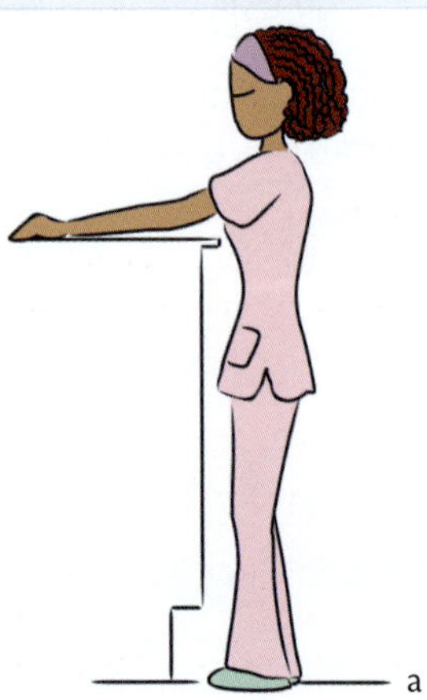

Travail demandant de la précision.

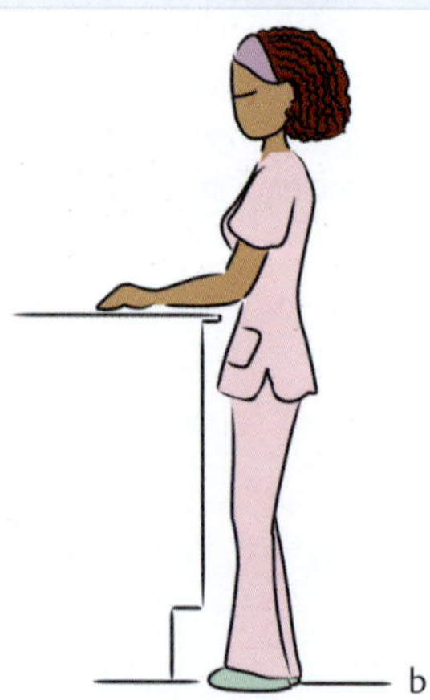

Travail sans effort.

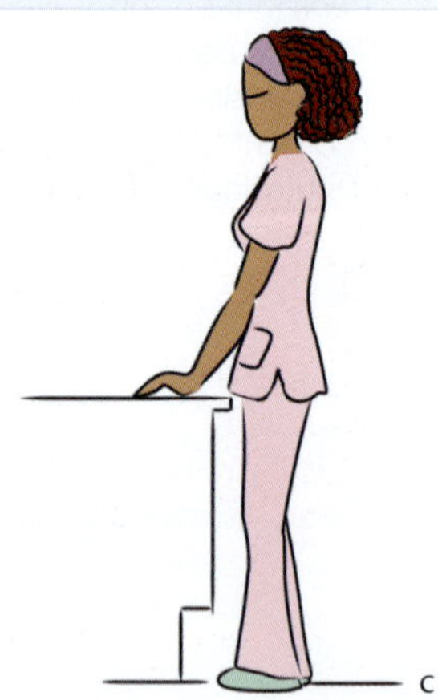

Travail demandant un effort physique.

Situation

Nathalie (AP) remplit le lave-vaisselle

Nathalie est en train de remplir le lave-vaisselle. Dans son service, un effort d'aménagement des locaux a été fait. L'évier et le lave-vaisselle sont mis à hauteur de l'usager. Cela évite à Nathalie les mauvaises positions pendant son travail. L'espace vide au-dessous de l'évier permet à Nathalie de s'approcher au maximum et facilite aussi l'entretien. Un meuble à roulettes permettrait d'optimiser l'utilisation de cet espace.

Fig. 4.31 Nathalie remplit le lave-vaisselle.

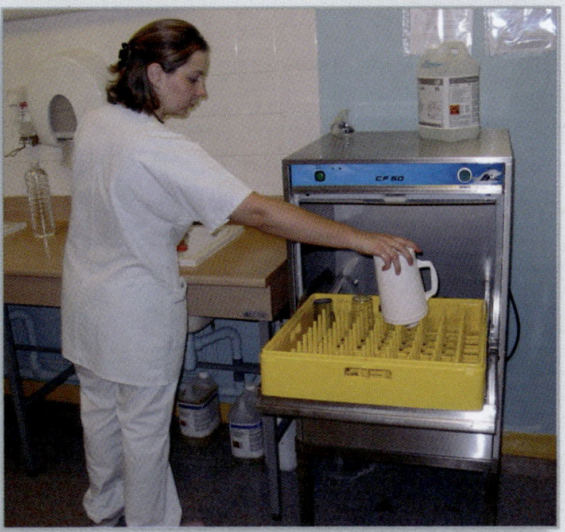

b. Inconvénients de la position assise prolongée

La position assise prolongée favorise une fatigue au niveau de la région lombaire et un mal de dos. Le choix d'un *siège ergonomique* présente plusieurs avantages :

- *le dossier* doit épouser la forme du dos et soutenir les vertèbres lombaires. Si nécessaire, on peut ajouter un petit coussin pour caler le dos ;
- *la hauteur* de la chaise doit correspondre à la hauteur du tibia (distance du talon au genou) ;
- *la profondeur de la chaise* doit correspondre à la longueur de la cuisse ;
- pour travailler devant un bureau, *une inclinaison* en avant s'impose, qui doit être compensée par un appui des bras sur le plan de travail.

Tableau 4.7 Poste de travail nécessitant une position assise : facteurs d'HSC.

Aménagement d'un poste de travail en position assise	Facteurs d'HSC
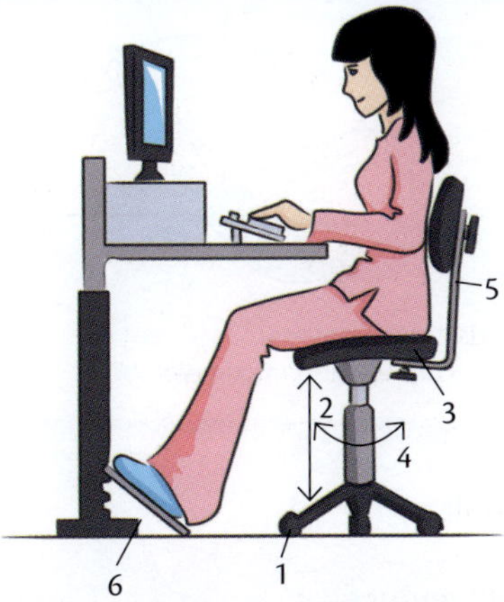 Le siège ergonomique	Pour favoriser l'hygiène de vie, la sécurité et le confort de l'usager, le plan de travail doit être adaptable en hauteur. Le siège doit être « ergonomique », c'est-à-dire : – stable (1), – réglable en hauteur (2), – rembourré et assez large (3), – pivotant (pour éviter les contorsions) (4), – avec un appui lombaire réglable en hauteur et en profondeur (5), – le repose-pied doit être réglable en hauteur et en inclinaison (6).

c. Inconvénients du travail « dos courbé »

L'AP, en milieu hospitalier, est souvent amenée à nettoyer le matériel de la chambre de l'enfant. Pour réaliser ces techniques, elle doit éviter de travailler « dos courbé » (*cf.* Fig. 4.32).

Situation

Christina (AP en service de chirurgie orthopédique) doit préparer la chambre pour une admission. Elle est pressée car l'enfant va arriver d'un instant à l'autre.
Sur la photo (a), elle nettoie une chaise. Elle est penchée en avant, elle a le dos courbé. C'est une mauvaise position qui, à force d'être répétée, provoque des douleurs dorsales.
Sur la photo (b), Christina est accroupie. Elle est positionnée au niveau du matériel qu'elle nettoie, c'est une position correcte qui préserve son dos.

Fig. 4.32 **Christina prépare la chambre.**

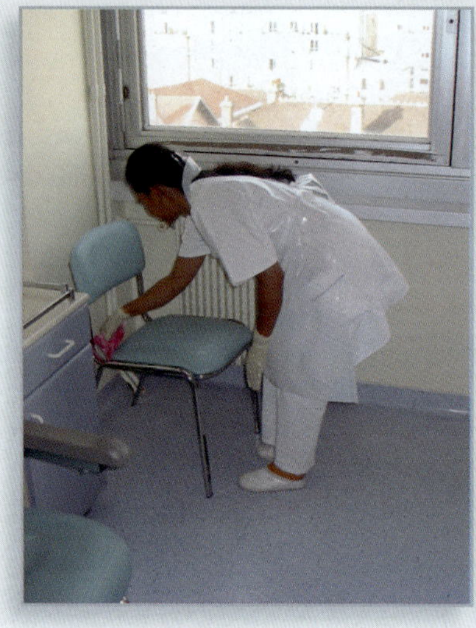

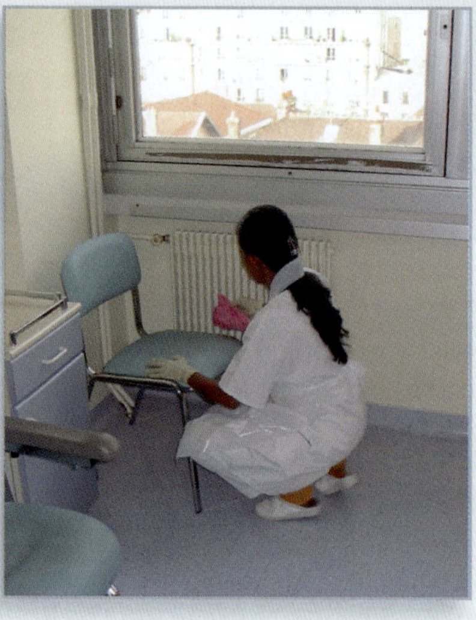

B L'organisation du plan de travail

Sur un plan de travail, on peut délimiter deux zones (*cf.* Fig. 4.33) :

- **la zone de travail optimal** qui s'obtient en décrivant sur le plan de travail des arcs ayant pour rayon la longueur de l'avant-bras ;
- **la zone de préhension maximale** qui s'obtient en décrivant sur le plan de travail des arcs ayant pour rayon la longueur du bras tendu.

Fig. 4.33 **Zones de travail.**

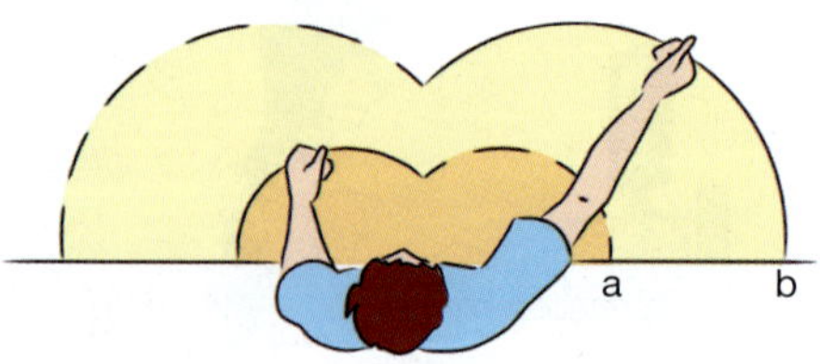

a) La zone de travail optimal.
b) La zone de préhension maximale.

Pour conserver une attitude correcte au poste de travail (que ce soit en position debout ou assise), il est nécessaire d'organiser sa zone de travail en disposant correctement les objets ou produits autour de soi. Ex. : l'utilisateur doit :

- d'abord regrouper objets ou produits sur un plateau ;
- ensuite disposer les objets ou produits à utiliser dans un *1er temps* ;
- puis placer les objets ou produits à utiliser dans un *2^d^ temps.*

Cette organisation est valable pour toute situation de soins ou de biberonnerie ou de cuisine.

Fig. 4.34 **Organisation du plan de travail.**

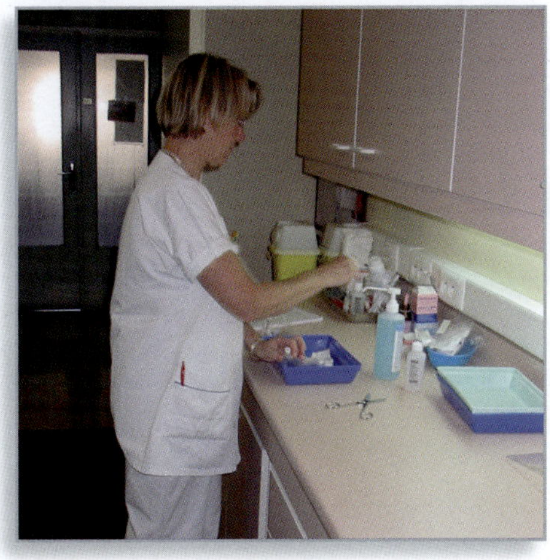

Rôle de l'AP

Après avoir appris les bons gestes de la vie quotidienne auprès d'enfants, vous pouvez résoudre l'exercice suivant (*cf.* Fig. 4.35).

Observez les différentes situations dans lesquelles Céline (AP), peut se trouver.

- Indiquez les positions conseillées.
- Indiquez les postures déconseillées et argumentez.

Vous trouverez les réponses en bas de page.

Fig. 4.35 **Gestes de la vie quotidienne en crèche.**

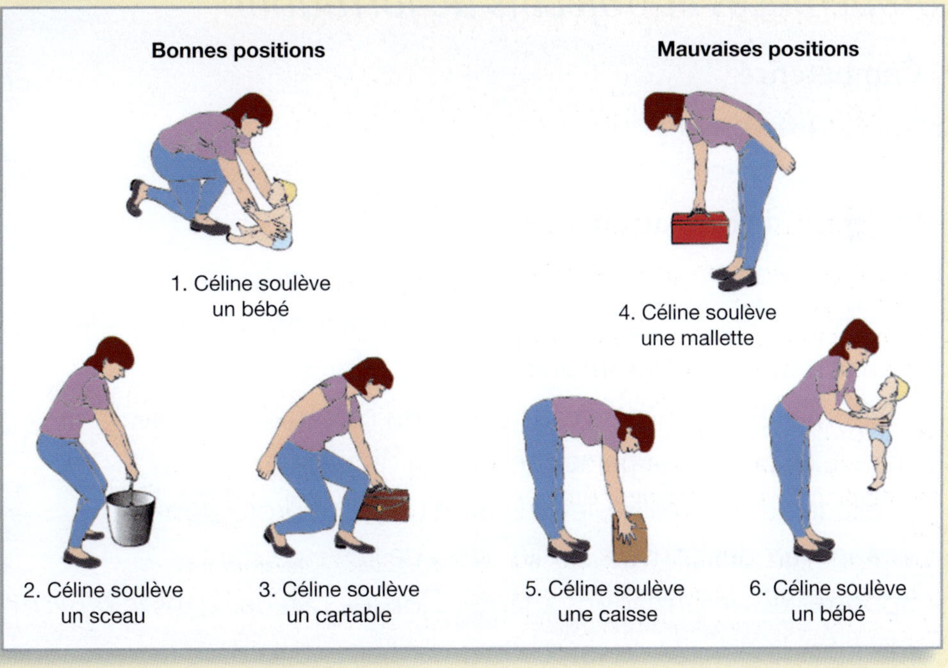

Bonnes postures : 1, 2 et 3. Mauvaises postures : 4, 5 et 6.

Relation Communication

Compétences et objectifs de formation

Compétence

Établir une communication adaptée à la personne et à son entourage.

Objectifs de formation

Être capable de :

- écouter la personne et son entourage et prendre en compte les signes non verbaux de communication sans porter de jugement ;
- s'exprimer et échanger en adaptant son niveau de langage, dans le respect de la personne et avec discrétion ;
- expliquer le soin réalisé, les raisons d'un geste professionnel et apporter des conseils sur les actes de la vie courante ;
- apporter des informations adaptées lors de l'accueil dans le service ;
- identifier les limites de son champ d'intervention dans des situations de crise, de violence, en sachant prendre une distance juste et efficace ;
- repérer les comportements en groupe et proposer des interventions adaptées ;
- adapter son mode de relation : toucher, contact visuel ou parole à la situation de la personne.

Module 5

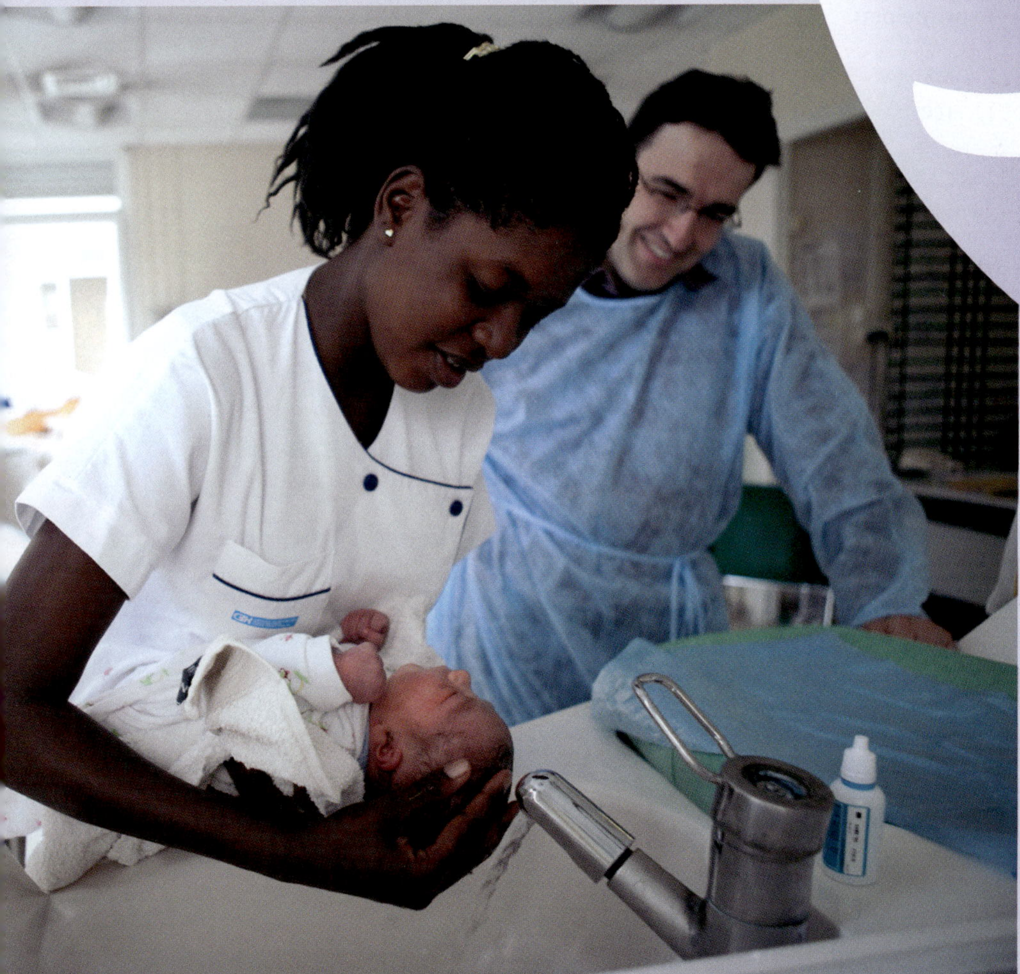

BSIP © Amélie Benoist

1 Le développement psychosociologique de l'enfant

1 | Les modes relationnels dans l'enfance

A Les modes relationnels dans la petite enfance (vers 2 à 3 ans)

La communication entre les enfants de 2-3 ans se fait principalement sur le mode non verbal. En observant les modes relationnels chez l'enfant de 2 à 3 ans dans le groupe, on peut dégager quatre types de comportements psycho-sociaux[1].

- **Le leader** : cet enfant a une *personnalité attractive*. C'est un « *meneur* » (les autres le suivent), il forme des groupes (durables) autour de lui. Très sociable, il utilise des « *gestes d'offrande* » (il présente spontanément à son camarade un jouet).
- **Le dominant agressif** : cet enfant a un comportement de menace. Il a tendance à *mordre et frapper* ses camarades. Il obtient ce qu'il désire par la force ou la menace et s'il arrive à former un groupe autour de lui, le groupe n'est pas durable.
- **Le dominé agressif** : cet enfant a un comportement passif, il évite la compétition et il imite les autres enfants.
- **Le dominé craintif** : cet enfant a un caractère de leader, également attractif, mais il est inhibé par sa timidité, il s'exprime peu.

MÉMO

L'INFLUENCE DE LA MÈRE SUR LE COMPORTEMENT PSYCHOSOCIAL DE L'ENFANT

Hubert Montagner a remarqué[2] que les mères des leaders manifestent peu de menaces. Elles sont très à l'écoute de l'enfant, le valorisent, lui parlent beaucoup et lui laissent une grande part d'autonomie. Il a remarqué aussi que les mères des dominés agressifs sont généralement très exigeantes. Elles souhaitent que l'enfant fasse des acquisitions précoces. Elles ont tendance à le diminuer, à le dévaloriser.

MÉMO

Rôle de l'AP

Afin de favoriser le développement psychosocial de l'enfant en structure d'accueil, l'AP doit :

- accueillir chaque enfant individuellement, en le valorisant par des paroles et des gestes bienveillants ;
- aider l'enfant à canaliser ses comportements agressifs, afin de lui permettre de mieux être intégré au groupe ;
- regrouper les enfants plus calmes car, ensemble, ils se sentent mieux pour résister aux enfants agressifs ;
- surveiller attentivement les comportements des enfants dans le groupe ;
- gérer les conflits avec diplomatie, éviter d'humilier les enfants ;
- prévenir l'isolement de certains enfants, car cet isolement est préjudiciable à leur épanouissement psychosocial.

1. Hubert Montagner *L'enfant et la communication*, éd. Stock, Paris.
2. Ces conclusions engagent Hubert Montagner à la suite des travaux effectués dans les crèches sur près de 800 enfants. Il faut toutefois se garder de faire des généralités.

Fig. 5.1 **a) Le « leader » a un comportement d'apaisement. Il obtient ce qu'il désire par la douceur. b) Le « dominant agressif » a un comportement de menace. Il obtient ce qu'il convoite par la force.**

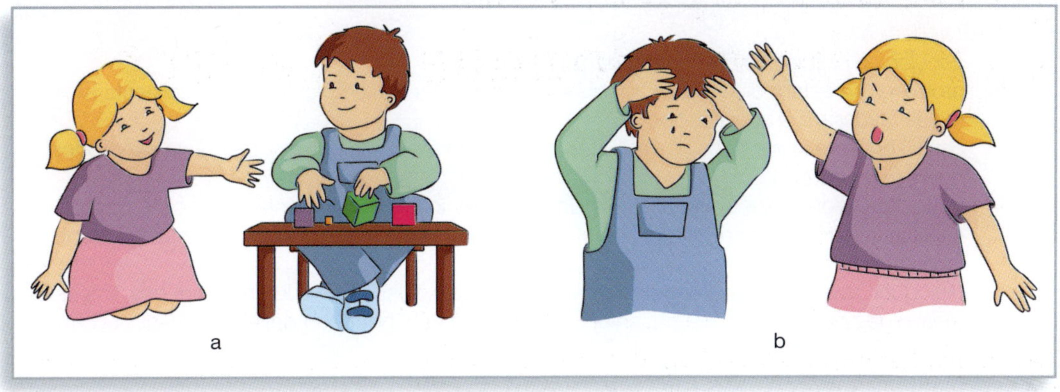

B Les modes relationnels et les jeux dans la moyenne enfance (vers 3-6 ans)

Entre l'âge de 3 et 6 ans, l'enfant entre de plein pied dans un nouveau groupe social : le groupe scolaire. Son développement psychosocial est stimulé mais l'enfant a parfois des problèmes d'adaptation ou d'intégration à son groupe que le professionnel devra identifier et signaler (*cf.* Caractéristiques du développement psychosocial, Chapitre 4, Module 1).
Pour illustrer l'évolution psychosociale et les modes relationnels chez l'enfant de 3 à 6 ans, nous vous proposons d'étudier une situation caractéristique de cette tranche d'âge : quand les jeux symboliques deviennent jeux de rôle.

Situation

Mouloud (5 ans), Léa (6 ans) et Laurie (5,5 ans) se déguisent et Laurie distribue les rôles : « Mouloud tu es le papa : tu vas t'asseoir là-bas, tu prends le cartable et puis Léa t'es la mamie : tu viens en visite chez nous, mets ta robe longue. Moi, Laurie, je suis la maman, je fais la tarte. Non Léa, tu ne dois pas encore entrer. Va dehors, on n'a pas commencé ! »…

- **Caractéristiques** : dans les jeux de rôle, chacun doit jouer le rôle qui lui est assigné, sans tricher, sans se dérober. Ce sont des jeux symboliques, les déguisements y sont de plus en plus associés (pour imiter les adultes) mais ils deviennent progressivement :
  - *plus collectifs* : les enfants jouent à plusieurs ;
  - *plus violents* : les enfants ont des rôles de guerriers (souvent inspirés des émissions de TV).
- **Intérêts** : les jeux de rôle aident l'enfant à s'affirmer, à se valoriser, à imiter l'adulte. Ils scellent la « camaraderie » infantile, mais les enfants exclus du groupe, ou pris à parti par le groupe, le vivent très mal. Au travers de ces jeux, on peut observer les personnalités émergentes des enfants dans le groupe (dans la situation précédente, Laurie semble être le *leader*, elle prend la situation en mains).

Rôle de l'AP

L'AP veillera à :

- *déceler les problèmes* de l'enfant dans le groupe ;
- proposer à l'enfant divers jeux adaptés à ses besoins : exemples des jeux collectifs avec règles *favorisant la socialisation* ;
- canaliser l'agressivité dans des activités sportives et réduire le nombre d'enfants par groupe pour *limiter les conflits* ;
- prêter attention aux *jeux de rôle* : ils donnent des informations sur les capacités relationnelles, sur le rôle des leaders (qu'il faut parfois recadrer), sur l'exclusion de certains enfants (qu'il faut éviter) ;
- dialoguer avec l'enfant, l'écouter, le valoriser, mais aussi savoir lui imposer des limites, *mettre des balises* (barrières). L'enfant a besoin de cela pour son développement psychosocial.

C Les modes relationnels et les jeux dans la grande enfance (vers 6-12 ans)

C'est l'âge où le développement psychosocial de l'enfant est intense. À cet âge-là, l'acceptation par le groupe procure à l'enfant une satisfaction importante. (*cf.* Caractéristiques du développement psychosocial, Chapitre 4, Module 1).

L'enfant de 6 à 12 ans est en contact avec divers milieux sociaux qui participent à son développement, en particulier :

- le *sport* : l'enfant forme son caractère au contact de groupes sportifs (football...) qui développent l'émulation et la coopération et lui permettent de « se défouler sainement »... ;
- les *jeux compétitifs* : l'enfant aime toujours les jeux collectifs mais il les préfère plus actifs, plus compétitifs. Il y canalise son besoin d'agressivité et de violence toujours latent ;
- les *mass-médias, internet* (les blogs, DVD, et le téléphone mobile) : ce sont des moyens modernes de communication auxquels les jeunes sont très sensibles.

Rôle de l'AP

Pour favoriser le développement psychosocial de l'enfant, l'AP doit :

- *savoir dialoguer avec l'enfant*, c'est-à-dire s'adapter à son âge, à sa capacité de compréhension, et lui apporter une écoute bienveillante ;
- *observer l'enfant* :
  - – son intégration et son adaptation au groupe,
  - – son langage non verbal (les expressions verbales et non verbales sont révélatrices) ;
- déceler les *troubles de l'intégration* dans le groupe ou de l'exclusion du groupe et y remédier au mieux ;
- prévenir les jeux dangereux[a] ;
- donner à l'enfant des *responsabilités* valorisantes au sein du groupe ;
- comprendre les difficultés de l'enfant ;
- savoir le stimuler sans jamais le dévaloriser, sans faire usage de menaces, d'humiliations ou de punitions injustifiées ;
- dépister « *l'hypo-scolarisation* » (l'inadapté scolaire souffre, il faut s'employer à chercher la cause de ses troubles et éviter toute humiliation) ;
- veiller à ce que les téléphones mobiles, les mass-média (télévision, internet, avec les « blogs », les jeux violents...) ne nuisent pas à l'*équilibre physique et mental* de l'enfant.

a. La presse relate souvent les « jeux de l'extrême » : le jeu du halte-là où un groupe de jeunes s'acharne sur une victime à un jour donné à l'avance (parfois celui de son anniversaire), le jeu du foulard où le jeune se provoque une apnée, etc.

2 | Les systèmes relationnels parents-enfants

L'homme se construit au moyen de relations humaines qu'il a entretenues depuis sa petite enfance. Ces relations, avant de devenir sociales et professionnelles, sont avant tout familiales. *Apprendre à « s'aimer », c'est apprendre à « aimer »* : aucun parent ne peut être accusé de « ne pas aimer » son enfant ; c'est très grave, mais il pourrait être accusé de « mal aimer », c'est assez fréquent, et il l'ignore. Or l'adulte devrait apprendre au jeune à « s'aimer ». L'amour de soi n'a rien de narcissique, il est fait d'estime de soi, et il permet à l'enfant de devenir un « adulte aimant à son tour ». Or ce qui empêche souvent les jeunes de s'aimer, c'est le fait d'avoir vécu dans un système relationnel familial (et, il faut le dire, parfois social) que l'on pourrait appeler le système SAPE[3] alors que l'épanouissement relationnel est favorisé par le système MOTIVE ; nous allons voir les caractéristiques de chaque système relationnel.

A Le système relationnel « SAPE »

L'adulte référent, qu'il s'agisse des parents (ou des éducateurs, ou parfois des professeurs) a tendance à être :

– *Sourd* au langage verbal du jeune	**S**
– *Aveugle* au langage non verbal (expressions, attitudes) du jeune	**A**
– *Partial* (il est systématiquement dépréciatif dans ses jugements)	**P**
– *Étouffant* (il tue toute motivation, toute initiative à la base)	**E**

a. Explications

- *L'adulte peut être sourd au langage verbal* du jeune. Souvent il ne sait pas écouter et préfère éviter le dialogue afin de ne pas avoir à se justifier, à se remettre en question… C'est donc une non-communication avec tous ses effets pervers.
- *L'adulte peut être aveugle au langage non verbal.* Souvent il ne voit pas les expressions comportementales du jeune (qui sont parfois de véritables SOS).
- *L'adulte peut être partial* (dans ses jugements) et *étouffant* : c'est-à-dire souvent **dépréciatif** à l'égard du jeune. Or l'adulte doit aider le jeune à :
  - s'épanouir dans ses dons, sa créativité, son originalité… ;
  - assumer ses défauts, ses insuffisances ;
  - et savoir les transformer, toujours et encore (en un mot : « avancer contre le vent par la force même du vent »).

b. Langage utilisé

Le langage SAPE est fait de :
- **culpabilisation**. Ex. L'adulte peut dire : « Regarde la peine que tu me fais avec tes mensonges ! Qu'est-ce que j'ai fait au Bon Dieu pour avoir un enfant comme ça ! » ;
- **injonctions**. Ex. L'adulte peut dire : « Tu devrais te couper les cheveux ! Tu devrais écouter quand je te parle ! Tu devrais arrêter de fumer ! Tu aurais dû me dire… » ;
- **dévalorisations** : Ex. L'adulte peut dire : « Mais regarde ce que tu as fait ! Tu fais toujours tout de travers ! Tu es vraiment un incapable, on ne peut pas te faire confiance ! Regarde ton frère, on n'a pas besoin de lui demander plusieurs fois la même chose ! ».

c. Conséquence sur le développement psychosocial

Ce système relationnel a tendance à ôter toute la motivation du jeune, et à anéantir la bonne volonté sous-jacente (qui est un moteur utile pour la vie en société). Il peut engendrer :
- la non confiance (en soi et en l'autre) ;
- le doute, le cynisme, les rancœurs… ;
- voire la violence (selon l'environnement dans lequel le jeune évolue).

3. Nous vous proposons ici un raccourci (« imagé » pour l'intérêt pédagogique du texte) de ce qui ressort de nombreux entretiens de psychologues avec des jeunes ayant des problèmes relationnels avec leurs parents.

Or, on le sait, la formation du caractère d'un être humain (et par là, ses capacités futures d'adaptation à la vie familiale et sociale) est très liée à la personnalité de ceux qui l'ont entouré dans son jeune âge.

Situation

Jérémy a 40 ans. Il est fils unique d'un couple de commerçants. Enfant, il voyait peu ses parents (très occupés) et lorsqu'il les voyait (surtout le soir ou le week-end) c'était pour essuyer des reproches. Jérémy se souvient tout particulièrement des mots de sa mère : « Tu as eu un 12/20 en français et tu trouves ça bien? Tu es comme ton père; il a toujours été content de lui et il a tout raté ». Aujourd'hui Jérémy est un célibataire « endurci » car il garde un goût amer des « relations familiales ».

B Le système relationnel « MOTIVE »

À l'inverse du système précédent, le système relationnel, que l'on pourrait appeler « MOTIVE », est plus stimulant, plus constructif. L'adulte référent, qui « motive » le jeune, va :

– **M**obiliser ses énergies	**M**
– **O**ptimiser les situations[a]	**O**
– **T**olérer les faiblesses, les petits défauts	**T**
– **I**nciter à entreprendre, à progresser, à continuer	**I**
– **V**erbaliser (mettre des mots, ouvrir le dialogue...)	**V**
– **É**couter et Encourager l'autre...	**E**

a. Optimiser signifie rendre le meilleur possible, voir le bon côté des gens, des situations (quelqu'un qui optimise ses relations va les rendre les meilleures possibles).

a. Explications

Le système relationnel « MOTIVE » va motiver le jeune en utilisant des mots porteurs d'une énergie stimulante. Ce sont des mots qui croient au *potentiel de l'autre.* Ils vont permettre au jeune de prendre confiance en lui et d'avoir confiance dans l'adulte référent (parent, éducateur ou professeur). Ce langage devrait motiver le jeune à trouver sa place, sa voie et ainsi à jouer le rôle social qui l'attend. Ce langage peut, d'ailleurs être utilisé dans tous les rapports humains de la vie sociale. Il aura toujours un impact positif.

b. Langage utilisé

Le langage verbal de l'adulte peut être associé à un langage non verbal.

Exemples de langage verbal

L'adulte dira :

- « Tu es capable de..., tu peux arriver à..., je te fais confiance ».
- "Tu as eu 12/20. Je suis sûre que tu peux encore mieux faire..."
- « Je suis fier(e) de toi ».

Exemples de langage non verbal

L'adulte peut :

- avoir un regard bienveillant, prendre la main de l'enfant dans la sienne;
- le regarder yeux dans les yeux, lui sourire;
- faire un geste amical (ex. : tape sur l'épaule).

Situation

Dorian a 22 ans et est étudiant en droit à Paris. Il aime retrouver chaque soir l'ambiance du foyer familial en banlieue, car il entretient de bonnes relations avec ses parents. Ils ont fait de gros sacrifices pour le pousser aux études (dit-il !). Ils l'ont aussi stimulé : « Tu as les capacités et la volonté pour réussir. Tu as toujours eu de bons résultats et un jour tu auras un beau métier. On est fiers de toi ! » Dorian doit, tous les jours, aller à la fac à Paris en RER (1 h de trajet). Quand il rentre le soir, il est fatigué et il a encore des cours à réviser. Ses 4 frères et sœurs ne créent pas toujours l'ambiance propice à l'étude, mais il est heureux de les retrouver. Dorian n'a pas encore les moyens de se créer une indépendance et il n'est pas autorisé à inviter les copains à la maison (pour faire la « fête »), mais il fait la part des choses, il sait, qu'un jour, ça arrivera.

Fig. 5.2 Le système relationnel « MOTIVE ».

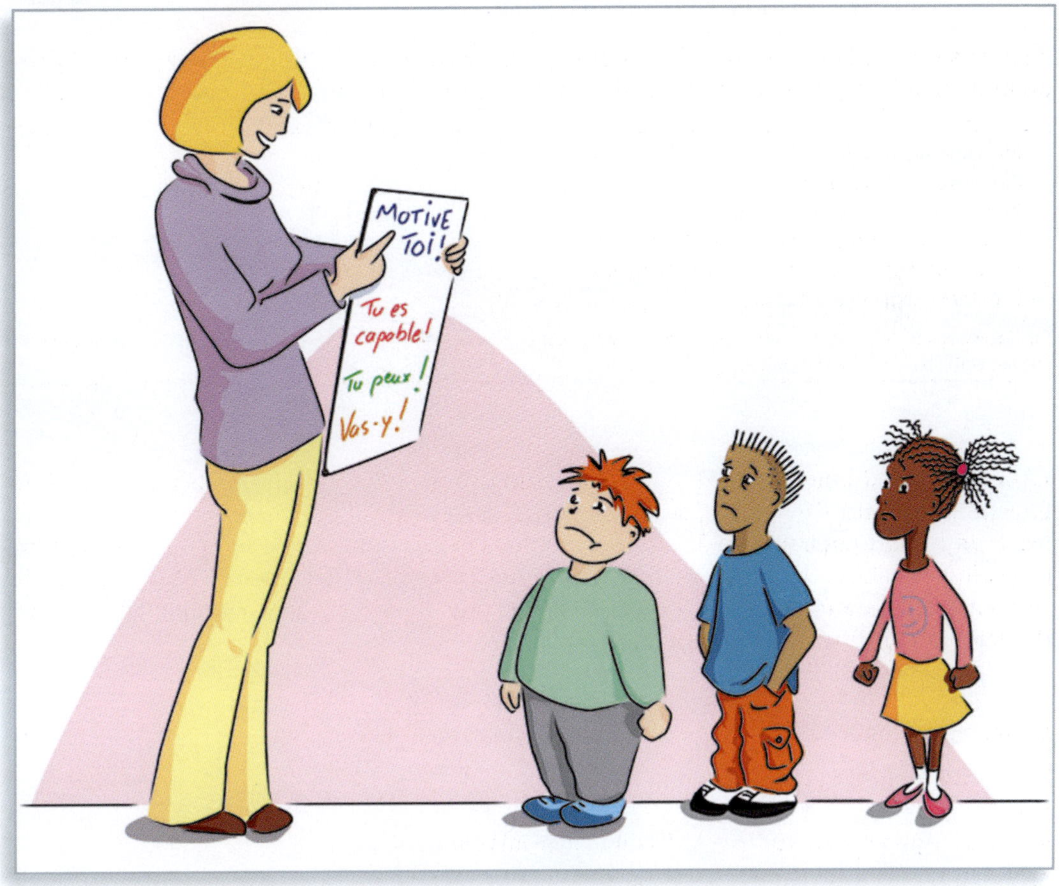

3 | L'insertion dans la société (le lien social)

A Les premiers apprentissages sociaux

La société est composée d'individus entre lesquels s'instaurent des échanges de toute nature. « On ne naît pas individu social, on le devient » grâce aux relations humaines avec les groupes qui nous entourent depuis notre naissance. La socialisation de l'individu est indispensable pour son intégration au groupe social. Elle est faite de nombreux apprentissages qui commencent dès la petite enfance et qui ont pour but de lui apprendre le mode de vie en société tout en gardant sa personnalité.

B Les groupes de référence et d'appartenance

- *Le groupe de référence* : c'est celui auquel l'individu appartient par sa naissance (l'enfant se réfère à sa famille). Il va adopter son mode de vie, sa langue, sa culture, ses traditions, sa religion, son mode vestimentaire ou alimentaire. L'adulte « référent » de l'enfant a donc un rôle important à jouer.
- *Le groupe d'appartenance* : c'est celui que l'individu choisit, dont il est membre (ex. : les groupes socioculturels et professionnels). Il adopte en principe les valeurs en usage dans ce groupe.

NB : le groupe social est largement développé dans le Module 1.

2 Les relations de soins et la gestion des conflits

1 | Les différents types de relations de soins

En milieu hospitalier, en fonction des personnalités et du vécu de chacun, différents types de relations peuvent se nouer entre les soignants et les enfants malades. Il s'agit de relations sociales très spécifiques appelées relations de soins. Nous allons étudier les caractéristiques de quatre d'entre elles.

A La relation de maternage

Chez l'enfant, du fait de la maladie, la demande de maternage est accrue : c'est un *besoin de sécurité.*

Rôle de l'AP

L'AP doit :

- comprendre la demande de maternage et la gérer sans se substituer aux parents;
- éviter d'entretenir ou de déclencher un *comportement de régression* qui se traduit par des attitudes infantiles. Celles-ci se manifestent lors de la prise alimentaire (l'enfant veut être nourri), lors de sa toilette (l'enfant ne cherche pas à participer);
- veiller à toujours stimuler l'autonomie de l'enfant;
- veiller à ne jamais maintenir l'*infantilisation* par des mots inappropriés (tels que bébé, minou…) ou des familiarités (qui ne sont pas respectueuses de la dignité de l'enfant).

B La relation éducative

Cette relation a pour but la formation et doit être associée au respect de l'enfant, traité « comme une personne »[4].

Rôle de l'AP

L'AP doit :

- avoir un rôle éducatif auprès des enfants, plus particulièrement de ceux atteints de maladies chroniques (asthme, diabète…);
- compléter certaines informations données par la puéricultrice ou le médecin, les reformuler à l'enfant pour s'assurer que l'enfant a bien compris;
- veiller à ne jamais associer ce rôle éducatif à de la directivité et se garder de tout autoritarisme.

C La relation coopérative

Cette relation est fondée sur la participation à un travail de soins entrepris à plusieurs : soignants, enfant malade et famille de l'enfant. Cette relation fait une grande place au respect.

4. Selon l'expression de Brazelton, l'enfant doit être considéré « comme une personne » dès son plus jeune âge.

Rôle de l'AP

La coopération doit être privilégiée dans les relations de soins puisque l'enfant (sa famille) et le soignant participent chacun à leur façon à la mise en œuvre et à la réussite d'une thérapie. L'AP veillera à toujours informer l'enfant préalablement du soin qui va être entrepris et à le lui expliquer, à nouveau, au cours du soin. L'AP l'informe ensuite des résultats des soins.

D La relation thérapeutique

Dans un contexte de soins, il s'agit des échanges relationnels harmonieux entre le soignant et l'enfant malade. Comme on le sait, les «*soins relationnels*» favorisent le bon déroulement du traitement. Toutefois certains écueils sont à éviter. La proximité relationnelle ne doit pas tourner à l'affectif du fait des risques de «*transfert*».

Rôle de l'AP

On parle souvent du phénomène de «transfert» dans les situations d'analyse (lors d'une psychothérapie) mais il peut s'observer aussi dans un service de soins. Certains patients (adultes ou enfants) «projettent» sur le soignant des sentiments nourris pour des personnes de leur entourage (père, mère, frère). Il y a deux types de transfert :

- le transfert positif : il fait naître l'amour;
- le transfert négatif : il fait naître la haine, l'hostilité…

L'AP veillera à :

- ne pas entrer dans ce schéma relationnel avec l'enfant malade;
- lui dire opportunément que ses parents le soutiennent affectivement;
- favoriser les liens de l'enfant malade avec ses parents (par la transmission des appels téléphoniques, par les visites…).

L'AP veillera à toujours préserver la «relation de soins triangulaire», figurée ci-dessous.

Fig. 5.3 La relation triangulaire «soignant-soigné-parents».

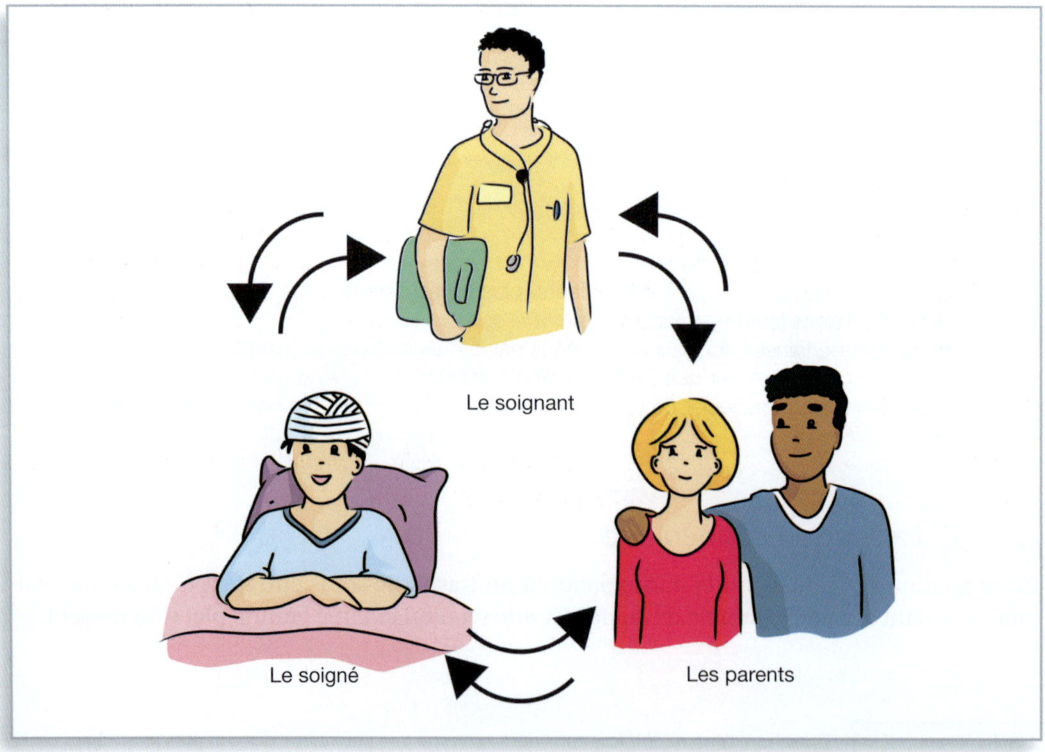

2 | L'agressivité et les conflits en milieu de soins

Communiquer n'est pas chose facile dans un milieu de soins. De nombreux éléments peuvent être la source de difficultés relationnelles et de conflits.

A Les causes des conflits

Les causes des conflits sont principalement liées aux personnalités de chacun, à leur vécu respectif. Dans les services de pédiatrie, ce sont principalement les familles des enfants malades qui peuvent manifester de l'agressivité envers le personnel de soins.

a. La famille de l'enfant

Elle est dans une situation de :
- *vulnérabilité, d'infériorité* (c'est ainsi qu'elle se ressent) dans un environnement nouveau ; parfois de culture différente, elle a des difficultés pour se faire comprendre ;
- *souffrance physique et morale* qui l'envahit, elle ressent la maladie comme une menace. Elle a peur, elle est angoissée (ce qui engendre le conflit).

b. Le soignant

À l'origine des difficultés relationnelles, voire des conflits, on retrouve principalement :
- des *différences* socioculturelles et éducatives, de personnalité et de maturité, de vécu (dans l'enfance) ;
- de la *fatigue*, causée par la charge de travail et les conditions de travail ;
- des *émotions* mal gérées qui engendrent le *stress*, la peur de l'autre…

B L'expression des conflits

Les difficultés relationnelles, voire les conflits, peuvent naître aussi bien dans les rapports avec la famille de l'enfant qu'entre soignants.

a. Les conflits familles-soignants

De nombreux conflits ont pour origine la peur et l'angoisse et cela s'observe particulièrement en milieu de soins où la maladie de l'enfant constitue pour les parents une véritable agression, une menace.

Situation

Monsieur X. vient rendre visite à sa fille, **Marie (2 ans)** hospitalisée pour une méningite. Il constate que sa fille n'a pas été changée (une forte odeur d'urine se dégage de la chambre), l'enfant pleure. Monsieur X. (homme habituellement courtois) en rend responsable **Chloé (AP)** et lui lance une pluie d'injures. Elle ne répond pas et demande à la puéricultrice de calmer M. X. Celle-ci lui explique qu'un surcroît de travail dans le service a occasionné cet oubli regrettable et exceptionnel et formule des excuses. M. X. s'est calmé.

Dans cette situation, la parole a réussi à apaiser la colère. Ce n'est pas toujours facile, mais c'est la démarche qui doit toujours être tentée par les soignants.

Rôle de l'AP

Il est nécessaire d'évaluer le conflit. Une réaction violente doit être évaluée selon 3 critères (prenons l'exemple de la situation précédente) :

1. *Sa cause* : est-elle légitime ? (ici, elle est compréhensible, c'est le cri de souffrance d'un père qui vit l'angoisse, la culpabilité...).
2. *Son expression et son intensité* (ici, il y a agression verbale mais pas physique).
3. *Sa répétition* (ici, c'est la 1re manifestation de violence verbale de la part de M. X. à l'égard des soignants).

b. Les conflits entre soignants

On constate aussi des manifestations agressives (voire des conflits) entre les membres du personnel. Ces difficultés relationnelles perturbent le fonctionnement des soins et sont préjudiciables à leur qualité. Il s'agit le plus souvent de :

- *rivalités* : liées à la personnalité de certains soignants qui ont besoin de reconnaissance. Elles entraînent des luttes de pouvoir, des jalousies, des susceptibilités. Ces personnes ont toujours l'impression d'en faire plus que les autres et d'être moins reconnues ;
- *malentendus* : liés aux obstacles socioculturels qui créent une incompréhension. L'utilisation de certains mots inappropriés peut être la source de malentendus. Exemple : le verbe **laisser** peut être compris dans le sens de : quitter, déposer, abandonner (délaisser), placer, confier, emmagasiner... (*cf.* Situation ci-après).

Situation

Clara (AP) dit à **Sonia (sa collègue de travail)** « qu'elle a *laissé* le dossier de soins à tel endroit ». Étant donné que ce n'est pas l'emplacement habituel, Sonia interprète le mot laissé comme « *délaissé* » et y voit un manque de motivation pour le travail et un manque de respect pour elle et pour l'équipe. Elle lance une injure à sa collègue et une agression verbale est enclenchée.

3 | La gestion de l'agressivité et des conflits en milieu de soins

Il est difficile d'accepter les situations d'agressivité voire de violence en milieu hospitalier. Il est cependant possible d'en comprendre les causes et mécanismes, afin d'anticiper, d'adapter son comportement et sa réponse.

A Comprendre les mécanismes de défense de l'agresseur

Les psychologues disent que, dans le schéma « d'agressivité », il s'agit d'une partie du *moi* qui se défend contre une autre partie du *moi* qui a peur, ou qui pourrait l'amener à souffrir. Lors d'une agression (verbale ou physique), l'agresseur cherche à lutter contre des facteurs de peur ou d'angoisse. Pour la famille de l'enfant, comme nous l'avons dit précédemment, la maladie (ou l'approche de la mort) sont des menaces et la violence est utilisée comme un moyen de défense.

B Observer les « signaux » précurseurs de l'agressivité

L'AP doit pouvoir déceler quelques signaux révélateurs d'une montée de l'agressivité, afin de la prévenir. *Exemples de signaux précurseurs d'agressivité* :

- une démarche vive, des bruits de talon ;
- un froncement des sourcils ;
- un durcissement du ton de la voix ou des jurons, des gestes brusques (claquement des portes...).

C Gérer l'agressivité

L'AP veillera à verbaliser les sentiments pour apaiser le conflit et à rester calme et ferme face à l'agresseur.
Une « mise au point », une discussion claire, exposant les problèmes, mettant des mots sur le ressenti de chacun (un parler vrai), a toutes les chances de diminuer les tensions et de désamorcer les conflits, que ce soit avec le patient et ses proches ou entre soignants.

Rôle de l'AP

L'AP doit faire régner un climat de sécurité dans le service, et donc gérer son comportement et rester calme et ferme face à l'agresseur. L'AP veillera tout particulièrement à :

- réprimer avec tact toute attitude de débordement ou d'irrespect à son égard ;
- ne jamais manifester d'agressivité en retour, mais être ferme en restant poli ;
- être tolérant dans l'écoute d'une souffrance sans toutefois tolérer toutes les manifestations qui s'y rattachent ;
- ne jamais adopter une attitude d'évitement de l'autre ;
- préserver la dignité de l'agresseur : il faut permettre à la personne agressive de ne pas se sentir rejetée ou dévalorisée.

Fig. 5.4 L'AP veillera à rester calme face à l'agresseur et à garder une « distance professionnelle ».

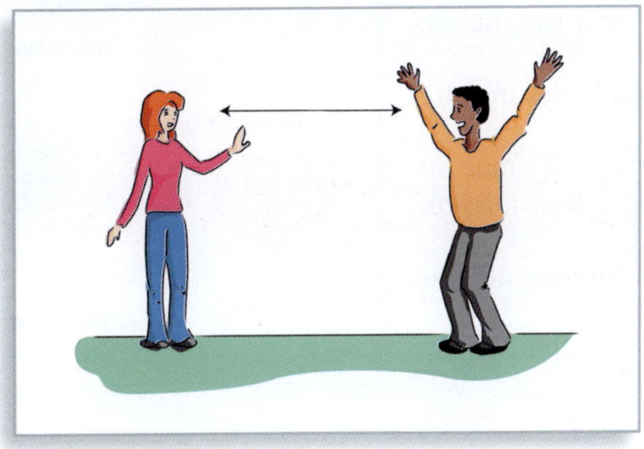

3 La communication dans un contexte professionnel

La communication est un acte, l'information est son contenu. Dans une communication en milieu professionnel, les échanges entre partenaires peuvent s'effectuer sur le mode interpersonnel ou en groupes.

1 | La communication interpersonnelle

Dans une situation de communication interpersonnelle, il y a au moins deux partenaires : l'émetteur du message et le récepteur du message.

A Schéma de la situation de communication

La situation de communication interpersonnelle est schématisée par la figure 5.5. Elle comprend :

- un *émetteur* (E), il est à l'origine de l'information ;
- un *récepteur* (R), c'est le destinataire de l'information ;
- un *canal*, c'est le moyen physique ou matériel permettant la transmission de l'information ;
- un *message*, c'est le contenu de l'information ;
- une *rétroaction*, c'est la réponse possible du récepteur.

Fig. 5.5 La situation de communication interpersonnelle.

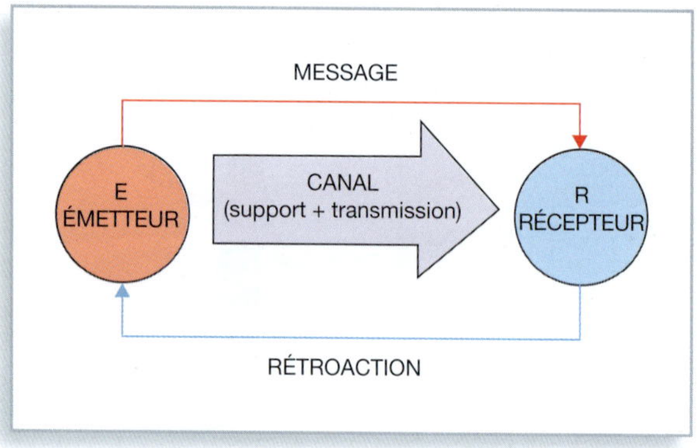

B Critères de qualité de la communication

Pour assurer la qualité de la communication, quelques « règles » sont à respecter :

- *l'émetteur* devra utiliser un langage clair, adapté à son (ou ses) interlocuteur(s) ;
- *le récepteur* doit être prêt à recevoir le message en étant attentif et motivé par le sujet ;
- *le message* doit être clair et formulé dans un langage adapté à son destinataire ;
- *le matériel* utilisé doit être en bon état de marche, adapté à la nature du message ;
- *l'environnement* doit être propice à la communication.

2 | L'entretien

L'entretien est un support de communication orale qui permet un échange entre deux personnes en « face à face ». L'AP est largement associée aux entretiens avec le grand enfant ou la famille du petit enfant qu'elle côtoie au quotidien.

A Formes et intérêts de l'entretien

L'entretien peut revêtir diverses formes selon la qualification des soignants. Il y a 4 types d'entretien :

- l'*entretien d'information effectué* à l'entrée du patient : souvent réalisé par l'IDE ou la puéricultrice ;
- *l'entretien d'aide* réalisé auprès des patients au cours du séjour hospitalier ;
- l'*entretien de formation* et l'*entretien d'évaluation*, réalisés lors de l'encadrement de stagiaires.

L'entretien auprès du patient permet de :
- mieux connaître le patient et ses besoins particuliers ;
- établir un climat de confiance indispensable aux relations humaines, au bien-être du patient et de sa famille ;
- mettre des mots sur des problèmes, des inquiétudes, des craintes et ainsi d'apaiser des tensions ;
- améliorer la coopération dans l'équipe, la qualité des soins et les rapports avec les familles.

Fig. 5.6 La situation de communication interpersonnelle (l'entretien).

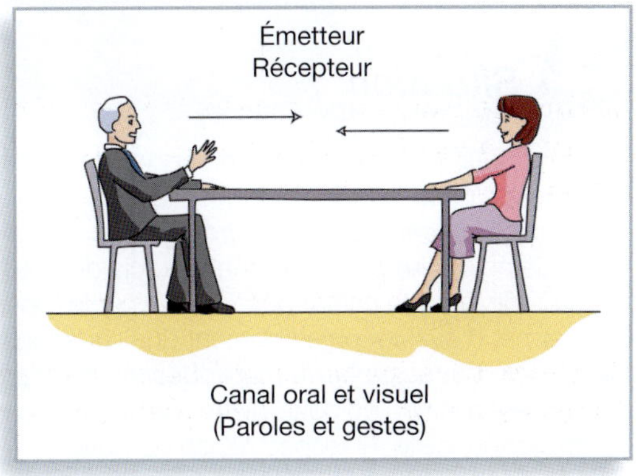

B Préparation de l'entretien

L'entretien entre l'enfant et/ou sa famille et le soignant peut être spontané ou organisé. S'il est prévu à l'avance, l'AP veillera à en informer le cadre de santé (IDE ou puéricultrice) et à réfléchir au contenu de l'entretien.
Pour faciliter la préparation de l'entretien, l'AP peut utiliser la méthode du QQQOCP (Quand ? Qui ? Où ? Comment ? Pourquoi ?)[5].

a. Q – Quoi (de quel entretien s'agit-il) ?

Entretien d'information ? d'aide ?

b. P – Pourquoi (quel est l'objectif) ?

Qu'attend le patient et/ou sa famille de cet entretien ? Pourquoi m'a-t-on sollicitée ?

c. Q – Quand (l'organiser) ?

Il faut rechercher le moment de disponibilité pour chacun. L'entretien ne doit pas empiéter sur les soins. Ex. : l'entretien peut se faire lorsque la famille vient rendre visite à l'enfant.

d. Q – Qui (avec qui) ?

C'est généralement la puéricultrice qui est sollicitée mais l'AP peut y être associée car elle connaît bien l'enfant et ses proches.

e. O – Où (l'organiser) ?

Dans le bureau du cadre infirmier ou de la puéricultrice ou dans la chambre de l'enfant, mais il faut veiller à toujours respecter la confidentialité de l'entretien.

f. C – Comment (quel sera le contenu de l'entretien) ?

- *La forme de l'entretien.* Le soignant peut :
  - poser des questions au patient ou à sa famille (lorsqu'il s'agit d'un enfant jeune), par exemple : lors du recueil de données, une « grille » de questions préétablies facilite l'entretien soignant/patient (ou famille du patient) ;
  - écouter le patient (enfant ou famille de l'enfant) : cet entretien peut être relancé par la reformulation des propos de l'interlocuteur.

5. Veiller à toujours placer le « pourquoi » au début et à tous les stades de l'analyse.

- *Le vocabulaire à adopter.* Pour se comprendre, les personnes ont un cadre de références commun constitué par divers facteurs qui influent sur notre comportement. Ex. : la nationalité (langue, culture), le milieu social, l'expérience professionnelle…

NB : plus le cadre de références des interlocuteurs est proche, plus la communication est facilitée.

Situation

Sonia, Julie et Marie (AP), en service de pédiatrie, parlent ensemble **d'une fillette (Sophia)** qui a été hospitalisée la veille pour obésité. La forme que chacune donne au message est très différente :

- Sonia dit : «*cette enfant est trop grosse*» : le message exprime une opinion que Sonia s'est forgée mais ne donne pas d'éléments précis de description ou de comparaison.
- Julie dit : «*cette enfant pèse 30 kilos*» : le message exprime un fait mesurable, une information qui permet d'évaluer objectivement une situation.
- Marie dit : «*je supporte mal l'obésité chez l'enfant*» : le message exprime le sentiment que Marie ressent à la vue de cette fillette. Cette phrase n'a aucune valeur d'information objective, et n'est ni professionnelle, ni respectueuse du patient.

Rôle de l'AP

Lors de l'entretien

L'AP veillera à observer l'enfant et ses parents

Le comportement, les manifestations émotionnelles de chacun.

L'AP veillera à les écouter avec bienveillance et empathie

L'écoute concerne ce qui est dit, et au-delà, ce qui n'a pas été exprimé verbalement, mais dont une signification peut être trouvée (les non-dits, les silences, les mimiques expressives…). La bienveillance et l'empathie supposent de se montrer attentif pour les propos des personnes mais aussi d'avoir de l'indulgence (dans le sens de ne pas juger). Elles passent non seulement par les paroles du soignant mais encore par son attitude corporelle, son regard sur l'interlocuteur.

L'AP veillera à garder une «distance professionnelle»

Pour le soignant, la difficulté est de trouver une bonne distance : suffisamment proche pour ne pas apparaître froid ou indifférent, tout en préservant une distance (dite professionnelle) qui protège et permet d'éviter l'instauration de relations trop familières.

L'AP veillera à respecter le patient (ou sa famille) dans ses propos

Le soignant veillera à manifester du respect au patient (ou à ses proches), lorsqu'il s'entretient avec ses collègues. Les propos de Sonia et de Marie (*cf.* Situation) sont irrespectueux envers l'enfant.

L'AP veillera à respecter le secret professionnel

L'AP veillera à transmettre les informations

L'AP doit transmettre la nature de l'entretien qu'il a eu avec l'enfant, ou ses parents, dans la mesure où cet entretien peut apporter des éléments d'informations utiles. Avant toute transmission, le soignant doit se questionner : «Que m'a-t-il dit?», «Que vais-je dire de ce qu'il m'a dit?».

3 | Les méthodes facilitant la communication interpersonnelle

Il existe deux méthodes qui facilitent la communication entre deux personnes, tout particulièrement en milieu de soins.

A La « redondance »

Lorsqu'on dit « c'est redondant » en parlant d'un texte écrit, c'est plutôt péjoratif, ça veut dire qu'il y a des répétitions ! Pour la transmission d'un message verbal, ça facilite la communication. Le soignant doit *répéter une phrase* sous la même forme ou *la reformuler* sous une forme différente (il peut même y associer le gestuel). Répéter n'est pas alourdir le message, c'est le rendre plus compréhensible. C'est particulièrement apprécié chez certains patients en particulier les enfants angoissés lors de leur arrivée à l'hôpital (l'angoisse ou la peur bloquent la compréhension du message).

B La rétroaction (ou feed-back)[6]

Celui qui a adressé un message doit s'assurer qu'il a été réceptionné et compris par le destinataire. Si ce n'est pas le cas, l'information doit être renouvelée. C'est une façon d'assurer la continuité de l'information, de vérifier son efficacité et de mettre en confiance les partenaires de la communication.

4 | Les obstacles à la communication interpersonnelle

Les obstacles à la communication sont multiples. Citons ceux le plus souvent constatés en milieu de soins entre soignant et patient.

A Le message est inadapté

Le message doit être adapté à la personne à qui il est destiné. Le soignant ne doit pas utiliser des termes trop techniques ou professionnels ou des mots pouvant avoir un double sens, lorsqu'il s'adresse à un patient (surtout un enfant).

Situation

- **Mme A (IDE)** dit : « Bonjour Hugo Je sais que le médecin t'a prescrit un antipyrétique. J'espère qu'il va faire effet rapidement. »
- **Hugo** n'a pas compris la signification du terme « antipyrétique » ni le reste de la phrase (trop longue et *inadaptée*).

B Le message est trop long (non accompagné d'une redondance et d'une rétroaction)

Le message est inadapté à la personne et risque d'être incompréhensible.

6. Le *feed-back* est un mot anglais qui signifie « l'information en retour ».

5 | La communication professionnelle en groupe (la réunion)

Les modes de communication dans le groupe sont plus complexes. L'attention accordée à la personne dans la communication individuelle, diminue dans la communication de groupe. Il existe différents types de réunions :

- *la réunion de discussion*, pour échanger des points de vue ;
- *la réunion d'informations*, pour transmettre des informations ;
- *la réunion de décision*, pour rechercher une solution.

En milieu de soins, ces différents types de réunion ont pour objectif de mieux coordonner les actions, de développer la coopération entre les membres de l'équipe et d'améliorer la qualité des soins.

A Critères de qualité de la communication en groupe

Différents critères permettent d'augmenter la qualité de la communication :

- *le nombre de personne en présence* : dans un groupe de petite taille (6 à 12 personnes), il y a plus de cohésion, les membres participent davantage, les échanges sont plus satisfaisants ;
- *les moyens et l'aménagement du lieu* : certains moyens matériels (tableaux, tables, rétroprojecteurs...) favorisent les échanges. Les tables seront disposées de façon à voir facilement l'orateur. Certains choisiront une table ovale ou ronde (l'orateur parmi eux), d'autres préfèreront une disposition des tables en U (l'orateur est en position centrale) ;
- *le calme de l'environnement et le facteur temps* : pour faciliter l'audition, il faut éviter les bruits parasites, les conversations en apartés et les sonneries de téléphone mobile. Chacun respectera le calme. De plus, les personnes doivent disposer de temps pour s'exprimer.

B La méthodologie de l'orateur

Il est important pour l'orateur de :

- se présenter au groupe et d'annoncer l'ordre du jour ;
- demander aux participants de se présenter (faire un tour de table) ;
- regarder chaque participant (et non une ou deux personnes en particulier) ;
- adopter un ton de voix agréable ;
- être synthétique (c'est-à-dire de parler de l'essentiel) ;
- utiliser des mots clairs et précis ;
- donner des exemples concrets pour faciliter la compréhension ;
- poser des questions, favoriser les échanges entre les participants ;
- éviter de couper la parole.

C Les différents groupes

a. Les groupes de paroles (en soins palliatifs)

La pratique d'accompagnement d'une personne en fin de vie, exige un travail d'équipe. La parole permet une mise à distance de ses propres sentiments. Elle permet aussi aux différents membres de l'équipe de réfléchir sur les points importants de la fonction d'accompagnement.

b. Les réseaux de communication

Un groupe se structure en réseaux en fonction de la position tenue par chacun de ses membres. Cette position varie en fonction de la personnalité de chaque membre et de son statut au sein du groupe (IDE, AS, AP...).

Il existe plusieurs réseaux de communication (en cercle, en chaîne, en y, en étoile)[7].

---

7. *Cf.* complément d'informations sur les différents réseaux dans le *Guide de l'AS*, J. Gassier, Éd. Masson.

6 | Les supports de la communication professionnelle

Les situations de communication professionnelle que vous observerez peuvent nécessiter la mise en œuvre de moyens divers. Plusieurs choix sont souvent possibles pour une même situation.

A Les 3 formes de supports

Il existe 3 formes de supports de communication :
- *le support oral* : réunion on entretien téléphonique ou entretien direct ;
- *le support écrit* : lettres ou notes d'information, de service, dépliant, tract ;
- *le support visuel* : tableau, planning, graphique, affiche, affichette, vidéo, photographies.

B Exemple d'une communication professionnelle écrite

Prenons pour exemple une situation de communication où le support est écrit. Il s'agit d'une lettre circulaire envoyée par une directrice de crèche aux parents des enfants de son établissement.

a. Étude de situation : la lettre d'Anna (directrice de crèche) aux parents

Anna est directrice de la crèche des Fleurs à Nanterre. Elle organise cette année, la fête de Noël, à laquelle elle invite les parents de tous les enfants, le 18 décembre à 17 h. Cette lettre prend la forme d'une circulaire envoyée à 50 personnes le 1er décembre. Un coupon-réponse (détachable) doit être retourné avant le 10 décembre par les parents afin de prévoir l'achat de friandises pour la fête. Une participation financière est demandée (10 €).

b. Schéma de cette communication professionnelle

L'émetteur est un professionnel : il s'agit bien d'une situation de communication professionnelle (*cf.* Fig. 5.7).
Cette situation prend place dans une crèche : il s'agit d'une communication du secteur sanitaire et social.

c. Méthodologie : « la grille de recueil d'information »

Le professionnel va se poser différentes questions. Une grille de recueil d'informations peut l'aider à planifier méthodiquement son travail.

Fig. 5.7 Le schéma de communication professionnelle (selon l'étude de situation).

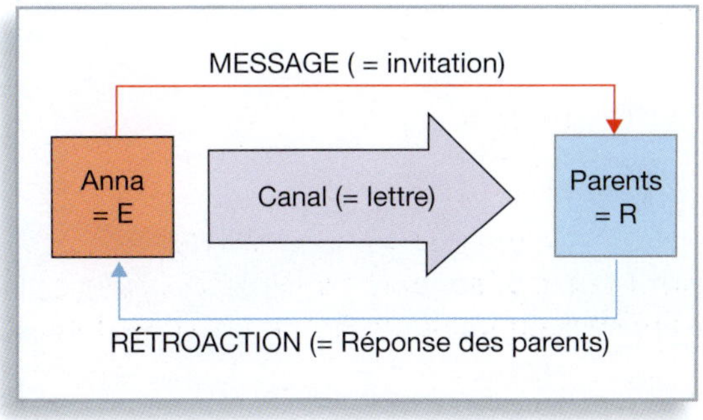

Tableau 5.1 La grille de recueil d'informations : organisation de la fête à la crèche.

Émetteur	Anna, Puéricultrice DE, Directrice de la crèche
Récepteur	Les parents des enfants
Contexte de lieu • institution • adresse	 Crèche des Fleurs 6, rue des Fleurs 92000 NANTERRE (tél :…………..)
Contexte de temps • date de la fête • date limite des réponses	 Le 18 décembre à 17 h 00 Le 10 décembre au soir
Contexte des personnes	Nom des parents, adresses Noms des personnels présents à la date du 18/12
Objectif du message • résultat attendu • moyen d'évaluation	 La présence des parents (50 au total) La réception des coupons réponses détachables
Résultat obtenu	40 coupons réceptionnés à la date du 7 décembre
Rétroaction (moyens utilisés)	La Directrice prévoit de téléphoner aux personnes qui n'ont pas répondu dans les délais prévus.

Rôle de l'AP

L'AP doit :

- évaluer les capacités de l'interlocuteur à recevoir et à comprendre le message ;
- adresser un message clair et précis (choisir les mots adaptés et faire des phrases courtes), surtout lorsqu'il s'agit d'entretien avec des enfants ;
- respecter le temps de réception du message et vérifier la bonne réception du message ;
- réajuster tout message incompris ou mal interprété.

4 Les droits de l'enfant hospitalisé et le secret professionnel

1 | Les droits du patient hospitalisé (loi du 04/03/02)

A Le droit du patient à l'information

La loi du 4 mars 2002, relative aux droits du patient et à la qualité du système de santé, consacre le droit du patient à l'information.

- *Qui informe*? L'information est délivrée par un professionnel de santé au cours d'un entretien individuel. Le règlement intérieur est laissé à disposition du patient[8].
- *De quoi*? L'information touche divers domaines : plus particulièrement le traitement et les investigations (examens biologiques...). Le patient ou ses parents (pour un enfant) peut demander leur utilité, leurs conséquences, les autres solutions possibles...

MÉMO

Jusqu'à la loi du 4 mars 2002, le patient devait prouver que le service de soin ne l'avait pas informé. Depuis la loi, la charge de la preuve incombe au service de soins s'il y a plainte du patient (ou de ses parents pour un enfant).

MÉMO

B Les différents aspects de l'information donnée au patient[9]

a. Le « livret d'accueil » et « la charte du patient »

L'établissement remet aux patients ou aux parents d'un enfant, lors de leur admission, un livret d'accueil, auquel est annexée la charte du patient hospitalisé. Le livret comporte également trois types d'informations (loi du 4 mars 2002) :

- l'organisation de l'établissement ;
- les services proposés par l'établissement ;
- les informations obligatoires et l'accès au dossier ;
- la désignation d'une personne de confiance ou le consentement aux soins (voir ci-après).

b. L'accès du patient à son « dossier »

Depuis la loi du 4 mars 2002, le patient (ou les parents pour un enfant) peut demander l'accès aux informations formalisées recueillies tout au long de sa prise en charge, dont notamment :

- la lettre du médecin qui est à l'origine de l'admission et les motifs d'hospitalisation ;
- la recherche d'antécédents et de facteurs de risques ;
- la nature des soins dispensés et les prescriptions établies ;
- les informations relatives à la prise en charge, l'état clinique, les examens para-cliniques, compte-rendu opératoire, etc.

Il est entendu que les notes personnelles (non formalisées) des professionnelles ne sont pas communicables, elles doivent d'ailleurs ne pas être archivées dans le dossier du patient.

Le patient peut :

- consulter son dossier à l'hôpital (avec accompagnement d'un soignant) ;
- recevoir des photocopies à son domicile ou les faire envoyer à un médecin désigné par lui ;
- s'il est mineur, demander à ce que les informations soient transmises à son représentant légal, par l'intermédiaire d'un médecin de soin choix ;

8. Article L 714-4 du CSP.
9. Extrait du « livret d'accueil » remis à l'hôpital Ste Anne, Paris (2009)

Dans le cadre d'une tutelle, le tuteur peut demander l'accès au dossier du patient, le consentement du *majeur protégé* doit être recherché mais son refus ne fait pas obstacle à la communication du dossier.
Pour une curatelle ou une sauvegarde de justice, le majeur protégé est le seul à pouvoir demander accès à son dossier.

c. La désignation d'une « personne de confiance »

- La personne de confiance est la personne en laquelle le patient a toute confiance pour l'accompagner tout au long de ses soins et formuler ses souhaits si son état de santé ne lui permet plus de le faire.
- L'établissement a obligation d'informer le patient de sa possibilité de désigner une personne de confiance. C'est une proposition. Le patient peut la refuser.
- L'avis de la personne de confiance sera pris en compte par les professionnels de santé, mais ne leur sera pas opposable.
- Seuls les personnes majeures disposent de ce droit. Les titulaires de l'autorité parentale bénéficient du droit d'être informés et de décider pour le mineur. Cependant en cas de traitement ou d'intervention s'imposant pour sauvegarder sa santé, le médecin peut être dispensé d'obtenir le consentement du (des) titulaire(s) de l'autorité parentale, si le mineur s'y oppose expressément. Celui-ci devra alors se faire accompagner d'une personne majeure de son choix, mais celle-ci n'a qu'un rôle d'accompagnement, et ne saurait en aucun cas être assimilée à la personne de confiance. Si l'enfant perd la faculté de s'exprimer, le médecin devra prévenir les titulaires de l'autorité parentale qui retrouveront alors toute leur autorité s'agissant des décisions relatives à la santé du mineur, et le majeur accompagnant devra s'y conformer.
- La personne de confiance ne peut être un membre de l'équipe de soins.

d. Le « consentement aux soins »

La loi de 2002 confirme la nécessité d'informer le patient sur les différents soins prodigués et de recueillir le consentement (libre et éclairé) du patient pour tout acte médical et tout traitement le concernant. Pour l'enfant, ce sont les parents qui sont informés et consultés.

2 | Les droits de l'enfant mineur hospitalisé (loi du 4 mars 2002)

L'enfant mineur (moins de 15 ans) hospitalisé fait l'objet d'une législation spéciale, dont nous verrons deux aspects essentiels : les obligations des parents de l'enfant et celles des médecins, du personnel et de l'administration de l'hôpital.

A L'autorisation indispensable des parents

Les parents doivent signer et dater une autorisation écrite pour tout ce qui concerne l'hospitalisation de leur enfant; à savoir, l'admission de l'enfant à l'hôpital ou le séjour, c'est-à-dire les traitements, les examens, le consentement aux soins *(cf.* le formulaire remis aux parents, Fig. 5.8).

Fig. 5.8 Exemple de recueil de consentement aux soins.

Hôpital x (1)
DEAGJ/ADMISSIONS

RECUEIL DU CONSENTEMENT AUX SOINS

Cachet du service

Date du recueil : ....

Article 38 du code de déontologie médicale, article 28 du décret du 14 janvier 1974, article L. 11112 de la loi du 4 mars 2002

Nom du Médecin : ....

Objet du traitement :
....
....

Hospitalisation prévue le : ....
....

Je soussigné : ❑ Père, ❑ Mère, ❑ Représentant légal, Nous soussignés ❑ parents

Nom(s) : .... Prénom(s) : ....

De l'enfant : Nom : .... Prénom : ....

Étiquette Dossier

Déclare(nt) consentir aux soins prodigués à mon enfant après avoir été clairement informé(s), de la nature de l'intervention, ainsi que des actes qui s'y rattachent.

Signature(s) :

(1) Ce modèle émane des services de chirurgie orthopédique de l'hôpital Trousseau/Paris.

B L'information due au mineur hospitalisé

Le mineur mérite, autant que tout autre, notre attention et le respect de sa personne et de sa dignité. Le mineur doit être informé par les médecins de son traitement, dans un langage clair et compréhensible, adapté à son niveau intellectuel.

C La protection du mineur hospitalisé

- **Les fugues ou les disparitions doivent être signalées** : ce signalement se fait le plus rapidement possible au cadre de l'unité et à la famille de l'enfant et des recherches sont engagées.
- **Les tentatives de « rapt d'enfants » doivent être prévenues** : surtout en service de maternité, les entrées et les sorties sont particulièrement surveillées.
- **La sortie de l'enfant de l'hôpital doit être surveillée** : la personne qui vient chercher l'enfant doit correspondre à l'une des personnes responsables de l'enfant. Le personnel doit être vigilant à cet égard.
- **La suspicion de maltraitance doit être déclarée** : l'agent hospitalier qui signalera la maltraitance est dispensé de l'obligation du secret professionnel.

3 | Le secret professionnel

L'AP est concerné par les problèmes d'éthique et de déontologie. Être responsable signifie, sur le plan juridique « répondre de ses actes avec lucidité et en assumer les conséquences ».

A Le respect du secret professionnel (les textes officiels)

Les textes officiels indiquent que[10] :

- chaque professionnel a pour devoir de « ne pas révéler d'informations à caractère secret, dont il serait dépositaire par sa profession » ;
- toute infraction au secret professionnel est passible de peines correctionnelles ;
- le secret professionnel est la règle. Nul ne peut être dispensé de cette obligation, sauf dans le cas de *dérogations* prévues par la loi.

- **Mlle F. (AP)** a été accusée de violation du secret professionnel en crèche. Connaissant l'ex-belle-mère de la maman du bébé Anaïs (dont elle s'occupait), elle fit des photocopies du dossier médical et le transmit à cette personne (qui en fit un usage malveillant).
  Condamnation : 6 mois de prison avec sursis et une amende. De plus, Mlle F. fut renvoyée de la crèche municipale où elle travaillait.
- **Mme G. (AP en service d'oncologie-pédiatrique)** a été accusée de violation du secret professionnel à l'hôpital pour avoir transmis par téléphone des informations à M. Y. (qui s'est présenté comme le papa de l'enfant malade, ce qui n'était pas le cas). Cette personne en fit un usage malveillant. Une plainte a été déposée.

B Les principes du secret professionnel

Toute violation du secret professionnel est une faute grave. Lors d'une violation du secret professionnel, chacun doit répondre de sa faute individuellement face à la justice. L'enquête va rechercher le quoi, le pourquoi et le comment ?

a. Le quoi ? (c'est l'élément légal)

La loi interdit de diffuser toute information lue ou entendue portant sur la santé ou la vie privée du patient ou de son entourage.

b. Le pourquoi ? (c'est l'objectif)

Pour respecter la vie privée des personnes.

c. Le comment ? (c'est l'intention du fautif)

L'enquête va apprécier l'intention du soignant lorsqu'il a violé le secret professionnel. Lorsque le soignant invoque « l'ignorance de la gravité de la faute » pour atténuer sa faute professionnelle, le tribunal prend très rarement en compte cet argument, en fonction d'un grand principe : « **nul n'est censé ignorer la loi** ». Cependant, il faut savoir que certains arguments pèsent en faveur de l'accusé (ex. : la fatigue du travail de nuit, les dangers des urgences, les carences de l'information…).

C Les dérogations au secret professionnel

Certaines dérogations au secret professionnel sont prévues par le Code pénal. Il s'agit des déclarations de sévices et de violences sur mineur de moins de 15 ans et sur personnes fragilisées.

10. Code pénal, articles 226/13 et 14.

a. Sévices sur mineur de moins de 15 ans

Dans le cadre d'un service hospitalier, tout constat de sévices sur mineurs de moins de 15 ans doit être signalé au cadre de santé de l'unité qui le signalera à la direction de l'établissement.

Situation

Josiane, stagiaire AP en pédiatrie à l'hôpital X., observe les agissements suspects d'un kinésithérapeute, M. X, sur un jeune enfant, lors des soins du matin. Accompagnée du cadre de santé (Mme D), Josiane P. accepte de se rendre chez le directeur de l'hôpital pour signer une « dénonciation de sévices sur mineur de moins de 15 ans ». Par la suite, d'autres témoignages sont venus s'ajouter au sien.
L'enquête a été rapide et le jugement sans appel. M. X, qui avait également proféré des menaces téléphoniques à l'encontre de l'élève AP (pour lui faire retirer sa plainte), est renvoyé de l'hôpital et condamné à 2 ans de prison et à une forte amende.

b. Violences sur personnes fragilisées

Une autre dérogation au secret professionnel, très proche de la précédente, concerne la dénonciation de violences sur personne fragilisée (mineurs, personnes âgées, handicapées, malades ou affaiblies).
Concrètement, tout soignant doit signaler au cadre de santé, ou au médecin, les sévices ou privations qu'il constate dans le service. C'est une obligation.

Rôle de l'AP

L'AP doit respecter le secret professionnel

L'AP doit respecter le secret professionnel et savoir qu'il s'applique à de nombreuses informations qui doivent rester secrètes :

- *la présence du patient dans le service*, que ce soit dans les services de soins ou les établissements d'accueil de la petite enfance (établissement hospitalier, maternité, crèche...) :
  - l'AP ne doit donner aucun renseignement par téléphone,
  - l'affichage (visible par le public) des noms des enfants malades, est interdit ;
- *la vie privée du patient*, l'AP ne doit pas divulguer à l'extérieur ce qu'il a appris sur l'enfant dont il a la charge, ou sur les parents (maladie, confidences, visites, opinions, religion, noms, situation familiale ou état de santé des parents...) ;
- *les soins et le traitement* du patient doivent rester confidentiels.

L'AP doit dénoncer tout sévice ou acte de violence sur enfant ou personne fragilisée

Dans le cadre d'un service hospitalier, l'AP signalera dans les plus brefs délais, oralement (et non par écrit) au cadre de santé responsable, ou au médecin du service, l'acte de violence ou le sévice dont il a été témoin.

D La maltraitance

Il est important de détecter le plus rapidement possible les signes permettant d'identifier les mauvais traitements, tout en évitant les erreurs d'appréciation. Cela demande de la rigueur de la part des soignants (la maltraitance est traitée dans le Chapitre 5, Module 1).

5 La démarche d'information et d'éducation

La démarche d'information et d'éducation (DIE) ou démarche éducative, prend tout son sens dans les services hospitaliers au cours du séjour du patient et avant la sortie du service. Elle consiste à apporter au patient (ici l'enfant malade et sa famille) des conseils ou une assistance, pour lui permettre de restaurer, ou de promouvoir sa santé et (selon son âge) l'aider à se réadapter à une vie familiale et scolaire.

1 | Les objectifs de la démarche

Les informations données, peuvent être :
- *spécifiques*. Ex. : éducation d'un enfant diabétique ou asthmatique et de sa famille ;
- *générales*. Ex. : éducation d'une maman en matière d'hygiène alimentaire pour son enfant et informations d'une maman sur l'intérêt des vaccinations...

2 | La méthodologie de la démarche

Le soignant qui entreprend une démarche éducative (DE) va se poser les mêmes questions que celui qui entreprend une démarche de soins (DDS). Il peut utiliser la méthode (mnémotechnique) du QQQOCP (qui, quand, quoi, où, comment, pourquoi)[11].

A Le « **Quoi** » ?

La démarche éducative propose l'acquisition de « savoirs » et de « savoir-faire » à l'égard du patient (adulte ou grand enfant, ou aux parents pour le jeune enfant).

B Le « **Pourquoi** » ?

Elle a pour but de :
- les faire participer à la promotion, à la protection ou à la restauration de la santé ;
- favoriser une certaine autonomie dans le milieu familial (ou à l'école).

C Le « **Qui** » ?

- La démarche éducative s'adresse aux patients (enfants ou adultes) ou aux parents du jeune enfant.
- La démarche éducative peut être formulée par le cadre de santé, infirmière ou puéricultrice, avec la participation active des AS et des AP.

D Le « **Quand** » ?

La démarche éducative se pratique soit au cours du séjour, soit à la sortie du service hospitalier.

11. Comme pour la DDS, il est conseillé de placer le pourquoi (P) au début même à tous les stades de sa réflexion.

E Le « **Où** » et le « **Comment** » ?

Pour mettre en œuvre une démarche, le soignant peut choisir la chambre du patient, et il peut utiliser divers moyens d'information et d'éducation (*cf.* exemples ci-après).

Exemples

La parole
Par exemple, dans les maternités, les puéricultrices et les AP éduquent les jeunes mamans pour les soins aux nouveau-nés, l'allaitement, la préparation des biberons…

Le geste
Il est souvent associé à la parole. Par exemple, l'AP l'utilise pour faire une démonstration pratique (ex. : en maternité, lors des bains du bébé, l'AP explique à la maman les gestes de base d'hygiène, de confort et de sécurité).

Les supports écrits
Des dépliants ou des fascicules sur l'hygiène ou la sécurité sont distribués à la sortie du service. Certains concernent la prévention, comme les calendriers de vaccinations pour l'enfant, ou l'hygiène de vie pour un enfant atteint d'asthme, de diabète, d'obésité, etc.

Les supports audiovisuels
Par exemple, les rétroprojecteurs, DVD, etc.

3 | Les étapes de la démarche

Entreprendre une démarche éducative, c'est pour le professionnel de santé, permettre à un patient de connaître son problème et de pouvoir le gérer ; c'est-à-dire modifier son comportement et prendre de nouvelles habitudes pour optimiser son niveau de santé (physique ou moral). Le mécanisme de l'apprentissage peut se décomposer en plusieurs étapes, il s'adresse non seulement à l'enfant mais également à sa famille (*cf.* tableau ci-dessous à titre d'exemple).

Tableau 5.2 La démarche éducative : étapes de l'apprentissage.

Rôle du personnel de santé (exemples)	Attitudes du patient (exemples)
Le soignant doit :	
1) Identifier et analyser les besoins de l'enfant	
2) Faire une présentation de la situation ou du problème et du comportement à acquérir	L'enfant comprend la situation ou le problème
3) Stimuler l'intérêt de l'enfant (ou de ses proches)	Il est intéressé par les recommandations qui lui sont faites
4) Stimuler la motivation de l'enfant (ou de ses proches)	Il prend la décision de les respecter
5) Réveiller les pré-requis (pour faciliter l'essai)	Il essaie les comportements
6) Faciliter les conditions de réussite (accompagner)	Il les adopte, ou non, au quotidien
7) Évaluer et réajuster sa démarche	

4 | Les facteurs favorisant la démarche

Divers facteurs facilitent la démarche. Citons pour exemples :
- l'âge et les capacités de compréhension de l'enfant ;
- le niveau socioculturel des parents de l'enfant ;
- les qualités de communiquant du soignant ;
- les motivations de l'entourage familial de l'enfant.

Rôle de l'AP

Il est important pour l'AP de participer aux démarches d'information et d'éducation faites par la puéricultrice. L'AP veillera à :

- assurer que l'enfant et/ou ses parents, ont bien compris les explications données ;
- reformuler si besoin ces explications et répondre à leurs questions ;
- remotiver les personnes en précisant le « bien-fondé » ou « l'intérêt » des recommandations qui lui ont été faites.

Situation

Maria (AP en pédiatrie), avant le départ du service de **Martin (6 ans)** et de ses parents, pourrait dire :
« Avons-nous été assez clairs ? »
« Voulez-vous que je vous redise l'explication ? »
« Qu'est-ce qui vous paraît important ? »
« À quel moment prévoyez-vous de réaliser ce soin à Martin ? »
« Qui doit s'en charger ? »…

L'AP peut également revoir avec les personnes les fascicules (ou dépliants) remis par la puéricultrice et répondre à leurs questions éventuelles (souvent *l'image* favorise le dialogue !)

6 L'accueil à l'hôpital de l'enfant et de son entourage

1 | La règle d'ORR de l'accueil (Orienter, Renseigner, Respecter)

A O – Orienter (c'est à dire présenter)

L'AS veillera à :
- se présenter (nom, fonction…), expliquer « concrètement » son rôle à l'enfant ;
- présenter le personnel de soins (nom, fonctions) et les moyens de les reconnaître (couleur des blouses, badges…), expliquer concrètement leurs rôles auprès de l'enfant ;
- présenter les voisins de chambre et de lit à l'enfant ;
- présenter le service de soins.

B R – Renseigner (c'est à dire informer)

L'AS veillera à :
- *renseigner les parents sur le fonctionnement du service* :
  - présenter le planning du service de soins : heures des visites médicales, des repas, des soins, des animations…,
  - signaler le passage de certains professionnels : assistante sociale, kinésithérapeute…,
  - signaler la présence d'un lieu de culte et les possibilités de rencontre avec son représentant (prêtre, rabbin, imam…),
  - signaler les moyens de distractions (local de TV, de DVD, etc.)
  - indiquer l'existence de lieux d'agrément (cafétéria, jardin, kiosque à journaux…) ;
- *se renseigner sur les habitudes de vie de l'enfant* pour mieux satisfaire ses besoins (ex. : rythme alimentaire, rythme de sommeil, usage de la tétine, besoin d'un doudou pour dormir…) ;
- *renseigner le service sur les réactions de l'enfant et de son entourage dès l'arrivée* : l'AP veillera à faire les transmissions sur le comportement de l'enfant à l'accueil (auprès de la puéricultrice ou des membres de l'équipe qui n'étaient pas présents). L'AP signalera également le comportement et les demandes des parents.

C R – Respecter (l'enfant et sa famille)

Respecter l'enfant, c'est :
- répondre à ses besoins fondamentaux, en particulier le rassurer, le sécuriser, lui parler, répondre à ses questions, le distraire ;
- lui proposer des objets de 1re nécessité en particulier le doudou (s'il est bébé), la télécommande, la sonnette, la bouteille d'eau (ou le biberon d'eau s'il est bébé) ;
- l'aider à s'installer dans la chambre, à disposer ses affaires dans la penderie, adapter la hauteur du lit à sa taille ;
- ne pas lui demander de se coucher systématiquement à l'arrivée dans le service ;
- lui proposer de s'habiller avec des vêtements personnels pour le sécuriser (pyjama, robe de chambre) ;
- lui attribuer rapidement un « référent » parmi le personnel de soins (c'est très sécurisant pour l'enfant) ;
- lui remettre le petit livret illustré et le lui commenter (*cf.* ci-après).

Respecter la famille de l'enfant, c'est :
- lui transmettre le livret d'accueil et la charte des droits de la personne hospitalisée ;

- suggérer à l'un des parents de rester auprès de l'enfant (possibilité de couchage dans la quasi-totalité des services de pédiatrie) ;
- répondre aux questions des parents dans un langage clair et adapté ;
- s'assurer qu'ils ont bien compris et *reformuler* si nécessaire ;
- être disponible, souriant, à l'écoute ;
- respecter leurs traditions, leur culte, leur dignité ;
- éviter toute familiarité.

Fig. 5.9 Le livret illustré de présentation de l'hôpital pour enfants.

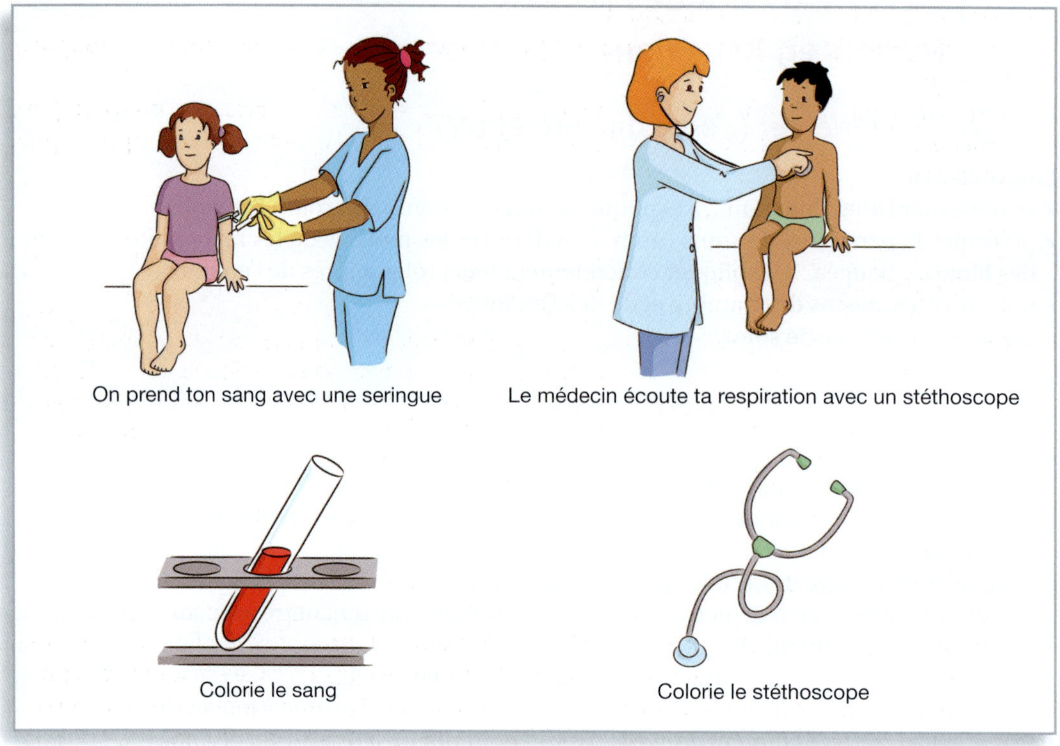

2 | Les principes de la « relation d'accueil »

A Écouter

Une écoute active permet de créer, entre patient et soignant, une relation de confiance, rassurante, sécurisante, réconfortante qui participe à la thérapie (*cf.* Écoute active).
Il est conseillé au soignant d'adopter un *état d'esprit positif* : pour être dans cet état d'esprit, le soignant doit se considérer positivement et considérer le patient de la même manière.

MÉMO

Les psychologues disent que l'être humain possède certaines certitudes sur lui-même et le monde qui l'entoure. On peut les résumer comme suit :

- **je suis + vous êtes +**
- **je suis - vous êtes +**
- **je suis + vous êtes -**
- **je suis - vous êtes -**

MÉMO

L'idéal à poursuivre par le soignant est bien entendu, la position : *je suis + vous êtes +*, c'est la position qui sait accueillir chaleureusement et efficacement.

B Être disponible

Dès l'accueil, le soignant doit manifester sa disponibilité. C'est une attitude d'attention particulière à l'autre dans l'instant. La disponibilité se manifeste par :

- **des paroles de bienvenue**, chaleureuses et vraies, que l'on prononce en se présentant, en expliquant sa fonction :
  - « Je suis là pour (...) »,
  - « Mon rôle est de (...) »,
  - « Vous pourrez toujours me contacter quand (...) » ;
- **des expressions corporelles adaptées** :
  - *un sourire* vrai, authentique, a la pouvoir de réchauffer immédiatement les rapports humains,
  - *un regard* encourageant, compatissant, a des effets positifs indéniables sur l'interlocuteur,
  - *un contact* : une poignée de mains, une main posée sur l'épaule rend le rapport plus « humain ».

Situation

Chacun de nous a fait l'expérience (dans des circonstances très diverses) de l'effet produit par des paroles d'accueil chaleureuses accompagnées d'un regard et d'un sourire « d'ouverture » à autrui. Que ce soit lors d'une consultation médicale, ou derrière un guichet de gare, ou chez un commerçant, lorsque la personne qui accueille est *disponible*, cela se « voit » immédiatement. Dans le cas contraire, la communication, donc la relation, est perturbée dès le départ.

C Être vrai dans son comportement

Pour le soignant, être vrai c'est être authentique, c'est donc communiquer au patient les vrais sentiments qui l'habitent. Ce qui l'empêche de les manifester vraiment, c'est souvent la peur, la gêne. Cela peut s'observer à l'hôpital face à un patient atteint d'un grave handicap ou en fin de vie. Il faut savoir gérer sa crainte et la dépasser (*cf.* Accompagnement du patient en fin de vie, Module 3, chapitre 3).

D Comprendre[12] et respecter

Pour comprendre le patient (enfant ou famille), le soignant doit faire preuve :

- *d'acceptation inconditionnelle de l'autre*, c'est-à-dire le refus de tout jugement sur ce que l'autre exprime ou n'exprime pas ;
- *de neutralité bienveillante*, elle repose sur l'intérêt porté à l'autre, un intérêt désintéressé ;
- *d'authenticité*, c'est s'intéresser réellement à ce qu'exprime l'autre ;
- *d'empathie*, c'est une aptitude et une volonté à contrôler ses propres réactions socio-affectives afin de comprendre les émotions de l'autre et se rendre disponible à l'autre.

Cette compréhension permet au soignant d'accueillir le patient comme un être humain dans sa globalité. Il ne faut jamais parler du patient par sa maladie et un n° de chambre (ex. : « *Le respect de la vie privée est garanti à toute personne hospitalisée. Elle est traitée avec égard, ses croyances sont respectées, son intimité est préservée, ainsi que sa tranquillité. Les informations la concernant restent confidentielles* » (extrait de la charte du patient hospitalisé).

12. *Cf. Psychologie de la communication*, J-C Abric, Éd. Armand Colin (L'orientation non directive de C. Rogers).

Situation

Dès l'accueil de l'enfant et de sa famille, **Zoé** constate le regard un peu perdu du père de Tahar, M. X. Il est confronté pour la première fois à la maladie. C'est un homme d'origine étrangère, qui a de grandes difficultés à s'exprimer. Zoé comprend qu'il est fragilisé à cause de cela et que cela accroît son inquiétude. Lors de l'accueil, elle utilise davantage le mode de communication non verbal. Elle dit bonjour à M. X. en lui serrant la main, elle se présente en le regardant puis elle pose doucement sa main sur l'épaule de M. X. pour lui montrer la direction de la chambre de l'enfant. C'est la première manifestation du respect. Elle est passée en peu de mots et peu de gestes.

E Accompagner

Le soignant devient très proche de l'enfant malade, il va « l'accompagner »[13] au quotidien. Ainsi il va l'aider à devenir acteur de sa propre guérison, stimuler son autonomie et partager ses émotions, et celles de ses proches.

Fig. 5.10 Le soignant respecte et est à l'écoute de l'enfant malade et de sa famille.

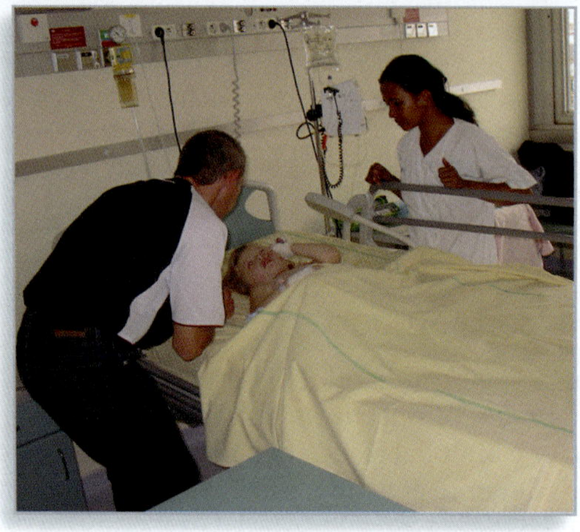

3 | Les « outils de la communication » à l'hôpital

De nos jours, l'hôpital se dote de nombreux moyens de communication qu'il met à la disposition des patients (enfants ou adultes).

A Le câble

La création de réseaux câblés offre une gamme étendue de services. Le câble peut être un outil favorisant le lien entre les soignants et les soignés ; l'expérience ci-dessous en est un exemple réussi.

Situation

À l'occasion de la rénovation des locaux de l'hôpital D. toutes les chambres ont été « câblées ». Hier, la présentatrice abordait la prise en charge de l'asthme chez l'enfant. Aujourd'hui, l'information concerne la maman qui allaite son bébé. Ce type d'information participe à la *démarche éducative* des soignants.

13. En étymologie : partager le pain (manger ensemble).

B Les outils audiovisuels

En service de chirurgie, plus l'information est concrète et personnalisée et mieux elle arme le patient pour affronter la journée opératoire. Plusieurs outils audiovisuels sont utilisés. Prenons un exemple pour les enfants qui vont être opérés. Le personnel peut présenter :

- **des photos** retraçant le parcours que l'enfant va effectuer jusqu'en salle d'opération ; un « trombinoscope » expose en permanence les agrandissements en couleur des portraits de tous les membres de l'équipe du bloc (démasqués et souriants !) ;
- **un film** dans lequel des enfants opérés racontent (avec le sourire) ce qui s'est réellement passé le jour de l'intervention. Après la projection de ce film, les enfants sont invités à manipuler les masques et ballons d'anesthésie, à revêtir calots et bavettes, à poser toutes les questions qu'ils souhaitent ; c'est réconfortant pour eux.

Situation

Il y a quelques années, **Julie (10 ans)** allait être opérée de l'appendicite et elle avait peur… Elle raconte : « Je voyais passer des blouses blanches qui ne me portaient aucun intérêt, j'étais très impressionnée. La présence de ma mère m'était indispensable ; toutefois elle était très tendue et elle ne m'avait rien dit de ce qui allait se passer. On m'a installée dans une chambre où il y avait d'autres enfants. Quand mon tour est arrivé, les "blouses blanches" sont venues me chercher sans un mot rassurant. Les adultes parlaient entre eux de l'intervention qu'ils allaient pratiquer sur moi. Je garde de cette hospitalisation un très mauvais souvenir ! »

Ce témoignage reflète l'absence d'humanité qui a pu exister dans certains services hospitaliers (absence de paroles, séparations et ruptures brutales…). Tout cela laissait des souvenirs traumatisants aux enfants. Les choses, de nos jours, ont bien changé. L'hôpital s'est « humanisé ».

C Les documents illustrés (*cf.* Fig. 5.11)

La plupart des hôpitaux proposent à l'enfant dès son arrivée à l'hôpital un document illustré qui est destiné à le rassurer, à le sécuriser. L'AP veillera à lui présenter ce document et à échanger avec lui en le lui commentant.

Fig. 5.11 Présentation de l'hôpital à l'enfant et à sa famille. Fascicule remis à l'enfant (ex. : ici en service de chirurgie).

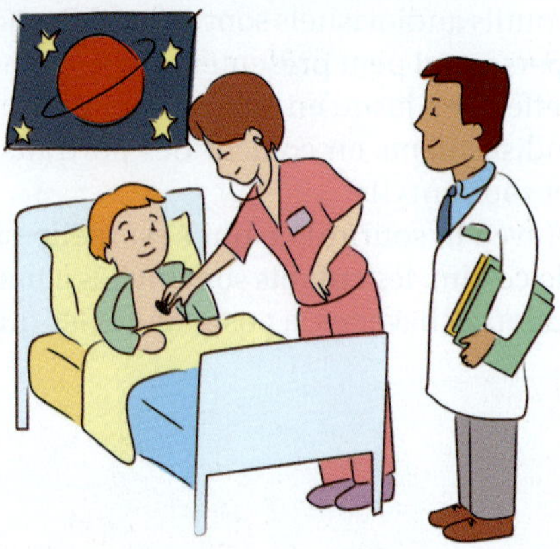

À 8 h 00, l'infirmière passe me voir dans ma chambre.

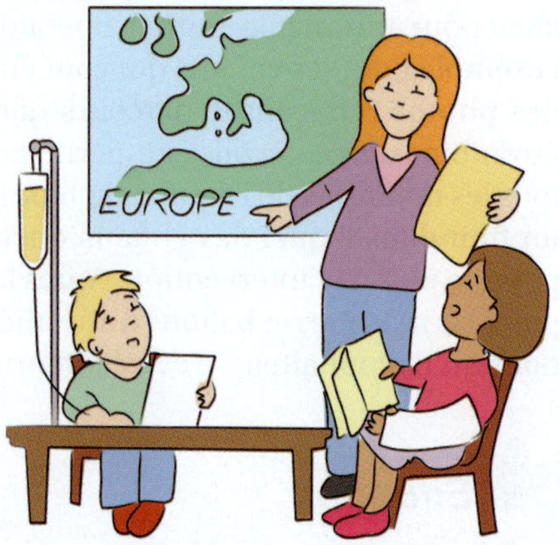

À 10 h 00, je rejoins mes copains dans la salle de cours.

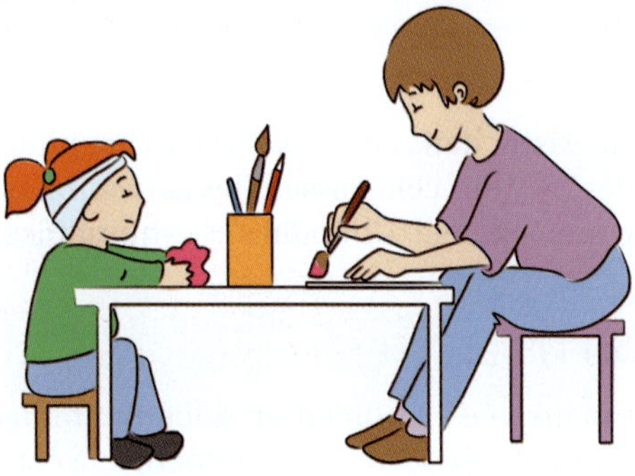

L'après-midi, je vais en salle de jeux. On peut dessiner, peindre.

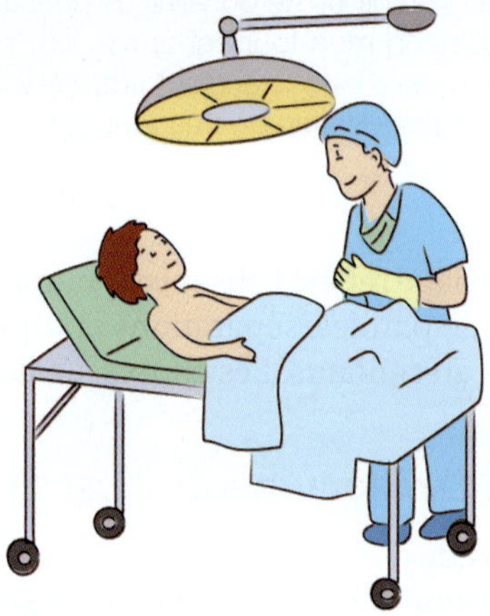

Dans la salle d'opération, il y a de grandes lumières.

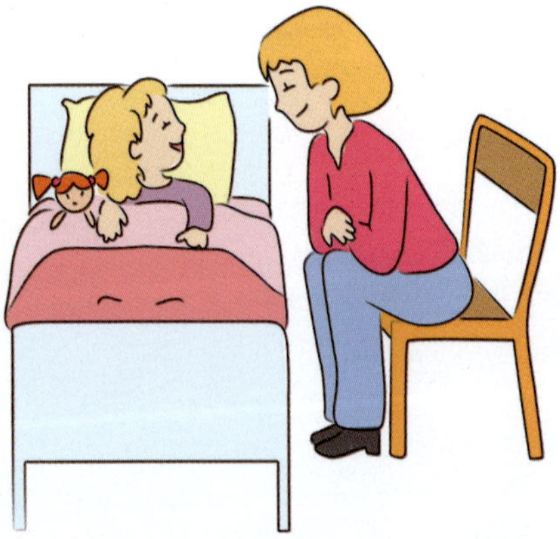

À mon réveil, maman écoute mon histoire.

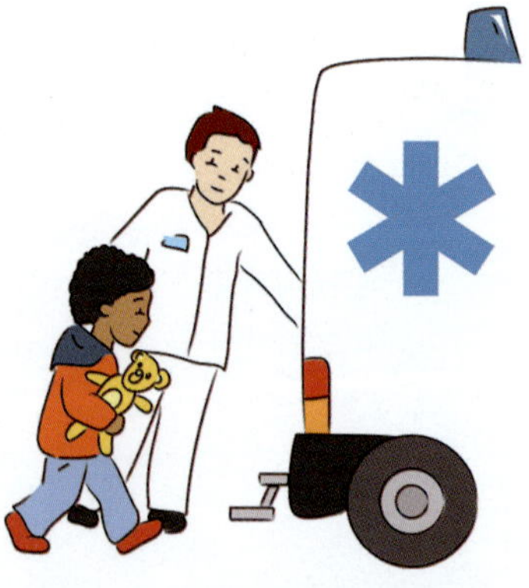

Ja repars dans l'ambulance. C'est une grande voiture blanche avec une croix bleue.

4 | Les actes visant à prévenir les effets négatifs de l'hospitalisation

Un enfant malade s'adaptera d'autant mieux à l'hôpital que les adultes qui l'entourent (parents et personnel de soins) auront eu les gestes et les mots adaptés à la situation (*cf.* illustrations ci-après).

Fig. 5.12 Les actes visant à prévenir les effets négatifs de l'hospitalisation.

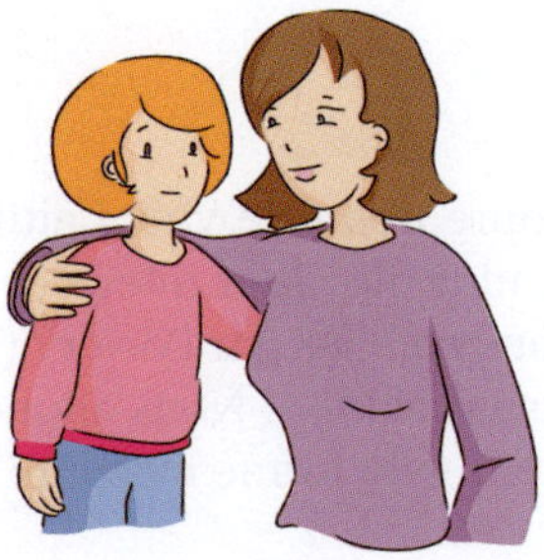

Figure 1 : Prévenir l'enfant : l'informer du motif de son hospitalisation, lui en expliquer l'intérêt avec des mots simples, le rassurer, rester calme et confiant.

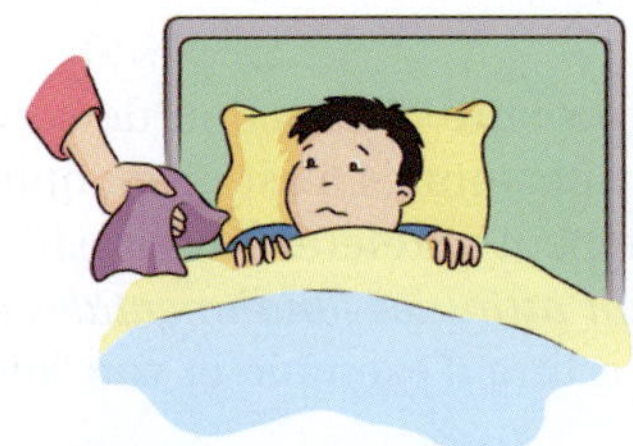

Figure 2 : Conseiller aux parents de rester auprès de l'enfant la première nuit. Si c'est impossible leur demander de laisser à l'enfant un objet (ex : foulard) qui le sécurise.

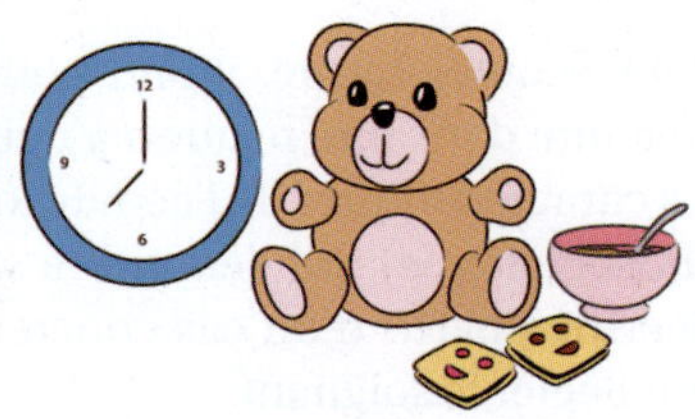

Figure 3 : s'informer des « habitudes de vie de l'enfant » (heures des repas, heures de sommeil, présence de doudou, d'une tétine).

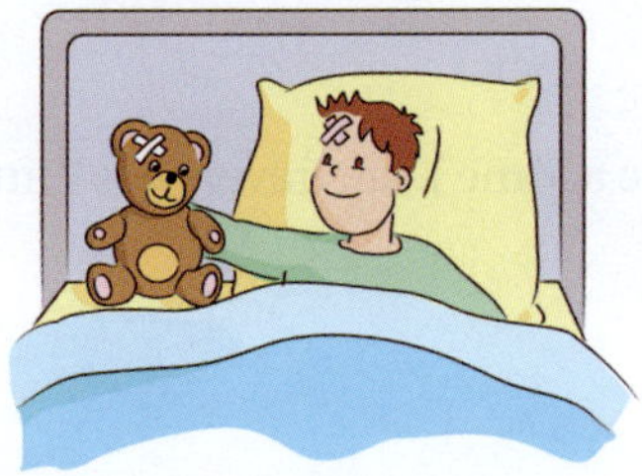

Figure 4 : expliquer à l'enfant les soins qu'on lui fait. Lui expliquer l'intérêt des soins, le rassurer, associer son jouet aux soins (ex : l'ours). Les mots rassurent l'enfant. Le « non-dit » ou le mensonge sont des facteurs d'angoisse.

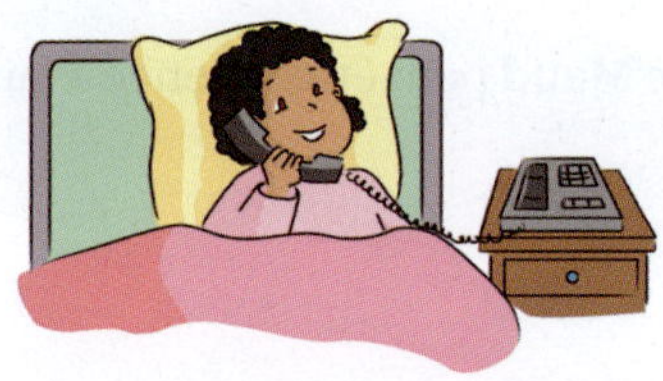

Figure 5 : relier l'enfant à d'autres enfants : lui proposer de téléphoner à ses copains de classe, l'intégrer au groupe de copains de chambre, ou de jeux, dans le service hospitalier.

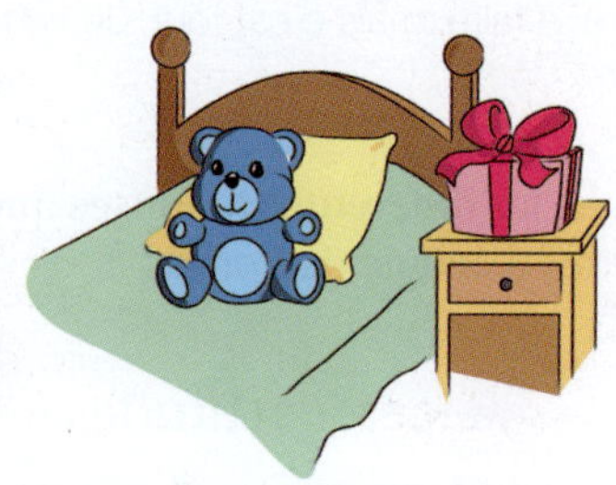

Figure 6 : conseiller aux parents de préparer le retour de l'enfant à la maison : lui parler de la vie familiale, l'associer aux projets, ne pas donner sa chambre à l'un de ses frères ou sœur en son absence. À son retour l'enfant doit se retrouver « chez lui ».

7 L'écoute et la reformulation

L'écoute est un acte qui demande un engagement personnel ; le temps investi dans l'écoute et l'attention portée au patient sont essentiels au tissage des liens relationnels. La reformulation est souvent nécessaire à la bonne compréhension.

1 | L'écoute

Pour écouter l'autre, il faut pouvoir faire abstraction de son propre point de vue. L'attitude d'écoute dans une relation à deux personnes n'est ni spontanée, ni facile. Pour mieux cerner les caractéristiques de l'écoute, on peut se référer aux classifications établies par Porter[14] (psychosociologue) qui dénombre *sept attitudes fondamentales* dans la relation. Nous allons les décrire à partir d'un cas concret à titre d'exemple et voir ensuite quelle forme d'écoute doit privilégier le soignant.

Situation

Mme J. expose un problème à **Maud, AP du service d'oncologie pédiatrique** où sa fillette Léa est hospitalisée depuis quelques mois. Elle dit : « Je n'arrive plus à m'intéresser à la vie. Je fais ce que j'ai à faire, mais c'est tout. Je veux sortir Léa du service de soins. »

Voici les différentes réponses que **Maud** peut être amenée à faire à **Mme J.**, au travers des 7 attitudes d'écoute de Porter.

A Les 7 attitudes d'écoute

À partir de l'étude de cas ci-dessus, voyons comment chaque attitude détermine un certain type de relation.

a. L'attitude d'aide

Cette attitude fait appel aux sentiments et vise à encourager l'autre.

MÉMO

Maud peut dire : « Ne parlez pas ainsi, je suis là pour vous aider, pour vous soutenir. Je viendrai tout à l'heure rester un moment avec vous pour discuter plus longuement de votre problème. »

MÉMO

b. L'attitude de décision

Cette attitude privilégie l'action. Elle est basée sur les ordres ou les recommandations. Elle tend à faire évoluer rapidement la situation.

MÉMO

Maud peut dire : « Il faudrait participer aux séances de la psychologue (Mme D.), faites vous inscrire, elles ont lieu les mardi et vendredi ».

MÉMO

14. *Psychothérapies et relations humaines* de C. Rogers, Éd. Nauwelaerts.

c. L'attitude d'évaluation

Cette attitude tend à prononcer un jugement (c'est bien ou c'est mal!)

MÉMO

Maud peut dire : « Ne pas avoir le moral, c'est très dommageable pour votre santé, ça n'aidera pas votre enfant à guérir, il faut réagir ! »

MÉMO

d. L'attitude d'enquête

Cette attitude tend à poser des questions, à faire des investigations pour cerner toutes les données de la situation. Elle cherche (indirectement) à gagner du temps, à détourner la conversation qui a un aspect «gênant».

MÉMO

Maud peut dire : « Y a-t-il eu un problème particulier pour vouloir faire sortir votre enfant du service ? » ; « En avez-vous déjà parlé à quelqu'un ? »

MÉMO

e. L'attitude d'interprétation

Cette attitude vise à chercher des explications, des causes, des motifs… En fait, elle les impose à son interlocuteur à partir d'hypothèses personnelles.

MÉMO

Maud peut dire : « Je pense que cette démotivation est liée à la durée de l'hospitalisation de votre enfant et à la fatigue liée aux trajets. »

MÉMO

f. L'attitude de fuite

Cette attitude vise à s'abriter, à se protéger derrière des considérations générales pour mettre fin à l'écoute.

MÉMO

Maud peut dire : « Ne pas avoir le moral, dans une telle situation, c'est normal, Mme J. Essayez d'être patiente, la sortie de Léa ne devrait pas tarder. »

MÉMO

g. L'attitude d'écoute active (compréhension)

Cette attitude est très respectueuse de la personne et favorise l'échange relationnel. Le soignant s'en tient à «*ce qui a été dit*» par celle-ci. Il reformule ses propos en les résumant et sans y apporter d'élément personnel et il veille à manifester de l'intérêt aux propos entendus (*cf.* L'écoute active du soignant, ci-après).

MÉMO

Maud peut dire : « Vous m'avez dit que vous *ne vous intéressiez plus à rien et que vous souhaitez changer votre enfant de service de soins*; j'en ferai part à Mme Y. (cadre puéricultrice) qui viendra vous voir. Je suis certaine qu'on trouvera les moyens pour vous aider ».

MÉMO

Rôle de l'AP

La recherche de la bonne attitude

Les six premières attitudes sont souvent le résultat d'une précipitation. Elles manifestent une tendance à régler le problème en imposant sa propre conception. Elles sont à éviter.
Le soignant doit rechercher quelle est l'attitude qui convient le mieux auprès de telle ou telle personne. C'est l'attitude d'*écoute active* qui doit être privilégiée (nous allons développer ci-après ses caractéristiques essentielles).

B L'écoute active du soignant

L'écoute active est recommandée aux soignants car elle permet un véritable *échange* où le discours de l'autre est intégré : on lui donne le droit de penser différemment et on lui reconnaît la possibilité de changer, d'évoluer. Expliquer, informer, convaincre sont des démarches vaines si elles ne sont pas en phase avec ceux auxquels elles s'adressent.
Il ne s'agit pas pour le soignant de jouer au psychologue ou de répéter mot à mot la phrase énoncée par le patient. L'écoute active consiste à redire avec ses propres mots ce que l'on a pu comprendre. L'interlocuteur saura alors rectifier et préciser sa pensée s'il sent que la priorité lui est accordée pour mener la conversation comme il le désire.

a. Les principes

L'écoute repose sur 2 principes :

- *la réceptivité* : c'est l'ensemble des comportements qui manifestent à l'interlocuteur qu'on est attentif à lui, elle se traduit de différentes façons :
  - un contact visuel soutenu et chaleureux,
  - des expressions corporelles, c'est-à-dire des mimiques qui traduisent nos sentiments ;
- *des signes d'encouragement* qui aident la personne à poursuivre le dialogue, par la voix (acquiescements verbaux, onomatopées…), les hochements de tête…

b. Les moyens

Pour relancer l'échange avec la personne, il existe deux types de questions.

- *Les questions fermées* : elles sont courtes et simples, mais n'induisent que des réponses courtes et simples.

MÉMO

Maud pourrait dire à Mme J. : « Vous n'avez donc pas le moral aujourd'hui ? » la réponse pourrait se limiter à un *non* de Mme J.

MÉMO

- *Les questions ouvertes* : elles laissent à la personne une plus grande liberté pour la réponse.

MÉMO

Maud pourrait dire à Mme J. : « Vous n'avez plus envie de rien et vous souhaitez changer votre enfant de service. Comment envisagez-vous ce transfert ? »

MÉMO

L'intérêt de la question ouverte est le recueil d'une information plus riche et plus détaillée qui permet à la personne de constater l'intérêt qu'on porte à son problème et l'envie d'aller plus loin dans l'échange relationnel. La question ouverte peut être utilisée avec la technique de reformulation (*cf.* ci-après).

2 | La reformulation

Reformuler les propos de l'autre consiste à lui en renvoyer le contenu, sans nécessairement en conserver la forme. Il importe surtout de n'ajouter aucun élément personnel et de n'y adjoindre ni évaluation, ni interprétation.

A L'objectif et les intérêts

En reformulant à la personne le contenu de ses propos, le soignant l'aide à voir clair dans sa propre démarche, à approfondir son point de vue, à préciser sa demande. Selon les situations, la reformulation a pour objectif de :

- établir un climat de confiance ;
- dégager l'essentiel de la conversation, favoriser une réflexion ;
- vérifier le sens de propos exprimés de façon confuse ;

- soulager la personne « d'un poids » lié à une situation pénible ;
- dédramatiser la situation (lorsqu'il y a une manifestation d'agressivité de la part de la personne) ;
- permettre une responsabilisation de la personne.

Il apparaît donc que la reformulation sera d'autant plus efficace qu'on aura *su écouter* son interlocuteur préalablement.

B Les types de reformulation

Voici différents types de reformulation que pourrait utiliser Maud (*cf.* Situation précédente) :

- *la reformulation par écho* : le soignant répète simplement les mots que la personne vient de prononcer (*cf.* L'attitude d'écoute active précédemment citée) ;
- *la reformulation reflet* : si la personne dit : « Je suis complètement épuisée », « J'en ai marre », le soignant peut dire : « Vous vous sentez à bout », « Vous êtes fatiguée ? » ;
- *la reformulation clarification* : dans la situation précédente, Maud pourrait introduire une phrase du type : « Vous voulez dire que votre moral est au plus bas, je vous comprends bien » ;
- *la reformulation de synthèse* : après un monologue assez long de l'interlocuteur, le soignant peut introduire une phrase du type : « J'ai bien entendu, vous avez donc dit... » ;
- *la reformulation positive* face aux interpellations négativantes et disqualifiantes. Lorsque la personne dit : « Vous ne me faites pas confiance », le soignant peut alors dire : « Si j'ai bien compris, il est important pour vous que je puisse vous faire confiance. »

C L'utilisation des « relances »

Le soignant peut aussi compléter la reformulation par des « relances », c'est-à-dire des propos qui invitent l'autre à aller plus loin dans sa réflexion ou à préciser ou développer un point qu'il n'a fait qu'ébaucher.

MÉMO

Dans l'étude de cas précédente, Maud peut dire à Mme J. :
« Vous avez dit que..., est-ce que vous voulez bien préciser... »
« Vous avez dit que..., pouvez-vous m'en dire plus sur ce que vous ressentez... ».

MÉMO

En (ré) écoutant ce qu'elle vient de dire, la personne peut être assurée qu'elle a bien été comprise et mieux prendre conscience de ce qu'elle pense. Elle pourra ainsi en dire davantage et ressentir alors un soulagement.

Rôle de l'AP

L'AP doit *éviter d'abuser des reformulations* (elles peuvent agacer). Il faut, dans certains cas, expliquer le sens de cette reformulation. Ainsi si la personne vous dit : « Vous ne faites que répéter ce que je vous dis ! », vous pouvez lui répondre : « Je comprends votre agacement, pardon, c'était pour mieux m'assurer de vous avoir bien compris. » Les phrases de reformulation ont un effet bénéfique si elles sont le reflet d'une attitude authentique de compréhension de l'autre.

5

8 La communication verbale et non-verbale

1 | La communication verbale

Communiquer nécessite un certain nombre de qualités. Il convient tout d'abord d'adapter sa voix et ses propos aux personnes auxquelles on s'adresse.

A La voix et la parole

a. La puissance et la tonalité de la voix

Certains soignants habitués à parler fort parce que coutumiers des groupes, conservent dans l'entretien avec le patient un ton de voix élevé ; cela peut choquer le patient et ses proches et leur donner le sentiment d'être dominé. Si tel est le cas, le soignant veillera à s'adapter à un contexte de tête à tête et à moduler sa voix, de telle sorte que le patient soit sollicité, donc attentif.

b. Le débit et l'articulation des paroles

Le soignant doit avoir un débit de paroles modéré :
- *si le débit est trop lent*, il risque d'avoir un effet soporifique (donc nuisible à l'écoute) ;
- *s'il est trop rapide*, c'est la compréhension des propos qui est compromise.

L'articulation des mots est également une qualité indispensable à la clarté de la phrase. L'objectif du soignant est d'être écouté et compris.

c. Les pauses et les silences

Le soignant doit savoir que pour bien communiquer, il faut savoir accepter les silences. Dans le cadre d'un échange, il faut savoir « se taire ». Une pause permet à l'autre d'assimiler ce qu'il a entendu, et de s'exprimer à son tour s'il le désire.

B Le regard (auxiliaire de la parole)

À la maîtrise de la parole, il est indispensable d'associer celle du regard :
- *regarder l'autre*, c'est l'assurer qu'on parle pour lui et non pour soi-même ; c'est le mettre en confiance ;
- *« être regardé » par l'autre* lorsqu'on parle, doit aussi être pris en considération. Il faut se demander quelle image donnent de nous notre corps, nos gestes, nos mouvements, nos expressions du visage (nous développons la communication non verbale ci-après).

C La distance entre les personnes (ou proxémie)

Au cours de la communication, s'installe une distance entre les personnes. On appelle *proxémie*, la distance que chacun de nous met en place pour délimiter son territoire personnel.

> **Exemple**
>
> Lorsque vous vous trouvez dans un ascenseur et, qu'à chaque étage, monte un nombre de plus en plus important de personnes, chacun de nous sent son espace menacé et cherche à se protéger. C'est une réaction normale.[15]

15. Les ethnologues disent que l'homme (comme l'animal) cherche à protéger son territoire.

Nous allons voir les 4 niveaux de distance qui peuvent être instaurés et ensuite voir dans quel « espace » évolue le soignant par rapport au patient.

a. Les 4 niveaux de distance

Il existe 4 niveaux de distance entre les personnes.

La distance intime *(de 40 à 45 cm environ)*

Elle est réservée aux actes les plus intimes de la vie personnelle (ex. : câlins, baisers...). À cette distance, on sent l'odeur de l'haleine, la respiration, la chaleur de la peau. Le ton de la voix est faible (la communication peut se faire sur le mode non verbal).

La distance quotidienne *(de 45 cm à 1,20 m environ)*

Elle est observée lors des échanges de la vie quotidienne. Ex. : discussions familiales, proximités de personnes (on voit le visage de la personne plus que le corps). Le ton de la voix est modéré.

La distance sociale *(de 1,20 m à 4 m environ)*

Elle est observée lors des échanges de la vie sociale. Ex. : discussions entre collègues de travail, lors de réunions administratives (on voit le visage et le corps des personnes). Le ton de la voix est relativement élevé.

La distance publique (> 4 m)

Elle est observée lors d'interventions en public. Ex. : lors d'un discours. On voit les personnes de loin, sans précision. Le ton de la voix est élevé.

Rôle de l'AP

Lors des soins, le soignant se situe dans l'espace intime de la personne, de ce fait celle-ci peut ressentir sa présence comme une intrusion, voire une agression. L'AP doit donc savoir se faire accepter par l'enfant. D'où l'importance de créer une relation basée sur des valeurs de respect (qu'il s'agisse d'adulte ou d'enfant). Notons que le jeune enfant ressent profondément le *langage des gestes* de l'adulte qui s'occupe de lui.

2 | La communication non-verbale

La situation ci-après présente une situation de communication entre deux personnes (vue dans la 1re partie de ce module) : Anna, la directrice de la crèche, organise la fête de Noël et invite Mme D. (maman d'une fillette) qui refuse d'y participer. On peut relever de nombreux aspects de la communication verbale et non verbale dans cet entretien.

Situation

Anna est une jeune directrice de crèche. Ce matin, elle accueille en souriant **Mme D.** (maman de Zoé, 3 ans) pour lui annoncer qu'elle organise la fête de Noël dans l'établissement le 18 décembre (de 17 h à 20 h) et qu'elle l'invite à y participer avec les autres parents.
Mme D. lui répond en *pointant le doigt* : « Je ne veux pas venir à cette fête et Zoé n'y participera pas non plus, je n'ai pas la tête à ça ! ».
Anna, déconcertée, *pâlit*, *s'assoit*, *pose vivement ses paumes de main* sur le bureau, *fronce les sourcils*… et dit : « Nous souhaitons que tout le monde participe à cette fête ! ». Mme D. la *regarde fixement*, *raidit son buste* et dit : « Votre demande de participation financière est trop élevée ! » et elle ajoute *d'un ton sec*, avec un *grand mouvement du bras droit qui la déstabilise* : « D'ailleurs j'ai des problèmes avec X. (son mari) il veut vivre sa vie… » Elle ajoute quelques détails sur sa vie privée et dit : « Il a fermé les vannes ! ».
Anna *se lève lentement*, *s'approche de Mme D.*, *la regarde* gentiment et lui dit : « Je vous comprends, vous avez certainement des difficultés financières liées à cette situation, mais j'aimerais que vous veniez car Zoé risquerait de se sentir exclue ; vous ne voulez pas ça j'en suis certaine ? ». Mme D. dit : « Non, bien sûr, mais baissez le montant de ma participation ! ». Anna *se rassoit*, *l'œil vague*, ses jambes *se balancent* sous le bureau, elle *tapote son stylo* ; elle réfléchit quelques instants puis elle passe un coup de fil. En raccrochant, elle *sourit*, *se rapproche très près* de Mme D., *la prend par les épaules* et lui dit : « C'est possible ! ». Mme D. est *ravie*, *son œil pétille*, elle viendra avec Zoé à la fête.

Remarque : nous avons indiqué par des mots en italique dans le texte, le langage non-verbal de Anna et de Mme D.
Dans cette situation, nous observons tous les signaux de la communication verbale et non-verbale.
La communication non verbale, c'est l'expression :
- des *postures* : notons ici les positions du corps, la façon de se lever, de bouger la tête… ;
- des *gestes* : notons ici les mouvements des bras, des doigts, du buste, des jambes… ;
- du *regard* : émetteur d'encouragement, de désapprobation ou de satisfaction ;
- des *mimiques* : sourires, froncement des sourcils…

C'est aussi :
- la *distance* entre les deux interlocuteurs (*proxémie*) ;
- le *changement* de couleur de la peau (elle *pâlit*…) ;
- le *toucher* (elle la prend par l'épaule…).

A Récapitulatif des signes caractéristiques de la communication non verbale

La communication non verbale, c'est l'expression de signes (ou signaux) émis par la personne et qu'il faut savoir observer car ils ont valeur de langage.
- *Les postures.* Ex. : positions du corps (assis au fond ou au bord de sa chaise…), de la tête (hochements…), du buste (raide, courbé…), façon de marcher, de se lever, de s'asseoir, de se coucher…
- *Les gestes.* Ex. : mouvements des mains (croisées, ouvertes, crispées…), des doigts (utilisés pour tapoter un stylo, pour se gratter…), des jambes (qui se balancent), des pieds (qui trépignent), du toucher de la main (vif, tendre…)…
- *Le regard.* Ex. : fixe, fuyant, vide, absent, vague, anxieux, éteint, larmoyant, ou vif, franc, pétillant, chaleureux, encourageant, tolérant, moqueur, ironique…
- *Les mimiques.* Ex. : sourire au coin des lèvres, froncement des sourcils, plissement du front, grimaces, tics nerveux…
- *Les manifestations neurovégétatives.* Ex. : modifications de couleur de la peau (on rougit, on pâlit…), transpiration, sueurs, respiration accélérée…

Rôle de l'AP

L'observation du langage non verbal

Les signes de la communication non verbale peuvent être observés aussi bien dans le sens « patient-soignant » que « soignant-patient ».

a) *Le soignant* peut recueillir beaucoup d'informations sur le patient qui ne peut pas (ou ne veut pas) s'exprimer (ce peut être le cas de jeunes enfants). En l'observant attentivement, il peut connaître les sentiments ou les besoins de l'enfant ou de sa famille et y répondre de façon adaptée.

Dans la situation à la crèche : Anna (directrice) qui observe la mère de la fillette, mesure le degré de sa colère aux signes suivants : Mme D. « pointe le doigt, raidit son buste, a un ton de voix sec, fait un grand mouvement du bras (qui la déstabilise)… » puis, dans un second temps, tout s'inverse : « son œil pétille, elle sourit » (elle a obtenu satisfaction !)

b) *Le patient* (l'enfant ou sa famille) peut aussi connaître les intentions du soignant par l'observation.

Dans la situation à la crèche, la mère de la fillette observe la directrice (Anna) :

- dans un 1er temps : Anna est rigide et ferme dans son attitude, « elle pose vivement ses paumes de mains sur le bureau, fronce les sourcils… » ;
- dans un 2nd temps : Anna se détend, elle se rapproche de Mme D., la regarde gentiment, la tient par les épaules…

B Grille d'analyse d'une situation de communication interpersonnelle professionnelle

La situation précédente présente une situation de communication entre deux personnes : Anna la directrice de crèche et Mme D. (maman d'une fillette de la crèche) qui refuse de participer à la fête de Noël à laquelle la directrice la convie.

Nous voyons que les formes *verbale* et *non verbale* se complètent. Nous allons utiliser les informations données dans la situation, pour compléter la grille d'analyse ci-après. Nous appelons A et B les deux acteurs (A étant le professionnel).

Conseils aux élèves : chaque fois que l'occasion se présente, et principalement sur les lieux de stage, observez un maximum de situations de communication ; elles pourront vous servir, à la fois pour l'élaboration de votre rapport de stage, mais aussi pour illustrer et mieux comprendre vos cours sur la communication.

Tableau 5.3 Grille d'analyse d'une situation de communication interpersonnelle en milieu professionnel (ici à la crèche).

Acteur A : un professionnel	Réponses	Acteur B	Réponses
Qui ? Anna (directrice de crèche)		***Qui ?*** (Mme D., mère d'une fillette)	
Le contenu du message de A : – nature ? – caractéristiques ?		***Le contenu de la rétroaction de B :*** – nature ? – caractéristiques ?	
Le langage de A est-il : – professionnel ? – familier ? – chaleureux ? – froid ? – compris par B ? – adapté ? – pourquoi ? (quels sont les mots qui vous paraissent inadaptés ?)		***Le langage de B est-il :*** – professionnel ? – familier ? – chaleureux ? – froid ? – compris par A ? – adapté ? – pourquoi ? (quels sont les mots qui vous paraissent inadaptés ?)	
L'attitude de A : – position et postures du corps – gestes, mimiques du visage – hochement de tête – jambe qui balance…		***L'attitude de B :*** – position et postures du corps – gestes, mimiques du visage – hochement de tête – jambe qui balance…	
L'écoute de A : Comment A manifeste-t-il une écoute attentive de B ? – postures – mots (lesquels ?) – reformulation (laquelle ?)		***L'écoute de B :*** Quels effets provoque sur B l'écoute de A ? – postures – mots (lesquels ?) – reformulation (laquelle ?)	
L'interaction : – identifiez les différentes phases de la communication – effets sur A ?		***L'interaction :*** – effets sur B ?	
L'évolution observée chez A entre le début et la fin de la communication : – effets sur B ?		***L'évolution observée chez B*** entre le début et la fin de la communication : – l'attitude – le vocabulaire – les relations	
L'objectif : – l'objectif de la communication est-il atteint ? – conditions relationnelles de cette communication (bienveillance, opposition, neutralité, agressivité ?)		***L'objectif :*** – l'objectif de la communication est-il atteint ? – conditions relationnelles de cette communication (bienveillance, opposition, neutralité, agressivité ?	

9 L'éducation à l'autonomie

Nous ne pouvons envisager ici toutes les actions d'éducation dans tous les domaines. Elles sont innombrables et dépendent de chaque enfant en fonction de son âge, de ses capacités, de sa maturité, de son état, de ses besoins ou des attentes de ses parents. Cependant, on peut retrouver des principes généraux qui doivent être respectés.

1 | Les principes à respecter

L'AP doit :

- « aider à faire » et non « faire à la place » de l'enfant pour gagner du temps ;
- en faire « ni trop, ni trop peu » :
  - *en faire trop*, c'est favoriser la « régression » de l'enfant,
  - *en faire trop peu*, c'est le mettre en situation d'échec ;
- stimuler l'autonomie de l'enfant, le stimuler à « faire lui-même » ;
- laisser à l'enfant le temps d'agir en le surveillant ;
- créer les conditions favorables pour que l'enfant agisse de façon autonome ;
- avoir une attitude éducative, encourageant, rassurante, valorisante pour l'enfant ;
- s'interdire les attitudes infantilisantes.

2 | Les situations d'éducation à l'autonomie

Les AP ont un rôle primordial. Elles peuvent stimuler l'autonomie de l'enfant lors des soins d'hygiène corporelle, de l'habillement, des repas, des promenades, des jeux...

MÉMO

Les actions de stimulation et d'éducation à l'autonomie sont largement développées dans les rubriques « rôle de l'AP » qui émaillent les différents chapitres de cet ouvrage.

MÉMO

5

Rôle de l'AP

Afin de stimuler l'autonomie de l'enfant, l'AP doit :

- au cours de la toilette, lui montrer l'importance de son image corporelle dans ses relations avec sa famille (ex. : « Ta maman aime que tu sentes bon ! ») ;
- organiser les lieux et le matériel de façon à ce que l'enfant participe facilement au soin ;
- l'encourager à aller jusqu'à la salle de bains plutôt que de lui faire sa toilette au lit... ;
- laisser à l'enfant le choix de ses vêtements (lui faire choisir la couleur de sa veste, de ses chaussettes...) ;
- proposer des vêtements qui facilitent l'habillage (ex. : vêtements faciles à enfiler, boutons remplacés par du velcro...) ;
- rester présent et valoriser sans cesse les efforts de l'enfant (ex. : tu es grand à présent, aujourd'hui tu fais ça...) ;
- lui donner les objets de première nécessité et lui expliquer leur fonctionnement.

Hygiène hospitalière

Compétences et objectifs de formation

Compétence

Utiliser les techniques d'entretien des locaux et du matériel spécifique aux établissements sanitaires, sociaux et médico-sociaux.

Objectifs de formation

Être capable de :

- identifier et choisir le matériel et les produits appropriés ;
- doser et utiliser les produits en fonction des procédures ;
- utiliser les techniques de nettoyage appropriées pour lutter contre les infections, notamment nosocomiales, en appliquant les protocoles et les règles d'hygiène et de sécurité ;
- appliquer les principes d'hygiène dans les lieux de vie collectifs et respecter les circuits du linge, des matériels et des déchets ;
- installer le mobilier et le matériel de la chambre en l'adaptant à l'état de la personne ;
- utiliser les techniques de rangement et de stockage adaptées ;
- apprécier l'efficacité des opérations d'entretien et repérer toute anomalie dans le fonctionnement des appareils.

Module 6

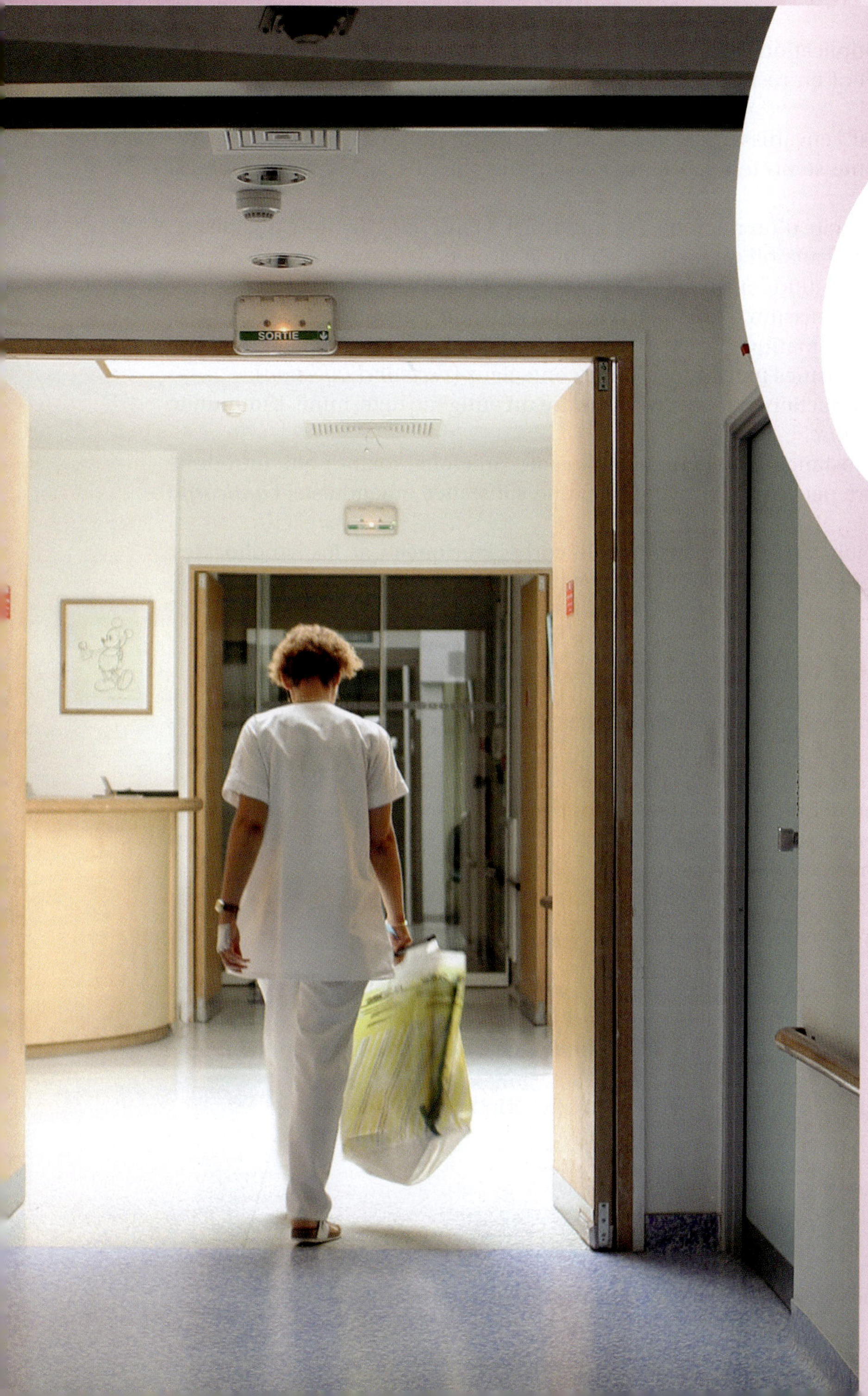

Photononstop

1 Les mécanismes de l'infection

A l'évocation du mot **infection**, on évoque immédiatement le terme micro-organisme, mais on lui associe d'autres termes, tels que contagion, contamination, maladie... Tous ces termes sont effectivement liés de façon directe ou indirecte, au processus infectieux.

1 | Définition des termes liés à l'infection

- **L'infection** : c'est la multiplication dans l'organisme des agents infectieux et l'ensemble des conséquences qui peuvent en résulter (fièvre, frissons...) et qui font partie du «*processus infectieux*».
- **La contamination** : c'est l'envahissement d'une surface inerte ou vivante par des micro-organismes (si l'organisme se prête à la multiplication microbienne, la contamination est suivie d'*infection*).
- **La virulence** : c'est la capacité d'un microbe à se multiplier à l'intérieur de notre organisme. Notons qu'un état de santé affaibli ou fragilisé accroît la virulence du microbe (c'est le cas des personnes âgées ou immunodéprimées).
- **La contagion** : c'est la transmission d'une infection d'un individu à un autre.
- **Le porteur sain** ou asymptomatique : c'est un sujet dont l'organisme est résistant mais qui est porteur de micro-organismes pathogènes, donc contagieux (*vecteur d'infection*).
- **L'immunité** : c'est l'état réfractaire d'un individu contre un antigène déterminé. L'immunité peut être *naturelle ou acquise*.
- **L'antigène** : c'est une substance étrangère à l'organisme (microbe, toxine) qui, introduite dans celui-ci, y fait naitre par réaction de défense, une substance antagoniste, l'*anticorps*, capable de le détruire.
- **L'anticorps** : c'est une substance circulant dans le corps, fabriquée par les lymphocytes, capable de se fixer sur les micro-organismes *antigènes* et de les détruire.

2 | La cause de l'infection : les micro-organismes

Les micro-organismes (appelés couramment microbes) sont de petits êtres vivants capables de se nourrir, de respirer et de se reproduire. Ils sont mesurés en micron et ne sont visibles qu'au microscope. On peut distinguer deux grandes catégories de micro-organismes : les *protistes* et les *virus*. Il faut savoir que les protistes ont les trois éléments indispensables au fonctionnement cellulaire (*la membrane, le cytoplasme et le noyau*) alors que les virus ne les ont pas et n'ont pas de métabolismes cellulaires.

A La classification des micro-organismes

- *Les protistes eucaryotes*. Ex. : un champignon (le «candida Albican», cause du muguet chez l'enfant), etc.
- *Les protistes procaryotes*. Ex. : les bactéries[1] de la coqueluche, de l'angine, de la pneumonie, de la méningite, etc.
- *Les virus*. Ex. : les virus de la rougeole, rubéole, varicelle, grippe, SIDA, etc.

1. Les bactéries peuvent être de forme ronde (ou coque) ou de forme allongée : en bâtonnets (bacilles)

B Définition

- *La bactérie pathogène* est une bactérie qui provoque une maladie. Ex. : le méningocoque responsable de la méningite, le pneumocoque de la pneumonie.
- *La bactérie opportuniste* est une bactérie non pathogène qui peut devenir pathogène à l'occasion d'un état de faiblesse. Ex. : les staphylocoques qui vivent à l'état *saprophyte* dans l'air et à l'état *commensal* dans le nez, sur la peau ou les colibacilles de l'intestin qui peuvent provoquer des infections intestinales ou urinaires (bactéries : Escherichia coli).

Fig. 6.1 Les interactions entre le milieu (l'hôpital) et les acteurs (patients et soignants). L'hygiène hospitalière a comme objectif prioritaire de préserver les différents acteurs et l'environnement (milieu) où ils évoluent.

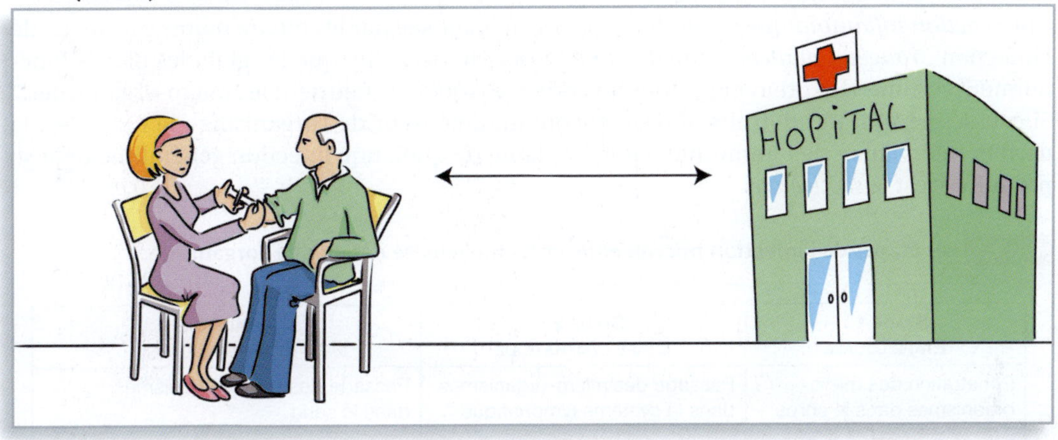

3 | Les modes de transmission des micro-organismes

La transmission des micro-organismes peut être :
- *directe* : les micro-organismes sont transmis directement d'un sujet malade (ou porteur asymptomatique) à un sujet sain, par l'intermédiaire de la toux (particules de salive), du sang, lors de rapports sexuels… ;
- *indirecte* : les micro-organismes sont transmis par l'intermédiaire de nombreux supports (ou vecteurs) : essentiellement par les mains, le matériel, l'environnement (surfaces, eau, air), les poussières, les selles, les insectes, les végétaux.

4 | La voie de pénétration microbienne

Les micro-organismes peuvent pénétrer dans notre organisme par différentes voies. Citons en trois :
- *la voix oropharyngée*. Par cette voie pénètrent :
  - le virus de la rubéole, rougeole, grippe, rhume…,
  - le bacille de la tuberculose, de la coqueluche… ;
- *la voix digestive* : par cette voie pénètrent les bacilles des toxi-infections alimentaires ;
- *la voie sexuelle* : par cette voie pénètrent les micro-organismes responsables des IST (infections sexuellement transmissibles :
  - les virus VIH, hépatite B, herpès…,
  - les bactéries responsables de la syphilis, blennorragie, chlamydiose…

6

5 | Les moyens de défense de l'organisme

Lorsqu'il est attaqué, l'organisme a la capacité de se défendre, c'est le phénomène de l'immunité. Il existe deux types d'immunité.

A L'immunité naturelle (ou non spécifique)

Elle met en œuvre :

- **une défense externe** par la peau, les muqueuses ou les sécrétions glandulaires (larmes, salive) ;
- **une défense interne** (*cf.* Fig. 6.2) par l'action des globules blancs (granulocytes) à l'endroit de la pénétration des micro-organismes.

Une *réaction inflammatoire* se produit, elle est caractérisée par les quatre points cardinaux de l'infection : *rougeur, douleur, chaleur, gonflement.* On peut dire que les globules blancs fonctionnent comme « les premiers gardes du corps » auxquels se heurtent les micro-organismes. Si ceux-ci ne sont pas détruits, il reste encore un défenseur de l'organisme : le foie. C'est le dernier intervenant de l'immunité naturelle ; faute de quoi, une infection généralisée peut se produire, c'est la *septicémie.*

Fig. 6.2 Les étapes de l'infection microbienne et les moyens de défense de l'organisme.

STADE 1 : ÉTAPE LOCALE	STADE 2 : ÉTAPE LYMPHATIQUE	STADE 3 : ÉTAPE SANGUINE
Pénétration des micro-organismes dans le corps 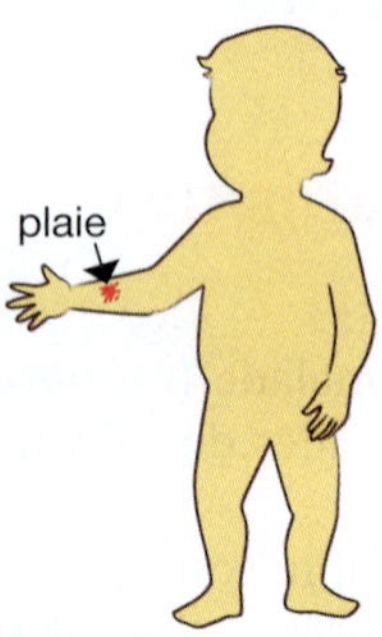	Passage des micro-organismes dans le système lymphatique 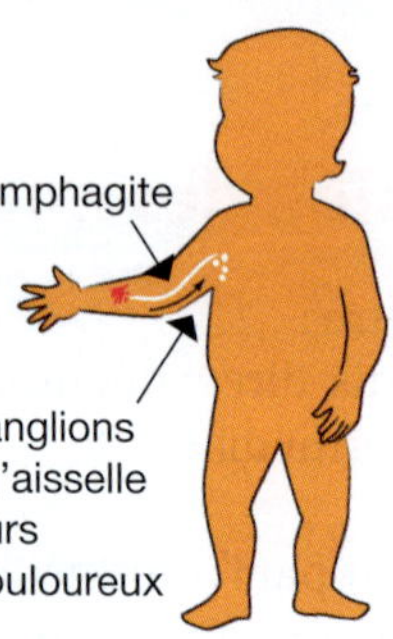	Passade des micro-organismes dans le sang 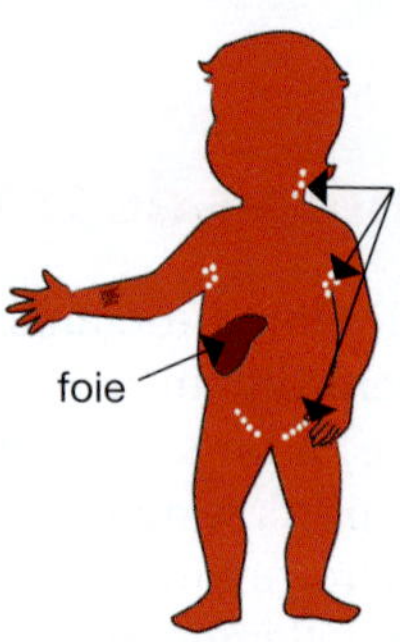
– Les micro-organismes se développent localement au niveau de la plaie – Les granulocytes luttent contre les micro-organnismes. Ils ont la propriété de les tuer par phagocytose	– Les micro-organismes suivent la voie lymphatique et sont arrêtés par les ganglions de l'aisselle – La lutte se poursuit avec les lymphocytes	– Les micro-organismes pénètrent dans le sang et franchissent les « barrières » formées par les ganglions aux carrefours du corps – Ils sont arrêtés par le foie, le dernier bastion de défense de l'organisme – En cas d'échec, c'est la septicémie

B L'immunité spécifique

L'organisme peut fait intervenir, dans certains cas, un système de défense dit spécifique, c'est-à-dire correspondant au micro-organisme agresseur (appelé **antigène**). Des anticorps apparaissent dans notre sang. Ce système de défense est plus **lent** à se mettre en place (15 jours au moins), mais il persiste **longtemps** dans l'organisme.

Notons que toutes les maladies de la « petite enfance » provoquent une immunité spécifique.

Exemple

Si un enfant a eu la rougeole, il est rare qu'il l'ait une seconde fois dans sa vie. Il garde des *anticorps* dans son sang qui le protègeront d'une nouvelle infection.

Nous venons d'expliquer le principe de l'immunité acquise à la suite d'une maladie. Notons qu'il existe deux autres sortes d'immunité acquise :

- l'immunité acquise par les vaccins, c'est la **vaccinothérapie** ;
- l'immunité acquise par les sérums, c'est la **sérothérapie**.

NB : voir calendrier des vaccinations dans le Module 1 Chapitre 2, la PMI.

Rôle de l'AP

Les vaccinations

L'AP doit :

- être en règle sur le plan vaccinal. C'est une mesure de prévention essentielle, pour elle et pour les enfants dont il/elle a la charge ;
- connaître le calendrier des vaccinations afin de pouvoir renseigner les familles des enfants ;
- connaître et surveiller les réactions secondaires à la vaccination et détecter une éventuelle aggravation (telle que l'hyperthermie pouvant entraîner des convulsions chez le nourrisson).

6

2 L'infection nosocomiale

L'infection nosocomiale (IN) est encore trop souvent constatée dans certains services de soins.

1 | Définition et caractéristiques de l'IN

On appelle infection nosocomiale une infection qui répond à trois critères essentiels :

- *elle est contractée dans un système de soins ;*
- *elle n'était pas présente à l'entrée du patient à l'hôpital et s'est manifestée dans les 48 h après l'entrée du patient ;*
- *elle concerne aussi bien les patients que les soignants.*

À l'origine d'une infection nosocomiale, on trouve essentiellement des bactéries (85 % des IN). Les services hospitaliers où les IN sont les plus fréquentes sont les services de réanimation, de chirurgie, de médecine. Les pathologies les plus développées en cas d'IN sont les infections urinaires et bronchopulmonaires.

2 | La transmission des germes infectieux

La transmission des micro-organismes peut être endogène ou exogène.

A La transmission endogène

Le malade s'auto-infecte avec ses propres germes. Il a des défenses naturelles très amoindries ou parfois inexistantes.

B La transmission exogène

La contamination peut se faire *directement* ou *indirectement* de malade à malade, de soignant à malade ou de malade à soignant. La transmission interhumaine est le principal mode de transmission avec un rôle majeur joué par les mains (transmission manuportée).
L'infection est dite « croisée » lorsque le malade est infecté par les micro-organismes provenant d'autres malades (ou du matériel souillé) et transportés par les soignants (*cf.* Fig. 6.3).

Fig. 6.3 L'infection croisée.

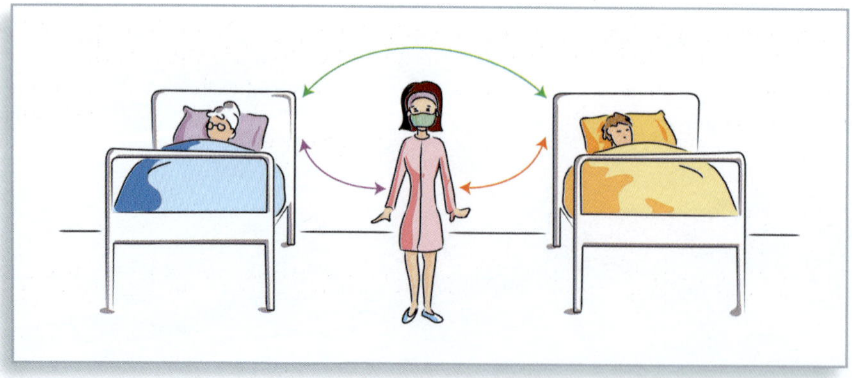

3 | Le déroulement de la chaîne infectante

La chaîne infectante (schématisée ci-après) présente le déroulement chronologique des événements qui aboutissent à une IN. Plusieurs facteurs sont indispensables pour qu'elle se développe.

- *Le micro-organisme* : c'est le facteur causal.
- *Le réservoir microbien* : il peut être humain (le malade, le personnel de soins) ou inerte (le matériel, l'environnement).
- *La transmission* : elle peut être *endogène* ou *exogène* :
- *La colonisation de l'hôte* : l'hôte est le récepteur qui va ou non développer l'infection. Sa colonisation dépend de certains facteurs favorisants (comme son âge et l'état de ses défenses immunitaires).
- *La manifestation* de l'infection nosocomiale (IN) : le syndrome infectieux est diagnostiqué chez la personne

Fig. 6.4 **Le déroulement de la chaîne infectante de l'IN.**

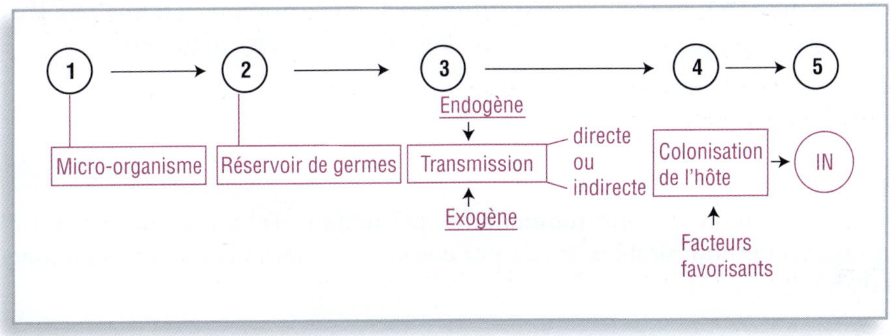

Situation

Maud, AP en pédiatrie, surveille **Jules, 7 mois**, qui a été traité aux antibiotiques pour une bronchiolite. Le matin où sa sortie était programmée, Jules a de la fièvre et refuse son biberon. À l'examen clinique, le médecin observe de petits points blancs à l'intérieur des joues qui le font souffrir. Il diagnostique une infection (appelée muguet) due à un champignon pathogène (candida albicans), qui peut être liée à un manque d'asepsie lors des manipulations des tétines.

Nous allons compléter le tableau (ci-après) avec les éléments de cette situation.

Tableau 6.1 Exploitation d'une situation.

Agent causal	Transmission	Voies de pénétration	Facteurs favorisants	Type d'infection
Champignon (pathogène)	Indirecte : tétine contaminée Exogène (matériel-patient)	Oropharyngée	– Patient affaibli (bronchiolite) – Traitement antibiotique	Infection nosocomiale
En conclusion, c'est une infection nosocomiale, car : – elle a été contractée dans le système de soins; – elle n'était pas présente à l'entrée du patient à l'hôpital et s'est manifestée plus de 48 heures après son entrée.				

3 La prévention des risques en milieu hospitalier

1 | Les normes d'hygiène, de sécurité et de respect de l'environnement

La prévention des risques liés à la sécurité doit être un souci permanent chez les professionnels de santé qui sont amenés à prendre des risques au niveau de la manipulation du matériel et des produits. La « norme » est une donnée de référence. Elle précise les caractéristiques de qualité. En France, l'Afnor (Association française de normalisation) a le monopole de la normalisation. Les normes d'hygiène et de sécurité touchent de nombreux domaines. Il existe des normes pour les techniques et des normes pour les produits et les matériels.

A Définitions à connaître[2]

a. La désinfection

« C'est une opération, au résultat momentané, permettant d'éliminer, de tuer ou d'inhiber les micro-organismes indésirables portés par des *milieux inertes* contaminés en fonction des objectifs fixés ».

b. L'antisepsie

« C'est une opération, au résultat momentané, permettant au niveau des *tissus vivants*, d'éliminer, de tuer ou d'inhiber les micro-organismes indésirables en fonction des objectifs fixés ».

c. L'asepsie

« C'est un ensemble de mesures, au résultat momentané, propres à empêcher tout apport exogène de micro-organismes ».

d. La stérilisation

« C'est un procédé par lequel tout micro-organisme est définitivement détruit dans un espace non contaminable ».

B Exemples de normes pour les produits et matériels

Devant le nombre important de produits d'entretien du matériel mis sur le marché, les directeurs d'hôpitaux privilégient ceux qui garantissent la *norme Afnor*, synonyme de qualité.

Exemple

Un désinfectant doit être :
- *bactéricide* : qui détruit les bactéries ;
- *virucide* : qui détruit les virus ;
- *fongicide* : qui détruit les champignons ;
- *sporicide* : qui détruit les spores.

2. Afnor. Le résultat de ces opérations est limité aux micro-organismes présents au moment de l'opération.

Certaines normes concernent les matériels : le matériel de stérilisation, les réfrigérateurs, le mobilier...

Rôle de l'AP

Connaître les « normes » permet d'utiliser des *produits et des matériels de qualité*, c'est-à-dire ceux qui :
- garantissent la santé, l'hygiène et la sécurité du consommateur et/ou de l'utilisateur ;
- sont solides et durables, ce qui participe à l'économie (critère important à prendre en compte par les personnels de soins).

2 | Les instances de lutte contre les IN

La prévention des infections nosocomiales se fait à différents niveaux. De nombreuses instances ont pour mission d'organiser et de structurer cette prévention. Citons-en deux.

A Le Clin

Le Clin est le Comité de lutte contre les infections nosocomiales. Individualisé dans les grosses structures, il est composé de 22 membres (au maximum) dont :
- le représentant de l'établissement ;
- le médecin responsable de la médecine du travail ;
- différents professionnels de santé (médecins, pharmaciens, paramédicaux...).

Fig. 6.5 L'équipe du CLIN.

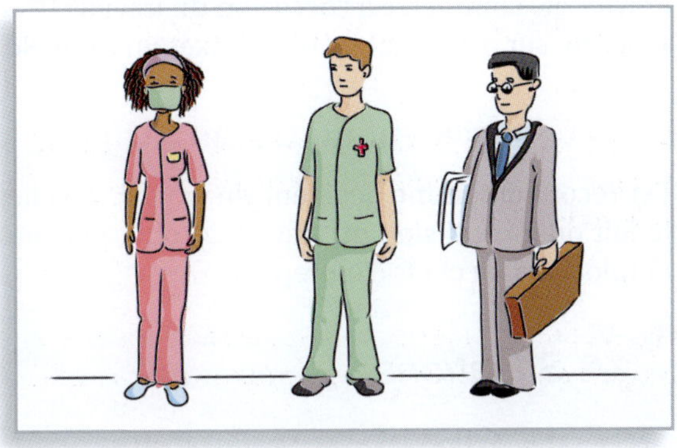

B L'EOH

L'équipe opérationnelle d'hygiène a pour rôle de :
- mettre en œuvre des protocoles de soins et des mesures de prévention contre les processus infectieux élaborés par le Clin ;
- former le personnel de santé à la prévention des risques.

C Le CHSCT

C'est le Comité d'hygiène, de sécurité et des conditions de travail.
- Il est composé de représentants de professionnels de l'établissement (nommés par les syndicats).
- Il a pour rôle d'améliorer les conditions de travail (réduire les risques professionnels, étudier les causes des accidents...).

3 | Les différents types d'accidents professionnels

Il faut différencier les types d'accidents pouvant survenir en milieu professionnel.

A L'accident de trajet (ATJ)

Est considéré comme accident de trajet, celui qui a lieu pendant le *trajet journalier* du travailleur, porte-à-porte, aller-retour, entre son domicile et le lieu de travail ; ou entre le lieu de travail et le lieu où il prend habituellement ses repas. L'accident doit avoir lieu aux heures normales du trajet. Le trajet doit être le plus facile ou le plus court à emprunter. La jurisprudence tolère un détour justifié par une nécessité de la vie courante (ex. : arrêt à la crèche, à la maternelle...).

Fig. 6.6 Accident du trajet.

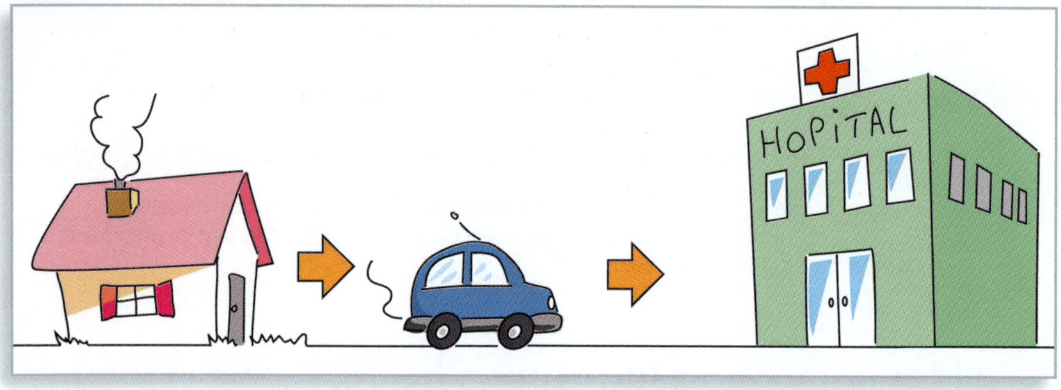

B La maladie professionnelle (MP)

Certaines activités professionnelles entraînent des affections spécifiques. On peut citer les allergies aux produits pour les infirmières. Pour être reconnue comme maladie professionnelle, la maladie doit :

- avoir été contractée à l'occasion du travail ;
- figurer sur un des tableaux annexés au Code de la Sécurité sociale ou au Code du Travail.

C L'accident du travail (AT)

Est reconnu comme accident du travail, qu'elle qu'en soit la cause, l'accident survenu par le fait ou à l'occasion du travail, à toute personne salariée, travaillant pour un ou plusieurs employeurs ou chefs d'entreprise.

Situations

N° 1 : Mlle A. (AP) court trop souvent, au lieu de marcher, dans les couloirs du service de pédiatrie où elle exerce sa fonction. Elle tombe et se casse un poignet. Elle est victime d'un *accident du travail*. Le médecin la met en arrêt de travail.
N° 2 : Mlle B. (AS) utilise un nouveau désinfectant pour aseptiser le plan de travail, elle s'aperçoit que ses mains deviennent rouges, la démangent et pèlent. Le médecin, après un bilan approfondi, diagnostique une *maladie professionnelle*.

4 | Les formalités administratives

A Les formalités pour l'accident de travail ou de trajet

- *La victime* : lors d'un AT ou d'un ATJ, afin d'être indemnisé, l'accidenté doit remplir un formulaire et doit prévenir son employeur.
- *L'employeur* : il doit faire remplir au salarié une déclaration d'accident, délivrée par la CPAM[3], la compléter et l'adresser à la CPAM, dans les 48 h.
- *Le médecin* : il établit un « arrêt de travail » (*cf.* Fig. 6.7), en deux exemplaires (un pour la victime, un pour la CPAM) qui décrit, très précisément, l'état de l'accidenté, et indique la durée de l'arrêt de travail.

B Les formalités pour la maladie professionnelle

Lors d'une MP, afin d'être indemnisée, la personne doit remplir un formulaire. Elle doit déclarer la maladie à la CPAM, dans les 15 jours qui suivent la date du début de l'arrêt de travail.

3. Caisse primaire d'assurance maladie.

C Les trois volets de la feuille de déclaration d'accident

- *Le volet n° 1* récapitule toutes les informations nécessaires ; il est conservé par la victime jusqu'à la fin des soins puis transmis, par elle, à la Sécurité sociale.
- *Le volet n° 2* permet à l'accidenté de bénéficier gratuitement des divers soins ; il est remis au médecin puis transmis à la Sécurité sociale.
- *Le volet n° 3* permet d'obtenir gratuitement les divers médicaments, matériel de soins ; il est remis au pharmacien qui le transmet ensuite à la Sécurité sociale.

Fig. 6.7 **L'avis d'arrêt de travail de Clara, AP (volet 1).**

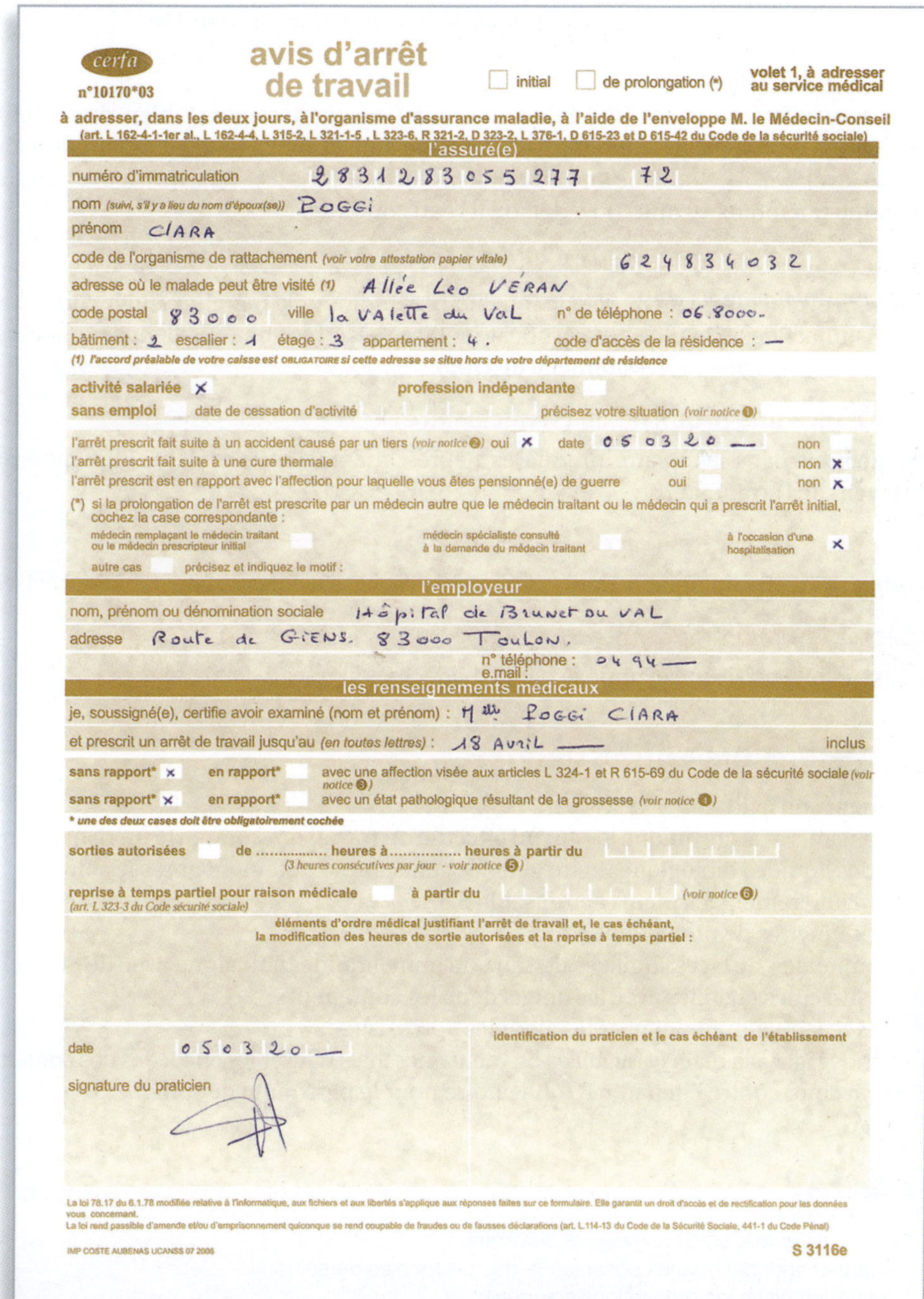

cerfa n°10170*03

avis d'arrêt de travail

☐ initial ☐ de prolongation (*)

volet 1, à adresser au service médical

à adresser, dans les deux jours, à l'organisme d'assurance maladie, à l'aide de l'enveloppe M. le Médecin-Conseil
(art. L 162-4-1-1er al., L 162-4-4, L 315-2, L 321-1-5, L 323-6, R 321-2, D 323-2, L 376-1, D 615-23 et D 615-42 du Code de la sécurité sociale)

l'assuré(e)

numéro d'immatriculation 2 8 3 1 2 8 3 0 5 5 2 7 7 72
nom (suivi, s'il y a lieu du nom d'époux(se)) POGGI
prénom CLARA
code de l'organisme de rattachement (voir votre attestation papier vitale) 6 2 4 8 3 4 0 3 2
adresse où le malade peut être visité (1) Allée Leo VÉRAN
code postal 83000 ville la VAlette du VaL n° de téléphone : 06.8000.
bâtiment : 2 escalier : 1 étage : 3 appartement : 4. code d'accès de la résidence : —
(1) l'accord préalable de votre caisse est OBLIGATOIRE si cette adresse se situe hors de votre département de résidence

activité salariée X **profession indépendante**
sans emploi date de cessation d'activité précisez votre situation (voir notice ❶)

l'arrêt prescrit fait suite à un accident causé par un tiers (voir notice ❷) oui X date 05 03 20— non
l'arrêt prescrit fait suite à une cure thermale oui non X
l'arrêt prescrit est en rapport avec l'affection pour laquelle vous êtes pensionné(e) de guerre oui non X
(*) si la prolongation de l'arrêt est prescrite par un médecin autre que le médecin traitant ou le médecin qui a prescrit l'arrêt initial, cochez la case correspondante :
médecin remplaçant le médecin traitant ou le médecin prescripteur initial ☐ médecin spécialiste consulté à la demande du médecin traitant ☐ à l'occasion d'une hospitalisation X
autre cas ☐ précisez et indiquez le motif :

l'employeur

nom, prénom ou dénomination sociale Hôpital de Brunet du VAL
adresse Route de GIENS. 83000 TouLON.
n° téléphone : 04 94 —
e.mail :

les renseignements médicaux

je, soussigné(e), certifie avoir examiné (nom et prénom) : Mlle Poggi CIARA
et prescrit un arrêt de travail jusqu'au (en toutes lettres) : 18 Avril — inclus
sans rapport* X **en rapport*** ☐ avec une affection visée aux articles L 324-1 et R 615-69 du Code de la sécurité sociale (voir notice ❸)
sans rapport* X **en rapport*** ☐ avec un état pathologique résultant de la grossesse (voir notice ❹)
*** une des deux cases doit être obligatoirement cochée**

sorties autorisées ☐ **de .... heures à .... heures à partir du**
(3 heures consécutives par jour - voir notice ❺)
reprise à temps partiel pour raison médicale ☐ **à partir du** (voir notice ❻)
(art. L 323-3 du Code sécurité sociale)

éléments d'ordre médical justifiant l'arrêt de travail et, le cas échéant, la modification des heures de sortie autorisées et la reprise à temps partiel :

date 050320—
signature du praticien

identification du praticien et le cas échéant de l'établissement

La loi 78.17 du 6.1.78 modifiée relative à l'informatique, aux fichiers et aux libertés s'applique aux réponses faites sur ce formulaire. Elle garantit un droit d'accès et de rectification pour les données vous concernant.
La loi rend passible d'amende et/ou d'emprisonnement quiconque se rend coupable de fraudes ou de fausses déclarations (art. L.114-13 du Code de la Sécurité Sociale, 441-1 du Code Pénal)

IMP COSTE AUBENAS UCANSS 07 2006 **S 3116e**

5 | La prévention des risques d'accidents d'exposition au sang (AES)

Le sang ou les liquides biologiques (tels que les urines) peuvent transmettre différents micro-organismes susceptibles de provoquer des infections. Parmi les plus dangereux, citons les virus du sida (VIH), de l'hépatite B (VHB), de l'hépatite C (VHC). Le personnel doit respecter les procédures de prévention du risque.

A Procédure à suivre en cas d'AES

Le personnel de soins confronté à un AES devra suivre une procédure stricte.

a. Faire des soins immédiats

Il faut nettoyer à l'eau courante (froide) et au savon (sans faire saigner), bien rincer (afin de réduire le temps de contact avec le sang), réaliser une antisepsie en utilisant un produit chloré (ex. : eau de Javel, *Dakin*, *Amukine* ou autres), si projection dans les yeux, rincer avec du sérum physiologique (au moins 10 min) ou à défaut, à l'eau courante.

b. Consulter dans l'heure un médecin

Celui-ci devra évaluer le degré du risque infectieux et indiquer la marche à suivre pour freiner le processus infectieux. De plus, un certificat médical descriptif de l'accident sera nécessaire pour reconnaître l'origine professionnelle de l'AES.

c. Entreprendre une prophylaxie (si nécessaire)

Elle doit débuter dans les quatre premières heures qui suivent l'accident. Elle nécessite le consentement de l'accidenté.

d. Faire une « déclaration d'accident » dans les 24 h

Elle est obligatoire. Il faut noter la date et l'heure de l'accident et les circonstances précises.

e. Respecter le « suivi médical »

Ce suivi est adapté au risque et imposé par la médecine du travail.

B Mesures préventives des AES

Il est vivement conseillé de :
- porter des gants à usage unique lorsqu'on effectue un travail qui comporte un risque sanguin ou avec des liquides biologiques et de jeter les gants immédiatement après le soin ;
- se laver régulièrement les mains et utiliser la SHA ;
- porter des lunettes de protection ;
- décontaminer les surfaces souillées de sang ou autre liquide biologique avec de la Javel ;
- ne pas pousser les aiguilles avec les doigts dans les conteneurs ;
- ne jamais recapuchonner ni plier les aiguilles après usage ;
- ne jamais dégager à la main les aiguilles de vacutainer mais utiliser les encoches des containers ;
- se faire vacciner contre l'hépatite B (obligatoire pour le personnel de soins).

Rôle de l'AP

L'AP connaît et respecte les mesures suivantes :
- être très rigoureux dans l'observance des protocoles de soins ;
- mettre en place les précautions standard ;
- suivre scrupuleusement la procédure en cas d'AES (telle que décrite précédemment) ;
- se faire vacciner contre l'hépatite B (obligatoire).

4 Les méthodes et les moyens d'asepsie et d'antisepsie

L'hygiène hospitalière « est l'ensemble des méthodes et des techniques visant à préserver et à améliorer la santé des individus ».

1 | Les méthodes d'asepsie

L'asepsie vise à empêcher tout apport des micro-organismes là où ils sont indésirables et toute pénétration de micro-organismes dans les tissus. Des techniques (dites aseptiques) sont adoptées pour tous les soins effectués en milieu hospitalier.
Pour réaliser l'asepsie, on utilise le plus souvent des produits antiseptiques (*cf.* paragraphe suivant) mais le savon neutre, liquide (en milieu hospitalier) reste le moyen de base de l'asepsie. Il a un pouvoir bactériostatique appréciable.

A L'hygiène des mains

L'hygiène des mains doit devenir un réflexe, un automatisme de comportement. C'est le premier moyen de lutte contre l'infection nosocomiale. Il a pour objectif d'éliminer les flores microbiennes (*cf.* Fig. 6.8), c'est-à-dire les flores où l'on peut retrouver les micro-organismes comme les *Staphylcoccus epidermis, Pseudomonas aeruginosa, Proteus vulgaris, Aerobacter aerogenes, Salmonella typhosa, Escherichia coli.*
Pour réaliser l'hygiène des mains, le soignant doit retenir 5 règles sur « le bout des doigts » (*cf.* Fig. 6.9). Il faut savoir que la SFHH (société française de l'hygiène hospitalière) recommande vivement l'utilisation de la *solution hydro-alcoolique (SHA)* en *alternance* avec le lavage des mains.

Fig. 6.8 Les flores microbiennes des mains.

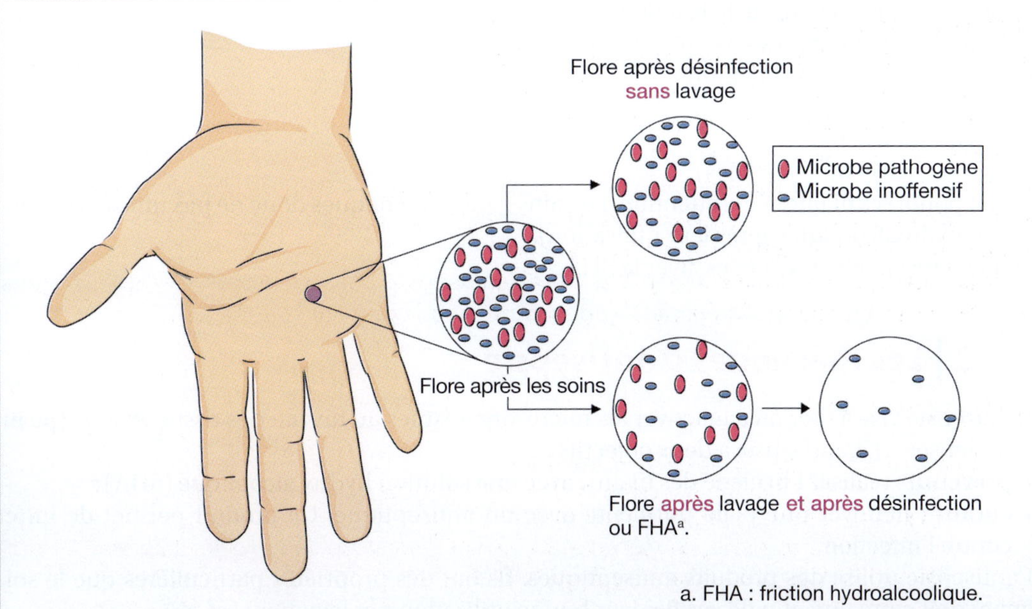

a. FHA : friction hydroalcoolique.

Fig. 6.9 Hygiène des mains, les cinq règles à savoir sur le « bout des doigts ».

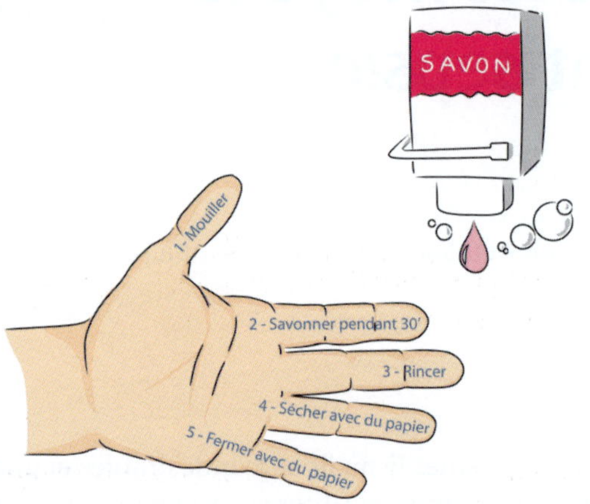

Le lavage des mains est indiqué :
- à la prise et à la fin du service ;
- en cas de souillures visibles et en présence de liquides biologiques (sang, urines, salive…) ;
- pour les gestes de la vie courante.

L'utilisation de la SHA est vivement recommandée par la SFHH :
- en complément du lavage des mains ;
- entre deux soins chez un même patient ;
- entre deux patients (si soins sont contaminants) ;
- avant de sortir d'une chambre.

B La désinfection des mains par friction avec une solution hydroalcoolique (SHA)

Une solution hydroalcoolique est un produit à séchage rapide qui comporte un ou plusieurs antiseptiques dont l'alcool et un ou plusieurs agents protecteurs de la peau. Elle se présente sous forme liquide ou de gel, soit dans un flacon simple, soit dans un flacon muni d'une pompe distributrice.

La friction avec la SHA est une alternative au lavage simple ou antiseptique des mains car elle élimine la flore transitoire et diminue la flore résidente. Elle présente certains avantages : **rapidité d'exécution**, **efficacité importante** sur la diminution microbienne, **bonne tolérance** car moins d'irritations cutanées qu'avec le lavage des mains.

Indications

La friction avec la SHA peut s'utiliser :
- en complément du lavage des mains ;
- en complément d'un lavage simple des mains afin d'obtenir un lavage antiseptique ;
- entre deux soins chez un même patient (ex. : entre la toilette et le petit déjeuner ou entre la toilette intime et le reste de la toilette) ;
- entre deux patients si soins non contaminants ;
- avant de sortir d'une chambre.

Recommandations

À utiliser sur des mains :
- bien sèches et non souillées ;
- non poudrées ni talquées (attention, certains gants sont talqués donc ne pas utiliser de solution hydroalcoolique après leur utilisation).

Veiller à ne jamais rincer ni essuyer la SHA.

2 | Les méthodes d'antisepsie

L'antisepsie vise à tuer ou à inactiver les micro-organismes au niveau des tissus vivants (peau, muqueuses…). L'antisepsie a deux objectifs :
- **préventif** : réaliser l'hygiène des mains, avec une solution hydro-alcoolique (SHA) ;
- **curatif** : nettoyer une plaie purulente avec un antiseptique. Ce produit permet de lutter contre l'infection.

L'antisepsie utilise des produits antiseptiques. Ils ont des propriétés particulières que le soignant doit connaître afin de vérifier leur bonne utilisation par le patient (*cf.* ci-après).

3 | Les produits antiseptiques

A Propriétés

Les antiseptiques peuvent être :

- *bactéricide*, ils tuent les bactéries ;
- *fongicide*, ils tuent les champignons pathogènes ;
- *virucide*, ils tuent les virus ;
- *sporicide*, ils détruisent les spores.

Attention : un antiseptique peut ne détenir que quelques-unes de ces propriétés. L'utilisateur doit bien connaître ces différents termes et lire la notice avant l'emploi du produit.

B Indications

Les antiseptiques sont des produits médicamenteux plus souvent utilisés par voie externe. Ainsi, ils ont une place importante dans les domaines de :

- **la dermatologie**, par les savons antiseptiques et les crèmes, pommades, lotions… (pour les érythèmes, les petites plaies, les dermatoses) ;
- **la chirurgie**, pour l'antisepsie de la peau avant l'acte chirurgical et pour les soins post-opératoires des plaies ;
- **l'ophtalmologie**, pour les lavages oculaires ;
- **l'ORL**, pour la désinfection du nez, des oreilles, de la gorge (gargarisme).

C Précautions d'utilisation

Avant d'utiliser un produit antiseptique, il faut vérifier :

- la date limite d'utilisation ;
- l'aspect du produit ;
- les indications et les contre-indications éventuelles ;
- le mode d'emploi (s'utilise pur ou dilué) ;
- les effets indésirables (ex. : effets allergisants, toxiques…) ;
- le mode de conservation (les conditions de stockage doivent être respectées). En effet, certains produits sont inactivés par :
  – la chaleur (il faut les stocker dans un endroit frais et sec) ;
  – la lumière (il faut veiller à mettre le flacon dans son emballage fermé) ;
  – l'air (il faut veiller à bien refermer le bouchon).

D Classification

Les antiseptiques à usage externe sont les plus connus. Citons le *Dakin*, l'*Amukine*, la *Bétadine*, l'eau oxygénée, le *Mercryl*, l'alcool, l'éosine, le *Septivon*…

MÉMO

ÉTUDE D'UN PRODUIT ANTISEPTIQUE LOCAL À BASE D'HYPOCHLORITE DE SODIUM

Indications thérapeutiques

Ce médicament est un antiseptique local à usage externe, il est préconisé dans l'antisepsie de la peau et des plaies :

- en bains locaux (ex. : les bains de doigts) ;
- en irrigation (gynécologie) ;
- en compresses imbibées ou en pansements humides.

Propriétés

- Bactéride ;
- virucide ;
- fongicide.

Ce produit est incolore et indolore à l'application, il est très utilisé en service de pédiatrie et néonatalité.

Mise en garde

- Ne pas laisser à la portée des enfants ;
- signaler à votre médecin ou à votre pharmacien tout effet non souhaité et gênant qui ne serait pas mentionné dans cette notice.

Conservation

- Ne pas dépasser la date limite d'utilisation figurant sur le conditionnement extérieur ;
- à conserver à une température inférieure à 30 °C.

MÉMO

5 Les méthodes et les moyens de nettoyage et de bionettoyage des locaux

Pour que la réalisation d'un travail de nettoyage soit efficace, il faut d'abord procéder à une analyse de la situation et déterminer la nature du travail à réaliser.

1 | Définitions[4]

Quelques définitions sont à connaître afin de mieux comprendre les objectifs de la tâche à effectuer.

A Le nettoyage

C'est une opération d'élimination des salissures visibles[5] par un procédé respectant l'état des surfaces traitées et respectant quatre paramètres d'efficacité :

- *chimique* : le produit utilisé ;
- *mécanique* : l'action de nettoyage ;
- *de temps* : la durée du nettoyage[6] ;
- *de température* : eau plus ou moins chaude selon le type de salissures.

Le terme lavage signifie la présence d'eau alors que le nettoyage peut, dans certains cas, se faire à sec.

B Le bionettoyage

C'est un procédé de nettoyage et de désinfection, applicable dans une « zone à risques » et destiné à réduire, momentanément, la biocontamination d'une surface.

2 | Le nettoyage ou dépoussiérage humide du mobilier

Les techniques de nettoyage ou de dépoussiérage humide visent à ôter les salissures du mobiliser ou du matériel d'un local. Elles doivent s'adapter au type de mobilier et de local, ex. : accueil d'enfants sains (type crèche) ou d'enfants malades (type hôpital).

A Mobilier à nettoyer

- *Dans une chambre à l'hôpital* : le lit, l'adaptable, la table de chevet, le fauteuil, la table, les poignées de porte et des fenêtres.
- *Dans la salle de bain* : le lavabo et sa tablette, le distributeur de savon, et d'essuie-mains papier, la poubelle, le WC.

4. Définitions du guide du bionettoyage (N° 5670)
5. Particulaires, biologiques, organiques, liquides (on peut aussi utiliser le mot souillures).
6. Nécessaires aux réactions chimiques des produits sur les substrats.

B Préparation du matériel : « le chariot de ménage »

La répartition des produits et matériels sur le chariot de ménage (*cf.* Fig. 6.10) est la suivante.

- *Plateau supérieur* :
  - mini-seau[7] destiné aux lavettes ;
  - produits de nettoyage (liquide), ex. : nettoyant-désinfectant, produit vitres, etc.
- *Plateau moyen* :
  - gazes pour le nettoyage humide (imbibées) ;
  - lingettes pour le dépoussiérage humide ;
  - produits de nettoyage (poudres), ex. : crème à récurer (lavabo), produit détartrant (WC), etc.
- *Plateau inférieur* : seaux pour les balais avec de l'eau et du détergent-désinfectant (dilué aux bonnes doses) et permettant d'humidifier les gazes, franges ou lavettes pour le sol.
- *Côté du chariot* :
  - un grand sac poubelle et des petits sacs poubelle ;
  - un balai trapèze et/ou un balai faubert ;
  - une pelle ;
  - un filet pour récupérer les lavettes et gazes usagées.

Cet appareil présente plusieurs intérêts : le matériel est à portée de mains, le matériel reste en place et est protégé.

Fig. 6.10 Schéma du chariot de ménage.

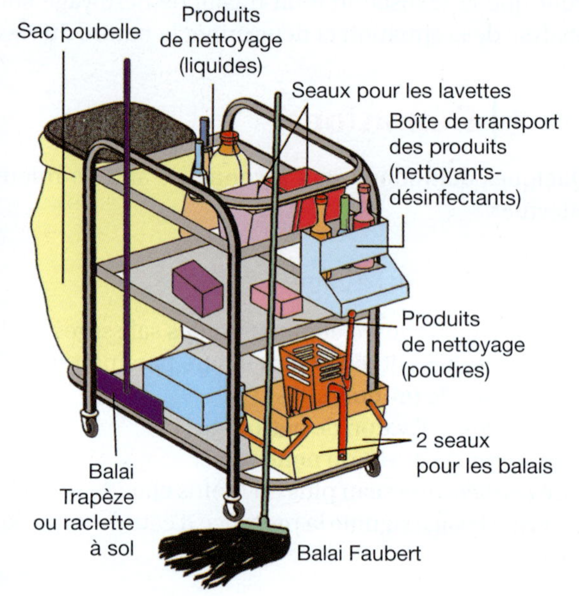

C La méthode

L'AP veillera à :

- regrouper le matériel sur le chariot de ménage ;
- vérifier la présence des produits ;
- vérifier les quantités et les compléter si besoin.

Pour le dépoussiérage et/ou nettoyage humide manuel, on utilisera :

- des gazes recyclables permettant l'agglutination des poussières ;
- des lingettes imprégnées d'un produit nettoyant ou nettoyant-désinfectant (à l'hôpital).

Pour le dépoussiérage mécanique (en collectivité), on utilisera des aspirateurs.

MÉMO

Le dépoussiérage à sec est totalement prohibé, car il favorise le déplacement des particules dans l'air.

MÉMO

7. Les couleurs des sceaux et les usages varient quelque peu en fonction des services

D Les 3 règles de base du nettoyage

Il faut respecter trois règles de base (*cf.* Fig. 6.11) :
- du moins sale au plus sale ;
- du plus près au plus loin (du patient) ;
- du haut vers le bas (du mobilier).

Fig. 6.11 Les trois règles de base du nettoyage du mobilier.

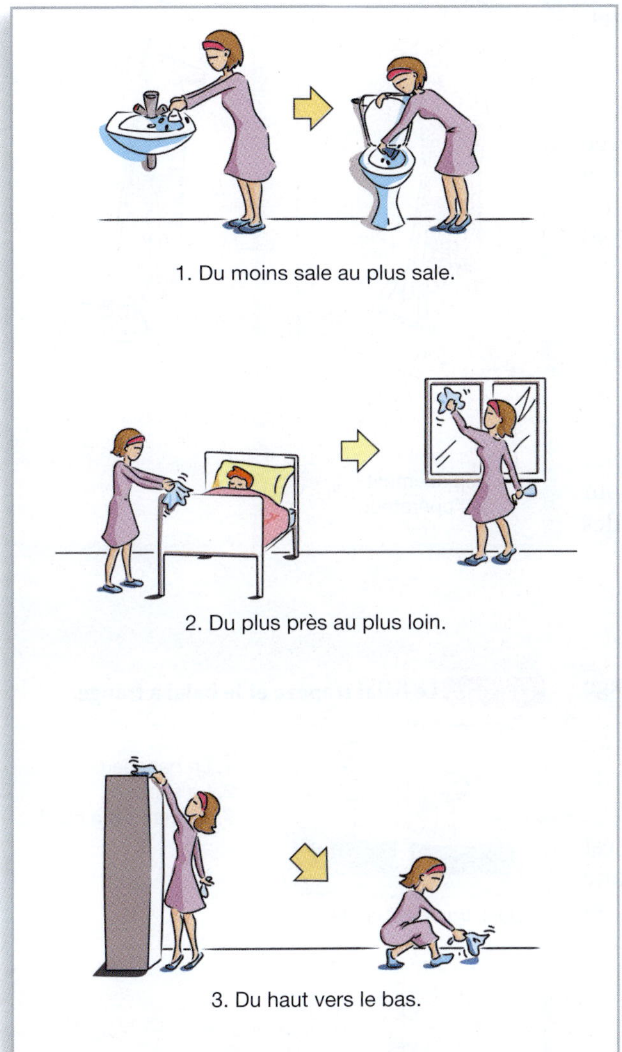

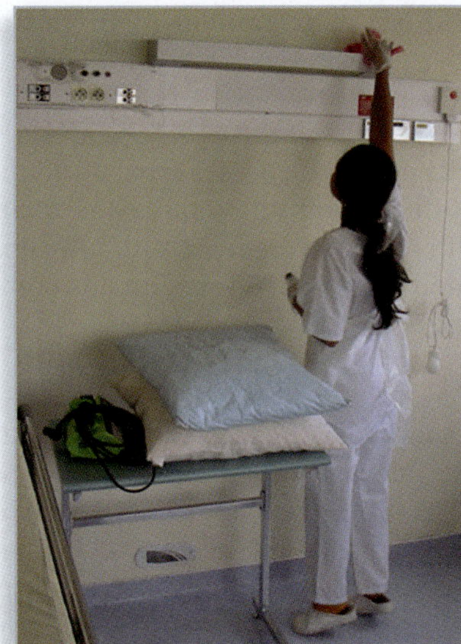

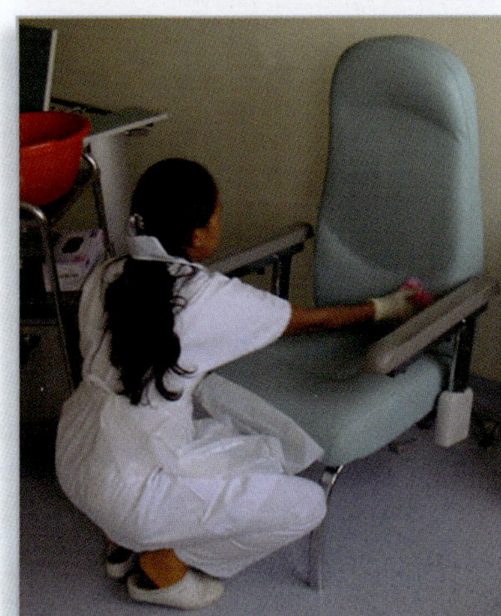

Situation

Aurélie, AP en pédiatrie, doit nettoyer le mobilier de la chambre : adaptable, table de chevet (+ téléphone)… ; le matériel de la salle de bains : miroir, tablette du lavabo… ; la poubelle et le WC en dernier.
Elle doit réfléchir à la technique à adopter et regrouper ensuite les produits et le matériel sur le chariot de ménage.

3 | Le nettoyage ou balayage humide du sol

Cette technique vise à éliminer les salissures du sol sans les remettre en suspension dans l'air ambiant (hygiène et sécurité).

A Méthodes

Il existe deux grandes méthodes de nettoyage des sols.

a. La méthode à la « godille »

Elle permet de passer le balai sur une large surface. L'utilisateur travaille à reculons et tire le balai vers lui, en lui imprimant un mouvement en S (c'est la plus conseillée) (*cf.* Fig. 6.12).

b. La méthode au « poussé »

L'utilisateur déplace le balai en le poussant devant soi, tout en lui imprimant un léger mouvement oscillant pour favoriser le déplacement des salissures et les maintenir devant le balai. Elle est surtout utilisée pour les couloirs et pour faire le détourage des pièces (*cf.* Fig. 6.13).

Fig. 6.12 La méthode de balayage « à la godille ».

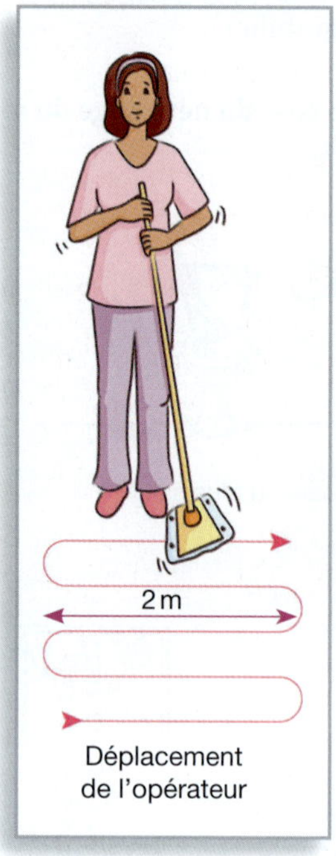

Fig. 6.13 La méthode de balayage « au poussé ».

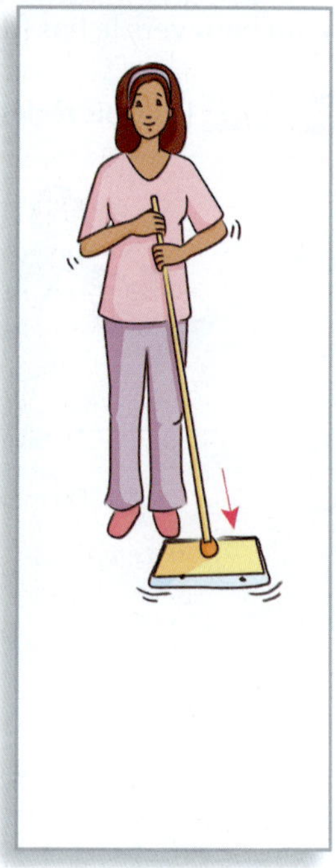

B Matériel

Le matériel du nettoyage ou balayage humide comprend :

- *le chariot de ménage* (*cf.* Fig. 6.11) qui permet de regrouper tout le matériel de ménage ;
- *les balais* dont le *balai trapèze*, qui est constitué d'un support rigide, d'une semelle avec un bandeau (en coton ou en gazes) et d'un manche. Il existe aussi des *balais à franges* de diverses formes (*cf.* Fig. 6.14).

Fig. 6.14 Le balai trapèze et le balai à frange.

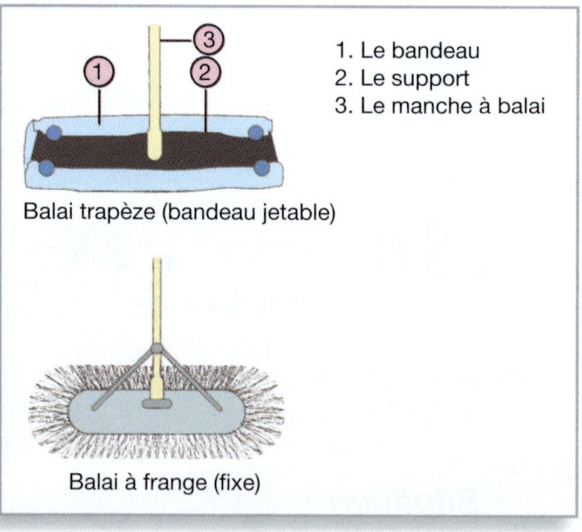

Rôle de l'AP

Démarche de travail

Avant d'effectuer une tâche de nettoyage, il faut :

- observer le local à nettoyer ;
- évaluer la tâche à entreprendre (selon la méthode mnémotechnique du QQQOCP) :
  - **O** : (*où ?*) est-ce une chambre ? laquelle ? avec quel mobilier (répertorier celui-ci),
  - **P** : (*pourquoi nettoyer ?*) apprécier l'état de salissure et la nature des salissures,
  - **C** : (*comment ?*) choisir la méthode de nettoyage : méthode à la godille pour les pièces (chambres, bureaux…) ou méthode au poussé pour les couloirs ou pour faire le tour d'une pièce,
  - **Q** : (*avec quoi ?*) choisir le matériel et les produits adaptés (respecter les critères du service de soins), choisir la tenue adaptée,
  - **Q** : (*qui ?*) quelles sont les personnes concernées par le nettoyage des chambres (enfants, famille) ? Ceci permet d'en déduire le Quand, c'est-à-dire l'opportunité du nettoyage,
  - **Q** : (*quand ?*) veiller à organiser l'entretien de la chambre lorsque l'enfant a la possibilité de rester à l'extérieur, sinon penser à le couvrir car la fenêtre doit être ouverte pour le ménage (hygiène et sécurité) ;
- mettre de l'ordre avant de commencer le travail (organisation) ;
- informer préalablement l'enfant et l'équipe (relationnel).

C Technique du nettoyage ou du balayage humide du sol

Par principe, la gaze doit rester constamment en contact avec le sol, afin de coller et de ramasser les fines particules de poussière.

La technique à la godille est décrite sur la figure 6.15 et dans le tableau 6.2.

Fig. 6.15 Le balayage humide (méthode à la godille). Mouvements en S dans la pièce (*cf.* fig. a *sens vertical*, fig. b *sens horizontal*).

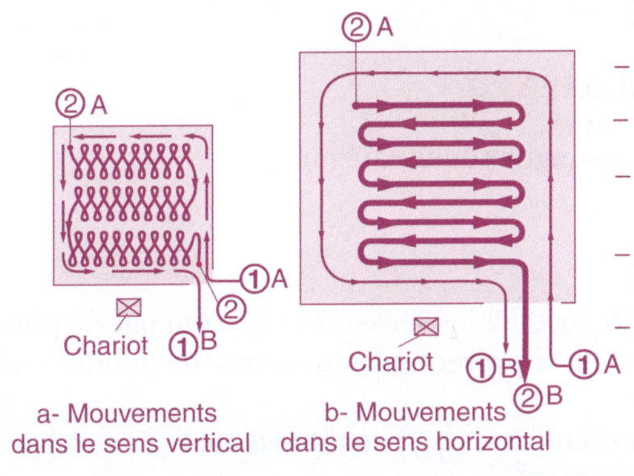

Technique

Il faut procéder dans l'ordre suivant :

- 1re entrée dans le local en 1A
- Détourage de la pièce
- 1re sortie de la pièce en 1B (avec le 1er déchet)
- 2e entrée dans le local (dans la partie la plus éloignée en 2A)
- 2e sortie de la pièce en 2B (avec le 2e déchet)

Tableau 6.2 La technique du balayage humide et les critères à respecter.

Matériel	Critères	Procédure
– Blouse + gants	H	– Se laver les mains et mettre sa tenue (blouse, gants).
– Balai trapèze	S	– *Méthode à la godille* (utilisée pour les chambres) : déplacer le balai en reculant et en effectuant des S.
– Seau + eau		
– Détergent ou détergent-désinfectant		– *Méthode au poussé* (utilisée pour les couloirs) : pousser le balai devant soi.
– Poubelle		
– Sac poubelle	S	– Garder le dos bien droit et les coudes près du corps.
– Pelle		– Aller du plus propre au plus sale et respecter les circuits.
– SHA	H	– Vider les poussières dans le sac poubelle.
		– Ôter les gants, se laver les mains (ou SHA).
	S	– Faire les transmissions.

Rôle de l'AP

Respect des règles d'hygiène et de sécurité pour l'entretien de la chambre

Il faut veiller à :
- porter des gants de ménage (prévention des allergies aux produits);
- nettoyer toujours avant de désinfecter (ou utiliser des produits à double fonction);
- ne pas retremper la lingette ou la gaze dans le seau d'eau pour éviter de contaminer le produit;
- ne jamais utiliser d'éponge (« nid à microbes » car humidité + chaleur + nourriture !);
- ne jamais faire entrer le chariot de ménage dans la chambre mais le laisser dans le couloir;
- respecter la règle de base du nettoyage, c'est-à-dire nettoyer *du moins sale au plus sale*;
- tenir compte de la planification des soins infirmiers pour effectuer le ménage des chambres;
- tenir compte du degré de contamination des chambres (finir par les chambres à risque infectieux);
- tenir compte des heures creuses pour nettoyer les lieux de passage.

4 | Les produits de nettoyage

Dans les produits de nettoyage, il faut distinguer deux catégories.

A Les abrasifs

Les abrasifs sont des produits destinés à décoller les salissures; ils n'ont pas de pouvoir lavant. Prenons l'exemple des abrasifs tendres. Ils se présentent sous forme de poudre ou de crème à récurer (*cf.* mémo ci-après). Un abrasif :
- doit s'utiliser en milieu humide, mais il ne doit pas être dilué dans l'eau car il perd son efficacité;
- doit s'utiliser sur des matériaux durs (carrelages, marbre, granit...);
- ne doit pas s'utiliser sur un revêtement en acier ou plastifié car il peut rayer ces matériaux.

B Les détartrants

Ces produits sont utilisés pour le détartrage sanitaire (WC, robinetterie des salles de bains). Les détartrants enlèvent le tartre, les dépôts de sels calcaires qui sont le support idéal de certains micro-organismes.
Ce sont des produits dangereux, qu'il ne faut **jamais utiliser** associés à **l'eau de Javel** car il y a un risque de dégagements gazeux de chlore, nocifs pour l'appareil respiratoire.

MÉMO

ÉTUDE DE LA CRÈME À RÉCURER

Mode d'emploi :
- **verser le produit sur une chiffonnette humide ou directement sur la surface à nettoyer ;**
- **nettoyer ;**
- **rincer à l'eau potable ;**
- **refermer le bouchon après usage.**

Composition (entre autres composants) :
- **moins de 5 % de tensioactifs non ioniques ;**
- **tensioactifs anioniques ;**
- **tensioactifs biodégradables à plus de 99 % ;**
- **conservateurs.**

Conseils d'utilisation :
- **conserver hors de la portée des enfants ;**
- **irritant pour les yeux : éviter le contact avec les yeux ;**
- **en cas de contact avec les yeux : laver immédiatement et abondamment avec de l'eau et consulter un spécialiste ;**
- **en cas d'ingestion, consulter immédiatement un médecin et lui montrer l'emballage ou l'étiquette du fabricant.**

MÉMO

C Les détergents ou tensioactifs

Ce sont des produits utilisés pour nettoyer divers supports (tissus, vaisselle, sols). Ils décollent les salissures et facilitent leur évacuation. Les détergents sont constitués d'un pôle *lipophobe* et d'un pôle *lipophile*. Ils ont un pouvoir mouillant et un pouvoir émulsionnant.
Les utilisations sont très variées : lavage de la vaisselle, du linge, des matériels, des sols et des parois.

D Les nettoyants-désinfectants (ou détergents-désinfectants)

À l'hôpital, on utilise de plus en plus les détergents-désinfectants (qui permettent le bionettoyage) : ils nettoient et désinfectent. Les détergents-désinfectants s'utilisent sur toutes les surfaces : sols, mobiliers, murs, objets meublants... avec un effet immanent, donc pas de rinçage. En général, les détergents-désinfectants ont un pouvoir désinfectant supérieur au pouvoir détergent. L'AP doit vérifier si le produit est adapté aux salissures à éliminer et au support (*cf.* mémo, Fig. 6.17 et chapitre 6 - Produits de désinfection).

Situations

- **En crèche**, le personnel de ménage procède au nettoyage de tous les lavabos au moyen d'un abrasif tendre, et du sol avec un détergent. Le ménage se fait hors de la présence des enfants.
- **En école maternelle**, on profite du mercredi pour procéder à un entretien approfondi des locaux. On utilise des crèmes à récurer dans la cuisine et des détergents pour le sol. L'eau de Javel et les désodorisants parfumés sont également largement utilisés.
- **À l'hôpital**, les agents techniques utilisent chaque jour des détergent-désinfectants pour l'entretien des locaux.

Rôle de l'AP

Précautions à prendre

Au moment de l'entretien d'un local avec des produits de nettoyage, le personnel doit :

- porter des gants à usage unique, dont la solidité est correcte ;
- ne pas mélanger les produits ;
- utiliser des récipients de stockage s'il y a lieu, ils doivent être spécifiques, identifiables et hors de portée du public ;
- bien lire la notice et l'étiquette (*cf.* Fig. 6.16) ;
- respecter le mode d'emploi ;
- respecter les précautions d'utilisation.

MÉMO

ÉTUDE D'UN PRODUIT NETTOYANT DÉSINFECTANT

L'utilisateur peut lire, de haut en bas, les mentions suivantes :

- **le nom du produit : Phagosurf ND (marque déposée) ;**
- **la catégorie : détergent-désinfectant ;**
- **les propriétés : bactéricide, fongicide (lévuricide) ;**
- **l'efficacité du produit : sur les bactéries et les champignons ;**
- **le mode d'emploi et la façon d'ouvrir le flacon : la dilution du produit se fait à l'eau froide, à 0,25 % ;**
- **l'utilisation : le produit s'emploie pour le nettoyage et la désinfectation des sols, surfaces et matériel ;**
- **la composition : ammonium quaternaire et tensioactif non ionique ;**
- **les précautions d'emploi : le produit est corrosif, les mises en garde sont indiquées en gras ;**
- **la quantité est mentionnée : 1 L ;**
- **le nom, l'adresse et le téléphone du fabricant : laboratoire Phacogène à Louzy.**

Notons le petit dessin en haut à droite illustrant l'utilisation du produit (nettoyage du sol).

Fig. 6.16 L'Asphène 381 (RIVADIS).

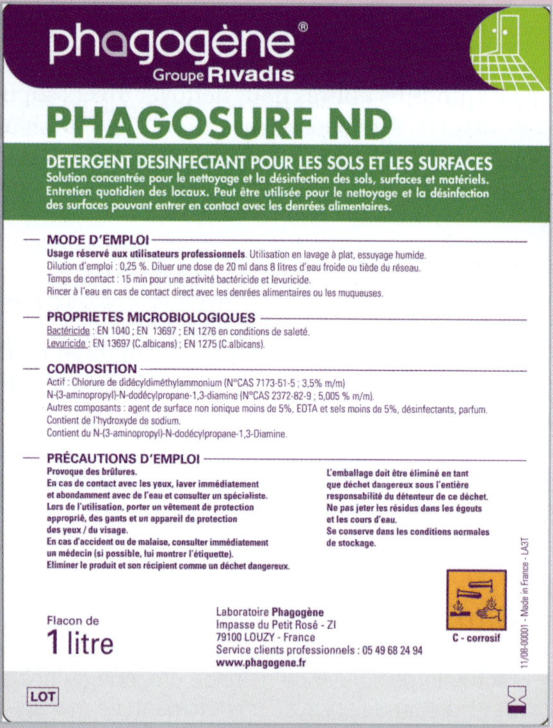

MÉMO

5 | Le bionettoyage des locaux (les zones à risque)

Le bionettoyage a pour caractéristique d'associer l'action mécanique du nettoyage à l'action chimique des produits détergents-désinfectants (DD). Il est destiné à une notion de zones à risques. Aussi doit-il répondre aux exigences de la zone dans laquelle on va travailler.

La classification des zones à risque apparaît à la suite des rapports établis par les Clin :

- **zone 1** : secteur n'accueillant pas de malades (*faible risque*) ;
- **zone 2** : secteur accueillant des malades non infectieux (*risque moyen*) ;
- **zone 3** : secteur accueillant des malades « fragiles » (*haut risque*) ;
- **zone 4** : secteur accueillant des malades dont les défenses naturelles de l'organisme sont diminuées (*très haut risque*) ;

- **zone 5** : secteur accueillant des malades hautement fragilisés : grands brûlés, personnes transplantées... (*risque majeur*).

Le soignant doit effectuer un bionettoyage qui va agir en plusieurs temps en fonction du degré de risque du local.

Les produits *détergents-désinfectants* (DD) au large spectre d'activité (c'est-à-dire *bactéricide, virucide, fongicide* et *sporicide*) sont très utilisés (*cf.* tableau 6.3 ci-après pour les zones concernées par le bionettoyage).

Tableau 6.3 Le bionettoyage adapté aux « zones à risques ».

<table>
<tr><th>4 zones à risque[a]</th><th>Quelques exemples</th><th>Techniques de bionettoyage</th><th>Produits utilisés</th></tr>
<tr><td>Zone 2 = risque moyen (accueille des patients malades non fragiles)</td><td>– maternités
– services hospitaliers
– soins de longue durée
– psychiatrie</td><td>Agir en 3 temps :
– prénettoyage ;
– bionettoyage ;
– rinçage</td><td>– abrasif ou détartrant
– détergent-désinfectant (DD)</td></tr>
<tr><td>Zone 3 = haut risque (accueille des patients malades ou fragiles)</td><td>– pédiatrie
– urgences
– laboratoires
– radiologie
– cuisine
– toilettes...</td><td>Agir en 5 temps :
– prénettoyage ;
– nettoyage ;
– rinçage ;
– bionettoyage ;
– rinçage éventuel</td><td>– abrasif ou détartrant
– détergent

– détergent-désinfectant (DD)</td></tr>
<tr><td>Zone 4 = très haut risque (accueille les personnes très fragilisées</td><td>– bloc opératoire
– néonatologie
– chimiothérapie
– oncologie</td><td rowspan="2">Agir en 5 ou 7 temps[b] :
dans cette zone, il s'agit d'augmenter les étapes de nettoyage :
– prénettoyage ;
– nettoyage ;
– rinçage ;
– bionettoyage ;
– rinçage éventuel</td><td rowspan="2">– abrasif ou détartrant
– détergent

– détergent-désinfectant (DD)</td></tr>
<tr><td>Zone 5 = accueille les personnes hautement fragilisées (risque majeur)</td><td>– brûlés
– greffés
– immunodéprimés</td></tr>
<tr><td colspan="4">a. La zone 1 n'est pas mentionnée, car elle ne nécessite pas de bionettoyage.
b. Selon les directives, les 2e et 3e temps peuvent être répétés 3 fois (ce qui portera à 7 le nombre d'étapes).</td></tr>
</table>

6 Les méthodes de désinfection et de stérilisation du matériel

1 | Les produits de désinfection

Les produits de désinfection sont classés en fonction des principes actifs qu'ils contiennent et des emplois auxquels ils sont destinés.
Afin d'améliorer le spectre d'activité d'un désinfectant, plusieurs principes actifs peuvent être associés. Lorsqu'un produit désinfectant est à la fois bactéricide, fongicide, sporicide et virucide, on dit qu'il possède un large spectre d'activité.
Les produits nettoyants-désinfectants ou détergents-désinfectants (DD) sont très utilisés dans les zones à risque (*cf.* le bio-nettoyage).

Exemple de désinfectant : l'eau de Javel

- **Propriétés** : c'est un produit *désinfectant* (bactéricide, fongicide, virucide et sporicide), il est aussi *blanchissant* et *désodorisant*.
- **Indications**. L'eau de Javel est indiquée pour :
  – l'entretien des sanitaires, des sols, des surfaces et du matériel (bassin, bocaux, urinaux) ;
  – la désinfection instantanée des surfaces après projection de liquide biologique.

MÉMO

En raison de l'effet corrosif sur le métal, on ne l'emploie pas pour la désinfection des instruments ou des équipements en acier inoxydable comme les éviers, plans de travail, robinetteries...

MÉMO

- **Précautions à prendre**
  – Ne jamais l'utiliser concentrée mais diluée ;
  – ajouter exclusivement de l'eau froide ;
  – ne jamais mélanger à d'autres produits (ex. : le mélange eau de Javel-détartrant WC provoque l'émanation d'un gaz toxique) ;
  – respecter le temps de contact avec la surface à désinfecter ;
  – stocker à l'abri de la lumière et de la chaleur dans un flacon fermé hermétiquement.

MÉMO

Par mesure de sécurité dans les services, la centrale de distribution permet d'avoir instantanément la dose utile. La dilution est faite par la machine qui assure un dosage précis et constant, il n'y a donc plus ni surdosage ni sous-dosage. L'utilisation de la centrale permet ainsi de réaliser des économies.

MÉMO

Rôle de l'AP

Précautions d'utilisation

L'AP doit vérifier sur l'emballage :
- le type de produit « nettoyant-désinfectant » ou « désinfectant » ;
- le mode d'action (agit sur les bactéries : les tue ou les inactive ? agit sur les virus ? sur les champignons ?...)
- les dangers (risques pour la peau, les yeux, l'appareil respiratoire...) ;
- les conditions d'emploi (à diluer ou non avec de l'eau, temps d'immersion, dosage...) ;
- les domaines d'utilisation (objets ou instruments chirurgicaux ou surfaces inertes...) ;
- les précautions particulières (port de gants, de masque...).

Situation

Jane, AP, est chargée, au début de la matinée, de procéder à l'entretien de la biberonnerie. Après avoir nettoyé le plan de travail en carrelage à l'aide d'une crème à récurer, elle effectue plusieurs rinçages, puis elle procède à la javellisation complète (surfaces et étagères).
Elle tient compte des précautions d'utilisation du produit en lisant attentivement la notice. Il est bien spécifié que le mélange détergent-Javel est très nocif, d'où l'intérêt des rinçages préalables.
Elle protège ses mains avec des gants de ménage, elle évite les éclaboussures, elle referme aussitôt la bouteille (en veillant au déclic de sécurité) et la replace à sa place habituelle.
Elle veille à aérer largement la pièce jusqu'à ce que l'odeur du produit ne soit plus perçue.

2 | La méthode de stérilisation à la vapeur

La stérilisation par la vapeur est la méthode qui présente la plus grande marge de sécurité. L'efficacité de cette technique est due à l'association « température + temps » qui parvient à inactiver les micro-organismes portés par les supports.

A Utilisation de l'autoclave

a. Règles de chargement du matériel

Lors du chargement du matériel dans l'autoclave, il faut veiller à :
- ne pas trop charger le container (aux 2/3 du volume) ;
- ne jamais tasser le matériel (une main doit pouvoir passer !) ;
- déposer les différents « tests » dans les paniers. Ils permettront de contrôler l'efficacité de la stérilisation.

b. Vérification de l'efficacité de la stérilisation

- Avant toute charge, il faut pratiquer le test Bowie-Dick pour s'assurer du bon fonctionnement de l'appareil.
- Avant chaque cycle, il faut vérifier la bonne disposition de la charge et la sélection correcte du cycle.
- Pendant le cycle, il faut vérifier les manomètres et les thermomètres.
- À la fin du cycle, il faut vérifier à la sortie de la charge, que les emballages sont intègres et que les tests de stérilisation ont viré de couleur.

B Utilisation du petit matériel de stérilisation

Le petit matériel utilisé pour la stérilisation est très varié.
- *Les sachets de stérilisation* : ils sont destinés à emballer les matériels destinés à la stérilisation et ainsi à bien les différencier. Ils doivent être perméables à la chaleur.
- *Les tests de stérilisation* : ils sont destinés à vérifier l'efficacité de la stérilisation. Il existe plusieurs tests, dont le test Bowie-Dick (*cf.* Fig. 6.17). Ce test est utilisé pour contrôler l'étanchéité de l'autoclave. Il s'utilise avant la première stérilisation (chaque jour).

Les paramètres requis par l'observation du virage de la couleur des tests (indicateurs de passage) sont obtenus.
Il faut étiqueter la charge :
- du n° du stérilisateur ;
- du n° du cycle ;
- de la date ;
- de sa signature.

Ainsi, elle sera validée.

Fig. 6.17 Le test Bowie-Dick.

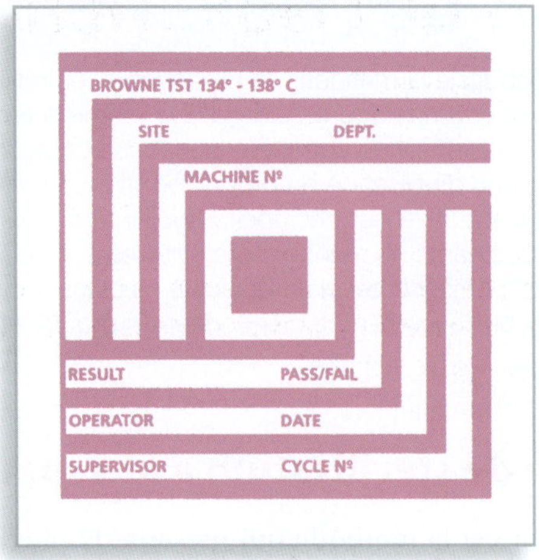

3 | Les règles de stockage des produits

Certaines règles au niveau du stockage des produits en milieu de soins doivent être respectées. Elles concernent à la fois le local et les produits eux-mêmes.

A Règles pour le local

Le local où sont stockés les produits, doit être :

- *fermé à clé* (mesure de sécurité), la clé doit être placée en lieu sûr ;
- *sec, frais* (à l'abri du soleil) ;
- *équipé d'étagères* :
  - en hauteur (hors de portée des enfants),
  - en nombre suffisant (pour mieux aligner les produits),
  - assez larges (pour permettre la stabilité et la maniabilité des produits),
  - étiquetées ou compartimentées (pour permettre un regroupement des produits selon leur catégories) ;
- *ventilé* : une ventilation mécanique doit être prévue car les produits dégagent parfois des gaz toxiques ou irritants pour les voies respiratoires ;
- *nettoyé régulièrement* : l'hygiène du local de stockage est indispensable pour le confort des utilisateurs. Les étagères et le sol seront régulièrement dépoussiérés et nettoyés.

B Règles pour les produits

Les produits doivent :

- *conserver leurs étiquettes d'origine* (c'est une mesure indispensable de sécurité). S'il faut répartir les produits, il ne faut jamais utiliser des bouteilles alimentaires, mais réutiliser des emballages spécifiques et toujours penser à noter le nom du produit sur la bouteille. Toute manipulation doit se faire hors de la présence de l'enfant ;
- *être rangés en hauteur* ;
- *bien refermés* ;
- *listés* (la liste doit être régulièrement mise à jour). Une liste peut être affichée sur le local.

7 Les règles de l'isolement des patients

L'isolement des patients consiste à prendre des précautions particulières destinées à prévenir la transmission des agents infectieux dans un service de soins. Ces mesures géographiques et/ou techniques obéissent à des règles strictes[8].

1 | Les types d'isolement

La mise en cause d'un isolement relève d'une prescription médicale et a pour but de prévenir la transmission des micro-organismes :
- d'un patient à un autre patient ou d'un patient à un soignant ;
- d'un soignant à un patient ;
- du matériel ou de l'environnement à un patient.

Il existe deux types d'isolement : l'isolement septique et l'isolement protecteur.

A L'isolement septique

- *Objectif* : il s'agit d'empêcher la diffusion d'agents infectieux en provenance du patient et de son environnement (local, mobilier, produits) vers des individus sains selon les micro-organismes en cause (*cf.* Fig. 6.18).
- *Indication* : il est indiqué lorsqu'un patient est contagieux (ex. : grippe, méningite…).

Fig. 6.18 Isolement septique.

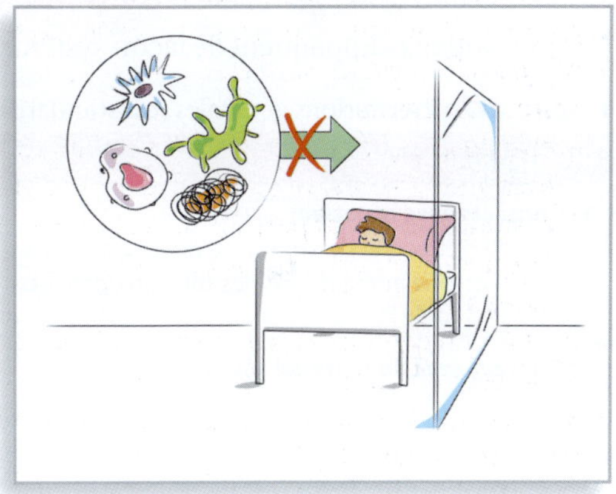

B L'isolement protecteur

- *Objectif* : il vise à prévenir la transmission d'un agent infectieux à des patients fragilisés (*cf.* Fig. 6.19).
- *Indication* : il est indiqué pour protéger des personnes immunodéprimées, ou grands brûlés ou greffés.

Fig. 6.19 Isolement protecteur.

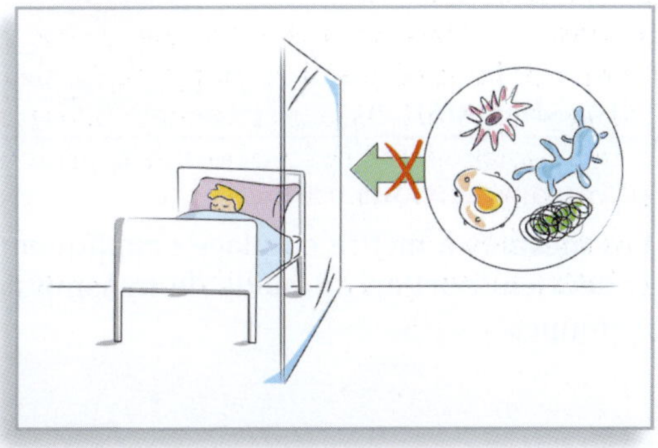

8. Le mot isolement ne doit surtout pas être interprété au 1er degré : il ne s'agit pas de mettre un patient à l'écart mais de mettre en œuvre des procédures destinées à prévenir l'infection nosocomiale (IN)

2 | Les précautions d'isolement

Il existe 2 types de précautions : les précautions générales (ou standards) et les précautions particulières.

A Les précautions générales (ou standards)

Ce sont des précautions à prendre vis à vis des risques de transmission par les liquides biologiques et notamment le sang, quel que soit le statut infectieux du patient.

B Les précautions particulières

On doit les appliquer en complément des précautions standards. Elles visent à prévenir les risques de transmission d'agents infectieux à différents niveaux.

3 | Les procédures d'isolement

Chaque procédure d'isolement associe des mesures essentielles relatives aux :
- *tenues vestimentaires* pour le personnel et à l'*hygiène des mains*;
- *pratiques de nettoyage*;
- *informations* à donner au patient et aux visiteurs.

A L'isolement septique

a. Les précautions générales (ou standards)

Ces précautions s'appliquent de façon systématique, quel que soit le statut infectieux du patient.

Tableau 6.4 Précautions générales (ou standards).

Risques	Mesures
1) Contacts avec le patient (risque de contact ou de projection de sang ou autre produit d'origine humaine lors des soins aux patients)	– Utiliser la SHA avant et après tout soins et entre 2 patients et 2 activités – Se mettre des gants et changer de gants entre 2 patients – Porter une sur-blouse, un masque ou des lunettes
2) Contact avec du matériel souillé	– Manipuler le matériel avec précaution +++ – Le disposer dans un container spécifique – Limiter le niveau de remplissage du container – Veiller à l'entretien du matériel souillé
3) Contact avec des surfaces souillées (surfaces souillées de sang ou autre produit d'origine humaine)	– Utiliser des gants protecteurs – Utiliser un produit « nettoyant-désinfectant » adapté.
4) Contact avec du linge ou des matériels souillés	– Utiliser des gants protecteurs – Respecter les procédures et les circuits (*cf.* circuits, chapitre suivant).
5) Accident (AES)	*Cf.* procédure chapitre 3, module 6.

b. Les précautions particulières

Les mesures à mettre en place s'appliquent en complément des précautions standards et varient en fonction du mode de transmission de l'agent infectieux. Elles sont classées en 3 groupes.

Les précautions « air » (A)

- *Risque* : transmission « aéroportée » par de fines particules (ex. : tuberculose, rougeole).
- *Mesures* :
  - port obligatoire d'un masque de protection pour le personnel et pour le patient lors de ses déplacements (ceux-ci doivent être limités) ;
  - chambre individuelle (avec renouvellement de l'air), porte fermée ;
  - visites limitées.

Les précautions « gouttelettes » (G)

- *Risque* : transmission par des gouttelettes de salive ou de sécrétions des voies aériennes supérieures (oreillons, coqueluche, méningite, grippe).
- *Mesures* :
  - port d'un masque chirurgical pour le personnel de soins et pour le patient lors de ses déplacements (ceux-ci doivent être limités) ;
  - chambre individuelle[9].

Les précautions « contact » (C)

- *Risque* : transmission par contact (ex. : gale, abcès, diarrhée, bactérie multirésistante…).
- *Mesures* :
  - hygiène des mains dès l'entrée dans la chambre et avant de sortir de la chambre avec une solution hydro-alcoolique ;
  - port de gants et de sur-blouse en cas de contact avec le patient, le mobilier ou le matériel ;
  - déplacements du patient limités ;
  - chambre individuelle[9] ;
  - utilisation de matériels à usage unique ou personnels.

B L'isolement protecteur

- **Objectif** : éviter la contamination des patients immunodéprimés.
- **Indications** : grands brûlés, greffés, cancer.
- **Mesures majeures** :
  - chambre individuelle (porte fermée) ;
  - lavage des mains et SHA avant et après les soins ;
  - vêtements de protection (charlotte, gants, masque, surblouse) ;
  - matériel stérile.
- **Mesures d'accompagnement** :
  - petit matériel individuel et autre matériel à usage unique ;
  - transport des patients limité ;
  - visiteurs strictement limités et informés ;
  - port de masque pour les patients qui circulent ;
  - entretien des locaux biquotidien par bionettoyage ;
  - traitement de l'air par surpression.

6

9. Chambre individuelle : en cas d'impossibilité, regroupement des malades infectés par le même micro-organisme.

8 Les règles des circuits en milieu hospitalier

Les circuits sont des itinéraires spécifiques prévus pour la circulation du linge, des déchets, des matériels, dans le but de garantir l'hygiène et la sécurité en milieu hospitalier.
Il y a deux types de circuits :

- **le circuit propre** : c'est un circuit où sont acheminés tous les matériels et objets propres (linge propre, stérilisation…) ;
- **le circuit sale** : c'est un circuit où sont acheminés tous les produits sales (linge sale, déchets…).

1 | Le circuit du linge

Le linge utilisé dans le cadre des soins est contaminé par de multiples micro-organismes. Sa manipulation doit être précautionneuse afin d'empêcher toute transmission microbienne. Le circuit comprend plusieurs étapes, dans des lieux différents (*cf.* Fig. 6.20).

Fig. 6.20 **Le circuit du linge.**

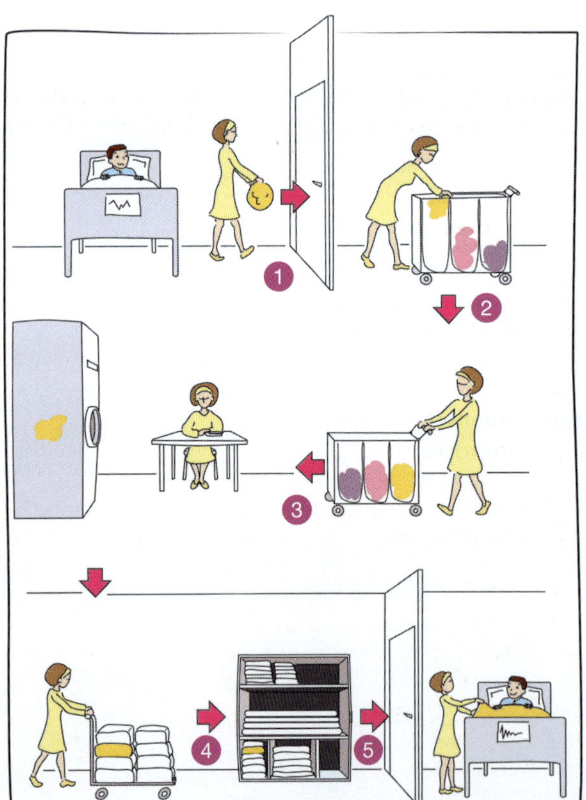

1. Chambre du patient (réfection du lit : linge sale)
2. Pré-tri dans le couloir (3 ou 4 sacs)

3. Nettoyage du linge (blanchisserie)

4. Réception du linge propre (filmé) et stockage dans le service
5. Chambre du patient (réfection du lit : linge propre)

A Le tri du linge et son transport = circuit sale

Le personnel de soins procède à un premier tri du linge sale selon sa catégorie. Ce « pré-tri » se réalise *dans le couloir* : le personnel de soins répartit le linge dans des chariots multi-sacs.

- Les couleurs différentes des sacs pour chaque catégorie de linge permettent de réduire au maximum les manipulations (*cf.* Fig. 6.21).
- Le système du double emballage accroit les garanties d'hygiène et de sécurité : prévention de l'IN (*cf.* Fig. 6.22).

Fig. 6.21 Pré-tri du linge sale.

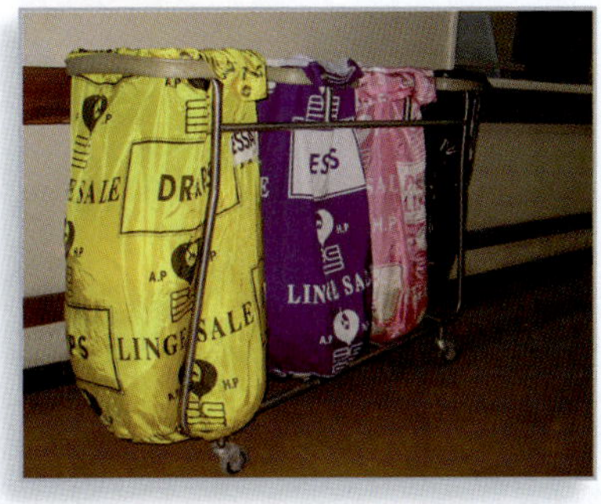

Fig. 6.22 Système du double emballage.

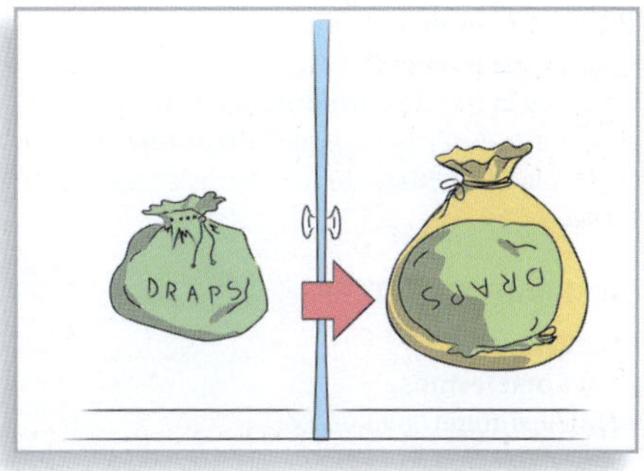

Le transport vers la blanchisserie doit être rapide. Il est à noter qu'il existe des hôpitaux qui possèdent une blanchisserie en interne donc qui entretiennent eux-mêmes totalement leur linge. D'autres n'ont que des lingeries. Le linge sale est alors traité en extérieur.

B Le traitement du linge = circuit propre

Le produit lessiviel, la durée du lavage et la température de l'eau (très chaude) sont des composantes importantes de la désinfection. Certains linges doivent être stériles (ex. : le linge opératoire stérilisé à l'autoclave).

Rôle de l'AP

Afin de faciliter le circuit du linge selon les règles d'hygiène et de sécurité, l'AP doit :

- connaître les *règles du pré-tri* et du conditionnement du linge :
  - respecter les couleurs des sacs permettant de différencier le linge (grand plat ou petit plat[a] et linge à risque infectieux),
  - dégager du linge les objets indésirables (lavettes, sparadraps, pinces…),
  - dérouler les manches et bas de pantalons des tenues professionnelles,
  - bien vider leurs poches : les stylos, feutres et ciseaux ne doivent pas être laissés,
  - signaler la vétusté des tenues à la blanchisserie (trouées, tachées…) ;
- respecter les quatre *gestes de base* essentiels lors du ramassage du linge (cf. mémo ci-après) ;
- bien fermer les sacs de linge sale (utiliser les doubles sacs) ;
- ne pas bourrer les sacs et prévoir un nombre suffisant de sacs ;
- ne jamais faire cohabiter le linge propre et le linge sale ;
- entretenir le chariot de linge (faire un nettoyage-désinfection quotidien) ;
- vérifier les étiquettes d'identification du linge ;
- vérifier la rotation journalière en sacs de linge propre du service (pour éviter les « vacuités » de linge très préjudiciables aux patients) ;
- vérifier l'hygiène du local où le linge est stocké (propreté, aération…) ;
- participer à l'amélioration des conditions de travail du personnel de blanchisserie en ayant un comportement responsable (communication améliorée = qualité optimisée) ;
- porter des gants non stériles lors des manipulations.

a. Grand plat : draps, alèses…. Petit plat : taies, torchons, serviettes…

6

MÉMO

LES 4 GESTES DE BASE LORS DU RAMASSAGE DU LINGE

- Ne jamais déposer au sol le linge sale.
- Ne jamais transporter contre soi le linge sale.
- Ne jamais secouer le linge sale.
- Mettre des gants et se laver les mains.

LES « 8 RÈGLES DU PRÉ-TRI » [a]

1. La bonne couleur des sacs tu respecteras.
2. La fermeture correcte des sacs tu assureras.
3. Les draps et alèses tu déplieras.
4. À l'endroit ta tenue tu remettras.
5. Objets indésirables tu dégageras.
6. Sparadraps tu décolleras.
7. Manches et bas de pantalon tu dérouleras.
8. Vêtements détériorés, à part du donneras.

Et... ainsi la blanchisserie tu aideras et du linge tu auras.

LES 3 ERREURS À ÉVITER

- Sacs bourrés.
- Sacs mal fermés.
- Objets dangereux laissés.

Fig. 6.23 Le tri du linge.

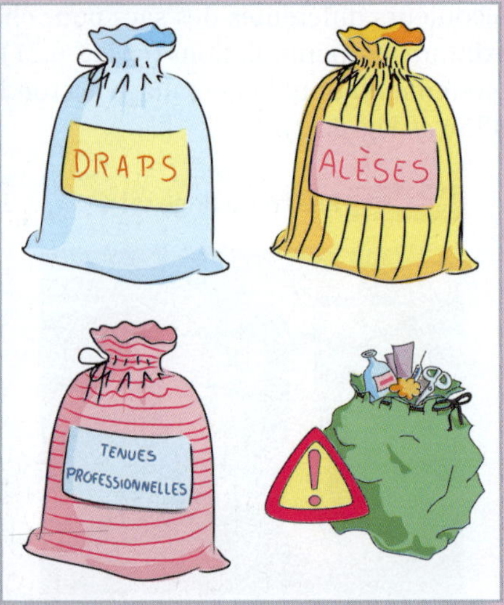

a. Petit mémo rédigé par le personnel de la blanchisserie du CHU Claude Huriez de Lille.

MÉMO

2 | Le circuit des déchets

Tout soin génère des déchets. Les hôpitaux sont responsables du traitement et de l'évacuation des déchets qu'ils produisent.

Les déchets d'activités de soins (DAS) sont des déchets issus des soins donnés aux patients. Parmi ces déchets, citons :

- les déchets d'activités de soins à **risques infectieux et assimilés** (DASRIA) ;
- les déchets assimilables aux **ordures ménagères** (DAOM) (*cf.* Tableau 6.5 ci-après).

Les déchets subissent un tri différent selon la catégorie à laquelle ils appartiennent.

- Après avoir été triés et mis dans des emballages spécifiques, les déchets sont transférés dans un local d'entreposage fermé à clé et nettoyé-désinfecté tous les 2 jours.
- Les déchets sont éliminés de façon différente selon la catégorie à laquelle ils appartiennent :
  - les DASRI subissent une incinération autour de 1 200 °C dans des usines spécifiques ;
  - les DAOM subissent une incinération entre 600 et 850 °C dans des usines d'incinération des ordures ménagères.

Tableau 6.5 Les différentes catégories de déchets.

DASRIA (déchets d'activités de soins à risques infectieux et assimilés)	DAOM (déchets assimilables aux ordures ménagères)
– Déchets souillés de sang ou de pus – Déchets piquants-coupants-tranchants – Compresses, seringues, crachoirs – Poches, tubes, tubulures – Sondes, drains, canules... – Patient en isolement septique	– Matériels et linge à usage unique (ex. : gants, masques, charlottes...) – Couches – Restes des repas – Poubelles des bureaux... *Attention, en cas de présence de sang ou de pus, orientation du déchet en filière DASRIA*

Rôle de l'AP

Le tri des déchets

L'AP doit respecter les règles d'hygiène, de sécurité et d'économie :

- bien différencier les deux catégories de déchets :
  – avec risque infectieux et assimilés (DASRIA),
  – sans risque infectieux (DAOM);
- connaître leurs modes d'élimination respectifs;
- s'informer des dispositifs de tri du service :
  – de leur emplacement,
  – de leurs couleurs,
  – de leurs modes de transports vers le lieu de stockage (quand? comment?);
- utiliser les containers pour les objets piquants-coupants-tranchants (ex. : aiguilles souillées). Ces boites sont solides, étanches et stables (*cf.* Fig. 6.24).

L'AP doit veiller à :

- utiliser correctement les sacs collecteurs de déchets;
  – ne pas traîner les sacs (risque de déchirure),
  – ne pas les surcharger,
  – les renouveler régulièrement,
  – nettoyer et désinfecter les supports des sacs et les chariots servant au transport vers le lieu de stockage (en sous-sol),
  – porter des gants non stériles lors des manipulations;
- surveiller la régularité de l'évacuation des déchets :
  – les transports doivent se faire 1 à 2 fois par jour (toute irrégularité doit être signalée),
  – l'étiquetage doit être effectif,
  – s'informer sur la collecte spécifique des déchets recyclables,
  – s'informer sur la remise des médicaments périmés à la pharmacie de l'hôpital;
- veiller à l'hygiène et à la sécurité du stockage des déchets :
  – local aéré, nettoyé et désinfecté tous les 2 jours,
  – local fermé à clé (signaler toute anomalie);
- lors de l'entretien du matériel, veiller à :
  – se laver les mains et mettre des gants à usage unique,
  – mettre une blouse de protection;
- être en règle au niveau des vaccinations et avoir une hygiène personnelle.

Fig. 6.24 La sécurité au premier plan : collecteur d'objets piquants-coupants-tranchants.

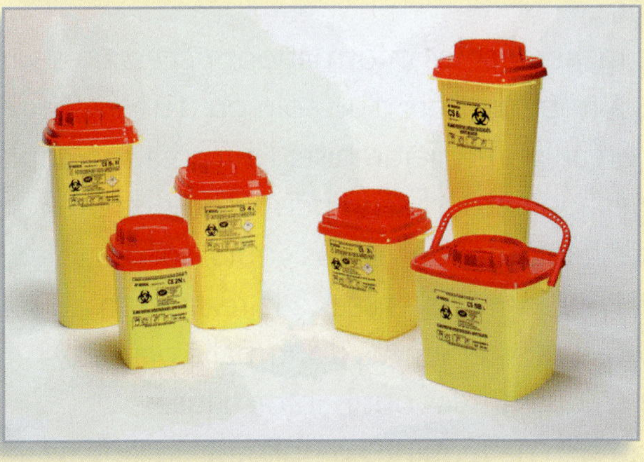

6

Transmission des informations

Compétences et objectifs de formation

- **Compétence**

Rechercher, traiter et transmettre les informations pour assurer la continuité des soins.

- **Objectifs de formation**

Être capable de :
- identifier et rechercher les informations nécessaires sur les précautions particulières à respecter lors d'un soin ou d'une activité;
- rechercher, organiser et hiérarchiser l'information concernant la personne et son entourage et permettant de prendre en compte sa culture, ses habitudes de vie, ses goûts, son régime...;
- transmettre les informations liées à la réalisation du soin ou de l'activité et alerter en cas d'anomalie par oral, par écrit ou en utilisant les outils informatisés;
- s'exprimer au sein de l'équipe en utilisant un langage et un vocabulaire professionnels;
- renseigner des documents assurant la traçabilité des soins et des activités en appliquant les règles;
- discerner les informations à transmettre dans le respect des règles déontologiques et du secret professionnel.

Module 7

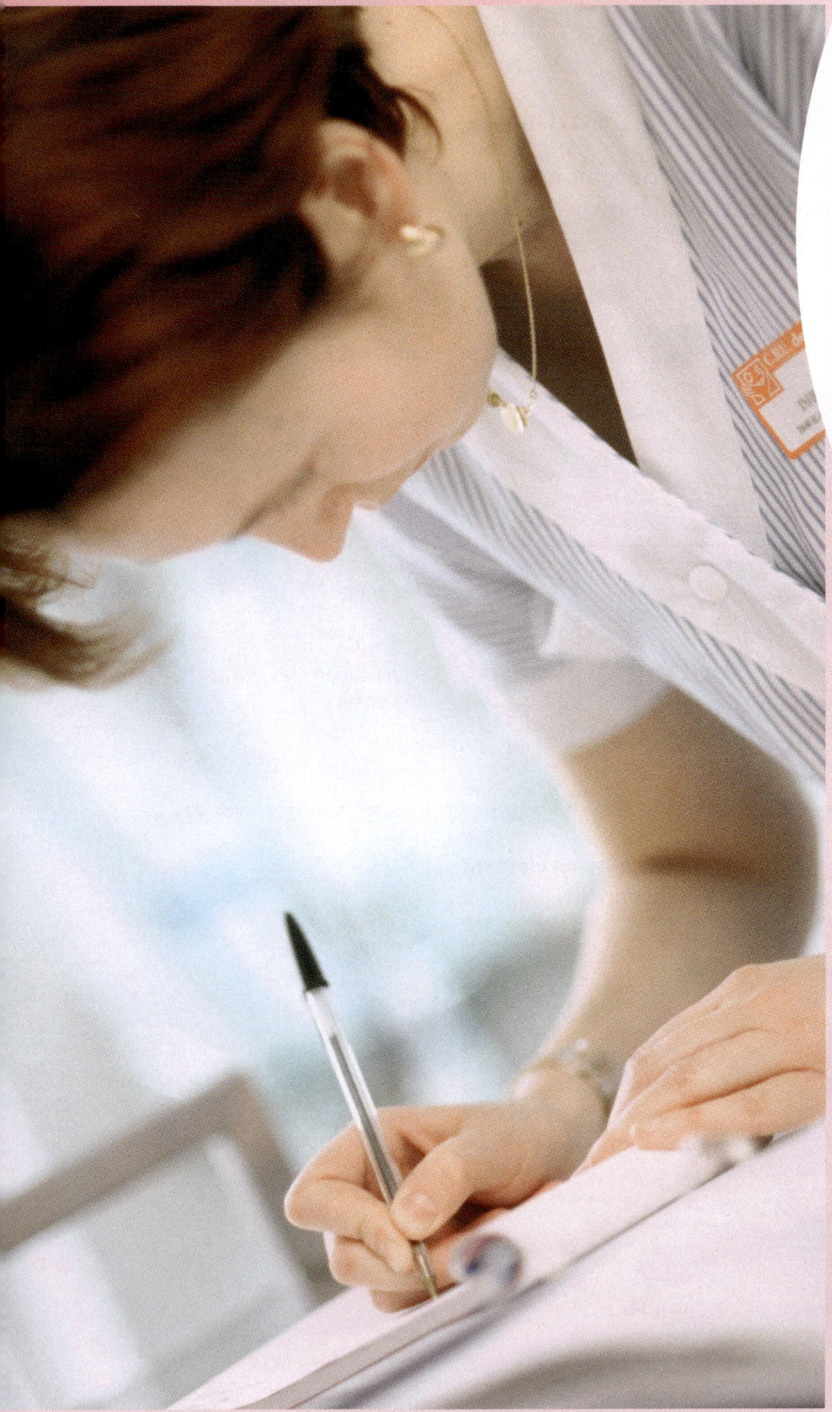

1 La composition du dossier de soins

MÉMO

Le dossier de soins (ou dossier du patient) est « le lieu de recueil et de conservation des informations administratives, médicales et paramédicales, formalisées et actualisées, enregistrées pour tout patient accueilli, à quelque titre que ce soit, dans un établissement de santé[1] ».

MÉMO

1 | La composition du dossier de soins

Le dossier de soins est composé de plusieurs fiches de soins identifiées au nom du patient avec des couleurs différentes. Ces fiches décrivent la situation du patient.

Fig. 7.1 **Le dossier de soins.**

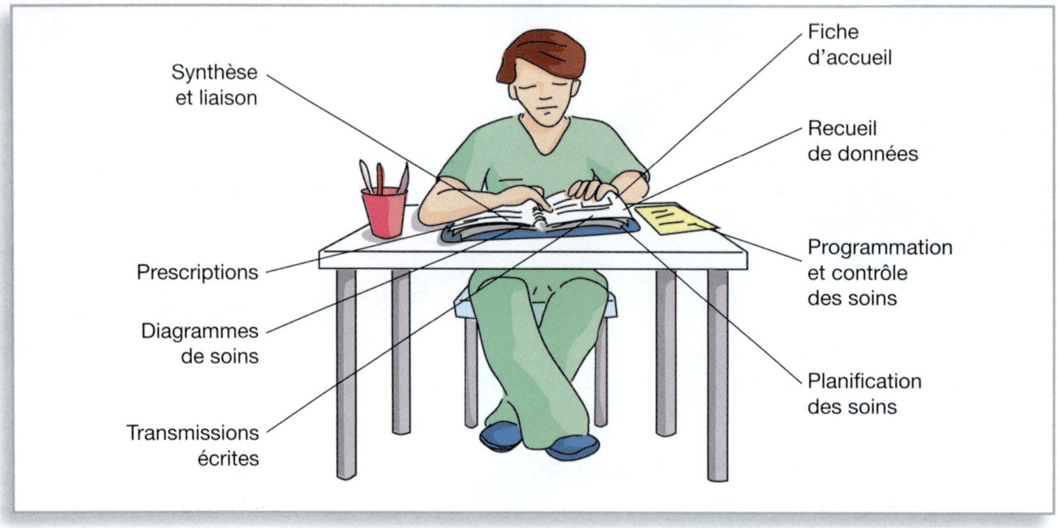

Fig. 7.2 **Le dossier de soins est un élément important du « suivi » du patient.**

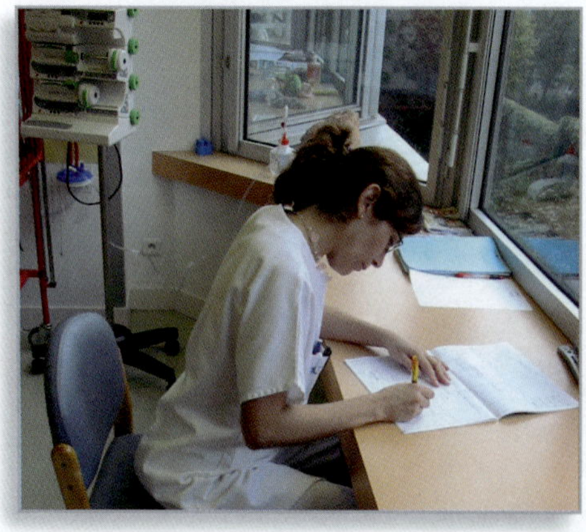

1. Définition de l'HAS (Haute autorité de santé).
2. Le contenu légal minimal du dossier est défini par la loi du 4 mars 2002 et par le décret du 29 avril 2002.

A La fiche d'accueil (ou fiche d'entrée) (*cf.* Fig. 7.3)

Cette fiche permet d'identifier le patient et comporte :

- l'état civil, la situation des parents (lorsque le patient est un enfant), et la personne à prévenir en cas d'urgence ;
- les coordonnées du médecin traitant ;
- la date et le mode d'entrée dans le service ;
- le motif de l'hospitalisation et le mode d'admission ;
- l'éventuel problème linguistique ;
- le numéro de dossier administratif.

B La fiche de recueil de données[3]

Elle permet de mieux connaître le patient et comporte des informations sur :

- l'aspect physique, l'état de conscience ;
- l'environnement (habitat, entourage familial...) ;
- les réactions de l'enfant à son problème de santé (inquiétude par rapport à la maladie...) ;
- les habitudes de vie, les antécédents, les besoins fondamentaux insatisfaits ;
- les allergies, le traitement en cours ;
- la notion de douleur (échelle d'évaluation de la douleur par exemple) peut s'ajouter à ce recueil.

C La fiche de prescriptions médicales

Il s'agit de prescriptions thérapeutiques horodatées :

- nom du médecin prescripteur et sa signature ;
- nom du médicament, posologie/24 h, voie d'administration (orale, cutanée...).

D La fiche d'examens complémentaires

Elle comporte :

- le nom du médecin prescripteur et sa signature ;
- la nature des examens ou des soins, et la date d'exécution prévue...

E La fiche du « projet de soins »

Cette fiche est le témoin du rôle propre et du rôle sur prescription médicale de la puéricultrice, ainsi que son travail en collaboration avec d'autres soignants. Elle comporte :

- les données sur le problème de santé de l'enfant (avec formulation de diagnostics infirmiers) ;
- les objectifs de soins, les actions de soins, et l'évaluation des soins.

F La fiche du « diagramme de soins »

Cette fiche (*cf.* Fig. 7.4) comporte diverses fiches de surveillance. Citons :

- la *surveillance* des constantes : température, FR, pouls, TA... ;
- l'*évaluation* de la douleur ;
- les *soins* d'hygiène et de sécurité et les soins relationnels ;
- des *observations* diverses (ex. : surveillance des selles, urines, vomissements...).

Sur chaque fiche figurent le soin exécuté, la date du soin et l'heure, le nom de l'exécutant et sa signature[4].

---

3. Il s'agit le plus souvent du modèle conceptuel de V. Henderson recommandé par le ministère de la Santé.
4. Circulaire du 15 mars 1985.

G La fiche de « transmissions »

Cette fiche est établie par l'équipe de soins en fin de service. Elle signale les événements significatifs survenus chez le patient (*cf.* chapitre Transmissions).

H La fiche de « synthèse et liaison » ou de « synthèse de sortie » (*cf.* Fig. 7.5)

Cette fiche résume le séjour à l'hôpital du patient. Elle est établie soit en vue d'un transfert du patient dans un autre service, soit en vue de sa sortie, et comprend un résumé de l'hospitalisation : les soins, les prescriptions médicales, la démarche éducative réalisée auprès des parents (pour un jeune enfant), etc.
Elle permet la continuité des soins à l'enfant.

2 | L'intérêt du dossier de soins

Le dossier de soins est indispensable à la communication des informations entre les membres de l'équipe de soins. C'est un outil permettant :
- une prise en charge globale de l'enfant ;
- une coordination inter-équipe pluridisciplinaire ;
- une planification des soins et une organisation pour la continuité des soins ;
- une traçabilité des soins ;
- une évaluation de l'efficacité des soins.

La gestion des dossiers de soins par l'équipe doit reposer sur une bonne organisation avec des responsabilités définies pour chaque soignant. En effet, les dysfonctionnements dans la gestion des dossiers de soins peuvent entraîner des conséquences allant de la simple perte de temps à des défauts majeurs de la prise en charge des patients.

La compétence : rappel législatif

Le **décret du 11 février 2002**, relatif aux actes professionnels et à l'exercice de la profession d'infirmier, précise que « les soins relevant du rôle propre de l'infirmier peuvent être dispensés avec la collaboration des *aides-soignants* ou *auxiliaires de puériculture* dans la limite de leur qualification et du fait de leur formation ».
C'est donc sous le contrôle infirmier que l'AP peut réaliser le soin, et donc en garder trace dans le dossier de soins.

Rôle de l'AP

Responsabilité de l'AP dans la tenue du dossier de soins

Le dossier de soins centralise l'ensemble des soins réalisés en temps réel, c'est-à-dire enregistrés juste après leur réalisation. L'AP transmet à l'infirmier ou à la puéricultrice, par écrit, les soins réalisés ainsi que ses observations.
Il doit connaître l'ensemble des documents constituant le dossier de soins afin de les utiliser judicieusement (en effet, si l'information d'un paramètre est inscrite à plusieurs endroits, cela induit une perte de temps et de lisibilité).
L'AP inscrit, comme tous les autres soignants, son nom, son prénom, sa fonction, la date, l'heure, le soin réalisé et son observation. Cette transcription écrite responsabilise chacun sur les soins réalisés.
L'AP a une part active dans l'élaboration du dossier de soins, en collaboration avec l'infirmier ou la puéricultrice. De plus, il participe, lors de réunions d'équipe, à la réflexion sur les problèmes de santé de l'enfant et sur le projet de soins à mettre en place et il transmet, selon ses compétences, toutes ses observations.

Fig. 7.3 Une fiche d'accueil de la maman en service de maternité.

ENTRETIEN D'ACCUEIL

Étiquette

N° chambre

⌘ **Habitudes de vie :**

- Régime : ✠ Tabac ☐ ✠ Handicap ☐ :
- Traitement personnel :

⌘ **Vécu de l'accouchement :**

- Appréciation générale de l'accouchement :
- La place du père :
- Appréciation de la douleur et/ou de l'analgésie :
- Appréciation du travail et de l'accouchement lui-même :

⌘ **Problèmes posés par l'hospitalisation :**

- Familiaux :
  - ♦ Garde des autres enfants ☐
  - ♦ Autres ☐ :
- Désire passage Assistante sociale : oui ☐ non ☐
  - ♦ Pour un problème administratif ☐
  - ♦ Pour un problème de logement ☐
  - ♦ Pour une aide à domicile ☐
  - ♦ Pour un autre problème social ☐ :
- Désire passage : Psychologue ☐ Autres ☐ :

⌘ **Attente par rapport au service :**

- Pour elle-même :
  - ♦ Les soins ☐
  - ♦ Aide à l'allaitement ☐
  - ♦ Écoute particulière ☐
  - ♦ Limitation des visites : oui ☐ non ☐
  - ♦ Le confort ☐
  - ♦ Autres ☐
- Pour le bébé :
  - ♦ Encadrement particulier ☐
  - ♦ Les soins ☐
  - ♦ Régime : biberon ☐ Sein ☐
  - ♦ Rythme veille-sommeil ☐
  - ♦ Autres ☐

⌘ **Le retour à la maison :**

- La garde de l'enfant :
- La reprise du travail :
- Le matériel nécessaire :
- L'allaitement :
- La contraception :
- La rééducation post-natale :
- Autres :

Fig. 7.4 Un diagramme de soins du bébé (en maternité).

Étiquette

N° chambre

	Jours	J0				J1			J2			J3			J4			J5			J6			J7		
	Dates																									
	Equipe	N	M	AM	N	M	AM	N	M	AM	N	M	AM	N	M	AM	N	M	AM	N	M	AM	N	M	AM	N
Hygiène	Bain																									
	Cordon																									
	Change																									
	Soins visage																									
	D.R.P.																									
Alimentation	Mise au sein																									
	Complément																									
	Biberon																									
	Explications bib																									
Élimin°	Méco / Selles																									
	Urines																									
	V / R / G																									
Traitements	Vit. K1																									
	Zyma D2																									
	Photothérapie																									
Examens	Guthrie																									
	C.R.P.																									
	Calcémie																									
	Bilan infectieux																									
Surveillance	Dextro																									
	Ictère																									
	T°																									
	Bébé pris en nurserie																									
	Dotation																									
	Evènements particuliers																									
	Paraphe soignante																									

Fig. 7.5 **Une fiche de synthèse de sortie (en maternité).**

SYNTHESE DE SORTIE

Étiquette maman

Résumé d'hospitalisation

- SDC simples ☐ compliquées ☐ par :
- Allaitement maternel ☐ Allaitement artificiel ☐
- Traitements particuliers pendant le séjour ☐
  - ➢ Antibiotiques ☐
  - ➢ Anticoagulant ☐
  - ➢ Autres ☐
- Scanner pendant le séjour ☐
- Anti-D ☐ Rudivax ☐
- Vue par AS ☐ Psy ☐ Autre ☐ :

Mode de sortie

Coordonnées patiente

- Retour à domicile ☐
- Contre avis médical ☐
- Transfert ☐
- Autre ☐

Examen de sortie : Normal ☐ Anormal ☐

Traitements de sortie

Ordonnances de sortie

Contraception

- aucune ☐ • locale ☐
- orale ☐ nom :
- envisage la pose d'un stérilet ☐

Sortie le au ème jour
Avec ☐ ou sans ☐ son enfant *motif* :

Rendez-vous prévus :

Paraphe

Étiquette bébé

N° chambre

Résumé d'hospitalisation

- poids de naissance : • poids de sortie :
- terme :
- séjour normal ☐
  autre ☐

Examen de sortie
- fait ☐
- non fait ☐ : (motif)

Explications données

- carnet de santé ☐
- explication biberon ☐ • démonstration ☐
- ordonnances standard ☐
- explications diverses ☐
  - ↳ comment coucher bébé ? ☐
  - ↳ objectif langage ☐
  - ↳ Guthrie ☐
  - ↳ autres :
- PMI ☐

Ordonnances particulières

PMI ➢ Adresse :

- Adresse donnée à la maman ☐
- PMI prévenue ☐ le
  par à

Rendez-vous prévus :

Paraphe

2 La transmission écrite de l'information (transmissions ciblées, diagramme de soins)

1 | Les transmissions ciblées

On appelle transmission ciblée une méthode de transmissions écrites qui permet de comprendre rapidement la situation du patient et le processus de soins :
Données (D) → Actions (A) → Résultats (R) → DAR[5].

A Caractéristiques des transmissions ciblées

Nous allons réfléchir aux caractéristiques des transmissions ciblées selon la formule mnémotechnique du QQQOCP[6].

a. P – Pourquoi ? Quels sont les intérêts généraux des transmissions ciblées ?

Les transmissions ciblées permettent de :
- avoir une *vision globale et synthétique* de l'état de santé du patient, donc d'éviter les retranscriptions répétitives ;
- connaître les *problèmes prioritaires* du patient au jour donné (ex. : changement de l'état de santé, de comportement) ;
- faciliter :
  - la prise en charge personnalisée du patient,
  - l'organisation, le suivi et la continuité de soins,
  - la connaissance du patient, au vu des résultats des traitements, des résultats des examens et de soins et des diagnostics infirmiers ;
- constituer un *document légal* (en cas de problème juridique).

Le dossier du patient est le premier document que l'on étudie en cas d'une recherche de responsabilité, parce qu'il permet de comprendre l'enchaînement des évènements.
De ce fait, les transmissions répondent aux exigences de qualité de soins, qui sont :
- *la lisibilité* ;
- *la traçabilité* ;
- *la continuité* ;
- *la sécurité*.

5. On peut dire : Actions (A) ou interventions (I) selon les services de soins. Dans ce dernier cas, le DAR devient DIR.
6. Cette formule mnémotechnique est facile à retenir dans cet ordre-là, toutefois il est conseillé de toujours placer le (P) *Pourquoi*, au début et à tous les stades de sa réflexion.

Fig. 7.6 Qu'est-ce que la « transmission écrite » ?

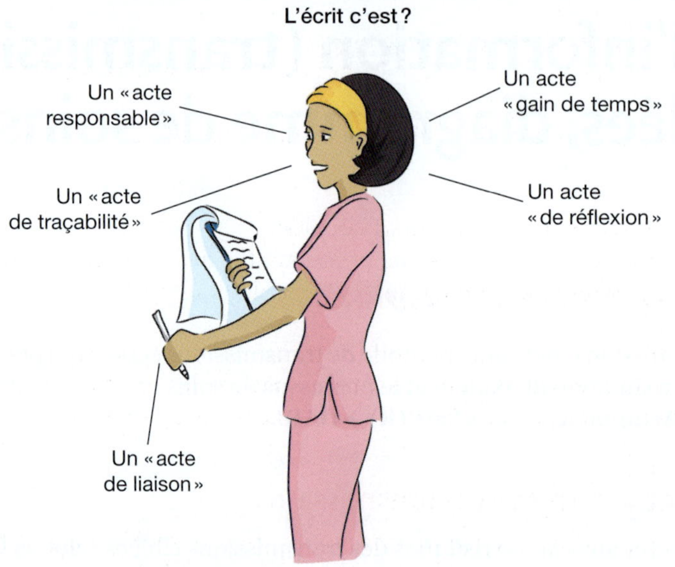

Tableau 7.1 Les transmissions ciblées en pédiatrie (extrait).

Date/heure	Cible		Transmissions	Nom et signature
15 mai 10 h 00	Hyperthermie	D A	39 °C frissons, pleurs – interne appelé – *Dafalgan* donné à 10 h 15 (× mg) – ECBU fait à 10 h 45 – réhydratation orale entreprise par un verre d'eau toutes les heures – traitement antibiotique débuté (*cf.* fiche prescriptions médicales)	Aline Alan (puer)
13 h 00		R	38 °C, pas de frissons	
15 mai 15 h 00	Érythème fessier	D A	– rougeur du siège étendue sur les fesses accompagnée de pleurs – changement de couche fréquent – interne appelé – pommade *Mitosyl* (*cf.* prescription)	Mireille Durand (AP)

b. Q – Par qui ? Qui rédige les transmissions ciblées ?

Ce sont les soignants au sens large (IDE, PDE, AS, AP…) qui rédigent les transmissions ciblées. Toute personne amenée à écrire dans un dossier doit impérativement indiquer son nom (ou éventuellement ses initiales si elles sont clairement identifiées au sein de l'établissement) ainsi que sa fonction.

c. Q – Pour qui ? Quel est l'intérêt pour le patient ? Pour les soignants ?

- *Intérêts pour le patient.* Les transmissions ciblées lui offrent :
  – des soins personnalisés adaptés aux besoins particuliers du patient ;
  – des soins de qualité.

- *Intérêts pour les soignants*. Les transmissions ciblées permettent :
  - de situer chacun dans sa fonction, son rôle, ses responsabilités (par l'indication de son nom et de sa signature) ;
  - d'améliorer la communication dans l'équipe ;
  - de développer les compétences et le professionnalisme par l'adoption d'un vocabulaire commun et la réflexion sur son travail ;
  - de gagner du temps en évitant les retranscriptions répétitives.

d. Q – Quoi ? Que regroupent les transmissions ciblées ?

Elles regroupent deux documents complémentaires :

- le *diagramme de soins*, qui constitue une photographie des activités de soins ;
- les *cibles*, qui constituent une photographie des problèmes du patient.

e. C – Comment ? Comment se présentent les 2 documents ?

Afin d'offrir une vision globale et claire de l'état du patient, les soignants doivent présenter ces deux documents ensemble, l'un à côté de l'autre ; chacun ayant une information particulière à donner (*cf.* Tableau 7.3).

f. O – Où sont conservés les documents ?

Dans le dossier de soins du patient, ces documents sont réservés aux membres de l'équipe de soins soumis au secret professionnel. Aucun document ne doit être laissé dans la chambre du patient.

B Intérêts de la cible

C'est un énoncé concis qui met en évidence diverses informations concernant le patient. La cible peut indiquer :

- **une modification de l'état de santé du patient** (un symptôme ou un syndrome), ex. :
  - une dyspnée,
  - une hyperthermie,
  - une altération cutanée... ;
- **un problème, une préoccupation particulière**, ex. :
  - une anxiété,
  - une insomnie,
  - un refus de manger... ;
- **une réaction au traitement, aux soins ou à l'alitement**, ex. :
  - une éruption allergique,
  - un érythème fessier,
  - une douleur... ;
- **un évènement lié à l'hospitalisation ou inattendu**, ex. :
  - retour du bloc,
  - 1er lever,
  - réaction hostile à un visiteur, à un soignant... ;
- **l'intervention des autres professionnels de santé**, par ex. :
  - rééducation avec le kinésithérapeute,
  - entretien avec la diététicienne, la psychologue... ;
- **un diagnostic infirmier**, ex. :
  - constipation,
  - diarrhée...

MÉMO

La cible ne doit pas faire état d'un diagnostic médical, ni mentionner un jugement de valeur.

MÉMO

Situation

Pour un patient qui se plaint de sensations de brûlures lorsqu'il urine, le soignant devra noter « brûlures en urinant ou à la miction » et non « problème urinaire » (mot trop imprécis) ou « infection urinaire » (diagnostic médical).

La cible ne doit pas retranscrire des soins infirmiers.

C Intérêts du « DAR »

Toute cible renvoie à une information classée selon trois rubriques : Données, Actions et Résultat (DAR).

a. Les données (D)

Ce sont des informations ou des observations émises par les soignants. Elles peuvent être objectives ou subjectives. Elles valident la cible.

b. Les actions (A)[7]

Ce sont les soins réalisés (ou à réaliser) par les soignants à partir de l'analyse de la situation du patient. Les actions doivent répondre au problème défini par la cible. Elles sont centrées à la fois sur :

- *le patient* : il s'agit de soins réalisés par les puéricultrices et les AP en collaboration, ex. :
  - soins d'hygiène et de confort (soins de prévention d'érythème fessier),
  - soins relationnels (stimuler l'autonomie),
  - soins éducatifs (démarche éducative, éveil) ;
- *la maladie* : il s'agit de soins réalisés par l'infirmier ou la puéricultrice, selon son rôle propre, sur prescription médicale, ex. : sondage, pose d'une perfusion…

c. Le résultat (R)

C'est l'effet des actions sur le patient. On peut constater :

- une amélioration de son état ;
- pas d'amélioration ;
- une aggravation.

En fonction des résultats, la cible peut être fermée, réexaminée ou une nouvelle cible peut être ouverte.

D Intérêts de la macro-cible

Dans la pratique, il existe deux sortes de cibles : la cible et la macro-cible (*cf.* Tableau 7.2 et Fig. 7.10).

Tableau 7.2 Comparaison de la cible et de la macro-cible.

	La cible	La macro-cible
Définition	Énoncé centré sur le patient (ce qui lui arrive à un jour donné de l'hospitalisation)	Énoncé centré sur une situation (ce qui se passe à un moment donné de l'hospitalisation)
Caractéristiques	Il est : – précis et analytique – narratif et structuré en DAR	Il est : – synthétique, concis – informatif et non structuré en DAR
Exemples	Vomissements, malaises, anxiété, pleurs, douleur, dysurie, hyperthermie, agitation…	Admission, retour du bloc, période après un examen invasif, inter-cure de chimiothérapie, sortie du patient…

7. On peut dire interventions à la place d'action (DAR devient DIR).

E Analyse critique des transmissions ciblées

Les transmissions ciblées ou TC, malgré les nombreux avantages qu'elles présentent, ont aussi leurs lacunes.

a. Avantages et inconvénients des TC

Certains soignants signalent que :

- *la pensée «ciblée» leur fait gagner du temps* dans l'organisation des soins mais qu'elle ne répond qu'à des *standards de problèmes ciblés* (avec actions/réactions) ;
- *le principe des «cases à cocher» présente le risque d'enfermer les soins* dans une grille standard (qui peut être réductrice pour les pratiques).

En conséquence, le soignant doit en permanence se questionner pour améliorer la qualité des soins. Les transmissions ciblées ne doivent, en effet, jamais aboutir à une prise en charge minimaliste du patient (parce que trop ciblées, trop spécifiques). Il faut, à l'inverse, toujours garder une vision de l'être humain dans sa «globalité».

b. Comparaison des transmissions narratives et ciblées

Situation

Fluvio (**6 ans**, de nationalité italienne) est hospitalisé pour une méningite virale depuis le 11 janvier. Il en est à son 6e jour d'hospitalisation.

Voyons ci-après deux formes de transmissions concernant cet enfant : les transmissions narratives (*cf.* Tableau 7.3) et les transmissions ciblées (*cf.* Tableau 7.4).

Tableau 7.3 Transmissions narratives le 17/01 en pédiatrie.

8 h	– érythème fessier soigné avec éosine – hyperthermie 38,5 °C – *Aspégic* 200 mg à 8 h 30 – flash antibiotique en cours – courbe de température toutes les 3 h	Mme B (AP) Mme A (puéri)
10 h	– enfant très agité (crie, pleure, bouge) – médecin informé, prescrit × mg de *Dafalgan* (donné à 10 h 30) – Fluvio ne comprend pas, ne répond pas aux questions posées, ne parle pas français (mère viendra cet après-midi, elle parle français).	 Mme A (puéri)
13 h	– 37,8 °C – Fluvio plus calme (ne crie plus) – s'est assoupi après le repas	Mme B (AP)
16 h	– visite de la mère (dit que son fils veut rentrer chez lui) – entretien avec Mme A.	Mme B (AP)

Tableau 7.4 Transmissions ciblées le 17/01 en pédiatrie.

Heures	Cibles	DAR		Soignants
8 h	– hyperthermie	**D** **A**	– T° = 38,5 °C – *Aspégic* 200 mg (donné à 8 h 30) – flash antibiotique en cours – faire courbe/3 h	Mme B (AP) Mme A (puéri)
	– altération de l'état cutané	**D** **A**	– érythème fessier (s'étend aux fesses) – éosine aqueuse	Mme B (AP)
10 h	– agitation	**D** **A**	– enfant crie, donne des coups de pied – médecin informé	Mme B (AP) Mme A (puéri)
	– communication verbale	**D**	– ne comprend pas, ne répond pas aux questions posées… – s'exprime en italien – mère passera cet après-midi (parle français)	Mme B (AP)
13 h	– hyperthermie – agitation	**R** **R**	– T° = 37,8 °C – enfant plus calme, ne crie plus, assoupi après repas de 12 h 00	Mme B (AP)
16 h	– communication verbale	**D** **A**	– visite de la mère (M. D) – entretien avec Mme A à 16 h 30	Mme B (AP)

Rôle de l'AP

L'AP comprend tout l'intérêt des transmissions ciblées et participe activement au travail de coordination avec l'équipe. Elle transmet tous les éléments de son observation de l'enfant, en respectant la règle essentielle, être claire, précise et concise ; à savoir :

- *est clair*, ce qui se comprend immédiatement, ce qui est lisible ;
- *est précis*, ce qui cerne le plus important de l'information ;
- *est concis*, ce qui dit l'essentiel en peu de mots.

2 | Le diagramme d'activités de soins

Il représente un tableau de bord du suivi de la personne soignée qui permet de consigner les activités de soins (*cf.* Fig. 7.4 et 7.7 ci-après).

- C'est une *planification des soins* donnés au patient qui permet d'assurer la continuité des soins et de gagner du temps lors des transmissions des soins répétitifs.
- De plus, c'est un *outil de validation* des soins infirmiers pratiqués par l'IDE et l'AS ou par la puéricultrice et l'AP, en collaboration.

A Élaboration du diagramme

a. Classement des soins

Le diagramme de soins est élaboré par les soignants. Ils listent les soins répétitifs en lien avec les pathologies des patients. Ces soins sont généralement classés en trois catégories :

- soins de base ;
- soins techniques et surveillance des constantes ;
- soins relationnels et éducatifs.

b. Lecture des activités de soins

- La lecture **verticale** des activités de soins donne une photographie de l'enfant malade avec son niveau de dépendance.
- La lecture **horizontale** renvoie à l'évolution des soins et donc à celle de l'état de santé global de l'enfant (les soins montrent une évolution favorable vers la sortie ou une stagnation ou une aggravation de l'état).

B Validation et conditions d'utilisation

Le diagramme est construit par l'équipe de soins. Il comporte les informations nécessaires pour le rendre performant, sécurisé et légal. Tous les soins assurés doivent être validés. Si un soin n'existe pas dans le diagramme, il faut le noter et le valider dans la rubrique « autres soins ».

- Les cases servent uniquement à *valider le soin* (aucune autre information ne doit être mentionnée).
- La *couleur rouge* est réservée pour mettre en évidence la lettre T (transmissions) qui renvoie à une transmission ciblée dans le dossier de soins.
- Chaque soin doit être validé par le soignant, soit en cochant les cases et signant en bas de la colonne, soit en inscrivant ses initiales dans la case concernée.

Tout soignant doit valider les soins : IDE, PDE, AS ou AP, stagiaires AS ou AP...

Tableau 7.5 Comparaison : diagramme de soins et cible.

Diagramme	Cible des problèmes
Photographie des soins ↓	Photographie du patient ↓ **D** = Données **A** = Actions[a] **R** = Résultats
= Activités de soins répétitives ↓	= Problèmes inhabituels ↓
Aucune particularité spécifique	Particularités spécifiques
a. Certains services peuvent les appeler Interventions (I) (ce qui donne DIR au lieu de DAR).	

Tableau 7.6 Un diagramme de soins et de surveillance (en service de néonatologie).

ÉTIQUETTE			IDE/AP 6 H/14 H		IDE/AP 13 H/21 H		IDE/AP 20 H/6 H			
DATE :	HEURES		9 H	12 H	15 H	18 H	21 H	24 H	3 H	6 H
Soins d'hygiène et de confort	Toilette + Soin de cordon		X							
	Massage		X					X		
	Changement de position CD (côté droit), CG, Dos, Ventre		CG	VG	CD	CG	V	CD	CG	V
	Changement d'électrodes		X							
	Nettoyage environnement		X							
	Réfection lit/couveuse		X				X			
	Change	Selles		X						
		Urines	X		X	X		X		X
		Diurèse urinaire	5 cc			20 cc				
Surveillance des constantes	Température enfant		37°1	36°8	37°	36°9	36°5	37°	37°6	37°
	Température couveuse		38°	38°2	38°	38°	38°5	38°	37°5	38°
	FR		40 ftmin^{-1}		34	48	51	35	50	48
	Apnées				X				X	
	Pouls		175	170	138	160	179	110	180	170

ÉTIQUETTE		IDE/AP 6 H/14 H		IDE/AP 13 H/21 H		IDE/AP 20 H/6 H			
	Bradycardie			X			X		
	SAO_2	95 %	98 %	75 %	100 %	97 %	99 %	76 %	100 %
	Désaturation			X				X	
	TA	61/29	59/20	45/21	60/30		40/19		58/26
	Dextro	0,50 g/l				0,55 g/l			
	Biliflash	450 mol/l							
	Photothérapie								
S. respiratoires	**Apport d'O_2**			X	↕			X	↕
	Aspiration/3 h		X	X	X	X			
	Soins des narines	X		X		X		X	
	DRP	X			X			X	
Douleur	**Comportement (calme, agité)**	Calme		Agité	Calme		Calme	Agité	Calme
	Échelle douleur EDIN								
	Trt Antidouleur *cf.* **Protocole G30 %**			X				X	
HEURES		9 H	12 H	15 H	18 H	21 H	24 H	3 H	6 H

(1) Hôpital Nord/Marseille (13)

3 Le soignant face à l'informatique

Dans les services de soins, les soignants utilisent aujourd'hui couramment l'informatique. Elle les aide à gérer l'ensemble des informations utiles à la coordination des soins aux patients.
On peut comparer l'ordinateur à « une boîte crânienne ».
- Comme le cerveau, il possède une **mémoire** : c'est-à-dire une capacité à stocker des informations (données) et à traiter des informations.
- Comme un cerveau, il reçoit des **impulsions**, c'est-à-dire des stimulations électriques. Pour être opérationnel, l'ordinateur doit être activé à l'aide de logiciels (il s'agit d'un ensemble de procédures adaptées aux besoins de l'utilisateur).

Ajoutons que l'outil informatique, comme l'être humain, doit être « convivial » si l'on veut qu'il soit utilisable par tous.

1 | L'application de l'informatique au monde de la santé

Aujourd'hui un grand nombre d'activités de soins infirmiers sont informatisées (*cf.* Fig. 7.9).

A Activités de soins informatisées

De nombreuses activités de soins peuvent être informatisées. Citons, à titre d'exemples :
- les protocoles de soins ;
- les recueils de données ;
- les prescriptions médicales ;
- la planification des soins ;
- les diagrammes de soins ;
- l'évaluation de la charge et de l'activité de soins infirmiers ;
- le dossier de soins. Ce dossier se présente sous la forme d'une procédure de saisie et de données du recueil d'informations, du diagnostic infirmier, du plan de soins infirmiers, des prescriptions médicales, des transmissions, des fiches de liaison (*cf.* Fig. 7.7)…

Fig. 7.7 **Quelques activités de soins informatisées (liste non exhaustive).**

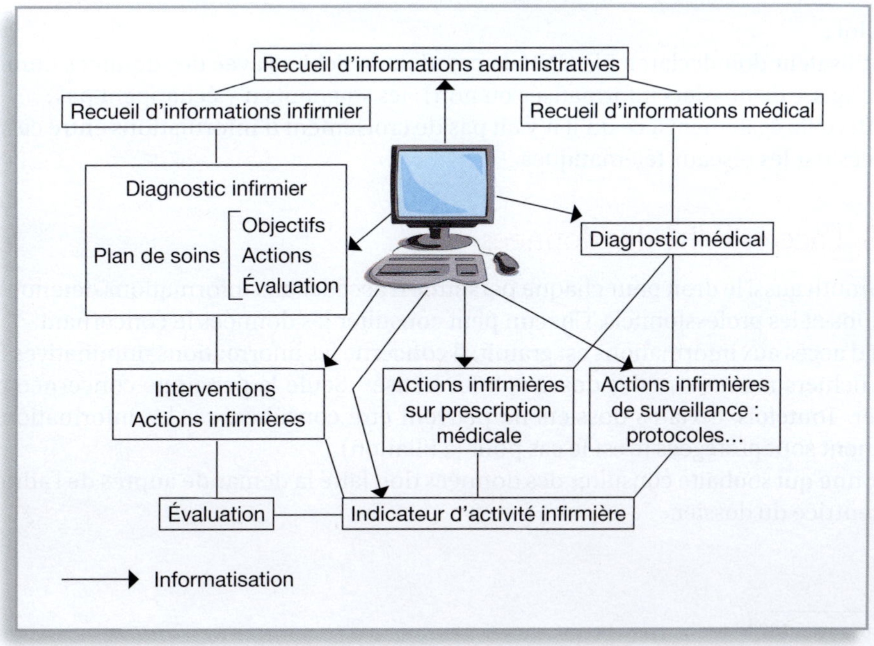

B Intérêt de l'informatique en milieu de soins

Les intérêts de l'informatique peuvent être observés à différents niveaux. Citons :
- *Pour les soignants*, l'informatique permet :
  – d'obtenir rapidement des informations (ce qui facilite le recueil de données, les commandes de matériels…) ;
  – d'améliorer le travail d'équipe (outil commun = langage commun = rigueur et efficacité dans les soins).
- *Pour le patient*, l'informatique permet :
  – d'améliorer la qualité des soins (moins de risques de pertes d'information) ;
  – d'assurer une meilleure continuité des soins (malgré les changements de personnels).
- *Pour les services de soins*, l'informatique permet de :
  – centraliser les informations (facilitant la gestion des personnels et des activités de soins) ;
  – accélérer les échanges d'informations (internes ou externes) ;
  – établir des statistiques, disposer d'indicateurs d'activités et de coûts favorisant la concertation.

Notons que l'informatisation des soins peut servir de base de données pour évaluer l'activité ou la production de résumés de sortie infirmiers s'intégrant au PMSI.

MÉMO

ACTIVITÉS DE SOINS NON INFORMATISÉES

Toutes les activités de soins ne sont pas informatisables, ex. : la relation d'aide apportée à une personne en fin de vie ou en détresse psychologique, l'accueil d'un patient.
On peut cependant enregistrer le résultat de ces activités d'aide sous forme de données informatiques.

MÉMO

2 | Les règles en matière d'informatique et les libertés

Le dossier de soins informatisé doit être conforme à la loi[8] dite « informatique et libertés » qu'a mis en place la CNIL (Commission nationale informatique et libertés). Cette dernière veille à ce que les informations relatives à la vie privée des personnes soient protégées.

A La protection des données

Selon la loi :
- tout utilisateur doit déclarer à la CNIL la création de fichiers avec des données nominatives (qu'il s'agisse de dossiers informatisés ou non) ; les soignants n'y échappent pas ;
- la CNIL veille également à ce qu'il n'y ait pas de croisement d'informations entre ces fichiers et l'accès par les réseaux télématiques.

B L'accessibilité des données

La loi garantit aussi le droit pour chaque personne d'accéder aux informations détenues par les institutions et les professionnels. Chacun peut consulter les données le concernant.
Ce droit d'accès aux informations est gratuit. Il concerne les informations nominatives figurant sur des fichiers manuels et des dossiers informatisés. Seule la personne concernée peut les consulter. Toutefois, certains dossiers ne peuvent être consultés, car les informations qu'ils contiennent sont protégées (c'est le cas pour la filiation).
La personne qui souhaite consulter des données doit faire la demande auprès de l'administration détentrice du dossier.

8. Loi du 6 janvier 1978.

- Si l'administration refuse l'accès à ce dossier, la personne peut saisir la CADA (Commission d'accès aux documents administratifs).
- Si la demande à la CADA n'aboutit pas, la personne peut saisir le tribunal administratif.

3 | Les réseaux (notions)

Les ordinateurs peuvent être isolés ou reliés à d'autres ordinateurs. C'est ce qu'on appelle un réseau, qui peut être :
- interne à l'établissement : il relie les ordinateurs entre eux à l'aide de câbles ;
- externe : la liaison se fait par l'intermédiaire du réseau téléphonique (par exemple, réseau Internet, réseau Transpac…).

L'utilisateur doit connaître les éléments matériels, leurs liens et les logiciels (*cf.* Fig. 7.8). Il est nécessaire que chaque poste soit équipé d'un modem branché sur la ligne qui assure la communication (ligne interne ou téléphonique).

Autres utilités de l'informatique :
- télétransmissions d'images, documents ;
- compte-rendu de résultats radiologiques, biologiques ;
- suivi de patient ne pouvant se déplacer (grossesse).

Fig. 7.8 Configuration informatique.

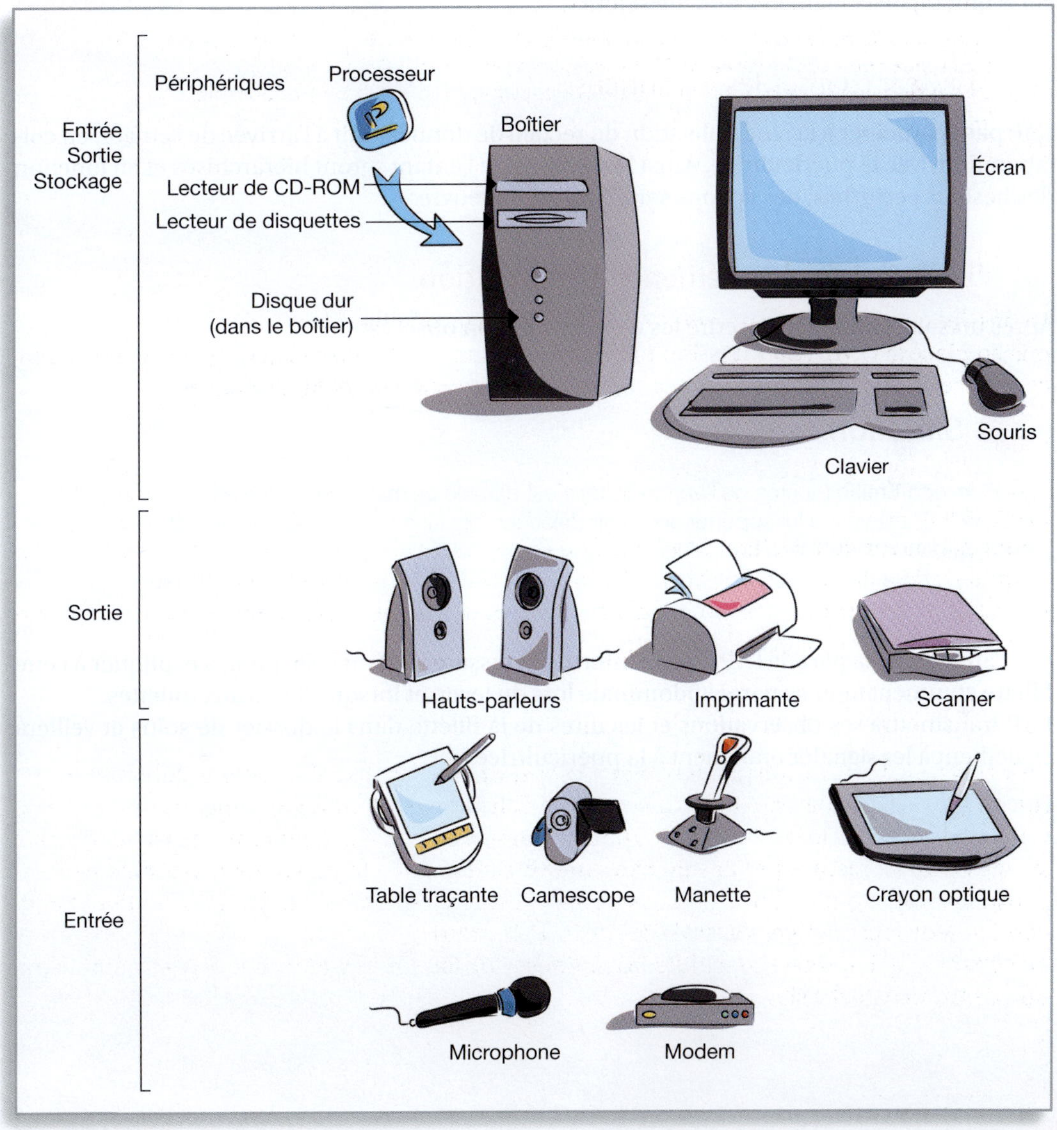

4 | Utiliser le dossier de soins informatisé

Le dossier de soins peut être informatisé, ce qui implique pour l'AP une capacité à utiliser l'outil informatique, et un code personnel pour accéder aux données.
L'AP recueille les informations concernant les soins et les patients afin de comprendre l'objectif des soins, de préparer le matériel nécessaire, d'organiser le soin. En voici quelques exemples.

A S'informer

Il s'agit de prendre les constantes (prise du pouls, de la pression artérielle). L'AP regarde la prescription médicale : fréquence des prises par 24 h, heure planifiée par l'IDE ou la puéricultrice.

B Évaluer l'aide à apporter

S'il s'agit d'une aide au repas, l'AP s'informe selon l'âge du régime alimentaire de l'enfant (assiette, biberon…), de l'existence d'un risque de fausse route, ou du degré d'autonomie. L'AP doit aider l'enfant pour certains actes, mais aussi le stimuler à réaliser seul d'autres actions. Pour cela, l'AP lit l'ensemble des documents du dossier de soins afin d'apprécier l'état clinique et l'évolution de l'enfant en cours de séjour.

C Réactualiser les « données »

L'AP peut participer à la réactualisation du recueil de données fait à l'arrivée de l'enfant, en collaboration avec la puéricultrice. Ainsi les besoins de l'enfant seront hiérarchisés et en fonction des besoins perturbés, des actions seront mises en œuvre.

D Transcrire les éléments d'observation

Après un soin, l'AP doit transcrire les éléments de son observation

Situation

Le 1er lever d'**Émilie** (opérée de l'appendicite) s'est déroulé ce matin sans problème particulier. Mais lorsque l'AP est venue lui apporter son petit déjeuner, elle lui a fait part de son appréhension de se lever, de peur d'avoir mal à la cicatrice.

Il est attendu de la part de l'AP qu'elle informe et rassure l'enfant : elle pourra expliquer à cette fillette comment tenir sa paroi abdominale lors du lever, et lorsqu'elle ira aux toilettes.
L'AP transmettra ses observations et les dires de la fillette dans le dossier de soins et veillera également à les signaler oralement à la puéricultrice.

5 | Utiliser le logiciel

Selon les sites intra- ou extrahospitaliers, il existe des logiciels spécifiques pour informatiser le dossier de soins[9].
Les services de soins sont équipés d'un poste central et de tablettes mobiles placées sur les chariots de soins. Les soignants (selon leur fonction) ont accès à certaines données grâce à leurs codes confidentiels et un mot de passe pour la saisie des soins réalisés. Cette saisie permet de visualiser et de valider en temps réel les soins réalisés.
Il s'agit de disposer d'un dossier partagé par tous les professionnels. D'utilisation simple, cet outil permet de répondre aux besoins de **continuité des soins**.
Pour les infirmiers, les puéricultrices et les AS/AP, l'intégration à un tel dossier est un enjeu majeur **d'efficacité** et de **qualité**. C'est un signe de professionnalisation fort, puisqu'il oblige à structurer le langage, à réfléchir aux pratiques de soins et aux besoins des patients.
Avec ACTIPIDOS (de l'AP-HP)[10] par exemple, en saisissant simplement le nom du patient, tout l'historique des séjours peut être reconstitué, dans tous ses aspects. Exemple pour l'enfant : sa famille pourra recevoir les comptes-rendus d'hospitalisation par messagerie sécurisée.
Ce dossier informatisé est conçu selon une charte de fonctionnement qui prévoit, en fonction du métier, un accès au dossier des patients d'un service, d'un pôle, ou de l'hôpital.
Il permet une **traçabilité** et une **sécurité des informations** sur les patients qui, placées sous la responsabilité du signataire de la saisie, font du logiciel un outil de prise en charge et une référence réglementaire indispensables.

6 | Rédiger les éléments de transmission (description et observations)[11]

À titre d'exemple, nous vous proposons une « macro-cible d'accueil » du patient (ou recueil de données) avec une description détaillée des observations faites par le soignant (*cf.* Fig. 7.9).

9. Quelques exemples à l'APHP : la base de données des dossiers administratifs des patients et de l'identité du patient (GILDA), la prescription médicale (PHEDRA), la prescription médicale, la planification des soins, les transmissions ciblées et les feuilles de surveillances (ACTIPIDOS), pour les actes de laboratoires (NETLAB), pour l'imagerie (RADOS).
10. Transmissions n° 28 octobre – décembre 2003, document APHP.
11. *Les transmissions ciblées au service de la qualité des soins*, Dancausse, Chaumat, Éd. Masson 2003.

Fig. 7.9 Macrocible d'entrée.

(Soins intensifs et Néonatologie[1])

ÉTIQUETTE	PDE / IDE : *Mme A.*
Mathias D.	AP : *Melle B.*

Date d'entrée : *le 1.05.2007*
Heure d'arrivée : *17 h*
Adressé par : *le Docteur P.*

Terme : *NON*
Poids de naissance : *2 kg 600*
Poids du jour : *2 kg 300*

Lieu de naissance : Maternité Hôp Nord : Autre maternité : *clinique C.*

Motif d'hospitalisation
prématurité + détresse respiratoire

Présence du carnet de santé : oui ☒ non ☐ Fiche de liaison : oui ☒ non ☐

Histoire de l'accouchement
Mode d'accouchement : Césarienne ☒ Voix basse ☐
Motif d'accouchement :
échappement à la tocolyse à 31 semaines d'aménorrhée et présentation du siège.

Modalités de la réanimation néonatale :
aspiration sous laryngoscope - Ventilation au masque - intubation endotrachéale - Ventilation sur tube endotrachéal pendant 20 mn - Extubation - Température corporelle de 36°8 en fin de réanimation - Glycémie à 0,50 g/l.

État physique de l'enfant à l'arrivée :
Coloration : pâleur cutanéo - Muqueuse - Température à 36°8 - Fréquence cardiaque 130 Bt minute - Glycémie à 0,50 g/l - Respiration spontanée - Nouveau-né tonique

Environnement familial
Personne présente : Père ☐ Mère ☒ Aucune ☐
Réaction de la famille à l'arrivée en service :
Anxiété très marquée, maman célibataire et seule.

Langue parlée : *français*
Situation sociale :
employée à la SNCF

Parents souhaitent un studio : oui ☐ non ☒
La maman souhaite allaiter : oui ☐ non ☒

1. CHU Nord – Marseille (13)

4 La transmission orale de l'information (TO, exposé, réunion)

Les transmissions orales (TO) faites par le personnel de soins fournissent des informations claires et concises sur les soins donnés au patient et favorisent la coopération entre les divers membres de l'équipe. Cependant, les transmissions orales, malgré tout l'intérêt qu'elles présentent, ont besoin d'être complétées par les transmissions écrites (vues précédemment).

1 | La comparaison entre l'écrit et l'oral

La profession du soignant est une profession de tradition orale. À l'inverse de l'expression écrite, l'expression orale est pratiquée avec plus d'aisance par le personnel de soins. Comparons ces deux modes d'expression.

A Avantages de l'oral sur l'écrit

L'expression orale est plus :
- *valorisante* (beaucoup de soignants s'expriment mieux qu'ils écrivent) ;
- *simple* (le vocabulaire est familier, il peut y avoir des répétitions) ;
- *subjective* (le soignant peut exposer ses sentiments personnels) ;
- *rapide* (elle nécessite un temps de réflexion moins long et donne l'impression de perdre moins de temps).

B Inconvénients de l'oral sur l'écrit

Si elle n'était pas constamment associée à l'expression écrite, l'expression orale présenterait des inconvénients majeurs. Il y a des **risques** de perte de l'information, de déformations, d'approximation, d'erreurs, d'oublis, de subjectivité, voire de limitation de la coopération. *L'échange est interpersonnel* : une seule personne est informée et non le groupe.

2 | L'intérêt des transmissions orales (TO)

Les transmissions orales sont les échanges d'informations qui se font entre deux équipes de soins au moment de la **relève**.

A Intérêts des TO au niveau du soignant

Les transmissions orales faites par le soignant permettent de :
- donner des *informations prioritaires* concernant :
  - les soins donnés au patient et les résultats obtenus,
  - le comportement du patient, ses réactions lors des soins,
  - ses besoins fondamentaux (alimentation, sommeil, élimination...),
  - ses demandes particulières (habitudes de vie, culture, visites, loisirs...) ;
- assurer la *continuité des soins* et la sécurité du patient ;
- *échanger ses idées* sur des stratégies de soins ;
- mettre en place des objectifs de soins, les évaluer et les réajuster ;
- débattre en équipe sur certaines situations « à problème ».

B Intérêts des TO au niveau de l'équipe

Les transmissions sont « un temps qualité » *d'échange d'informations sécuritaires*, mais aussi un temps de concertation. Dans cette réunion, il est important que tous les acteurs de soins soient présents et qu'ils participent de façon active[12] à cette transmission pour *assurer la continuité des soins.*

Les transmissions orales permettent à l'équipe de :

- réactualiser les pratiques de soins ;
- élaborer des protocoles de soins ;
- renforcer la cohésion et la coopération de tous les professionnels ;
- organiser l'encadrement et l'évaluation des stagiaires.

Cette réunion se fait avec le dossier de soins et la planification des soins. Elle se déroule majoritairement dans l'office infirmier (ou poste de soins), porte fermée. Elle est programmée et organisée, afin de ne pas être interrompue sans arrêt.

a. Si le patient n'est pas connu de la relève

La puéricultrice (ou l'IDE) utilise les transmissions ciblées réalisées dans le dossier de soins avec une macro-cible, elle présente le patient, indique le motif d'entrée, les habitudes de vie du patient et ses besoins perturbés non satisfaits. Elle argumente sur les cibles identifiées.

b. Si le patient est connu de la relève

La puéricultrice (ou l'IDE) situe l'hospitalisation dans le temps (ex. : « aujourd'hui, on est à J + 1 de l'appendicectomie pour A ; le 1er lever a été réalisé sans problème ce matin... »).

Il faut ouvrir le dossier à la page du diagramme des activités de soins : l'AP prend alors la parole pour commenter les soins qu'il a réalisé, puis c'est au tour de la puéricultrice (ou l'IDE). L'évolution de l'état de santé de l'enfant malade est évoquée, la lecture des cibles permet de les réactualiser, les analyser, les préciser.

Les deux équipes réajustent les objectifs de soins, les actions à mener, et l'évaluation des résultats est programmée.

C'est un temps de réadaptation des transmissions écrites. Les équipes font le point sur les prescriptions médicamenteuses, la programmation des examens et leur préparation (ex. : à jeun, préparation cutanée préopératoire).

MÉMO

L'utilisation des transmissions ciblées à l'oral induit un questionnement par la possibilité de parler de son vécu des situations de soins sans appréhension. Cela favorise une cohésion et un climat de communication dans les équipes autour d'un projet de soins commun pour un même patient. La continuité des soins est assurée par la relève.

MÉMO

C Objet des réunions en milieu de soins

La vie d'un service de soins est ponctuée de diverses réunions du personnel dont l'objectif numéro un est d'améliorer la qualité des soins donnés au patient. Il existe différentes réunions.

a. Pour les soins au patient

La réunion des transmissions inter-équipes

La réunion permet à chaque soignant de :

- exprimer les difficultés rencontrées au cours des soins ;
- trouver des solutions pertinentes (par des échanges d'idées multidisciplinaires) ;
- entretenir le sentiment d'appartenance à une équipe.

12. *Les transmissions ciblées au service de la qualité des soins*, Dancausse, Chaumat. Éd. Masson 2003.

La réunion permet une réflexion sur :
- l'organisation des soins ;
- l'utilisation et la gestion du matériel ;
- l'harmonisation du travail (l'objectif est de trouver la façon la plus consensuelle possible).

Situations

- Dans le cadre des transmissions « ciblées », le personnel soignant peut débattre autour d'un problème particulier du patient (par exemple : l'agressivité, l'angoisse…) et envisager les actions à mener ;
- La réunion peut parfois permettre aux soignants de rédiger ensemble une (ou des) procédure(s) de soins afin de servir de « guide » aux stagiaires, aux nouveaux personnels de soins.

La réunion de synthèse[13]

La réunion permet avant tout de :
- réunir des informations sur un patient, émanant des divers membres de l'équipe[14] ;
- faire la synthèse de ces informations, pour mettre en place un projet de soins.

La réunion permet aussi de faire exprimer à certains soignants leurs ressentis lors de certaines situations de soins difficiles.

Situation

La prise en charge en cours de A (enfant en fin de vie) est analysée dans toutes ses dimensions. Chaque professionnel parle de l'enfant malade au regard de sa fonction. La synthèse des informations permet de cerner au mieux la réalité vécue par A et le projet de soins qui suit est individualisé. La réunion de synthèse est centrée sur les bénéfices que tirerait A de tel soin (ou thérapie) plutôt que de tel autre. Elle participe à la démarche éthique et de ce fait s'impose souvent dans la pratique des soins palliatifs. Ceux-ci, en effet, n'existent que dans la pluridisciplinarité et l'interdisciplinarité (*cf.* définition dans le mémo ci-après).

b. Pour le personnel soignant

Le groupe de paroles

Il est souvent animé par un psychologue ou un psychothérapeute et permet essentiellement de :
- soutenir les soignants dans leur travail ;
- améliorer les relations patientes (ou famille du patient pour l'enfant)-soignant.

Situation

Les soignants des services d'oncologie, d'hématologie ou de soins palliatifs peuvent, dans ces réunions, être écoutés et partager leurs émotions. Chacun se questionne, écoute l'autre parler de ses besoins, de ses limites. Jamais les soignants ne règlent de conflits institutionnels dans un tel groupe.

7

13. Appelée aussi réunion pluridisciplinaire (ou clinique).
14. Médecins, IDE, PDE, AS, AP, kinésithérapeutes, diététiciens, psychologues…

La réunion d'accompagnement, de soutien

Elle permet aux soignants des services de soins palliatifs d'évoquer un patient récemment décédé. Ce temps du souvenir est nécessaire pour pouvoir « fermer une page et en ouvrir une autre » (c'est-à-dire **être disponible** pour vivre les accompagnements à venir).

Situation

Pour les soignants, il s'agit de parler des « moments forts partagés » avec l'enfant en phase terminale (et sa famille), parler de ses derniers instants, donner un sens aux « liens qui se font et se défont » à cause de la mort.

c. Pour le fonctionnement du service

La réunion d'organisation du service, de gestion d'équipes et de matériel

Cette réunion concerne des projets institutionnels : mise en place de regroupement de services en pôle, projet d'établissement, mise en place de nouveaux protocoles...

Le conseil de service (ou conseil de pôle)

Il a pour objet l'information et la formation interne du personnel du service par d'autres soignants de chaque catégorie professionnelle.

MÉMO

LES TROIS TYPES DE RÉUNIONS

Si l'on veut faire une synthèse des objectifs d'une réunion, rappelons qu'on peut classer les réunions en trois catégories :

- **réunion d'information : transmettre des informations ;**
- **réunion de discussion : échanger des informations, des opinions, des questions ;**
- **réunion de décision : résoudre des problèmes et rechercher des solutions.**

LA PLURIDISCIPLINARITÉ

« La pluridisciplinarité est une mise en commun d'informations issues de plusieurs sciences ou disciplines. Elle relève d'une ouverture d'esprit, d'une curiosité intellectuelle qui pousse le soignant à évoluer, à sortir de son domaine et de son langage propre[a] » (*cf.* Fig. 7.10).

L'INTERDISCIPLINARITÉ

« L'interdisciplinarité exprime la dynamique entre les personnes qui échangent à partir de leur domaine de connaissance. Il ne s'agit plus d'accoler une série de connaissances, mais (par le lieu du dialogue) de les associer. Le résultat espéré est un enrichissement de la compétence des soignants et de leur compréhension d'une situation[b] ».

a. Soigner la relation malade-famille-soignants, M. S. Richard. CREFAV, 2002.
b. L'interdisciplinarité jusqu'à la mort, J.M. Lassaunière, JALMALV, 2005.

MÉMO

Fig. 7.10 **La pluridisciplinarité est la mise en commun d'informations issues de plusieurs disciplines.**

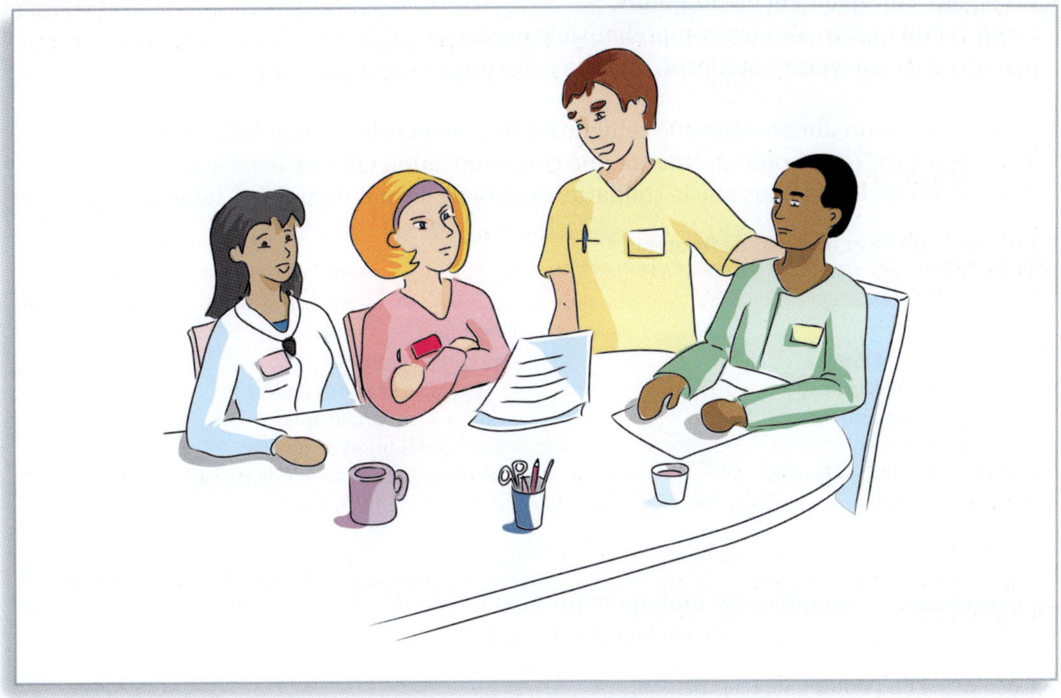

3 | La méthodologie d'un exposé oral

L'AP, comme tout personnel de santé, peut être amené à animer un groupe, ou à prendre la parole en groupe lors d'une réunion de travail.

A Les caractéristiques d'un exposé

On différencie l'exposé de la simple prise de parole dans un groupe de travail, cette dernière permettant de faire part de son point de vue, d'une expérience.
L'exposé est une intervention d'une durée variable, qui s'adresse à un auditoire dans le but de transmettre un savoir sur un sujet défini. Il se caractérise par une sorte de compromis entre la langue parlée et la langue écrite. En effet, par la nature de sa préparation, l'exposé s'apparente à la communication écrite, mais il s'agit bien d'une communication orale : il est dit et non lu.

B Rôle et objectifs de l'orateur

L'orateur fait en sorte que la réunion se déroule comme prévu. Celui qui prend la parole en réunion, doit être :

- **compris**, il doit pour cela :
  - segmenter l'exposé,
  - utiliser des phrases simples et courtes,
  - employer un vocabulaire commun (termes connus du groupe),
  - varier les supports de communication (vidéo, polycopiés, tableau),
  - créer une interaction avec l'auditoire ;
- **écouté**, il doit donc :
  - varier le débit (qui ne sera ni trop lent ni trop rapide),
  - accepter les silences,
  - regarder les auditeurs,
  - se déplacer si besoin dans la pièce ;

- **entendu**, il doit :
  - installer correctement les auditeurs,
  - utiliser un registre de voix compréhensible par tous,
  - parler avec un volume suffisant, mais pas trop fort.

L'orateur a donc un double objectif : celui de facilitation et celui de régulation du groupe.
- *Un rôle de facilitation* pour permettre une communication efficace dans le groupe.
- *Un rôle de régulation* pour que la solidarité du groupe se maintienne (*cf.* Tableau 7.7).

Tableau 7.7 Rôle et objectifs de l'orateur.

Facilitation	Régulation
Il s'agit de : – écouter les participants ; – solliciter les participants ; – reformuler les questions ; – faire des synthèses ; – relancer les temps de paroles.	Il s'agit de : – motiver le groupe ; – encourager chacun à parler ; – valoriser les participants ; – susciter des prises de paroles ; – faire respecter les temps de parole.

C Préparation d'un exposé

Faire un exposé, c'est présenter oralement un sujet à un auditoire. L'orateur veillera à réfléchir préalablement selon la méthode du QQQOCP (*cf.* Tableau 7.8).

Tableau 7.8 Préparation de l'exposé oral.

Q	Quoi ?	Quel est le thème de la réunion ?
Q	Qui ? (dit quoi à qui)	À qui est destiné l'exposé ? Quelles sont les attentes des participants ? Et donc par exemple : Quels sont les aspects du problème du patient qui seront abordés ?
P	Pourquoi ?	Pourquoi donner ces informations ? Quel est l'objectif ?
Q	Quand ?	Quand doit-on prévoir l'exposé ? Quelle sera sa durée ?
O	Où ?	Où doit-on organiser l'exposé ? La salle est-elle prête, aménagée ?
C	Comment ?	Comment l'organiser ? Que dois-je prévoir ?

Après cette réflexion, l'orateur doit en conséquence :
- **s'informer du type d'auditeurs** (tout public, collègues de travail, stagiaires) afin d'adapter le contenu et la forme de l'exposé ;
- rassembler une **documentation** ;
- consulter des personnes ressources, le CDI... (tout dépend du sujet de l'exposé) ;
- faire un **plan** très structuré de son exposé ;
- ne rédiger que des **notes** (ne pas détailler l'exposé par écrit, seules la présentation et la conclusion peuvent être rédigées totalement) ;
- n'utiliser que le recto des feuillets ;
- prévoir des couleurs pour **mettre en évidence le plan** de l'exposé et les moments où l'on a prévu d'utiliser des documents (graphiques, photos, textes, citations...) ;
- **classer les documents annexes** selon l'ordre d'utilisation de l'exposé ;
- s'assurer de l'aménagement de la salle (présence ou non de tableaux, de micros, d'outils de projection). En vérifier le fonctionnement, se familiariser avec leur maniement si nécessaire.

Rôle de l'AP

Critères de réussite d'un exposé

Afin de réussir son exposé, l'AP en situation d'orateur, veillera à :

- soigner l'expression verbale ;
- utiliser un « vocabulaire commun », un langage professionnel adapté ;
- être attentif à l'expression non verbale : il doit renforcer le contenu de ce qui est dit. Il faut savoir modifier ses attitudes (se lever, se déplacer) au cours de l'exposé ;
- regarder les auditeurs. À la maîtrise de la parole, il est indispensable d'associer celle du regard. Le regard est le lien entre celui qui parle et celui (ou ceux) au (x) quel(s) il s'adresse. Il garantit l'efficacité de la communication ;
- préparer une *grille du déroulement* de son exposé. C'est une façon de planifier son action afin de ne rien oublier.

Préparation
- date ;
- sujet ;
- documentation ;
- aménagement des lieux ;
- élaboration des supports.

Évaluation du déroulement d'un exposé (non exhaustive)

L'AP évaluera la réussite de son exposé aux différents stades de son déroulement.

a) Réalisation

- attitudes de l'orateur ;
  - voix (ton, articulation, débit),
  - expression verbale (correction, vocabulaire),
  - expression non verbale (posture, gestes, regard),
  - attention à l'auditoire ;
- contenu :
  - plan (structure, articulations),
  - utilisation du tableau ou autres supports,
  - utilisation de documents (qualité, diversité),
  - respect de la durée.

b) Réactions du groupe

- écoute ;
- intérêt ;
- questionnement ;
- reformulation, etc.

4 | Le comportement en réunion

Le seul désir de comprendre ouvre la voie de la communication. L'AP se forme en s'informant. Lors d'une réunion, certaines personnes manifestent souvent des réactions révélatrices de leur personnalité ou de leur vécu. Certaines de ces réactions ne sont pas professionnelles.

A Les attitudes observées en réunion

Parmi les traits de personnalité observés le plus souvent, citons les bavards, les agressifs, les contestataires, les moralisateurs, les sages, les timides, les égocentriques (*cf.* Fig. 7.11). De façon plus générale :

- certains participants ont des difficultés à prendre la parole dans un groupe. Pourquoi ?
  - *ils n'ont rien à dire* parce qu'ils sont d'accord, parce qu'ils ne sont pas concernés…,
  - *ils ne peuvent pas parler* parce qu'ils ne savent pas ou croient ne pas savoir, parce qu'ils n'ont pas le vocabulaire ou croient ne pas l'avoir, parce qu'ils ne sont pas écoutés ou croient ne pas l'être… ;

- un participant peut jouer le rôle de « leader ». Il dirige, influence, contrôle le travail du groupe. Il peut être institutionnel par son statut (par exemple : cadre supérieur infirmier, puéricultrice) ;
- les affinités et les conflits existent dans un groupe mais ne sont pas durables. Un groupe évolue. Un climat trop conflictuel peut mettre en jeu la cohésion du groupe et nuire à sa production.

B Les interventions positives en réunion

On peut distinguer deux catégories d'interventions (les positives et les négatives) ; avoir une attitude positive, c'est avoir la volonté d'aboutir. Citons quelques attitudes positives. Pour qu'un groupe soit productif, il faut que certaines règles soient respectées par les participants. Il faut savoir :

- manifester de la solidarité ;
- réduire les tensions ;
- être coopératif ;
- écouter ;
- ne pas couper la parole ;
- être concis, bref ;
- parler en son nom, utiliser le « je » ;
- éviter la critique, la mise en cause des personnes ;
- éviter les jugements de valeurs.

Fig. 7.11 Portraits de quelques participants à une réunion de service (dans un groupe, chacun joue un rôle en fonction de sa personnalité et de son vécu).

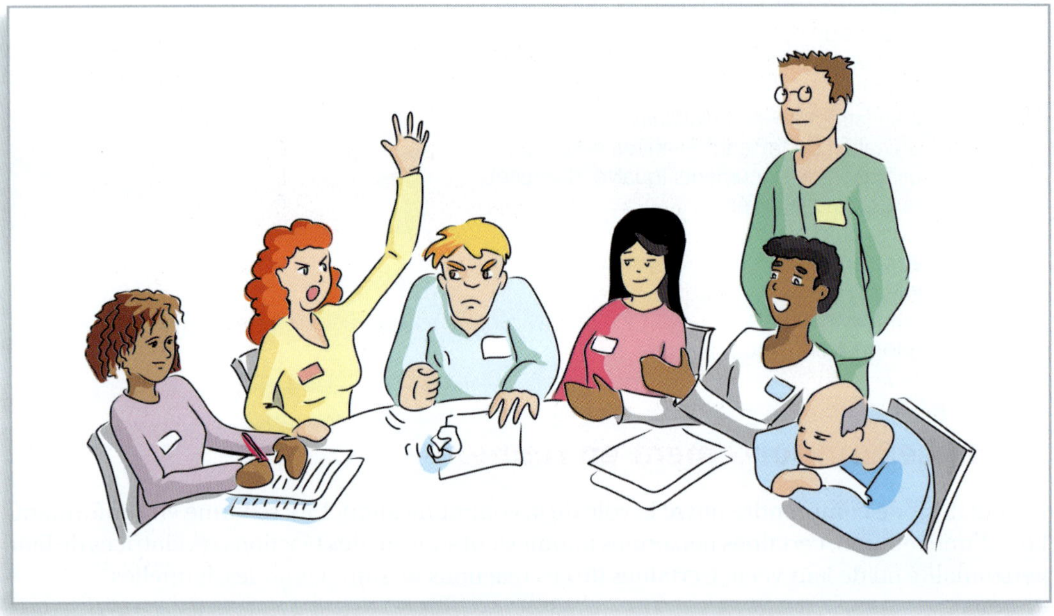

Rôle de l'AP

En position d'auditeur

Se motiver *(même si l'orateur n'est pas passionnant)*

L'auditeur doit savoir dire : « Ce que j'écoute me permettra d'améliorer mes compétences dans tel domaine, je dois donc faire l'effort d'être attentif, de m'intéresser à ce qu'il dit, ainsi je retiendrais mieux ».

La perception des sons par le cerveau n'est pas automatique, c'est une aptitude à se déconnecter de l'environnement pour écouter. La passivité dans l'audition est une défaillance. Or certains auditeurs peuvent exprimer un désintérêt ou une *écoute passive* (par exemple : le soignant qui est avachi sur sa chaise, l'air dans le vague, regarde par la fenêtre au cours d'une réunion). Les psychologues disent : « Si vous vous concentrez pour écouter attentivement l'autre, vous découvrez que vous avez gravi un *échelon dans la connaissance*. »

Se responsabiliser, se discipliner

Nous avons vu toutes les attitudes positives à adopter en groupe de travail. Il faudra donc lutter contre toutes les tendances au bavardage, à la mise en cause des personnes. Respecter celui qui parle, c'est ne pas lui couper la parole, c'est savoir parler dans un temps bref et concis afin de respecter le temps de parole des autres collègues. Il faut donc se responsabiliser, se discipliner, c'est un travail de longue haleine pour ceux qui n'y sont pas prêts du fait de leur personnalité.

Lutter contre l'égocentrisme

Lors d'une réunion, quelquefois, certains soignants ont tendance à manifester davantage de motivation à **parler de soi** qu'à **savoir écouter l'autre**. Or le soignant doit lutter contre toute tendance à l'égocentrisme. Pour cela, il doit :

- s'exercer à se concentrer lorsqu'il écoute quelqu'un ;
- décider de parler moins et d'écouter plus ;
- veiller à ce que son écoute ne soit pas forcée (l'ennui se lit sur le visage) mais avoir une écoute active. L'orateur percevra ainsi qu'on l'écoute mieux (au travers des attitudes et des commentaires) et il pourra faire évoluer le débat vers des échanges plus riches.

Se mettre « en situation de réceptivité »

L'auditeur veillera à :

- bien s'installer (apprendre à oublier son corps) ;
- choisir une position droite ;
- diriger le regard vers l'interlocuteur (ou l'orateur), il faut se rappeler que c'est un grand encouragement pour celui qui parle ;
- intervenir de temps en temps, pour une remarque ou une question appropriée qui prouve l'intérêt porté au discours ;
- respecter l'autre, même si les avis sont opposés ;
- chercher à s'améliorer avec de la volonté et de la pratique.

Organisation du travail

Compétences et objectifs de formation

- **Compétence**

Organiser son travail dans une équipe pluriprofessionnelle.

- **Objectifs de formation**

Être capable de :

– identifier son propre champ d'intervention en particulier au regard des compétences infirmières et des autres professionnels ;

– organiser sa propre activité au sein de l'équipe en tenant compte de la planification de l'ensemble des activités du service ;

– organiser et prioriser son activité pour répondre aux besoins d'un groupe de personnes ;

– utiliser les outils de planification du service pour organiser sa propre activité ;

– contribuer à l'élaboration des projets de soins et/ou des projets éducatifs.

Module

8

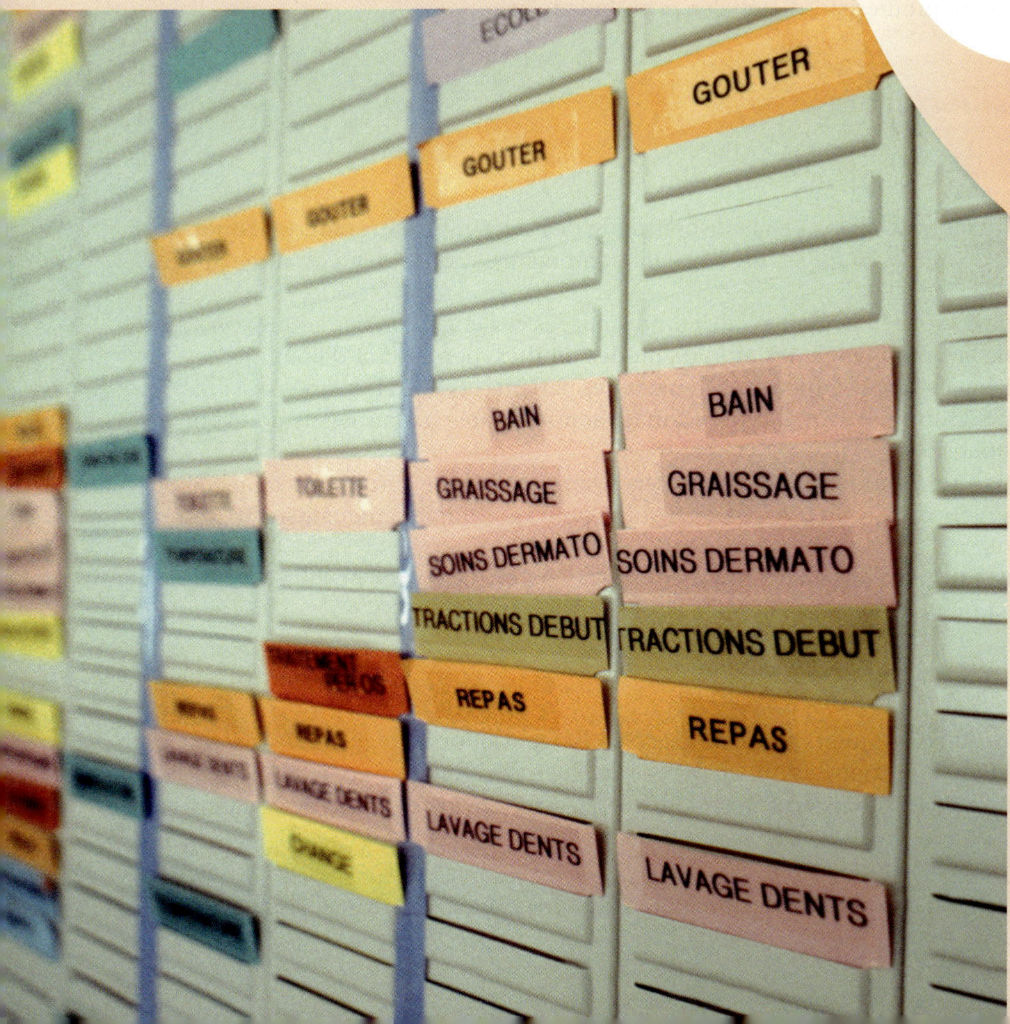

PHANIE © P. Caro

1 Les professionnels de santé : limites des compétences

1 | Les professionnels de santé

A Définition

On appelle professionnels de santé, les personnes qui interviennent dans l'administration de soins ou de services liés au maintien, à l'amélioration ou à la restauration de la santé de l'individu, en fonction de compétences définies et déterminant des professions de santé spécifiques.

B Classification

Le *Code de la Santé publique* regroupe les textes législatifs relatifs aux professions de la santé. Ainsi :

- **le livre I** concerne la *profession médicale* (profession de médecin, de chirurgien dentiste, de sage-femme) ;
- **le livre II** concerne les professionnels de la *pharmacie* ;
- **le livre III** concerne l'ensemble des *auxiliaires médicaux* (professions d'infirmier, puéricultrice, aide-soignante, auxiliaire de puériculture, kinésithérapeute, podologue et pédicure, ergothérapeute, psychomotricien, orthophoniste et orthoptiste, opticien, manipulateur en électroradiologie, audioprothésiste, diététicien et ambulancier).

2 | Les auxiliaires médicaux

A L'aide-soignant et l'auxiliaire de puériculture

Ces professionnels de santé collaborent à la dispensation des soins infirmiers dans les conditions définies par le *décret du 29 juillet 2004*[1]. Leurs compétences sont orientées autour de plusieurs grands axes :

- **collaboration dans les soins d'hygiène et de confort** auprès de l'enfant ou de l'adulte ;
- **collaboration dans la surveillance des enfants ou des adultes**, permettant d'identifier les modifications de l'état de santé et du comportement des patients et de les transmettre à l'infirmier, ou à la puéricultrice en vue d'une action de soins adaptée à laquelle ils pourront apporter leur concours ;
- **collaboration dans l'aide apportée aux personnes ayant perdu leur autonomie** de façon temporaire, définitive ou ne l'ayant pas encore acquise, pour l'accomplissement des activités de la vie quotidienne ;
- **collaboration dans l'hygiène de l'environnement** de l'enfant ou de l'adulte hospitalisé pendant son séjour et après son départ de l'hôpital.

B L'infirmier

L'exercice de la profession d'infirmier comporte l'analyse, l'organisation, la réalisation de soins infirmiers, leur évaluation, la contribution au recueil de données cliniques et épidémiologiques et la participation à des actions de prévention, de dépistage, de formation et d'éducation à la santé.

1. Relatif aux parties 4 et 5 du Code de la Santé publique (livre III, titre 1, chapitre 2, article R. 4311-1 à article R. 4311-5).

L'infirmier peut être *spécialisé* dans certains domaines d'exercice, comme la puériculture : le *diplôme de puéricultrice DE* nécessite une année supplémentaire d'études après un concours d'entrée. L'infirmier peut progresser *dans sa carrière* et ainsi prétendre à devenir *cadre supérieur de santé* ou *cadre infirmier de santé* et encadrer des équipes de soins ou former de futurs professionnels dans une Institution de formation en soins infirmiers (IFSI).

3 | Les professions de la rééducation et médico-techniques

A Diététicien(ne)

Son rôle consiste à veiller à la qualité et l'équilibre de l'alimentation des patients. Il est en outre responsable des régimes prescrits par le médecin, et assure également une mission d'éducation en matière d'hygiène alimentaire.

B Orthophoniste

Il assure, sur prescription médicale, la rééducation des troubles du langage oral et écrit, de la parole ou de la voix, chez les enfants et les adultes.

C Orthoptiste

Il assure, sur prescription médicale d'un ophtalmologiste, la rééducation de la vue et corrige certains troubles de la vision.

D Ergothérapeute

Il contribue à la prise en charge thérapeutique des incapacités ou handicaps de nature somatique, psychique ou intellectuelle, afin de permettre à ces personnes de récupérer ou d'acquérir une autonomie.

E Psychomotricien

Il assure le traitement des troubles corporels et moteurs d'origine psychologique. Il intervient sur prescription médicale.

F Masseur-kinésithérapeute

Il a pour mission de prévenir l'altération des capacités fonctionnelles, de les rétablir lorsqu'elles sont altérées.

G Pédicure et podologue

Ils traitent des affections du pied visant à apporter confort et soulagement au patient. Sur prescription médicale, ils peuvent traiter des cas pathologiques relevant de leur domaine.

4 | Les professions d'appareillage

A Technicien de laboratoire

Il réalise les analyses biologiques sous la responsabilité du médecin biologiste ou pharmacien biologiste. Ces analyses sont utiles pour le dépistage, le diagnostic d'une maladie ou le suivi d'un traitement.

B Manipulateur en électroradiologie

Il a pour mission d'assurer la manipulation des appareils utilisant le rayonnement ionisant afin de réaliser les examens à visée diagnostique et thérapeutique, sous la responsabilité du radiologue.

C Orthoprothésiste

Il réalise, sur prescription médicale, des prothèses et orthèses afin de favoriser l'autonomie des patients porteurs d'un handicap.

D Podo-orthésiste

Il conçoit et adapte les différents appareillages du pied (semelles, chaussures). Il intervient sur prescription médicale.

E Prothésiste dentaire

Il fabrique des prothèses dentaires fixes ou mobiles, selon les indications et moulages fournis par le chirurgien dentiste.

F Audioprothésiste

Il adapte et contrôle l'appareillage auditif destiné aux personnes malentendantes ou sourdes, selon la prescription réalisée par un médecin spécialisé en oto-rhino-laryngologie.

G Opticien-lunetier

Il conçoit et délivre des appareils destinés à compenser ou corriger les défauts de la vue. Il agit selon la prescription médicale d'un ophtalmologiste.

5 | Les travailleurs sociaux

Les métiers du social regroupent une mosaïque de professions variées, autant de professionnels dont les missions sont complémentaires. Citons ici ceux avec qui l'AP est le plus souvent en contact[2].

A Aide médico-psychologique (AMP)[3]

Il participe à l'accompagnement des personnes handicapées (enfant, adolescent et adulte) ou des personnes âgées dépendantes qu'il assiste dans les gestes de la vie quotidienne, tant au niveau des activités que des loisirs. Il a un rôle d'éveil, d'encouragement et de soutien de la communication et de l'expression verbale ou non verbale.

B Assistant de service social (ASS)

Il contribue à créer les conditions pour que les personnes, les familles et les groupes avec lesquels il travaille, aient les moyens d'être acteurs de leur développement et de renforcer les liens sociaux dans leurs lieux de vie. Il contribue aussi à améliorer leurs conditions de vie sur le plan économique.

2. Liste par ordre alphabétique.
3. *Cf. Annales corrigées. Concours aides médico-psychologiques*, J. Gassier, Masson et *DEAMP*, J. Gassier, Masson, 2009.

C Auxiliaire de vie sociale (AVS)[4]

L'auxiliaire de vie sociale a un rôle de soutien et d'accompagnement social. Il intervient auprès de publics très variés : enfants, mères de famille, personnes âgées, malades ou handicapées. Il épaule et assiste les personnes en leur apportant une aide professionnelle dans l'accomplissement des tâches de la vie quotidienne, y compris les loisirs.
Par son action, il rend possible leur maintien à domicile et concourt à la lutte contre l'exclusion.

D Éducateur de jeune enfant (EJE)[5]

Il exerce une fonction d'accueil et d'accompagnement des jeunes enfants et de leur famille. Il s'attache à favoriser le développement harmonieux des enfants, en stimulant leurs potentialités intellectuelle, affective, artistique.

E Éducateur spécialisé (ES)[6]

Il concourt à l'éducation d'enfants ou au soutien d'adultes présentant des déficiences physiques, psychiques ou qui ont des difficultés d'insertion. Par les projets qu'il élabore, il aide ces personnes à restaurer ou à préserver leur autonomie, à développer leurs capacités de socialisation, d'intégration et d'insertion.

F Moniteur-éducateur[7]

Il exerce sa fonction dans un établissement auprès d'enfants, d'adolescents ou d'adultes en difficulté, handicapés ou en situation de dépendance. À travers un accompagnement particulier, il aide à restaurer ou préserver l'adaptation sociale et l'autonomie de ces personnes.

Fig. 8.2 Les soins nécessitent souvent une collaboration dans la pluridisciplinarité.

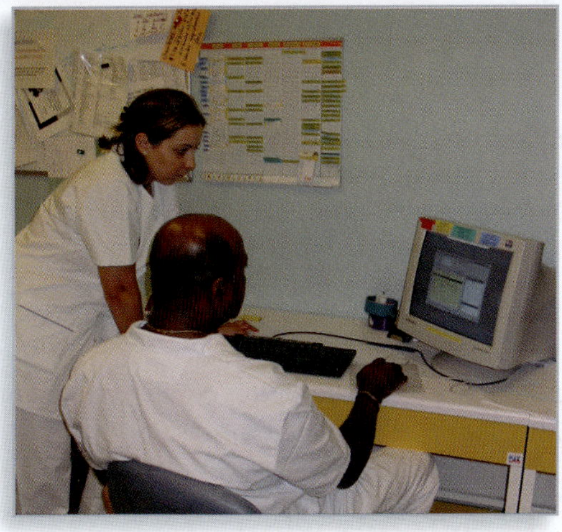

4. *Cf.* ouvrage *DEAVS* (modules de formation) de J. Gassier et C. Cordon, Masson.
5. *Cf. Annales corrigées. Concours ASS, ES, EJE*, O. Perche, J. Gassier, Masson (collection Prépa Social).
6. Ibid.
7. *Cf. Annales corrigées. Concours moniteurs-éducateurs*, J. Gassier, Masson.

2 L'équipe de soins : responsabilités des acteurs

1 | La notion d'équipe

L'équipe est définie comme étant « *un groupe de personnes unies dans une tâche commune*[8] ». *L'équipe soignante* est donc l'ensemble des soignants, ayant des compétences différentes et complémentaires, qui collaborent à la réalisation d'un projet de soins commun. On parle ainsi *d'équipe pluridisciplinaire.*

Cela sous-entend qu'il y a une **organisation fonctionnelle**, afin de coordonner l'ensemble de l'activité. Une équipe existe parce qu'elle est organisée, structurée. Les différents professionnels doivent être conscients qu'ils ne sont pas seuls à agir et que leur activité peut avoir un impact sur celles des autres. La coordination doit donc être naturelle entre les membres d'une équipe. C'est grâce à l'activité de tous que le patient peut prétendre à une qualité des soins.

2 | Les bases de fonctionnement de l'équipe

A Le respect des compétences et du statut de chacun

L'équipe est un groupe de professionnels, possédant chacun :

- des **compétences** : elles sont acquises au cours de l'expérience professionnelle et des formations suivies et doivent être reconnues par tous les membres de l'équipe ;
- un **statut** : il représente le positionnement hiérarchique de l'individu dans le groupe et dans l'organisation du travail.

B Le respect des règles et des valeurs communes

Le fonctionnement de l'équipe est basé sur le respect de certaines règles et valeurs, à savoir :

- l'adhésion et la participation à un projet commun ;
- les responsabilités assumées, la collaboration, l'esprit d'équipe ;
- l'utilisation d'un langage professionnel, de codes...

C La motivation de chacun

Une **motivation personnelle** est essentielle pour l'équilibre personnel, pour la valorisation professionnelle et elle est un moteur du travail d'équipe.

3 | La notion de collaboration

Dans les textes qui réglementent la profession, nous retrouvons un mot-clé *collaboration*, que nous allons définir pour repérer le positionnement de l'AP.

La collaboration peut être définie comme la volonté de travailler ensemble, de mettre en commun avec quelqu'un. La collaboration de l'AP et de la puéricultrice, signifie une association dans la réalisation d'actes de soins et dans la mise en œuvre de services pour répondre aux besoins de la personne soignée.

8. *Le Nouveau Petit Robert, Dictionnaire de la langue française*, Éd. Le Robert/Seuil, 2000.

La collaboration sera optimale si, en plus de la délimitation et de la reconnaissance des compétences de chacun, l'organisation du travail permet à l'AP de se voir confier des tâches lui permettant de développer ses capacités d'initiative. Cela s'entend dans la réalisation des soins mais également dans la participation de l'AP à l'élaboration des projets de soins, des projets de service…

Collaboration AP

La collaboration nécessite que l'auxiliaire de puériculture :

- connaisse le champ de ses compétences, sa délimitation exacte et celui de ses collaborateurs ;
- s'implique de telle façon que chacun soit persuadé de l'importance de son rôle pour mettre en œuvre le projet de soins.

4 | La notion de responsabilité

La responsabilité au sens général signifie « l'obligation de remplir un devoir, et pour certains actes d'accepter de supporter les conséquences ».

A La responsabilité juridique

Au sens juridique, il y a deux notions de responsabilité :

- *la responsabilité civile* qui caractérise celui qui doit, devant la loi, réparer un tort fait à autrui ;
- *la responsabilité pénale* qui caractérise celui qui doit être puni pour ses délits. L'intention est donc analysée pour évaluer la gravité de l'engagement.

« La responsabilité infirmière (ou puéricultrice) est d'ordre juridique et professionnel, c'est l'obligation qui lui est faite de répondre de ses actes et de ceux qui ont été confiés aux auxiliaires médicaux qu'il encadre. En ce sens, *l'infirmier (ou la puéricultrice) ne pourra confier à l'aide-soignant ou à l'auxiliaire de puériculture que les soins relevant de son rôle propre.* Sa responsabilité porte alors sur *son initiative à confier tel acte* de soins. Il doit donc s'assurer de son exécution et veiller à son évaluation en regard des critères de qualité de soins.

B La responsabilité professionnelle

Nous avons vu que la responsabilité au sens juridique est un engagement apprécié et sanctionné par la loi. Mais il a été souligné que le professionnel a également une *responsabilité professionnelle* qui implique un engagement professionnel et personnel permettant d'assurer la qualité des soins dispensés. Elle sous-entend une compétence professionnelle, garantie par un diplôme d'État avec l'obligation d'améliorer et de maintenir ses compétences tout au long de son exercice professionnel.

Responsabilité AP

La responsabilité de l'infirmier (ou de la puéricultrice) ne retire en rien la responsabilité de l'AP dans la façon dont il a réalisé le soin qui lui a été confié, ainsi que sur la décision de transmettre (après réflexion et analyse de la situation) tel ou tel élément issu de son observation. Cela relève de la part d'autonomie et d'initiative de l'AP.

3 L'organisation du travail en milieu hospitalier

Les « pôles d'activités » des services (ou départements de soins), sont fondés sur la coordination :

- *du projet médical,* qui élabore une stratégie d'offre de soins répondant aux compétences médicales disponibles ;
- *du projet de soins,* centré sur l'organisation des soins.

Exemples de pôles d'activité[9] : pôle médecine, pôle chirurgie-anesthésie, pôle périnatalogie, etc.

1 | L'organisation des services de soins

L'organigramme d'un établissement de soins regroupe de nombreux professionnels aux rôles complémentaires (*cf.* Fig. 8.1).

A La direction des soins

Elle est représentée par :

- *le directeur des soins* qui participe aux missions de l'hôpital public et à la définition des projets ;
- *le coordonnateur des soins,* qui exerce les fonctions de coordination générale des activités de soins infirmiers, de rééducation et médico-technique.

B L'unité de soins

Elle regroupe les nombreux professionnels de santé :

- *le cadre supérieur de santé* qui assure un encadrement au niveau d'un secteur d'activité ou de pôle regroupant plusieurs services (ex. : le cadre supérieur peut encadrer les services de pédiatrie, de néonatologie et de consultations pédiatriques)[10] ;
- *le cadre de santé* qui assure l'encadrement de l'équipe de soins, l'organisation du travail des agents, les relations avec les réseaux de soins intra ou extra-hospitaliers. Il est responsable de la qualité des soins (ex. : le cadre de santé responsable de la pédiatrie[11]) ;
- *l'infirmier ou la puéricultrice* qui organise et dispense les soins en collaboration avec les aide-soignants et auxiliaires de puériculture et autres professionnels de santé ;
- *l'aide-soignant (AS)* qui collabore avec l'infirmier à la prise en charge globale du patient et de sa famille ;
- *l'auxiliaire de puériculture (AP)* qui collabore avec la puéricultrice à la prise en charge globale de l'enfant et de sa famille ;
- *les agents de service hospitalier (ASH)* qui assurent l'entretien des locaux hospitaliers ;
- *les partenaires des soins infirmiers* : le médecin, le pharmacien, la sage-femme, les autres professionnels soignants…

D'autres partenaires de soins interviennent ponctuellement pour l'ensemble de l'établissement, citons les psychologues, les assistants sociaux, les agents de filières administratives, les secrétaires médicales qui assurent la traçabilité médicale et l'enregistrement des données administratives, etc.

9. Plan hôpital 2007 (modalités d'organisation interne de l'hôpital).
10. Il peut avoir la formation d'IDE ou de PDE.
11. *Ibid.*

Fig. 8.1 Organigramme des services de soins infirmiers en milieu hospitalier.

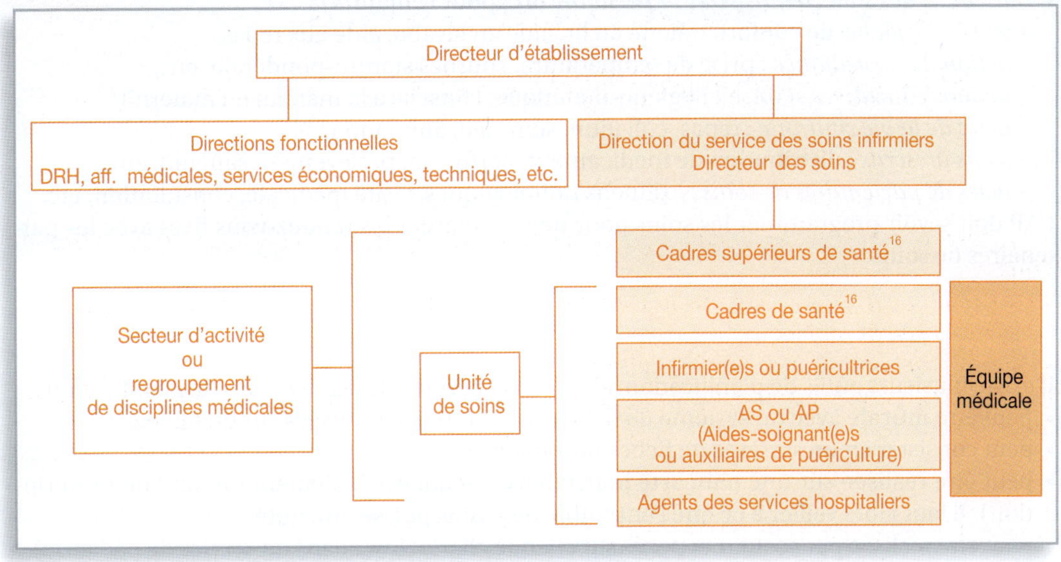

2 | La planification des soins

La planification est une méthode d'organisation du travail. Elle favorise la vision d'ensemble des soins sur une période déterminée, donc la prévision des soins à faire pour une équipe en fonction des compétences de chacun et des priorités. Le support peut être varié, mais il doit être lisible par l'équipe pluridisciplinaire. Il est réactualisé en équipe et permet ainsi de réajuster le projet de soins de la personne. Prenons l'exemple du support mural de planification.

A Intérêts de la planification

La planification permet de :
- *évaluer* la charge de travail en visualisant l'ensemble des soins à réaliser ;
- *assurer la continuité des soins* grâce à la planification des soins effectués par une équipe puis une autre sur 24 h ;
- *ajuster les soins à l'imprévu* ;
- *repérer la répartition de l'activité de soins* par catégorie professionnelle : soins infirmiers, AS, AP...

a. Repérage des catégories professionnelles

Pour identifier la *catégorie professionnelle* concernée par la réalisation du soin (IDE, AS, AP), une *codification* est mise en place par le service. Les codes utilisés pour s'assurer que les soins sont faits par les personnes responsables doivent être facilement repérables sur le planning et connus de tous.

b. Respect du secret professionnel

La planification murale des soins est lisible par tous les acteurs de soins mais également par les personnes n'appartenant pas au corps médical. Elle doit donc respecter le secret professionnel. Pour cela, ne doivent pas apparaître :
- le diagnostic médical ;
- la raison de l'hospitalisation des patients.

B Exemple de planification

A titre d'exemple, voici ce que l'on peut mentionner sur une planification :
- *l'identité* de la personne ;

- *la date du (ou des) soins*;
- *l'ensemble des soins requis pour la personne* (ex : pour l'enfant X) :
  - *soins d'hygiène*, de confort, toilette au lit, aide au lavabo, aide aux repas,
  - *action de surveillance* : prise de température, courbes staturo-pondérale, etc.,
  - *actions éducatives* : conseil hygiéno-diététique, conseils à la maman en maternité,
  - *actes de la vie courante* : repas, collation, sommeil, animation,
  - *soins prescrits* : distribution de médicament, perfusion, prélèvement sanguin, etc.,
  - *actes de partenaires de soins* : examens radiologiques, visite médicale, consultation, etc.

L'AP doit savoir programmer les soins pour ne pas retarder les rendez-vous fixés avec les partenaires de soins.

C Outils de planification

Il existe plusieurs outils de planification adaptés aux besoins du service. Ainsi la planification :

- peut être **murale** avec un système de fiches en T sur papier et fixées sur un tableau;
- peut consister en un système de fiches nominatives;
- peut être réalisée sur une **pancarte journalière** (ce qui est également un outil de prescription). Il faut alors veiller à ce que l'ensemble des soins puisse être noté;
- peut être réalisée **par secteur** et posée sur chaque chariot (ex. : dans un service de pédiatrie).

Remarque : l'informatisation des soins laisse à penser que le support tend à disparaître et que la planification devient **individuelle**.

3 | La démarche de soins (DDS)

Élaborer une démarche de soins permet de répondre à l'objectif de qualité des soins et à la personnalisation des soins. La démarche d'animation (DDA) suit le même déroulement. Nous vous présentons ci-après le récapitulatif de ses différentes phases[12].

Tableau 8.1 Démarche de soins.

Étapes de la DDS	Compétences AP
1) 1re étape : la collecte de données Il s'agit de recueillir des informations sur l'enfant. Les informations doivent être précises, actualisées au jour du soin.	Il s'agit de *sélectionner l'information* dans le respect du secret professionnel.
2) 2e étape : l'étude et l'analyse des besoins fondamentaux de l'enfant Il s'agit d'étudier et d'analyser les besoins spécifiques de l'enfant en les hiérarchisant et en les actualisant.	*Répondre aux besoins de l'enfant* : satisfaire les besoins insatisfaits, respecter les habitudes de vie
3) 3e étape : le plan et la préparation du soin Il s'agit de recenser les ressources matérielles et humaines en vue du soin, de planifier ses actions dans le temps et l'espace et de préparer matériellement le soin.	– Vérifier les ressources du service – respecter le protocole du soin – organiser le soin avec : • précision • ordre et méthode • esprit d'équipe
4) 4e étape : la réalisation du soin Il s'agit de la mise en œuvre du soin : en respectant les règles d'HSCR : – hygiène, sécurité, confort, – respect de l'enfant et sa famille, – ergonomie et économie.	Respecter les règles d'HSC spécifiques au service : – prendre des « précautions » contre les risques d'infections nosocomiales – favoriser l'autonomie de l'enfant, respecter la pudeur de l'enfant – le sécuriser, rassurer la famille – respecter les règles d'ergonomie et les mesures d'économie du matériel

12. Pour plus de détails consulter le livre *MSP pour l'AP* de J. Gassier et M. Bénazet, Masson, 2009.

Étapes de la DDS	Compétences AP
5) 5e étape : l'évaluation du soin Il s'agit de : – comparer les objectifs atteints aux objectifs prévus (à court, à moyen et long terme) – juger l'organisation et l'exécution du soin – s'interroger sur l'attitude au cours du soin	– faire preuve d'analyse et de réflexion – faire preuve de réalisme et de logique – faire part de ses difficultés et de ses erreurs avec un esprit constructif – savoir se « remettre en question »

4 | L'organisation méthodique du travail

Organiser des soins ou une activité exige une réflexion préalable du soignant. Afin d'organiser méthodiquement son travail, l'AP utilisera la méthode du QQQOCP[13] permettant d'analyser tous les aspects de la situation.

Tableau 8.2 L'organisation méthodique du travail.

	Questions à se poser	Exemples
Q	**Quoi ?** Quel est le soin ou l'activité ?	– Quelle est la *nature* du soin ou activité à réaliser ? Quelle est sa procédure ? – Quelles sont ses *particularités* ? – Ai-je la « *compétence* » pour réaliser le soin ou l'activité proposée ?
Q	**Qui ?** Quel est le destinataire du soin ou de l'activité ? **Avec qui ?** Avec qui réaliser le soin ou l'activité ?	– À qui est destiné le soin (prévoir d'informer le (ou les) enfant(s) concerné(s) ? – Quel est son (ou leur) état aujourd'hui (santé, moral, autonomie, désir...) ? – Dois-je réaliser le soin ou l'activité avec un collègue (prévoir d'informer le collègue et d'informer l'équipe de soins) ? – La maman de l'enfant peut-elle participer ou aider au soin ou à l'activité (s'en enquérir) ?
Q	**Quand ?** Quand réaliser le soin ou l'activité ?	– Quel est le jour et l'heure du soin (ou de l'activité) ? Quand le (ou la) programmer (tenir compte des priorités, des consignes...) ? – Quel est le moment le plus justifié dans l'intérêt de l'enfant (en regard des règles d'HSCR et des particularités de l'enfant) ?
O	**Où ?** Où réaliser le soin ou l'activité ?	– À quel endroit faut-il réaliser le soin ou l'activité (la salle est-elle disponible ?) ? – Quel est le lieu le plus justifié dans l'intérêt de l'enfant (en regard des règles d'HSCR et des particularités de l'enfant) ?
C	**Comment ?** Quels moyens mettre en œuvre pour réaliser le soin ou l'activité ?	Que faut-il préparer en regard de la procédure de soin ou du projet d'animation ? Le soignant doit dérouler mentalement « *l'ordre chronologique* » de la procédure pour *inventorier* les moyens matériels et humains nécessaires au soin ou à l'activité
P	**Pourquoi ?** Pourquoi réaliser ce soin ou cette activité ?	– Quelles sont les *indications* du soin (ou de l'activité) ? – Quels sont les *objectifs* ? Quel est son *intérêt* ? L'AP connaît la nature du soin ou de l'activité et ses caractéristiques. Il réfléchira à ses indications et à ses objectifs (à court et moyen terme) en fonction de l'enfant et en regard des règles d'HSCR

13. Cette « méthode mnémotechnique » se retient mieux dans cet ordre là. Toutefois le Pourquoi sera placé de préférence en début et à tous les stades de la réflexion.

4 L'encadrement d'un stagiaire, le tutorat

L'accueil et l'encadrement d'un stagiaire se prépare à l'avance et son intégration à l'équipe de travail passe par un certain nombre d'étapes où la personne sera tributaire de la disponibilité de ses pairs.

1 | L'accueil du stagiaire

Dans le processus d'intégration d'un nouveau stagiaire, il faut savoir l'accueillir. Généralement, c'est le cadre de santé qui est chargé de l'accueil.

A Les outils de l'accueil

Selon les hôpitaux, ou structures, différents outils peuvent être utilisés pour accueillir un stagiaire.

a. La « fiche de poste »

Elle permet de :
- décrire les activités et les soins attribués aux stagiaires ;
- préciser les aptitudes nécessaires, et les responsabilités attachées à la fonction ;
- indiquer les missions spécifiques au service ;
- indiquer les liaisons hiérarchiques.

L'objectif est de favoriser l'*intégration d'un nouveau soignant* en portant à sa connaissance ce qui est attendu par l'institution, et de lutter contre les glissements de fonction et de tâches.

b. La « fiche de présentation de l'établissement »

Dans certains services de soins, les cadres de santé ont établi un document à l'usage du « *nouveau personnel* » qui peut être utilisé dans tous les services. Il contient :
- la liste des instances de gestion de l'établissement ;
- l'organigramme hiérarchique ;
- la charte de l'hôpital et les principales missions des services (pathologies traitées) ;
- le règlement interne du service et les obligations statutaires du personnel ;
- une feuille de salaire vierge commentée ;
- les attributions des jours de congés et de repos hebdomadaires ;
- les droits sociaux du personnel (ex. : liberté syndicale, droit de grève…) ;
- les services sociaux de l'établissement (ex. : crèche..) ;
- la médecine du travail (ex. : rythme des visites…) ;
- les services généraux (ex. : cantine, parking, cafétéria…) ;
- les principaux partenaires de soins, etc.

L'objectif : la remise de ce document est capitale dans le *processus d'intégration d'un nouveau soignant*. Il doit être porté à la connaissance de l'arrivant le plus tôt possible.

c. La « charte d'accueil » du stagiaire

L'accueil d'un stagiaire se prépare à l'avance. Celui qui accueille doit lui donner l'impression dès son arrivée qu'il est *connu* et *attendu*. C'est généralement le cadre de santé du service qui accueille le stagiaire, mais le tuteur (ou le référent) y participe activement.

Situation

Mme X (cadre de santé) doit accueillir aujourd'hui **Mlle D (stagiaire AP)** dans le service de pédiatrie. Elle a été informée de son arrivée par un entretien avec sa responsable de formation, qui lui a remis tous les documents concernant le stage de cette élève : l'identité de la stagiaire, les objectifs de stage, les caractéristiques du stage, etc. Mme X les a lu attentivement et a prévu un entretien d'accueil de 30 min avec l'élève pour cerner sa personnalité, sa motivation, ses attentes, et répondre à toutes ses questions. Elle a prévu de lui énoncer ses horaires, de lui remettre une «*charte d'accueil*» (*cf.* ci-après) et de la présenter aux membres de l'équipe et en particulier à la personne (AP comme elle) qui sera sa *référente*. Elle a prévu aussi de lui remettre les «*documents de l'accueil*» qui l'aideront à mieux connaître la structure.

Tableau 8.3 Exemple d'une charte d'accueil.

L'engagement du service	Les exigences du service
Le service s'engage à : **1. Accueillir le stagiaire** – *l'informer* : lui remettre tous les documents de l'accueil : • fiche d'accueil ou de poste • fiche de présentation de la structure – *échanger avec lui* (lors d'un entretien d'accueil) – *lui attribuer un référent* – *lui présenter le service et le personnel* **2. Évaluer le stagiaire régulièrement** – évaluations théoriques (tester les connaissances relatives à ses missions) – évaluations pratiques lors de MSP (avec le référent) **3. Mettre à sa disposition les documents du service** – dossier de soins – cahier de transmissions, etc. **4. Associer le stagiaire aux réunions de transmissions** – lui donner les jours et heures des réunions	Le service exige du stagiaire de : – définir son projet de stage – connaître les limites de sa fonction – respecter le règlement du service et les horaires attribués – respecter le secret professionnel – respecter les protocoles de soins du service – respecter les règles d'hygiène et de sécurité – respecter les mesures de prévention de l'IN – avoir la tenue professionnelle adaptée – faire preuve de régularité, d'honnêteté – faire preuve d'esprit d'équipe – faire preuve de réserve professionnelle – faire preuve de curiosité intellectuelle (s'informer dans le but de s'améliorer) – faire un rapport de stage en fin de stage
Charte établie en 3 exemplaires (service, stagiaire, et institut de formation). Signatures : le cadre de santé, le stagiaire, l'IFAP (formateur)	

2 | Le tutorat

A Définition du tuteur

Le tuteur est un professionnel qui aide à l'intégration du nouvel arrivant dans le service. Toute personne peut être désignée comme tuteur à condition de respecter la règle de la «parité professionnelle». Le tutorat est une «activité secondaire» puisque le tuteur exerce son métier principal (IDE, AS ou AP). Avant de proposer à quelqu'un d'exercer le rôle de tuteur, il faut préalablement évaluer la charge de travail qui va lui incomber et sa disponibilité. Il faut aussi évaluer ses capacités relationnelles.

B Fonction du tuteur

Le tuteur assure 2 fonctions essentielles, il va socialiser et former le nouvel arrivant.

- *Socialiser* : il permet au nouvel arrivant d'acquérir la «culture du service», il favorise son intégration à l'équipe et ses contacts avec le cadre de santé.
- *Former :* il transmet au nouvel arrivant les «savoirs spécifiques» du service, il développe les situations d'apprentissage et participe aux évaluations.

Ces deux fonctions du tuteur ont donc deux dimensions : pédagogique et relationnelle. Nous allons voir quels «mots clés» elles évoquent (*cf.* tableau ci-après).

Tableau 8.4 Dimensions de la fonction de tuteur et compétences requises.

Pédagogique	Relationnelle
– Former – Informer – Transmettre – Guider – Commenter – Expliquer – Évaluer	– Motiver – Dialoguer – Sécuriser – Rassurer – Respecter – Écouter – Valoriser
Compétences	**Compétences**
– Maitriser des techniques – Expérience professionnelle – Méthodologie – Maitrise du vocabulaire – Organisation	– Assurance – Autorité[14] – Bienveillance – Négociation (gérer les conflits) – Sens des responsabilités – Attitude professionnelle

C « Processus du tutorat »

Le tutorat suit généralement un processus pédagogique basé sur la progression suivante :
- *1er jour* : le tuteur accueille le stagiaire et lui fait une démonstration des soins ;
- *2e jour* : le tuteur propose au stagiaire de passer à l'action en sa présence ;
- *les jours suivants* : le tuteur peut donner au stagiaire son autonomie professionnelle tout en gardant le contact avec lui.

MÉMO

On peut résumer ainsi le processus du tutorat :
① Faire voir
② Faire faire
③ Laisser faire

MÉMO

Voici donc ci-dessous le processus chronologique du tutorat.

a. Le 1er jour : « accueillir » et « faire voir »

Le tuteur saura être disponible au moment de l'arrivée du stagiaire et le prendre en charge.
- **La disponibilité** : le tuteur veillera à :
  - accorder du temps au stagiaire pour faire connaissance, lui présenter les documents de l'accueil et les commenter ;
  - solliciter les questions, il formulera les « non dits » et dissipera ainsi les éventuels malentendus ou les appréhensions.
- **La démonstration – l'observation** :
  - le tuteur fera une démonstration des soins le matin devant le stagiaire. En effet, le 1er jour du stage, le stagiaire doit être un « observateur » ;
  - dans la 2e partie de la journée, le tuteur pourra permettre au nouvel arrivant d'observer d'autres catégories professionnelles (ex. : observer l'IDE ou la puéricultrice dans des soins relevant de son rôle propre). À la fin de la journée, le tuteur réservera un « *temps de bilan* » afin de répondre aux questions du stagiaire.

14. Il ne s'agit pas d'autoritarisme mais d'autorité morale liée à l'expérience, à l'assurance, au sens des responsabilités, à la reconnaissance professionnelle.

Recommandations

Le 1er jour du stage, le tuteur doit éviter de trop en dire. Il évitera de se perdre dans des tâches trop spécialisées et des détails trop techniques. Il se limitera à l'essentiel (ex. : insister sur les règles d'hygiène et de sécurité et les modalités de transmission). Il veillera aussi à exposer la globalité de sa tâche (ex. : il démontrera que pendant que Mlle A fait la toilette de tel ou tel enfant, Mlle B en accueille un autre, et Mme C aide la puéricultrice à un autre soin).

b. Le 2e jour : expliquer et « faire faire »

Dès le 2e jour de présence dans le service, le stagiaire doit pouvoir intégrer sa fonction et son rôle dans le service. Le tuteur lui confie quelques tâches professionnelles de base (ex. : pour un AP, la toilette d'un enfant).

L'explication

Le tuteur explique au stagiaire les objectifs du soin et les précautions à prendre. Il lui montre le matériel disponible. Ayant déjà réalisé le soin la veille devant le stagiaire, il pose quelques questions au stagiaire pour savoir s'il a relevé quelques points importants de la préparation et du relationnel qui doit précéder le soin.

L'action

Le tuteur observe ensuite le stagiaire au cours de la réalisation du soin. Il commente la technique du stagiaire de façon discrète et justifiée par rapport aux critères importants d'hygiène et de sécurité. Le tuteur peut intervenir (refaire un geste important par exemple) et il demande une auto-évaluation à l'élève à la fin du soin. Le tuteur doit savoir faire preuve de *patience* et d'*indulgence* pour stimuler le nouveau soignant dans sa tâche.

c. Les jours suivants : « laisser faire !... » (l'autonomie professionnelle)

Les jours suivants, le tuteur ne peut plus assurer une présence constante auprès du stagiaire, mais il va régulièrement contrôler ses actions, c'est à dire observer l'organisation et l'efficacité des soins, contrôler la validation des transmissions, vérifier le respect des règles d'HSCR, l'utilisation des documents, le relationnel avec le patient et avec les différents membres de l'équipe, écouter les arguments d'une auto-évaluation, évaluer la pertinence de l'observation et des questions.

D L'intérêt pédagogique des « stages »

La formation de l'AP se déroule au moyen d'une alternance de cours théoriques et pratiques à l'Institut et de stages en milieu professionnel. Ces derniers représentent plus de la moitié du temps de formation et constituent un espace privilégié de « mise en situation ». Le stage présente plusieurs intérêts. Il permet au stagiaire de :

- acquérir un « *savoir-faire* » et un « *savoir-être* » ;
- *établir des liens* entre les connaissances théoriques et pratiques confrontées à la réalité des situations ;
- *développer des « attitudes professionnelles »* : adapter son attitude à différentes situations de soins, aux enfants soignés, aux familles, à l'équipe de travail, aux supérieurs hiérarchiques ;
- *évaluer son sens des responsabilités liées à sa tâche* : maintien de la qualité de soins, respect du secret professionnel, des limites de compétences, des partenaires de soins, etc.

D'où l'intérêt d'avoir un tuteur disponible et pédagogue qui sache développer tout le potentiel de l'élève et répondre à ses attentes avec disponibilité et bienveillance.

Situation

Claire est une élève AP qui effectue un stage en pédiatrie. **Marie (la professionnelle)** constate que Claire fait en sorte d'éviter la toilette de B. (5 mois), porteur de sonde. Marie émet déjà un avis négatif à l'égard de la stagiaire lorsqu'elle apprend par l'une de ses collègues, que Claire aimerait beaucoup faire cette toilette mais qu'elle n'ose pas le demander à Marie car elle la voit trop occupée et a l'impression de l'importuner lorsqu'elle lui parle !

Il est évident que cette professionnelle doit « remettre en question » son attitude auprès des stagiaires. Il faut savoir que ceux-ci ont souvent des appréhensions qu'ils n'osent pas exprimer (de peur de paraître bête !), d'où l'intérêt pour le tuteur de se montrer « proche » (facile à atteindre). Les questions sont nécessaires et doivent être posées au bon moment.

E Problèmes posés par l'accompagnement des stagiaires

Les conditions ne sont pas toujours favorables à la mise en place du dispositif d'accompagnement des stagiaires. Plusieurs facteurs sont récurrents. Citons principalement :

- *l'indisponibilité de l'équipe* : les membres de l'équipe argumentent une surcharge de travail et le sous-effectif ;
- *le nombre croissant de stagiaires* sur une même période. Ceux-ci sont vécus comme des éléments perturbateurs ;
- *le manque d'expérience ou de compétence* de certains membres de l'équipe pour aider les stagiaires et répondre aux questions posées (certains professionnels appréhendent l'engagement).

F Bilan du stage en Institut de formation

Les formateurs veillent à recenser les attentes des élèves au cours des débats et d'échanges par groupes. Ceux-ci permettent de :

- *faire le point sur les pratiques* (confronter les procédures apprises à l'Institut et celles proposées dans les services de soins) ;
- *vérifier les conditions de l'encadrement*. Chaque élève exprime son « vécu » et son « ressenti ». Certains formateurs organisent des jeux de rôles à partir de situations de stages (accueil, encadrement, questions…), ce qui permet de faire ressortir les attentes des élèves.

MÉMO

LE TUTORAT DANS LA FORMATION INFIRMIÈRE[15]

- **Il faut savoir que la fonction d'encadrement des stagiaires est explicitée dans le nouveau programme de formation du diplôme d'État d'infirmier. À savoir :**
  - **le maitre de stage est responsable de l'organisation et du suivi de l'encadrement de l'étudiant stagiaire (cadre du service) ;**
  - **le tuteur de stage est responsable de l'encadrement pédagogique du stagiaire (professionnel) généralement formé à l'encadrement ;**
  - **le professionnel de proximité assure le suivi et la formation du stagiaire (professionnels de terrain).**
  - **le formateur référent assure la coordination entre le centre de formation et le lieu de stage (formateur enseignant).**
- **La qualité du tutorat en service de soins apparaît primordiale pour l'apprentissage du métier d'AP. Le tuteur de stage et l'ensemble de l'équipe soignante accomplissent en ce sens un rôle majeur dans l'acquisition des compétences de l'apprenant.**
- **Le travail de partenariat entre les formateurs, l'Institut de formation et les professionnels du terrain se développent. Tout un chacun doit s'impliquer dans l'accompagnement et l'encadrement des stagiaires.**

MÉMO

15. Arrêté du 28 mai 2009 relatif au diplôme d'Etat d'Infirmier.

3 | La méthodologie de l'encadrement

L'auxiliaire de puériculture diplômé peut, avec l'expérience, être amené à devenir tuteur d'élève en stage (un stagiaire) qui accomplit le même parcours professionnel que lui (*un pair*). Pour comprendre l'importance de « l'encadrement formateur », on peut utiliser la méthode du QQQOCP (Qui ? Quoi ? Quand ? Où ? Comment ? Pourquoi ?)

A (Q) Qui former ? Qui est le stagiaire ? Quelle représentation ai-je de lui ?

Généralement, un stagiaire est un élève dans un institut de formation.

- *Selon les définitions* du dictionnaire, un élève est celui qui *apprend* (c'est un apprenant) et qui est formé (par les conseils, l'exemple, l'apprentissage), souvent pour réussir un examen et obtenir un diplôme.
- *Selon l'étymologie*, on trouve dans « élève » le mot « *élever* » c'est à dire « *porter plus haut*, mettre à un niveau supérieur, se hausser… ». l'élève est donc celui qui doit avoir une *curiosité intellectuelle, poser des questions* pour tirer un bénéfice de sa formation. S'il ne le fait pas, cela doit interpeller le tuteur. Il peut y avoir plusieurs raisons qu'il faut décrypter dans l'intérêt du stagiaire.

B (Q) Quoi ? c'est quoi enseigner ? Former ? Encadrer un élève en stage ?

Afin d'assurer une bonne formation et un bon encadrement à un stagiaire, un travail de réflexion est nécessaire.

a. Comprendre la « représentation » que l'on se fait d'un élève

Pour éviter que « l'image » (ou la représentation) que l'on se fait d'un élève soit un frein à l'apprentissage, il faut se questionner.

- Ma représentation de l'élève a-t-elle un lien avec mon vécu lorsque j'étais moi-même élève AP ?
- M'a-t-on permis de prendre la parole, de dire que je n'étais pas d'accord ? L'exemple présenté ci-après nous permet de comprendre quelles sont les représentations que l'on se fait des situations et des élèves.

> ***Situation***
>
> **Loana (AP)** ne demandait jamais aux stagiaires de faire le lit des enfants après la toilette (elle se réservait cette tâche). Elle expliqua au cadre de santé qu'elle avait eu beaucoup de difficultés elle-même à comprendre comment faire les angles du lit au « carré » et qu'elle pensait mettre les élèves en difficulté en leur demandant cela.

La représentation que l'on se fait d'une situation est donc liée à notre vécu, nos habitudes, nos façons de fonctionner. Le professionnel doit savoir se remettre en question.

b. Comprendre l'apprentissage : quel est son processus, quelles sont ses étapes ?

Selon la définition, « l'apprentissage est un processus qui permet d'acquérir les connaissances et les comportements préparant à l'exercice d'une profession. Il suppose donc une immersion de l'élève dans le milieu professionnel, au cours de laquelle il va mobiliser un savoir et analyser des informations. » L'apprentissage s'effectue peu à peu, en adaptant la complexité des situations à la progression de l'élève qui passe par différentes étapes (correspondant à des niveaux d'acquisition de l'apprentissage).

MÉMO

LES NIVEAUX DE L'APPRENTISSAGE

- **Premier niveau : la reproduction des gestes professionnels.**
- **Deuxième niveau : l'intégration des gestes professionnels.**
- **Troisième niveau : la spontanéité professionnelle personnalisée.**
- **Quatrième niveau : l'aptitude à transmettre son savoir.**

MÉMO

C (Q) Quand ? Quand former ? À quel moment ?

La formation du stagiaire est quasi permanente et doit être « un suivi » au quotidien. On ne peut encadrer partiellement un élève, il faut que celui-ci sente une *disponibilité* totale à son égard. Cette attitude du tuteur préviendra les « réserves » de certains stagiaires qui peuvent être préjudiciables à la qualité des soins. *Être très « disponible » et savoir se mettre « au niveau » de l'élève*, c'est faire comprendre à l'élève l'esprit d'équipe et le sens de la collaboration, et ouvrir un dialogue permanent pour se comprendre.

D (O) Où ? Quel est le rôle du lieu de stage, de cet environnement socioprofessionnel ?

La première fonction du stage est de permettre à l'apprenant une confrontation avec le « réel professionnel ». Il va ainsi percevoir la réalité du terrain. Le stagiaire va être confronté à une institution nouvelle sur les plans :
- *technique* (des soins qui font appel à une technologie de pointe) ;
- *humain* (des personnalités différentes) ;
- *organisationnel* (une organisation spécifique, un vocabulaire professionnel…).

L'apprentissage sur le lieu de stage permet au stagiaire :
- d'acquérir et/ou développer des connaissances théoriques, des gestes et des comportements professionnels, le sens des responsabilités ;
- de mémoriser les cours théoriques (dispensés à l'Institut de formation) en confrontant sur le terrain la théorie et la pratique.

E (C) Comment ? Comment former, encadrer ? Quels sont les grands principes à méditer ?

Le tuteur doit appliquer quelques règles pour « bien former » un stagiaire.
- *Se décentrer de soi (de ses propres « représentations » et idées préconçues) et se centrer sur l'objectif à atteindre* :
  - interroger ses représentations, c'est interroger sa pratique dans une démarche d'encadrement, c'est lutter contre les évidences : « Pourtant je lui ai dit ce qu'il devait faire, il devait avoir compris ! » ;
  - expliquer à l'élève les besoins du patient et donc l'importance de son rôle ;
  - faire confiance à l'élève et à ses capacités potentielles, c'est le motiver, le stimuler à bien faire, à se surpasser.
- *Proposer une prise en charge globale du patient pour une meilleure compréhension de son rôle* : par exemple, les soins d'hygiène et de confort à un patient doivent associer toilette et réfection du lit.

F (P) Pourquoi former ou encadrer ? Avec quels objectifs ?

En se posant cette question, le tuteur s'informera des *objectifs pédagogiques* de l'Institut de formation auquel appartient le stagiaire, des *modalités* de l'encadrement et des critères d'évaluation. Il fera le point avec le stagiaire dès l'accueil dans le service de soins.

4 | L'évaluation du stagiaire

A Les critères d'évaluation

- Les *critères d'évaluation* sont définis en fonction des objectifs pédagogiques et des compétences à atteindre. À l'issue de chaque stage, l'élève sera évalué sur son niveau d'acquisition de la compétence. Les personnes ayant participé à l'encadrement de l'apprenti et son tuteur, élaboreront la *grille d'évaluation*.
- *L'évaluation clinique est une évaluation des compétences acquises* selon une progression déterminée par le programme de formation et répondant à des critères précis. L'élève peut également être évalué au cours du stage par une *mise en situation professionnelle* (MSP) destinée à apprécier les acquisitions professionnelles en situation de soins. Le jury est composé d'un formateur de l'Institut de formation, d'un professionnel du service et d'un pair.

B Le principe de notation

Pour évaluer les compétences dans chaque ligne de critère, il faut mettre une croix dans la colonne appropriée.

- Si le stagiaire *n'a pas acquis* les connaissances suffisantes pour réaliser une action, on coche la colonne 0.
- Si le critère *est en cours d'acquisition*, on coche la colonne 1.
- Si le critère *est acquis*, on coche la colonne 2.
- Si le critère *est maitrisé*, on coche la colonne 3.

Il est très important de ne pas mettre de croix entre les colonnes.

C La notation

Chaque compétence est notée sur la base du nombre de critères évaluables multiplié par 3.

- La compétence 1 comprend 10 critères : 10 x 3 = 30 points.
- La compétence 2 comprend 6 critères : 6 x 3 = 18 points.
- La compétence 3 comprend 6 critères : 6 x 3 = 18 points.
- La compétence 4 comprend 4 critères : 4 x 3 = 12 points.
- La compétence 5 comprend 6 critères : 6 x 3 = 18 points.
- La compétence 6 comprend 3 critères : 3 x 3 = 9 points.
- La compétence 7 comprend 4 critères : 4 x 3 = 12 points.
- La compétence 8 comprend 4 critères : 4 x 3 = 12 points.

D Exemple : la compétence 6

La compétence 6 comprend 3 critères. Elle est donc notée sur 9 points (3 x 3). Dans l'exemple ci-dessous, l'élève obtient la note de 5 sur 9.

Compétence 6 : utiliser les techniques d'entretien des locaux et du matériel spécifiques aux établissements sanitaires, sociaux et médicosociaux	0	1	2	3
Les techniques de nettoyage ou désinfection ou stérilisation sont appliquées correctement.		X		
Les matériels et produits de nettoyage sont correctement utilisés.			X	
Les circuits (linge, matériels et déchets) sont respectés.	X			
Total	5/9			

On additionne les points obtenus pour chaque compétence : 2 points pour le premier critère et 3 pour le second. 9 est la note maximale que l'élève aurait pu obtenir pour cette compétence.

5 La législation du travail, les règles professionnelles

Les textes relatifs à la réglementation du travail sont regroupés dans le **Code du Travail**.
Par ailleurs, la convention collective a pour but d'améliorer les dispositions du Code du Travail et de les adapter à des situations particulières d'un secteur d'activité. Elle institue des dispositions sur les conditions de travail.
Tous les salariés bénéficient des applications de la convention dès lors qu'ils sont liés à l'employeur par la signature d'un contrat de travail.

1 | Le contrat de travail

C'est une convention écrite, par laquelle le salarié s'engage à effectuer un travail pour le compte d'un employeur, moyennant une rémunération. Il existe deux sortes de contrat de travail :

- le **contrat de travail à durée déterminée**. Il est conclu pour une durée déterminée, c'est-à-dire limitée dans le temps. Il correspond à un besoin économique de l'entreprise ;
- le **contrat de travail à durée indéterminée**. Il est conclu pour une durée indéterminée, c'est-à-dire à long terme.

2 | La durée du travail dans la fonction publique hospitalière[16]

La durée de travail correspond au temps effectif durant lequel « le salarié est à la disposition de l'employeur et doit se conformer à ses directives sans pouvoir vaquer librement à des occupations personnelles ». Il existe la durée de travail dite à **temps complet** et celle dite à **temps partiel**, où il y a une réduction du temps de travail.
Le temps de travail dans les établissements publics hospitaliers fait l'objet de règles spécifiques[17].

A Organisation générale

La durée du travail est **organisée par l'établissement**, selon des cycles de travail fixés par le chef d'établissement après avis du comité technique paritaire. Voici ses principales caractéristiques.

- Elle comprend les périodes où l'agent est à la disposition de l'employeur, y compris éventuellement les temps de pause et de repas, ainsi que d'habillage et de déshabillage si le port d'une tenue spécifique est obligatoire.
- Elle est fixée à **35 h par semaine** dans les établissements publics sanitaires et sociaux relevant de la fonction publique hospitalière. Le décompte du temps de travail est réalisé sur une durée de travail effective de 1 600 h par an, n'incluant pas les heures supplémentaires susceptibles d'être effectuées.

16. Les sources sont extraites du site du gouvernement « Le portail de l'administration française ».
17. Décret du 4 janvier 2002 (n° 2002-9).

- Le travail est organisé selon les périodes de référence dénommés cycles de travail, dont la durée ne peut être inférieure à la semaine ni supérieure à douze semaines.
- Lorsque la durée de travail effective est supérieure à 35 h par semaine, des **jours supplémentaires de repos** sont accordés, selon différents cas de figure.

B Limitations à la durée de travail

- La **durée de travail hebdomadaire** ne peut excéder 48 h.
- La **durée quotidienne de travail** ne peut, sauf contraintes particulières, excéder 9 h pour les équipes de jours et 10 h pour les équipes de nuit en travail continu. En cas de travail discontinu, la journée de travail ne peut dépasser 10 h 30.
- Le **nombre de jours de repos** doit être de quatre par deux semaines, dont deux au moins doivent être consécutifs, comprenant un dimanche.
- Une **pause** d'une durée minimale de 20 min est accordée lorsque la durée quotidienne est supérieure à 6 h.
- Le **travail de nuit** est défini comme la période de travail comprise entre 21 h et 6 h. Il peut aussi comprendre toute période de 9 h consécutives de travail entre 21 h et 7 h.

3 | L'organisation du temps de travail

- Lorsque la durée hebdomadaire moyenne est comprise entre 35 et 39 h, les agents bénéficient d'heures (ou de jours) de repos supplémentaires au titre de la RTT dans la limite de 20 jours ouvrés par an et en proportion de leur durée hebdomadaire de travail effectif.
- Un agent ne peut accomplir plus de 44 h par semaine.
- Lorsqu'il y a un dépassement des bornes horaires définies par le cycle de travail, les heures supplémentaires font l'objet soit d'une compensation horaire, soit d'une indemnisation.

A Le compte épargne temps

Ce compte permet à son titulaire **d'accumuler les droits à congés rémunérés**. Il peut également être alimenté par le report d'une partie des heures ou jours de RTT, ainsi que par des heures supplémentaires n'ayant fait l'objet ni d'une compensation horaire, ni d'une indemnisation. Chaque agent peut en bénéficier sur sa demande.

B Les congés

Tout salarié à droit à des congés ou à des jours chômés lors des fêtes légales.

a. Congés annuels

Tout agent en activité a droit, pour une année de service accompli (du 1er janvier au 31 décembre) à un congé annuel rémunéré d'une durée égale à cinq fois ses obligations hebdomadaires de service. L'agent y a droit dans tous les cas de figure :
- qu'il soit fonctionnaire titulaire, stagiaire ou agent non titulaire ;
- qu'il travaille à plein temps ou à temps partiel.

Cette durée est appréciée en nombre de jours ouvrés : en général, cinq par semaine pour un agent à temps plein.

MÉMO

Par jour ouvrable, il faut entendre tous les jours de la semaine, du lundi au samedi, à l'exception :
- **du dimanche ou du jour de repos hebdomadaire qui le remplace dans la semaine ;**
- **des jours fériés chômés.**

Par jour ouvré, il faut entendre les jours effectivement travaillés ; par exemple, si l'horaire hebdomadaire du salarié est réparti sur 5 jours (du lundi au vendredi), le samedi étant chômé. Lorsqu'une semaine de congé est posée, il faut décompter 6 jours ouvrables (du lundi au samedi inclus). En revanche, si dans l'entreprise le décompte se fait en jours ouvrés, 5 jours seront posés.

MÉMO

b. Fêtes légales

Sont classés comme jours de fêtes légales **chômés et payés** : le 1er janvier, le lundi de Pâques, le 1er mai, le 8 mai, l'Ascension, le 14 juillet, le 15 août, le 1er novembre, le 11 novembre et le 25 décembre[18].

C Le bulletin de paie

Le bulletin de paie (ou de salaire) est obligatoire selon le Code du Travail. Sur cette fiche de paie sont mentionnées diverses informations relatives :
- à **l'employeur** : nom et adresse, références de l'organisme de cotisations sociales (URSSAF), n° SIRET... ;
- au **salarié** : nom et adresse, emploi occupé, position dans l'établissement, n° d'immatriculation à la Sécurité sociale ;
- au **travail effectué** : période travaillée, nombre d'heures effectuées, taux horaire, valeur du point ;
- à la **rémunération** : nature et montant des primes, rémunération mensuelle brute, montant de la cotisation sociale généralisée, des cotisations salariales et patronales, rémunération nette, date et paiement de la rémunération ;
- aux **congés payés** : date des congés, indemnités correspondantes.

MÉMO

Le bulletin de paie ne doit pas indiquer l'exercice du droit de grève ni faire mention des fonctions de représentant du personnel.

MÉMO

4 | Les institutions représentatives du personnel

Les représentants du personnel sont élus par les salariés de l'entreprise. Ils siègent au Comité d'entreprise (CE), au Comité d'hygiène et de sécurité et des conditions de travail (CHSCT) et peuvent être membres de syndicats professionnels.

A Le comité d'entreprise (CE)

Le CE est informé et consulté sur les questions concernant l'organisation du travail. La formation professionnelle, les projets d'évolution d'effectifs, de restructuration de l'entreprise, les procédures de licenciement collectifs, etc.
Il a un rôle social relatif aux activités sociales et culturelles de l'entreprise (bibliothèque, restaurant) et participe à la gestion des associations sportives et culturelles.

18. Le lundi de Pentecôte a été fixé comme « journée de solidarité » pour l'autonomie des personnes âgées et des personnes handicapées (c'est un jour qui, généralement, n'est plus « chômé » mais « travaillé »).

B Le comité d'hygiène, de sécurité et des conditions de travail (CHSCT)

Le CHSCT contribue à la protection de la santé, à l'amélioration de la sécurité et des conditions de travail des salariés.
Il veille à l'application des règles relatives à la protection des salariés dans ces domaines. Il analyse les conditions de travail et les risques qui y sont liés. Il doit obligatoirement être consulté avant toute décision importante relative à la sécurité et aux conditions de travail.

C Les syndicats professionnels

Les syndicats sont des associations de personnes exerçant la même profession ou des métiers similaires. Le lien professionnel est donc déterminant.
Les syndicats professionnels ont exclusivement pour objet l'étude et la défense des droits des salariés, ainsi que la défense des intérêts matériels et moraux, tant collectifs qu'individuels, des personnes visées par leurs statuts.
Les activités d'ordre religieux, commercial ou politique, sont interdites aux syndicats.

Attestation de formation aux gestes et soins d'urgence

Compétences et objectifs de formation

Compétence

Prendre les mesures adaptées devant un enfant qui présente une détresse mettant en jeu ou non son pronostic vital.

Objectifs de formation[1]

– Identifier les dangers et apprécier la gravité d'une situation.
– Analyser une situation à risque.
– Connaître les gestes à effectuer en cas d'urgence.
– Maintenir l'état de la victime et éviter l'aggravation de son état jusqu'à l'arrivée des secours spécialisés.
– Prévenir les accidents en respectant les règles de sécurité, en aménageant un espace de sécurité, en stimulant l'autonomie et en surveillant les enfants au cours des activités et des jeux.

1. Référentiel de l'auxiliaire de puériculture (AP).

AFGSU

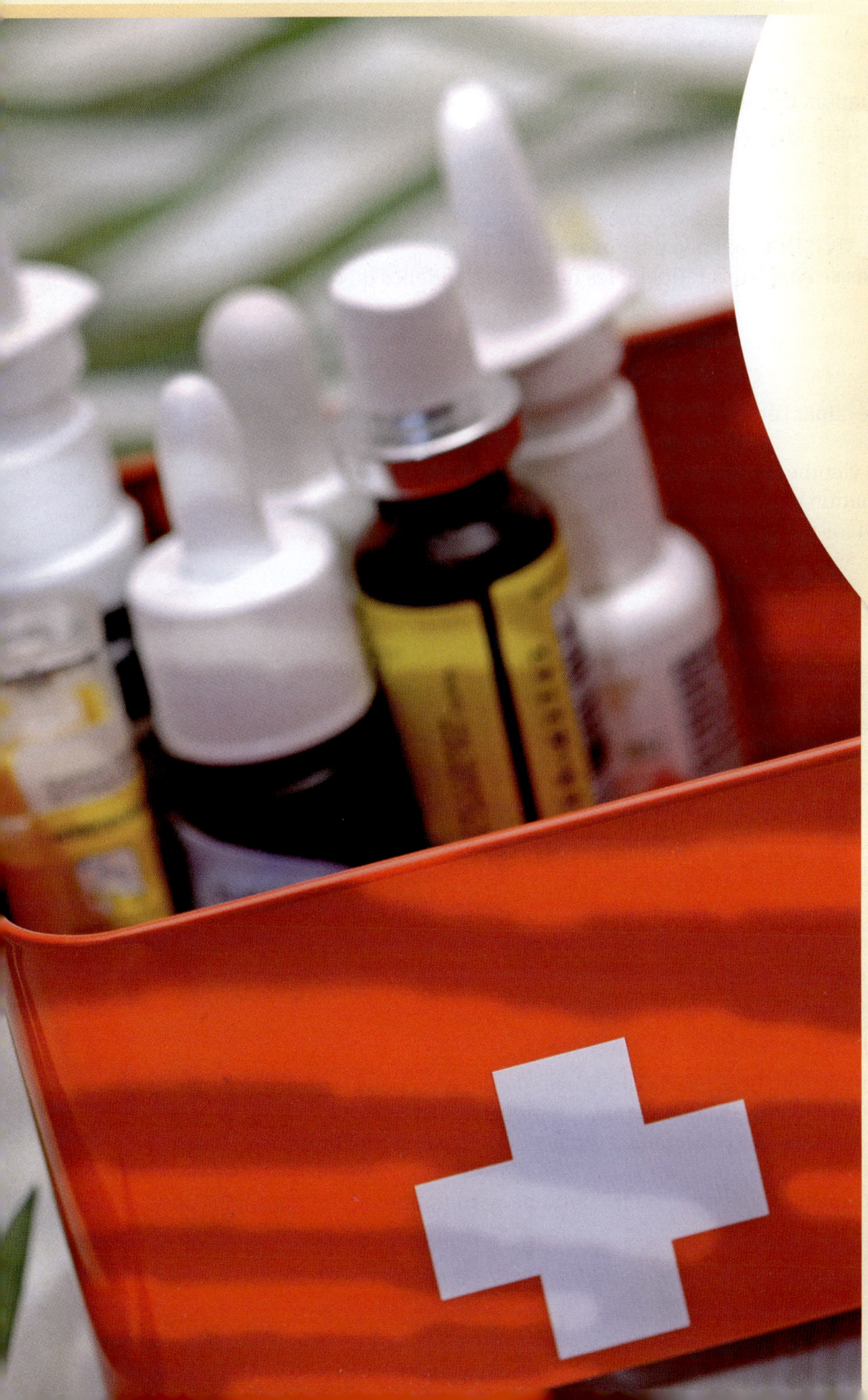

BSIP © cardoso

Fiche 1

Identification d'une situation d'accident – Examen de la victime

1 | Définition

Pour «*identifier*» une situation, il faut savoir l'observer et l'*analyser*.
Pour réussir cette démarche, il est nécessaire de s'appuyer sur :
- des connaissances;
- une expérience.

Rappelons ici que le secourisme est une discipline qui s'apprend sur du «*concret*», d'où l'intérêt de suivre la formation AFGSU, enseignée par des spécialistes.
Nous nous bornerons dans ce chapitre à rappeler les notions essentielles du secourisme.

2 | Objectifs

Le secouriste doit savoir évaluer l'état de la victime, la cause de l'accident et les risques de sur-accident, dans le but de :
- porter assistance à une victime (faire les gestes efficaces et adaptés à la situation);
- transmettre une information pertinente aux secours (SAMU…);
- protéger les personnes (soi-même et les autres personnes).

3 | Situations d'accidents

- *Pascaline (3 ans)* est retrouvée inanimée dans le jardin de la crèche où elle jouait. Tous ses copains sont attroupés autour d'elle; ils sont déconcertés!
- *Martial (5 ans)* s'étouffe au cours d'une manipulation d'objets, il suffoque et pâlit.
- *Arthur (2 ans ½)* arrive en courant vers l'AP. Il a le doigt ensanglanté, il hurle; il est terrorisé par la blessure dont il est victime.

Autant de situations d'urgence auxquelles un professionnel de l'enfance peut-être confronté et qu'il doit savoir maîtriser.

4 | Actions

A Identification de la situation

a. Rechercher la cause de l'accident et déjouer les risques de «sur-accident»

Le premier coup d'œil doit déclencher le geste qui sauve; il doit aussi permettre de faire, non pas un diagnostic (qui est du domaine médical) mais un premier bilan.
- L'examen des environs immédiats l'y aidera (exemple : le toboggan à proximité, le couteau sur le sol…).
- Les renseignements fournis par la victime, ou les témoins, seront utiles (celui «*qui sait*» ou celui «*qui a vu*»).

b. Examiner la victime et alerter

Évaluer les « paramètres de survie »

Les signes traduisant l'intégrité ou la perturbation des grandes fonctions indispensables à la survie sont :

- *la ventilation* : fréquence, régularité, liberté des voies aériennes ;
- *la circulation* : prise du pouls, coloration et température des extrémités ;
- *la vigilance* (ou conscience) : réponse à des questions ou ordres simples (« Avez-vous mal ? Où ? Ouvrez les yeux...).

Évaluer les risques potentiels

Les indices annonciateurs de l'aggravation d'une situation sont, en particulier :

- l'amorce d'un déficit en oxygène (qui conduit à l'*hypoxie* puis à l'*anoxie*) ;
- le ralentissement de la circulation (qui entraîne son inefficacité puis son arrêt) ;
- les défauts de la vigilance (préalables à la perte de conscience).

Remarque

Le secouriste ne pourra procéder à cette inspection des points de surveillance de la survie, que lorsqu'il aura acquis les *connaissances utiles* pour faire face aux situations d'urgence.
Cet examen lui permettra d'alerter en donnant des informations pertinentes aux secours sollicités (SAMU...).
Voyons ci-dessous quelques notions essentielles sur l'examen de la victime.

B Examen de la victime et surveillance

L'examen de la victime porte sur 3 points : la ventilation, la circulation et la vigilance.

a. La ventilation

Vérifier les mouvements de la poitrine (ou de l'abdomen)

Ils indiquent la fréquence respiratoire. De plus, on perçoit un flux d'air en approchant sa joue des orifices ventilatoires de la victime (nez et bouche). La joue est en effet très sensible au moindre souffle. La victime respire t-elle ? Comment ? S'assurer du passage de l'air.

Ventilation normale

- 12 à 20 mouvements/minute chez l'adulte ;
- 25 à 30 mouvements/minute chez l'enfant ;
- 35 à 40 mouvements/minute chez le nourrisson.

Observer la coloration de la peau au niveau du visage et des extrémités (lèvres, ailes du nez, lobe des oreilles, ongles...)

Elle peut révéler une mauvaise oxygénation du sang par une cyanose (coloration bleue violacée) alors qu'une couleur rosée est le signe d'une bonne oxygénation du sang et d'une ventilation efficace.

Exemple : pour l'ongle, appuyer sur l'ongle pour chasser le sang des vaisseaux sous-jacents, l'ongle devient blanc ; on relâche la pression, l'ongle se recolore.

Normes

- Une coloration rosée indique une bonne oxygénation du sang.
- Une coloration lilas indique une mauvaise oxygénation du sang.

b. La circulation

Outre la couleur de la peau (visage et extrémités), qui signera une mauvaise ou une bonne oxygénation du sang, c'est le *pouls* qui constitue l'élément de contrôle essentiel de la circulation. Il faut apprendre à apprécier sa fréquence.

Fréquence normale
- De 60 à 80 pulsations/minute chez l'adulte ;
- de 80 à 100 pulsations/minute chez l'enfant ;
- de 100 à 120 pulsations/minute chez le nourrisson.

On prendra le pouls au niveau du cou (artère carotide) ou au pli de l'aine (pouls fémoral) ou au bord interne du bras (pouls huméral) juste au-dessus du coude.

c. La vigilance ou conscience

La perte de conscience prolongée, accompagnée d'une absence de réactions d'éveil, même sous l'effet de stimulations, est appelée coma. La vigilance se définit comme étant la possibilité de mise en jeu des réflexes de sécurité (déglutition…). Pour tester la vigilance, il faut tester le toucher, l'ouïe et les pupilles.

Au niveau du toucher, de l'ouïe

Pour tester la perte de conscience de la victime, le secouriste doit :
- pincer sa peau pour vérifier sa réaction ;
- l'appeler, lui poser une question, lui demander de prendre sa main.

Remarque

La disparition de la vie de relation peut survenir immédiatement au moment de l'accident. Elle peut aussi être progressive. Le secouriste doit y attacher une importance primordiale. Par ailleurs le secouriste devra prendre garde à ne pas faire, à proximité de la victime, de commentaires sur son état. L'ouïe est le sens qui subsiste le dernier lors de la perte de vigilance et la victime, insensible en apparence, peut parfaitement entendre ce qui se dit autour d'elle.

Au niveau des yeux

Le secouriste observera les *pupilles* de la victime.
À l'état normal
- Á la pleine lumière, les pupilles doivent rétrécir ;
- à l'ombre, les pupilles doivent s'agrandir.

Leur absence de réaction est un signe d'arrêt circulatoire entraînant la mise en œuvre immédiate de moyens de réanimation (*ventilation artificielle orale + massage cardiaque externe*).

Fiche 2

Alerte et protection des personnes en cas d'accident

1 | Définitions

- *L'alerte* est l'acte par lequel une personne, témoin d'un accident, transmet des informations pertinentes aux secours (SAMU, SMUR, médecin).
- *La protection des personnes* est l'acte par lequel le secouriste évite le sur-accident pour lui-même et pour les autres.

Fig. 1 **Le 112 est un numéro d'appel unique**

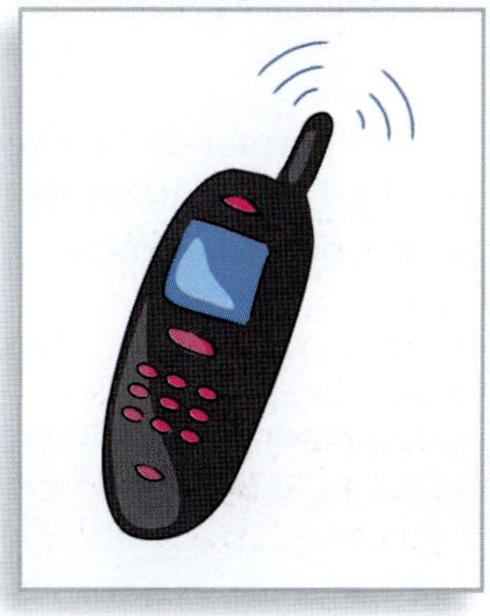

2 | Objectifs

Alerter, c'est éviter la panique et être efficace rapidement. La répartition des rôles et la répétition des conduites à tenir est indispensable. La technique varie suivant le nombre de personnes disponibles dans le service.

3 | Méthodologie de l'alerte

Pour mieux comprendre la méthodologie, utilisons le questionnement mnémotechnique (QQQOCP).

A Q : « Qui » passe l'alerte » ?

C'est la personne qui est le plus rapidement mise en contact avec l'accidenté.

B Q : « Qui contacter » ?

La personne peut appeler :
- le SAMU : faire le 15 pour bénéficier de conseils médicaux, être guidé pour effectuer les gestes appropriés, ou obtenir des secours médicalisés ; dans les cas graves, le SAMU envoie une équipe du service médical d'urgence et de réanimation (SMUR) ;
- les pompiers : faire le 18 en cas d'incendie, de secours aux personnes en cas d'accident ;
- le 112 : numéro d'appel unique des urgences sur le territoire européen (recommandé pour les étrangers en France ou les Français à l'étranger).

Tous ces numéros sont gratuits et interconnectés.

C Q : « Que signaler » ?

L'appelant donne un message complet :
- le numéro d'appel, ses nom et prénom, sa fonction ;
- la nature de l'accident, le lieu précis et l'heure (précise ou approximative) ;
- le résultat de l'examen (problèmes, symptômes observés...) ;
- les dangers persistants (incendie, explosion...) ;
- le nombre de victimes ;
- les actions effectuées.

D Q. C : « Où et comment passer l'alerte ? »

Le secouriste utilisera un téléphone portable (s'il en a un) ou sollicitera quelqu'un (sur le lieu de l'accident) susceptible d'en avoir un (ce qui aujourd'hui est fréquent). Il peut aussi utiliser le téléphone de la structure d'accueil (ex. : crèche).

E P : « Pourquoi alerter » ?

L'alerte permet de *faciliter l'accès des secours* dans les meilleures conditions (rapidité et efficacité). D'où l'intérêt de donner des informations pertinentes et de répondre aux questions posées par les secours.

MÉMO

Toujours attendre les instructions et les conseils avant d'éteindre le téléphone.

MÉMO

4 | Méthodologie de la protection des personnes

A 1re phase : l'analyse de la situation et de l'alerte

Le secouriste se posera 2 types de questions.

a. Quels sont les risques persistants ?

- Suis-je menacé ?
- D'autres personnes sont-elles menacées ?
- Peut-on *supprimer* ces risques sans danger (pour moi et pour les autres) ?
- Peut-on *isoler* les dangers potentiels (ex. : couper le courant, stopper un début d'incendie, fermer le gaz) ?
- Peut-on *soustraire la victime* sans risques ?
- S'il y a un risque, comment *organiser le périmètre de sécurité* ?

b. Dois-je passer l'alerte ? Ou faire alerter ? Quelle est la situation ?

B 2e phase : le dégagement de la victime ou la PLS

Selon la situation, il y a 2 façons de protéger la victime :
- soit la dégager du lieu de l'accident, si cela est nécessaire ;
- soit la mettre en PLS (position latérale de sécurité).

a. Technique de dégagement de la victime

Fig 2 **Dégagement de la victime par les chevilles**

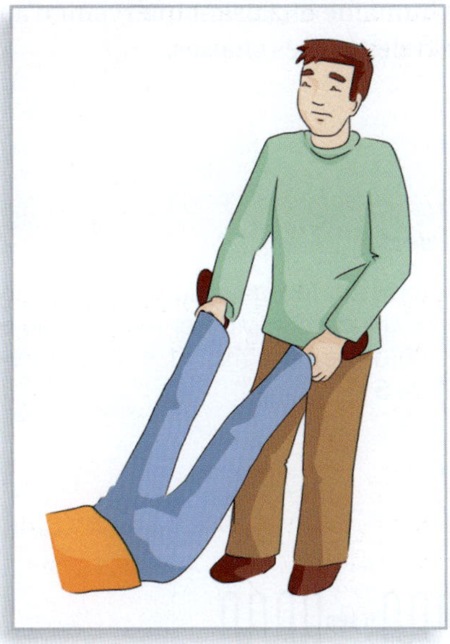

Fig. 3 **Dégagement de la victime par les poignets**

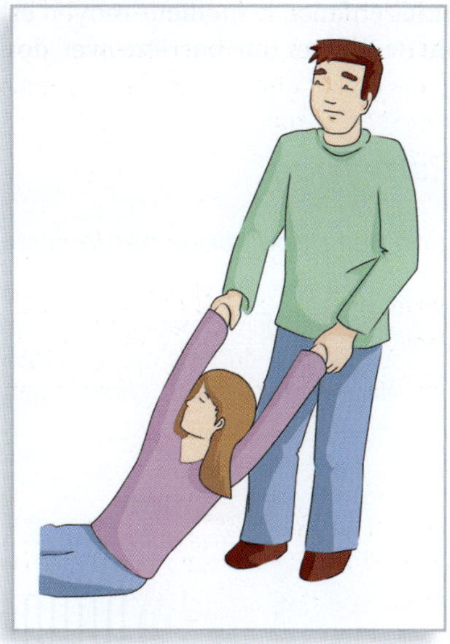

b. Technique de la PLS

Il s'agit de placer l'enfant dans la position la plus favorable en attendant les secours : c'est la position latérale de sécurité (PLS).

Fig. 4 **Position latérale de sécurité (PLS)**

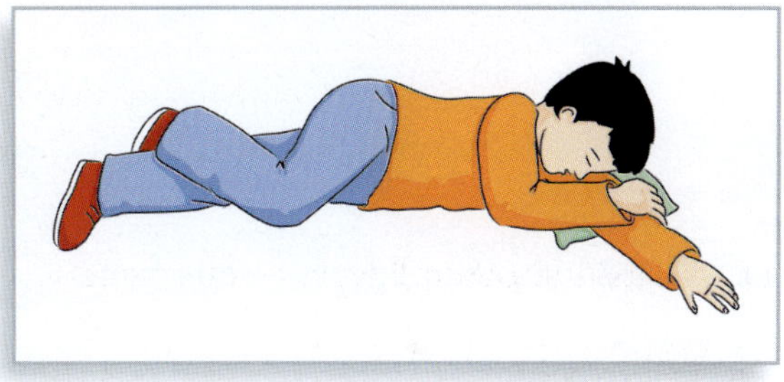

- Cette position est indiquée pour :
  - *l'enfant inconscient*, car le relâchement musculaire peut entraîner la chute de la langue et causer une asphyxie ;
  - *l'enfant qui vomit*, afin d'éviter une « fausse-route ».
- Le secouriste doit :
  - mettre l'enfant sur le côté ;
  - faire fléchir la jambe au contact du sol ;
  - allonger l'autre jambe ;
  - poser la tête légèrement en arrière (la bouche doit être ouverte et tournée vers le sol) ;
  - dégager les bras du thorax ;
  - glisser un coussin sous le bras en contact avec le sol et un coussin derrière le dos.

MÉMO

Il s'agit aussi de :
- **rassurer la victime et ses proches ;**
- **couvrir la victime ;**
- **rester auprès d'elle et la surveiller.**

MÉMO

C 3e phase : le périmètre de sécurité

Pour interdire *l'accès à la zone de risque* ou le contact avec l'enfant blessé, on peut utiliser le matériel à proximité du lieu de l'accident. Exemple : en cas d'accident à la crèche, il s'agira d'éloigner les enfants, le meilleur moyen est l'aide humaine en faisant intervenir d'autres personnels ou de dresser une barrière avec des tables et des petites chaises.

Remarque

Protection des populations par le système d'alerte

L'alerte a pour but d'avertir la population d'un risque imminent (nuage toxique, accident technologique de grande ampleur, tornade). Un exercice se déroule chaque premier mercredi du mois. Le signal national consiste en trois cycles successifs d'une durée de 1 min 41 s d'une sirène à son modulé (montant et descendant), séparés par un arrêt de 5 s).

Fig. 5 Alerte

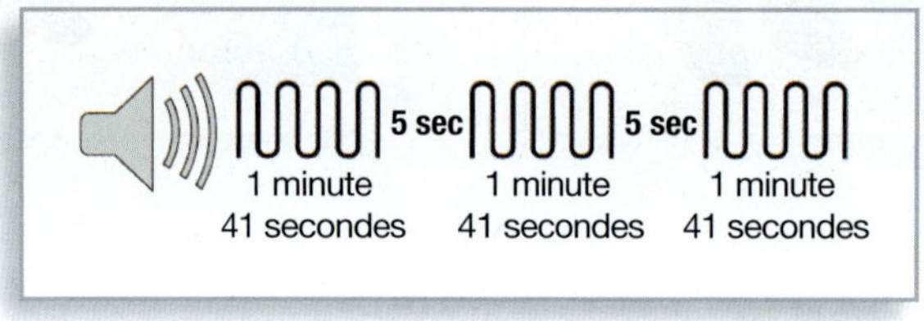

Fiche 3

Plaie simple sans saignement important

1 | Définition

On appelle plaie simple une plaie superficielle, sans saignement abondant et éloignée des organes nobles (loin de l'œil et des orifices naturels).

2 | Objectifs

- Éviter l'aggravation de l'état de la victime (arrêter l'écoulement sanguin).
- Éviter l'infection (nettoyage de la plaie).
- Éviter le sur-accident (risque d'AES), se protéger et protéger les autres enfants.

3 | Situation : l'accident de Joe (2 ans) à la crèche

Joe est un enfant vif, très actif, à la personnalité de « leader ». Toutes les occasions sont bonnes pour se faire remarquer du groupe de ses copains. Aujourd'hui, trompant la vigilance de Marie (AP), il a sauté d'un banc un peu haut et s'est heurté à la partie acérée d'un objet placé par mégarde sur le terrain de jeux. Un saignement important s'est produit à la jambe. Tous les enfants se sont attroupés autour de lui. Marie est intervenue pour lui porter secours.

4 | Actions

A Identification de la situation et alerte

Le secouriste agit en plusieurs temps.

a. Examiner la victime (*cf.* Fiche 1)

b. Examiner la plaie

- Observer l'aspect de la plaie :
  - saigne-t-elle beaucoup ?
  - est-elle propre ou souillé ?
- Observer la localisation (partie du corps ?).
- Rechercher la cause de la plaie (facteur aggravant ?). Exemples : objets ayant traversé la peau (clou rouillé, éclat de bois, métal…), la souillure est profonde.

c. Passer l'alerte

- Le secouriste fait passer l'alerte (par un témoin adulte).
- En l'absence de témoin, il faut agir avant d'alerter.

B Protection des personnes

- L'AP se protège (*risque d'AES*) par le port de gants ou de masque.
- L'AP protège les autres enfants (périmètre de sécurité).

C Soins de la plaie

Pour secourir un enfant présentant une plaie, voyons la procédure à respecter dans 3 situations d'accidents (*cf.* Tableau 1).

Tableau 1 Procédure pour les soins de la plaie.

	a. Plaie superficielle	
Moyens	**Actions**	**Précautions**
Gants jetables Eau + savon liquide	Se laver les mains (ou SHA), mettre des gants Nettoyer la plaie à l'eau et au savon	Nettoyer la plaie de l'intérieur vers l'extérieur en renouvelant la compresse après chaque geste, puis sécher
Produit désinfectant[a]	La désinfecter (avec un produit désinfectant déposé sur une compresse)	Pour désinfecter la plaie, ne pas utiliser d'alcool (sensation de brûlure) et ne pas utiliser de colorant car il peut cacher l'évolution de la plaie
Compresses stériles	Recouvrir la plaie de compresses	
Pansement adhésif	– Faire un pansement adhésif – Surveiller les signes d'infection : rougeur, douleur, gonflement (œdème), chaleur	Le pansement adhésif protège contre les risques de souillure Il doit être changé fréquemment
	b. Plaie profonde	
	Nettoyer et désinfecter Appeler un médecin en urgence	Le médecin rapprochera les bords de la plaie (Stéritrip ou suture)
	c. Plaie à un organe sensible (position d'attente des secours)	
	L'AP doit installer l'enfant en fonction de la localisation de la plaie[b] – *Position à plat tête calée en cas de plaie à l'œil.* Pour éviter une aggravation de la lésion, il faut demander à l'enfant de fermer les yeux (sauf en présence d'objet dans la plaie; dans ce cas, lui demander de fixer un point afin de ne pas bouger les yeux) – *Position « demi-assise » en cas de plaie grave au thorax afin de faciliter la respiration de l'enfant* – *Position « cuisses et genoux fléchis » en cas de plaie grave à l'abdomen.* Pour rapprocher les bords de la plaie et ainsi diminuer la douleur, il faut relâcher les muscles abdominaux	

a. Type eau oxygénée pour la peau ou dakin pour les muqueuses.
b. Selon le cas, le secouriste n'intervient pas du tout.

D Précautions complémentaires

Le secouriste doit :

- couvrir l'enfant (excepté la plaie) ;
- le rassurer et le surveiller ;
- demander aux parents de l'enfant :
  - de contrôler que la vaccination antitétanique soit récente,
  - de surveiller l'absence de signes inflammatoires (signes infectieux) dans les jours qui suivent.

En cas de problème, il conseille aux parents de consulter un médecin.

Fig. 6 Les soins de la plaie

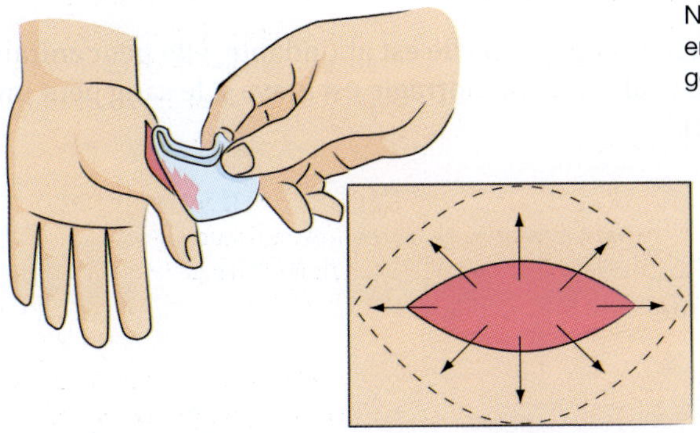

Nettoyer la plaie de l'intérieur vers l'extérieur en renouvelant la compresse après chaque geste, puis sécher.

Fig. 7 La position d'attente

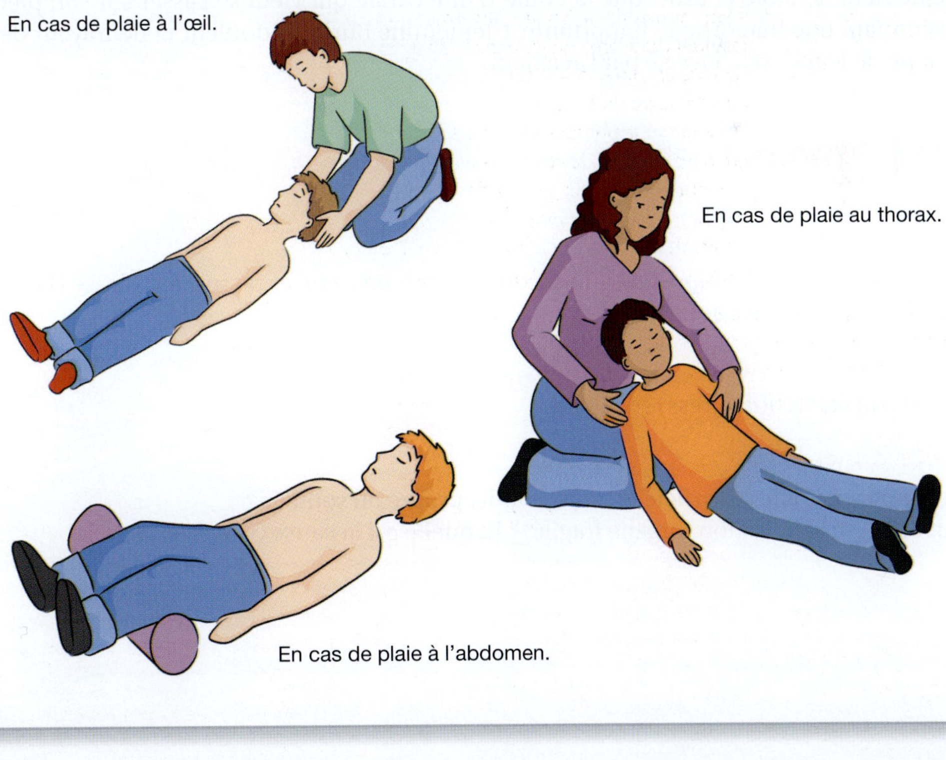

Fiche 4

Blessure grave avec saignement important

1 | Définition

L'hémorragie traduit la lésion d'un vaisseau sanguin. Si elle est abondante, elle peut entraîner un état de choc. C'est donc une urgence vitale (une hémorragie est grave si le sang peut imbiber un mouchoir en quelques secondes).

2 | Objectifs

- Éviter l'aggravation de l'état de la victime.
- Arrêter l'écoulement sanguin.
- Éviter le sur-accident (risque d'AES).

3 | Situation : la blessure de Clémentine (3 ans)

Clémentine prend un repas à table avec ses grands frères et sœurs et leurs amis, à l'occasion d'un anniversaire. Il y a de la musique et du bruit. Vers le milieu du repas, Clémentine se lève brusquement de table et provoque la chute d'une carafe qui vient se casser sur son pied, lui occasionnant une hémorragie importante. Clémentine hurle de douleur et de frayeur devant le groupe de jeunes déconcerté par l'accident.

4 | Actions

A Conduite à tenir en cas d'hémorragie importante

Face à une hémorragie importante, le secouriste doit *agir vite* et rassurer le blessé (la vue du sang effraie toujours les enfants).

a. Examiner la victime

Quel est son état (choc, stress) ?

b. Déterminer la nature de la blessure

- La blessure est-elle superficielle ou profonde, propre ou souillée ?
- Quelle est sa localisation (organe fragile) ? Et quelle est la cause (verre, fer) ?

c. Déterminer la nature de l'hémorragie

Tableau 2 Différentes sortes d'hémorragies.

Nature de l'hémorragie	Caractéristiques de l'hémorragie	Exemples d'hémorragie
– Externe – Interne	– Le sang coule hors du corps – Le sang coule à l'intérieur du corps	– Epistaxis (saignement du nez) – Traumatisme crânien : hémorragie cérébrale
Interne extériorisée	Le sang coule à l'intérieur du corps et en ressort à distance	Hématémèse (saignement de l'estomac, vomissement de sang)
Artérielle	Le sang coule par saccade	Sang rouge vermeil
Veineuse	Le sang coule en nappe	Sang rouge sombre
Capillaire	Le sang coule très faiblement	Sang rouge vermeil ou rouge sombre

MÉMO

L'alerte doit être immédiate. C'est une urgence vitale. Face à une hémorragie, il est urgent de *faire alerter* et de veiller à éloigner les autres enfants (périmètre de sécurité) pendant que le secouriste procède à la *compression* pour stopper l'hémorragie. La compression s'effectue entre deux plans durs : l'os et la main de l'opérateur. Il faut réaliser la compression suivant l'importance de l'hémorragie.

MÉMO

B Conduite à tenir en cas d'hémorragie externe importante

Le secouriste doit :

- comprimer la partie qui saigne avec un ou plusieurs doigts (selon la taille de la plaie) ;
- allonger la victime sur le sol rapidement, afin de concentrer la circulation dans les parties vitales (cerveau, cœur, poumon). Pour allonger la victime enfant, on peut le porter ou l'aider à s'allonger en le maintenant par les épaules ;
- rassurer l'enfant victime et s'assurer qu'il garde conscience (lui parler, le questionner) ;
- le couvrir (sauf la plaie) car la perte de sang et la mise au sol occasionnent un refroidissement ;
- maintenir la compression directe jusqu'à l'arrivée des secours.

Fig. 8 Compression directe d'une hémorragie sur un membre

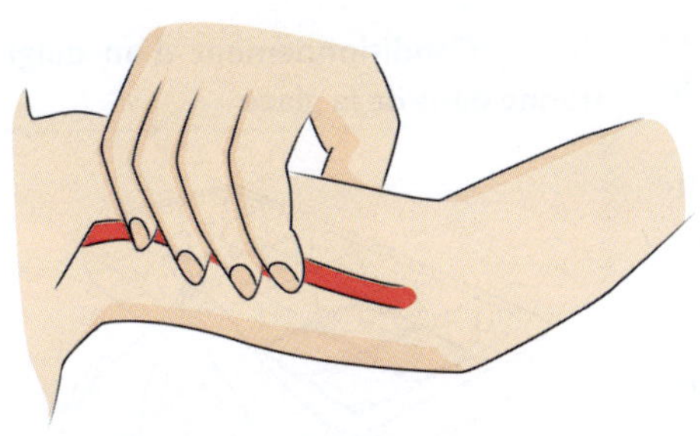

a) Compression avec les doigts

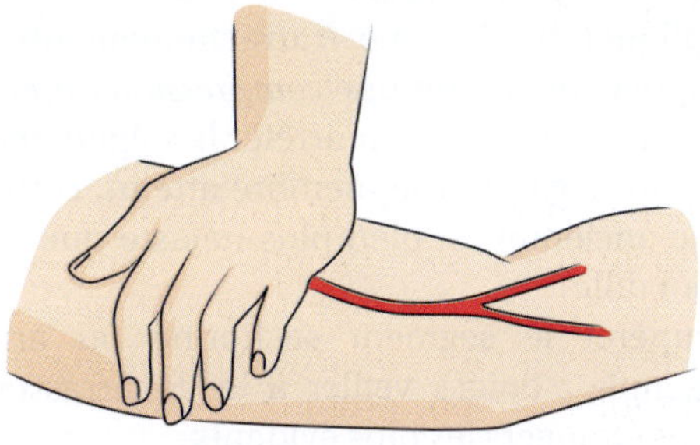

b) Compression avec la main

C Conduite à tenir en cas d'échec de la compression directe : la compression à distance

Dans le cas d'une hémorragie, le point de compression est situé entre la plaie et le cœur.
Il existe différents points de compression en fonction de la localisation de l'hémorragie. (*cf.* Tableau 3).

Tableau 3 Les points de compression.

Localisation de l'hémorragie	Point de compression	Illustration
Cuir chevelu	Devant l'oreille (1).	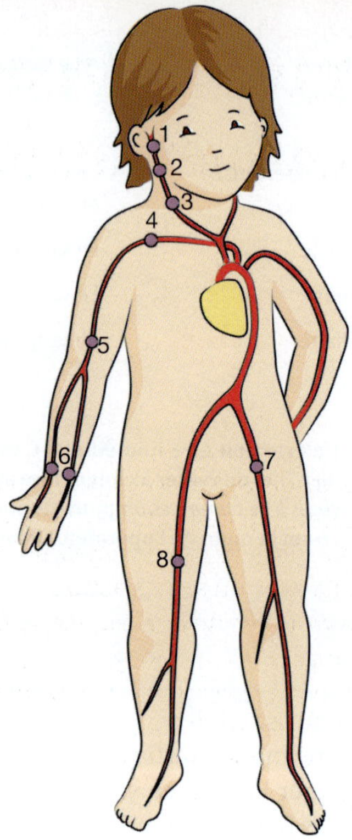
Visage	Creux des joues (2)	
Cou	Face latérale du cou (3)	
Poitrine ou aisselles	Derrière la clavicule (4)	
Bras	Face interne du bras (5)	
Mains	Face antérieure du poignet (6)	
Jambes	Pli inguinal (7)	
Pieds	Face interne de la cuisse (8)	

D Conduite à tenir devant un arrachement de membre[2]

Des arrachements de membre peuvent être associés aux plaies graves et profondes. Ce sont des accidents rares en structures d'accueil. Toutefois l'enfant peut y être exposé à l'extérieur (lors d'accidents de la circulation, de manèges, de jeux divers). Le secouriste veillera à :

- appliquer sur la zone d'arrachement un linge propre et maintenir une *compression appuyée* le temps nécessaire, pour arrêter le saignement ;
- ne jamais garotter le membre atteint, cette attitude ancienne est bien plus néfaste que réellement utile ;
- récupérer le segment sectionné ou arraché (exemple : doigt), veiller à le débarrasser des corps étrangers les plus évidents ;
- l'envelopper dans un tissu et le mettre dans un sac plastique propre avec de la glace (*cf.* Fig. 9) ;
- alerter le SAMU (transport urgent vers un hôpital en vue d'une réimplantation du membre). Entre l'accident et l'heure de l'intervention, on dispose d'un délai de 6 heures environ.

Fig. 9 **Conditionnement d'un doigt sectionné dans de la glace**

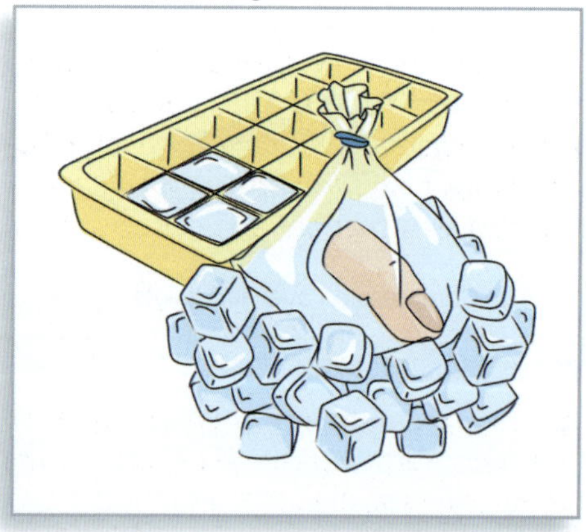

2. Recommandations du Dr Lavaud (SMUR/Paris-Hôpital Necker enfants malades).

Fiche 5

Traumatismes crâniens Troubles de la vigilance

1 | Définitions et caractéristiques

A Définitions

- Les troubles de la vigilance sont des troubles du système nerveux central consécutifs à une diminution de l'alimentation en oxygène des cellules nerveuses.
- Les causes de ces troubles peuvent êtres multiples. Citons notamment les traumatismes crâniens avec ou sans fracture.
- Les troubles de la vigilance se manifestent sous 3 formes : l'évanouissement, la syncope et le coma :
  - *l'évanouissement* est la perte de connaissance limitée dans le temps avec ventilation et circulation perturbées mais maintenues ;
  - *la syncope* est la perte de conscience avec arrêt ventilatoire et circulatoire ;
  - *le coma* est la perte de conscience prolongée.

B Caractéristiques

Il y a 2 degrés de profondeur des troubles de la vigilance :

- *la somnolence* : la victime ressent un besoin de sommeil important (elle répond aux ordres mais est hébétée) ;
- *la perte de conscience* : la vigilance est conservée mais très perturbée (la victime ne répond pas aux ordres).

2 | Objectifs

Le secouriste veillera à éviter les *risques majeurs* liés à cet état ; en particulier la disparition des « réflexes de sécurité » de la personne :

- *le relâchement musculaire* : risque d'avaler sa langue ;
- *le danger ventilatoire* : le cycle *hypoxie – anoxie* peut s'installer et les dommages sont irréversibles (destruction des cellules nerveuses).

3 | Situation : le « trauma » de Tina (6 ans)

Tina apprécie les jeux de courses, d'escalades qui répondent bien à son besoin d'hyperactivité. Les éducateurs du centre de loisirs ont remarqué que Tina suivait davantage les garçons, que les filles de son âge.

Aujourd'hui, lors d'un jeu de rôles, elle est tombée d'une échelle. Elle a poussé un cri et puis le silence. Ses copains ont d'abord cru qu'elle dormait mais Tina n'ouvrait plus les yeux. Elle venait de subir un grave traumatisme crânien, qui heureusement fut rapidement pris en charge par les secours.

4 | Actions

A Identifier la situation et alerter

- Examiner la victime (*cf.* Fiche 1).
- Déterminer la nature de ses troubles : la questionner, localiser la douleur (si possible).
- Faire alerter (c'est une urgence vitale).
- Faire protéger les personnes (éviter le sur-accident).

B Conduite à tenir lors d'une « perte de conscience »

Règles générales

- Veiller à ne pas bouger la victime *suspectée* d'un traumatisme.
- Ne jamais retirer le matériau qui a empalé ou traversé un membre ou une autre partie du corps, lors d'une chute.

- Si la victime se plaint de douleurs cervicales, il faut immobiliser sa tête (*cf.* Fig. 10).
- Couvrir la victime, la rassurer tout le temps (même si elle paraît inconsciente).
- Surveiller de très près la victime, une atteinte du cerveau est toujours possible. Elle peut se révéler secondairement par des vomissements, une agitation, une prostration.

Surveiller :

- le pouls (rythme, amplitude) ;
- la ventilation (fréquence, amplitude) ;
- les yeux (pupilles) ;
- la peau (coloration).

Noter l'heure des différentes manifestations successives.

C Conduite à tenir lors d'un « coma »

On distingue 3 types de coma :

- le coma stade I (ou coma vigil) : la conscience n'est pas abolie complètement ;
- le coma stade II : les réflexes de sécurité (déglutition, toux) sont abolis ;
- le coma stade III : la perte de conscience est totale.

La conduite à tenir par le secouriste est la suivante :

- desserrer les vêtements de la victime ;
- selon les consignes reçues, allonger la victime sur le dos, tête basse, les jambes levées à la verticale au-dessus de la tête (ce qui fait refluer le sang vers le cœur et le cerveau) ; on peut aussi lui tapoter les joues, tout en lui parlant et la rassurant ;
- selon le cas, pratiquer la ventilation artificielle (méthodes orales) associée au massage cardiaque externe (MCE).

D Conduite à tenir lors d'un traumatisme chez le nourrisson

Les chutes du petit nourrisson de moins de 1 an doivent être prévenues, car elles sont nombreuses et se soldent presque toujours par un traumatisme crânien (ex. : chute de la table à langer, du couffin posé sur la table, de la chaise haute, défenestration…).

a. Situations

Après le choc, 3 situations sont possibles :

- l'enfant n'a pas perdu connaissance (il pleure, crie) ;
- l'enfant perd connaissance, puis reprend conscience (9 fois sur 10 il n'aura rien) ;
- l'enfant reste inconscient, le SAMU recommande aux parents de mettre l'enfant en PLS pour éviter les fausses routes alimentaires.

b. Surveillance

La surveillance, pendant les premières heures, est axée sur :

- **l'état de conscience** (toute somnolence, agitation ou apathie est suspecte) ;
- **la symétrie des pupilles** (toute asymétrie d'une pupille par rapport à l'autre est anormale) ;
- **la mobilisation des membres de l'enfant** (tout membre flasque laisse suspecter une paralysie) ;
- **l'apparition de vomissements ou de convulsions** à distance de la chute sont des symptômes signalant une atteinte cérébrale.

c. Recommandation

La première nuit de surveillance, réveiller l'enfant toutes les 3 heures pour s'assurer qu'il ne sombre pas dans le coma.

Fig. 10 Maintien de la tête lorsque la victime se plaint de douleurs cervicales

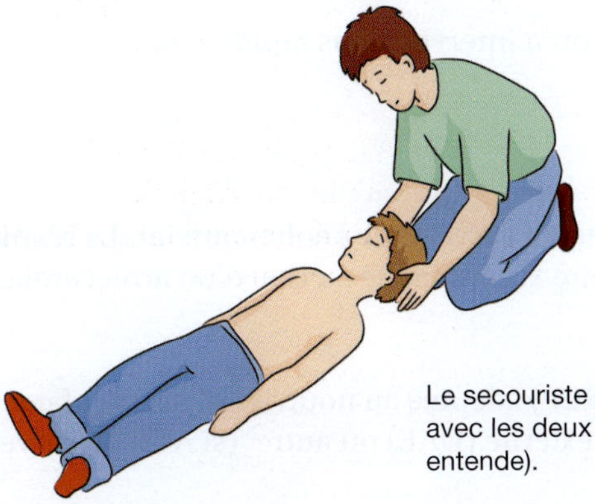

Le secouriste se place à genoux derrière la victime, maintient la tête avec les deux mains, sans toucher les oreilles (afin que la victime entende).

Fig. 11 Mouvements du sang dans le corps

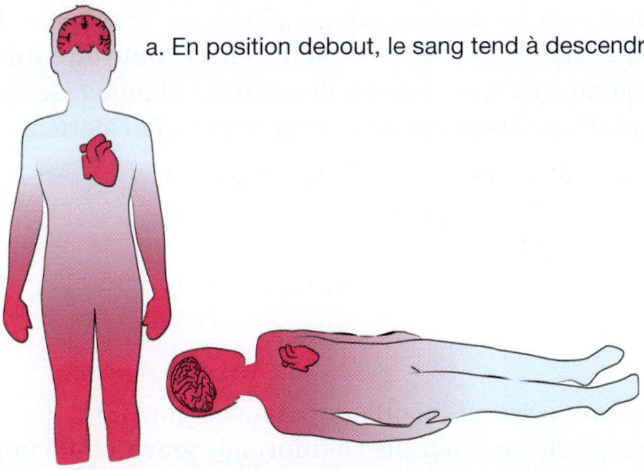

a. En position debout, le sang tend à descendre vers les membres.

b. En position allongée, le sang reflue vers les organes vitaux (cerveau et cœur).

Fiche 6

Arrêt cardio-respiratoire Réanimation

1 | Définition

L'arrêt cardio-respiratoire (ACR) est l'arrêt du fonctionnement de deux organes vitaux : le cœur et les poumons.
Un tel état peut amener la mort en 5 minutes si l'on n'intervient pas rapidement.

2 | Objectifs

Amener le plus rapidement possible de l'oxygène au cerveau de l'enfant atteint. La réanimation est mise en place dès qu'il y a arrêt respiratoire accompagné ou non d'un arrêt cardiaque.
Il s'agit de :

- libérer les voies aériennes ;
- réaliser une réanimation cardio-pulmonaire (RCP) adaptée au nourrisson ou à l'enfant ;
- mettre en œuvre un défibrillateur automatisé externe (DAE) ou autre[3] (si ACR de survenue brutale sans traumatisme).

3 | Situation : la chute de Claire (10 ans)

Claire (10 ans) est une petite fille qui va tous les mercredis au centre aéré. Elle apprécie les jeux avec les garçons où elle joue un rôle. Elle aime se faire remarquer par les autres. Hier elle a choisi de grimper sur un mur à l'aide d'une échelle et d'aller encore plus haut. Ses copains l'applaudissaient lorsqu'un élément du mur s'est détaché sous ses pieds ; elle a chuté de 3 mètres. Elle était inanimée au sol lorsque l'éducateur, alerté par les cris des autres enfants, s'est approché du lieu de l'accident. C'est lui qui a pratiqué les gestes de 1re urgence et a fait alerter.

4 | Actions

A Identification de la situation et alerte

Le secouriste doit agir très vite :

- examiner la victime (conscience ? respiration ? tonus ? couleur cutanée ? pouls ?) ;
- déterminer la cause de l'arrêt cardio-respiratoire. Exemple : hémorragie grave, chute importante, plaie grave, etc. ;
- faire alerter (urgence vitale), ne pas quitter la victime. En l'absence de témoin il faut effectuer 2 min de RCP avant d'alerter lorsque l'enfant est non pubère, et ramener un DAE s'il s'agit d'un enfant de plus de 1 an ;
- protéger les personnes, faire établir un périmètre de sécurité.

3. DSA (défibrillateur semi-automatique) ou DA (défibrillateur automatique).

B Conduite à tenir

Lors d'une réanimation, il y a 3 étapes essentielles :
- la désobstruction des voies aériennes ;
- la ventilation ;
- la stimulation cardiaque.

L'intervention doit être rapide, car la réanimation cardio-respiratoire permet de maintenir une circulation artificielle limitée dans le temps.

Si le DSA (défibrillateur semi-automatique) identifie une fibrillation ventriculaire, il faudra effectuer une défibrillation pour faire « repartir » le cœur. Sinon, il faut poursuivre le RCP jusqu'à l'arrivée des secours.

a. La désobstruction

Au préalable le secouriste aura libéré les voies respiratoires, à savoir évacué les sécrétions grâce au doigt recouvert d'un mouchoir (*cf.* Fig. 12) et se sera muni d'un masque (*cf.* Fig. 13).

b. La réanimation adaptée à l'âge

Enfant de moins de 1 an (enfant qui ne respire pas)

Mettre l'enfant (poitrine dénudée) à plat dos sur un plan dur (ni mouillé, ni métallique) :
- débuter par 5 insufflations (*cf.* Fig. 14) ;
- puis effectuer 30 compressions thoraciques (avec la pulpe de 2 doigts, enfoncement d'⅓ de l'épaisseur du thorax – *cf.* Fig. 15) ;
- puis 2 insufflations (*cf.* Fig. 14) : répéter ces gestes jusqu'à la prise en charge de la victime par les secours ;
- ne pas utiliser le DAE.

Enfant de plus de 1 an (enfant inconscient qui ne respire pas)

Mettre l'enfant (poitrine dénudée) à plat dos sur un plan dur (ni mouillé, ni métallique) :
- débuter par 5 insufflations (*cf.* Fig. 16) ;
- pratiquer la RCP (comme chez le nourrisson soit 30/2) ; la compression thoracique s'effectue avec la main (enfoncement d'⅓ de l'épaisseur du thorax [*cf.* Fig. 15b]) ;
- poursuivre 5 cycles de RCP (30/2) avant la mise en place du DAE (*cf.* Fig. 16b) (électrodes adaptées en dessous de 8 ans) ;
- poser les électrodes sur l'enfant, puis les connecter (*cf.* Fig. 17) ;
- s'écarter pendant l'analyse de l'appareil ;
- suivre scrupuleusement les indications du DAE.

Remarque

- Les compressions thoraciques s'effectuent à la fréquence d'environ 100 par minutes en laissant le thorax se relâcher entre chaque mouvement de façon verticale (afin d'éviter une fracture des côtes).
- Le temps d'appui doit être égal au temps de relâchement pour permettre un bon remplissage du cœur.
- Les gestes sont poursuivis jusque l'arrivée des secours spécialisés ou la reprise de la respiration par la victime.

Fig. 12 Désobstruer au préalable les voies respiratoires

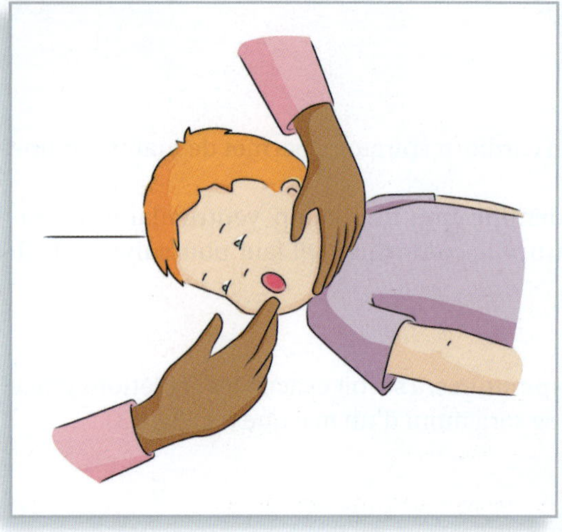

Fig. 13 Mettre un masque avec embout sur le nez ou la bouche de l'enfant (pour le bouche à bouche)

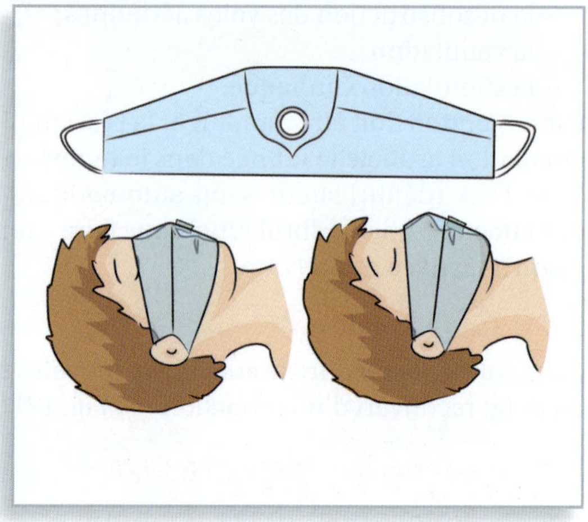

Fig. 14 Bouche à bouche et nez chez le nourrisson

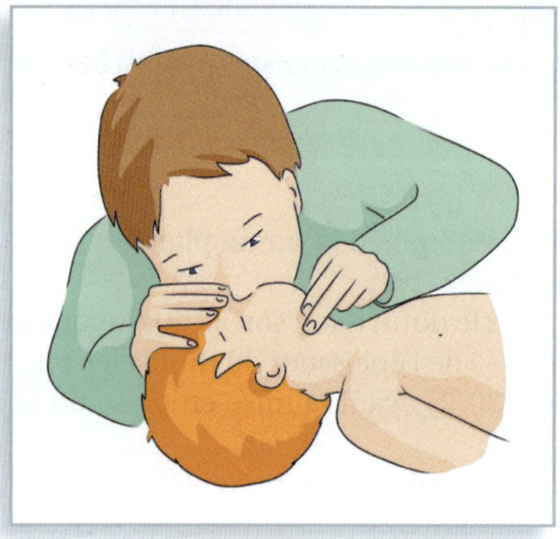

Fig. 15 Compressions thoraciques chez le nourrisson et chez l'enfant

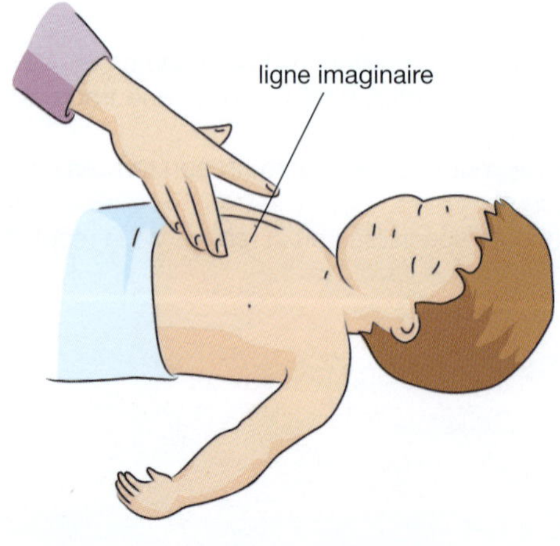

a. Effectuer 30 compressions thoraciques avec la pulpe des doigts chez l'enfant de moins d'1 an.

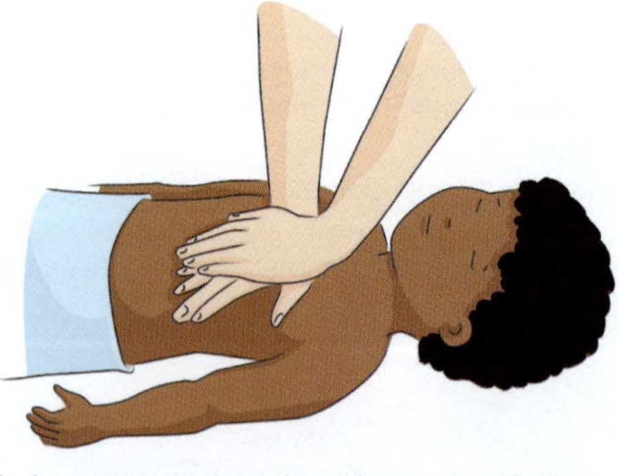

b. Les compressions thoraciques chez l'enfant de plus d'1 an s'effectuent avec le rebord de la paume de la main, sous le mamelon, main soulevée poignet enserré par l'autre main.

Fig. 16 Technique du bouche à bouche chez l'enfant de plus d'1 an

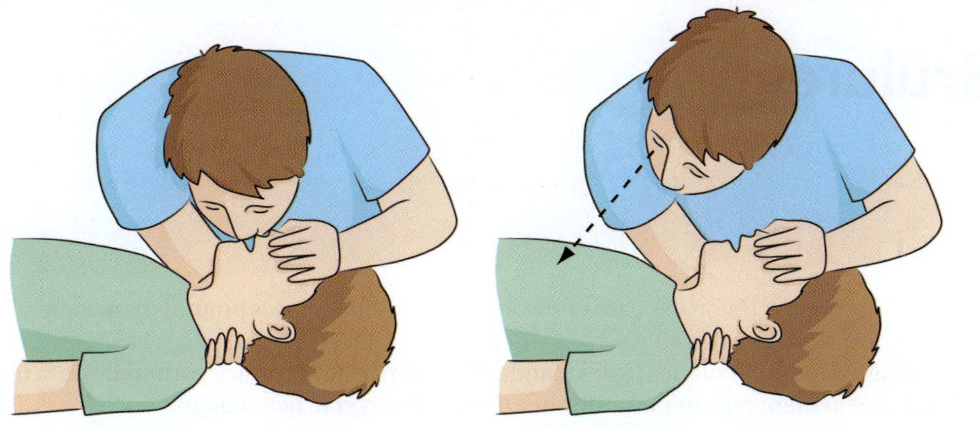

a. Débuter par 5 insufflations.

b. Observer la reprise respiratoire.

Fig. 17 Mise en place du DAE chez l'enfant

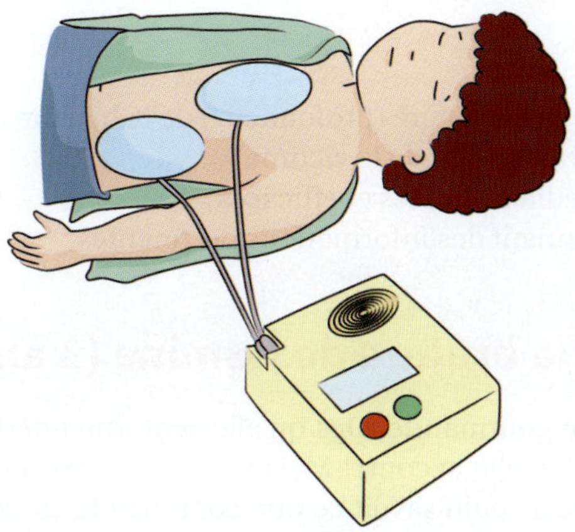

Fiche 7

Brûlures

1 | Définition

« Une brûlure est une lésion des tissus provoquée par la chaleur, des produits caustiques, l'électricité ou des rayonnements ».
Son évaluation s'appuie sur des règles standard, sachant que la surface corporelle de la tête est proportionnellement plus importante chez le nourrisson et le petit enfant.
Degrés de brûlure et effets sur la peau :

- 1er degré : rougeur de la peau (érythème) ;
- 2e degré : cloques (phlyctène) ;
- 3e degré : peau blanche ou carbonisée (brunâtre) ou cartonnée.

2 | Objectifs

Être capable de :

- identifier l'origine, l'étendue, le degré (profondeur) de la brûlure ;
- identifier les signes de gravité (état de la victime) ;
- effectuer des soins immédiats adaptés et efficaces ;
- alerter les secours en donnant des informations pertinentes.

3 | Situation : la brûlure de Jasmine (3 ans)

Jasmine est une petite fille gourmande. Dès qu'elle sent une odeur alléchante émaner de la cuisine du domicile familial, elle accourt ! Mais l'enfant n'a pas encore la notion du danger. Aujourd'hui, vers midi, elle a voulu savoir ce que contenait la casserole qui était sur le feu, et elle a renversé sur elle le bouillon de légumes. L'enfant a poussé un grand cri. La personne qui gardait Jasmine, en l'absence de ses parents, a dû pratiquer les gestes de « premiers secours ».

4 | Actions

A Identification de la situation set alerte

a. La suppression du danger

Couper le courant, éteindre les flammes[4].

b. L'examen de la victime

Il s'agit de déterminer rapidement par l'observation :

- l'origine (thermique, chimique ou électrique) de la brûlure ;
- son étendue et sa profondeur (degré) ;
- sa localisation (une brûlure est grave lorsqu'elle est localisée au visage, aux mains, aux articulations, près d'un orifice naturel).

4. Si les vêtements sont en feu, étouffer les flammes avec une couverture ou un manteau, ou faire rouler à terre l'enfant.

MÉMO

Une brûlure est peu grave (chez l'enfant) si :
- **la peau est seulement rosée ;**
- **la surface des cloques est inférieure à 3 fois la surface (3 %) de la paume de la main de l'enfant (une brûlure est souvent grave chez le nourrisson car sa paume est petite).**

MÉMO

c. La protection des personnes

Il s'agit d'éviter un sur-accident en se protégeant et en protégeant les autres enfants du danger.

d. L'alerte

Selon la gravité de la brûlure, il est impératif de « faire alerter » par un témoin adulte pour se consacrer aux soins de la victime.

B Conduite à tenir selon l'origine de la brûlure

a. Brûlure thermique

- Déshabiller l'enfant, à l'exception des vêtements qui collent à la peau.
- Arroser (tant que l'enfant le supporte et jusqu'à disparition de la douleur pour une brûlure peu grave ; sinon respecter l'avis médical pour une brûlure grave).
- Éviter de percer les cloques, car ce geste peut provoquer une infection.

b. Brûlure chimique

- Enlever les chaussures, doucher ou arroser jusqu'à l'arrivée des secours, à l'eau courante, à faible pression, afin de rincer le produit et de calmer la douleur.
- Déshabiller (si possible sous l'eau) sans arracher les vêtements qui collent à la peau.

Précautions

Si l'eau est très froide, il faut continuer d'arroser tant que l'enfant le supporte. Pendant ce temps, faire préparer un lieu plus chaud car l'enfant ne doit pas tomber en hypothermie.

c. Brûlure interne

Exemple : ingestion d'un produit toxique[5].
- Mettre l'enfant en position demi-assise en cas de difficultés respiratoires.
- Alerter et suivre les conseils des secours. Spécifier, si possible, le nom du produit et la quantité approximative prise par l'enfant.

d. Brûlure électrique

- S'assurer que le courant soit coupé.
- Allonger l'enfant ou le mettre en position demi-assise.
- Alerter, suivre les conseils des secours.

C Précautions à prendre dans tous les cas

Le secouriste veillera à :
- asseoir ou allonger la victime sur la région non brûlée (si possible sur un linge propre) ;
- la couvrir pour éviter qu'elle ne prenne froid (éviter la région brûlée) ;
- la rassurer et surveiller son état de conscience ;
- s'informer du dernier rappel du vaccin antitétanique (moins de 5 ans).

5. Type eau de javel, lessive, etc.

Fig. 18 Paume de la main d'un enfant

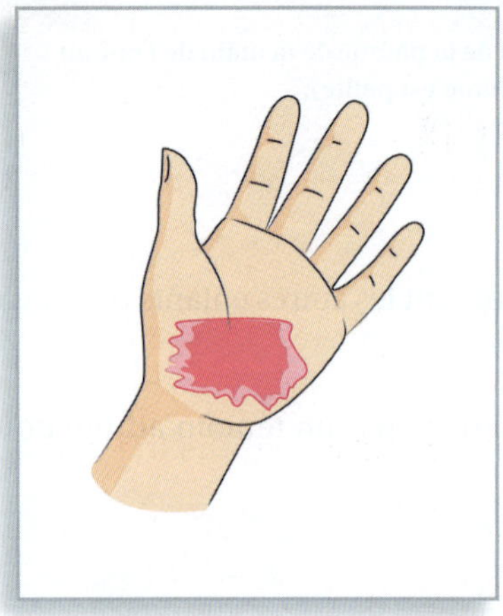

Fig. 19 Arrosage d'une brûlure thermique au bras (sous le robinet)

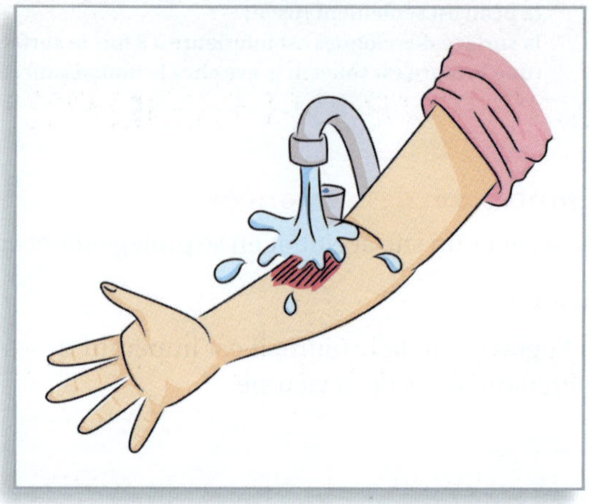

Fig. 20 Arrosage sous la douche pour une brûlure d'origine chimique

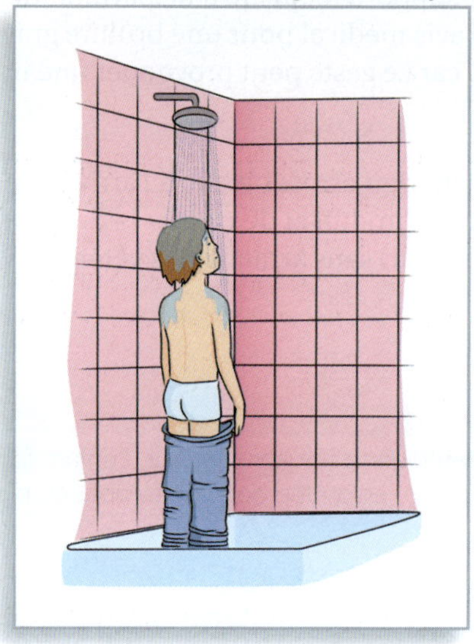

Fiche 8

Asphyxie ou étouffement

1 | Définition

On appelle *asphyxie* l'arrêt de la respiration avec un risque d'étouffement total (risque vital).

2 | Objectifs

Dégager très rapidement les voies respiratoires lorsqu'un enfant a inhalé un « corps étranger obstructif ». Il s'agit d'une urgence vitale ; appeler aussitôt le SAMU, et effectuer la *manœuvre salvatrice* pour empêcher la mort de l'enfant ou des séquelles neurologiques irréversibles.

3 | Situation : l'étouffement de Marina

Marina (10 ans) est assise à son bureau et suce un bonbon. Son grand-frère arrive silencieusement derrière elle, et, pour s'amuser, lui donne une tape dans le dos ! Marina, sous l'effet de la surprise, déglutit le bonbon « de travers ». Elle se lève brusquement et porte les mains à sa gorge. Elle reste la bouche ouverte, ne peut plus parler et devient toute rouge. Son frère crie au secours afin d'alerter un adulte et, en attendant, pratique sur elle la manœuvre de désobstruction dite de « Heimlich ».

4 | Actions

A Évaluer la cause et l'heure de l'accident

- Examiner rapidement l'environnement pour déceler le corps étranger à l'origine de l'accident.
- Questionner le témoin : quel est l'objet mis en cause (ex. : une cacahuète[6], un bonbon, une bille) ? À quelle heure s'est produit l'accident ?
- Faire passer l'alerte par un témoin adulte (car il s'agit pour le secouriste *d'agir vite*).

B Examiner la victime et la rassurer tout le temps

3 paramètres vitaux sont significatifs :
- la ventilation : arrêt respiratoire ? ne peut plus parler ? ne peut pas tousser ? ;
- la circulation : coloration cutanée bleutée, pupilles (dilatées ?) ;
- l'état de conscience : hébété ? somnolent, hypotonique ? immobile ? angoissé ?

MÉMO

La localisation est un facteur de risque. Le corps étranger obstructif peut se trouver très bas dans la gorge au-dessus des cordes vocales, mais les recouvrant totalement, ou coincé entre les cordes vocales (larynx). L'asphyxie est immédiate et menace rapidement la vie de l'enfant.

MÉMO

6. La cacahuète représente avant 4 ans, un corps étranger trachéo-bronchique sur deux.

C Conduite à tenir : les différentes manœuvres de désobstruction pharyngolaryngée

a. Situation : le « tableau de l'obstruction »

La désobstruction s'impose lorsqu'on constate que l'enfant devant soi ne tousse pas, ne respire plus et n'émet aucun son. Les pupilles se dilatent et la cyanose du visage se produit en moins de 30 secondes. C'est le tableau classique de l'obstruction par un corps étranger de gros calibre, le plus souvent alimentaire (ex. : bonbon, cacahuète, grain de raisin…) ou un objet (bille…). Le dégagement des voies respiratoires varie en fonction de l'âge de l'enfant. Il doit se pratiquer en urgence, sans attendre l'arrivée des secours.

Fig. 21 Le dégagement des voies respiratoires varie en fonction de l'âge de l'enfant

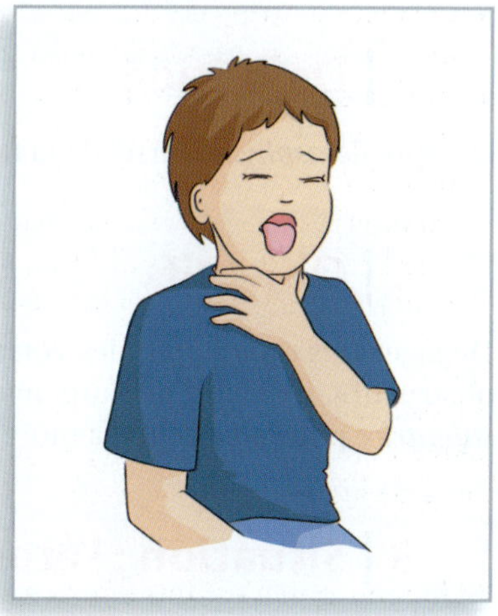

b. La « manœuvre de Mofenson » : enfant de moins de 1 an

Cette technique est adaptée à un enfant de moins de 1 an (au thorax encore relativement étroit).

Technique

Le secouriste doit :

- s'asseoir et plier sa cuisse à angle droit sur l'abdomen ;
- installer l'enfant hypotonique à califourchon ventral sur sa cuisse fléchie ;
- interposer sa main gauche entre sa cuisse et le thorax de l'enfant (soutenu par la paume de sa main) ;
- frapper fort (avec le plat de la main libre) au milieu des deux omoplates jusqu'à 5 fois de suite.

Fig. 22 Manœuvre de Mofenson

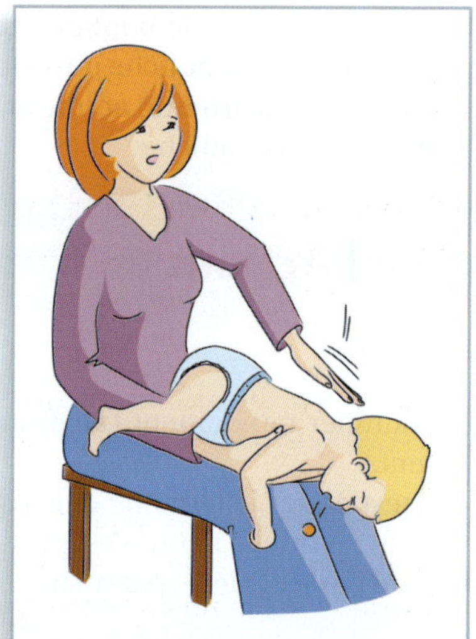

Effets

La compression thoracique directe, brutale et violente, provoque la compression des deux poumons pleins d'air. Le courant aérien va parcourir la voie broncho-trachéale avec une rare violence et soulever le corps étranger bloqué en sus-glottique, qui tombe au sol.
La tête de l'enfant étant plus basse que le tronc, si des vomissements surviennent, ils ne peuvent pénétrer dans les voies respiratoires et giclent au sol.

Résultat

- Généralement, la reprise de la conscience est rapide, ainsi que la régularisation du rythme respiratoire si l'anoxie est de très brève durée.
- En cas d'échec après 5 tentatives, retourner l'enfant sur le dos (toujours en appui sur les cuisses) et pratiquer 5 compressions thoraciques sur le tiers inférieur du sternum.

Mise en garde

Le geste interdit (car inutile et dangereux) est l'introduction d'un doigt dans la bouche (si le corps étranger n'est pas visible) car risque de blessures par ongles, enclavement du corps étranger encore plus important et risque de fausse route par vomissement).

c. La « manœuvre de Heimlich » : enfant de plus de 1 an

Elle est utilisée après échec des 5 tapes dorsales entre les omoplates.

Technique

Le secouriste doit :

- se placer derrière l'enfant (assis ou debout pour le grand enfant) ;
- le plaquer contre sa poitrine, la tête sous son menton ;
- enserrer le tronc de l'enfant en passant les bras sous ses aisselles et repérer la base du *sternum et l'ombilic* ;
- mettre son poing droit fermé et oblique (pour un droitier) dans l'espace ainsi défini, le pouce contre la peau de *l'abdomen sus-ombilical* ;
- recouvrir avec sa main gauche le poing droit et exercer une brutale traction oblique en haut et en arrière *en faisant pénétrer son poing sous le thorax*.

Fig. 23 La manœuvre de Heimlich

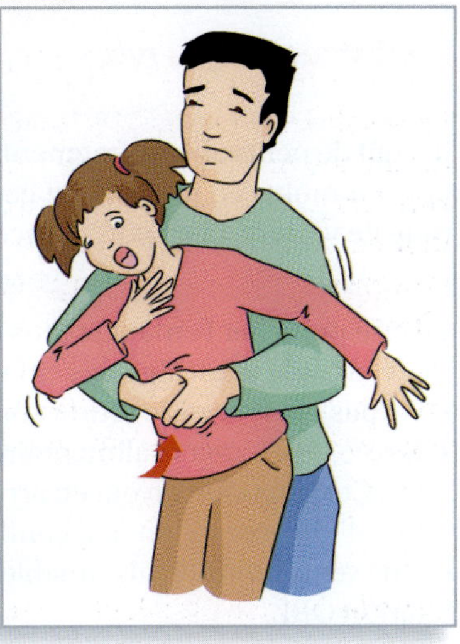

Effets

L'expulsion brutale de l'air pulmonaire permet le désenclavement du corps étranger, qui est projeté violemment hors de la bouche.

Résultat

Si la méthode n'est pas efficace, la refaire cinq fois de suite en s'appliquant, avant de passer à l'autre méthode. Les échecs sont souvent dus aux corps végétaux (type salade) qui collent à la paroi du pharyngolarynx, et aux corps étrangers (parfois pointus) enclavés en sous-glottique.

D Conduite à tenir pour d'autres asphyxies (privation d'air ambiant)

Elles menacent la vie de l'enfant en quelques minutes. On les observe dans 3 types de circonstances, qui, toutes, conduisent rapidement à un arrêt cardio-respiratoire si la cause n'est pas immédiatement supprimée.

a. Causes

- **L'asphyxie par strangulation** se voit surtout chez les nourrissons. Certaines causes sont hélas fréquentes : cordelettes de rideau ou de sucette en caoutchouc, chaînette trop lâche autour du cou, système de suspension de jouets mobiles. Chez l'enfant de 6 à 10 ans, l'accident survient au cours d'un jeu : corde de balançoire trop vrillée, pendaison par des cowboys justiciers, nouveaux « jeux à risques » dans les cours d'école (ex. : le jeu du foulard...).
- **L'asphyxie par respiration en atmosphère confinée, avec raréfaction de l'oxygène et accumulation de gaz carbonique.** Ex. : l'enfant s'est enfermé dans un petit local ou un meuble dont il ne peut ouvrir la porte de l'intérieur (armoire, coffre), au cours d'une partie de cache-cache.
- **L'asphyxie par obstruction des voies aériennes, surtout le nez et la bouche.** Citons le sac en plastique qui recouvre la tête de l'enfant et qui colle sans cesse davantage à ses lèvres et à son nez au cours de la respiration, les éboulements de matériaux (tas de sable, effondrement d'une galerie ou d'un tunnel).

b. Conduite à tenir

Quelle que soit la cause de l'asphyxie, l'appel à un service d'urgence doit être immédiat (SAMU ou pompiers), tandis qu'on entreprend sans retard les premiers gestes de réanimation (bouche à bouche et massage cardiaque externe).

E Conduite à tenir lors d'obstruction des cavités naturelles (ex. : nez, oreilles)

a. Obstruction du nez

Cause

Il s'agit de petits objets, fragments de jouet ou de graines alimentaires, que l'enfant fait pénétrer plus ou moins en force et, en général, dans une seule narine (bouton, perle, élément de légo, roue de voiture, petit pois, haricot, graine de maïs).

Conduite à tenir

- Faire moucher l'enfant le plus vite possible, ce qui pourra expulser le corps étranger en totalité, mais le jeune âge de l'enfant est souvent une cause d'échec (avant 2 ans).
- Ne pas chercher à le retirer soi-même, notamment avec une pince.
- Les corps étrangers alimentaires gonflent et augmentent de volume avec les sécrétions nasales. Certains s'enclavent en arrière dans les cornets, avec risque de blessure et de saignement lors d'une extraction mal conduite.
- Une seule attitude raisonnable : conduire l'enfant en position assise ou debout à une consultation ORL.
- Si le corps étranger est méconnu, y penser devant un écoulement unilatéral purulent du nez.

b. Obstruction de l'oreille

Cause

L'enfant peut y enfoncer un petit objet ou un jouet (perle), parfois il peut s'agir d'un insecte. Il provoque des douleurs auriculaires, quelquefois des vertiges très désagréables.

Conduite à tenir

- Ne jamais tenter de le retirer soi-même : risque d'inflammation du conduit auditif externe et de perforation de la membrane tympanique.
- Une seule attitude raisonnable : conduire l'enfant à une consultation ORL.
- Si le corps étranger est méconnu, découverte fortuite à la suite d'une surdité brutale chez le jeune enfant (ex. : répétition des ordres, augmentation du son de la radio ou de la télévision dont l'enfant se rapproche).

Fiche 9

Intoxications

1 | Définitions

On appelle *intoxication* toute absorption d'un « *produit toxique* ».
Un *produit toxique* est un *poison* pour un organisme vivant (l'enfant sans surveillance peut absorber de nombreux produits toxiques).

2 | Objectifs

- Neutraliser le plus rapidement possible le produit, tout en ne commettant pas d'erreurs pouvant aggraver la situation.
- Agir adéquatement dès l'absorption du produit (l'action dépend de la nature des produits ingérés).

3 | Situation : l'intoxication de Maria (2 ans)

Maria (2 ans) est une petite fille très curieuse qui aime découvrir tous les objets de son environnement. Trompant la vigilance des adultes susceptibles de la surveiller, elle se hisse à hauteur d'une tablette où est disposé un produit lessiviel dans un petit flacon ; un produit orangé (comme son jus de fruit !). Aussitôt Maria ouvre le flacon et avale quelques gorgées du liquide convoité. Elle le recrache et pousse un cri. Le produit toxique l'a gravement brûlée. Les secours sont appelés en urgence.

4 | Actions

En présence d'un cas d'intoxication accidentelle, le secouriste doit garder son calme et ne faire aucun geste sans avis autorisé. En structure d'accueil de jeunes enfants, le numéro d'urgence du « centre antipoison » doit se trouver obligatoirement près du téléphone.

A Identification de la situation et alerte

a. Identifier la cause de l'accident

Les causes des intoxications sont variées :

- alimentaires : elles résultent le plus souvent de la consommation d'aliments altérés ou infectés (viandes, charcuteries, champignons, huîtres…) ;
- médicamenteuses : elles résultent de l'absorption de médicaments laissés à la portée des enfants ;
- pesticides : insecticides, raticides (prendre garde notamment aux composés organiques du phosphore) ;
- produits de ménage (javel, lessive…).

MÉMO

Veiller à noter l'heure probable de l'intoxication.

MÉMO

b. Observer l'état de la victime

Certains symptômes sont spécifiques à certains produits ingérés, toutefois on soupçonnera toujours une intoxication face à :

- des symptômes digestifs : vomissements, nausées, douleurs abdominales, diarrhée abondante ;
- des troubles de conscience et du comportement : agitation, somnolence, pupilles dilatées, hypertonie, hypotonie ;
- des troubles respiratoires (respiration accélérée), circulatoires (pouls accéléré).

Remarque

L'importance des signes est variable suivant la nature et la qualité du produit toxique qui a pénétré dans l'organisme.
Ex. : la personne dort profondément et vous ne pouvez pas la réveiller. C'est le cas d'un sujet ayant pris une dose excessive d'un produit somnifère.

c. Faire passer l'alerte

Appeler immédiatement le SAMU ou le centre anti-poisons le plus proche qui précisera la conduite immédiate à tenir. Il vous faudra répondre précisément aux questions qui vous seront posées.

- Quels sont les médicaments responsables (attention aux associations, bien qu'elles soient rares) et la quantité absorbée ?
- Quelle est l'heure probable de l'intoxication et du dernier repas ?
- Quel est le poids de l'enfant ? etc.

B Conduite à tenir en cas d'absorption d'un produit toxique

a. Pratiquer les gestes élémentaires de survie en attendant le SAMU

- Vérifier et, au besoin, assurer la liberté des voies aériennes.
- Si la victime est inconsciente et respire, la mettre en PLS.
- Ne pas faire vomir la victime ; mais si elle vomit spontanément, lui pencher la tête en avant, puis la mettre en PLS.
- S'il y a difficulté ou arrêt ventilatoire, vous devez pratiquer la ventilation artificielle.
- La couvrir.

b. Faire transporter l'enfant aux urgences

Même si l'enfant ne présente aucun trouble, une évaluation en milieu hospitalier est conseillée. Conduire soi-même l'enfant aux urgences pédiatriques de l'hôpital le plus proche en voiture.

Tableau 4 Mémo : en cas d'intoxication alimentaire

Vous devez	Vous ne devez pas
Alerter un médecin ou le centre antipoison	Donner à boire
Veiller à la liberté des voies aériennes	Faire boire du lait
Si la victime est inconsciente, la mettre en PLS	Faire vomir la victime
Pratiquer les gestes élémentaires de survie.	
Connaître le produit ingéré : – emporter l'emballage du produit – évaluer la quantité absorbée – conserver un échantillon.	

C Conduite à tenir face à une intoxication au monoxyde de carbone

Il s'agit habituellement d'une intoxication collective ou familiale (15 % des cas concernent des enfants), provoquée par la combustion incomplète d'un combustible (charbon, bois, hydrocarbure, gaz) avec dégagement d'une grande quantité de CO_2.

a. Identifier la cause

Le monoxyde de carbone est un gaz inodore, incolore, très diffusible. L'intoxication survient sournoisement. Au début, quelques troubles de mémoire et maux de tête, puis vertiges, nausées, vomissements, fatigue importante, précédant des troubles de conscience, confinant au coma avec raideur des membres, parfois convulsions.

b. Protéger les personnes

- Se protéger soi-même en fermant l'arrivée de gaz et le compteur électrique et respirer à travers un linge épais mis contre sa bouche et son nez.
- Sortir rapidement le sujet de l'atmosphère toxique et le coucher sur le côté pour éviter les fausses routes respiratoires (PLS : position latérale de sécurité).

c. Alerter et agir

- Appeler le SAMU (15) ou les pompiers (18).
- Si nécessaire :
  - désobstruer la bouche de la victime des sécrétions et vomissements éventuels, avec un doigt recouvert d'un tissu très fin ;
  - débuter les gestes de réanimation dans l'attente des secours ;
  - bouche à bouche si arrêt respiratoire ;
  - massage cardiaque externe associé au bouche à bouche, si un arrêt cardiaque est reconnu (absence de pouls carotidien ou fémoral, pupilles dilatées de façon symétrique et ne réagissant pas à la lumière).

Fiche 10

Piqûres et morsures

1 | Définitions

- *Les piqûres* observées le plus souvent chez l'enfant sont celles des insectes (ex. : abeilles, guêpes), des araignées, voire des serpents.
- *Les morsures* observées le plus souvent sont celles des chiens.

2 | Objectifs

- Déterminer la cause de l'accident.
- Assurer les premiers soins lors d'une piqûre d'insecte, d'araignée ou d'une morsure.
- Prévenir la surinfection et alerter en cas d'aggravation.

En collectivité d'enfants, un nid de guêpes doit toujours être signalé aux pompiers.

3 | Situation : Jules est mordu par le chien de son frère

Jules (7 ans) s'amuse avec son frère Max (15 ans) au gendarme et au voleur. Le grand frère a emmené avec lui son chien (Aruba) qui appartient à son beau-père. Ce chien connait bien Max, car il s'occupe souvent de lui. Lors du jeu, une bagarre est simulée entre les deux enfants. Le chien ne comprend pas qu'il s'agit d'un jeu et veut défendre son maître. Il attaque Jules et le mord grièvement à la joue. Jules hurle de douleur, son grand frère appelle les secours au moyen de son téléphone portable.

4 | Actions

A Identification de la situation et alerte

Le secouriste qui n'a pas assisté à la scène d'accident doit :

- identifier la cause de l'accident :
  - veiller à interroger la victime ou les témoins (s'agit-il d'une piqûre de guêpe ? d'une morsure de chien ?) ;
  - veiller à noter l'heure approximative de l'accident ;
  - observer l'état de l'enfant (symptômes apparents).

> MÉMO
>
> **L'importance des symptômes dépend de la cause de l'accident et des réactions individuelles (voir ci-après piqûre aggravée).**

- passer l'alerte : uniquement si l'état de la victime est préoccupant (pour une piqûre simple, effectuer les premiers soins).

B Conduite à tenir pour une « piqûre simple » (ex. : guêpe ou abeille)

a. Matériel

- Aiguille ou pince à épiler (propre) stérilisée à l'alcool ou à la flamme.
- Compresses.
- Produit désinfectant (hexomédine, Dakin...).
- Glace.

b. Technique

- Expliquer le soin à l'enfant, le rassurer tout le temps.
- Enlever le dard (si abeille), introduire la pointe de l'aiguille sous le dard, pousser vers le haut, ou utiliser une pince.
- Désinfecter avec un antiseptique.
- Calmer la douleur par l'application de glace.

C Conduite à tenir pour une « piqûre aggravée »

On appelle piqûre aggravée une piqûre faite :
- à plusieurs endroits à la fois ;
- à des endroits sensibles (ex. : gorge, bouche, œil...) ;
- à un sujet allergique.

On observe rapidement chez la victime :
- un gonflement (œdème) ;
- une douleur importante au lieu d'injection du venin.

Le risque majeur : « l'œdème de Quincke » associe des symptômes d'une extrême gravité (c'est un état de choc). Dans une telle situation, il faut appeler le SAMU de toute urgence et ne pas oublier de rassurer l'enfant.

D Conduite à tenir pour une morsure (ex. : chien[7])

a. Les premiers soins

Lors d'une morsure par un animal domestique, le secouriste doit traiter une plaie (*cf.* Fiche 3). La gravité de la plaie résulte de l'action dilacérante des crocs qui arrachent les tissus et entraînent des blessures profondes, anfractueuses, avec possibilité d'infection.
- Nettoyer la plaie avec un antiseptique, ou dans l'urgence, avec de l'eau et du savon.
- Rassurer l'enfant tout le temps et appeler les secours.

b. Les risques à court terme

Lors d'une morsure de chien, il faut évaluer 3 risques majeurs :
- le risque de *tétanos* : vérifier la validité de la vaccination antitétanique ;
- le risque de *rage* : prendre les coordonnées du maître de l'animal et exiger que l'animal soit examiné par un vétérinaire rapidement et contacter également le centre antirabique le plus proche ;
- le risque d'*infection* (il est fréquent) : le médecin consulté prescrit des antibiotiques à l'enfant, à titre préventif.

Remarque

Il faut savoir qu'une *morsure de chien* sur trois laissera une *cicatrice* à l'enfant, que la chirurgie plastique ne pourra résoudre. D'où l'intérêt de la prévention !

7. D'autres mammifères peuvent être responsables d'accidents graves chez l'enfant (ex. : chevaux), causant des traumatismes crâniens, mais les accidents les plus fréquents sont causés par les chiens (70 %) et les chats (20 %).

Fiche 11

Accouchement imprévu

1 | Définitions

On appelle *accouchement imprévu* l'accouchement d'une femme dans un lieu et à un moment inattendu.

2 | Objectifs

Être capable de :

- identifier la situation et alerter ;
- préparer l'accouchement et l'accueil de l'enfant ;
- pallier les risques éventuels ;
- réaliser l'accouchement avec des gestes appropriés.

3 | Situation : Pascaline « perd les eaux »

Pascaline (26 ans), au cours d'un voyage organisé en car, est prise de douleurs et commence à « perdre les eaux » ; Sophia (AP) qui fait partie des touristes, comprend très vite la situation. Elle va tout de suite informer le chauffeur du car et passer l'alerte au moyen de son téléphone portable. Elle rassure la femme, l'installe correctement et se prépare à agir au cas où l'accouchement se déroule avant l'arrivée des secours.

4 | Actions

A Identification de la situation et alerte

a. Examiner la personne et la questionner

- Observer son état (faciès, évacuation des eaux, douleurs).
- La questionner (date prévue de l'accouchement ? Nombre d'enfants ? Suivi médical de la grossesse ?, etc.).

b. Mémoriser ou noter les données suivantes

- Le début des douleurs (contractions) et de la perte éventuelle des eaux.
- Leur durée, la fréquence, etc.

c. Alerter

Pour passer l'alerte, le secouriste doit :

- utiliser de préférence un portable pour que les secours puissent, éventuellement, dialoguer avec la victime ;
- transmettre aux secours les renseignements recueillis ;
- respecter les recommandations données ;
- veiller à rester discret dans la transmission des informations.

B Protection des personnes

Le secouriste, ou le témoin, veillera à protéger :
- la pudeur et l'intimité de la femme ;
- les autres personnes des liquides biologiques (sang, liquide amniotique, urines, selles...) ;
- l'enfant (lorsqu'il sortira).

C Conduite à tenir lors de l'accouchement

- Rassurer la mère tout le temps.
- La réchauffer (la couvrir).
- L'installer dans une position adaptée (lui mettre un manteau ou une veste sous ses reins pour lui soulever légèrement le bassin).
- Lorsque la tête du bébé arrive au périnée :
  - mettre la main droite sur le périnée ;
  - mettre la main gauche sur la tête de l'enfant (pour atténuer la poussée lors des contractions) ;
  - ne pas faire de gestes invasifs, encourager la mère à pousser doucement, régulièrement et à attendre l'enfant ;
  - recevoir l'enfant dès qu'une épaule se dégage ; puis d'un mouvement de balancier du bas vers le haut sortir l'enfant avec des gestes doux ; faire attention, car l'enfant est très glissant ;
  - poser l'enfant sur le ventre de la mère ;
  - noter l'heure de la naissance ;
  - essuyer l'enfant délicatement et lui mettre un foulard de protection (pour le réchauffer) ;
  - surveiller sa ventilation, sa circulation (pouls), sa coloration cutanée, sa vigilance ;
  - clamper le cordon (1er champ à 10 cm de l'ombilic et 2nd champ 10 cm plus loin) ;
  - surveiller la mère au moment de la délivrance (environ 20 min après l'accouchement). Attention, pendant la délivrance, une hémorragie peut se produire. En plus, il faut surveiller le pouls, la tension et l'absence de saignement de la patiente ;
  - transmettre toutes les données aux secours.

Fiche 12

Mémo du secouriste

En fin de formation, le secouriste doit mémoriser les règles essentielles qui rendent son action efficace et bien connaître quelques définitions sur les compétences à acquérir.

1 | Les règles essentielles à mémoriser

La personne qui assure les premiers secours doit bien retenir ces règles élémentaires du secourisme.

A Agir rapidement et dans le calme

Une attitude déterminée, nette et précise, donnera confiance à la victime et à l'entourage. Il faut aussi empêcher les initiatives intempestives, dangereuses ou maladroites des témoins : déplacements inutiles, tentatives de donner à boire, car :
- si le blessé est inconscient, il risque de s'étouffer ;
- s'il faut l'opérer, il vaut mieux que son estomac soit vide.

B Ne pas déplacer inutilement la victime

Il ne faut jamais déplacer un blessé sans vous être assuré de son état et (sauf péril imminent) sans lui avoir donné les premiers soins.

C Ne pas jouer au médecin

Le secouriste veillera à :
- ne faire que l'indispensable pour préserver la vie, calmer la douleur et permettre à l'accidenté d'attendre l'arrivée des secours ;
- surveiller entre-temps : respiration, saignements, vigilance (c'est l'ABC de la survie) ;
- éviter le refroidissement de la victime (la couvrir mais ne pas la réchauffer).

D Observer attentivement la victime

- Vérifiez les signaux essentiels de la survie :
  - ventilation (respire t-il ?) ;
  - circulation (saigne t-il ?) ;
  - vigilance (est-il conscient ?).
- Se souvenir qu'il n'y a que deux « urgences vitales » :
  - la détresse respiratoire ;
  - l'hémorragie abondante.

E Rassurer la victime et sa famille

Les premiers secours psychologiques sont également très importants. Il faut savoir parler à la victime, lui expliquer la situation et la calmer.

2 | Les définitions à mémoriser

Secourir, c'est aider quelqu'un à éviter et à surmonter un danger réel ou potentiel, donc être secouriste, c'est :
- savoir prendre conscience d'une situation de danger ;
- maîtriser les gestes de secours adaptés à la situation ;
- acquérir un état d'esprit de prévention et une pratique opérationnelle parfaitement maîtrisée (instruction) et sans cesse perfectionnée (recyclage).

MÉMO

Être secouriste, c'est agir :
- **avant l'accident = *Prévention* ;**
- **au moment de l'accident = *Intervention ou Action* ;**
- **après l'accident = *Perfectionnement technique* (recyclage).**

MÉMO

471105-(1)-8-CSB-90

ELSEVIER MASSON S.A.S
62, rue Camille-Desmoulins
92442 Issy-les-Moulineaux Cedex
Dépôt légal : juin 2010

Mise en page réalisée par Nord Compo

Imprimé en Italie
par Lego